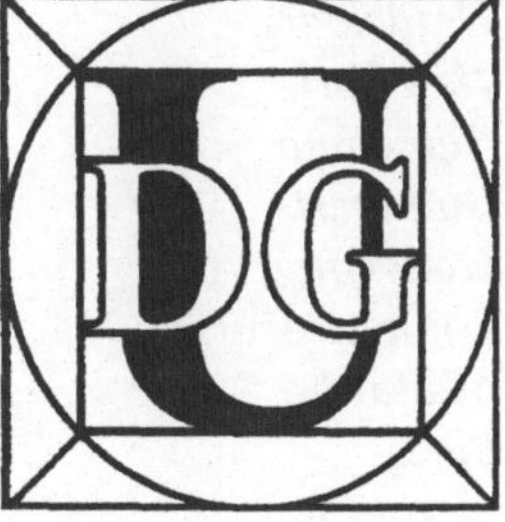
U
DG

Springer
Berlin
Heidelberg
New York
Barcelona
Budapest
Hongkong
London
Mailand
Paris
Santa Clara
Singapur
Tokio

H.-J. Oestern · J. Probst (Hrsg.)

Unfallchirurgie in Deutschland

Bilanz und Perspektiven

Mit 207 Abbildungen

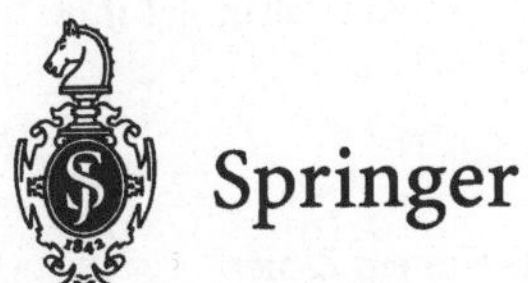

Springer

Prof. Dr. med. Hans-Jörg Oestern
Präsident der Deutschen Gesellschaft für Unfallchirurgie
Chefarzt
Klinik für Unfall- u. Wiederherstellungschirurgie
Allgemeines Krankenhaus
Siemensplatz 4
29223 Celle

Prof. Dr. med. Jürgen Probst
Generalsekretär der Deutschen Gesellschaft
für Unfallchirurgie
weil. Ärztlicher Direktor
Berufsgenossenschaftliche Unfallklinik
Asamallee 10
82418 Murnau

ISBN-13:978-3-540-63327-3

Die Deutsche Bibliothek – CIP-Einheitsaufnahme
Unfallchirurgie in Deutschland : Bilanz und Perspektiven / Hrsg.: Hans-Jörg Oestern ; Jürgen Probst. – Berlin ; Heidelberg ; New York ; Barcelona ; Budapest ; Hongkong ; London ; Mailand ; Paris ; Santa Clara ; Singapur ; Tokio : Springer, 1997
ISBN-13:978-3-540-63327-3 e-ISBN-13:978-3-642-60879-7
DOI:10.1007/978-3-642-60879-7

Einbandgestaltung: de'Blik, Berlin
Herstellung: ProduServ GmbH Verlagsservice, Berlin
Satz: Fotosatz-Service Köhler OHG, Würzburg
SPIN: 10574001 24/3020 – 5 4 3 2 1 0 – Gedruckt auf säurefreiem Papier

Den Pionieren
der Unfallchirurgie

Vorwort

Die wohl älteste medizinische Disziplin, die „Chirurgie der Verletzungen“ – lange Zeit im wissenschaftlichen Bereich lebensnah so bezeichnet – hat erst verhätnismäßig spät zur Bildung einer wissenschaftlichen Vereinigung als Forum des Erfahrungsaustausches unter den Fachleuten und zur Information der Öffentlichkeit gefunden, während die historisch sehr interessante Entwicklung von der mittelalterlichen, handwerklich geprägten Chirurgie der Körperoberfläche über die gleichermaßen unter den Geboten von rascher Hilfe und Barmherzigkeit stehenden Kriegsheilkunst – noch vor der chirurgischen Erschließung der großen Körperhöhlen – in eine hochstehende wiederherstellende und plastische Chirurgie der Gließmaßen, des Rumpfes und des Kopfes überwechselte. Narkose, Infektionsverhütung, gesetzliche Unfallversicherung, Röntgendiagnostik waren wichtige Marksteine am Wege der Unfallchirurgie, die aus den Trümmern, die der 2. Weltkrieg auch in der Wissenschaft hinterlassen hatte, zu einem der innovativsten medizinischen Fachgebiete heranwuchs.

Der Unfall begleitet seit alters her und auch heute als ständige Bedrohung alle Menschen, jung und alt. Die möglichst frühzeitige Behandlung des Verletzten, immer angestrebt, aber erst in unserer Zeit wirksam verwirklicht, nimmt im Konzept der modernen Unfallchirurgie eine erste Rangstelle ein. Die an der Weltspitze stehende Unfallchirurgie in den deutschsprachigen Ländern vermag, wenn ein Unfall geschehen und plötzlich Gesundheit in Lebensgefahr, Lebensfreude in Angst, Leistungfähigkeit in Behinderung umschlagen, die meisten Verletzungen durch eine Vielzahl spezieller Behandlungsverfahren unter Anwendung hochwertiger Technologien und durch engagierten persönlichen Einsatz zu beseitigen, den Verletzten zu rehabilitieren und ihn seiner Familie, seiner beruflichen Position und seinem Platz in der Gesellschaft wieder zurückzugeben. Damit wird neben der humanitären auch eine ungeheure volkswirtschaftliche Leistung erbracht.

Es verwundert, wenn diese von den Unfallchirugen erbrachten Leistungen von der Öffentlichkeit lange Zeit verkannt, die Zugehörigkeit der Unfallchirurgie zur Chirugie mancherorts nicht verstanden und selbst im eigenen Fachgebiet nicht wahrgenommen wurde, daß das große Gebäude der Chirurgie ohne einen ihrer stärksten Pfeiler, die Unfallchirurgie, nicht bestehen konnte. Die weltweite Anerkennung der deutschsprachigen Unfallchirugie ist nicht zufällig entstanden, sondern das Ergebnis der Arbeit mehrerer Generationen, die die Bedeutung des Unfalles im Leben des Einzelnen und den Wert der wissenschaftlich fundierten, auf Wiederherstellung zielenden Behandlung erkannt und den dazu erforderlichen ärztlichen, organisatorischen, wirtschaftlichen und ordnungspolitischen Maßnahmen Geltung verschafft haben.

Das Jubiläum ihres 75-jährigen Bestehens ist ein berechtigter und notwendiger Anlaß, Wirkung und Ergebnisse, aber auch Erfordernisse der Unfallchirurgie der Öffentlichkeit vorzustellen. Jeder Bürger in unserem Lande muß wissen, was gerade nach einem Unfall für ihn getan werden kann. Hiermit untrennbar und notwendig verbunden ist die Einsicht, daß die Unfall- und Wiederherstellungschirurgie, die jedem ohne Rücksicht auf Lebensalter, Stellung, Beruf oder sonstige mehr oder weniger marginale Umstände im Augenblick der Not uneingeschränkt zur Verfügung stehen soll und muß, nicht unbeträchtlicher Mittel zu ihrer Wirksamkeit bedarf: Aus der ursprünglichen Handarbeit ist ein durch unzählige technische Hilfen gestütztes Team-Work entstanden. Gerade in diesem Bereich der ärztlichen Kunst sind keine geringeren Aufwendungen unverzichtbare Voraussetzung, als wir alle sie im alltäglichen Leben, in Wirtschaft und Verkehr, Information und Kultur, Freizeit und Bildung, nicht zuletzt auch bei Infrastrukturen und staatlicher Vorsorge als selbstverständlich ansehen!

Auch Rettung und Wiederherstellung Unfallverletzter sind ein Bestandteil dessen, was die Würde jedes einzelnen Menschen erfordert!

Celle und Murnau, den 23. September 1997

Professor Dr. H.-J. Oestern Präsident	Professor Dr. J. Probst Generalsekretär

Inhaltsverzeichnis

Autorenverzeichnis XII

Teil I Unfallchirurgische Grundlagen

1 Aus der Geschichte der Unfallchirurgie.
Die Entstehung der Deutschen Gesellschaft für Unfallchirurgie 3
J. PROBST

2 Die gesundheitspolitische Bedeutung der Unfallchirurgie in Deutschland und ihre Auswirkungen auf Gesellschaft und Wirtschaft 63
H.J. OESTERN

3 Ethische Probleme in der Unfallchirurgie 80
K.H. JUNGBLUTH

4 Die fachübergreifende Zusammenarbeit:
Notwendigkeit und Hemmnis 88
A. PANNIKE

5 Die Sonderstellung der Indikation in der Unfallchirurgie 109
K.E. REHM

6 Qualitätssicherung in der Unfallchirurgie 116
K.M. STÜRMER

7 Die Bedeutung von Biologie und Biomechanik in der Frakturheilung 128
G. MUHR

8 Die Gründung und Entwicklung der Arbeitsgemeinschaft für Osteosynthesefragen 135
E.H. KUNER

9 Der Beitrag der Berufsgenossenschaften zur Entwicklung der Unfallchirurgie in Deutschland 144
S. WELLER

10 Realität und Möglichkeiten einer wirksamen Unfallprävention durch Sicherheitsmaßnahmen im und am Pkw 156
D. OTTE

11 Die grundlagennahe unfallchirurgische Forschung 165
L. CLAES

12 Kommunikation innerhalb einer wissenschaftlichen Gesellschaft: Kongreß-Struktur, Arbeitsgemeinschaften und Sektionen in der Deutschen Gesellschaft für Unfallchirurgie 174
M. Nerlich

13 Ärztliche Haftung im berufsgenossenschaftlichen Heilverfahren und bei der Begutachtung 186
G. Hierholzer und H. Scheele

14 Der unfallchirurgische Sachverständige 193
G. Hierholzer und H. Scheele

Teil II Allgemeine Behandlungsgebiete

15 Die Gesamtversorgung des polytraumatisierten Patienten 217
H. Tscherne und G. Regel

16 Unfallchirurgie im Katastrophenfall und beim Massenunfall 255
H. Gerngross

17 Kindertraumatologie 268
K. P. Schmit-Neuerburg, U. Obertacke und F. Neudeck

18 Alterstraumatologie 297
R. Rahmanzadeh und K. Ipaktchi

19 Sporttraumatologie 312
P. Hertel

20 Neurotraumatologie 337
O. Trentz, Th. Kossmann und R. Stocker

21 Plastische und Wiederherstellungschirurgie 349
H. Rudolph und V. Studtmann

22 Gelenkersatz – Entwicklung und derzeitiger Stand 363
U. Holz

23 Knochenersatz Aktueller Stand und Perspektiven 394
L. Gotzen, T.v. Garrel und Ch. Hofmann

24 Fortschritte in der Behandlung pathologischer Frakturen 422
W. Mutschler

Teil III Spezielle Behandlungsgebiete

25 Fortschritte in der Beckenchirurgie 439
D. Havemann, H.-J. Egbers und F. Draijer

26 Unfallchirurgie der Hand 454
E. Markgraf, R. Friedel, C. Dorow und I. Schmidt

27 Entwicklungen in der Fußchirurgie 473
H. Zwipp

28 Korrektureingriffe bei posttraumatischen Fehlstellungen am Skelettsystem 498
A. Rüter

29 Wirbelsäulenverletzungen 511
L. Kinzl, M. Arand und E. Hartwig

30 Fortschritte in der Behandlung Querschnittgelähmter 523
U. Bötel

31 Behandlung Schwerbrandverletzter 536
G. Germann, B. Hartmann und A. Wentzensen

32 Wesen und Bedeutung der Infektionen und der Infektionsverhütung in der Unfallchirurgie 561
M. Hansis

33 Physikalische Therapie und medizinische Rehabilitation 576
D. Wolter, M.E. Wenzl und M. Neikes

Teil IV Weiterbildung, Krankenhausstruktur und zukünftige Entwicklung

34 Das Berufsbild des Unfallchirurgen, seine Weiterbildung und Fortbildung 591
A. Ekkernkamp

35 Unfallchirurgische Krankenhausstruktur in Deutschland 598
T. Mischkowsky

36 Zukünftige Entwicklungen in der Unfallchirurgie 607
N.P. Haas und R. Hoffmann

37 Empfehlungen zur Struktur, Organisation und Ausstattung der präklinischen und klinischen Patientenversorgung an Unfallchirurgischen Abteilungen in Krankenhäusern der Bundesrepublik Deutschland
Herausgegeben vom Präsidium der Deutschen Gesellschaft für Unfallchirurgie 615

Namenverzeichnis 627

Sachverzeichnis 631

Autorenverzeichnis

Dr. med. M. Arand
Abteilung Unfall- und Wiederherstellungschirurgie
Universitätsklinikum
Steinhövelstr. 9
89075 Ulm

Dr. med. U. Bötel
Ltd. Arzt Abteilung Rückenmarksverletzte
Berufsgenossenschaftliche Krankenanstalt „Bergmannsheil"
Chirurgische Universitätsklinik
Bürkle-de-la-Camp-Platz 1,
44789 Bochum

Prof. Dr. Dr. med. L. Claes
Leiter der Abteilung Unfallchirurgische Forschung und Biomechanik
Universität Ulm
Helmholtzstraße 14
89081 Ulm

Dr. med. C. Dorow
Klinik für Unfallchirurgie
Universitätsklinikum Jena
Bachstr. 18
07743 Jena

Dr. med. F. Draijer
Klinik für Unfallchirurgie
Klinikum der Christian-Albrechts-Universität
Arnold-Heller-Str. 7
24105 Kiel

Priv.-Doz. Dr. med. H.-J. Egbers
Stellvertretender Direktor Klinik für Unfallchirurgie
Klinikum der Christian-Albrechts-Universität
Arnold-Heller-Str. 7
24105 Kiel

Prof. Dr. med. A. Ekkernkamp
Ärztlicher Direktor
Unfallkrankenhaus Berlin
Rapsweg 55
12683 Berlin

Priv.-Doz. Dr. med. R. Friedel
Klinik für Unfallchirurgie
Universitätsklinikum Jena
Bachstr. 18
07743 Jena

Dr. med. T. von Garrel
Unfallchirurgische Klinik
Zentrum für Operative Medizin
Philipps-Universität
Baldingerstraße
35043 Marburg

Prof. Dr. med. G. Germann
Chefarzt Abteilung für Verbrennungen,
Plastische und Handchirurgie
Berufsgenossenschaftliche Unfallklinik
Ludwig-Guttmannstr. 13
67071 Ludwigshafen

Prof. Dr. med. H. Gerngroß
Oberarzt und Chefarzt Chirurgische Abteilung
Bundeswehrkrankenhaus
Oberer Eselsberg 40
89081 Ulm

Prof. Dr. med. L. Gotzen
Chefarzt Unfallchirurgische Klinik
Zentrum für Operative Medizin
Philipps-Universität
Baldingerstraße
35043 Marburg

Prof. Dr. med. N. Haas
Direktor Klinik für Unfall- und Wiederherstellungchirurgie
Virchow-Klinikum der Humboldt Universität, Charité Berlin
Augustenburger Platz 1
13353 Berlin

Prof. Dr. med. M. Hansis
Ärztlicher Direktor
Universitätsklinik für Unfallchirurgie
Sigmund-Freud-Str. 25
53127 Bonn

Dr. med. B. Hartmann
Klinik für Unfallchirurgie
Justus-Liebig-Universität
Rudolph-Buchheim-Str. 7
35385 Gießen

Dr. med. E. Hartwig
Abteilung Unfall- und Wiederherstellungschirurgie
Universitätsklinikum
Steinhövelstr. 9
89075 Ulm

Prof. Dr. med. D. Havemann
Direktor Klinik für Unfallchirurgie
Klinikum der Christian-Albrechts-Universität
Arnold-Heller-Str. 7
24105 Kiel

Prof. Dr. med. P. Hertel
Ärztlicher Direktor
Unfallchirurgische Abteilung
Martin-Luther-Krankenhaus
Caspar-Theyß-Str. 27
14193 Berlin

Prof. Dr. med. G. Hierholzer
Ärztlicher Direktor
Berufsgenossenschaftliche Unfallklinik
Großenbaumer Allee 250
47249 Duisburg

Priv.-Doz. Dr. med. R. Hoffmann
Klinik für Unfall- und Wiederherstellungschirurgie
Virchow-Klinikum der Humboldt-Universität, Charité Berlin
Augustenburger Platz 1
13353 Berlin

Dr. med. C. Hofmann
Unfallchirurgische Klinik
Zentrum für Operative Medizin
Philipps-Universität
Baldingerstraße
35043 Marburg

Prof. Dr. med. U. Holz
Ärztlicher Direktor Unfallchirurgische Abteilung
Katharinenhospital
Kriegsbergstr. 60
70174 Stuttgart

K. Ipaktchi
Wissenschaftlicher Mitarbeiter
Unfallchirurgische Abteilung
Universitätsklinikum Benjamin Franklin
Hindenburgdamm 30
12203 Berlin

Prof. Dr. med. K.-H. Jungbluth
Ärztlicher Direktor
Unfallchirurgische Abteilung
Universitätskrankenhaus Eppendorf
Martinistr. 52
20251 Hamburg

Prof. Dr. med. L. Kinzl
Ärztlicher Direktor
Abteilung Unfall- und Wiederherstellungschirurgie
Universitätsklinikum
Steinhövelstr. 9
89075 Ulm

Priv.-Doz. Dr. med. Th. Kossmann
Klinik für Unfallchirurgie
Departement Chirurgie
Universitätsspital Zürich
Rämistr. 100
CH-8091 Zürich

Prof. Dr. med. E. H. Kuner
Ärztlicher Direktor Unfallchirurgische Abteilung
Universitätsklinik
Hugstetter Str. 55
79106 Freiburg

Prof. Dr. med. E. Markgraf
Direktor Klinik für Chirurgie/Unfallchirurgie
Universitätsklinikum Jena
Bachstr. 18
07743 Jena

Prof. Dr. med. T. Mischkowsky
Chefarzt Unfallchirurgische Abteilung
Stadtkrankenhaus
Robert-Weixler-Str. 15
87439 Kempten

Prof. Dr. med. G. Muhr
Ärztlicher Direktor
Berufsgenossenschaftliche Krankenanstalt „Bergmannsheil"
Chirurgische Universitätsklinik
Bürkle-de-la-Camp-Platz 1
44789 Bochum

Prof. Dr. med. W. Mutschler
Ärztlicher Direktor Unfallchirurgische Abteilung
Chiurgische Universitätsklinik
Oscar-Orth-Straße
66424 Homburg

Dr. med. M. Neikes
Berufsgenossenschaftliches Unfallkrankenhaus
Bergedorfer Str. 10
21030 Hamburg

Prof. Dr. med. M. Nerlich
Vorstand Unfallchirurgische Abteilung
Universitätsklinik
Franz-Josef-Strauß-Allee 11
93053 Regensburg

Dr. med. F. Neudeck
Abteilung für Unfallchirurgie
Universitätsklinikum
Hufelandstr. 55
45147 Essen

Priv.-Doz. Dr. med. U. Obertacke
Abteilung für Unfallchirurgie
Universitätsklinikum
Hufelandstr. 55
45147 Essen

Prof. Dr. med. H.-J. Oestern
Präsident der Deutschen Gesellschaft für Unfallchirurgie
Chefarzt Klinik für Unfall- u. Wiederherstellungschirurgie
Allgemeines Krankenhaus
Siemensplatz 4
29223 Celle

Dipl.-Ing. D. Otte
Leiter Abteilung Verkehrsunfallforschung
Unfallchirurgische Klinik
Medizinische Hochschule Hannover
Carl-Neuberg-Str. 1
30625 Hannover

Prof. Dr. med. A. Pannike
Ärztlicher Direktor
Unfallchirurgische Abteilung
Universitätsklinikum
Theodor-Stern-Kai 7
60596 Frankfurt

Prof. Dr. med. J. Probst
Generalsekretär der Deutschen Gesellschaft für Unfallchirurgie
Ärztlicher Direktor em.
Berufsgenossenschaftliche Unfallklinik
Asamallee 10
82418 Murnau/Staffelsee

Prof. Dr. med. R. Rahmanzadeh
Ärztlicher Direktor Unfallchirurgische Abteilung
Universitätsklinikum Benjamin Franklin
Hindenburgdamm 30
12203 Berlin

Prof. Dr. med. G. Regel
Unfallchirurgische Klinik
Medizinische Hochschule Hannover
Carl-Neuberg-Str. 1
30625 Hannover

Prof. Dr. K.E. Rehm
Direktor der Klinik für
Unfall-, Hand- und Wiederherstellungschirurgie
Chirurgische Universitätsklinik
Joseph-Stelzmann-Str. 9
50931 Köln

Dr. med. H. Rudolph
Chefarzt II. Chirurgische Klinik
Diakoniekrankenhaus
Elise-Averdieck-Str. 1
27356 Rotenburg (Wümme)

Prof. Dr. med. A. Rüter
Ärztlicher Direktor
Klinik für Unfall- und Wiederherstellungschirurgie
Zentralklinikum
Stenglinstr. 2
86156 Augsburg

Dr. med. H. Scheele
Berufsgenossenschaftliche Unfallklinik
Großenbaumer Allee 250
47249 Duisburg

Dr. med. I. Schmidt
Klinik für Unfallchirurgie
Universitätsklinikum Jena
Bachstr. 18
07743 Jena

Prof. Dr. med. K.-P. Schmit-Neuerburg
Direktor Abteilung für Unfallchirurgie
Universitätsklinikum
Hufelandstr. 55
45147 Essen

Dr. med. R. Stocker
Klinik für Unfallchirurgie
Departement Chirurgie
Universitätsspital Zürich
Rämistr. 100
CH-8091 Zürich

Dr. med. V. Studtmann
II. Chirurgische Klinik
Diakoniekrankenhaus
Elise-Averdieck-Str. 17
27356 Rotenburg (Wümme)

Prof. Dr. med. K.-M. Stürmer
Ärztlicher Direktor
Universitätsklinik für Unfall-, Plastische und Wiederherstellungschirurgie
Robert-Koch-Str. 40
37075 Göttingen

Prof. Dr. med. O. Trentz
Ärztlicher Direktor
Klinik für Unfallchirurgie
Departement Chirurgie
Universitätsspital Zürich
Rämistr. 100
CH-8091 Zürich

Prof. Dr. med. H. Tscherne
Ärztlicher Direktor Unfallchirurgische Klinik
Medizinische Hochschule Hannover
Carl-Neuberg-Str. 1
30625 Hannover

Prof. Dr. med. Dr. h. c. mult. S. Weller
Ärztlicher Direktor em.
Berufsgenossenschaftliche Unfallklinik
Eberhard-Karls-Universität
Engelfriedshalde 47
72076 Tübingen

Prof. Dr. med. A. Wentzensen
Ärztlicher Direktor
Berufsgenossenschaftliche Unfallklinik
Ludwig-Guttmannstr. 13
67071 Ludwigshafen

Dr. med. M. E. Wenzl
Berufsgenossenschaftliches Unfallkrankenhaus
Bergedorfer Str. 10
21030 Hamburg

Prof. Dr. med. D. Wolter
Ärztlicher Direktor
Berufsgenossenschaftliches Unfallkrankenhaus
Bergedorfer Str. 10
21030 Hamburg

Prof. Dr. med. H. Zwipp
Ärztlicher Direktor
Klinik für Unfall- und Wiederherstellungschirurgie
Universitätsklinikum Carl Gustav Carus
Fetscherstr. 74
01307 Dresden

Teil 1
Unfallchirurgische Grundlagen

KAPITEL 1

Aus der Geschichte der Unfallchirurgie
Die Entstehung der Deutschen Gesellschaft für Unfallchirurgie

J. Probst

Ein Kapitel Kulturgeschichte

Die Geschichte der Unfallchirurgie ist die Geschichte der Chirurgie. Als Chirurgie der Verletzungen sind spätestens seit der Entwicklung von Werkzeugen auch instrumentenartige Gegenstände und archäologische Zeugnisse ihrer Anwendung nachgewiesen. Der merkwürdigste Beweis chirurgischer Arbeit in steinzeitlichen Epochen ist die überlebte Trepanation des Schädels und die Kenntnis der Technik ihrer Durchführung. Die Bewußtwerdung der Verletzlichkeit des Kopfes und der daraus abgeleiteten Schutzmaßnahme des Hirnes – die Konstruktion des Stahlhelms 1915 unter dem Eindruck neuartiger Waffenwirkungen durch den Chirurgen August Bier und den Ingenieur Friedrich Schwerd – ist eine Wiederholung der Erkenntnis urgeschichtlicher Kulturen. Auch die spätmittelalterliche Erfindung des Brenneisens hatte ihren urgeschichtlichen, auf der Anwendung des Feuersteins beruhenden Vorläufer. Als einer der ältesten, mit einem Unfall zusammenhängenden Eingriffe muß die Gliedmaßenamputation angesehen werden, für die bildliche Zeugnisse aus der Antike und Frühgeschichte existieren. Das Phänomen Unfall begleitete den Menschen von Anfang an. Dessen Plötzlichkeit einerseits, andererseits das Wissen, einen schlimmeren Ausgang durch eine rasche chirurgische Maßnahme abwenden zu können, prägen das Unfallereignis und die Unfallchirurgie als auf Erfahrung, Voraussicht und folgerichtigem Handeln beruhende Wissenschaft in des Wortes urtümlichster Bedeutung. Die Chirurgie der Verletzungen ist ein eigenes Kapitel in der menschlichen Kulturgeschichte.

Die griechische Mythologie und die altgriechische Medizinkultur enthalten zahlreiche schulmäßige Dokumente chirurgischer Tätigkeit, auch wenn ihnen das Element der Systematik noch fehlte. Gleichermaßen sind die ältesten schriftlichen Überlieferungen ägyptischer Medizin in den Papyrus Smith und Ebers (ca. 16. Jh. v. Chr.) Zeugnisse chirurgischer Hochkulturen.

Denkmäler der römischen Zeit vermitteln in den Darstellungen chirurgischer Handlungen im Valetudinarium bereits den Gedanken der Wiederherstellung oder Rehabilitation, wobei neben humanitären Gründen auch solche der Erhaltung der Kampfkraft der weit verstreut stationierten Legionen maßgeblich gewesen sein dürften. Die dreifache Aufgabenstellung der Verletzungschirurgie – Unfallverhütung, Behandlung und Wiederherstellung – war wohl stets ihr Leitbild, durch welches sie sich von der Chirurgie der Krankheiten unterschied – hierzu veranlaßt durch das sich ständig wandelnde Paradigma des Phänomens Unfall.

Auch die Chirurgie der Renaissance, in der diese sich allmählich von den Folgen der aus der Scholastik herrührenden Abtrennung der praktizierten Chirurgie von der wissenschaftlichen Medizin zu befreien versuchte, war vornehmlich Chirurgie der Verletzungen. In diese Zeit fällt der grundlegende Wandel der Kriegsverletzungen als Folge der Entwicklung und Einführung von Schußwaffen und der durch sie hervorgerufenen direkten und indirekten Verwundungen. Mit der Begründung der wissenschaftlichen Anatomie durch Andreas Vesal (1515–1564) werden die ersten Voraussetzungen der chirurgischen Systematik geschaffen. Die chirurgischen literarischen Werke dieser Zeit, das Buch der Chirurgie von Hieronymus Brunschwig (1497) und das Feldbuch der Wundartzney des Hans von Gersdorff (1517) fanden weite Verbreitung und vermittelten dadurch einen praktischen Erfahrungsschatz. Die unablässig aufeinanderfolgenden europäischen Kriege boten den Chirurgen ein reichhaltiges Arbeitsfeld, auf welchem die eigentlichen praktischen Erfahrungen gesammelt wurden. Die hin und her wogenden kriegerischen Ereignisse brachten es mit sich, daß den Chirurgen auch die Fortschritte ihres Faches in den Nachbarstaaten nicht verborgen blieben; so verbreiteten sich auch rasch die militärchirurgischen Erkenntnisse des großen französischen Chirurgen Ambroise Paré (1510–1590), der nicht nur die Unterbindung der Gefäße bei der Amputation – schon seit Celsus' „de re medicina" (zwischen 25 und 35 n. Chr.) bekannt, aber mit dem verschollenen Werk vergessen – wieder eingeführt, sondern erstmals auch den Schenkelhalsbruch diagnostiziert und Kunstglieder konstruiert hat.

Beginn der Neuzeit

Auch der Chirurg, der das Tor zur neuzeitlichen Chirurgie aufgestoßen hat, Lorenz Heister (1683–1758), (Abb. 1), studierter Arzt und praktizierender Chirurg, hatte Erfahrungen auf den Schauplätzen des spanischen Erbfolgekrieges gesammelt; auf dem Schlachtfeld von Malplaquet 1709, mit je 14000 Verwundeten auf alliierter und auf französicher Seite, operierte er und beschrieb danach seine dort getätigte Entdeckung der Linsentrübung als Ursache des grauen Stars. Die bleibende Bedeutung Lorenz Heisters liegt in seinem seit 1718 erschienenen umfassenden Lehrbuch der Chirurgie, als erstes seiner Art in deutscher Sprache verfaßt und dann in andere Sprachen übersetzt. Heister lehrte seit 1710 in Altdorf, von 1720 bis 1758 an der Universität Helmstedt. Im Gegensatz zur bisherigen Fallsammlung chirurgischer Werke stellte Heisters Chirurgie, die in viele Sprachen, auch ins Lateinische übersetzt wurde, erstmals die systematische, durch eigene praktische Erfahrungen ergänzte gesamte Chirurgie der Zeit dar. Der Tracheotomie gab er ihren Namen. Die Grenzen des eigenen Faches überschreitend, bezog Heister auch Kenntnisse aus anderen Fachgebieten ein, so beschrieb er z.B. die von dem Mathematiker und Physiker Rudolf Christian Wagner, Helmstedt, analysierte Kontrafissur des Schädels, die noch in der „Lehre von den Kopfverletzungen" (1880) des E. v. Bergmann ein emsig diskutiertes Thema war.

Wenn auch die Rückführung der Chirurgie zur wissenschaftlichen Medizin noch ein weiteres Jahrhundert auf sich warten ließ, war der Bann gebrochen; Chirurgenschulen von akademischem Rang, z.B. in Berlin, Braunschweig und Hannover, Dresden, Breslau, Greifswald, Königsberg, Magdeburg, Münster bereiteten hierfür den Boden. Ähnliche Veränderungen vollzogen sich in England und

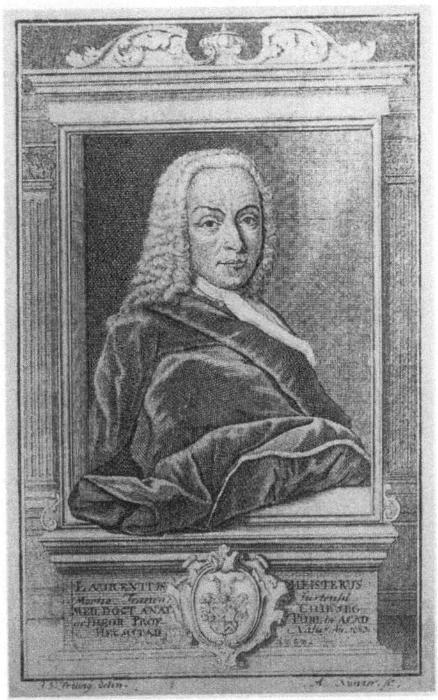

Abb. 1. Lorenz Heister (1683–1758)

Frankreich. Uns noch heute geläufige Namen – F. Chopart (1743–1795), P. J. Desault (1744–1795), A. Scarpa (1747–1832), J. Hunter (1728–1793), P. Pott (1713–1788), C. v. Siebold (1736–1807), A. G. Richter (1742–1812) u. a. m. – leiten über in die zu Beginn des 19. Jahrhunderts sich abzeichnende Neuorientierung der Chirurgie, die auf naturwissenschaftliche Betrachtung, vergleichende Fallbeschreibung und Wissensaustausch ausgerichtet sein und später in das nachprüfbare naturwissenschaftliche Experiment münden wird.

Wie es eigentlich gewesen ist

Die umfassendste Geschichte der alten Chirurgie legte 1898 Ernst Gurlt (1825–1899) in einem dreibändigen, knapp 3000 Druckseiten umfassenden Werk vor. Im Vorwort bemerkte er, schon für diese Zeit sei für ihn der Stoff ein überwältigender, er müsse es einem anderen überlassen, in ähnlicher Weise die Geschichte der Chirurgie bis in die Neuzeit fortzuführen. Diese finden wir in der 1876 erschienenen „Chirurgie vor 100 Jahren" des Chirurgen Georg Fischer (1836–1921). Verständlicherweise sind große Teile dieser Geschichtsbetrachtung aus chirurgischer Sicht traumatologischen Kapiteln gewidmet: Amputation, Exartikulation, Resektion, Schußverletzung, Kriegschirurgie, Krankheiten der Knochen, Gelenke und Muskeln und, als Teil der Allgemeinen Chirurgie, die Wunden und das Entzündungsgeschehen nehmen einen großen Teil des Werkes ein. Für

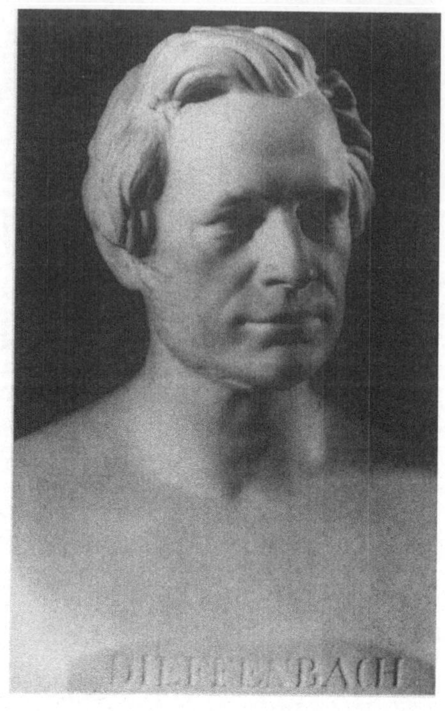

Abb. 2. Johann Friedrich Dieffenbach (1792–1847)
Biskuitbüste der Kgl. Porzellan-Manufaktur Berlin
von Christian Daniel Rauch

das Verständnis der kommenden Entwicklung ist aber auch die umfassende Würdigung des Göttinger Chirurgen August Gottlieb Richter (1742–1812) als chirurgischer Lehrer und als einer der Wegbereiter der Rückkehr der Chirurgie in die wissenschaftliche Medizin von Interesse. Richters „Anfangsgründe der Wundarzneikunst" in 7 Bänden war in der Nachfolge Heisters das chirurgische Standardwerk seiner Zeit.

Danach ist von keinem Chirurgen mehr eine vollständige Geschichte der Chirurgie vorgelegt worden. Statt dessen finden sich zahlreiche hervorragende Beschreibungen in klassischen Lehrbüchern der Chirurgie, unter denen besondere Erwähnung „Die operative Chirurgie" (1845) von Johann Friedrich Dieffenbach (Abb. 2) und „Die allgemeine chirurgische Pathologie und Therapie" (1863) von Theodor Billroth verdienen. Von Dieffenbach erwarten wir das besondere Eingehen auf die Chirurgie der Verletzungen sozusagen als selbstverständlich, weil seine Zeit noch überwiegend die der Chirurgie außerhalb der Körperhöhlen war. Aber auch Theodor Billroth (1829–1894) vertrat diese Chirurgie umfassend im genannten Werk und im Detail vielleicht noch überzeugender in seinen 1872 erschienenen „Chirurgischen Briefen aus den Kriegs-Lazarethen in Weissenburg und Mannheim 1870".

Nur mit der „Literatur und der Geschichte der Plastischen Chirurgie" (1862) hat sich Eduard Zeis (1807–1868) befaßt; er hat wohl auch als erster diese Bezeichnung durch sein „Handbuch der plastischen Chirurgie" (1838) geprägt. Dieses Werk bezeugt den hohen Stand der plastischen Chirurgie seit der Renaissance; Zeis hebt

Johann Friedrich Dieffenbach

Johann Friedrich Dieffenbach, am 1. Februar 1792 in Königsberg/Pr. geboren, weit vor der Einführung von Antisepsis und Asepsis verstorben, steht als Vorbote an der Schwelle zur neuzeitlichen Chirurgie. Die anatomische Chirurgie des 18. Jahrhunderts hinter sich lassend, schuf er eine neue, von eigenschöpferischen Merkmalen geprägte, auf Wiederherstellung gerichtete Chirurgie.

Von C. F. von Graefe beeinflußt, wandte er sich plastischen Operationen zu, die maßgeblich für die weitere Entwicklung der operativen Technik wurden. Dieffenbach nur als Plastischen Chirurg zu sehen, wird allerdings weder seinem Gedankenreichtum noch seinen vielseitigen operativen Leistungen gerecht. Plastische Operationen betrachtete er als originäre chirurgische Aufgaben und Verfahren zur Wiederherstellung der Form oder der anatomischen Unversehrtheit als Voraussetzung der Wiedergewinnung der Funktion. Viele Skizzen und Zeichnungen zur Operationstechnik verdeutlichen dies. Genußreich zu lesen sind die subtilen Beschreibungen der Durchführung der stets auf sorgfältige Beobachtung und kritische Auswertung der Anamnese gestützten Eingriffe, Mißerfolge nicht weniger klar demonstrierend als die oft überraschend glücklichen Ergebnisse.

Ab 1829 als Charitéarzt, seit 1832 Professor der Chirurgie, übernahm Dieffenbach 1840 die Direktion der Universitätsklinik an der Ziegelstraße. In diese Zeit fällt die Begründung seiner lebenslangen engen Freundschaft mit Georg Friedrich Louis Stromeyer, dem er 1830 auf der Versammlung Deutscher Naturforscher und Ärzte erstmals begegnet war. Von ihm, selbst einer der bedeutendsten Chirurgen der vorantiseptischen Zeit, erhielt Dieffenbach und verwirklichte viele Anregungen, die noch lange und maßgeblich die aufblühende Chirurgie im ausgehenden 19. Jahrhundert bestimmten.

Die Lektüre seiner „Operativen Chirurgie" vermittelt eine ausgezeichnete Didaktik, die man – etwa im Gegensatz zu der ebenso schönen wie großartigen barocken Darstellungsweise eines Lorenz Heister – als Klassik der Chirurgie mit dieser ähnlich wie in der Dichtung und Architektur unvergänglichen Schönheit betrachten und verstehen kann.

Den Empfindungen der Zeit entsprechend, wurde das Andenken des plötzlich während des operativen Kollegs am 11. November 1847 so jung Verstorbenen in einer Biskuit-Büste der Königlichen Porzellan-Manufaktur Berlin verewigt. Dieses Werk wird Christian Daniel Rauch (1777–1857) zugeschrieben. Die Deutsche Gesellschaft für Unfallchirurgie hat 1982 diese Büste als ehrenvolle Auszeichnung für außergewöhnliche Verdienste in ihre Obhut genommen. Sie ehrt damit nicht nur das Andenken eines großen Chirurgen, sondern verpflichtet dadurch die Nachfolgenden der von Dieffenbach in der Zeit geistiger Erneuerung begründeten Maxime der Chirurgie:

„Das macht den wahren Chirurgen, daß er auch das weiß und kann, was nicht geschrieben steht, daß er immer neu und ewig ein erfindungsreicher Odysseus sich Neues zu schaffen im Stande ist."

aber hervor, daß die moderne plastische Chirurgie ein Verdienst J. F. Dieffenbachs sei.

Der Vollständigkeit halber sei als zuletzt erschienene Monographie noch die „Kurze Geschichte der Chirurgie" von W. von Brunn (1928) genannt, die aber nicht von einem Chirurgen, sondern von einem Professor für Geschichte der Medizin verfaßt worden ist, uns gleichwohl eine glänzende Übersicht über die Leistungen und die Persönlichkeiten der Chirurgie bis zum Ende des 19. Jahrhunderts vermittelt.

Antiseptik – Aseptik

Die neuzeitliche Chirurgie und als eines ihrer Teile die Unfallchirurgie werden fortan bestimmt durch zwei kurz nacheinander eingetretene epochale Ereignisse: Die Erfindung der Narkose (1846) und die Entdeckung der Ursachen der Wundinfektion durch Ignaz Semmelweis (1818–1865) und ihrer Vorbeugung mittels Antiseptik (1867) durch Lord Joseph Lister (1827–1912), aus der heraus sich zwei Jahrzehnte später die Aseptik entwickelte, hauptsächlich gefördert durch die Schule von Ernst von Bergmann (1836–1907). Der Wechsel von der Antiseptik, der Vernichtung der krankmachenden Keime in der Wunde, zur Aseptik, der Herstellung keimfreier Verhältnisse an der Wunde, beim Operateur und seinen Gehilfen, des Instrumentariums, der Einrichtung und des OP-Raumes, war einerseits das Ergebnis der bakteriologischen Erkenntnisse (R. Koch 1843–1910, A. Gaffky 1850–1918, F. Löffler 1852–1915), andererseits der schonenden, später atraumatisch genannten Operationstechnik.

Eine neue Art von Strahlen

Insbesondere für die Unfallchirurgie trat seit 1895 als entscheidende Unterstützung die Entdeckung „einer neuen Art von Strahlen" durch Wilhelm Conrad Röntgen (1845–1923) hinzu.

„Die Bedeutung der Röntgenschen Strahlen für die Chirurgie" hat umfassend H. Kümmell (1852–1937) als erster im Zentralblatt für Chirurgie dargelegt und sie bereits als unersetzlich erkannt. Schon wurde die Darstellung von Hohlräumen mittels „Wismuthlösung" vorgenommen, die Domäne der neuen Diagnostik waren aber zunächst die Lokalisation, Lage und Form von Fremdkörpern aller Art in Gliedmaßen und Kopf sowie im Darm. In der Zeit vom 1.4.1896–1.4.1897 wurden von ihm „243 Frakturen behandelt, welche fast alle ein oder mehrere Male aktinographisch kontrollirt und in ihrem späteren Heilungsverlauf revidirt wurden". Er fährt fort: „Daß für das neue Gebiet unserer Wissenschaft, das Schmerzenskind unseres Berufs, die Unfallheilkunde, in der Anwendung der Röntgen'schen Strahlen ein großer Fortschritt zu bezeugen ist, kann ich wohl als allgemein anerkannt bezeichnen". Schon befaßte sich Kümmell mit den Differentialdiagnosen von Schenkelhalsfraktur, Coxa vara, Coxitis, Ankylose, Epiphysenlösung, angeborener Hüftluxation sowie den jeweiligen Repositionsergebnissen, unterstützt von A. Hoffa (1859–1907), der die tatsächliche Erfolglosigkeit der klinisch für gelungen gehaltenen unblutigen Hüftgelenksrepositionen nachwies. Der erste Leiter des Unfallkrankenhauses „Bergmannsheil" in Bochum, Löbker, wies an derselben Stelle auf die Kontrolle der Operationen an Pleura, Rippen und Lunge hin: „In einem Falle komplicirter Rippenfraktur mit linksseitigem Empyem war ein äußerst günstiges äußeres Bild zurückgeblieben – minimale Dämpfungszone, freie Athmung, blühendes Aussehen. Und doch zeigte die Aufnahme den vollkommenen Stillstand der linken Zwerchfellhälfte, deren Antheil an der normalen Kuppelbildung fehlte." Gewarnt wurde aber bereits auch vor der Überschätzung der Röntgenbefunde in Bezug auf die nur mit diesem Verfahren genau darstellbaren Dislokationen im Verhältnis zu Beschwerden und klinischen Heilungsergebnissen.

Die Entwicklung der Röntgendiagnostik ist nicht nur in den ersten Jahrzehnten überwiegend von Ärzten getragen worden, die aus der Chirurgie oder der Inneren Medizin kamen, sondern auch später von Chirurgen – Unfallchirurgen sowie Orthopäden bis in die jüngste Zeit maßgeblich beeinflußt und bereichert worden. Weiteste Verbreitung fand der seit 1905 erschienene „Atlas typischer Röntgenbilder vom normalen Menschen" von Rudolf Grashey (1876–1950), der selbst aus der Chirurgie hervorgegangen war. Aus der unübersehbaren Zahl chirurgischer Veröffentlichungen seien nur beispielhaft herausgegriffen „Die gesunde und die kranke Wirbelsäule in Röntgenbild und Klinik" (1. Aufl. 1932, 5. Aufl. 1968) von G. Schmorl und H. Junghanns, „Die Wirbelsäulenverletzungen und ihre Ausheilung, Pathologische Anatomie, Klinik, Röntgendiagnostik, Begutachtungs- und Zusammenhangsfragen" (1. Aufl. 1941, 2. Aufl. 1954) von A. Lob, der Chirurg und Röntgenologe war, und „Röntgenologische Differentialdiagnose der Knochenerkrankungen" 1956 von H. Hellner und H. Poppe. Auch zahlreiche Handbuchbeiträge im „Lehrbuch der Röntgendiagnostik" (Hg. H. R. Schinz et al.) und im „Handbuch der Medizinischen Radiologie" (Hg. L. Diethelm et al.) sind von Chirurgen und Unfallchirurgen verfaßt worden. Alle diese Veröffentlichungen zeichnen sich dadurch aus, daß die Röntgendiagnostik in die klinische Betrachtung und Behandlung der jeweiligen Thematik unmittelbar eingeflossen ist und damit sichergestellt wurde, daß das Röntgenbild kein bloß technischer Gegenstand blieb. Zu Recht haben die Träger der gesetzlichen Unfallversicherung stets verlangt, daß die Röntgendiagnostik am Unfallverletzten sowohl in der Behandlung als auch in der Begutachtung vom Unfallchirurgen selbst ausgeübt werden müsse.

Ohne die Entwicklung der Röntgendiagnostik mit einer Vielzahl von Organdarstellungen im Nativbild, in speziellen Einstellungstechniken, mittels Kontrastmittel, in konventionellen Schichtuntersuchungen und durch Computertomographie wären zahlreiche Fortschritte in der Unfall- und Wiederherstellungschirurgie nicht möglich gewesen. Als jüngste bildgebende Verfahren sind hier auch die Magnetresonanztomographie (Kernspintomographie), die mit nichtionisierenden Strahlen arbeitet, und die Sonographie der Vollständigkeit halber zu erwähnen. Es besteht aber kein Zweifel, daß die Auswertung der hiermit erzeugten Bilder von den Erfahrungen in der klassischen Röntgendiagnostik ausgegangen ist.

Nomenklaturen

Die Geschichte ihres Faches in der ersten Hälfte des 19. Jahrhunderts prägten international Chirurgen, denen wir noch heute begegnen in den Eigennamen der von ihnen ersonnenen Operationen, deren Modifikationen und in der Namensgebung für eine große Zahl von chirurgischen Instrumenten, von denen die meisten noch heute, wenig oder gar nicht verändert, im Gebrauch sind. Krankheiten selbst, wie die durch Verletzung herbeigeführte Volkmannsche Kontraktur – R. v. Volkmann (1830–1889) oder die als Vorläufer einer Frakturklassifikation so benannte Malgaigne-Fraktur – J. F. Malgaigne (1806–1865) oder aber das Ergebnis der Operation wie der Pirogoff-Stumpf – N. I. Pirogoff (1810–1881) bewahren oft eine umfassendere Aussagekraft als die zumeist anatomisch begründete Fachbezeichnung; manchmal geht dabei allerdings auch das Bewußtsein der pathophysiologischen Komplexität eines krankhaften Erscheinungsbildes verloren, wie dies etwa der nach P. Sudeck (1866–1938) benannten Reflex-Dystrophie, von ihm selbst zuerst als „akute fleckige Knochenathrophie“ beschrieben, ergangen ist. Eine sprachliche Unart, aus einem Namen ein Tätigkeitswort zu machen, gestattete man sich selbst in der Zeit eines strengen humanistischen Bildungsideals, als man das von Lord Lister eingeführte Versprühen der Carbolsäure zur antiseptischen Behandlung als „listern“, die Hitzesterilisation als „pasteurisieren“ in den umgangssprachlichen Wortschatz einführte, was freilich dem Laienverständnis außerordentlich entgegenkam. Bei dem Tätigkeitswort „röntgen“ (Österreich: röntgenisieren) fällt kaum noch auf, daß es sich bei diesem Wort nicht um ein Verb handelt.

Maximen der Kriegsheilkunst

Eine große Bedeutung kommt, wie schon in früheren Epochen, den Erfahrungen der Chirurgen während der Kriege in der Mitte des 19. Jahrhunderts zu. Sie unterscheiden sich unter dem Einfluß der fortgeschrittenen Waffentechnik (weittragende Gewehrgeschosse aus gezogenen Gewehrläufen, Explosivgranaten, Shrapnells) ganz wesentlich von denen der vorangegangenen Revolutions- und Befreiungskriege, in denen noch die herkömmlich chirurgischen Leitbilder maßgeblich waren. Um so mehr verdient hervorgehoben zu werden, daß einzelne Chirurgen aus der gewandelten Situation heraus Initiativen entwickelten, um das Los der Blessierten nicht mehr nur zu lindern, sondern auch zu wenden. Rühmlich hervorgehoben zu werden verdient Jean Dominique Larrey (1766–1842), der sich nicht nur energisch für die lebensrettende Amputation auf dem Schlachtfeld einsetzte, sondern auch der Begründer „fliegender Ambulanzen“ war und damit die Idee des Rettungswesens entwickelte. Er hat übrigens auch als erster die Herzbeutelpunktion zur Behebung der Selbsttamponade des Herzens angegeben (1796).

Die Erfahrungen der wissenschaftlich ausgebildeten Chirurgen in den europäischen und außereuropäischen Kriegen fanden ihren reichlichen Niederschlag in der Literatur und wurden dadurch der wissenschaftlichen Auswertung zugänglich gemacht. Da sich die Professoren der Chirurgie selbst ins Feld begaben, er-

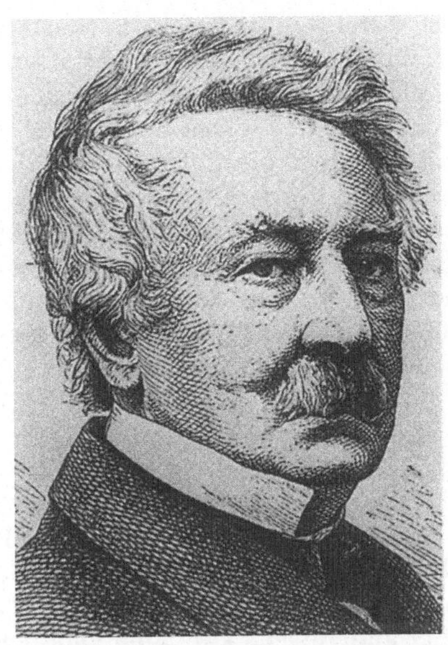

Abb. 3. Georg Friedrich Louis Stromeyer (1804–1876)

streckten sich ihre Beobachtungen unmittelbar auf den gesamten Verlauf von der frischen Verwundung über die primäre und sekundäre Behandlung bis zur Wiederherstellung oder dem tödlichen Ausgang. Eine der frühesten und anschaulichsten Beschreibungen sind die „Maximen der Kriegsheilkunst" von G.F.L. Stromeyer (1804–1876), Generalstabsarzt der Schleswig-Holsteinischen Armee in den deutsch-dänischen Kriegen. Stromeyer hatte sowohl die damals führende Chirurgenschule in Hannover als auch die Universitäten in Göttingen und Berlin absolviert. In Hannover errichtete er eine „Orthopädische Anstalt" zur Behandlung angeborener und erworbener Fehlbildungen. 1832 führte er als erster die subkutane Achillotomie aus. Während seiner chirurgischen Ordinariate in Erlangen, München, Freiburg und Kiel entstanden die Arbeiten über Gelenkresektionen und Amputationstechniken. Als Generalstabsarzt der hannoverschen Armee, ausgestattet mit umfassenden Vollmachten, baute er ein vorbildlich organisiertes Sanitätswesen auf, widmete sich der Sofortversorgung am Ort der Verletzung und trieb den Krankenhausbau voran. Er gilt als Begründer der orthopädischen Chirurgie und der Kriegschirurgie in Deutschland (Abb. 3).

Daß die Wundbehandlung und ihre Wandlungen, daneben aber auch die Schußfrakturen und die Amputation als lebensrettender Eingriff im Vordergrund standen, ist verständlich. Die Einführung der Antiseptik und ihre Anwendung im 70er Kriege stellen aber den eigentlichen Fortschritt mit Auswirkung auf die Friedenschirurgie dar. Die Weichteilverletzungen erforderten ebenso wie die Schußfrakturen Lagerungsmaßnahmen. Aber auch die von F. v. Esmarch (1823–1908) angegebene künstliche Blutleere war eine Maßnahme, die bei Friedensverletzungen nicht weniger anzuwenden war als im Kriege. Erinnert sei hier auch an die Erfindung der Eigenbluttransfusion, die 1868 R. v. Volkmann (1830–1889) beschrieben und F. v. Esmarch 1871 bei einer Hüftexartikulation erfolgreich durchgeführt hat. W. S. Halsted (1852–1922) wandte dieses Verfahren 1883 erfolgreich bei einer CO-Vergiftung an. Amputationen und Exartikulationen, die Schnittechnik und die Osteoplastik sind Themen der Zeit. Für und Wider der Verfahren waren Gegenstand wissenschaftlicher Auseinandersetzungen und flossen in die Chirurgie der zweiten Hälfte des 19. Jahrhunderts ein. Aber auch die Körperhöhlenverletzungen waren bereits Gegenstand der Behandlung; die sorgfältig ermittelten Statistiken, u.a. auch aus den amerikanischen Sezessionskriegen, vermitteln staunenswerte Ergebnisse. All dies verbindet sich mit den Namen der schon genannten Chirurgen sowie von B. v. Langenbeck (1810–1887), A. v. Bardeleben (1819–1895), W. Roser (1817–1888), K. Thiersch (1822–1895), N. v. Nußbaum (1829–1890), P. v. Bruns (1846–1916), E. Gurlt (1825–1899), Franz König (1832–1910) sowie Ernst v. Bergmann (1836–1907) u.a.

Das „Handbuch der Kriegschirurgie" von H. Fischer, 2. Auflage, 1882, vermittelt eindrücklich nicht nur die Erfahrungen, sondern auch die daraus gezogenen Schlußfolgerungen, in denen der Beginn des Zeitalters der Aseptik sich abzeichnet. Aber auch der Krankenhausbau unter besonderer Berücksichtigung hygienischer Bedingungen einerseits und ihrer Erfordernisse in der Behandlung Verletzter andererseits kündigen eine neue Ära an. Die Beschreibung des Verwundetentransports, in den Befreiungskriegen noch nicht auf Zeitgewinn ausgerichtet, enthält bereits zahlreiche Elemente des modernen Rettungssystems. Viele der mitgeteilten Beobachtungen waren auch auf die Friedenschirurgie übertragbar.

Klassik der Knochenbruchbehandlung

Eine zentrale unfallchirurgische Aufgabe ist seit jeher die Behandlung der Knochenbrüche. Fast alle Frakturen heben die Funktionstüchtigkeit des betreffenden Körperteils auf oder bewirken zumindest eine Beeinträchtigung ihrer Gebrauchsfähigkeit. Hinzu kommen die Gefahren der Wundinfektion bei offenen Frakturen und die traumatischen Allgemeinwirkungen. Schon die funktionellen Folgen in Gestalt der Heilung in Fehlstellung und Fehlform, der Nichtheilung (Pseudarthrose) und der Gelenkeinsteifung veranlaßten die Chirurgen, nach Mitteln und Wegen der unmittelbaren Wiederherstellung von Form und Funktion zu sinnen, um so einer nach Möglichkeit folgenlosen Heilung den Weg zu bahnen. Die manuelle Einrichtung, die Anwendung von Streckverbänden und die Ruhigstellung im geschienten Verband verhüteten die Entstehung von Fehlstellungsheilungen. Die Erfindung der Gipsbinde zur modellierten Anlegung des Gipsverbandes (1852) durch den holländischen Militärarzt A. Mathysen (1805–1878) verbesserte die Behandlungsergebnisse.

Die operative Vereinigung der Knochenbruchenden verbot sich unter den Bedingungen der Wundinfektion vor Einführung der Antiseptik. Dieffenbach hat aber 1846 wohl als erster die operative Vereinigung der Bruchenden bei der Pseudarthrose gewagt; in einem Brief vom 11.11.1846 an Stromeyer schreibt er: „Beide Knochenenden werden subkutan und submuskulär mit einem Bohrer quer durchbohrt und Zapfen von Elfenbein in der Dicke eines Federkiels durchge-

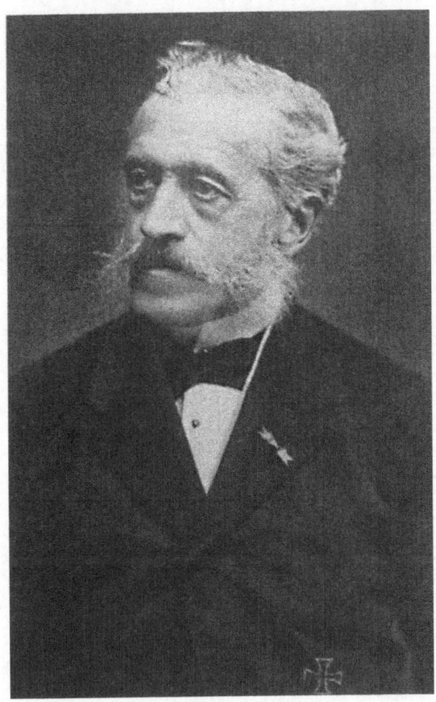

a

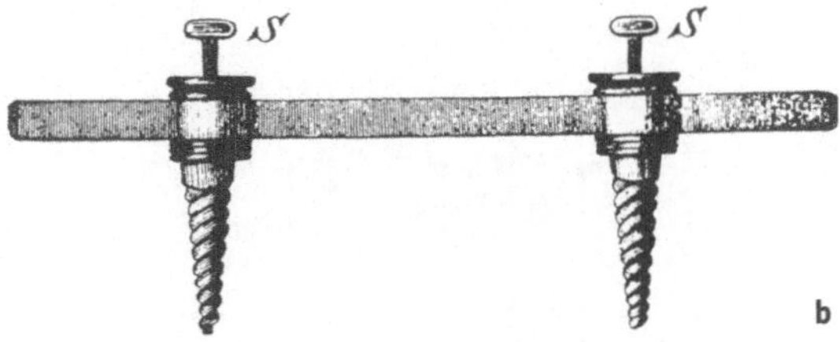

b

Abb. 4. **a** Bernhard v. Langenbeck (1810–1887). **b** Knochenschraubenapparat von B. v. Langenbeck (1851/52). (Aus: Wolter et al. 1995)

stoßen, 8–10 Tage bleiben sie stecken. Dann ist der Knochen dick wie ein Hühnerei, man zieht die Zapfen heraus, legt einen leichten Verband an, und in einigen Wochen ist die Pseudarthrose vollkommen geheilt". Schon 1843 hatte C. W. Wutzer (1789–1863) einen Schraubenapparat konstruiert, mit welchem er eine Oberschenkelschaftpseudarthrose behandelte; die Schraubenstangen fanden jedoch keine genügende Befestigung in der dünnen Knochenrinde, eine stabile Vereinigung gelang infolgedessen nicht.

Erfolg hatte dagegen 1852 B. v. Langenbeck (1810–1887) (Abb. 4a), der statt der Elfenbeinstifte versilberte Stahlschrauben verwandte und diese in einem Schienenapparat mittels Schraubenmuttern befestigte; dadurch wurde die notwendige Ruhigstellung der Bruchenden bewirkt. Später schrieb er hierüber: „Ich halte es für eine interessante und für die Heilung der Pseudarthrosen wichtige Tatsache, daß man Schrauben von sehr starkem Kaliber selbst durch die ganze Dicke des Knochens führen und sie darin längere Zeit ohne Schmerz und entzündliche Reaktionen liegen lassen kann. Die in den Knochen eingebohrten Stahlschrauben werden durch einen Klammerapparat fixiert. Nach Heilung der Pseudarthrosen werden die Schrauben samt dem Apparate entfernt. Auf diesem Wege gelang es mir, hartnäckige Pseudarthrosen zur Heilung zu bringen". Nach dem heutigen Stand unserer Erkenntnisse müssen Wutzer und B. v. Langenbeck als Begründer der Osteosynthese mittels des heute allgemein als Fixateur externe (Abb. 4b) bezeichneten Verfahrens angesehen werden.

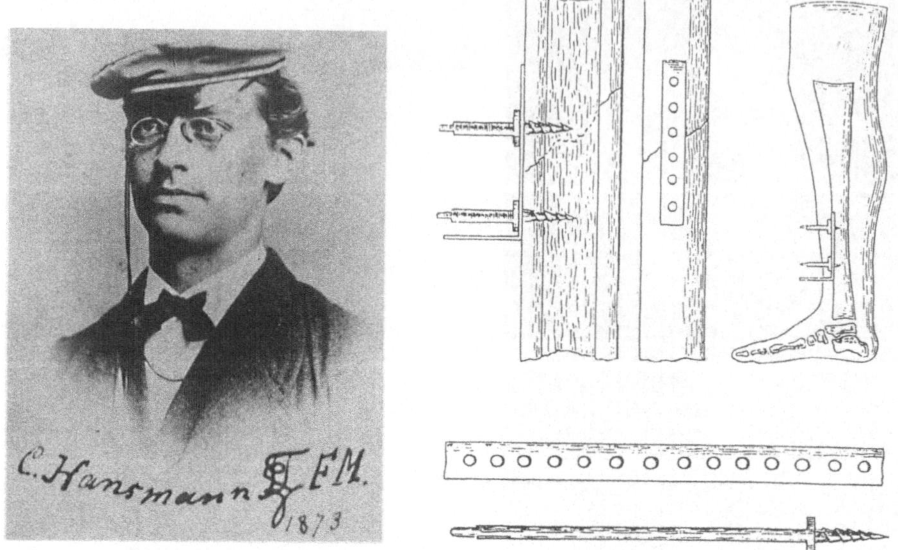

5 6

Abb. 5. C. Hansmann (1852–1917). (Aus: Wolter u. Zimmer 1991)

Abb. 6. Eine neue Methode der Fixierung der Fragmente bei komplizierten Frakturen (C. Hansmann 1886, Verhandlungen der Deutschen Gesellschaft für Chirurgie 15 : 134). (Aus: Wolter u. Zimmer 1991)

Erst drei Jahrzehnte später – unter dem Schutz der Aseptik – entwickelte C. Hansmann (1852–1917) (Abb. 5) eine dem Knochen unmittelbar aufgelegte Osteosyntheseplatte, die mit aus den Weichteilen herausragenden Stiftschrauben befestigt wurde (Abb. 6). Er berichtete hierüber 1886, nicht ohne hierbei auch des Fixateur externe B. v. Langenbecks zu gedenken. Einige Jahre später entwickelten auch die Brüder Lambotte in Belgien neben einem weiteren Fixateur externe eine Plattenosteosynthese, fast gleichzeitig auch Sir William A. L. Lane (1856–1943) in England eine solche. Die umfassendste, ganz auf die Praxis abgestellte lehrbuchmäßige Beschreibung der Behandlung der Frakturen und Luxationen veröffentlichte 1894/1910 H. Helferich (1851–1945).

Die bisher entwickelten Osteosyntheseverfahren, insbesondere die Lanesche Platte, fanden viele Anwender, aber nur wenige entschiedene Befürworter, dafür zahlreiche Kritiker. Eine umfassende handbuchmäßige Darstellung verfaßte H. Matti (1879–1941) 1918/1931 in „Behandlung der Knochenbrüche". Diesem Werk ist eine kurze, aber sehr prägnante historische Betrachtung vorangestellt. Therapeutisch stehen die konservative (ruhigstellende) Frakturbehandlung und die auf R. v. Volkmann und B. Bardenheuer (1839–1913) zurückgehende Dauerzugbehandlung, von F. Steinmann (1872–1932) zur Nagelextension(1912) fortentwickelte Methode, im Vordergrund. Das Kapitel über die „operative Osteosynthese" – diese Bezeichnung taucht bei Matti erstmals auf – belegt zwar nur 27 der insgesamt 927 Seiten, enthält aber bereits den fundamentalen Lehrsatz: „Das Hauptrisiko jeder Osteosynthese, die Infektionsgefahr, wird in wesentlichem Maße durch die Beschaffenheit des Operationsgebietes bestimmt. Wir operieren inmitten zerrissener Muskulatur, gequetschter, zertrümmerter und blutig infiltrierter Gewebe, deren Vitalität und Abwehrkräfte herabgesetzt sind". 1931 folgte Fritz König (1866–1952) mit „Operative Chirurgie der Knochenbrüche". Letzterer ist immer für die Osteosynthese eingetreten, mußte aber zunächst feststellen: „ Das Verfahren der Osteosynthese auf dem Kongreß der Deutschen Gesellschaft für Chirurgie 1901 zu empfehlen, hieß heißes Eisen anfassen. Zehn Jahre vorher hatte ein kühner Chirurg Pfeil-Schneider dies mit Vorführung von Operierten getan. Er hatte schwere Ablehnung erfahren und mit großer Schärfe hatte gerade mein damaliger Lehrer Ernst von Bergmann seine Handlung mißbilligt, teils wegen mangelhafter Begründung, teils wegen der vorgekommenen Eiterung. Das wirkte auch 1902 und 1904 noch nach. „Nur die Rehnsche Frankfurter Schule trat bedingungslos auf meine Seite". Ludwig Rehn (1849–1930), der ein Befürworter der operativen Knochenbruchbehandlung war, gebührt unfallchirurgische Anerkennung auch für die 1896 in Frankfurt/M. erstmals ausgeführte Naht des Herzens nach einer Stichverletzung. Schon 1885 hatte er die Blasengeschwülste bei Anilinarbeitern und damit die erste als solche erkannte chirurgische Berufskrankheit (durch aromatische Amine, heute BK 1301) beschrieben.

Abtheilung Unfallheilkunde

Wissenschaftliche Vereinigungen, die dem fachlichen und dem interdisziplinären Erfahrungsaustausch dienen sollten, entstanden bereits im Anfang des 19. Jahrhunderts auf lokaler oder regionaler Ebene. Zu nennen sind hier die Ärztlichen Vereine in Lübeck (1809), Hamburg (1816) und Kassel (1823). 1829 wurde der Ärzteverein Hannover von G. F. L. Stromeyer gegründet; Anlaß war das Jennerfest zur Erinnerung an die von seinem Vater 1799 im Kurfürstentum eingeführte Pockenimpfung, der ersten auf dem Kontinent. Der Wunsch nach einer überregionalen, nationalen akademischen Einrichtung wurde damit begründet, „um das schnellere Durchdringen des Wahren und Rechten zu befördern", auch bezeichnet als „ein sehr dringendes Bedürfnis für deutsche Wissenschaft, wenn diese mehr Unabhängigkeit von dem sie öfters nur durch vereinte Stimmenzahl übertäubenden Auslande gewinnen soll". Es wurde beklagt, daß der Mangel an einer wissenschaftlichen Vereinigung nachteilig für die Naturwissenschaft in Deutschland gewesen sei, so daß „die wichtigsten Entdeckungen und Erfindungen oft viele Jahre lang in einem unverdienten, Erfindungen und Erfinder niederdrückenden, Dunkel blieben". 1821 ließ L. Oken (1779–1851) seinen ersten Aufruf zur „Versammlung der deutschen Naturforscher" ergehen. Zunächst waren hoheitliche und behördliche Hindernisse zu überwinden. Als Hauptzweck der Versammlung wurde genannt: „Sich zu sehen, sich kennen und schätzen zu lernen, damit einerseits ein freundliches Verhältnis unter den Gelehrten hergestellt und eine billigere wechselseitige Beurteilung bewirkt werde; und damit andererseits gemeinschaftliche Arbeiten verabredet werden, welche das Zeugnis dessen, was jetzt das deutsche Volk hervorzubringen vermag, betrachtet werden können. Dergleichen sind gemeinschaftliche Herausgabe der Abhandlungen der vielen physikalischen, naturforschenden und ärztlichen Gesellschaften, welche einzeln keine Verleger und Abnehmer finden. Als Nebenzweck wurde es bezeichnet, „den Gelehrten, welche eine

Entdeckung gemacht, welche große Werke angelegt haben, Gelegenheiten zu geben, dieses durch mündliche Vorträge schnell und deutlich bekanntzumachen, ihren Ideen allseitigen Eingang zu verschaffen, ihre Priorität zu sichern, ihren Arbeiten ein gutes Vorurteil und dadurch Verleger und Abnehmer zu gewinnen". Die Gründungsversammlung der Gesellschaft Deutscher Naturforscher und Ärzte (GDNÄ) fand vom 18.–23. September 1822 in Leipzig statt.

Den im § 2 der Statuten der Gesellschaft aufgeführten Hauptzweck, „den Naturforschern und Ärzten Deutschlands Gelegenheit zu verschaffen, sich persönlich kennenzulernen", haben nicht nur schon die beiden Chirurgen Johann Friedrich Dieffenbach und Georg Friedrich Louis Stromeyer genutzt, nachdem sie sich auf der Versammlung in Hamburg 1830 erstmals begegnet waren und dort ihre lebenslange Freundschaft begründet hatten. In dieser Gesellschaft kam es ein halbes Jahrhundert später, vom 24.–30.9.1894, während der 66. Versammlung in Wien auch zum erstenmal zu einer Tagung von Unfallärzten, die eine Abteilung für Unfallheilkunde gründeten. Die Gesellschaft hatte schon seit 1828 Fachabteilungen zugelassen, weil das Gesamtgebiet der Naturwissenschaften von einem Einzelnen nicht mehr bearbeitet werden könne; der einzelne Naturforscher müsse sich vielmehr auf ein Fachgebiet beschränken, weil nur auf diese Weise „gediegene" Ergebnisse erzielt werden könnten. Seit 1828 trat die Chirurgie gemeinsam mit der Geburtshilfe, der Psychiatrie und der Inneren Medizin als Sektion Heilkunde zusammen. Später bildeten die Chirurgie, die Geburtshilfe und die Innere Medizin sowie die Psychiatrie eigene Sektionen. Ab 1895 traten neue Sektionen in Erscheinung, insbesondere solche, die sich mit Themen der allgemeinen Gesundheitspflege beschäftigten. Fächer wie die Gerichtliche Medizin, die Medizinalpolizei, das Unfallwesen und Soziale Medizin deuten darauf hin, daß sich die Medizin nicht nur mehr für klinische Aspekte interessierte, sondern auch der staatliche und soziale Bereich an Bedeutung gewannen. 1894 bildete sich die „Abtheilung für Unfallheilkunde" (24.–30.9.1894, 66. Versammlung, Wien). Diese Gründung existierte bis zum Jahre 1900. Zu den Gründern dieser Sektion gehörte auch der Chirurg Carl Thiem, Chefarzt des Bezirkskrankenhauses in Cottbus.

Über die erste Sitzung der „Abtheilung für Unfall-, Heil- und Gesetzes-Kunde" der 66. Versammlung GDNÄ berichtete die Monatsschrift für Unfallheilkunde (I, No. 10 u. 11, 257 ff., 1894): Es wurden 21 Vorträge zu verschiedenen Themen gehalten und es fand auch eine Ausstellung statt, in der Gipsabgüsse von verstümmelten Extremitäten Unfallverletzter sowie fotografische Abbildungen Unfallverletzter mit den verschiedenartigsten Leiden ausgelegt wurden. Die Referate befaßten sich u.a. mit therapeutischen Sehnen- und Muskeldurchschneidungen (Thiem), der Behandlung von Gelenkverletzungen (Hoffa), physikalischer Therapie, Unfallverhütung. Neben einem umfassenden Referat über Knochenmarkentzündungen als Unfallfolge (Thiem) enthält der Bericht auch den Vortrag von C. Kaufmann über „Die Notwendigkeit der Vorbildung der Ärzte in der Unfallheilkunde". Eingangs betont Kaufmann, einer Unfallheilkunde bedürfe es nur deswegen, weil ihr besonderer Zweck von keinem anderen Zweig der praktischen Medizin ins Auge gefaßt werden könne. Ihre allerwesentlichste Bedeutung liege darin, „daß sie in ihren Resultaten einen von Jahr zu Jahr immer wichtigeren Theil des durch die Gesetze geforderten Arbeiterschutzes repräsentirt im Sinne der Erhaltung und Wiederherstellung von durch die Unfallverletzungen gefährdeter Arbeitskraft". Des durch die rationelle ärztliche Behandlung erzielbaren Schutzes der durch die Unfälle gefährdeten Arbeitskraft eingedenk, müsse man der Unfallheilkunde eine bevorzugte Stellung schaffen, wenn man die Wohltaten der Gesetze nicht illusorisch machen wolle. Während Kaufmann über den Ausspruch eines klinischen Lehrers der Chirurgie berichtete, wonach „die Unfallheilkunde reine casuistic sei und niemals große leitende Gesichtspunkte für das ärztliche Thun und Können werde zu bieten vermögen", wies er darauf hin, daß diese vor sämtlichen anderen Zweigen der praktischen Medizin den Vorzug habe, „dass ihre Erfolge von einem Forum von Nicht-Aerzten kontrollirt und ebenso ihre Statistik von den Organen der Versicherung bearbeitet wird. Es giebt da keine Auswahl des Materiales, keine subjective Beeinflussung der Zahlen, sondern in objectivster Weise durch zahlreiche Instanzen festgestellte Tatsachen". Schließlich schlug Kaufmann eine Resolution vor, daß die Unfallheilkunde „in ihrer ganzen Ausdehnung, also sowohl die Behandlung der Unfallverletzungen als die Untersuchung und Begutachtung der Unfallfolgen Gegenstand der ärztlichen Vorbildung seien solle". An Thiem und Blasius, die die Abteilung begründet hatten, wandte er sich mit den Worten: „Ihnen gebührt das Verdienst die Unfallheilkunde geschaffen und für dieselbe bahnbrechend gewirkt zu haben!"

Die Sitzung der Abteilung Unfallheilkunde 1895, in deren Teilnehmerverzeichnis auch H. Liniger genannt ist, befaßte sich mit Gefäßverletzungen (Thiem), Calcaneusfrakturen (Golebiewski), der Behandlung von Gelenkversteifungen (Thilo), der Analyse der Funktion der Fingermuskeln und -nerven (Thiem). Gegenstand der Verhandlungen waren auch die Nachteile der 13-wöchigen Karenzzeit in der Unfallversicherung, für deren Beseitigung sich Thiem immer wieder nachdrücklich einsetzte.

1896 befaßte sich die „Abtheilung für Unfallheilkunde und gerichtliche Medicin" auf der 68. Versammlung mit unfallbedingten Erkrankungen des Rückenmarks (Thiem, Schindler) sowie mit der „Bedeutung der Initialbehandlung für das Schicksal des Unfallverletzten" (Bum) und anderen Themen zur physikalischen Therapie. Bum hat zu dieser Zeit in mehreren Auflagen ein „Lehrbuch der Massage und Heilgymnastik", welches sehr anerkennende Rezensionen erfuhr, herausgegeben. Hier wird ersichtlich, daß bereits in dieser Zeit die Abkehr von der langdauernd ruhigstellenden Frakturbehandlung im Gipsverband propagiert und praktiziert wurde. 1898 äußerte sich Dumstrey über „fixirende Verbände bei Unfallverletzten und ihre Nachtheile": Anhand von 203 Behandlungsfällen wurde nachgewiesen, daß die eingetretenen Bewegungsstörungen trotz beinahe idealer Heilung der Verletzung Folge zu langer Ruhigstellung und zu später Einleitung der „mechanischen Nachbehandlung", wie diese Behandlung damals häufig genannt wurde, war.

Im VII. Jahrgang der Monatschrift für Unfallheilkunde (1900) wurde im Anschluß an die Sitzungsberichte zum Namen diskutiert und Thiem führte aus, „dass der an sich unglückliche Name Unfallheilkunde doch nicht Alles ausdrückt". Daß darin sich schon das Ende der Abteilung Unfallchirurgie der Gesellschaft Deutscher Naturforscher und Ärzte ankündigte, ist noch nicht ersichtlich. Die Erklärung findet sich im nachfolgenden Jahrgang (VIII, 1901, 125 ff.): Es wurden mehrere Abteilungen aufgehoben und auch nicht in andere Abteilungen oder Sektionen übergeführt. Riedinger stellte die Frage, warum man die Unfallheilkunde von der Liste der Versammlung gestrichen habe, nachdem sie sich sieben Jahre lang als lebenskräftig erwiesen hatte. Unter den Gründen für die Streichung wurde zuerst die Notwendigkeit der Reduzierung der Abteilungen zugunsten der Verschmelzung mit anderen Abteilungen oder Sektionen genannt; zu einer Zusammenführung mit der Chirurgie – 1872 war die Deutsche Gesellschaft für Chirurgie gegründet worden – kam es jedoch nicht. Als weiterer Grund wurde die Rivalität zwischen den Vertretern der gerichtlichen Medizin und denen der Unfallheilkunde gesehen, insofern die gerichtlichen Mediziner die Sachverständigentätigkeit für sich beanspruchten. Dabei wurde nicht beachtet, daß die Unfallheilkunde auch eine therapeutische Disziplin war. Der dritte Grund beruhte darin, daß man „die Berechtigung der Unfallheilkunde als Specialität überhaupt verneine, weil sie kein medicinisches Eintheilungsprincip für sich hat. Aber als praktischem Fach fehlt der Unfallheilkunde keineswegs die Einheit der Materie". Thiem hatte sich sieben Jahre lang für die Bildung einer selbständigen Abteilung, „auf der die zur Behandlung und Begutachtung Unfallverletzter und Invalider berufenen Aerzte ihre Erfahrungen und Meinungen auszutauschen in der Lage waren", eingesetzt, doch wurde sein Antrag „mit verbindlichen Worten, aber rundweg abgelehnt".

Schwarz auf Weiß

Schon im Januar 1894 hatte C. Thiem gemeinsam mit H. Blasius und G. Schütz die „Monatsschrift für Unfallheilkunde, mit besonderer Berücksichtigung der Mechanotherapie" gegründet. Die Erstausgabe mit dem Leitartikel „Was wir wollen!" beleuchtet eindeutig die Stellung und die Aufgaben der Unfallheilkunde und es wird schon erkennbar, daß diese nicht nur in engen fachlichen Grenzen, sondern auch integrierend zu verstehen ist (Abb. 7). Der Rückschlag der Auflösung der Abteilung für Unfallheilkunde in der GDNÄ wurde nun wettgemacht durch drei weitere Zeitschriften: Die ärztliche Sachverständigenzeitung, das Archiv für Unfallheilkunde und das Archiv für Orthopädie, Mechanotherapie und Unfallchirurgie. Bald nach Beginn des 1. Weltkrieges füllten sich die Seiten in der nunmehr so benannten „Monatsschrift für Unfallheilkunde und Invalidenwesen" mit Aufsätzen über die Behandlung und Versorgung der Verwundeten. Thiem blieb bis zu seinem Tode 1917 Herausgeber, sein Erbe trat sein langjähriger Mitstreiter W. Kühne an. Seit 1985 wird die Monatsschrift, die in der Zwischenzeit in den Händen von M. zur Verth, G. Magnus, A. Hübner, H. Bürkle de la Camp, A. N. Witt, J. Rehn gelegen hatte, unter dem Titel „Der Unfallchirurg" im 100. Jahrgang von L. Schweiberer und H. Tscherne herausgegeben. Neben der Zeitschrift erschienen als Supplemente die „Hefte zur Unfallheilkunde", jetzt „Hefte zu Der Unfallchirurg".

Das Wissen der Zeit fand in Handbüchern seinen Niederschlag:

- C. Kaufmann: Handbuch der Unfallverletzungen. Ab 3. Aufl. Handbuch der Unfallmedizin. 1. Aufl. 1892, 5. Aufl. 1932
- F. König – G. Magnus: Handbuch der gesamten Unfallheilkunde, 1932
- H. Bürkle de la Camp – P. Rostock: Handbuch der gesamten Unfallheilkunde, 1955
- H. Bürkle de la Camp – M. Schwaiger: Handbuch der gesamten Unfallheilkunde, 1963
- C. Thiem: Handbuch der Unfallerkrankungen. 1. Aufl. 1898, 2. Aufl. 1910.

MONATSSCHRIFT FÜR UNFALLHEILKUNDE

mit besonderer Berücksichtigung der Mechanotherapie

herausgegeben von

Dr. H. Blasius	Dr. G. Schütz	Dr. C. Thiem
Vertrauensarzt d. vereinigt. Berl. Schiedsgerichte u. verschied. Berufsgenossenschaften Berlin W., Lützow-Str. 65.	Director d. Berliner medico-mechan. Institutes. Berlin W., Leipziger Str. 130.	Dirigierender Arzt der chirurg. u. mechanischen Heilanstalt in Cottbus.

Die MONATSSCHRIFT FÜR UNFALLHEILKUNDE erscheint am 20. eines jeden Monats und ist direkt unter Kreuzband von der Expedition, Berlin SW., Königgrätzer Strasse 41, zu beziehen. Bezugspreis für direkte Kreuzbandzusendung von der Expedition 9 Mk. für das Jahr, einzelne Nummern à 1 Mark.

Anzeigen: die 2 gespaltene Petit-Zeile 30 Pf. Bei grösseren Aufträgen entsprechender Rabatt.

Originalmittheilungen, Monographieen, Sonderabdrücke u. Büchersendung wolle man an einen der Herausgeber richten.

No. 1. Berlin, 20. Januar 1894. 1. Jahrgang.

Was wir wollen!

Das grosse Friedenswerk unseres unvergesslichen, hochseligen Kaisers Wilhelm I., welches in weiser Fürsorge für das Wohl der grossen arbeitenden Klasse des deutschen Volkes die Sicherheit gegen die Gefahren der Arbeit erstrebte und die Erfolge eines thaten- und siegesreichen Lebens krönte, hat die weitesten Kreise vor grosse, schwere aber auch dankbare Aufgaben gestellt.

In erster Linie ist an der Ausführung des Unfallversicherungsgesetzes die ärztliche Welt betheiligt. Grosse, neue Ziele sind ihr gesteckt. Reiche specialistische Kenntniss wird heute von uns allen verlangt, die früher der Allgemeinheit ferner lag.

Jeder Arzt kommt heute, der eine mehr, der andere weniger in die Lage, an der Ausführung des Gesetzes mitzuarbeiten. Will er aber seiner Aufgabe genügen, will er an einem edlen Auf- und Ausbau des Gesetzes mitarbeiten, wie er es verpflichtet ist, so sind ihm gewisse Kenntnisse unentbehrlich, welche das Universitätsstudium uns Aelteren gar nicht geboten hat, den Jüngeren nicht in genügendem Maasse bieten kann.

Die Behandlung, welche heute nicht allein eine Heilung, sondern die Wiederherstellung der möglichbesten Erwerbsfähigkeit von vornherein als erstes Ziel im Auge haben muss, namentlich aber die Nachbehandlung nach einer Verletzung, erfordert so eingehende Specialkenntnisse, dass auch die Erfahrenen heute veranlasst sind, neue Studien zu pflegen und das Vorhandene immer weiter auszubauen und zu verfeinern.

Zudem ist die Begutachtung der zurückgebliebenen Erwerbsbeschränkungen, des Einflusses namentlich der Verletzungen auf das sonstige Befinden des Betroffenen, ja auf sein Leben, eine überaus schwierige und bedarf noch in vieler Richtung eifriger Bearbeitung, um denjenigen Anspruch auf Zuverlässigkeit zu erringen, welcher von derselben füglich gefordert werden muss.

Endlich ist eine genaue Kenntnis des Gesetzes und dessen Ausführung absolut nothwendig.

Alle diese Ziele zu erstreben, das Erreichte in weite Kreise zu tragen, haben wir uns in unserer Monatsschrift vorgenommen und wir haben die grosse Freude, dass sich eine unerwartet grosse Anzahl von hervorragenden Männern der Wissenschaft bereit erklärt hat, ständig mit uns an der Erreichung unseres Zieles zu arbeiten.

Abb. 7. Seite 1 der ersten Ausgabe der Monatsschrift für Unfallheilkunde vom 20. Januar 1894

Internationale Unfallkongresse

Nach dem Ausfall der GDNÄ fand die Unfallheilkunde ihr Forum in den Internationalen Medizinischen Unfallkongressen. Zum ersten Mal trafen sich 300 Teilnehmer aus 12 europäischen Ländern, darunter 17 aus Deutschland, 1905 in Lüttich. Thiem fungierte als einziger Vizepräsident. In der Teilnehmerliste findet man u.a. Lossen, Riedinger, Schanz, Vulpius, Hoffa. Im Mittelpunkt der Themen standen Bauchwandbrüche, Trauma und Tuberkulose, Überanstrengung als Ursache von Unfällen, Schlottergelenke als Unfallfolge, die Naht des Kniescheibenbruches und, mit sehr modern anmutenden Vortragsthemen, das Rettungswesen. Kaufmann schrieb später (1919) hierüber: „Der Kongreß von Lüttich hatte den Beweis geliefert, daß die Unfallmedizin sich die Freiheit ihrer Entwicklung selbst auf internationalem Boden aus eigener Kraft zu erkämpfen wußte und daß sie den früher beständig versuchten Bevormundungen von Seiten der sie bekämpfenden Schwesterdisziplinen bereits entwachsen war."

Nach Bildung eines „ständigen internationalen Ausschusses für ärztliche Unfallkongresse", dessen Präsident Thiem wurde, fand der II. Internationale Medizinische Unfallkongreß 1909 in Rom statt. Die Themen waren u. a. Organisation des ärztlichen und chirurgischen Dienstes zur Pflege und Überwachung der Folgen der Arbeitsunfälle, Sachverständigentätigkeit, Unfallneurosen, posttraumatische Nervenkrankheiten, funktionelle Anpassung der verletzten Glieder, Frauenleiden als Unfallfolgen, Korrektion der Verkürzung bei Femurbrüchen, Einfluß des Trauma auf die Entstehung und Verschlimmung der Läsionen des Aortenbogens, Lunatumluxation.

Erstmals auf deutschem Boden tagte der III. Internationale Medizinische Unfallkongreß 1912 in Düsseldorf unter dem Präsidenten Thiem und dem Generalsekretär Liniger. Zu den zahlreichen Verhandlungsgegenständen gehörten Ursachen und Folgen von Katastrophen, Extensionsbehandlung (Bardenheuer, Steinmann) und funktionelle Behandlung der Knochenbrüche (Bum), das frühzeitige berufsgenossenschaftliche Heilverfahren (Lohmar), Gewerbekrankheiten, Gefäßerkrankungen, Arthritis, Wirbelsäulenverletzungen, Unfall- und Geschwülste (Lubarsch, Thiem) – bereits hier wurden die Voraussetzungen für die Annahme des Unfallzusammenhanges definiert –, Stumpfprobleme und Prothetik.

Im April 1914 lud Thiem zum IV. Internationalen Medizinischen Unfallkongreß ein, wofür Paris in Aussicht genommen, nach dem Tode von Lucas-Championnière jedoch auf Amsterdam im Jahre 1915 ausgewichen werden sollte. Infolge Ausbruch des 1. Weltkrieges verzögerte sich dieser Kongreß um 10 Jahre. Er fand erst 1925 in Amsterdam statt. Holländisch, Englisch, Französisch, Italienisch und auch Deutsch waren offizielle Kongreßsprachen; von den mehr als 150 Vorträgen wurden über die Hälfte in deutscher Sprache gehalten. Die Bedeutung der Myeolographie für die Unfallchirurgie, neuere Erfahrungen über Meniskusverletzungen, der elektrische Tod standen auf der Tagesordnung. F. Sauerbruch referierte über Geschwülste und Unfall, Lorenz Böhler über „Eine neue Behandlungsmethode bei medialen Schenkelhalsbrüchen". Diese Kongresse wurden bis 1938 (Frankfurt/M.) fortgesetzt.

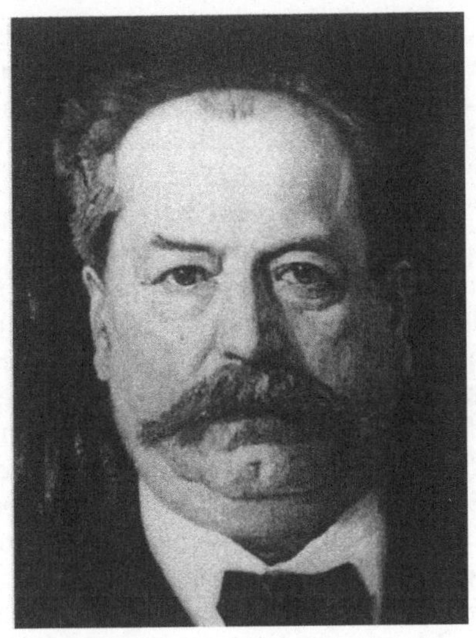

Abb. 8. Carl Thiem (1850–1917), Mitbegründer der Monatsschrift für Unfallheilkunde und der Abteilung Unfallheilkunde in der Gesellschaft Deutscher Naturforscher und Ärzte 1894

Geheimer Sanitätsrath Prof. Dr. Carl Thiem

Auch wenn noch bis in die 80er Jahre des vorherigen Jahrhunderts hinein die Verletzungen weitaus allgemein die Tätigkeit der Chirurgen bestimmten, kommt Carl Thiem (1852–1917) (Abb. 8) das Verdienst zu, sich systematisch mit der Erforschung der Unfallursachen, der für jede Verletzung spezifischen Behandlung und der Rehabilitation der Verletzten befaßt und damit ein geschlossenes Aufgabengebiet, welches „Unfallheilkunde" genannt wurde, begründet zu haben. Er hatte sich in Cottbus niedergelassen und eine Privatklinik begründet Der industrielle Aufschwung der Region brachte eine vermehrte Zahl Unfallverletzter mit sich. Die Einrichtung eines medikomechanischen Instituts mit einer Aufnahmekapazität von 63 Patienten geschah unter dem Eindruck der bei konservativer Behandlung der Frakturen und Luxationen vielfach zurückbleibenden funktionellen Folgen. In einem Beitrag von J. Horntrich und S. Christ (1989) heißt es: „Die Suche nach der bestmöglichen Behandlung Unfallverletzter und die Unfallbegutachtung wurden das wissenschaftliche Arbeitsgebiet von Carl Thiem. Seine praktische Arbeit wissenschaftlich zu fundieren, lag als Aufgabe nahe. Sie verlangte keine experimentellen Voraussetzungen, und es bestand auch kaum Konkurrenz durch die Universitätsklinik, deren Forschung in den Bann der großen Körperhöhlen gezogen war. Nach 20 Jahren praktischer und wissenschaftlicher Arbeit erschien 1898 die erste Auflage des „Handbuches für Unfallheilkunde", der später eine 2., stark erweiterte Auflage folgte. Das Handbuch bietet eine umfassende Darstellung des damaligen Wissenstandes von äußeren Einwirkungen auf den menschlichen Organismus. Nehmen wir das Werk heute zur Hand, so verwundern nach Abhandlung der Unfallerkrankungen die umfangreichen Ausführungen zur Klärung des Unfallzusammenhanges. Unfallursache einerseits und Beschwerdeauslösung bei einer pathologischen Disposition bedurften einer klaren Abgrenzung, um gegen Unwissen und Gefälligkeitsgutachten zu argumentieren. Andererseits erkannte man bereits klar die Abgrenzung der Berufskrankheiten vom Unfall." Beeindruckend sind die umfangreichen Reihenuntersuchungen, die an großen Zahlen Unfallverletzter die Behandlungsergebnisse mit und ohne physikalische Therapie, auch die Endergebnisse der Behandlung durch „Knochenheiler, Knocheneinrenker, Ziehmänner" beurteilten, wobei letztere bezüglich der Vorderarmfrakturen besser wegkamen als die approbierten Ärzte. Neben dem Bau eines großen, überregional beanspruchten Krankenhauses setzte sich Thiem auch politisch ein und beeinflußte als Reichstagsabgeordneter die gesetzliche Unfallversicherung, wobei er insbesondere die 13-wöchige Wartezeit bis zur Übernahme der Behandlungskosten durch die Berufsgenossenschaften bekämpfte. Thiems Idee der Gründung einer unfallchirurgischen Gesellschaft ging nicht in Erfüllung. Seine Ideen und Erkenntnisse gelangten über die Internationalen Unfallkongresse zu weiter Verbreitung. Wiederholt trug er auf dem Deutschen Chirurgenkongreß, 1905 dort über die Behandlung der Kniescheibenbrüche, vor, wobei er sich für die operative Behandlung durch Naht einsetzte.

In ihrem Jubiläumsjahr 1997 ehrt die Deutsche Gesellschaft für Unfallchirurgie das Andenken Carl Thiems durch Stiftung der Carl-Thiem-Gedenkmünze, die für besondere Verdienste verliehen werden kann (s. Abb. 22).

Wiederherstellungschirurgie

Aus der Schule E. v. Bergmanns ist Erich Lexer (1867–1937) hervorgegangen. Er begründete die seit Dieffenbachs Tod weitgehend verwaiste plastische Chirurgie, die er zur Wiederherstellungschirurgie erweiterte, von neuem. Ihm gelang als erstem 1907 die Heilung eines Arteriendefektes durch autoplastischen Ersatz aus einer Vene. Neben der plastischen Chirurgie hat Lexer (Abb. 9) vor allem in der Wiederherstellung großer Gewebslücken Grundlagen geschaffen und nach vor-

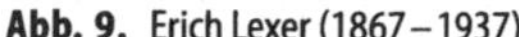
Abb. 9. Erich Lexer (1867–1937)

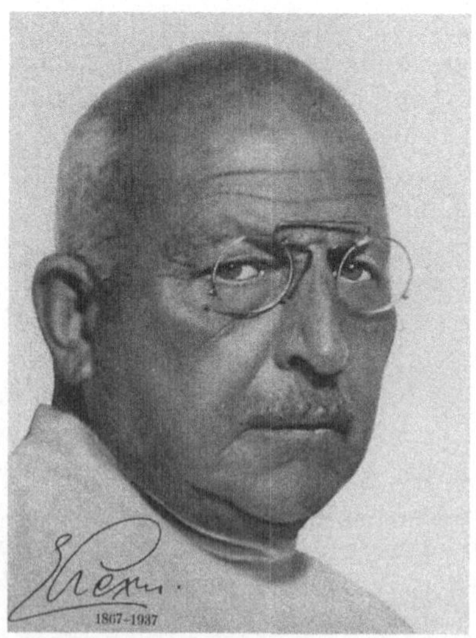

ausgegangenen Experimenten entsprechende Eingriffe am Menschen erfolgreich ausgeführt.

Schon am 3.11.1907 nahm er erstmals eine ganze Gelenktransplantation am Knie (Homoplastik) vor, es trat Heilung ein; eindrucksvoll sind die kinematographischen Fotos, die die Beweglichkeit demonstrierten und dokumentierten. Lexer erkannte aber auch, daß kein Einbau des Transplantats, sondern nur ein sogen. schleichender Ersatz erfolgte, bedingt durch die unzureichende Durchblutung. Beeinflußt wurden die Spätergebnisse zum einen durch spongiöse Zusammenbrüche, zum anderen durch die fehlende Überlebensfähigkeit des Gelenkknorpels. Im und nach dem 1. Weltkrieg hat Lexer vielen Verwundeten durch oft umfangreiche plastische Eingriffe zur Wiederherstellung ihres Aussehens und verlorener Funktionen verholfen. In der Knochenchirurgie haben seine osteoplastischen Verfahren in der Zeit vor der breiten Einführung der Osteosynthese die operative Knochenbruchbehandlung maßgeblich beeinflußt. Es besteht kein Zweifel daran, daß Lexer der Transplantationschirurgie die Wege geebnet hat. Der Begriff Wiederherstellungschirurgie geht wohl auf ihn zurück. „Die freien Transplantationen" (1924) und „Die gesamte Wiederherstellungschirurgie" (1931) sind eines der wertvollsten in aller Welt anerkannten chirurgischen Vermächtnisse in deutscher Sprache.

Auf dem Erbe Lexers aufbauend leisteten im 2. Weltkrieg H. Bürkle de la Camp und H. v. Seemen Bedeutendes für die Kriegsverletzten, gemeinsam mit K. Schuchardt, mit dem zusammen sie 1962 die Deutsche Gesellschaft für Plastische und Wiederherstellungschirurgie gründeten.

Der 1. Weltkrieg 1914–18 unterbrach die Fortentwicklung der Unfallchirurgie nicht, gestattete aber keine Kongresse mehr, vielmehr stellte er die Chirurgen vor neue unfallchirurgische Aufgaben. Schon 1922 erschien das „Handbuch der ärztlichen Erfahrungen im Weltkriege". In demselben hat E. Lexer über „Die Verwendung der freien Transplantationen und der plastischen Operationen in der Kriegschirurgie" berichtet. Von besonderem Interesse sind seine Pseudarthrosen-Operationen unter Verwendung autoplastischer Knochenspäne, die mit Drahtnähten befestigt wurden; zur Verwendung von Metallimplantaten in Verbindung mit Knochentransplantaten nahm Lexer aufgrund negativer Beobachtungen eine ablehnende Haltung ein. Im übrigen ist das Handbuch vorwiegend bestimmt durch die umfassende Beschreibung der Aetiologie, Klinik und Therapie aller Arten von Schuß-, Explosivgeschoß- und Granatsplitterverletzungen, Zeugnisse der neuartigen Kriegführung der Materialschlachten und des Stellungskrieges, aber auch eine beredte Dokumentation klinischer Forschung und erfindungsreicher chirurgischer Therapie.

Eine Gesellschaft wird gegründet

In Heft 2 der „Monatsschrift für Unfallheilkunde und Versicherungsmedizin" vom Februar 1922 veröffentlichte W. Kühne (1877–1939), nach Thiem Herausgeber derselben und auf Anregung von H. Liniger, angesichts des nachkriegsbedingten Nichtzustandekommens des IV. Internationalen Unfallkongresses folgenden Aufruf:

„Der letzte Unfallkongreß fand vor 10 Jahren statt. Seitdem hat der Weltkrieg getobt. Er hat nicht nur weit über das alltägliche Maß hinausgehende Anforderungen an die physische und seelische Leistungsfähigkeit der Teilnehmer gestellt, sondern auch Schädigungen und Verletzungen hervorgerufen, wie sie in Friedenszeit nicht beobachtet werden konnten. Daher ist es jetzt um so notwendiger, ärztliche Erfahrungen über die schädigenden Wirkungen mechanischer, chemischer, bakterieller und psychischer Einflüsse auf Körper und Geist des Menschen zu sammeln, sie kritisch zu bearbeiten und nach gemeingültigen Richtlinien für die Beurteilung und Behandlung zu suchen. Abgesehen von den rein wissenschaftlichen Fragen muß aber auch Stellung genommen werden zu den Mängeln, die sich bei der praktischen Durchführung der Versicherungsgesetze gezeigt haben, es müssen auf ärztliche Erfahrungen begründete Abänderungsvorschläge gemacht werden, es muß dafür Sorge getragen werden, daß die Ergebnisse unserer wissenschaftlichen und praktischen Erfahrungen schneller als bisher auch an die Allgemeinheit der Ärzte gelangen, teils durch zweckmäßige Organisationen, teils durch Förderung der Aus- und Fortbildungsmöglichkeiten für Medizinstudierende und Ärzte durch Forderung der Schaffung von Lehrstühlen an den Universitäten, schließlich muß überhaupt dahin gestrebt werden, zu erreichen, daß für gesetzgeberische Maßnahmen ärztliche Urteile und Unterlagen mehr als bisher herangezogen werden.

Diese Ziele werden am besten erreicht durch Zusammenschluß aller deutschen Ärzte, welche sich der Beratung, Behandlung und Beurteilung von Kriegs- und Friedensverletzungen und -schädigungen widmen, zu einer Deutschen Gesellschaft für Unfallheilkunde. Es kommen unserer Überzeugung nach alle Ärzte in Betracht, insbesondere aber die Ärzte der Berufsgenossenschaften, die Vertrauensärzte der Oberversicherungsämter und Militärversorgungsgerichte, die Ärzte an den Versorgungsämtern, die Dozenten an den Universitäten, die Leiter der Krankenhäuser, die Knappschaftsärzte, die Leiter der orthopädischen Fürsorgestellen, sowie diejenigen praktischen Ärzte, welche, in industriereichen Gegenden tätig, viel frische Verletzungen zu sehen bekommen. Alljährlich müßte ein Kongreß stattfinden".

Bei den Überlegungen, welche anderen Fachgebiete in die Gesellschaft einbezogen werden könnten, beschränkte man sich auf die mit der Unfallheilkunde innerlich verwandte Versicherungsmedizin, die ihrerseits das Bedürfnis hatte, sich von der gerichtlichen Medizin zu lösen, weil bei dem Umfange, den das Tätigkeitsgebiet der Gesellschaft für gerichtliche und soziale Medizin schon habe, ein Aufgehen der Versicherungsmedizin in dieser ein Rückschritt wäre. Dies bestätigte auch der Hinweis darauf, daß die bekanntesten Lehrbücher der Unfallheilkunde nicht von Vertretern der gerichtlichen Medizin, sondern von denen der Versicherungsmedizin verfaßt worden waren.

Kühne gab seiner Überzeugung Ausdruck, daß praktisch und wissenschaftlich die Unfallheilkunde bei den Kongressen im Vordergrunde stehen werde; es aber falsch wäre, die versicherungsrechtlichen Fragen ganz auszuschalten, da man noch gar nicht absehen könne, welche Bedeutung dieselben erlangen könnten. Die Bezeichnung der Gesellschaft sei im Grunde genommen eine Frage zweiter Ordnung, wichtig sei, daß das Ziel klar erkannt werde: Die Heilung der durch den Krieg gesetzten Schäden mit dem ganzen Rüstzeug der gewonnenen Kenntnisse, Fertigkeiten und Erfahrungen, die Wiederherstellung der vor dem Kriege eingenommenen Bedeutung der Mitwirkung der Ärzte auf dem Gebiet der sozialen Ver-

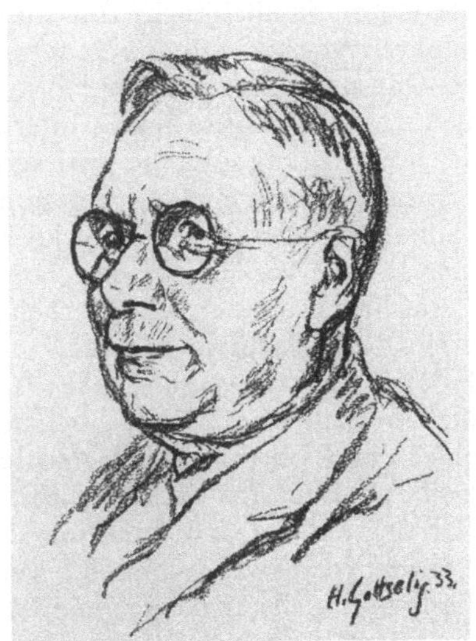

Abb. 10. Hans Liniger (1863–1933), Begründer der Deutschen Gesellschaft für Unfallheilkunde und deren erster Präsident (1922–1929)

sicherung und der „Bewältigung der neuen Aufgaben, welche die veränderten sozialen Verhältnisse schaffen".

Die Gründungsversammlung der *Deutschen Gesellschaft für Unfallheilkunde, Versicherungs- und Versorgungsmedizin* fand am 23. September 1922 – im Anschluß an die Versammlung der Gesellschaft Deutscher Naturforscher und Ärzte – im Auditorium Maximum der Universität Leipzig statt. H. Liniger (1863–1933) (Abb. 10) wurde zum 1. Vorsitzenden, W. Kühne zum 1. Schriftführer gewählt. Diese 1. Tagung zählte 100 Teilnehmer, unter ihnen bekannte Namen wie Scheele, Schanz, van Eden (Amsterdam), Voelker, Pometta (Luzern), Zollinger (Aarau), Quensel, Kaufmann (Zürich), Martineck, Schmieden, von Brunn, Molineus, Gruber, Wittek (Graz), zur Verth. Zu den Mitgliedern zählten u.a. auch die Röntgenologen Lossen und Grashey, der Orthopäde von Bayer, der Chirurg Frh. v. Redwitz sowie der Verband der deutschen Berufsgenossenschaften, vertreten durch dessen Syndikus Roewer.

Unter den schwierigen wirtschaftlichen Bedingungen der Nachkriegszeit kam es erst seit 1926 zu regelmäßigen jährlichen Tagungen, deren Reihe nur durch Internationale Kongresse unterbrochen wurde.

1926 wurde der „Reichsverband der für Berufsgenossenschaften tätigen Ärzte" gegründet, der seither gemeinsam mit der Deutschen Gesellschaft für Unfallheilkunde tagte. Er blieb der Gesellschaft bis heute ein treuer Begleiter. Nach dem 2. Weltkrieg als Bundesverband wiederbegründet, nimmt er die wirtschaftlichen und ständischen Interessen seiner Mitglieder war.

Beständigkeit im Wandel

Das zeitweilig zu beobachtende Übergewicht der versicherungsrechtlichen Themen vor, insbesondere aber in der ersten Zeit nach dem 1. Weltkrieg, verschob sich in den 30er Jahren deutlich mehr zur Klinik und Therapie. So standen 1930 die Wirbelsäulenverletzungen mit den Hauptreferenten V. Schmieden, G. Magnus, R. Grashey, L. Guttmann auf dem Programm. Nochmals fanden die Wirbelsäulenverletzungen großes Interesse am VI. Internationalen Unfallkongreß in Genf 1931 und bei der Jahrestagung 1932, die gewissermaßen den Durchbruch von der vollkommen immobilisierenden zur funktionellen Wirbelbruchbehandlung markiert. N. Gulecke vermerkte später rückschauend hierüber: „Es ist kein Zweifel, daß Magnus sich als Vorkämpfer des „Los vom Gipskorsett" beim Wirbelbruch und der Erreichbarkeit einer vollen Arbeitsfähigkeit nach solchen Verletzungen ein bleibendes Verdienst erworben hat."

1935 äußerte sich G. Magnus (1883–1942) auf der 10. Jahrestagung über „Grundsätzliches zur Knochenbruchbehandlung" und ging dabei insbesondere auf L. Böhler ein. Es handelte sich nach seinen Worten um die Auseinandersetzung zwischen der „anatomischen Behandlung" mit Wiederherstellung der Gestalt (Böhler) und der „rein funktionellen Behandlung, bei welcher die anatomische Veränderung vernachlässigt werden kann" (Magnus). Die absolute Ruhigstellung sehr vieler Frakturen hielt Magnus für irrig, die frühzeitige Bewegung für angezeigt. Beim Schenkelhalsbruch verfocht er noch die auch sonst gebräuchliche Extensionsbehandlung, während Böhler den Smith-Peterson-Nagel weiterentwickelte. Andererseits griff Magnus bereits die biomechanischen Forschungen von F. Pauwels (1885–1980), der sich mit der funktionellen Anatomie des Bewegungsapparates befaßte, auf. Die Methode der Wahl am Unterarm und am Sprunggelenk war die Gipsschiene.

Mit Lorenz Böhler (1885–1973) (Abb. 11) tritt ein Unfallchirurg buchstäblich eigener Prägung auf den Plan, der in den nächsten drei Jahrzehnten die Diskussionen in der Unfallchirurgie und um diese selbst richtungsweisend mitbestimmen wird. Auf seinen (!) Erfahrungen im 1. Weltkrieg aufbauend, widmet er sich den Verletzungen der Gliedmaßen und der Wirbelsäule. Seine Grundlagen sind

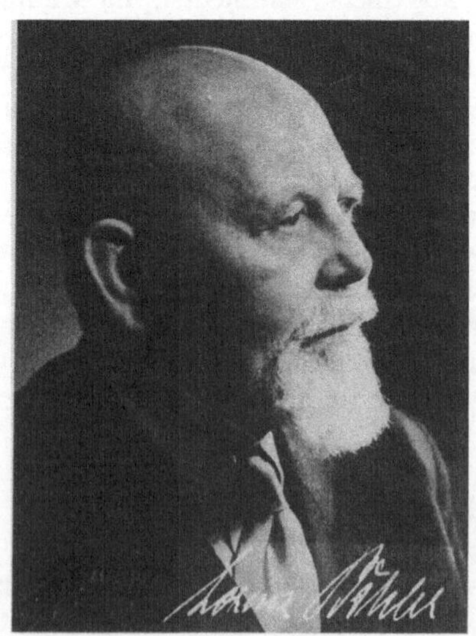

Abb. 11. Lorenz Böhler (1885–1973)

die sorgfältige Überprüfung jedes einzelnen Behandlungsergebnisses und dessen statistische Verwertung. Er stellt Grundsätze auf, die in dem von ihm begründeten Unfallkrankenhaus der Österreichischen Arbeitsunfallversicherung „Webergasse" in Wien das A und O jeder Behandlung und seiner Schule werden. Die Maxime seiner Frakturbehandlung lautet „einrichten, ruhigstellen, Schmerzen vermeiden, benachbarte Gelenke bewegen". Sein Buch über die „Technik der Knochenbruchbehandlung" erscheint erstmals 1929, 176 Seiten stark. Es erlebt in deutscher Sprache 13 Auflagen und umfaßt zuletzt über 2800 Seiten. Es hat wie kein anderes Werk die Unfallchirurgie in aller Welt beeinflußt. Böhler gehört auch zu den ersten, die die von G. Küntscher inaugurierte Marknagelung übernehmen und kritisch fördern.

In den folgenden Jahren erschienen auf den Kongressen klinische Themen, die auch heute noch Gegenstand aktueller Diskussionen sind, Hand- und Fingerverletzungen, Amputationsprobleme, Wiederherstellungschirurgie im weitesten Umfange, Korrekturosteotomien, Behandlung der Gelenksteifen, daneben auch fachübergreifende Themen, insbesondere solche der Neurologie. M. Reichardt, Präsident im Jahre 1937, nutzte die Gelegenheit, auf die Notwendigkeit der Errichtung eines Hirnforschungsinstituts hinzuweisen, ein Anliegen, welches W. Tönnis, Neurochirurg, 1957 als Präsident wieder aufgriff und schließlich der Verwirklichung zuführte. Die Gesellschaft sah ihre Aufgabe zunehmend auch darin, öffentlich zu Grundsatzfragen Stellung zu nehmen. So wurden 1939 in der Monatsschrift für Unfallheilkunde (Bd. 40) auf Anregung der Verbände der Berufsgenossenschaften Leitsätze zur ärztlichen Versorgung der Zufallswunde herausgegeben. Erinnert man sich, daß zu dieser Zeit eine ein- bis mehrjährige chirurgische Weiterbildung grundsätzlicher Inhalt der Weiterbildung in anderen Fachgebieten, insbesondere aber auch der Vorbereitung auf die Niederlassung als praktischer Arzt – damals noch mit „kleiner Chirurgie" – war, so stellten solche Leitsätze – den heutigen Leitlinien vorauseilend – verbindliche Handreichungen dar. Sie haben auch heute noch nicht nur historisches, sondern tatsächliches Interesse, weil in den meisten anderen Fachgebieten eine chirurgische Weiter- oder Fortbildung nicht mehr stattfindet (Tabelle 1).

Am Ende dieses Jahrzehnts, das in den 2. Weltkrieg einmündete, zeichneten sich in der Unfallchirurgie Entwicklungen ab, deren weitere Fortschritte zunächst den Zeitereignissen zum Opfer fielen. Die Nagelung der Schenkelhalsfraktur war – neben der Naht des Kniescheibenbruches – die einzige anerkannte, wenn auch noch nicht standardisierte Osteosynthese. Die Marknagelung stellte G. Küntscher erst auf dem Chirurgenkongreß 1940 vor. Die Osteotaxis von Raoul Hoffmann (1936) fand keine Verbreitung, sie wurde erst mehr als drei Jahrzehnte später „wiederentdeckt". Als neues Phänomen in der Chirurgie offenbarte der Verkehrsunfall seine künftige Bedeutung. Ein umfassendes Referat von M. Kirschner (1879 – 1942) auf dem Deutschen Chirurgenkongreß 1938 „Der Verkehrsunfall und seine erste Behandlung", ergänzt durch klinisch-statistische Beiträge von G. Magnus und G. Maurer, beleuchtete erstmals anhand umfassender Statistiken neben der chirurgisch-medizinischen auch die volkswirtschaftliche Bedeutung. Dem Prinzip der heutigen sogenannten Goldenen Ersten Stunde vorgreifend, postulierte Kirschner „das mit Viertelstunden rechnende Sofort-Prinzip". Als weit überwiegende Todesursachen wurden das Schädelhirntrauma und „die Verblutung nach innen" ermit-

Tabelle 1. Leitsätze zur ärztlichen Versorgung der Zufallswunde (1939).
Verfasser F. König, V. Schmieden, M. zur Verth, E. Heller, G. Magnus, L. Böhler, H. Bürkle de la Camp

1.	Die unbedeutende oder glatte, unverdächtige alltägliche Wunde nichtseptischer Herkunft (s. Ziffer 7) verlangt sorgfältige tägliche arztliche Beobachtung. Sie ist nicht Gegenstand operativen Vorgehens.
2.	In allen übrigen Fällen soll der Arzt der frischen Wunde aktiv handelnd gegenübertreten. Frisch sind alle Wunden innerhalb 6–8 Stunden nach ihrer Entstehung, manche je nach ihrem Sitz und der Art ihrer Entstehung auch länger, bis zu etwa 12 Stunden und mehr. Für die Zeit sind örtliche Erfahrungen wesentlich.
3.	Das Ziel des ärztlichen Handelns ist die restlose Ausschneidung der ganzen Wundfläche, auch in der Tiefe.
4.	Der Salbenverband kann die operativen Wundversorgungsverfahren weder ersetzen noch unterstützen.
5.	Bei oberflächlichen und sicher übersehbaren Wunden darf der technisch einwandfrei ausgeführten Ausschneidung die lockere Wundnaht folgen. Bei tiefen Wunden, zumal mit Fascien- oder Muskelverletzungen, muß auch bei im übrigen völligem Natverschluß drainiert werden.
6.	Bei schweren unübersichtlichen Wunden oder bei Wunden, bei denen die anatomischen Verhältnisse die Ausschneidung nicht zulassen, beschränkt sich die operative Wundversorgung auf die Entfernung aller der Nekrose oder der Beschmutzung verdächtigen Gewebsteile. Wundnaht ist in diesen Fällen sowie bei notorisch infektionsgefährdeten oder chemisch gefährdeten Wunden nicht zulässig. Wunden mit Buchten und Taschen müssen drainiert werden. Situationsnähte können angezeigt sein.
7.	Besonders infektionsgefährdet sind z. B. Biß- und Kratzwunden, septische Operations-, Laboratoriumsverletzungen, Fisch-, Wildbret-, Fleischer-, Abdecker- und Kanalarbeiterverletzungen; chemisch gefährdet sind z. B. Tintenstiftverletzungen.
8.	Bei frischen Gelenkeröffnungen wird sorgfältig ausgeschnitten und zumindest die Haut durch Naht geschlossen. Bei offenen Knochenbrüchen ist die Hautnaht nur gestattet nach sicherer Ausschneidung bei nicht zu hochgradiger und nicht besonders infektionsgefärdeter Verschmutzung und nicht zu hochgradiger Zertrümmerung.
9.	Der Wundversorgung folgt die sichere und ununterbrochene Ruhigstellung.
10.	Die operativeWundausschneidung sowie die operative Wundversorgung erfordert volle Sachkenntnis und Erfahrung sowie entsprechende Einrichtungen.

telt. Schockbehandlung und, wenn nötig, sofortige Operation waren eindeutige Vorgaben. Die Häufigkeit der Kopfverletzungen berechnete Kirschner mit 28 %, deren Mortalität mit 6,2 %, wobei nur diejenigen Verletzten erfaßt sind, die die Klinik lebend erreicht hatten. Nachdrücklich wies Kirschner darauf hin, daß auch bei im Vordergrund stehenden Organverletzungen stets der „Vollchirurg" die Gesamtversorgung dieser Verletzten leiten müsse. Bekannt war auch bereits die schwere Beckenverletzung mit einer Mortalität von 16 %; therapeutisch stand man dieser Verletzung aber fast fatalistisch gegenüber. Die bei weitem häufigsten Verletzungen bei Verkehrsunfällen betrafen die Extremitäten (62%), die nur in 2% der Fälle eine primäre Osteosynthese erfuhren. Ausgedehnte Gliedmaßenverletzungen erforderten zu dieser Zeit in erheblichem Umfange die primäre oder verzögert primäre Amputation, deren lebenserhaltender Wert von Kirschner ausdrücklich hervorgehoben wurde. Alkohol im Verkehr spielte diesem Referat zufolge damals eine nur untergeordnete Rolle (3,5% der unfallverletzten Fahrer). Kirschners Idee des Klinomobils (diese Bezeichnung ist erst später entstanden und wohl K.H. Bauer zuzuschreiben), d.h. der präklinischen Behandlung des Unfallverletzten und des damit verfolgten Zwecks des Zeitgewinns, ist ebenfalls den Zeitumständen zum Opfer gefallen.

Mit dem Beginn des 2. Weltkrieges kam die Tätigkeit der Deutschen Gesellschaft für Unfallchirurgie zum Erliegen, Tagungen fanden nicht mehr statt. Fortgeführt wurde aber die Monatsschrift für Unfallheilkunde, deren letzte Ausgaben 1945 erschienen.

Phoenix

Der Wiederbeginn nach dem 2. Weltkrieg erforderte nach der besatzungsrechtlich angeordneten Unterbrechung der Tätigkeit aller Institutionen und auch der rein wissenschaftlichen Gesellschaften die Neugründung, zu der H. Bürkle de la Camp (Abb. 12), Walther Schwarz, Schriftführer bis 1952, dann bis 1971 Schatzmeister, A.W. Fischer, der letzte Vorkriegspräsident, und Paul Hörnig die Initiative ergriffen. Alle Unterlagen der Gesellschaft waren vernichtet. Die Mitgliederliste mußte aus dem Gedächtnis rekonstruiert werden. Alle Geldmittel waren verlorengegangen; die Bergbau-Berufsgenossenschaft half mit einem Darlehen über die Hürde der Mittellosigkeit hinweg.

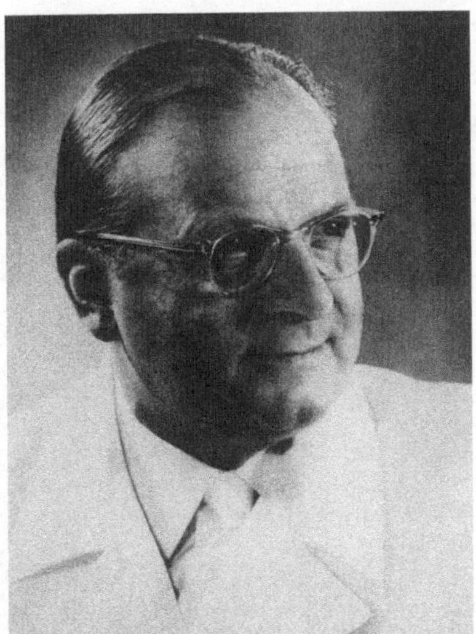

Abb. 12. Heinrich Bürkle de la Camp (1895–1974), Wiederbegründer der Deutschen Gesellschaft für Unfallheilkunde 1950. Präsident 1950, Ehrenpräsident 1969

Am 20./21. Oktober 1950 trat die Gesellschaft in Bochum unter dem Vorsitz von H. Bürkle de la Camp zur Wiedergründung und zu ihrer 14. Jahrestagung zusammen. Die ersten Auslandskontakte wurden durch Kollegen aus den Niederlanden, aus Österreich und der Schweiz hergestellt. Insgesamt folgten 500 Teilnehmer der Einladung, während die Mitgliederzahl 464 betrug. Die beiden Hauptthemen dieses Kongresses waren der Bandscheibenschaden und die Marknagelung, Themen, die es vor dem 2. Weltkrieg noch nicht gegeben hatte. Der Kongreßbericht erschien von nun an in den „Heften zur Unfallheilkunde", Supplementen zur Monatsschrift für Unfallheilkunde, wobei es für die Zukunft verblieb.

Über die nun regelmäßig alljährlich stattfindenden Kongresse haben schon Georg Maurer (1909–1981), Präsident 1992, in seiner Jubiläumsschrift „50 Jahre Deutsche Gesellschaft für Unfallheilkunde" (1972) und J. Probst in der Festschrift „Unfallheilkunde 1986" anläßlich der 50. Jahrestagung berichtet. Die historische Interdisziplinarität der Gesellschaft, die 1958 ihr Spektrum noch erweiterte und sich von nun an „Deutsche Gesellschaft für Unfallheilkunde, Versicherungs-, Versorgungs- und Verkehrsmedizin" nannte, kommt in der wechselnden Fachzuständigkeit ihrer Präsidenten zum Ausdruck, indem auch Orthopäden, Rechtsmediziner, Internisten, Arbeitsmediziner, Neurochirurgen und Neurologen der Gesellschaft vorstanden. In der Berufung des Hauptgeschäftsführers des Hauptverbandes der gewerblichen Berufsgenossenschaften, H. Lauterbach (1901–1984) (Abb. 13), kam die enge Verbindung, die von Anfang an zwischen der Gesellschaft und den Berufsgenossenschaften bestanden hatte, sinnfällig zum Ausdruck. Lauterbach hat sich nicht nur um die Festigung des berufsgenossenschaftlichen Heilverfahrens große Dienste erworben, sondern dieses Verfahren ist auch vorbildhaft zum Motor der Entwicklung der Unfallchirurgie geworden. Die Fortführung der berufsgenossenschaftlichen Behandlungsverfahren nach dem 2. Weltkrieg ist zu einem wesentlichen Teil Lauterbach zu verdanken. Auch die

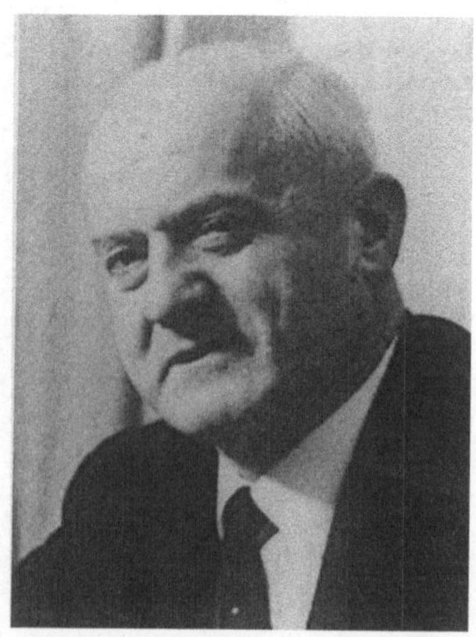

Abb. 13. Herbert Lauterbach (1901–1977)

Förderung der berufsgenossenschaftlichen Unfallkliniken lag ihm sehr am Herzen. Als 1984 aus Anlaß der hundertjährigen Wiederkehr der Gründung der ersten Berufsgenossenschaften ein wissenschaftlicher Preis ausgesetzt wurde, ist dieser nach Herbert Lauterbach benannt worden und wird seither im Rahmen der Eröffnungsveranstaltung der Deutschen Gesellschaft für Unfallchirurgie verliehen.

... mit allen geeigneten Mitteln

Die Geschichte der gesetzlichen Unfallversicherung in Deutschland hatte 1881 mit der Verkündung der Kaiserlichen Botschaft und dem Inkrafttreten des Unfallversicherungsgesetzes 1884 begonnen. Die gesetzliche Unfallversicherung überlebte zwei Weltkriege und drei Staatssysteme. In der Bundesrepublik Deutschland hat sie nicht nur ihren festen Platz neben den anderen Sozialversicherungszweigen gewahrt, sondern stellt ein ob seiner Konsequenz und Leistungsfähigkeit in der Welt anerkanntes und zum Vorbild gereichendes soziales Versicherungssystem dar, welches seinesgleichen sucht. Unter Beibehaltung der bei ihrer Gründung entwickelten Grundsätze hat sie sich immer wieder den veränderten Verhältnissen angepaßt. Dabei ist sie über ihre ursprünglichen Aufgaben, insbesondere aber über den zunächst enger gezogenen Kreis der versicherten Personen weit hinausgewachsen. Einige markante Daten mögen dies verdeutlichen:

1900 die Verpflichtung der Berufsgenossenschaften zur Überwachung der Unternehmen durch besondere Personen, Technische Aufsichtsbeamte, womit die gesetzliche Aufgabenstellung der Unfallverhütung wesentlich gestärkt, damit aber auch die Möglichkeit geschaffen wurde, den Ursachen geschehener Unfälle sachverständig und mit der Möglichkeit rechtswirksamen Eingreifens auf den Grund zu gehen. 1911 Zusammenfassung der Sozialversicherung in einem einheitlichen Gesetzeswerk, der Reichsversicherungsordnung vom 19.7.1911. Hier wurde auch die Verpflichtung zum Erlaß von Unfallverhütungsvorschriften niedergelegt. 1920 Gründung der Zentralstelle für Unfallverhütung, seit 1974 Zentralstelle für Unfallverhütung und Arbeitsmedizin, beim Hauptverband der gewerblichen Berufsgenossenschaften. 1925 Gleichstellung der Wegeunfälle und Berufskrankheiten mit Arbeitsunfällen. 1929 Durchgangsarztverfahren eingeführt. 1934 Inkrafttreten des Normal-Unfallverhütungsvorschriftenwerkes bei allen gewerblichen Berufsgenossenschaften. Dieses Datum ist bis heute als ein Meilenstein auf dem Wege der Unfallverhütung anzusehen. 1936 Erlaß der Bestimmungen des Reichsversicherungsamtes: Einführung des berufsgenossenschaftlichen Verletzungsartenverfahrens und Bestätigung des Durchgangsarztverfahrens. 1937/39 Erweiterung des Unfallversicherungsschutzes auf den Besuch von Lehrwerkstätten, Fachschulen, Schulungskursen und anderen der beruflichen Ausbildung dienenden Einrichtungen sowie auf dem Weg nach und von der Familienwohnung bei Wochenend- oder Feiertagsheimfahrten. 1963 Inkrafttreten des Unfallversicherungsneuregelungsgesetzes. 1971 Einbeziehung der Kindergartenkinder, Schüler und Studenten in die Unfallversicherung. 1990 erstrecken sich die Berufsgenossenschaften auf die neuen Bundesländer. 1997 Inkrafttreten des Sozialgesetzbuches Teil VII.

§ 26 SGB VII ab 1.1.1997
[anstelle § 556 RVO bis 31.12.1996]
Ziel der Heilbehandlung und Rehabilitation

Versicherte haben Anspruch auf Heilbehandlung und medizinische Rehabilitation.
Der Unfallversicherungsträger hat mit allen geeigneten Mitteln möglichst frühzeitig

- den durch den Versicherungsfall verursachten Gesundheitsschaden zu beseitigen oder zu bessern, seine Verschlimmerung zu verhüten und seine Folgen zu mildern
- die Versicherten nach ihrer Leistungsfähigkeit und unter Berücksichtigung ihrer Eignung, Neigung und bisherigen Tätigkeit möglichst auf Dauer beruflich einzugliedern.

Die 6 Landesverbände der Berufsgenossenschaften, deren jeder über einen Beratenden Arzt (Unfallchirurg) verfügt, – Bayern und Sachsen – Berlin, Brandenburg, Mecklenburg-Vorpommern – Hessen-Mittelrhein und Thüringen – Nordwestdeutschland – Rheinland-Westfalen – Südwestdeutschland – veranstalten seit 1950 regelmäßig jeweils im zweijährigen Turnus Unfallmedizinische Tagungen, auf denen die gesamte Unfallchirurgie samt Randgebieten fortbildungsmäßig in Referaten, Rundtischgesprächen und Diskussionen dargeboten wird. Die Vorträge werden in einer Schriftenreihe veröffentlicht und jedem Durchgangsarzt und jedem Chefarzt einer zur BG-Behandlung zugelassenen chirurgischen/unfallchirurgischen Abteilung zur Verfügung gestellt. Diese Schriftenreihe beläuft sich 1997 auf 98 Bände.

Bereits im Jahre 1890 hatte die Bergbau-Berufsgenossenschaft mit ihrem Krankenhaus „Bergmannsheil“ in Bochum einen völlig neuen, unfallchirurgisch ausgerichteten Typ eines Krankenhauses errichtet. Der in der Grube verletzte Bergmann sollte sofort einem auf seine Verletzungen spezialisierten Krankenhaus zugeführt werden. Zur Jahrhundertwende wurde ein weiteres Unfallkrankenhaus der Berufsgenossenschaften in Straßburg mit dem Zweck der Weiterbehandlung Unfallverletzter errichtet; hier stand, nach heutigem Sprachgebrauch, die Rehabilitation im Vordergrund. Die die Erstbehandlung, Lenkung des Heilverfahrens und Entschädigung ungeteilt handhabenden Versicherungsträger stellten die Unfallchirurgie vor eine neue Aufgabe, die nicht nur die ärztliche Versorgung der Verletzten, sondern von Anfang an deren Rückgliederung in den Arbeitsprozeß vorsah und den Chirurgen alsbald auch mit der Feststellung und Bewertung der Unfallfolgen bei der Begutachtung für die Rentenentschädigung betraute. Vor und nach dem 1. Weltkrieg kamen weitere Unfallkrankenhäuser der Bergbau-Berufsgenossenschaft in Gelsenkirchen-Buer, Schkeuditz „Bergmannswohl“, Halle „Bergmannstrost“ sowie in Oberschlesien „Bergmannssegen“ hinzu. Die Nordwestliche Eisen- und Stahlberufsgenossenschaft errichtete eine Unfallklinik in Hannover.

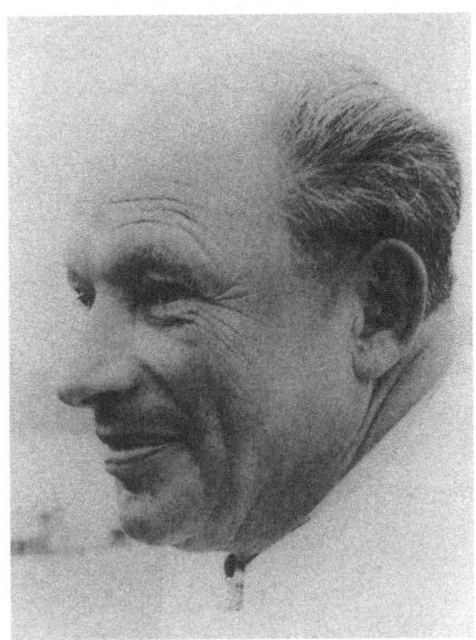

Abb. 14. Gerhard Küntscher (1900–1972)

Viel oder wenig Callus?

Die Nachkriegszeit war geprägt durch die Vielzahl wiederherstellungschirurgisch zu versorgender Kriegsopfer, im Vordergrund standen nicht oder fehlgeheilte Schußfrakturen, Fehlstellungen, Osteomyelitiden, Pseudarthrosen, nachversorgungsbedürftige Gliedmaßenstümpfe, ein- oder doppelseitige Hand-/Armverluste, Brandverletzungsfolgen, Gesichtsverletzungen, um nur die wichtigsten zu nennen. In der Knochenchirurgie fanden die aus der Vorkriegs- und Kriegszeit bekannten plastischen Verfahren, insbesondere der autologe Knochenspan nach Phemister (1948), breite Anwendung. Nun stand auch die Marknagelung, die G. Küntscher 1940 vorgestellt hatte, zur Verfügung.

Gerhard Küntscher (1900–1972) (Abb. 14) hatte seit 1936 an der Chirurgischen Universitätsklinik Kiel bei W. Anschütz (1870–1954), seit 1938 bei A.W. Fischer (1882–1969) das Verfahren in Zusammenarbeit mit dem Orthopädietechnikmeister Dr. med. h. c. E. Pohl (1876–1962) entwickelt und erstmals am 9.11.1939 bei einem Oberschenkelbruch angewandt. In der Vergangenheit war das Hauptproblem der Frakturbehandlung, die Ruhigstellung der Bruchstelle unter Erhaltung der Funktion, nicht gelöst worden. Der Marknagel konnte dem gegenüber dem gebrochenen Knochen die verlorengegangene Stabilität verleihen, ohne die Funktion unterbinden oder unterbrechen zu müssen. Am 18.3.1940 stellte Küntscher 12 Marknagelungsfälle auf dem Chirurgenkongreß vor, erfuhr jedoch, weil er den für unanrührbar gehaltenen Markraum verletzt hatte, scharfe Ablehnung. Erst 1945 konnte er die „Technik der Marknagelung" veröffentlichen (Abb. 15). Ihr Prinzip war die Stabilisierung der Bruchstelle durch Abstützung des Nagels an der Innenwand des Knochenrohres bei Einführung des Nagels vom Ende desselben her, also bruchfern und gedeckt, ohne Eröffnung der Bruchstelle. Die stabile Nagelung erklärte er als unabdingbare Forderung, andernfalls Mißerfolge zu er-

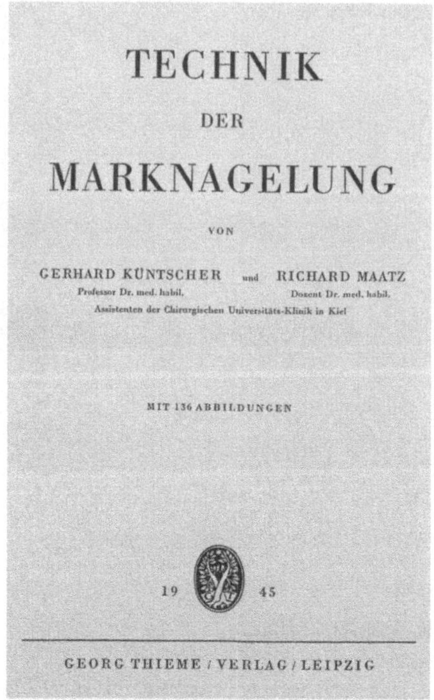
TECHNIK

DER

MARKNAGELUNG

VON

GERHARD KÜNTSCHER und RICHARD MAATZ

Professor Dr. med. habil. Dozent Dr. med. habil.

Assistenten der Chirurgischen Universitäts-Klinik in Kiel

MIT 136 ABBILDUNGEN

19 45

GEORG THIEME / VERLAG / LEIPZIG

Abb. 15. Titelblatt der ersten Buchveröffentlichung über die Marknagelung (1945)

warten seien. Um diese Forderung zu erfüllen, fand Küntscher, ausgehend von den Pseudarthrosen, die Aufbohrung des Markraumes, mit der er allerdings die Zerstörung der wichtigen gefäßführenden Innenschicht in Kauf nehmen mußte. Mit dem Detentionsnagel wies er den Weg zur Verriegelung, die später im Verriegelungsmarknagel (Klemm und Schellmann) mit wiederum sparsamem Nagelkaliber ihre erfolgreiche Endform fand. Küntscher ist ferner mit dem Verfahren der gedeckten Osteotomie vom Markrauminnern („Innensäge“) Wegbereiter des Segmenttransports und mit dem Y-Nagel am Schenkelhals Präceptor des Gammanagels gewesen. Alle operationstechnischen Erfordernisse hat Küntscher sorgfältig bearbeitet und in seinem Buch „Praxis der Marknagelung“ (1962) klar und eindeutig beschrieben. Es fehlte aber an einer schulmäßigen Vermittlung der Methode, so daß unkritische Anwendungen und deren nachteilige Folgen nicht ausblieben.

Die Erkenntnis, daß mit dem Marknagel nicht alle Frakturen und insbesondere nicht die gelenknahen Verletzungen behandelt werden können, veranlaßte 1958 eine schweizerische Ärztegruppe zur Bildung der Arbeitsgemeinschaft für Osteosynthesefragen (AO), die Osteosynthese eines Knochenblockes mittels Plattenverschraubung neu zu konzipieren. Dieses von Maurice E. Müller (*1918) entworfene Konzept verfolgte drei Ziele: Wiederherstellung der anatomischen Form und Herstellung eines übungsstabilen, durch die verschraubte Platte auf Zeit geliehenen Zusammenhalts, sofortige aktive Betätigung der Muskulatur und der Gelenke, per-primam-Heilung ohne überschüssige Kallusbildung.

R. Schneider (1912–1990) hat 1983 hierzu ausgeführt: „Die zahlreichen Mißerfolge der damaligen Schrauben und Platten beruhten auf mangelnder Stabilität wegen ungenügender handwerklicher Präzision, fehlendem Gewindeschneiden und fehlendem interfragmentärem Druck zur Ausschaltung von Mikrobewegungen. Letztlich war die völlig fehlende Grundlagenforschung schuld, daß keine biomechanisch korrekten Osteosynthesen gelehrt werden konnten. Geniales Kernstück ist die Kortikalisschraube. Sie war die erste, die zur Optimierung der Stabilität die Festigkeitsunterschiede zwischen Metall und Kortikalis berücksichtigte. Sie war die erste, die die druckaufnehmenden Flächen des Gewindes annähernd senkrecht zur einwirkenden Kraft stellte, und sie war die erste, die eine Kraftübertragung des Schraubenziehers dank dem Sechskant-Imbus ohne widerstandsfördernden Druck erlaubte. Ihre Anwendung setzte ein zum Schraubenkern passendes Loch voraus und in der harten Kortikalis, zur Vermeidung von Hitzeschäden, ein scharf vorgeschnittenes Gewinde". E. Kuner hat die Entstehungsgeschichte der AO in diesem Buch in ihren Einzelheiten und Ergebnissen beschrieben (s. S. 135).

Als drittes der heute gebräuchlichen Verfahren der operativen Knochenbruchbehandlung wurde der einst von B. v. Langenbeck erdachte äußere Feststeller von A. Lambotte (1856–1912) neu entwickelt, in der Form des Fixateur externe nach R. Hoffmann in den 60er Jahren reaktiviert. Eine Modifikation desselben stellt der Ringfixateur (G. A. Ilisarov, 1921–1992) dar, der insbesondere beim Segmenttransport Anwendung findet.

Die modernen Osteosyntheseverfahren haben wesentlich dazu beigetragen, daß über die einzelne Osteosynthese hinausgehend der durch eine fortbestehende Fraktur – Weichteilschadensituation unterhaltene Schockzustand beim Polytrauma beendet bzw. diese Schockursache ausgeschaltet werden kann.

Maximalversorgung Unfallverletzter

Nach dem 2. Weltkrieg haben die Berufsgenossenschaften in gemeinschaftlichem Handeln zusätzlich zum wiedererrichteten „Bergmannsheil" in Bochum weitere 6 Unfallkliniken schwerpunktmäßig in Murnau (1953), Tübingen und Duisburg (1957), Hamburg (1959), Frankfurt/Main (1962) und Ludwigshafen (1968) errichtet. 1963 entstand in Bad Reichenhall eine Klinik für Berufskrankheiten. Nach der deutschen Wiedervereinigung sind 1997 in Halle und Berlin-Marzahn zwei weitere Unfallkliniken entstanden. Anfänglich als Rehabilitationskliniken mit Auftrag zur Weiterbehandlung bereits primär versorgter Unfallverletzter gegründet, entwickelten sich diese Kliniken alsbald zu Zentren der unfallchirurgischen Maximalversorgung, indem sie neben der fortgeführten spezialisierten Rehabilitation die Akutversorgung und die Wiederherstellungschirurgie Unfallverletzter in ihr Programm aufnahmen und durch Errichtung von Spezialabteilungen weit über das Spektrum der allgemeinen Krankenhäuser hinausgingen. So sind heute an diesen Kliniken Fachabteilungen für posttraumatische Osteomyelitis, Rückenmarkverletzte (Querschnittgelähmte), Plastische Chirurgie, Handchirurgie, Neurochirurgie, Kieferchirurgie, Orthopädie, Brandverletzte, Urologie sowie Neurologie und Innere Medizin, Radiologie und Anästhesie etabliert. Alle Kliniken sind in das bodengebundene Rettungssystem aktiv integriert, an sechs dieser Kliniken sind Rettungshubschrauber stationiert.

Diese Entwicklung unfallchirurgischer Kliniken, die teilweise auch gegen erheblichen Widerstand durchgesetzt werden mußte, obwohl im benachbarten Österreich aufgrund der Initiative von Lorenz Böhler eine sehr ähnliche Entwicklung breite Zustimmung gefunden hatte und sehr erfolgreich verlief, befruchtete schließlich doch die Bildung unfallchirurgischer Kliniken und Abteilungen an Universitätskliniken und kommunalen Krankenhäusern. Ihre Wirkung verfehlten auch nicht dringende Appelle und Hinweise, die insbesondere die Präsidenten der Deutschen Gesellschaft für Unfallheilkunde anläßlich der Jahrestagungen hervorhoben.

- A. Lob (1900–1977) (Abb. 16), der Präsident der 25. Jahrestagung (1961), stellte lange vor der Neuordnung des Facharztwesens mit der Einführung der Teilgebiete fest: „Unfallchirurgie und Wiederherstellungschirurgie bilden die Grundlage der Unfallheilkunde. Sie haben sich zu Sondergebieten der Chirurgie entwickelt mit besonderen Methoden, besonderen technischen Hilfsmitteln und besonderen Fragestellungen. Diese Feststellungen zwingen zu der Folgerung, daß es eine Fehlleitung von öffentlichen Geldern bedeutet, wenn in den kleinsten Krankenhäusern Instrumentarien und Apparaturen angeschafft werden, obgleich jährlich nur wenige Fälle aufgenommen werden, bei denen diese Mittel anwendbar sind. Auch in dieser Frage sollte Zusammenfassung der Kräfte und Zusammenarbeit vor Prestige gehen zugunsten unserer Verletzten. Bestimmte Eingriffe der Unfall- und Wiederherstellungschirurgie erfordern eine Stätte mit besonderen Einrichtungen und spezialistischen Kräften. Nach Ab-

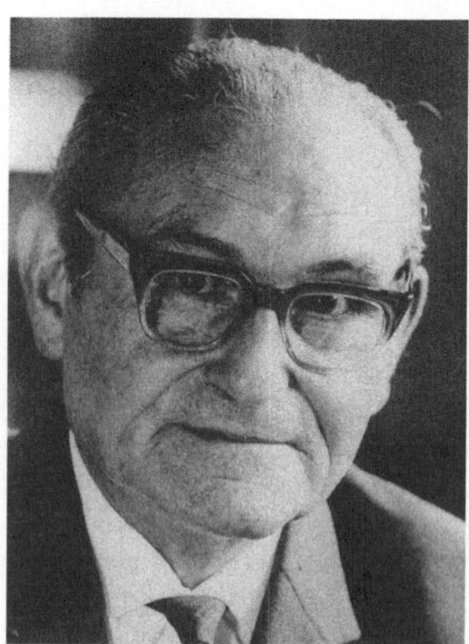

Abb. 16. Alfons Lob (1900–1977), Präsident der 25. Jahrestagung 1961

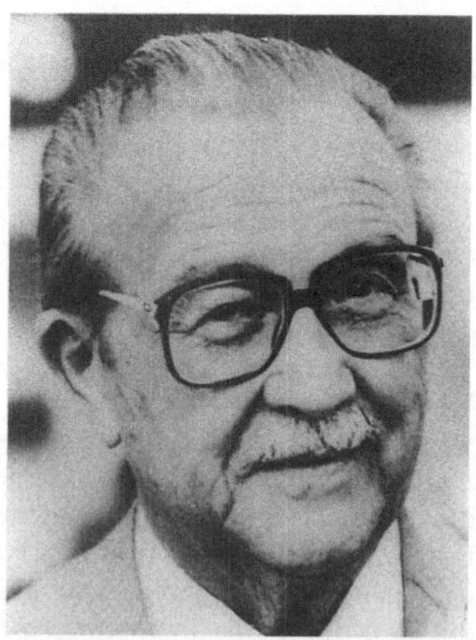

Abb. 17. Herbert Junghanns (1902–1986), Präsident 1966, Inaugurator des Teilgebietes Unfallchirurgie

klingen der Schockerscheinungen kann eine schwere Gelenkverletzung oder eine schwere Extremitätenverletzung ohne Gefahr für den Patienten in ein Zentrum verlegt werden".

Aus Anlaß des 25-jährigen Jubiläums des Bestehens der Gesellschaft wurde zur Förderung des wissenschaftlichen Nachwuchses der dem Andenken des Gründers gewidmete Hans-Liniger-Preis, der in 2-jährigen Abständen für die beste Preisarbeit verliehen wird, gestiftet.

- H. Junghanns (1902–1986) (Abb. 17), Präsident der 30. Tagung (1966), als Schüler V. Schmiedens (Präsident der DGU 1933) und vormals langjährig Chefarzt einer, wie damals üblich, ungegliederten chirurgischen Abteilung, befaßte sich mit der Ausfüllung des Teilgebietes Unfallchirurgie, welches sich nicht in der Versorgung von Knochenbrüchen und Verletzungen an den Extremitäten erschöpfe, sondern die Körperhöhlenverletzungen und die immer häufiger werdenden Mehrfachverletzungen einschließe: „Wenn auch rein zahlenmäßig die Extremitätenverletzungen überwiegen, so stellen die Verletzungen der Körperhöhlen und die Mehrfachverletzungen bezüglich Diagnostik und Therapie ihre besonderen und schwierigen Aufgaben. Den dadurch gestellten Anforderungen ist nur ein Chirurg mit breiter allgemeinchirurgischer Ausbildung gewachsen, der diesem Teilgebiet der Chirurgie seine besondere Aufmerksamkeit zuwendet und sich darüber hinaus weiteren Gebieten widmet, die die Unfallchirurgie mit dem Gesamtgebiet der Unfallheilkunde verbinden, denn Unfallchirurgie darf nicht einseitig nur als die Versorgung des primären Schadens gesehen werden". Junghanns hat die Wirbelsäulenforschung nachhaltig geprägt, er begründete die Buchreihe „Die Wirbelsäule in Forschung und Praxis" und bearbeitete den Einfluß der Arbeitsbelastung auf das von ihm inaugurierte Wirbelsegment.

Spezialisierung und Koordination

1978 analysierte S. Weller als Präsident der 42. Jahrestagung den interdisziplinären Charakter der Unfallheilkunde: „Spezialisierung ist notwendig, um auf den einzelnen Gebieten wirklich das Beste leisten zu können. Spezialisierte Leistungen allein ohne sinnvolle Koordination werden aber vor allem bei einem Verletzten nicht in gewünschtem Sinne wirksam, häufig sogar nutzlos und nachteilig sein. Mehr denn je verlangt dieser Gedanke auf allen Gebieten an Bedeutung. Nach einer notwendigen und erfolgreichen Aufgliederung der Medizin in Schwerpunkte und Teilgebiete ist jetzt für die erfolgreiche Weiterführung dieser Entwicklung das Zusammenfügen und Zusammensetzen der einzelnen Teile zu einem ganzen und harmonischen Mosaik vonnöten. Gelingt uns das nicht, dann werden in Zukunft unsere Verletzten nur jeweils auf einem speziellen Gebiet in den Genuß einer besten Behandlung gelangen, infolge fehlender Koordination und Führung jedoch auf allen anderen Gebieten mittelmäßig, zu spät oder insgesamt insuffizient versorgt werden. Es ist mittlerweile jedem aufrichtig und ernsthaft denkenden Arzt klar geworden, daß es heute nicht mehr möglich ist, in einem Fachgebiet alles optimal zu beherrschen".

1982 vollendete die Gesellschaft das 6. Jahrzehnts ihres Bestehens. Dies war dem Präsidenten, J. Probst, Anlaß, die Beziehungen der Unfallchirurgie als umfassendstes Teilgebiet zur Chirurgie zu zeichnen und gleichzeitig als das tragende Element des Gebäudes der gesamten Unfallheilkunde zu würdigen. Dabei wurde deutlich, daß der Unfallverletzte mehr bedarf als lediglich der akuten Versorgung. Reiche die Unfallchirurgie selbst von der Prävention über Diagnostik und Therapie bis zur sozialen Wiederherstellung, nutze sie die Technik und nütze sie dem Recht, so wäre die umfassende Unfallheilkunde ohne Orthopädie unvollständig, ohne Innere Medizin, Neurologie, Rechtsmedizin und die anderen Fachgebiete fehlten ihr wesentliche Glieder, ohne die Bezugnahme auf Berufskrankheiten entbehrte sie wichtiger Erkenntnisse, der Verzicht auf Versicherungs-, Verkehrsmedizin und Begutachtung sei gleichbedeutend mit der Außerachtlassung originärer Aufgabengebiete. Experimentelle Forschung und kasuistische Berichterstattung zögen sich verbindend über all das hinweg. Nachdrücklich forderte er, die weißen Flecken auf der Landkarte der flächendeckenden, auch der spezialisierten Behandlung Unfallverletzter zu löschen, wobei er insbesondere das Schädel-Hirn-Trauma und die Brandverletzungen als die zu dieser Zeit noch „unbewältigten Verletzungsarten" hervorhob. Daß seither auch diese Lücken nach und nach weitgehend geschlossen wurden, verdient hervorgehoben zu werden.

Als Jubiläumstagung wurde 1986 die 50. Jahrestagung unter der Präsidentschaft von H. Cotta ausgerichtet. Dieses Ereignis fand seine Würdigung nicht zuletzt in der Festschrift „Unfallheilkunde 1986", in der in 49 Einzelbeiträgen deren aktueller Stand dargestellt wurde. Sie reichte vom Notfall- und Rettungswesen, der Katastrophenmedizin, der Unfallforschung, der Erstversorgung und dem Polytrauma über Thrombose und Embolie, Intensivmedizin, Krankenhaushygiene, die Verletzungsarten, Diagnostik und Therapie bis zur Begutachtung und dem internationalen Unfallversicherungsrecht. Im Vorwort stellte Probst fest, die hohe Qualität der unfallmedizinischen Versorgung der Bevölkerung in der Bundesrepublik Deutschland sei nicht zufällig entstanden, vielmehr sei sie das Ergebnis einer zielstrebig verfolgten Entwicklung. Diese in jeder Hinsicht auch künftig zu fördern, seien alle aufgerufen.

Disputation und Information

Um den Zusammenhalt der deutschsprachigen Unfallchirurgen zu verbessern und möglichst vielen Mitgliedern die Erfahrungen und Fortschritte in den beiden Nachbarländern zu vermitteln, schlossen sich die DGU, die Österreichische Gesellschaft für Unfallchirurgie und die Schweizerische Gesellschaft für Unfallmedizin und Berufskrankheiten 1972 zur Deutsch-Österreichisch-Schweizerischen Unfalltagung in Bern zusammen. Diese fanden in der Folge 1975 in Berlin, 1979 in Wien, 1983 in Lausanne, 1987 in Berlin, 1991 in Wien statt.

Auf Initiative von H. Tscherne und Kollegen aus Österreich, der Schweiz, der damaligen Tschechoslowakei, Ungarn, Kroatien, Slowenien, den Niederlanden wurde 1994 zum 1. Zentraleuropäischen Unfallkongreß nach Budapest, 1996 nach Davos, für 1998 nach Amsterdam eingeladen. Zum Jahre 2000 wird dieser Kongreß im Zusammenhang der Weltausstellung in Hannover von der Deutschen Gesellschaft für Unfallchirurgie ausgerichtet werden.

Die Bestrebungen der Gesellschaft, die Fortbildung zu fördern, werden auch durch eine Reihe von Tagungen in anderer Trägerschaft, aber doch in enger Beziehung zur DGU unterstützt. Insbesondere sind hier zu nennen die alljährlich seit 1972 unter Leitung von R. Rahmanzadeh stattfindende Steglitzer Unfalltagung, das Duisburger Gutachtenkolloquium, initiiert und geleitet von G. Hierholzer, das Rotenburger Unfallsymposium (H. Rudolph), die Murnauer und die Dresdner Unfalltagungen (J. Probst, seit 1970 bzw. 1996).

Seit 1979 informiert die Gesellschaft ihre Mitglieder, aber auch andere Interessenten fortlaufend durch die zweimal jährlich im Demeter Verlag erscheinenden „Mitteilungen und Nachrichten", die nicht nur Tagesereignisse vermerken, sondern in zahlreichen grundsätzlichen Beiträgen alle die Unfallheilkunde-Unfallchirurgie interessierenden Problemfelder ausleuchten. Zu Schwerpunktthemen entwickelten sich u. a. die chirurgische Krankenhaushygiene – laufende Veröffentlichung der Empfehlungen des Deutschsprachigen Arbeitskreises für Krankenhaushygiene – und die Weiterbildung sowie die Entwicklung der Krankenhausstruktur. Auch Rechtsfragen fanden mehrfach Berücksichtigung. Würdigung erfuhren historische Persönlichkeiten der Unfallchirurgie. Die Träger unfallchirurgischer wissenschaftlicher Preise erhielten Gelegenheit, in Autorreferaten ihre preisgekrönten Arbeiten vorzustellen.

In Heft 27/1993 (Abb. 18) veröffentlichte sie ein an die Regierungen, Fakultäten und Ärztekammern gerichtetes „Memorandum zur Unfallchirurgie", dem in Heft 29/1994 ein „Memorandum zur Stellung der Unfallchirurgie an den deutschen Universitäten" folgte (Abb. 19). In Heft 35/1997 erschienen die „Empfehlungen zur Struktur, Organisation und Ausstattung der präklinischen und klinischen Patientenversorgung an Unfallchirurgischen Abteilungen in Krankenhäusern der Bundesrepublik Deutschland". Seit 1996 ist den „Mitteilungen und Nachrichten" das Supplement „Titel und Themen" beigeordnet.

Lehrstühle

Die Forderung der Einrichtung von Lehrstühlen für Unfallchirurgie war keineswegs neu. Sie war ebensowenig eine auf diese beschränkte Erkenntnis. Auch andere, inzwischen selbständige Fachgebiete, die ihre wissenschaftlichen Veranstaltungen in der Gesellschaft Deutscher Naturforscher und Ärzte oder in der Deutschen Gesellschaft für Chirurgie vortrugen, mußten lange um die volle Anerkennung ringen. Vielfach waren vor der Errichtung von Lehrstühlen selbständige kommunale Krankenhausabteilungen die Schrittmacher. In der Chirurgie wurden Selbständigkeitsbestrebungen aber nicht als Fortschritt zu besseren, weniger gefährlichen, erfolgreicheren Verfahren, sondern oft als Wegnahme von Operationen aus der Hand des Chirurgen und deren Überführung in die Hand eines Spezialisten gesehen: „Aus diesem Bestreben heraus ist eine neue Sorte Arzt entstanden, ein Mittelding zwischen einem Chirurgen und einem Spezialisten: Orthopädischer Chirurg, Urologischer Chirurg, Neuro-Chirurg, Unfall-Chirurg usw. Man könnte diese neue Spezialistensorte als die Adjektiv- oder Bindestrichchirur-

DGU – Mitteilungen und Nachrichten 27/1993 33

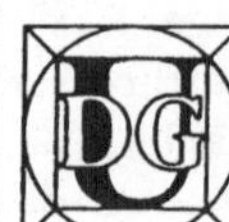

DEUTSCHE GESELLSCHAFT FÜR UNFALLCHIRURGIE E.V.
PRÄSIDIUM

Memorandum zur Unfallchirurgie

Berlin, 17. November 1992
z. Zt. der 57. Jahrestagung

Der Unfall bedroht mit seinen vielfachen und verschiedenartigsten Folgen jeden Menschen lebenslang. Die Gefahr, einen Unfall zu erleiden, ist ständig und an jedem Ort gegeben. Der Unfall gehört zu den elementarsten Erscheinungen des menschlichen Daseins.

Aus generationslangen Erfahrungen, den Ergebnissen moderner Forschung und spezieller chirurgisch-praktischer Arbeit sind aussichtsreiche Möglichkeiten der Behandlung Unfallverletzter, der Lebenserhaltung Schwerstverletzter und der Wiederherstellung von Schwerstgeschädigten hervorgeganen. Das Erreichte stellt nicht das Ende dieser Entwicklung dar.

Im Mittelpunkt der medizinischen Hilfe stehend, kommt der Unfallchirurgie die Garantenstellung für den Unfallverletzten zu.

Das Präsidium der Deutschen Gesellschaft für Unfallchirurgie wendet sich – wie bereits 1989 an die zuständigen Stellen von Bund, Ländern, Fakultäten und Landesärztekammern – in der Sorge um Stagnation, Vernachlässigung und Fehlentwicklung nunmehr auch an

– die Landesregierungen der neuen Bundesländer, insbesondere
– die für Kultus und Wissenschaft sowie
– die für Arbeits und Sozialordnung zuständigen Minister,
– die medizinischen Fakultäten und
– die Landesärztekammern in den neuen Bundesländern

mit der nachdrücklichen Empfehlung, den strukturellen Aufbau der Unfallchirurgie in Klinik und Forschung zu fördern.

Die Leistungen der Deutschen Unfallchirurgie nehmen anerkanntermaßen eine Spitzenstellung in der Welt ein, doch gebieten die noch immer nach Zahl und Schwere beträchtlichen Unfallfolgen mit ihren schwerwiegenden sozialen Konsequenzen, alle geeigneten Mittel einzusetzen, um die schon heute möglichen Verbesserungen zu verwirklichen, sie jedem Unfallverletzten zugutekommen zu lassen und weiteren Fortschritten die Wege zu ebnen.

In unserer heutigen, durch Verkehr und Technik geprägten, trotz Vorsorge und Verhütungsmaßnahmen dennoch nicht unfallfreien, vielmehr unfallgefährdeten Lebenswelt stellt die Unfallchirurgie das wichtigste medizinisch-chirurgische Spezialgebiet mit besonders großer sozialpolitischer Verantwortung dar, betrifft der Unfall doch Menschen jedes Lebensalters, vor allem aber am Beginn ihres Berufslebens und in der Phase der Familiengründung stehende, bis dahin gesunde junge Männer und Frauen. Häufig tragische Bedeutung hat der Unfall für Kinder und Jugendliche. Im Leben des alten Menschen führen die Unfallfolgen nicht selten zur sozialen und familiären Absonderung.

Alljährlich gehen mehr als 1,5 Millionen Lebensjahre durch den Unfalltod vor allem jüngerer Menschen im aktiven Lebensabschnitt verloren. Diese Zahl könnte durch umfassende, insbesondere dicht präsente unfallchirurgische Behandlung erheblich gesenkt werden.

Die bundesweite und flächendeckende, jederzeit parate Sicherstellung der qualifizierten unfallchirurgischen Versorgung unserer Bevölkerung erfordert auch in den neuen Bundesländern unverzüglich die

Abb. 18. Memorandum zur Unfallchirurgie (DGU-Mitteilungen und Nachrichten, 27/1993)

Schaffung leistungsfähiger Behandlungseinheiten für Unfallchirurgie mit auftragsgerechter Organisationsform, lückenfreier materieller Ausrüstung und erstklassiger personeller Ausstattung an den die flächendeckende Versorgung gewährleistenden Krankenhäusern der Regelversorgung und die Vorhaltung entsprechend autarker selbständiger Abteilungen an allen Schwerpunktkliniken im kommunalen und universitären Bereich.

Zur Förderung von Forschung und Lehre sowie für Weiter- und Fortbildung bedarf es der Einrichtung von Lehrstühlen für Unfallchirurgie an allen medizinischen Fakultäten. Sie sind Voraussetzung dafür, daß neue Untersuchungs- und Behandlungsverfahren unter einwandfreien wissenschaftlichen Bedinungen erarbeitet, geprüft und praktisch erprobt, Fortschritte und Neuerungen zügig entwickelt und konsequent in die Aus- und Weiterbildung eingeleitet sowie alle geeigneten Maßnahmen wahrgenommen werden, die die Versorgung Unfallverletzter auf dem jeweils neuesten Stand der wissenschaftlich-praktischen Erkenntnis gewährleisten.

Bei der Neustrukturierung der Lehrstühle in der Chirurgie dürfen sich daher Fehler der Vergangenheit, die auch in den alten Bundesländern stellenweise der Entwicklung und dem Ausbau der Unfallchirurgie und damit unmittelbar auch der Bevölkerung zum Schaden gereichten, nicht wiederholt werden. Durch die Novellierung der Weiterbildungsordnung sind qualitätsbildende Maßstäbe gesetzt worden, deren Ausfüllung nunmehr zwingend zu vollziehen ist. Die statuierte Gleichrangigkeit von Gefäß-, Thorax-, Unfall- und Viszeralchirurgie verbietet die Unterrepräsentation der Unfallchirurgie durch hierarchische Unterordnung ebenso wie durch Minderausstattung zugunsten eines anderen Schwerpunktbereiches; vielmehr gebietet sie die materielle und personelle Gleichbehandlung und Gleichstellung, die nicht zuletzt notwendige Instrumente der Präsenz der Gesamtchirurgie sind. Selbständige Lehrstühle für Unfallchirurgie sind daher in jeder Medizinischen Fakultät einzurichten!

Die humanitäre und die volkswirtschaftliche Bedeutung des strukturellen Ausbaues der Unfallchirurgie für unsere Menschen und für unser Gemeinwesen ist unverkennbar, sie übertrifft bei weitem die notwendigen Investitionen. Die Erhaltung von Leben und die Wiederherstellung der Gesundheit fordern und rechtfertigen gleichermaßen den Einsatz aller geeigneten Mittel zur Erreichung dieser Ziele.

gez. Probst
Prof. Dr. J. PROBST
Generalsekretär

gez. Rahmanzadeh
Prof. Dr. R. RAHMANZADEH
Präsident für 1992

Korrespondenzschrift: Prof.-Küntscher-Straße 8, W-8110 Murnau

Abb. 18 (Fortsetzung)

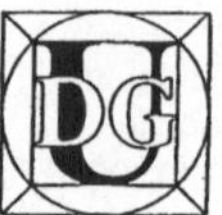

DGU – Mitteilungen und Nachrichten 29/1994 25

DEUTSCHE GESELLSCHAFT FÜR UNFALLCHIRURGIE E.V.
PRÄSIDIUM

Memorandum zur Stellung der Unfallchirurgie an den deutschen Universitäten

Schon 1989[1] hatte die Deutsche Gesellschaft für Unfallchirurgie in einem Memorandum zur Unfallchirurgie »in der Sorge um Stagnation, Vernachlässigung und Fehlentwicklungen« an die Verantwortlichen in Politik, Verwaltung und Wissenschaft die »nachdrückliche Empfehlung gerichtet, den strukturellen Ausbau der Unfallchirurgie in Klinik und Forschung zu fördern«. 1993[2] wandte sie sich auch an die Institutionen in den neuen Bundesländern. Seither hat sich der kontinuierliche Ausbau unfallchirurgischer Kliniken und Abteilungen in kommunalen und anderen Krankenhäusern, insbesondere auch in den Ländern zwischen Ostsee und Erzgebirge, fortgesetzt. Dagegen sind die Vorgaben des Wissenschaftsrates und die von den gesetzlich konstituierten Organen (!) der Selbstverwaltung, dem Deutschen Ärztetag und den Landesärztekammern, beschlossenen Regelungen zur Neuordnung der Weiterbildung in der Chirurgie an zahlreichen Universitäten weiterhin unbeachtet geblieben. Die Erkenntnis zunehmender, aber vermeidbarer (!) Qualitätseinbußen, die mit der gesetzlich geforderten Qualitätssicherung unvereinbar sind, - veranlaßt die Deutsche Gesellschaft für Unfallchirurgie erneut, auf diesen Mangel eindringlich hinzuweisen.

Angesichts der zunehmenden gesundheitspolitischen und volkswirtschaftlichen Bedeutung der Unfälle und ihrer Folgen hat die Bundesärztekammer auf Antrag des 92. Deutschen Ärztetages bereits im Januar 1990 mit einer Initiative zur »Förderung der Unfallchirurgie« an die Öffentlichkeit appelliert:

> »Der Deutsche Ärztetag hält die Förderung der Aus-, Weiter- und Fortbildung in der Unfallchirurgie für eine bedeutsame gesundheitspolitische Aufgabe. Hierzu bedarf es der Einrichtung Unfallchirurgischer Lehrstühle an den Medizinischen Fakultäten, wie auch der Schaffung strukturell und organisatorisch selbständiger Unfallchirurgischer Abteilungen an allen Krankenhäusern der höheren Versorgungsstufen.«

Die seitdem eingetretene Entwicklung hat jedoch gelehrt, daß diesen und weiteren Hinweisen zum Trotz die Bedeutung einer landesweiten qualifizierten unfallmedizinischen Versorgung der Bevölkerung als öffentliche Aufgabe weiterhin weder den Verantwortungsträgern in der Politik noch der Öffentlichkeit bewußt geworden ist.

Die Brisanz dieser Feststellung wird beunruhigend deutlich an der Erfahrung, wie unzulänglich wahrgenommen wird, daß insbesondere außerhalb der Zuständigkeit der gesetzlichen Unfallversicherung entstandene Unfälle und deren Folgen nicht nur den Einzelnen häufig existentiell treffen, sondern schon jetzt eine Bedrohung der Sicherheit und der Stabilität unseres Gemeinwesens darstellen. Schon sehr bald wird mit kaum zu bewältigenden gesundheitspolitischen und gesamtwirtschaftlichen »Sachzwängen« zu rechnen sein, wenn das Defizit in der Unfallversorgung weiterhin unberücksichtigt bleibt.

1) Mitteilungen und Nachrichten der DGU, Heft 24
2) Mitteilungen und Nachrichten der DGU, Heft 27

Abb. 19. Memorandum zur Stellung der Unfallchirurgie an den deutschen Universitäten (DGU-Mitteilungen und Nachrichten, 29/1994)

Die Deutsche Gesellschaft für Unfallchirurgie als wissenschaftliche Fachgesellschaft der Chirurgen mit dem Schwerpunkt Unfallchirurgie in Klinik, Lehre, Forschung, Weiterbildung und Qualitätssicherung sieht sich daher veranlaßt, den Appell der Bundesärztekammer zu erneuern und durch eine eigene Initiative zu unterstützen.

Dieser Auftrag gründet sich auf einen Anteil von 50% Unfallverletzungen im Gebiet der Chirurgie, nämlich jährlich 8,2 Mio. Unfälle mit Personenschaden in Gesamt-Deutschland mit einem steigenden Anteil von Schwer- und Mehrfachverletzten. 42,5% der Unfallopfer müssen sich einer oder mehreren operativen Behandlungen unterziehen.

Die Gesetzliche Unfallversicherung meldete 1992 3,6 Mio. Unfälle, davon 1,3 Mio. Schulunfälle und 2,3 Mio. Arbeitsunfälle. 70% dieser Verletzten waren unter 30 Jahre alt. Die Gesamtkosten für die Behandlung, Rehabilitation und Berentung betrugen 14,3 Mrd. DM, davon allein 3,2 Mrd. für die Heilbehandlung.

Auch nach den Statistiken der Gesetzlichen Krankenversicherung steht die Arbeitsunfähigkeit durch Unfälle an zweiter Stelle hinter den Erkrankungen des Stütz- und Bewegungssystems.

Besonders großen volkswirtschaftlichen Schaden verursachen die Verkehrsunfälle: Mehr als 20 Mrd. DM müssen von den Versicherungen alljährlich allein wegen Personenschaden aufgebracht werden. Bei Jugendlichen unter 25 Jahren ist der Unfalltod die häufigste Todesursache. Trotz steigender Lebenserwartung beträgt das mittlere Sterbealter Unfallverletzter nur 34,5 numerische Jahre, gegenüber 69 Jahren bei den häufigsten Todesursachen durch Krebs- und Herz-Kreislauf-Erkrankungen.

Die Unfallchirurgie stellt unter Würdigung der angeführten Zahlen neben dem humanitären Aspekt ökonomisch die wichtigste Disziplin dar. Unter dem Eindruck steigender Unfallzahlen hatte schon vor 30 Jahren eine lebhafte und äußerst fruchtbare Entwicklung der Unfallchirurgie, vergleichbar dem Aufschwung z.B. in der Herzchirurgie, begonnen. Seither wurden bemerkenswerte Erfolge in der Unfallrettung, in der Schockforschung und -bekämpfung und in der Primärversorgung Mehrfachverletzter erzielt. Schwere Einzelverletzungen, die noch vor 30 Jahren schicksalhaft zu Invalidität, Amputation oder zum Tode geführt haben, können heute zu 80% ohne Funktionsverluste ausgeheilt werden. Auch im internationalen Vergleich wird die führende Position der Deutschen Unfallchirurgie neidlos anerkannt: »West Germany has by far he most Impressive trauma care system in the world today.« (TRUNKEY 1982)

Gefördert wurde diese Entwicklung durch die schon vor 25 Jahren vom Deutschen Ärztetag beschlossene besondere Qualifizierung von bereits als Fachärzten anerkannten Chirurgen im Schwerpunkt Unfallchirurgie. In der Folge entstanden selbständige Kliniken und Abteilungen für Unfallchirurgie an zahlreichen Akutkrankenhäusern und nach den Empfehlungen des Wissenschaftsrates Lehrstühle für Unfallchirurgie an einigen Universitäten. Die dort erzielten klinischen Forschungsleistungen hat der Wissenschaftsrat 1986 als beispielhaft hervorgehoben: Durch intensive Grundlagenforschung, Entwicklung, Erprobung und schulmäßige Anwendung neuer Op-Techniken wurden die Versorgung Unfallverletzter und das Wissen im Fachgebiet kontinuierlich und zunehmend verbessert.

Der vor 25 Jahren begonnene Strukturwandel in der Chirurgie nach den Leitsätzen des Wissenschaftsrates ist jedoch steckengeblieben. Vor allem ist die Schaffung Unfallchirurgischer Lehrstühle an zahlreichen deutschen Universitäten nicht konsequent umgesetzt worden.

Der 95. Deutsche Ärztetag hat 1992 der Weiterentwicklung der Medizin Rechnung getragen durch eine neue Weiterbildungsordnung, welche in Übereinstimmung mit den Fachverbänden in der Europäischen Gemeinschaft eine 5jährige Weiterbildung zum Facharzt für Chirurgie und daran anschließend eine mindestens 3jährige Spezialisierung in den Schwerpunkten Unfallchirurgie, Viszeralchirurgie, Thoraxchirurgie oder Gefäßchirurgie vorsieht.

Der Schwerpunkt Unfallchirurgie umfaßt danach die Prävention, die Erkennung, die operative und die nicht operative (konservativ-funktionelle) Behandlung von Verletzungen und deren Folgezuständen einschließlich Nachsorge, Rehabilitation und Begutachtung.

Abb. 19 (Fortsetzung)

Die konsequente Umsetzung der neuen Weiterbildungsordnung ist vorrangig Aufgabe der Universitäten, weil an deren Kliniken Krankenversorgung, Forschung, Lehre und Weiterbildung eng verzahnt sind. Die klinisch und wissenschaftlich qualifizierten Fachärzte der chirurgischen Schwerpunkte der Hochschulkliniken stellen einen bedeutenden Anteil des Nachwuchses für die leitenden Positionen an Akutkrankenhäusern der 2. und 3. Versorgungsstufe, welche die Qualität der flächendeckenden Versorgung der Unfallverletzten sichern.

Lehrstühle für Unfallchirurgie fehlen jedoch bislang an den Universitäten **Aachen, Düsseldorf, Erlangen, Greifswald, Heidelberg, Magdeburg, Lübeck, München-Großhadern, München-rechts der Isar, Würzburg sowie an der Charité Berlin**. An diesen Universitäten wurden nicht einmal selbständige Abteilungen mit eigenem Etat und Personalhoheit eingerichtet.

Den Beschlüssen des 95. Deutschen Ärztetages, insbesondere der dort verabschiedeten Weiterbildungsordnung und dem Auftrag zur Strukturentwicklung sowie den Medizin-Empfehlungen des Wissenschaftsrates, wird somit **wissentlich nicht entsprochen**.

Die Deutsche Gesellschaft für Unfallchirurgie mißbilligt nachdrücklich diese Unterlassung und verweist mit Sorge auf die nachteiligen Folgen für die Qualität der Patientenversorgung, für die Kostenentwicklung sowie für Forschung und Lehre.

Die Deutsche Gesellschaft für Unfallchirurgie fordert daher erneut die Einrichtung von Lehrstühlen für Unfallchirurgie an **allen** deutschen Universitätskliniken.

Diese Forderung ist aus der Sicht der Deutschen Gesellschaft für Unfallchirurgie und der mit ihr verbundenen Träger der Gesetzlichen Unfallversicherung mit ca. 52 Mio. Versicherten unabdingbar, um angesichts der heute verfügbaren therapeutischen Möglichkeiten den Verletzten die Erfüllung ihres auch rechtlich begründeten Anspruchs auf bestmögliche Versorgung zu sichern.

Die aus volkswirtschaftlicher Betrachtung kostensparende Bedeutung einer hochqualifizierten Unfallchirurgie ist bereits vielfach nachgewiesen worden. Die Aufwendungen für die Einrichtung von Lehrstühlen für Unfallchirurgie sind daher auch ökonomisch gerechtfertigt.

Die Deutsche Gesellschaft für Unfallchirurgie empfiehlt der Kultusminister-Konferenz, der Rektoren-Konferenz und den Medizinischen Fakultäten, der rechtlichen und fachlichen Stellung des Schwerpunktes Unfallchirurgie Rechnung zu tragen. Sie ersucht diese Verantwortungsträger nachdrücklich, die Einrichtung von Lehrstühlen für Unfallchirurgie an allen deutschen Universitäten nunmehr zu vollziehen.

Prof. Dr. K.P. SCHMIT-NEUERBURG
Leiter des Grundsatzausschusses

Prof. Dr. A. RÜTER
Präsident

Prof. Dr. J. PROBST
Generalsekretär

Korrespondenzanschrift: Alter Mühlhabinger Weg 3, D-82418 Murnau

Abb. 19 (Fortsetzung)

gen bezeichnen. Wollte man, wie es die Propheten der Aufsplitterung sich denken, aus diesen freigewählten Lieblingsbeschäftigungen einzelner Chirurgen Zwangsexklaven machen, so sehe ich vor allem eine Gefahr für die Ausbildung des Nachwuchses" (Voelcker, 1932).

Hatten sich schon Thiem, Kaufmann und Liniger immer wieder für die eigenständige Vertretung der Unfallchirurgie an den Universitäten eingesetzt, so stellten auch die Verbände der deutschen Berufsgenossenschaften 1921 Anträge zur Verbesserung des ärztlichen Studiums. Es genüge nicht, daß der Ordinarius für Chirurgie die Behandlung von Verletzungen erörtere, zumal sein ganzer Lehrstoff zu ausgedehnt sei, als daß er dieses besondere Gebiet eingehend lehren könnte. Mit dem Lehren allein sei es nicht getan. Der Hochschullehrer müsse eine eigene chirurgische Abteilung leiten und mit der umfangreichen Literatur der Unfallmedizin vertraut sein, vor allem aber „Gelegenheit haben, den Verlauf der behandelten Verletzungsfälle Jahre hindurch im Wege der Begutachtung für die Versicherungsträger zu verfolgen, um aus dem Ergebnis für die Erwerbsfähigkeit immer wieder zu lernen für die Therapie". Daß hiermit der vollinhaltliche Lehrstuhl einer unfallchirurgischen Klinik gemeint war, ergibt sich nicht zuletzt aus der Bemerkung, daß es der Kliniker sein müsse, „der nicht nur theoretisches Wissen, sondern vor allem praktisches Können vermitteln müsse und dies reiches Krankenmaterial voraussetze". – Wie mühsam diese Entwicklung voranging, ist der 1960 – und heute noch! – aktuellen Mahnung von Lorenz Böhler zu entnehmen: „Die Unfallchirurgie kann sich erst dann voll entwickeln, wenn an jeder Medizinischen Fakultät der ganzen Welt eine eigene selbständige Lehrkanzel für Unfallchirurgie und Begutachtung geschaffen wird, an der ein Lehrer wirkt, der sich dauernd und begeistert mit der Behandlung von Unfallverletzten befaßt und der Mitarbeiter mit Aussicht auf eine erfolgreiche Zukunft hat".

In seinem Beitrag „Die Entwicklung der Unfallchirurgie an den Deutschen Universitäten" (1994) hat sich A. Pannike eingehend mit dem Werdegang dieser Entwicklung auseinandergesetzt und die immer wieder vordergründig entgegengehaltenen Theorien des Zusammenhalts der Chirurgie und der Ausbildung mit dem Zitat des Präsidenten der Deutschen Gesellschaft für Chirurgie von 1954, O. Goetze, widerlegt: „Vergessen wir zunächst nicht, daß fast aller Fortschritt in jeglicher Wissenschaft ganz allgemein durch die inbrünstige Beschäftigung mit Einzelfragen, also durch Spezialisierung, erzielt wurde. Das grenzenlose Anwachsen des Umfangs aller Wissenschaft, und so auch der Chirurgie, und das begrenzte Fassungsvermögen auch des besten Chirurgengehirns bringen es zwangsläufig mit sich, daß heute kein Chirurg mehr vollendeter Meister auf allen chirurgischen Teilgebieten sein kann". Unter Bestätigung der Erkenntnis, daß das Trauma und die Bewältigung seiner Folgen eine interdisziplinäre Aufgabe ist, führte Pannike zur Unfallchirurgie aus: „Die Kriterien, nach denen die hier ins Bild gesetzte medizinische Aufgabe zuzuordnen und anzugehen ist, sind nicht Kriterien einer einzelnen Fachdisziplin, sondern ausschließlich Kriterien der Qualität. Erforderlich ist ein ausdauernd motivierter, verantwortungs- und einsatzbereiter Chirurg. Insbesondere im universitären Bereich sollte der Koordinator ein Chirurg sein, der in klinischer Praxis wie in Forschung und Lehre (Aus-, Weiter- und Fortbildung) vorrangig bis ausschließlich, vor allem aber kontinuierlich mit dem Trauma und dem

Unfallverletzten befaßt ist. Das Ziel, als Unfallchirurg unverwechselbare Identität zu gewinnen, kann nur derjenige Chirurg erreichen, der bereit ist, den Unfallverletzten ärztlich zu begleiten vom Unfallort bis zum Abschluß der Rehabilitation, der bereit ist, ihm zu helfen, wo er ihm helfen kann, und sein Fürsprecher ist, wenn anderweitig Hilfe gesucht werden muß. Aufgabe des Unfallchirurgen muß es sein, den Verletzten durch diese Fährnisse und bedrohlichen Untiefen des Traumas zu geleiten. Mit diesem Bild gewinnt das „Sailing uncharted seas" seine besondere imperative Sinngebung für den Lotsen. Gerade in diesem Zusammenhang muß erkannt und akzeptiert werden, daß alle, die ein schweres Trauma erleiden und dieses in eigener personaler Existenz aufarbeiten müssen, einen legitimen Anspruch haben auf die ungeteilte Aufmerksamkeit ihres Lotsen. Im Hinblick auf diese Aufgabe und dieses Ziel darf nicht übersehen werden, daß Unfallmedizin und Unfallchirurgie nur dann auf engagierten und qualifizierten Nachwuchs hoffen können, wenn – insbesondere an den Universitäten – Strukturen und Aufgabenbereiche geschaffen werden oder erhalten bleiben, die ein uneingeschränktes und kontinuierliches Arrangement sinnvoll erscheinen lassen".

Auch mit Blick auf die Universität sieht Pannike als strukturelle und prozessuale Voraussetzungen für die Verwirklichung einer qualifizierten Unfallchirurgie aufgabenbezogen strukturierte Organisation und aufgabenbezogen qualifiziertes Personal in angemessener Zahl sowie eine der Aufgabe angemessene technische Ausstattung. Er wendet sich dabei aber auch im Sinne des Postulats „Qualitätssicherung durch Qualitätsverbesserung" an die Öffentlichkeit: „Wie lange wird es dauern, bis die Bürger in unserem Lande erkennen, daß sie künftig sehr viel häufiger als bisher Gefahr laufen werden, nach einem Unfall keinen Platz in einem geeigneten Krankenhaus zu finden?", womit auch auf die der Aufgabenstellung nicht genügende Form des Entgeltsystems abgehoben wird. Lehrer und Unterricht in der Chirurgie „sollten mehr als bisher im Sinne der „progressive education" auf die Vermittlung problem-orientierter, aufgabenbezogener Inhalte abgestellt werden (Fallsimulationen, computergestützte Selbstlernprogramme, verantwortliche Betreuung von Patienten usf.)".

Der erste Lehrstuhl für Unfallchirurgie wurde 1970 unter dem Ordinariat von H. Tscherne an der Medizinischen Hochschule Hannover errichtet. Der gegenwärtige Stand an den Universitätskliniken zählt 30 Lehrstühle (C 4) bzw. Abteilungen (C 3) mit unterschiedlicher Stellung zum Lehrstuhl für Chirurgie (Abb. 20).

In den späten 80er Jahren zeigte sich, daß die Unfallchirurgie einer eigenständigen Vertretung bedürfe, um ihre Aufgaben wirkungsvoll wahrnehmen und ausfüllen, nach außen aber auch vertreten zu können, ohne Irritationen als Fachgebiet mit gebietsübergreifenden Ansprüchen auszulösen, und zwar um so mehr, als Beteiligungen am unfallchirurgischen Auftrag auch von anderen Seiten angestrebt wurden. Die bevorstehende Neuordnung der Weiterbildung erforderte zudem eine klar erkennbare Vertretungskompetenz. Die Gesellschaft entschied sich daher unter satzungsgemäß verbriefter Zuständigkeit für eine interdisziplinäre Unfallheilkunde für die neue Bezeichnung *Deutsche Gesellschaft für Unfallchirurgie*, die am 1. Januar 1991 rechtswirksam wurde.

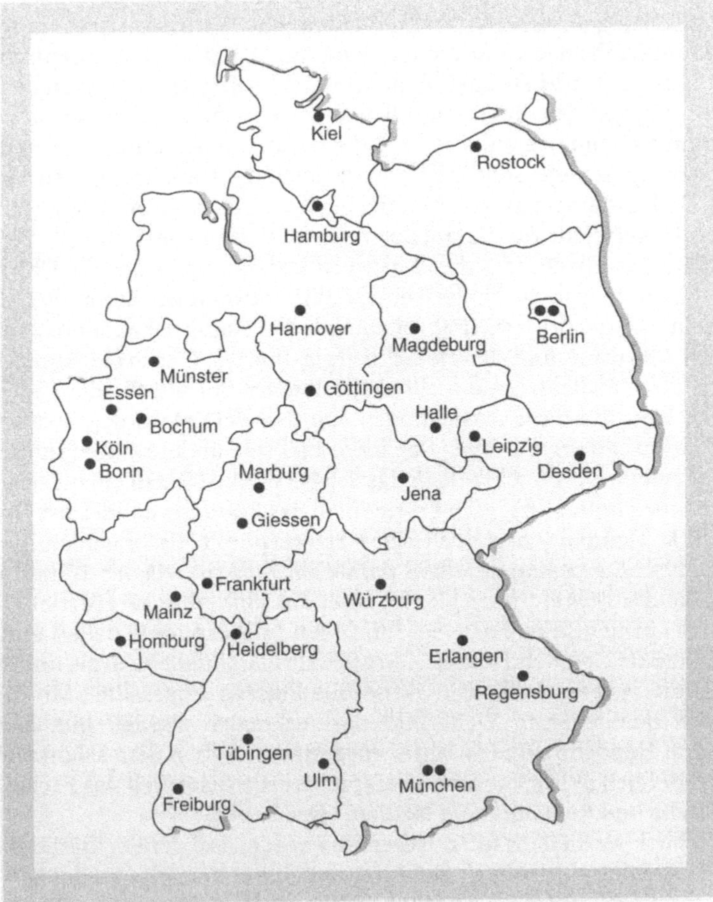

Abb. 20. Unfallchirurgische Lehrstühle und Univ.-Abteilungen in der Bundesrepublik Deutschland

Das Gebiet und seine Schwerpunkte

Nachdem die Bundesärztekammer und die Landesärztekammern 1970 die Weiterbildungsordnung durch Bildung von Teilgebieten – für die Chirurgie u. a. das Teilgebiet Unfallchirurgie – ergänzt und hierfür eine zusätzliche teilgebietsspezifische Weiterbildungszeit von 2 Jahren vorgeschrieben hatten und nachfolgend der Erwerb der Teilgebietsbezeichnung an das Bestehen einer Facharztprüfung vor der zuständigen Kammer geknüpft wurde, erwuchs hieraus doch noch nicht diejenige Qualitätssteigerung, die man sich davon erwartet hatte. Vielmehr erwies sich das hartnäckige Festhalten an überkommenen hierarchischen Strukturen als Hindernis einer wirklich evolutionären Entwicklung, zu der auf Seiten der Teilgebietsvertreter hohe Bereitschaft gegeben war. Diese quer durch alle Fachgebiete sich ziehende Beobachtung und der tatsächliche rasche wissenschaftliche und praktische Fortschritt in allen Bereichen einerseits, die Notwendigkeit der

Qualitätssicherung andererseits veranlaßten die Standesvertretung 1990, das Weiterbildungsrecht neu zu ordnen; es kam hinzu, daß nach der deutschen Wiedervereinigung die zwar kompatiblen, aber nicht völlig deckungsgleichen Weiterbildungsordnungen einander angeglichen werden mußten. Es erwies sich als ebenso voraussehend wie nützlich, daß die Bundesärztekammer hierzu nicht nur die Vertreter der Gebiete, sondern auch die der Teilgebiete als unter sich gleichberechtigte Verhandlungspartner heranzog. Verhandlungsführer im Namen der Deutschen Gesellschaft für Unfallchirurgie waren A. Pannike und J. Probst. Die DGU machte von vornherein den Anspruch geltend, nicht nur die Chirurgie als Ganzes erhalten zu wollen, sondern auch selbst notwendiger Bestandteil der Chirurgie zu sein. Die sich frühzeitig abzeichnende Loslösung der Kinderchirurgie, der Plastischen Chirurgie und der Herzchirurgie von der Chirurgie wurde von den Vertretern der Unfallchirurgie nicht als geeignetes Vorbild für die anderen Teilgebiete erachtet und diese Ansicht auch von den Vertretern der Gefäßchirurgie und der Thoraxchirurgie geteilt. Nachdem mehrere andere Gliederungsmodelle gescheitert waren, wurde schließlich das Schwerpunkt-Modell entwickelt, welches – nachdrücklich unterstützt vom Präsidenten des Berufsverbandes der Deutschen Chirurgen, K. Hempel – nun auch einen Schwerpunkt Viszeralchirurgie vorsah. Der 96. Deutsche Ärztetag beschloß daraufhin 1992 die Muster-Weiterbildungsordnung, die das Gebiet Chirurgie mit einer auf fünf Jahre verkürzten Weiterbildungszeit als gemeinsame Basis der künftigen Schwerpunkte beließ und diesem als Schwerpunkte Gefäßchirurgie, Thoraxchirurgie, Unfallchirurgie und Viszeralchirurgie mit jeweils 3-jähriger Weiterbildungszeit zugesellte. Mit inhaltlich und zeitlich qualifizierten Weiterbildungsmerkmalen wurden Intensivmedizin (2 Jahre) und Handchirurgie (3 Jahre) ausgestattet. Neben dem schon vorhanden gewesenen Bereich „Physikalische Therapie“ wurde zusätzlich das Facharztgebiet „Physikalische und Rehabilitative Medizin“ geschaffen.

Im Rückblick verdient es festgehalten zu werden, daß der Fortbestand des einheitlichen Gebietes „Chirurgie“ ganz wesentlich der Tatsache zu danken ist, daß die Deutsche Gesellschaft für Unfallchirurgie auch gegen manche Bedenken aus den eigenen Reihen an der Chirurgie als ihrer mit den anderen Schwerpunkten gemeinsamen disziplinären Matrix festgehalten hat. „Die mit der Novellierung der Weiterbildung eröffneten Möglichkeiten einer fortschrittsorientierten und aufgabenbezogenen Neustrukturierung der Chirurgie werden jedoch nur dann dauerhaft realisiert werden können, wenn diese selbst von allen Chirurgen offen und kollegialiter angenommen und auch die Realisation der Inhalte und Ziele in gemeinsamer Verantwortung getragen wird“ (Pannike).

Die Umsetzung der Weiterbildungsordnung in die Praxis war und ist nicht nur eine Aufgabe der Landesärztekammern, erforderte nicht nur die abgestimmte Erarbeitung von „Richtlinien“, welche insbesondere die Weiterbildungsinhalte zu beschreiben haben, sondern auch weitere Verhandlungen zur Gliederung der Weiterbildung im Gebiet, die von allen Schwerpunkten zu tragen ist. Dabei muß davon ausgegangen werden, daß jeder Schwerpunkt auch das zu vertreten hat, was dem klassischen Begriff „Allgemeine Chirurgie“ (Lexer) zuzuordnen ist, weil dies die Grundlage allen chirurgischen Wissens und Handelns ist und bleibt. Die an die Weiterbildung im Gebiet Chirurgie geknüpften Anforderungen müssen – unter Berücksichtigung örtlicher Gegebenheiten – ernsthaft schwerpunktübergreifend erfüllt werden, was ein ebensolches integratives System erfordert; eine einseitig übergewichtige und infolgedessen in der Zuständigkeit der übrigen Schwerpunkte unzureichende Weiterbildung im Gebiet wäre eine nicht zu verantwortende Fehlentwicklung.

Die Deutsche Gesellschaft für Unfallchirurgie und die Deutsche Gesellschaft für Chirurgie haben schon 1994 aus der neuen Weiterbildungsordnung in einer Absprache die Regelung der Zuständigkeit bei der Behandlung des Polytraumatisierten hergeleitet und dem Unfallchirurgen die Leitung des Managements zugeordnet.

Zuständigkeit des Unfallchirurgen für die Versorgung des Polytraumatisierten

In gegliederten Chirurgischen Kliniken organisiert und leitet der Unfallchirurg die Behandlung des Schwerverletzten (Polytraumatisierten). Die fachliche und rechtliche Verantwortung des konsiliarisch zugezogenen Vertreters eines anderen Schwerpunktes oder eines anderen Gebietes bleibt davon unberührt.

Sternstunden

Höhepunkte in der Geschichte der Deutschen Gesellschaft für Unfallchirurgie waren nach einer langen, sich über mehr als ein Vierteljahrhundert seit 1894 hinziehenden, vor allem mit dem Namen von Carl Thiem verbundenen Vorbereitung die Gründung der Gesellschaft in schwieriger Zeit im Jahre 1922 durch Hans Liniger und Walther Kühne. Den zweiten Höhepunkt in nicht minder schwieriger Situation kennzeichnet die Wiedergründung der Gesellschaft nach dem 2. Weltkrieg durch die Initiative von Heinrich Bürkle de la Camp (1895–1974), Ehrenpräsident seit 1969, unter tatkräftiger Mitwirkung von Walther Schwarz, Albert Wilhelm Fischer und Paul Hörnig. In der Nachkriegszeit konnten die wissenschaftlichen Verbindungen zwischen den Kollegen diesseits und jenseits des Eisernen Vorhanges trotz vieler Erschwernisse zunächst aufrechterhalten werden. Die Mitarbeit im Präsidium und der Erfahrungsaustausch auf den Kongressen endeten aber schlagartig nach dem Bau der Berliner Mauer (13. August 1961) und der nunmehr totalen Abriegelung der DDR. Damit nicht genug, wurden die ostdeutschen Mitglieder genötigt, ihre Mitgliedschaft in der Deutschen Gesellschaft für Unfallheilkunde aufzugeben. Die meisten von ihnen haben dies nur stillschweigend hingenommen und den erklärten Austritt verweigert.

Auf dem Gebiet der DDR kam gleichwohl die unfallchirurgische wissenschaftliche Arbeit nicht zum Erliegen, sondern wurde in der „Sektion Traumatologie" fortgesetzt. Von dort aus wurden auch die Beziehungen zu den Unfallchirurgen in den dem Ostblock zugehörigen Staaten fortgesetzt. Verbindungen blieben ebenso zu den Kollegen in den neutralen Staaten, Österreich und der Schweiz, bestehen. An dieser Stelle verdient hervorgehoben zu werden, daß die schweizerische Arbeitsgemeinschaft für Osteosynthesefragen (AO) hilfreich nicht nur in ideeller, wissenschaftsvermittelnder und auch materieller Hinsicht eingesprungen ist, sondern durch persönlichen Einsatz – allen voran Hans Willenegger – die gemeinsame deutschsprachige traumatologische Familie zusammengehalten hat.

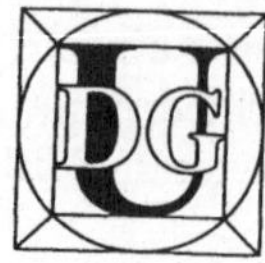

DEUTSCHE GESELLSCHAFT FÜR UNFALLHEILKUNDE E.V.

PRÄS1D1UM

Einladung
zur 53.Jahrestagung
der Deutschen Gesellschaft für Unfallheilkunde
22.- 25. November 1989 in Berlin ICC

09. November 1989

Sehr verehrte Frau Kollegin,
sehr geehrter Herr Kollege !

Die von uns allen so lange gehegte Hoffnung auf die Möglichkeit der Teilnahme unserer Kolleginnen und Kollegen aus der DDR an den Tagungen der Deutschen Gesellschaft für Unfallheilkunde hat mit der Öffnung der deutsch-deutschen Grenze endlich ihre Erfüllung gefunden.

Wir stehen nur wenige Tage vor unserer Jahrestagung, zu der wir Sie auf diesem unkonventionellen Wege herzlich in das Internationale Congress Centrum nach Berlin einladen.

Die Deutsche Gesellschaft für Unfallheilkunde mit ihrer über die Fachgebiete hinausreichenden elementaren Fähigkeit zur Integration hat schon oft die Perspektiven von Tradition und Neugier aufgezeigt. Liegt es im Wesen der Unfallchirurgie, die erste Stunde zu nutzen, lassen Sie uns nun zusammen Vorreiter des wissenschaftlichen Aufbruchs sein.

Dr. Walther KÜHNE, Cottbus, gab der Deutschen Gesellschaft für Unfallheilkunde bei ihrer Gründung am 23.September 1922 in Leipzig das Motto mit auf den Weg:

"Die Zeit erfordert gebieterisch gemeinsame Arbeit."

Auf Wiedersehen in Berlin !

Professor Dr. J. PROBST
Generalsekretär

Professor Dr. K.P. Schmit-Neuerburg
Präsident für das Jahr 1989

GENERALSEKRETÄR: PROFESSOR DR JÜRGEN PROBST, BG-UNFALLKUNIK D-8110 MURNAU/STAFFELSEE

Abb. 21. Einladungsschreiben vom 9. November 1989 an die Unfallchirurgen in der DDR, nachdem in der voraufgegangenen Nacht die Berliner Mauer gefallen war

In den Herbsttagen 1989 bereitete sich ein drittes historisches Ereignis vor: Es kam der Abend des 9. Novembers mit der Nachricht der freien Reisemöglichkeit für alle Deutschen. Noch in dieser Nacht ging an etwa 200 namentlich bekannte Kollegen in der DDR, deren Anschriften in den Tagen zuvor aus dem Zentralblatt für Chirurgie ermittelt und versandfertig gemacht worden waren, die Einladung zur kurz bevorstehenden 53. Jahrestagung der DGU vom 22.–25.11.1989 heraus (Abb. 21). Schon wenige Tage später, mit einer bis dahin nicht gekannten Brieflaufzeit, gelangten die ersten Bestätigungen zurück und brachten in oft bewegenden Worten die Freude zum Ausdruck, nun wieder gemeinsam tagen, Wissenschaft betreiben und Erfahrungen austauschen zu können. Im Frühjahr 1990 wurden in breitem Umfange mehrwöchige Hospitationen an zahlreichen Unfallkliniken und -abteilungen von der DGU organisiert, daraus sind viele dauernde kollegiale und Klinikbeziehungen hervorgegangen.

Zur Jahrestagung 1989 erschienen bereits mehr als 300 Kolleginnen und Kollegen, die der Präsident, K. P. Schmit-Neuerburg, willkommen hieß mit den Worten: „Ich begrüße sehr herzlich unsere lieben Kollegen aus der DDR und Ostberlin. In all den Jahren konnte der Präsident immer nur sein Sprüchlein aufsagen, daß die Kollegen aus der DDR zwar eingeladen worden seien, aber nicht kommen durften. Ich bin jetzt der erste Präsident, den Sie selbst dank Ihrer friedlichen Revolution in die Lage versetzt haben, Sie hier als Teilnehmer unseres Kongresses begrüßen zu dürfen. Sollten Sie irgendeinen Wunsch haben: wir werden alles tun, was in unseren Kräften steht".

War unsere Gesellschaft die erste, die die Tore ihres Kongresses für diese Kollegen weit geöffnet hatte, so wurden rasch auch die Voraussetzungen für deren Eintritt als Mitglieder in die Gesellschaft hergestellt und es wurden zwei außerordentliche Präsidiumsmitglieder – E. Schenk und K. Welz – kooptiert, bis durch ordentliche Wahlen Beiratsmitglieder bestellt werden konnten.

Schon 1990 wandte sich die Arbeitsgemeinschaft für Kindertraumatologie der DDR an die DGU mit der Bitte, ihr Heimstatt zu gewähren. Hier ging es vor allem darum, den Fortgang einer schon bis dahin erfolgreichen Arbeit nicht erliegen zu lassen, sondern ihren Fortgang zu sichern. Inzwischen hat sich diese Sektion unter der verdienstvollen Leitung von W. Kurz zu einem kräftigen Glied der DGU entwickelt und steht zugleich als Beispiel für das Zusammenwirken der Fachgebiete.

Aufgaben und Ziele

Im Rückblick auf die zweite Hälfte dieses Jahrhunderts verdienen jene Chirurgen Dank und Ehrerbietung, die auf den Trümmern, welche der 2. Weltkrieg zurückgelassen hatte, das Gebäude der Unfallchirurgie wiedererrichteten und Bewährtes und Erprobtes verbesserten und ins Land trugen. Das wertvolle Erbe wurde gewahrt und vermehrt und wurde schließlich zur Grundlage der in den 60er Jahren einsetzenden, durch Erkenntnisse der Biomechanik und biologisch-funktionell bestimmte Auffassungen geprägten, zunehmend operativ realisierten Therapie. Die dadurch erzielten Fortschritte wurden in erheblichem Maße erst durch neue technische Errungenschaften ermöglicht, deren Einführung in das therapeutische

Konzept des letzten Drittels dieses Jahrhunderts gleichermaßen auf Tradition, Ideenreichtum, aber auch auf Wagemut, auf Fleiß und nicht zuletzt kollegialer Kooperation beruht.

E.H. Kuner hat die rein fachlichen Entwicklungen in diesem verhältnismäßig kurzen Zeitabschnitt markiert:

- Verbesserung der intraoperativen Röntgendurchleuchtung durch Einführung des Bildspeichers, Computertomografie, Kernspintomografie, digitale i.v. Angiografie
- Entwicklung und Standardisierung der Sonografie
- Entwicklung und Verbreitung von einheitlichen Klassifikationen z.B. für den Weichteilschaden offener und geschlossener Frakturen, für Frakturen, für die Erfassung der Verletzungsschwere usw.
- Neuentwicklungen auf dem Gebiet der fixierenden Verbände. An Stelle von Gipsverbänden nun Verbände aus leichtem Kunststoff
- Organerhaltende Operationstechniken beim Bauchtrauma
- Hirndruckmonitoring, Verbesserung der Intensivmedizin (Dialyse, extracorporale CO_2-Elimination, Lagerung usw.)
- Standardisierung der Operationstechnik für die gedeckte und offene Marknagelung, Weiterentwicklung des Marknagels zur Verriegelung und für die ungebohrte Technik
- Entwicklung von Implantaten aus Titan
- diagnostische Arthroskopie und endoskopische Operationstechniken
- Weiterentwicklung von Hüft-, Knie- und Schulter-Endoprothesen
- Verbesserung der Behandlung offener Frakturen durch Fixateur externe-Osteosynthese
- freier Gewebetransfer zur Deckung großer Weichteildefekte
- Verbreitung und Vereinfachung der Ilizarov-Technik (Segmenttransport)
- Osteosynthese-Konzept für Calcaneusfrakturen
- Wirbelsäulenchirurgie (Fixateur interne-Instrumentation)
- Verbesserung und Standardisierung des präklinischen Managements und des Hubschraubertransports polytraumatisierter Patienten

Die Leistungsfähigkeit der Unfallchirurgie ist in dieser Phase auch vermehrt worden durch die Einrichtung von Spezialzentren für schwere komplexe Verletzungen, unter denen besondere Bedeutung den Zentren für posttraumatische Osteomyelitis, Rückenmark- und Wirbelsäulenverletzungen (Querschnittgelähmte), für Schwerbrandverletzte, für schwere Handverletzungen und den Replantationszentren zukommt. Nicht vorstellbar wären diese Erfolge ohne die Arbeit in den Instituten für chirurgische Forschung und für Experimentelle Unfallchirurgie.

Aufgaben und Ziele der Deutschen Gesellschaft für Unfallchirurgie orientierten sich stets an deren besonderen Beziehungen zu den äußeren Lebensbedingungen, deren Wandlungen sie mitzuvollziehen und jederzeit neben dem chirurgischen

Krankheitsbegriff das Phänomen des Traumas in der unendlichen Vielfalt seiner Erscheinungsformen zu beantworten hatte und haben wird. Die Sonderstellung der Unfallchirurgie und ihre Eigenschaft eines Schwerpunktes sui generis resultiert nicht aus willkürlichem Anspruch, sondern aus dem grundsätzlichen pathobiologischen Unterschied von Krankheit und Verletzung, der dem Trauma eigentümlichen Mitwirkung des Faktors Zeit, der Individualität der äußeren Einwirkung, die wir in Verletzungsmustern zu ordnen versuchen, und der besonderen Charakteristik (Proprietät) des doppelten Traumas von Verletzung und chirurgischem Eingriff.

Im Gründungsmotiv der Deutschen Gesellschaft für Unfallchirurgie sind „Sammlung, Bearbeitung und Nutzbarmachung der Erfahrung nach gemeingültigen Richtlinien für die Beurteilung und Behandlung Unfallverletzter" enthalten. Diese vorausschauende Betrachtung hat von ihrer Bedeutung und Richtigkeit nichts eingebüßt, obwohl sie ursprünglich nicht von der eigentlichen Verletzung, sondern von ihren Folgen ausgegangen ist.

Die ätiologische Sonderstellung des Verletzten, seine ätiologiegemäße Behandlung, der Wandel der Verletzungsarten, das Ziel der Wiederherstellung sind über der Plattform der Allgemeinen Chirurgie die vier tragenden Pfeiler dieses Schwerpunktes, die ihn von anderen Schwerpunkten unterscheiden. Es wäre nicht folgerichtig, einzelne Aufgaben oder Verletzungsarten herauszunehmen oder vorzuenthalten. Dies gilt auch für das Polytrauma, eine zentrale und originäre Aufgabe des Unfallchirurgen, welches man als spezielle Einheit pathobiologischer Erscheinungsformen verstehen und entsprechend behandeln muß. Notlagenchirurgie ist nicht Elektivchirurgie.

Die Argumentationskraft der wissenschaftlichen Gesellschaft beinhaltet einen ungemein wichtigen Faktor, den der einzelne kaum darstellen und den die Öffentlichkeit ohne sachkundige Erläuterung nicht wahrnehmen kann: die Halbwertszeit. In der Unfallchirurgie ist sie die Frucht aus Forschung und Anwendungsergebnissen, also klinischer Forschung; hinzu kommen die in der Begutachtung und an konkreten sozialversicherungsrechtlichen Folgen gewonnenen Erfahrungen. Halbwertszeit spielt u.a. eine bestimmende Rolle in der Aus- und Weiterbil-

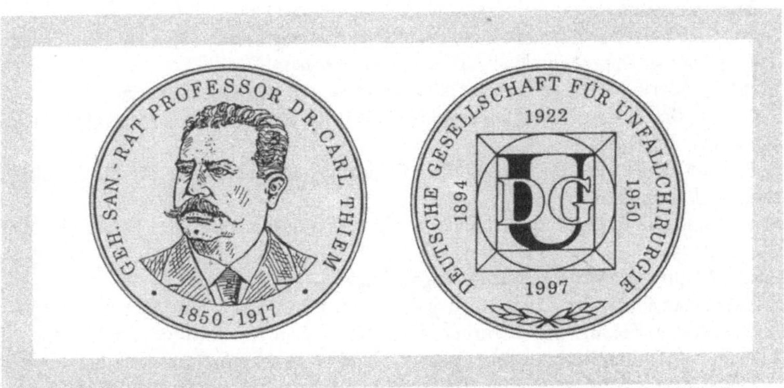

Abb. 22. Carl-Thiem-Gedenkmünze der Deutschen Gesellschaft für Unfallchirurgie, gestiftet zum 75jährigen Jubiläum 1997

dung, in der Fortbildung, in der Medizin-Technik und im Innovationsgeschehen. Ihre Feststellung kann sich nur auf die Analyse einer sehr großen Zahl gleichgelagerter Fälle gründen, um nicht Meinungen und Fehlinterpretationen zu erliegen.

Die Wirksamkeit des in der Deutschen Gesellschaft für Unfallchirurgie zusammenfließenden, durch Forschung und Praxis gebildeten Fachwissens ist nicht nur auf die methodische Patientenanwendung beschränkt. Sie erstreckt sich vielmehr auch auf das öffentliche Leben, und zwar weit über das Gesundheitswesen hinaus und tief in ordnungspolitische Bereiche hinein. Ob flächendeckende Krankenversorgung, Krankenhausplanung oder Hygiene, Aus- oder Weiterbildung, Rettungswesen oder Unfallverhütung, Verkehrsfragen oder Sozialrecht, Industrienormen oder schadenstiftende Ursachen anstehen: Zu diesen und vielen anderen öffentlichen oder fachlichen Interessen und Entscheidungen vermag die Unfallchirurgie Sachkunde zur Verfügung zu stellen, die auf anderem Wege nicht zu erlangen ist.

Die nunmehr 75-jährige Geschichte der Deutschen Gesellschaft für Unfallchirurgie hat die Aufgaben und Ziele ihrer Inauguratoren bestätigt. Sie bleiben, den Anforderungen der Zeit folgend, bestehen (Abb. 22).

Literatur

Ärzteverein Hannover (Hrsg) (1979) 150 Jahre Ärzteverein Hannover. Schlütersche Verlagsanstalt, Hannover

Bergmann E von (1898) Durch Röntgenstrahlen im Hirn nachgewiesene Kugeln. Berl Klin Wochenschr 1898/18

Billroth Th (1863) Die allgemeine chirurgische Pathologie und Therapie. Reimer, Berlin

Billroth Th (1872) Chirurgische Briefe aus den Kriegslazarethen in Weissenburg und Mannheim 1870. Hirschwald, Berlin

Böhler L (1929) Die Technik der Knochenbruchbehandlung (12. u. 13. Aufl. 1951). Maudrich, Wien

Brunn W von (1928) Kurze Geschichte der Chirurgie. Julius Springer, Berlin

Bum A (1896) Handbuch der Massage und Heilgymnastik. Urban & Schwarzenberg, Wien

Bum A (1896) Die Bedeutung der Initialbehandlung für das Schicksal der Unfallverletzten. Monatsschr Unfallheilkd 3 : 303

Bürkle de la Camp H, Rostock P (Hrsg) (1955) Handbuch der gesamten Unfallheilkunde, 2. Aufl, 3 Bde. Enke, Stuttgart

Bürkle de la Camp H , Schwaiger M (Hrsg) (1963) Handbuch der gesamten Unfallheilkunde, 3. Aufl, 3 Bde. Enke, Stuttgart

Christ S (1977) Carl Thiem und die deutsche Unfallversicherung. Inaug. Diss., Humboldt-Univ. Berlin

Danis R (1947) Théorie et pratique de l'ostéosynthèse. Masson, Paris

Dieffenbach J F (1845/1848) Die operative Chirurgie, 2 Bde. Brockhaus, Leipzig

Döhnel KR (1957) Das Anatomisch-Chirurgische Institut in Braunschweig 1750 – 1869. Waisenhaus-Druckerei, Braunschweig

Dumstrey F (1896) Ueber die Bedeutung der „Roentgen"-Untersuchung für die Unfallheilkunde. Monatsschr Unfallheilkd 3 : 353

Dumstrey F (1898) Die fixirenden Verbände bei Unfallverletzten und ihre Nachteile. Monatsschr Unfallheilkd 5 : 332

Fischer G (1876) Chirurgie vor 100 Jahren. Vogel, Leipzig

Fischer H (1882) Handbuch der Kriegschirurgie, 2. Aufl, 2 Bde. Enke, Stuttgart

Gersdorff H von (1517) Feldtbuch der Wundartzney (Reprint 1976). Antiqua, Lindau

Goetze O (1939) Allgemeinchirurgie und Spezialfach. Verh Dtsch Ges Chir Arch Klin Chir 196 : 129

Grashey R (1905) Atlas typischer Röntgenbilder. Urban & Schwarzenberg, München

Gurlt E (1898) Geschichte der Chirurgie und ihrer Ausübung, 3 Bde. (Reprogr. Nachdr. 1964). Olms, Hildesheim

Hansmann C (1886) Eine neue Methode der Fixirung der Fragmente bei complicirten Fracturen. Verh Dtsch Ges Chir 15:134
Helferich H (1910) Atlas und Grundriss der traumatischen Frakturen und Luxationen. Lehmann, München
Hellner H, Poppe H (1956) Röntgenologische Differentialdiagnose der Knochenerkrankungen. Thieme, Stuttgart
Hierholzer G (1988) Unfallchirurgie. Aufgabenstellung in der Chirurgie. Springer, Berlin Heidelberg New York Tokyo
Hoffmann R (1959) Osteotaxis. Enke, Stuttgart
Horntrich J, Christ S (1989) Carl Thiem. Zentralbl Chir 114:800
Ilizarov GA (1971) Principles of transosseous compression-distraction osteosynthesis. Orthop Travamatol Protez 32:7 (zit. nach Giebel 1993)
Kasper SM, Kasper AS (1996) Zur Geschichte der autologen Bluttransfusion im 19. Jahrhundert. Zentralbl Chir 121:250
Kaufmann C (1932) Handbuch der Unfallmedizin, 5. Aufl, 2 Bde. Enke, Stuttgart
Kirschner M (1938) Der Verkehrsunfall und seine erste Behandlung. Verh Dtsch Ges Chir Arch Klin Chir 193:230
König F (1931) Operative Therapie der Knochenbrüche. Springer, Berlin
König, F, Magnus G (Hrsg) (1932) Handbuch der gesamten Unfallheilkunde. Enke, Stuttgart
Kühne W (1922) Über die Entstehung und die Ziele der Deutschen Gesellschaft für Unfallheilkunde, Versicherungs- und Versorgungsmedizin. Monatsschr Unfallheilkd Versicherungsmed 29:252
Kümmell H (1897) Die Bedeutung der Röntgenschen Strahlen für die Chirurgie. Beil Zentralbl Chir 28:18
Kuner EH (Hrsg) (1994) Unfallchirurgie 1969–1994, Symposium z. 25 jähr. Bestehen der Abteilung Unfallchirurgie der Chirurg. Klinik der A.-L.-Univ. Freiburg
Kuner EH (1994) Zur Geschichte der Unfallchirurgie am Klinikum der Albert-Ludwigs-Universität, S 18–56
Küntscher G (1940) Die Marknagelung von Knochenbrüchen. Langenbecks Arch Klin Chir 200:443
Küntscher G (1949) Die Marknagelung der Pseudarthrose. Monatsschr Unfallheilkd 52:1
Küntscher G (1962) Praxis der Marknagelung. Schattauer, Stuttgart
Küntscher G, Maatz R (1945) Technik der Marknagelung. Thieme, Leipzig
Lambotte A (1907) Le traitement de fractures. Masson, Paris
Lambotte A (1913) Chirurgie opératoire des fractures. Masson, Paris
Lampe H (1975) Die Entwicklung und Differenzierung von Fachabteilungen auf den Versammlungen von 1828 bis 1913. Bibliographie zur Erfassung der Sektionsvorträge mit einer Darstellung der Entstehung der Sektionen und ihrer Problematik. Gerstenberg, Hildesheim (Schriftenr. z. Gesch. d. Versammlungen deutscher Naturforscher und Ärzte, Bd, II)
Lampe R (1934) Dieffenbach. Barth, Leipzig
Lane WA (1913) The operative treatment of fractures. The Med Publish Comp., London
Lexer E (1919/1924) Die freien Transplantationen, 2 Bde. Enke, Stuttgart
Lexer E (1922) Über die Entstehung von Pseudarthrosen nach Frakturen und nach Knochentransplantationen. Langenbecks Arch Klin Chir 119:520
Lexer E (1925) 20 Jahre Transplantationsforschung in der Chirurgie. Verh Dtsch Ges Chir Arch Klin Chir 138:251
Lexer E (1931) Die gesamte Wiederherstellungschirurgie, 2 Bde. Barth, Leipzig
Lehne J (1991) Lorenz Böhler. Die Geschichte eines Erfolges. Maudrich, Wien
Magnus G (1935) Grundsätzliches zur Knochenbruchbehandlung. Monatsschr Unfallheilkd 43:65
Maurer G (1939) Über die Schaftfrakturen der langen Röhrenknochen. Verh Dtsch Ges Chir Arch Klin Chir 196:155
Maurer G (1972) 50 Jahre Deutsche Gesellschaft für Unfallheilkunde, Versicherungs-, Versorgungs- und Verkehrsmedizin. Monatsschr Unfallheilkd 75:433
Matti H (1918/1931) Die Knochenbrüche und ihre Behandlung, 2. Aufl. Julius Springer, Berlin
Mitteilungen und Nachrichten der Deutschen Gesellschaft für Unfallchirurgie (bis 1990: für Unfallheilkunde). lfd. seit 1979. Demeter, Gräfelfing/Balingen
Müller ME, Allgöwer M, Willenegger H (1963) Technik der operativen Frakturenbehandlung. Springer, Berlin Göttingen Heidelberg

Nieländer KH, Wolter D (1995) C.W. Wutzer und B. v. Langenbeck: Die Pioniere des Fixateur externe. In: Wolter D, Hansis M, Havemann D (Hrsg) Externe und interne Fixateursysteme. Springer, Berlin Heidelberg New York Tokyo

Oberst M (1897) Über die Grenzen der Leistungsfähigkeit des Röntgenverfahrens in der Chirurgie. Centralbl Chir 24 : 1134

Pannike A (1994) Die Entwicklung der Unfallchirurgie an den deutschen Universitäten. In: Kuner EH (Hrsg) Unfallchirurgie 1969–1994, S 96–91

Pauwels F (1965) Gesammelte Abhandlungen zur funktionellen Anatomie des Bewegungsapparates. Springer, Berlin Heidelberg New York

Payr E, Franz C (1922) Chirurgie. In: Schjerning O von (Hrsg) Handbuch der Ärztlichen Erfahrungen im Weltkriege 1914/1918, 2 Bde. Barth, Leipzig

Petersen F (1872) Mitteilungen aus der chirurgischen Klinik zu Kiel. Berl Klin Wochenschr 9 : 369

Pfannenstiel M (1958) Geschichte der Gesellschaft Deutscher Naturforscher und Ärzte. Springer, Berlin Göttingen Heidelberg

Probst J (1972) Technische Entwicklungstendenzen in der Unfallmedizin. Die Berufsgenossenschaft 1972, 267–270

Probst J (1973) Reosteosynthesen langer Röhrenknochen. Springer, Berlin Heidelberg New York (Hefte Unfallheilkd, Bd 112)

Probst J (1978) Die Entwicklung der Unfallchirurgie und die Stellung der Berufsgenossenschaftlichen Unfallkliniken. Die Berufsgenossenschaft 1978, 343–346

Probst J (Hrsg) (1980) Die Deutsche Gesellschaft für Plastische und Wiederherstellungschirurgie. In: Plastische und Wiederherstellungschirurgie bei und nach Infektionen. Springer, Berlin Heidelberg New York

Probst J (1984) Lorenz Heister (1683–1758) Praeceptor Chirurgiae. Unfallchirurgie 10 : 1

Probst J (1986) (Hrsg) Unfallheilkunde 1986. Festschrift zur 50. Jahrestagung der Deutschen Gesellschaft für Unfallheilkunde. Demeter, Gräfelfing

Probst J (Hrsg) (1986) Die Deutsche Gesellschaft für Unfallheilkunde 1922–1986. Demeter, Gräfelfing, S 17–49

Probst J (Hrsg) (1987) Die Halbwertszeit in der Unfallchirurgie. Schriftenreihe Unfallmed. Tagg. d. Berufsgenossensch. H. 65, München

Probst J (1996) Aufgaben und Ziele der Deutschen Gesellschaft für Unfallchirurgie. Mitt Nachr DGU 33 : 32

Querner H, Schipperges H (1972) Wege der Naturforschung im Spiegel der Versammlungen Deutscher Naturforscher und Ärzte. Springer, Berlin Heidelberg New York

Richter GA (1782–1804) Anfangsgründe der Wundarzneikunst, 7 Bde. Dieterich, Göttingen (zit. nach G. Fischer)

Riedinger J (1901) „Unfallheilkunde" oder „social-medicinische Praxis" auf der Naturforscher- und Aerzte-Versammlung. Monatsschr Unfallheilkd 8 : 125

Röntgen WC (1895) Über eine neue Art von Strahlen. Erste Mittheilung. Sitzungsberichte der Physikalisch-Medizinischen Gesellschaft, Würzburg

Ruge W, Büscher HK, Hartmann F (1979) 150 Jahre Ärzteverein Hannover. Schlütersche Verlagsanstalt, Hannover

Schneider R (1983) 25 Jahre AO-Schweiz. Gassmann, Biel

Steinmann F (1912) Die Nagelextension der Knochenbrüche. Enke, Stuttgart

Stromeyer GFL (1855) Maximen der Kriegsheilkunst, 2 Bde. Hahn'sche Hofbuchhandlung, Hannover

Stromeyer GFL (1875) Erinnerungen eines deutschen Arztes, 2 Bde. Rümpler, Hannover

Thiem C (1893) Handbuch der Unfallerkrankungen auf Grund ärztlicher Erfahrungen. Enke, Stuttgart

Trendelenburg F (1923) Die ersten 25 Jahre der Deutschen Gesellschaft für Chirurgie. Julius Springer, Berlin

Volkmann R von (1868) Drei Fälle von Exarticulation des Oberschenkels im Hüftgelenk. Dtsch Klein 22 : 381 (zit. nach Kasper, 1996)

Valentin B (1934) Dieffenbach an Stromeyer. Briefe aus den Jahren 1836–1846. Barth, Leipzig

Verband der Deutschen Berufsgenossenschaften (1921) Anträge des Verbandes der Deutschen (gewerblichen) Berufsgenossenschaften und des Verbandes der Deutschen landwirtschaftlichen Berufsgenossenschaften zur Verbesserung des ärztlichen Studiums. Monatsschr Unfallheilkd 28 : 169

Wagner RC (1708) De contrafissura ex principiis mechanicis, physicis ac medicis deducta. Diss. Inaug., Jena

Weller S (1995) Die Marknagel-Osteosynthese. Schicksal und Evolution eines Osteosynthese-Verfahrens. OP-Journal 3: 266
Westendorf W (1966) Papyrus Edwin Smith. Ein medizinisches Lehrbuch aus dem alten Ägypten. Huber, Bern
Wickenhagen E (1980) Geschichte der gewerblichen Unfallversicherung, 2 Bde. Oldenbourg, München Wien
Witt N (1952) Die Behandlung der Pseudarthrosen. Walter de Gruyter, Berlin
Wolter D, Bürgel P (1991) Wer war C. Hansmann? In: Wolter D, Zimmer W (Hrsg) Die Plattenosteosynthese und ihre Konkurrenzverfahren. Springer, Berlin Heidelberg New York Tokyo
Wolter D, Hansis M, Havemann D (Hrsg) (1995) Externe und interne Fixateursysteme. Springer, Berlin Heidelberg New York Tokyo
Zeis E (1862) Die Literatur und Geschichte der Plastischen Chirurgie (Reprint 1963). Forni, Bologna
Zollinger F (1940) Die Unfallmedizin als Lehrfach im Stundenplan der Medizinstudenten. Monatsschr Unfallheilkd 47 : 225

Anhang

Ehrenmitglieder

Prof. Dr. Dr. h. c. mult. Martin Allgöwer, Basel, 1981
Prof. Dr. Jörg Böhler, Wien, 1972
Prof. Dr. Dr. h.c. Horst Cotta, Heidelberg, 1993
Dr. Günther Dorka, Berlin, 1986
Prof. Dr. Wilhelm Heim, Berlin, 1973
Prof. Dr. Günther Hierholzer, Duisburg, 1995
Prim. Dr. Heinrich Jahna, Hinterbrühl, 1987
Obermed.-Rat Dr. Wolfgang Krösl, Wien, 1975
Prof. Dr. Benno Kummer, Köln, 1990
Prof. Dr. Eugen Kuner, Freiburg, 1994
Prof. Dr. Dr. h. c. Maurice E. Müller, Bern, 1972
Prof. Dr. Alfred Pannike, Frankfurt a. M., 1996
Prof. Dr. Jürgen Probst, Murnau, 1992
Prof. Dr. Jörg Rehn, Denzlingen, 1981
Prof. Dr. Peter Ricklin, Männedorf, 1975
Prof. Dr. Klaus-Peter Schmit-Neuerburg, Essen, 1997
Prof. Dr. Dr. h. c. Wolfgang Spann, München, 1985
Prof. Dr. Emanuel Trojan, Wien, 1980
Prof. Dr. Harald Tscherne, Hannover, 1989
Prof. Dr. Dr. h. c. mult. Siegfried Weller, Tübingen, 1986
Prof. Dr. Dr. h. c. mult. Hans Willenegger, Pratteln, 1978
Prof. Dr. Dr. h. c. mult. Alfred Nikolaus Witt, Gmund, 1973

Ehrenmitglieder †

Prof. Dr. med. Dr. jur. h. c. Dr. med. h.c. Karl-Heinrich Bauer, Heidelberg, 1958 † 1978
Ministerialrat a. D. Prof. Dr. Dr. Michael Bauer, Bonn † 1959
Prof. Dr. Ernst Baumann, Langenthal-Bern, 1991 † 1978

Prof. Dr. Lorenz Böhler, Wien, 1958 † 1973
Prof. Dr. Helmut Bohnenkamp, Oldenburg, 1959 † 1973
Geh. Med.-Rat Prof. Dr. August Borchard, Berlin, 1935 † 1940
Prof. Dr. Dr. h.c. Heinrich Bürkle de la Camp, Bochum, 1954,
Ehrenpräsident 1969 † 1974
Direktor Alfred Dassbach, Frankfurt/Main, 1985 † 1995
Prof. Dr. Hermann Ecke, Gießen, 1991 † 1991
Dr. van Eden, Amsterdam, 1933 † 1933
Prof. Dr. Albert Wilhelm Fischer, Kiel, 1951 † 1969
Prof. Dr. Dr. h.c. Max Flesch-Thebesius, Kronberg, 1966 † 1983
Prof. Dr. Günter Friedebold, Berlin, 1984 † 1994
Prof. Dr. Otto Hilgenfeldt, Bochum, 1971 † 1983
Direktor Dr. Paul Hörnig, Berlin, 1952 † 1953
Prof. Dr. Dr. h.c. Georg Hohmann, Bergen/Obb., 1966 † 1970
Prof. Dr. Arthur Hübner, Berlin, 1954 † 1961
Prof. Dr. Dr. h.c. Herbert Junghanns, Bad Nauheim, 1972 † 1986
Dr. Konstantin Kaufmann, Zürich, 1929 † 1934
Geh. Med.-Rat Prof. Dr. Fritz König, Würzburg, 1934 † 1952
Prof. Dr. Dr. h.c. Lothar Kreuz, Stuttgart, 1959 † 1969
Staatssekretär a.D. Dr. jur. Dr. rer. pol. h.c. Johannes Krohn,
Bad Neuenahr, 1934 † 1974
Prof. Dr. Dr. h.c. Gerhard Küntscher, Hamburg, 1965 † 1972
Oberregierungsrat a.D. Dr. jur. Herbert Lauterbach, Bonn, 1960 † 1984
Prof. Dr. Hans Liniger, Frankfurt/Main, 1929 † 1933
Prof. Dr. Alfons Lob, Murnau, 1970 † 1977
Direktor Paul Lohmar, Köln-Ehrenfeld, 1934 † 1946
Ministerialdirigent a.D. Prof. Dr. Otto Martineck, Stettfeld, 1950 † 1951
Prof. Dr. Berthold Mueller, Heidelberg, 1969 † 1976
Dr. Wolfgang Perret, München, 1978 † 1983
Dr. D. Pometta, Luzern, 1934 † 1949
Prof. Dr. Friedrich Quensel, Leipzig, 1952 † 1957
Prof. Dr. Erich Freiherr von Redwitz, Bonn, 1951 † 1964
Prof. Dr. Martin Reichardt, Würzburg, 1950 † 1967
Geh. Med.-Rat Prof. Dr. Rumpf, Volkmarsen, 1929 † 1934
Prof. Dr. Karl Scheele, Emmerich a. Rhein, 1960 † 1966
Prof. Dr. Robert Schneider, Biel, 1987 † 1990
Dr. Walther Schwarz, Berlin, 1960 † 1971
Prof. Dr. Wilhelm Tönnis, Köln-Lindenthal, 1962 † 1978
Prof. Dr. Max zur Verth, Hamburg, 1951 † 1941
Prof. Dr. med. Dr. jur. h.c. Werner Wachsmuth, Würzburg, 1985 † 1990
Prof. Dr. Jan Wester, Amsterdam, 1961 † 1985
Prof. Dr. Arnold Wittek, Graz, 1938 † 1956
Prof. Dr. Fritz Zollinger, Zürich, 1950 † 1950
Prof. Dr. Ludwig Zukschwerdt, Hamburg, 1969 † 1974

Korrespondierende Mitglieder

Prof. Dr. Walter Bandi, Interlaken/Bern, Schweiz
Prof. Dr. Ernst Baur, Luzern, Schweiz
Prof. Dr. Emil Beck, Innsbruck, Österreich
Prof. Dr. Georg Berentey, Budapest, Ungarn
Prof. Dr. William F. Blaisdell, USA
Prof. Dr. Oldrich Cech, M.D.D. Sc., Prag, Tschechische Republik
Prof. Dr. Christopher Lewis Colton, M.D., Nottingham, England
Prof. Freddie H. Fu, M.D., Pittsburgh, Pennsylvania, USA
Prof. Dr. Dantin Gallego, Madrid, Spanien
Prof. Dr. Reinhold Ganz, Bern, Schweiz
Prof. Dr. Rudolf Jan Goris, Nijmwegen, Niederlande
Priv.-Doz. Dr. Dr. h.c. Urs Heim, Bern, Schweiz
Prof. James Langston Hughes, M.D., Jackson, Mississippi, USA
Dr. Jack C. Hughston, Columbus, Georgia, USA
Prof. Dr. Ivan Kempf, Straßburg, Frankreich
Doz. Dr. Heinz Kuderna, Wien, Österreich
Prof. Dr. Fritz Magerl, St. Gallen, Schweiz
Prof. Dr. René Marti, Amsterdam, Niederlande
Prof. Joel M. Matta, M.D., Los Angeles, California, USA
Dr. Jacques Meine, Basel, Schweiz
Prof. Dr. P.A. Mohandas, Madras, Indien
Prof. Dr. Jacques Ives Nordin, Paris, Frankreich
Prof. Dr. Stephan Perren, Davos, Schweiz
Prof. Dr. Johannes Poigenfürst, Wien, Österreich
Prim. Dr. F. Povacz, Wels, Österreich
Prof. Dr. Daniel Reis, Haifa, Israel
Prof. Dr. Antal Renner, Budapest, Ungarn
Prof. M.D. Charles A. Rockwood, San Antonio, Texas, USA
Prof. Dr. Thomas Rüedi, Chur, Schweiz
Prof. M.D. Augusto Sarmiento, Los Angeles, California, USA
Prof. Dr. Franklin H. Sim, Rochester, Minnesota, USA
Prof. Dr. Salomon Schächter, Buenos Aires, Argentinien
Prof. Dr. Joseph Schatzker, Toronto, Ontario, Canada
Prof. Dr. Rudolf Szyszkowitz, Graz, Österreich
Prof. Dr. Marvin Tile, Toronto, Ontario, Canada
Prof. Dr. Donald D. Trunkey, Portland, Oregon, USA
Prof. Dr. Claude Edouard Verdan, Lausanne, Schweiz
Prof. Dr. Enrico Vigliani, Mailand, Italien
Prof. Dr. Bernhard G. Weber, St. Gallen, Schweiz

Auszeichnungen

Inhaber der Johann-Friedrich-Dieffenbach-Büste (gestiftet 1982)

Prof. Dr. med. Dr. med. h.c. mult. Martin Allgöwer, 1985
Bundeshauptstadt Berlin, 1986
Prof. Dr. med. Walter Blauth, 1992
Prof. Dr. med. Lutz Claes, 1996
Prof. Dr. med. Günter Friedebold, 1987
Prof. Dr. med. Dr. med. h.c. Herbert Junghanns, 1982
Dr. med. Klaus Klemm, 1995
Prof. Dr. med. Stephan Perren, 1993
Prof. Dr. med. Jürgen Probst, 1997
Prof. Dr. med. Jörg Rehn, 1984
Dr. Wulf-Dieter Schellmann, 1995
Prof. Dr. med. Wilhelm Schink, 1990
Prof. Dr. med. Harald Tscherne, 1994
Prof. Dr. med. Dr. med. h.c. mult. Siegfried Weller, 1989
Prof. Dr. med. Dr. med. h.c. Hans Willenegger, 1983
Prof. Dr. med. Dr. med. h.c. mult. Alfred Nikolaus Witt, 1982

Inhaber der Goldenen Ehrennadel (gestiftet 1989)

Prof. Dr. med. Dr. phil. Siegfried Borelli, 1993
Hans-Jürgen Gühne, 1992
Klaus Hug, 1992
Dr. med. h.c. Hannelore Kohl, 1997
Dr. med. Heinz Volk, 1996
Gisela Vopel, 1989
Dr. iur. Friedrich Watermann, 1990

Inhaber der Carl-Thiem-Gedenkmünze (gestiftet 1997)

Dr. s.c. med. Wolfgang Kurz, 1997

Frühere Präsidenten und Kongreßorte

Prof. Dr. H. Liniger	Leipzig	1922
Prof. Dr. H. Liniger	Innsbruck	1924
Prof. Dr. H. Liniger	Köln	1926
Prof. Dr. H. Liniger	Nürnberg	1927
Prof. Dr. H. Liniger	Berlin	1929
San.-Rat Dr. Jottkowitz	Breslau	1930
Prof. Dr. G. Magnus	Bochum	1932

Prof. Dr. V. Schmieden	Frankfurt/Main	1933
Geh. Med.-Rat Prof. Dr. F. König	Würzburg	1934
Geh. Med.-Rat Prof. Dr. A. Borchard	Berlin	1935
Prof. Dr. Max zur Verth	Hamburg	1936
Prof. Dr. Martin Reichardt	Würzburg	1937
Prof. Dr. A. W. Fischer	Kiel	1939
Prof. Dr. Dr. h.c. H. Bürkle de la Camp	Bochum	1950
Prof. Dr. E. Freiherr von Redwitz	Bonn	1951
Prof. Dr. H. Bohnenkamp	Oldenburg	1952
Ministerialrat a.D. Prof. Dr. Dr. M. Bauer	Bad Neuenahr	1953
Prof. Dr. Dr. h.c. L. Kreuz	Stuttgart	1954
Prof. Dr. G. Jungmichel	Goslar	1955
Prof. Dr. med. Dr. jur. h.c. Dr. med. h.c. K.H. Bauer	Heidelberg	1956
Prof. Dr. W. Tönnis	Köln	1957
Prof. Dr. G. Störring	Kiel	1958
Prof. Dr. H. Reinwein	Berlin	1959
Prof. Dr. B. Mueller	Lindau/Bodensee	1960
Prof. Dr. A. Lob	Garmisch-Partenkirchen/Murnau	1961
Ministerialrat Dr. C. Dierkes	Bad Godesberg	1962
Oberregierungsrat a.D. Dr. jur. H. Lauterbach	Berlin	1963
Prof. Dr. Dr. h.c. mult. A. N. Witt, Berlin/Gmund	Würzburg	1964
Prof. Dr. K. Humperdinck	Stuttgart	1965
Prof. Dr. Dr. h.c. H. Junghanns	Frankfurt/Main	1966
Prof. Dr. H. Elbel	Berlin	1967
Prof. Dr. H. Bartelheimer	Hamburg	1968
Chefarzt Dr. W. Perret	Nürnberg	1969
Prof. Dr. G. Könn	Düsseldorf	1970
Prof. Dr. J. Rehn, Bochum/Denzlingen	Freiburg/Br.	1971
Prof. Dr. G. Maurer	*Bern	1972
Prof. Dr. G. Friedebold	Berlin	1973
Prof. Dr. Dr. h.c. W. Ulmer, Bochum	Berlin	1974
Prof. Dr. W. Faubel	*Berlin	1975
Prof. Dr. H. Contzen, Frankfurt/Main	Berlin	1976
Prof. Dr. G. Dotzauer	Berlin	1977
Prof. Dr. Dr. h.c. mult. S. Weller, Tübingen	Berlin	1978
Prof. Dr. H. Tscherne, Hannover	*Wien	1979
Prof. Dr. W. Düben	Berlin	1980
Prof. Dr. L. Schweiberer, München	Berlin	1981
Prof. Dr. J. Probst, Murnau	Berlin	1982
Prof. Dr. C. Burri, Ulm	*Lausanne	1983
Prof. Dr. H. Ecke	Berlin	1984
Prof. Dr. G. Hierholzer, Duisburg	Berlin	1985
Prof. Dr. h.c. H. Cotta, Heidelberg	Berlin	1986
Prof. Dr. E.-H. Kuner, Freiburg	*Berlin	1987
Prof. Dr. K. H. Jungbluth, Hamburg	Berlin	1988
Prof. Dr. K. P. Schmit-Neuerburg, Essen	Berlin	1989

Prof. Dr. A. Pannike, Frankfurt/Main	Berlin	1990
Prof. Dr. D. Havemann, Kiel Zugleich Gemeinsamer Deutsch-Österreichisch-Schweizerischer Unfallkongreß	Wien	1991
Prof. Dr. R. Rahmanzadeh, Berlin	Berlin	1992
Prof. Dr. U. Holz, Stuttgart	Berlin	1993
Prof. Dr. A. Rüter, Augsburg	Berlin	1994
Prof. Dr. G. Muhr, Bochum	Berlin	1995
Prof. Dr. E. Markgraf, Jena	Berlin	1996
Prof. Dr. H.-J. Oestern, Celle	Berlin	1997

Generalsekretäre (bis 1978 1. Schriftführer)

Dr. W. Kühne	1922–1932
Prof. Dr. M. zur Verth	1933–1941
Dr. W. Schwarz	1950–1952
Prof. Dr. H. Bürkle de la Camp	1953–1954
Prof. Dr. R. Herget	1955–1964
Prof. Dr. J. Rehn	1965–1970
Prof. Dr. H. Contzen	1971–1974
Prof. Dr. J. Probst	1975–1980
Prof. Dr. A. Pannike	1981–1988
Prof. Dr. J. Probst	1989–1997

Die gesundheitspolitische Bedeutung der Unfallchirurgie in Deutschland und ihre Auswirkungen auf Gesellschaft und Wirtschaft

H. J. Oestern

In der Bundesrepublik Deutschland verunfallen jährlich zwischen 4 und 5 Millionen Menschen. Hinter dieser Zahl verbirgt sich nicht nur das individuelle Leid mit der Plötzlichkeit und Unverrückbarkeit des Ereignisses und den sich daraus ergebenden persönlichen Auswirkungen, sondern darüber hinaus haben diese Zahlen auch eine erhebliche Bedeutung für die Gesellschaft, die sich nicht nur in den Krankheitskosten, sondern auch in der Arbeitsunfähigkeit der Verletzten und in möglichen Rentenzahlungen widerspiegeln.

Epidemiologie

Die Zahl der Verletzten in den alten Bundesländern hatte vor etwa 25 Jahren das höchste Niveau erreicht.

Seit dieser Zeit haben die deutlich verbesserten unfallchirurgischen Behandlungsmöglichkeiten und Verkehrssicherheitsmaßnahmen dazu beigetragen, daß die Zahl der Verkehrstoten sowie der Schwer- und Leichtverletzten gesenkt werden konnte. Betrug die Zahl der Schwerverletzten im Jahre 1970 beispielsweise noch rund 165000, so sank dieser Wert 1994 auf 91000 ab. Auch die Leichtverletztenzahl hat eine rückläufige Tendenz, von 367000 im Jahre 1970 auf 324000 im Jahre 1994 [7] (Abb. 1).

Eine ähnliche Entwicklung zeichnet sich nun auch in den neuen Bundesländern ab. Auch hier ist die Zahl der Verletzten und Toten anfangs nach der Wiedervereinigung sehr hoch gewesen und hat seitdem eine abnehmende Tendenz.

Daraus ergibt sich, daß sich die Gesamtzahl der Schwerverletzten für das vereinte Deutschland nur um etwas über 4000 zwischen 1991 und 1994 verminderte. Die Zahl der Leichtverletzten stieg sogar von 374000 auf 389000. Die Gesamtzahl der Verletzten nahm 1996 um 3,6% ab und betrug 494000 (Leicht- und Schwerverletzte) (Abb. 2 und 3).

Eine ähnliche Entwicklung wie bei den Schwer- und Leichtverletzten nahm auch die Zahl der Verkehrstoten. Die höchsten Zahlen waren im Land Brandenburg zu beobachten. Die Zahl der Getöteten/100000 Einwohner betrug hier im Jahre 1989 16, war 1991 mit 36,3 Getöteten/100000 am höchsten und nahm dann wieder auf 31,8 im Jahr 1993 ab. Diese Zahl ist fast 9mal so hoch wie die Vergleichszahl von 3,6 Verkehrstoten/100000 Einwohner im Land Bremen. 1996 ging die Zahl der Verkehrstoten im Land Brandenburg um 14,5% zurück, die Zahl der

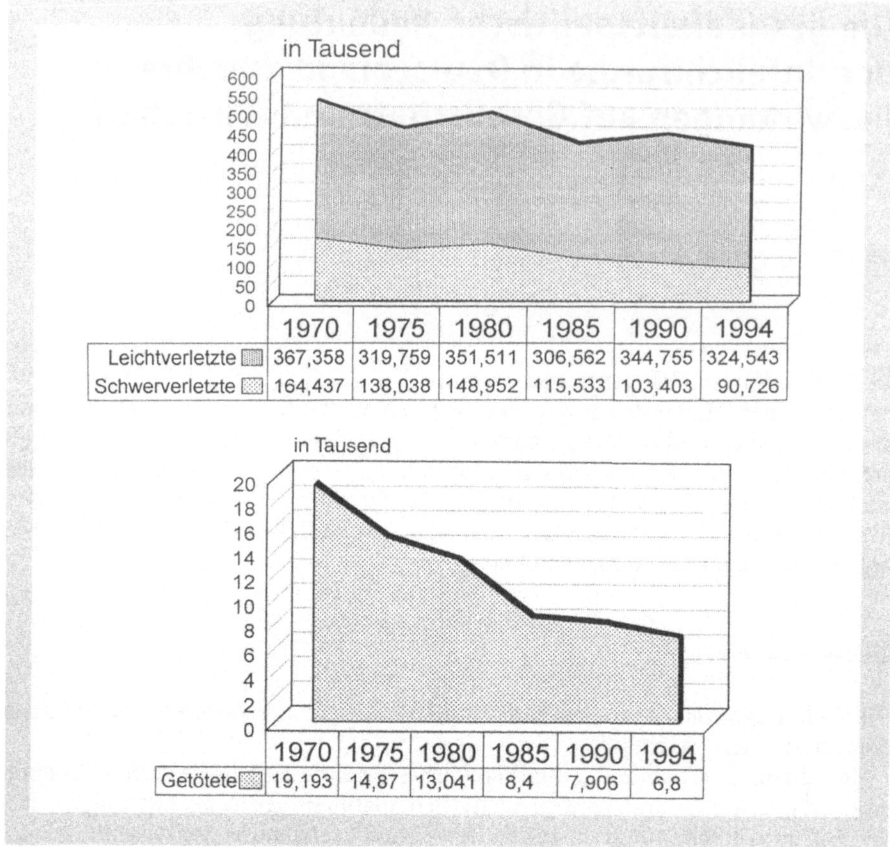

	1970	1975	1980	1985	1990	1994
Leichtverletzte	367,358	319,759	351,511	306,562	344,755	324,543
Schwerverletzte	164,437	138,038	148,952	115,533	103,403	90,726

	1970	1975	1980	1985	1990	1994
Getötete	19,193	14,87	13,041	8,4	7,906	6,8

Abb. 1. Verletzte und Getötete im Straßenverkehr in den alten Bundesländern

Verletzten um 6,8%. Während 1994 802 Menschen in Brandenburg ums Leben kamen, waren es 1995 768 und 1996 657 Menschen. Jeder Zweite starb bei einer Kollision mit einem Alleebaum.

Insgesamt erfreulich ist der Rückgang der Verkehrstoten von 11300 im Jahre 1991 auf 8755 im Jahre 1996. Im Gebiet der EU liegt diese Zahl bei 45000, in Indien mit den meisten Verkehrstoten liegt diese Zahl bei 60000.

Fahrzeugbestand und Fahrzeugleistungen

Diese Entwicklung der Verletztenzahlen ist interessant vor dem Hintergrund der Zunahme der zulassungspflichtigen Kraftfahrzeuge. Deren Zahl betrug im Jahre 1970 16,8 Mio. und 1994 46,3 Mio. Entsprechend deutlich war auch der Anstieg der Fahrleistungen. So wurden auf den Bundesautobahnen im Jahre 1970 35 Mrd. Kilometer zurückgelegt und 1994 bereits 175,4 Mrd. Kilometer.

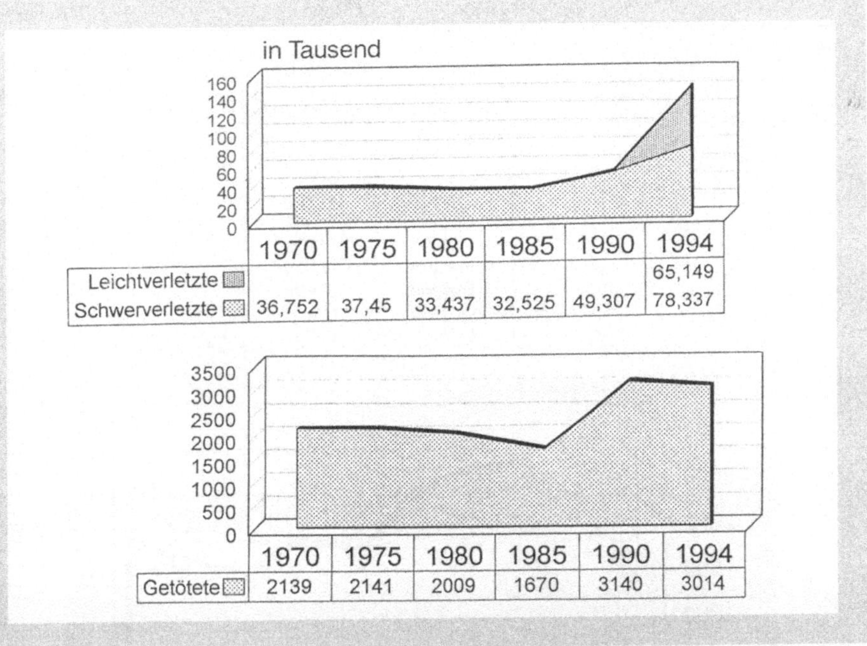

Abb. 2. Verletzte und Getötete im Straßenverkehr in den neuen Bundesländern

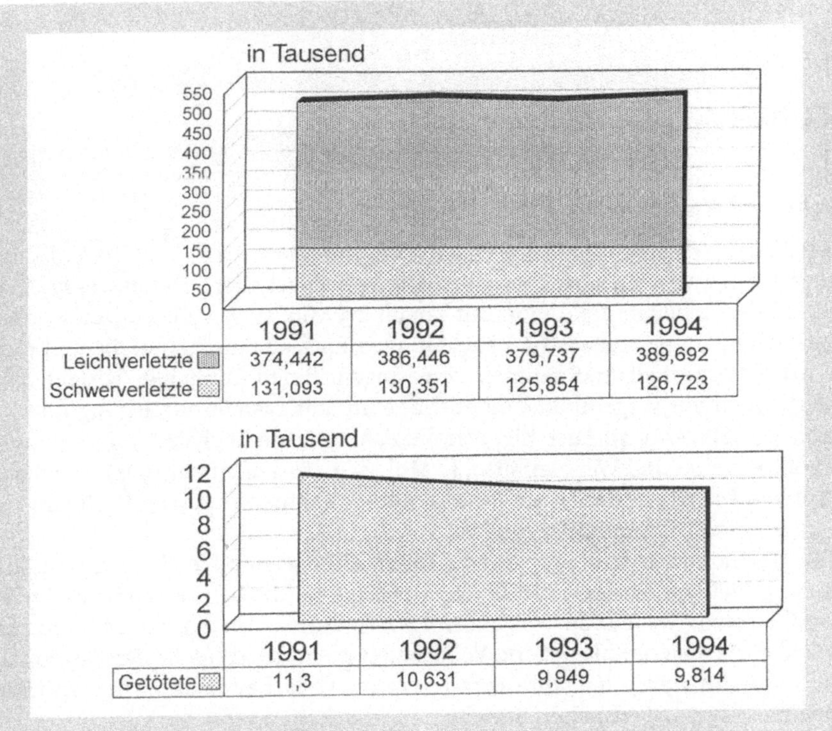

Abb. 3. Verletzte und Getötete im Straßenverkehr im vereinten Deutschland ab 1991

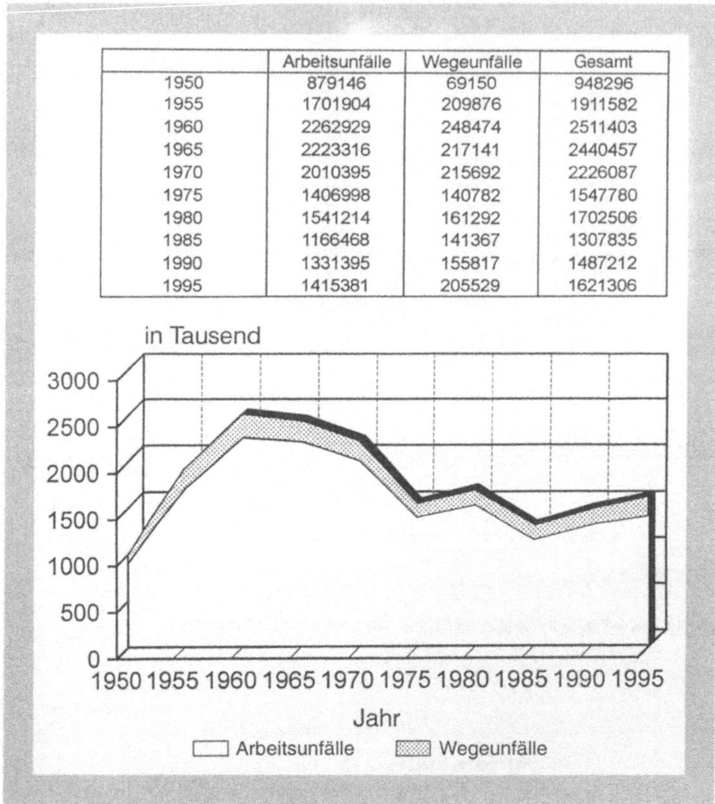

	Arbeitsunfälle	Wegeunfälle	Gesamt
1950	879146	69150	948296
1955	1701904	209876	1911582
1960	2262929	248474	2511403
1965	2223316	217141	2440457
1970	2010395	215692	2226087
1975	1406998	140782	1547780
1980	1541214	161292	1702506
1985	1166468	141367	1307835
1990	1331395	155817	1487212
1995	1415381	205529	1621306

Abb. 4. Entwicklung der Arbeits- und Wegeunfälle in Deutschland

Arbeits- und Wegeunfälle

Die Zahl der Arbeitsunfälle stieg von 880.000 im Jahr 1950 (11,02 Mill. Vollzeitarbeiter) auf 1,42 Mio. im Jahre 1995 (30,3 Mill. Vollzeitarbeiter). Besonders hoch war die Zahl der Arbeitsunfälle 1960 mit knapp 2,3 Mio. (17,8 Mill. Vollzeitarbeiter). Entscheidend zu der inzwischen rückläufigen Entwicklung haben die verbesserten Arbeitssicherheitsmaßnahmen beigetragen. Einen ähnlichen Verlauf nahm auch die Zahl der Wegeunfälle, deren Höhe im Jahr 1950 69000 betrug und 1995 knapp 206000 (Abb. 4). Auch hier war die Zahl 1960 am höchsten. 1996 betrug die Zahl der Arbeits- und Wegeunfälle 1,47 Mill. (– 9,4 % gegenüber 1995). Die meldepflichtigen Unfälle (Arbeits- und Wegeunfälle) nahmen im ersten Halbjahr 1997 um 42233 (– 5,8 %) gegenüber 1996 ab.

Die Unfallquote betrug 1995 je 1000 Vollarbeiter 46,7 und je 1 Mio. Arbeitsstunden 29,73 meldepflichtige Unfälle. Die Unfallquote für die meldepflichtigen Wegeunfälle betrug 5,9 je 1000 Versicherungsverhältnisse. Im Jahre 1960 betrug hier die Zahl der Arbeitsunfälle je 1000 Vollarbeiter noch 126,7 und die der Wegeunfälle 13,9. Insgesamt waren im Jahre 1995 30323479 Vollarbeiter und 2823228 Unternehmen bei den gewerblichen Berufsgenossenschaften versichert.

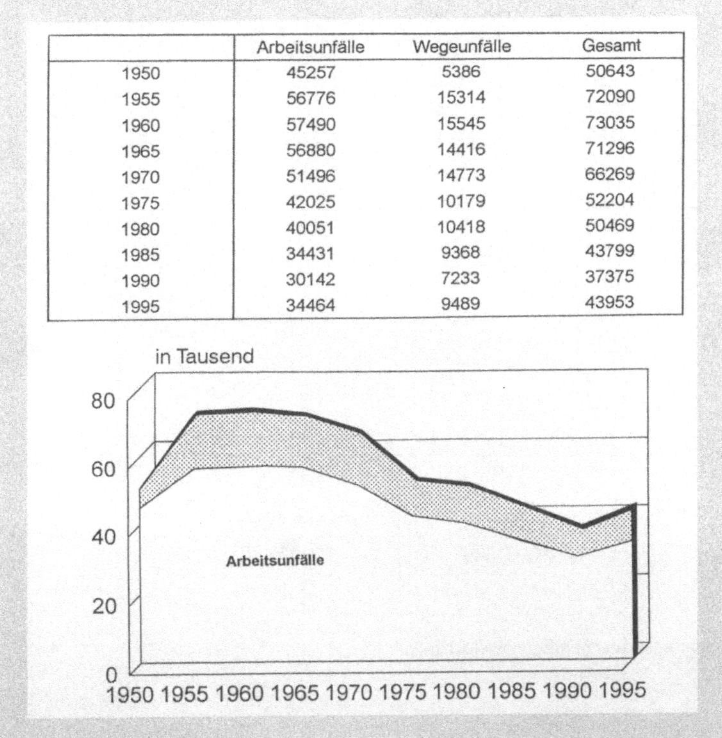

	Arbeitsunfälle	Wegeunfälle	Gesamt
1950	45257	5386	50643
1955	56776	15314	72090
1960	57490	15545	73035
1965	56880	14416	71296
1970	51496	14773	66269
1975	42025	10179	52204
1980	40051	10418	50469
1985	34431	9368	43799
1990	30142	7233	37375
1995	34464	9489	43953

Abb. 5. Entwicklung der Unfallrenten (im Geschäftsjahr erstmals bezahlte Renten, erstmals entschädigte Arbeitsunfälle)

Die Aufwendungen für die Unfallverhütung betrugen im Jahr 1995 bei den Berufsgenossenschaften über 1,1 Mrd. DM [1], die sich sehr positiv auf die Entwicklung der Arbeitsunfälle ausgewirkt haben.

Rentenzahlungen

Die Zahl der erstmals in einem Geschäftsjahr gezahlten Renten betrug bei den Arbeitsunfällen 1950 45000 und bei den Wegeunfällen 5400. Dem gegenüber stehen im Jahre 1995 erstmals gezahlte Rentenzahlungen in einer Höhe von rund 35000 bei den Arbeits- und 9500 bei den Wegeunfällen (Abb. 5).

Der Rentenbestand beläuft sich 1995 auf 760000 bei den Verletzten und Kranken, etwa 117000 bei den Witwen und knapp 20000 bei den Waisen. Dies entspricht einer Gesamtsumme von 8,9 Mrd. DM im Jahre 1995 (Abb. 6).

Die Aufwendungen für Verletztenrenten betrug je Patient 8398 DM, bei den Witwen- und Witwerrenten 19573 DM und 12329 DM bei den Waisenrenten.

Altersstruktur der Verletzten

Am häufigsten sind bei Verkehrsunfällen mit Personenschäden Erwachsene zwischen dem 25. und dem 35. Lebensjahr beteiligt (Abb. 7), etwa zwei Drittel aller Verkehrsunfallverletzten sind jünger als 45 Jahre.

	Verletzte und Erkrankte	Witwen	Waisen	Sonstige	Gesamt
1950	297452	77471	36810	1756	413489
1960	539056	113589	38692	1341	692678
1970	535016	124848	45560	872	706296
1980	560619	122157	42567	527	725870
1990	557932	103577	20733	278	682520
1995	758887	117464	19975	179	896535

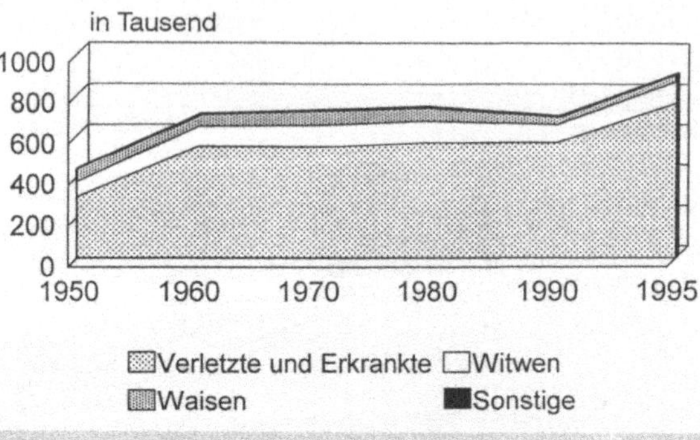

Abb. 6. Rentenbestand der Berufsgenossenschaften

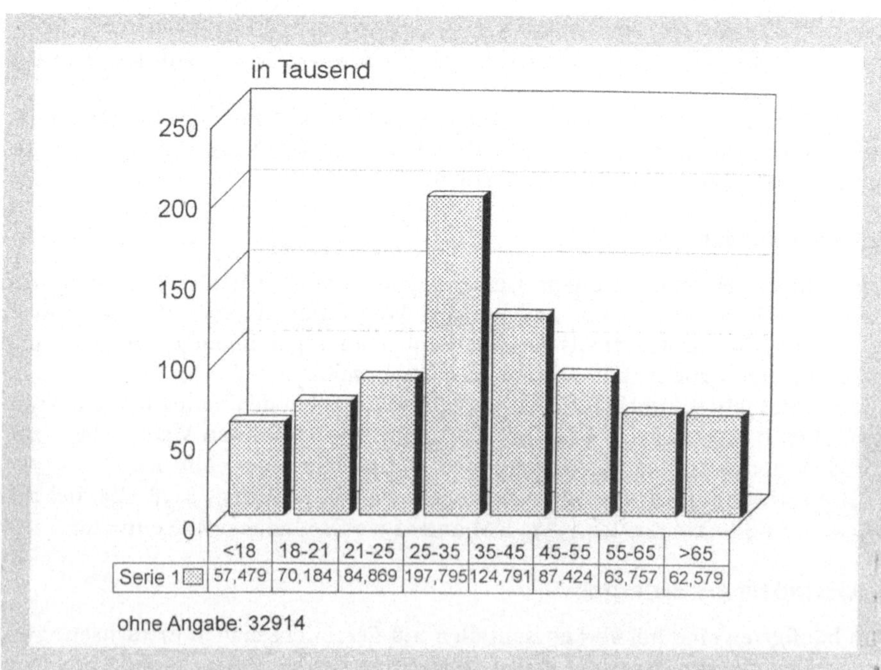

Abb. 7. Beteiligte an Verkehrsunfällen mit Personenschaden im Jahr 1995 (unterteilt nach Altersgruppen)

Verlust an Arbeitsjahren durch Todesfälle unter dem 45.Lebensjahr

Die enorme menschliche und volkswirtschaftliche Bedeutung zeigt die Betrachtung der Altersstruktur der Verkehrstoten: Besonders junge Menschen sind von tödlichen Verkehrsunfällen betroffen.

Betrachtet man die Zahl der verlorenen Arbeitsjahre im Hinblick auf die häufigsten Todesursachen (Unfall, Herz-Kreislauf-Erkrankungen und Neoplasma), so sind es bei den Männern die Unfälle mit 48,6%, gefolgt von Herz-Kreislauf-

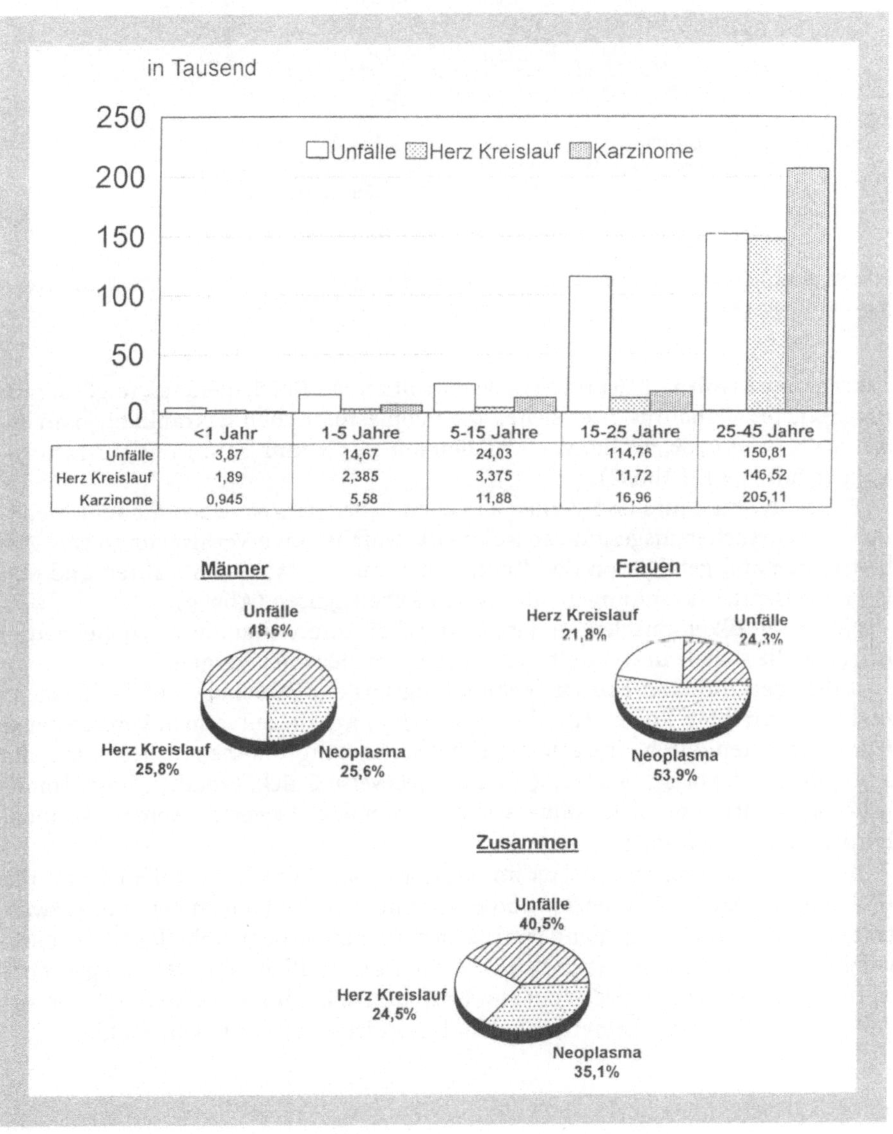

	<1 Jahr	1-5 Jahre	5-15 Jahre	15-25 Jahre	25-45 Jahre
Unfälle	3,87	14,67	24,03	114,76	150,81
Herz Kreislauf	1,89	2,385	3,375	11,72	146,52
Karzinome	0,945	5,58	11,88	16,96	205,11

Abb. 8. Mindestverlust an Arbeitsjahren durch Todesfälle unter 45 Jahren in Deutschland im Jahre 1994 (unterteilt nach Todesursachen)

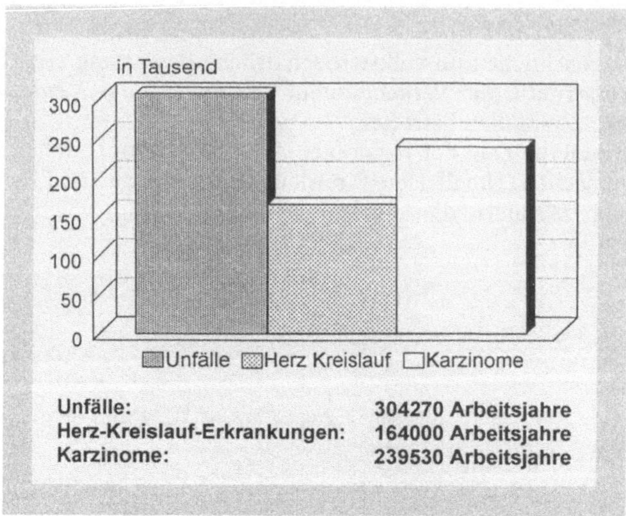

Abb. 9. Verlust an Lebensarbeitsjahren durch verschiedene Todesursachen in Deutschland, 1994, für die Bevölkerung bis zum 45. Lebensjahr

Erkrankungen mit 20,8 % und Neoplasma mit 25,6 %. Bei den Frauen zeigt sich ein umgekehrtes Verhältnis, hier stehen die neoplasmatischen Erkrankungen an erster Stelle mit 53,9 %, gefolgt von Unfällen mit 24,3 % und Herz-Kreislauf-Erkrankungen mit 21,8 % (Abb. 8).

Betrachtet man nun den Verlust an Lebensarbeitsjahren durch die verschiedenen Todesursachen insgesamt, so weisen die Unfälle einen Verlust von 304 270 Arbeitsjahren auf, gefolgt von den Karzinomen mit 239 530 Arbeitsjahren und den Herz-Kreislauf-Erkrankungen mit 164 000 Arbeitsjahren (Abb. 9).

Neben der ökonomischen und medizinischen Dimension müssen dabei natürlich auch die soziale und die ethische Dimension beachtet werden.

Außer den direkten Kosten (Behandlungskosten, Personal- und Sachkosten) und den indirekten Kosten (Produktionsausfall, Arbeitszeitverlust, Verdienstausfall, Folgekosten durch eine erhöhte Lebenserwartung) müssen insbesondere die intangiblen Kosten und Nutzen (wie beispielsweise Glück, Freude, Angst, Trauer Lebensqualität), die nicht ohne weiteres monetär bewertet werden können, Berücksichtigung finden.

Bei den Todesursachen liegen im internationalen Vergleich Rußland und die USA mit 23,4 bzw. 15,8 Toten/100 000 Einwohner bei Unfällen an erster bzw. zweiter Stelle, während Deutschland mit 11,2 an dritter Stelle liegt (Tabelle 1). Die volkswirtschaftlichen Kosten, die in den USA für einen tödlich Verletzten aufgebracht werden müssen, belaufen sich auf rund 318 000 Dollar, für einen stationär behandelten 34.116 Dollar und einen ambulant behandelten Verletzten 518 Dollar.

Tabelle 1. Todesarten im internationalen Vergleich je 100000 Einwohner

	Verletzung und Vergiftung	Verkehrsunfälle	ischämische Herzerkrankungen	Karzinome
Argentinien (1991)	48,9	10,2	54,1	121,9
Mexiko (1992	26,5	7,1	78,2	58,4
Kanada (1992	38,7	10,8	89,1	130,5
USA (1991)	51,6	15,8	103,8	133,5
Deutschland (1993	36,9	11,2	94,4	134,6
Holland (1992)	25,7	7,3	73,4	140,3
Rußland	196,7	23,4	242,9	145,9
China (1992)	77,1	10,5	24,4	112,4
Japan (1993)	34,5	9,2	20,2	106,1
Australien (1992)	36,4	10,7	105,5	125,3

Frakturen im Alter

Die Zunahme der alten Bevölkerung in den nächsten Jahren hat zur Folge, daß die Zahl der Frakturen im hüftnahen Oberschenkelbereich erheblich ansteigen wird. Nach Hochrechnungen wird sich deren Zahl bis zum Jahr 2010 gegenüber 1987 um nahezu 300% steigern, von 46 auf 138 Fälle je 100000 Einwohner [4].

Diese Entwicklung wird zwangsläufig zu erheblichen finanziellen Belastungen unseres Gesundheitssystems beitragen.

Unfallchirurgische Versorgungsstruktur

Die Zahl der unfallchirurgischen Kliniken hat sich in den Jahren 1991–1996 entsprechend den gesellschaftspolitischen Ansprüchen für eine weitere Spezialisierung weiter nach oben entwickelt. Spezialisierung schafft größere Erfahrung, bessere Ergebnisse und eine günstigere Kostenentwicklung. Im Jahr 1991 waren 238 unfallchirurgische Kliniken mit einer Gesamtbettenzahl von 17092 und 435 Intensivbetten in Deutschland vorhanden. Diese Zahl stieg im Jahr 1994 auf 270 Kliniken mit 18761 Betten und 530 Intensivbetten an.

Behandelt wurden in unfallchirurgischen Abteilungen 1991 insgesamt 427587 Patienten mit 5613444 Pflegetagen. Dies entsprach einer Verweildauer von 13,1 Tagen [3].

Im Jahr 1994 wurden bereits 503590 Patienten mit 5917197 Pflegetagen behandelt. Dies entspricht einer Verweildauer von 11,8 Tagen (Abb. 10).

Zum Vergleich betrug im selben Zeitraum die Zahl der Aufnahmen in den thorax- und kardiovaskularchirurgischen Kliniken 84753 mit nahezu 1,2 Mio. Pflegetagen.

Die durchschnittliche unfallchirurgische Abteilung umfaßt etwa 74 Betten, hat 3 Oberärzte, 7 Assistenzärzte und 2 AiP sowie einen Chefarzt.

Dem gegenüber hat die durchschnittliche „allgemeinchirurgische“ Abteilung 83 Betten, 1 Chefarzt, 3–4 Oberärzte, 8–9 Assistenten und 2–3 AiP.

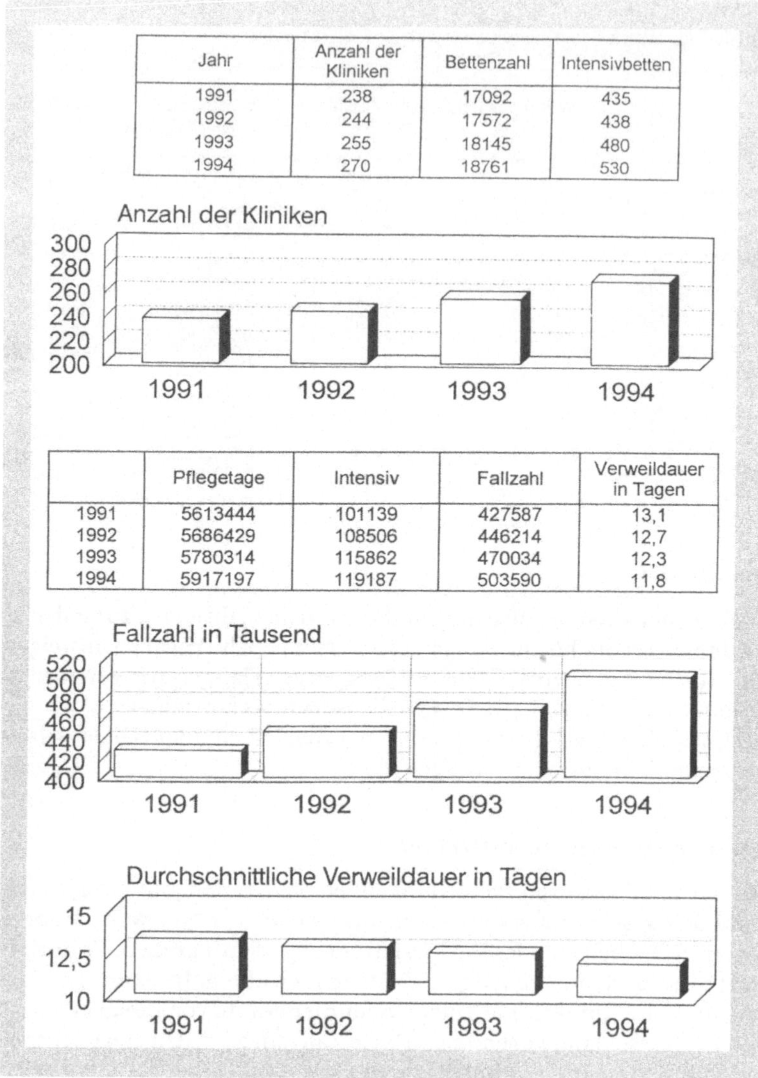

Jahr	Anzahl der Kliniken	Bettenzahl	Intensivbetten
1991	238	17092	435
1992	244	17572	438
1993	255	18145	480
1994	270	18761	530

	Pflegetage	Intensiv	Fallzahl	Verweildauer in Tagen
1991	5613444	101139	427587	13,1
1992	5686429	108506	446214	12,7
1993	5780314	115862	470034	12,3
1994	5917197	119187	503590	11,8

Abb. 10. Leistungsdaten der Unfallchirurgie der 90er Jahre in Deutschland

Aufgabenbereich der Unfallchirurgie

Definitionsgemäß umfaßt das Fach Unfallchirurgie die gesamte Behandlung des unfallchirurgischen Patienten von der Erstbehandlung bis zur vollständigen Rehabilitation und Begutachtung.

Der Unfall kennt keine anatomischen und funktionellen Grenzen, deshalb versteht sich der Unfallchirurg nicht nur als behandelnder Arzt, sondern darüber hinaus als derjenige, der den Patienten betreut und ihn bis zu seiner Gesundung begleitet. Dies beinhaltet neben den speziellen unfallchirurgischen Erfahrungen auch Kenntnisse in den Nachbargebieten, um die optimale Behandlung für den Verunfallten zu gewährleisten.

Dementsprechend umfassen die wichtigsten Teilgebiete der Unfallchirurgie die Prävention von Unfallverletzungen, die präklinische Versorgung, die stationäre und ambulante Behandlung von Verletzungen sowie die Rehabilitation und die Begutachtung. Die Basis dieser Tätigkeit ist die Grundlagen- und klinische Forschung.

Prävention

Drei Gebiete seien stellvertretend für die unfallchirurgischen Bereiche der Unfallprävention genannt:

- Verkehrsunfallforschung
- Sportverletzungen
- Kinderunfälle

1. Die Verkehrsunfallforschung umfaßt nicht nur Maßnahmen der Unfallverhütung, z.B. im Sinne des social marketing der Verkehrssicherheit und die detaillierte Unfallanalyse, sondern auch eine enge technische Kooperation in den Maßnahmen zur Verbesserung und Entwicklung von Sicherheitssystemen und Sicherheitsvorkehrungen. Exemplarisch seien nur die Sicherheitsgurte, Kindersitze und der Airbag genannt. Beispiele für gute medizinisch-technische Zusammenarbeit finden wir auch in verschiedenen Verkehrssicherheitsprogrammen, an denen Unfallchirurgen aktiv beteiligt sind.

2. Die Prävention umfaßt ebenso die Sportverletzungen. Bei über 25 Millionen organisierten Sportlern stellt diese Verletztengruppe einen großen unfallchirurgischen Schwerpunkt dar.

Die Verbesserung von Trainingsmethoden bildet nur einen Teil der Maßnahmen zur Unfallverhütung. Durch Kenntnis sportspezifischer Funktionsabläufe und analog verletzter Strukturen kann der Unfallchirurg besonders kompetent zur verbesserten Verletzungsprävention im Sportbereich beitragen und operative Techniken fortentwickeln. Als Beispiele seien nur die Optimierung der Skibindungen sowie die Verbesserung von Sportschuhen im Rahmen der Unfallsicherheit genannt. Sportunfälle sind fester Bestandteil des Schwerpunktes Unfallchirurgie, von der Prävention bis zur vollen Rehabilitation. Diese Globalbetreuung und -versorgung ist gerade auf diesem Gebiet besonders essentiell und beginnt bereits in den Vereinen.

3. Auch in der Prävention von Kinderunfällen ist der Unfallchirurg aufgrund der Kenntnis der kindlichen Verletzungen und den direkten Vergleichsmöglichkeiten zur Erwachsenentraumatologie der geeignete Therapeut und wissenschaftliche Ansprechpartner für Präventionsmaßnahmen. Die Kindertraumatologie gehört zum Schwerpunkt Unfallchirurgie.

Im Jahre 1995 verunglückten Kinder unter 15 Jahren am häufigsten als Fahrradbenutzer (34%). Allein durch die generelle Einführung der Helmpflicht für Fahrradfahrer könnte die Zahl der tödlichen Verkehrsunfälle bei diesen Kindern um 10–11% gesenkt werden.

Präklinische Behandlung

Die Ergebnisse in der Versorgung Schwerverletzter oder auch die Resultate bei multiplen Einzelverletzungen zeigen die enorme Bedeutung der Erstbehandlung für den Verletzten. Während vor 35 Jahren noch nahezu jeder zweite Schwerstverletzte seinen Verletzungen erlag, sind es jetzt nur noch 10 bis 15% der Verunglückten mit einem vergleichbaren Verletzungsmuster, die an einem Schädel-Hirn-Trauma oder sekundären Unfallfolgen wie dem Multiorganversagen versterben. Ein Schlüssel für diese Behandlungserfolge liegt in der Kenntnis über die Behandlungsmöglichkeiten der sehr rasch nach dem Unfall einsetzenden schockbedingten Mikrozirkulationsstörungen und der mediatorvermittelten Endothelläsionen. Frühzeitige Beatmung, ausgedehnter Ersatz des Volumenverlustes, Schmerzbekämpfung, Schienung von Frakturen, Entlastung von einem Pneumothorax sind nur einige der Maßnahmen, die die Prognose des Unfallverletzten in den letzten Jahren verbessern konnten [9].

Als weitere Beispiele seien die Behandlungsmaßnahmen bei Wirbelsäulenverletzungen oder offenen Frakturen genannt, deren Gesamtprognose ebenfalls wesentlich von der Erstbehandlung bestimmt wird.

Bei den offenen Frakturen führt eine geschulte Primärbehandlung an der Unfallstelle nach unfallchirurgischen Gesichtspunkten mit Reposition, sterilem Verbinden der Wunde und Schienung zu einer deutlichen Senkung der Infektionsrate. Berechnet man die Gesamtkosten für die Behandlung eines infizierten Unter- oder Oberschenkelbruches, so ergibt sich daraus eine erhebliche volkswirtschaftliche Bedeutung. Die Kosten belaufen sich heute bei unkompliziertem Verlauf auf 8000 bis 10 000 DM, im Vergleich dazu steigen die Kosten eines infizierten Oberschenkelbruches auf 750 000 bis 1 Mio. DM.

Auch die rasche Reposition eines gebrochenen oder verrenkten Wirbels führt aufgrund der Entlastung des Rückenmarkes zu einer deutlich verbesserten Gesamtprognose. Die Behandlung an der Unfallstelle, das heißt, das erste Glied der Rettungskette, muß geprägt sein von unfallchirurgischer Erfahrung und sachlicher Kompetenz. Nur derjenige kann die Bedeutung des Primärschadens werten, der später auch die weitere Behandlung gestaltet, nur derjenige kann aus schwierigen Verläufen und Komplikationen Rückschlüsse ziehen, der den Primärbefund kennt und die Erstbehandlung durchgeführt hat.

Der Unfallchirurg ist nicht nur in die präklinische Behandlung eingebunden, sondern wirkt darüber hinaus aktiv als Organisator oder als maßgeblicher Mitgestalter und prägt somit die Leitlinien in der präklinischen Behandlung Verletzter.

Dies kann sehr wohl auch interdisziplinär, z. B. gemeinsam mit Internisten und Anästhesisten erfolgen. In der eigenen Klinik sind nur die Kollegen in das Notarztsystem eingebunden, die die Zusatzbezeichnung „Arzt für Rettungsmedizin" besitzen. Diese Gruppe wird interdisziplinär aus Unfallchirurgen, Chirurgen, Anästhesisten und Internisten gebildet.

Klinische Erstbehandlung

Die Erstbehandlung des Verletzten erfolgt in der Notfallambulanz. Naturgemäß ist hier der Unfallanteil der Patienten sehr hoch und erfordert eine hohe Entscheidungskompetenz. Wegen der hohen unfallchirurgischen Patientenzahl ist in den meisten Fällen der Unfallchirurg der Organisator in diesem Bereich.

Wie wichtig eine kompetente Erstbehandlung ist, zeigen Zahlen einer international vergleichenden Studie aus England. Wurden Schwerverletzte nur in 13% – statt im Zentrum eines anderen Landes in über 90% – durch einen traumatologisch sehr erfahrenen Arzt in der Anfangsphase behandelt, war bei vergleichbarem Schweregrad der Verletzten die Prognose deutlich schlechter [Yates 1997]. In der bis 1997 80622 Patienten umfassenden MTOS-Studie waren nur 18% innerhalb der ersten 2 Stunden einer notwendigen operativen Versorgung zugeführt, bei 50% vergingen mehr als 4 Stunden [10].

Besonders aufwendig ist die Behandlung der polytraumatisierten Patienten. Sie sind an der Gesamtzahl der stationär behandelten nur mit 5 bis 10% beteiligt, verursachen jedoch 25 bis 33% der Gesamtkosten einer Abteilung. Die tatsächlich anfallenden Kosten für einen Polytraumatisierten belaufen sich auf 87000 bis 106000 DM [5]. Bei diesen Berechnungen wurden Patienten mit einer Verletzungsschwere nach dem ISS (Injury Severity Scale) zwischen 30 und 40 Punkten untersucht. Die Kosten pro Tag belaufen sich etwa auf 4.750 DM oder 3,30 DM/Min. Zum Vergleich seien die Fallpauschalen für Nierentransplantationen mit 101991,18 DM, Lebertransplantationen mit 184180,19 DM oder Herztransplantationen mit einem Kostenaufwand von 96712,70 DM erwähnt.

Obwohl die Behandlungskosten Polytraumatisierter nachweislich etwa in der Größenordnung dieser Transplantationen liegen, gilt für Schwerverletzte weiterhin der normale Pflegesatz. Dies bedeutet, daß unter den gegenwärtigen wirtschaftlichen Bedingungen des Gesundheitsstrukturgesetzes die Behandlung Schwerverletzter nur mit erheblichen finanziellen Verlusten durchgeführt werden kann und dies bei einem Gesamtbudget für die medizinische Versorgung von nahezu 260 Mrd. DM.

Die Zahl der unfallchirurgisch stationär behandelten Patienten betrug nahezu 1,5 Mio., davon wurden 661000 (43,4%) operativ versorgt. Besonders hoch ist die Zahl der Frakturen an den unteren Extremitäten mit 347000 im Vergleich zu den oberen Extremitäten mit nahezu 190000. Die Zahl der operativ versorgten Brüche betrug hier 63,4% für die untere Extremität und 60,5% für die obere Extremität.

Im Jahre 1995 wurden insgesamt etwa 2,9 Mio. Implantate eingebracht. Darunter befinden sich allein 62300 Nägel, 197200 Platten und 76500 Fixateure. Am meisten gebraucht wurden natürlich Schrauben mit 1,6 Mio. sowie Drähte und Klammern mit 680000 (Abb. 11).

Während früher die operative Frakturbehandlung eher die Ausnahme darstellte, ist sie heute z.B. bei den Schaftfrakturen der großen Röhrenknochen eher die Regel. Dies drückt sich in einer deutlichen Verringerung der Liegezeiten, aber auch der sekundären Folgen einer langen Ruhigstellung (z.B. Muskelatrophie und Gelenkeinsteifung) aus. Eine konservativ behandelte Unterschenkelfraktur war vor 25 bis 30 Jahren noch etwa 4 Wochen hospitalisiert, heute wird der Unterschenkelbruch im allgemeinen durch Marknagelung stabilisiert und der Patient kann nach 1 Woche das Krankenhaus verlassen. Dies bedeutet volkswirtschaftlich gesehen nicht nur eine Verringerung der Krankenhauskosten durch die verkürzte Liegezeit, sondern darüber hinaus eine wesentlich schnellere Rehabilitation und damit geringere weitere Folgekosten.

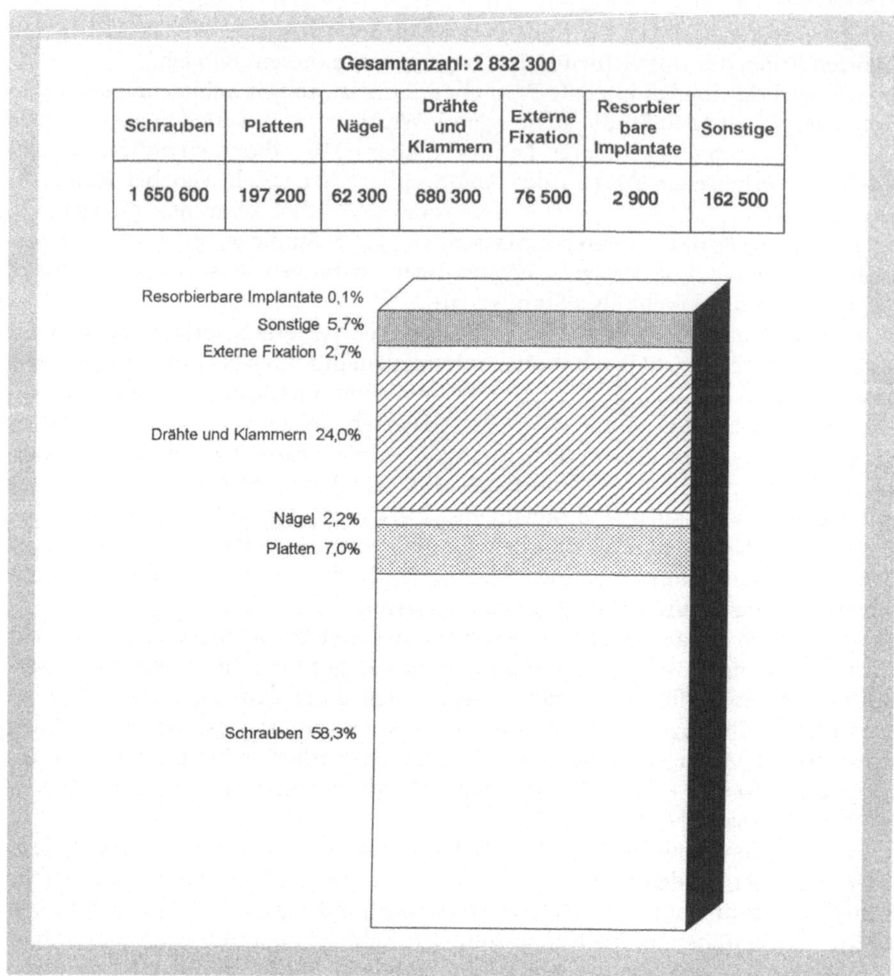

Gesamtanzahl: 2 832 300

Schrauben	Platten	Nägel	Drähte und Klammern	Externe Fixation	Resorbier bare Implantate	Sonstige
1 650 600	197 200	62 300	680 300	76 500	2 900	162 500

Abb. 11. Anzahl der Implantate im Bereich Traumatologie im Jahr 1995

Besonders wichtig ist die intensivmedizinische Behandlung des Unfallverletzten. Entscheidend ist hierbei, daß von Beginn an nicht durch eine Extensionsbehandlung der Frakturen die Wechsel- und Bauchlagerung des Verletzten, die für eine optimale Lungenfunktion unentbehrlich geworden ist, behindert wird. Die Aufgabe des Unfallchirurgen besteht darin, die Frakturen sofort, u. U. auch nur temporär, mittels Fixateur externe zu stabilisieren, um damit pulmonalen Komplikationen entgegenzuwirken. Die enge Kooperation auf einer Intensivstation schafft die Voraussetzungen für eine optimale Festsetzung des weiteren Managements. Diese Behandlung ist äußerst personalintensiv und jeweils individuell auf den einzelnen Patienten zugeschnitten. Im Vergleich zu anderen Intensivbereichen sind hier automatisierte oder rein computergestützte Behandlungen nur mit Einschränkungen möglich.

Poststationäre Behandlung

Ganz besonders wichtig ist die poststationäre Behandlung des Verunfallten, die bislang nur im berufsgenossenschaftlichen Behandlungsverfahren eine kontinuierliche Behandlung ermöglicht. Die infolge der neuen Bestimmungen nur 14 Tage umfassende poststationäre Behandlung ist gerade für die unfallchirurgische Qualitätssicherung nicht ausreichend. Der Behandlungserfolg zeigt sich in der Unfallchirurgie nicht mit der Beendigung der Wundheilung. Kontrollmöglichkeiten, gerade durch den Operateur, nach bestimmten Zeitabständen sind für den Behandlungserfolg mit entscheidend.

Die ambulante Behandlung umfaßt auch die Rehabilitation. Die von den Berufsgenossenschaften und Krankenkassen initiierten Verfahren der EAP (erweiterte ambulante Physiotherapie) und ambulanten Rehabilitation sind gute Schritte, solange ein bestimmtes Qualitätsniveau aufrechterhalten wird und diese Einrichtungen nicht vorzugsweise gewinnwirtschaftlichen Gesichtspunkten gehorchen. Die ärztliche Weiterbetreuung in dieser Phase gehört entscheidend zur unfallchirurgischen Tätigkeit.

Begutachtungsfragen erlangen eine immer größere Bedeutung und erfordern naturgemäß umfassende unfallchirurgische Kenntnisse, basierend auf wissenschaftlichen und praktischen Erfahrungen.

Diesen enorm wichtigen Gebieten sind deshalb eigene Kapitel gewidmet.

Forschung

Nur die intensive Beschäftigung mit einem definierten Gebiet schafft den Rahmen für wissenschaftliche Fragestellungen. Die Forschung ist das Fundament unserer Tätigkeit. Innovative Ideen gedeihen über die tägliche Konfrontation mit Problemkreisen und relevanten Fragestellungen. Nur etwa 30 % der Forschungsmittel der Deutschen Forschungsgemeinschaft, die für chirurgische Forschung 1994 verwandt wurden, betrafen unfallchirurgische Fragestellungen. Hier sind sicherlich in der Zukunft noch Verbesserungsmöglichkeiten zu finden. Die Komplexität der Grundlagenforschung, die Erhaltung einer Kontinuität in der Forschungsrichtung, der Zeitaufwand für eine weiterführende originäre Forschung zwingen aber über Strukturverbesserungen nachzudenken, die auch dem unfallchirurgisch Forschenden befriedigende Berufschancen ermöglichen und somit zur Optimierung der unfallchirurgischen Forschung beitragen können.

Ausbildungsprobleme

Die Ausbildungsprobleme werden wachsen, da die Ausbildungsvoraussetzungen erschwert werden. Auch das neue Arbeitszeitgesetz wird zwangsläufig die Weiterbildungszeiten verlängern, da die Anwesenheitsmöglichkeit des ärztlichen Mitarbeiters deutlich reduziert wird.

Weitere Einflüsse, die in den nächsten Jahren die Weiterbildung beeinflussen werden, sind die niedrigere Fluktuation von ärztlichen Mitarbeitern in den Kliniken aufgrund der verschlechterten Niederlassungsmöglichkeiten und eine eventuelle Stellenreduktion in den nächsten Jahren. Aber auch die ambulante Chirurgie mit definierten OP-Zeiten innerhalb, vor allem aber auch außerhalb des Krankenhauses kann eine Verminderung der Ausbildungsmöglichkeiten für kleinere und mittlere Eingriffe bedeuten. Der Gesamtanteil der für die Ausbildung möglichen Operationen wird sich auch unter diesem Druck reduzieren.

Wichtig für die Unfallchirurgie ist es, nicht nur Leitlinien und Behandlungskonzepte zu definieren, sondern diese auch stetig zu verbessern. Dadurch wird es für die Unfallchirurgie auch in der Zukunft möglich sein, ihren Anspruch und Ruf als eine international akzeptierte, weltweit führende Disziplin zu verteidigen. Vergleichende Untersuchungen der deutschen Unfallchirurgie mit anderen Ländern bestätigen z. Z. diese führende Position [2, 6, 8, 10]. Dieser Weg ist persönlich entbehrungsreich, wie eine Untersuchung von den Leitern der Traumazentren Level I, d.h. den Schwerpunktkliniken in den USA, zeigt. Die drei am meisten belastenden Charakteristika für einen Unfallchirurgen sind nach dieser Analyse Nacht- und Wochenendarbeit, gestörtes Familienleben und ein nicht vorhersehbarer und kalkulierbarer Zeitablauf. Entsprechend einer Untersuchung der Tuffts-Universität stehen im Gegensatz dazu die drei wesentlichen lebensverlängernden Einflüsse: Geregelter Arbeitsrhythmus, familiäre Geborgenheit und regelmäßige sportliche Aktivität.

Zusammenfassung

Die Fortschritte in der unfallchirurgischen Versorgung gemeinsam mit den verbesserten Verkehrssicherheitsbestimmungen und der Fahrzeugsicherheit haben dazu geführt, daß die Zahl der Verkehrstoten im Jahre 1996 auf 8700 zurückgegangen ist. Im gleichen Zeitraum nahm die Zahl der zulassungspflichtigen Kraftfahrzeuge von 16,8 Mio. im Jahre 1970 auf 46,3 Mio. im Jahre 1994 zu. Bei den Arbeitsunfällen betrug 1995 die Unfallquote je 1000 Vollarbeiter 46,7 und je 1 Mio. Arbeitsstunden 29,73 meldepflichtige Unfälle. Die hier durchgeführten Arbeitsplatzsicherungsmaßnahmen haben zu einer deutlichen Reduktion der Unfallzahlen geführt. Die Gesamtzahl der berufsgenossenschaftlichen Rentenzahlungen betrug 1995 8,5 Mrd.

Die altersmäßige Verteilung der Verkehrsunfälle mit Personenschäden zeigt einen Gipfel zwischen dem 25. und 35. Lebensjahr. Bei der Betrachtung der Zahl der verlorenen Arbeitsjahre im Hinblick auf die häufigsten Todesursachen (Unfall, Herz-Kreislauf-Erkrankungen, Neoplasma) stehen bei den Männern die Unfälle mit 48,6%, gefolgt von den Herz-Kreislauf-Erkrankungen mit 20,8% und den Neoplasmen mit 25,6%, an erster Stelle. Dem gegenüber ist das Verhältnis bei den Frauen umgekehrt: Die neoplastischen Erkrankungen liegen hier mit 53,9%, gefolgt von den Unfällen mit 24,3% und den Herz-Kreislauf-Erkrankungen mit 21,8%, an erster Stelle. Beim Verlust an Lebensarbeitsjahren weisen die Unfälle einen Verlust von 304270 Arbeitsjahren auf, gefolgt von den Karzinomen mit 239530 und den Herz-Kreislauf-Erkrankungen mit 64000 Arbeitsjahren. Die besondere gesundheitspolitische Bedeutung liegt in der globalen Betreuung der Unfallverletzten, d.h. in der Prävention, der präklinischen Versorgung sowie der stationären und ambulanten Behandlung der Verletzten bis zur Rehabilitation und Begutachtung. Die konsequente Verbesserung der Behandlungsmöglichkeiten hat nicht nur zu einer Reduzierung der Verletzungsfolgen mit einer schnelleren Wiedereingliederung in den Arbeitsprozeß und wesentlich geringeren Unfallfolgen geführt, sondern auch zu einer deutlichen Verminderung der volkswirtschaftlich wirksamen Gesamtkosten. Die Organisationsstruktur der Deutschen Unfallchirurgie sowie die medizinischen Leistungen haben damit weltweit eine Vorbildfunktion erlangt.

Literatur

1. BG Statistiken 1995 (Sept. 1996) Hauptverband der gewerblichen Berufsgenossenschaften
2. Court-Brown CM (1995) Treatment of the polytraumatized patient in the United Kingdom. Clinic Orthop 318 : 36 – 42
3. Daten des Gesundheitswesens Ausgabe 1995 Schriftenreihe des Bundesministeriums für Gesundheit, Bd 51
4. Kuner EH, Schaefer DJ (1994) Epidemiologie und Behandlung der Frakturen im hohen Alter. Orthopädie 23 : 21 – 31
5. Obertacke U, Neudeck F, Wihs HJ, Schmit-Neuerburg KP (1996) Erstversorgungs- und Behandlungskosten polytraumatisierter Patienten. Langenbecks Arch Suppl II: 641 – 645 (Kongreßbericht)
6. Scottish Accident Statistics 1980 – 1991 (1994). Edinburgh, The Scottish Office. Home and Health Department
7. Statistisches Jahrbuch der Bundesrepublik Deutschland 1996
8. Swiontowski MF, Chapman JR (1995) Cost and Effectiveness Issver in care of injured patients. Clin Orthop 318 : 17 – 24
9. Trupka A, Waydhas C, Nast-Kolb D, Schweiberer L (1995) Der Einfluß der Frühintubation auf die Reduktion des posttraumatischen Organversagens. Unfallchirurg 98 : 111 – 117
10. Yates D (1997) Pan European Trauma. Audit Network. Vortrag: Rescue 1997, Regensburg 7. 3. 97

KAPITEL 3

Ethische Probleme in der Unfallchirurgie

K.H. Jungbluth

Verglichen mit anderen Bereichen der Medizin ist die Unfallchirurgie derzeit durch ethische Probleme wenig belastet. Sittlich-moralische Gefährdungen, wie sie sich beispielsweise aus der Genmanipulation ergeben, belasten derzeit weder die unfallchirurgische Forschung noch deren klinische Anwendung. Konfliktstoff kommt daher weniger aus unserer chirurgischen Fachdisziplin selbst, als vielmehr von außen durch die Wandlungen der Gesellschaft und ihrer Wertvorstellungen.

In der sich entwickelnden europäischen Massengesellschaft wird verstärkt eine Grundeinstellung erkennbar, die sich vorwiegend an Besitztum, Wohlleben und gesellschaftlicher Einflußnahme orientiert. Ethische Wertvorstellungen werden daran gemessen, inwieweit sie derartigen materiellen Zielvorstellungen dienen. Die Kehrseite einer solchen Medaille ist geprägt von Habsucht, übersteigertem Individualismus, Vereinzelung und Ausgrenzung Notleidender.

Goethes Worte, die in einfacher Klarheit eine sittliche Persönlichkeit umreißen: „Edel sei der Mensch, hilfreich und gut", wirken deshalb heute beinahe naiv und belächelnswert.

Vom Wandel der Wertvorstellungen begleitet ist der Verlust einer imperativen Autorität, die für das Leben des einzelnen wie auch der Gesellschaft richtunggebend ist. Unsere christlich-abendländische Kultur war geprägt durch die Formulierung übergeordneter göttlicher Macht, die berechtigt war, der Einzelpersönlichkeit die moralische Vervollkommnung im Rahmen des individuell Möglichen abzuverlangen.

Die fortschreitende Ablösung von religiösen und weltanschaulichen Bindungen hinterläßt ein Feld der Ziel- und Orientierungslosigkeit, in dem nicht mehr das sittlich Gebotene, sondern statt dessen das innerhalb der Gesetze, Erlässe und Verordnungen Erlaubte Richtschnur des Handelns bildet. Wer sich innerhalb der Normen bewegt, handelt gut – wer sich außerhalb der Normen bewegt, ist verdächtig und überprüfungswürdig.

Dies erklärt auch die scheinbar widersprüchliche Entwicklung, daß sich mit zunehmendem Pluralismus eine Staatsform entwickelt, die charakterisiert ist durch stetig steigenden bürokratischen Dirigismus und eine immer perfektere Überwachung mit Hilfe elektronischer Medien.

In der zweitausendjährigen Geschichte des christlichen Abendlandes waren die biblischen Zehn Gebote Grundlage für die Definition des allgemeinen Sittengesetzes, auf der die staatliche Gesetzgebung aufbaute. Für die sittliche Wertordnung trat als unabdingbare Grundlage der Begriff der „Caritas" hinzu. Caritas, das christliche Gebot der Nächstenliebe, meint die Hochschätzung und liebevolle Hochachtung aller Individuen. Sie umfaßt Freund und Feind und ist damit Grundlage dessen, was wir allgemeiner als Humanität bezeichnen.

Aus solchem Geiste wurden die Postulate von Menschenrechten geboren und zahlreichen internationalen Abkommen zugrunde gelegt.

Die Negierung einer übergeordneten religiösen oder philosophisch-weltanschaulichen Autorität in unserer Konsum- und Massengesellschaft scheint auch eine wesentliche Ursache zu sein für das wachsende Unvermögen, menschlichen Persönlichkeiten Vertrauen zu schenken und personenbezogene, sittliche oder fachliche Autorität anzuerkennen.

Legalität wird derzeit in vielen Kreisen unserer Gesellschaft höher gewichtet als die freie, kreative Entscheidung und Handlung aufgrund sittlich-moralischer Grundlagen. Diese Entwicklung wirkt sich nicht nur lähmend auf die Medizin aus, sondern zunehmend auf die deutsche Wissenschaft und Forschung, auf die Wirtschaft und viele andere Lebensbereiche.

Verrechtlichung und reglementierende Bürokratisierung werden aber nicht nur von vielen Bürgern, sondern erstaunlicherweise auch von einer zunehmenden Zahl von Kollegen als Chance zur Sicherung und Verbesserung ihrer Lebensbedingungen gewertet und einem Streben nach freiem kreativen Handeln in sittlicher Eigenverantwortung vorgezogen. Die Tendenzen, ärztliche Therapie zu standardisieren und nach den Methoden der Massengutprüfung mit statistischen Mitteln auf Normabweichungen zu kontrollieren und zu werten, liefern hierfür beredtes Zeugnis.

So sehen nicht nur manche Politiker und Juristen, sondern auch Kollegen den ethischen Auftrag eines Arztes darin erschöpft, daß er an einem Kunden lediglich eine Dienstleistung nach einem definierten Standard von Diagnostik und Therapie verrichtet.

Moralität als Ausdruck einer Gesetzgebung durch das Gewissen und als Maßstab für eine angeborene und anerzogene Sittlichkeit ist demgegenüber kaum angesprochen oder gefordert. Ärztliches Handeln hat aber im Sinne Kants nur dann Moral, wenn es nicht nur dem Sittengesetz folgt, sondern darüber hinaus der inneren Pflicht entspricht, das bedeutet in der Medizin: der inneren Pflicht gegenüber dem notleidenden Patienten, gegenüber dem Einzelindividuum, das dem Arzt Leib und Leben anvertraut. Auch die arbeitsteilige Behandlung durch mehrere Kollegen ändert nichts an dieser moralischen Verpflichtung.

Erkrankungen und Verletzungen forderten während der gesamten Menschheitsgeschichte mitmenschlichen Beistand heraus. Not, Hilflosigkeit und Todesangst gaben in grauer Vorzeit den ersten Auftrag zum ärztlichen Handeln und Heilen. Mit diesem elementaren Auftrag zur Hilfeleistung überträgt der Patient zugleich einen mehr oder weniger großen Anteil seiner Einsichts- und Entscheidungsfähigkeit auf den Heilkundigen. Diese besondere Vertragsbedingung ist bis auf den heutigen Tag die einzige Rechtfertigung für unser invasives chirurgisches Handeln. Die ganz persönliche Verantwortung für das Wohl des Patienten erfordert – angesichts der Unzulänglichkeit unseres ärztlichen Wissens – ein besonderes Maß an Sorgfalt in der Abwägung und in der Therapie.

Zu Recht hat deshalb die Rechtsprechung an die Aufklärung und Einwilligung des Patienten hohe Anforderungen gestellt. Dennoch ist gerade der Traumatologe häufig gezwungen, in der Notsituation trotz eingeschränkten Bewußtseins des Verletzten und trotz mangelnder Einwilligungsfähigkeit therapeutische Hilfe zu leisten, und zwar dann, wenn nur durch unverzügliches Eingreifen Schaden von dem Patienten abgewendet werden kann. Er muß sich entscheiden zwischen dem Gebot, Hilfe in Not zu leisten und dem inkriminierenden Tatbestand, ohne erklärten Auftrag des Patienten zu handeln, gegebenenfalls gravierende operative Eingriffe vorzunehmen. Als Beispiel sei die notfallmäßige Amputation einer Gliedmaße genannt.

Diese Freiheit, die die Rechtspraxis dem Arzt im Interesse der Hilfeleistung einräumen muß, bedeutet Übernahme von Entscheidung stellvertretend für den Patienten, damit aber auch Übernahme höchster persönlicher Verantwortung. Kaum ein anderer Beruf ist mit solch risikoträchtiger Verantwortlichkeit konfrontiert.

Speziell aber das Recht auf Selbstbestimmung ist in der Judikatur der vergangenen Jahre extrem akzentuiert worden. Die rechtlichen Anforderungen an die Patienten-Einwilligung wurden immer enger gefaßt, ohne daß damit mehr Präzision und Klarheit erreicht worden wären.

Die hilflosen Versuche in Ministerien und Aufsichtsbehörden, den nach wie vor bestehenden Problemen mit Dienstanweisungen zu begegnen, geben hierfür beredtes Zeugnis. Die Anordnungen sind gespickt mit Widersprüchlichkeiten und Anweisungen, die sich in realen Situationen nicht durchführen lassen. So bleibt das Dilemma, daß in Notsituationen ärztliche Entscheidungen stellvertretend für den Patienten gefällt werden müssen, wenn die Einwilligungsfähigkeit fehlt oder eingeschränkt ist.

Die Judikatur der vergangenen Jahre in Sachen Patientenaufklärung und Patienteneinwilligung war nicht dazu angetan, ärztliche Entscheidungen in Grenzsituationen zu erleichtern oder rechtssicherer zu gestalten. Nach wie vor erfordert ärztliches Handeln daher zivilen Mut und ethisches Verantwortungsbewußtsein, das geschärft sein muß an der besonderen sittlichen Verantwortung, die unserer Berufsgruppe auferlegt ist. Dieser Teil der Persönlichkeitsbildung ist – unabhängig vom Zeitgeist – für die Aus- und Weiterbildung junger Kollegen nach wie vor unerläßlich.

Mit dem Verblassen der europäischen Kultur, wie sie durch die griechisch-römische Geisteswelt und die jüdisch-christliche Tradition geweckt war, lösen sich zunehmend die überkommenen sittlichen Wertvorstellungen unserer Gesellschaft auf. Die Umwertung vollzieht sich vorwiegend in einem utilitaristischen Sinne in Anlehnung an Gedanken, wie sie durch die englischen Philosophen J. Bentham und J. St. Mill vorgezeichnet wurden. Sie haben in verkürzter Formulierung „das größtmögliche Glück einer größtmöglichen Zahl" oder gar „die Beförderung eines größtmöglichen Glückes Aller" zum Ziele.

Auch wenn dies vehement geleugnet wird, ist der Geist unserer gegenwärtigen geistigen und politischen Entwicklung getragen von der Vorstellung, durch eine geschlossene bürokratische Reglementierung und lückenlose staatliche Überwachung eine beglückte Massengesellschaft zu bilden. Dem Ziel der Befriedigung auf vorwiegend materieller Basis liegt der uralte Menschheitstraum von Gleichheit und Gerechtigkeit zugrunde; Vorstellungen, die sich in unserer pluralistisch strukturierten Gesellschaft besonders schwer von Neid und Habgier differenzieren lassen. Die kreative Gestaltung durch das Einzelindividuum im Vertrauen auf dessen sittliche Verantwortung tritt demgegenüber in den Hintergrund, ist dem Zeitgeist fremd.

Die Stellung des Arztes in einer so strukturierten Gesellschaft muß schwierig sein und sogar als störend empfunden werden. Der elementare Auftrag des ärztlichen Handelns besteht darin, die Lebensfähigkeit des einzelnen Individuums zu schützen und zu erhalten. Wird dieser Auftrag aufgegeben, verliert die Medizin ihre Legitimation. Der Arzt dient mit seinem Handeln zwar gleichzeitig der Gesellschaft, erhält seinen eigentlichen Auftrag aber – auch de jure – durch den Patienten und ist diesem in erster Linie verantwortlich.

Dies fordert im Zweifelsfall auch einen Gewissensentscheid gegen Verordnungen und administrative Reglementierungen, die diesem Auftrage entgegenstehen. Ein Aspekt, der in unserem Bewußtsein um so mehr verblaßt, je weiter die Zwänge nationalsozialistischer Terrorherrschaft zurückliegen.

Welche künftigen Entwicklungen sind für ethische Fragen in der Unfallchirurgie besonders bedeutungsvoll?

Im Mittelpunkt der Diskussion um aufkommende ethische Probleme in der Unfallchirurgie stehen die reglementierenden Veränderungen der medizinischen Versorgungssysteme durch das V. Gesundheitsstrukturgesetz.

Sie wurden ausgelöst durch die politische Feststellung einer Verknappung der Ressourcen, ein Thema, das in bisherigen Erörterungen über ärztliches Ethos nicht oder nur marginal vorkam.

Nun ist Knappheit der Ressourcen an sich nichts Ungewöhnliches und Neues. Sie bestand zu allen Zeiten und ist ein entscheidendes Stimulans für alle ordnende politische Tätigkeit. Nach David Hume stellt sie in der Theorie des politischen Liberalismus eine wichtige Voraussetzung für die Ausgestaltung der Gerechtigkeit dar.

Politische Brisanz gewann die Ressourcendiskussion in unseren Tagen durch die Behauptung einer Kostenexplosion im Gesundheitswesen – einer klaren Fehldiagnose. In Wirklichkeit handelt es sich primär nicht um eine überproportionale Kostensteigerung, sondern vielmehr um eine Leistungs- und Nachfrageexplosion. Die gewaltige Steigerung des medizinisch Machbaren und die Auswirkungen auf die Lebensgestaltung und Lebensverlängerung sind in Wahrheit verantwortlich für die überschäumenden Kosten im Gesundheitswesen. Denn ungewöhnlich angestiegen ist in den vergangenen Jahren weder der Preis für ein und dasselbe Medikament, noch für eine bestimmte Operation. Gewaltig angestiegen sind vielmehr die Möglichkeiten dessen, was die Medizin zu leisten vermag, und die Begierde, alles Machbare auch einzufordern.

In dieser Konfliktsituation bringen weder die Politiker noch die Medien den Mut auf, der Öffentlichkeit klarzumachen, daß sich die ständig steigenden Leistungen und Fortschritte in der Medizin nur dann bezahlen lassen, wenn auch die Bereitschaft besteht, einen steigenden Anteil am Bruttosozialprodukt für das Gesundheitswesen auszugeben. Da dies andererseits bedeutet, offenzulegen, daß stattdessen andere Ansprüche – wie Forderungen an die Altersversorgung, das Bildungswesen oder die militärisch-diplomatische Sicherung – zurücktreten müßten, wagt keine politische Partei, dies öffentlich und in aller Klarheit zu diskutieren.

Die Gründe hierfür sind verständlich. Sie liegen in der dem Menschen angeborenen Pleonexie, einer tendenziellen Unersättlichkeit, die keine natürlichen Grenzen kennt, sondern die auf immer mehr Wollen, immer mehr Erreichen und immer mehr Erlangen angelegt ist. Die Pleonexie als ein Movens menschlicher Existenz betrifft sowohl das Individuum als auch Gruppen, Institutionen, Parteien und sogar Nationen. Im derzeitigen Parteienstreit unserer parlamentarischen Institutionen um Gewichtung von Wertvorstellungen und Zuordnung von Ressourcen scheint die Pleonexie sogar jede staatliche Handlungsfähigkeit zu lähmen. Für die Kostenbegrenzung im Gesundheitswesen haben die Politiker mit dem Gesundheitsstrukturgesetz in erstaunlicher Übereinstimmung der Parteien ein Verfahren gewählt, das zwar hoch effizient ist im Hinblick auf die Ausschöpfung potienteller Wirtschaftlichkeitsreserven, im übrigen aber dem makaberen Prinzip des „Schwarzen Peter"-Spieles entspricht.

Das Gesetz wälzt zugleich mit der Verantwortlichkeit für das Budget die Verantwortung für das Erbringen der geforderten Leistung auf die ärztliche Praxis beziehungsweise den Chef einer Abteilung oder Klinik ab. Solange es durch Rationalisierung und Einsparungen gelingt, mit den gegebenen finanziellen Mitteln die medizinische Versorgung aufrechtzuerhalten, die dem Stande der Wissenschaft entspricht, solange wird das Gesetz ohne Auswirkung auf die ärztliche Ethik bleiben.

Je mehr sich aber die Wirtschaftlichkeitsreserven erschöpfen, desto stärker wird auf der Ärzteschaft die Notwendigkeit der Leistungsausgrenzung lasten. Die ethische Kollision zwischen dem, was im Interesse der bestmöglichen Behandlung des Patienten angezeigt ist, und dem, was im Interesse der Wirtschaftlichkeit der Abteilung oder des Krankenhauses opportun ist, wird auf Dauer unausweichlich sein. Es ist zu befürchten, daß die Unfallchirurgie durch den besonders hohen Anteil unkalkulierbarer und unabweisbarer Notfälle von dieser Problematik in besonderer Weise betroffen sein wird. Noch fehlt jede leistungsgerechte Erfassung oder Honorierung für die unter Notfallbedingungen erbrachten Sach- und Personalaufwendungen.

Was sollte derzeit ein wirtschaftlich orientiertes Management veranlassen, unkalkulierbar kostenträchtige Polytraumatisierte im Rahmen der Maximalversorgung behandeln zu lassen, statt sich um die Behandlung selektierter, gewinnbringender Krankheitsbilder zu bemühen? Unter den derzeitigen Prinzipien der Leistungserfassung und Leistungsabrechnung ist absehbar, daß der Unfallchirurg gegenüber dem Krankenhausträger zunehmend in Schwierigkeiten gerät.

Grundsätzlich können die Probleme der Leistungsbegrenzung, die sich aus der Ressourcenknappheit ergeben, nicht durch die Ärzteschaft und zumal nicht durch den für Notfälle zuständigen Unfallchirurgen gelöst werden. Nach unseren bisherigen ethischen Vorstellungen erscheint es undenkbar, wertvolles gegenüber weniger wertvollem Leben aufzuwägen; beispielsweise Kinder mit hoher Lebenserwartung Erwachsenen oder Greisen vorzuziehen, Gesetzesbrechern Leistungen zu Gunsten Nichtstraffälliger vorzuenthalten, Freund gegenüber Feind zu bevorzugen, wichtigen Persönlichkeiten des öffentlichen Lebens medizinische Leistungen zukommen zu lassen, die man anderen verweigern würde.

Es ist vielmehr Aufgabe der Politik im Interesse der Gesellschaft, für eine Leistungsbegrenzung, wenn sie denn erforderlich werden sollte, angemessene, normative Lösungen zu finden. Inwieweit sich solche mit den bisher skizzierten Vorstellungen medizinischer Ethik in Übereinstimmung bringen lassen, muß dahingestellt bleiben.

Eine utilitaristisch-materialistische Betrachtungsweise der Ressourcenverteilung ist keineswegs neu. Der Gedanke, daß der Zweck des menschlichen Handelns im Nutzen liege, den der Einzelne und die Gemeinschaft daraus ziehen könne, wurde bereits im 18./19. Jahrhundert durch die Philosophen J. Bentham und J. St. Mill vorgezeichnet.

In den ökonomischen Theorien, denen der Utilitarismus zugrunde liegt, stellt die Gesellschaft ein Kollektiv dar, das die vorhandenen Mittel zu Gunsten eines maximalen Gesamtwohles einsetzt. Unter den Bedingungen des Konfliktes wird nach einer solchen Theorie der Wert eines Lebens in der Tat unterschiedlich gewichtet. Da mehr Lebensjahre gerettet werden können, ist es wichtiger, das Leben eines Kindes zu retten, als das eines älteren Menschen. Analog ist das Leben einer Mutter mehrerer Kinder wichtiger, als das eines Junggesellen.

Auch wenn die ökonomischen Positionen inzwischen verfeinert sein mögen, erlaubt der Utilitarismus grundsätzlich, das Wohlergehen der einen gegen das der anderen zu verrechnen. Es ist unwahrscheinlich, daß ein solcher Ansatz, wie er sich andeutungsweise im öffentlichen Gesundheitswesen Großbritanniens wiederfindet, geeignet ist, das Problem der Ressourcenknappheit zu lösen. Zu sehr widerspricht diese Position unseren moralischen Vorstellungen und Empfindungen, nach denen jedem Menschen gleiche unveräußerliche Rechte zustehen.

Auch der Grundgedanke der Gerechtigkeit ist angesichts der Tatsache, daß die ärztliche Ethik künftig mit erzwungenen Leistungseinschränkungen konfrontiert sein wird, wenig hilfreich. Eine Welt der Gerechtigkeit ist eine Utopie seit Anbeginn. Umstritten ist allein schon die Frage, worin Gerechtigkeit eigentlich besteht.

Im Rahmen der Sozialmoral geht es dabei um jenen kleinen Anteil, dessen Anerkennung unterschiedliche Menschen einander schulden. Im wesentlichen ist es jener Anteil an Gleichheit gegenüber dem Rechts- und Staatswesen, der in Gesetzen und Verordnungen festgeschrieben ist. Fehlt diese Gleichheit in einem Staatswesen, weckt dies zu Recht Empörung.

Der andere Anteil aber, dessen Mangel an Gleichheit auf geringer Großzügigkeit, fehlender Wohltätigkeit, auf mangelndem Mitleid oder einem Mehr an erworbenem Verdienst beruht, kann allenfalls Enttäuschung hervorrufen, niemals aber staatlich eingefordert werden.

Für die medizinische Ethik hat Gerechtigkeit eine grundlegend andere Bedeutung. Sie umfaßt jene Form der Hilfeleistung, die der Arzt ohne Ansehen der Person jedem Verletzten oder Erkrankten, jedem Notleidenden und Gefährdeten schuldet. Sie umfaßt als humanitäres Grundrecht Freund und Feind und ist z.B. die Grundlage für die Genfer Konvention, in der unter anderem die medizinische Versorgung Kriegsgefangener vertraglich geregelt ist.

Zur Frage, inwieweit Therapiebegrenzung im Rahmen der ärztlichen Behandlungspflicht und der damit verbundenen Sterbebegleitung dennoch zulässig oder gar erforderlich werden kann, wurde durch R. Pichlmayr im Auftrage der Deutschen Gesellschaft für Chirurgie sorgfältig untersucht und dargestellt.

Es sei in diesem Zusammenhang an die Worte K.H. Bauers erinnert, wonach der Arzt zwar verpflichtet ist, das Leben, nicht aber das Sterben zu verlängern. So gibt es Situationen, in denen die Erfolgschancen einer Behandlung so gering sind, daß sie in keinem Verhältnis zur Belastung stehen, die eine Fortführung der Therapie für den Patienten bedeuten würde. Eine eventuell gewonnene kurze Überlebensspanne wäre in solcher Situation durch ein Übermaß an Leiden und Beschwerden erkauft. Immer muß der Arzt auch in einem solchen Falle dem geäußerten oder – wenn keine Willensäußerung möglich ist – dem mutmaßlichen Willen des Patienten entsprechen.

Finanzielle oder ökonomische Gründe können dagegen niemals Veranlassung sein, eine ärztliche Indikationsstellung zu verändern, die Therapie zu begrenzen.Die Entscheidung über eine Therapiebegrenzung kann durch Richt- und Leitlinien zwar unterstützt und präzisiert werden. Diese ersetzen aber niemals die sorgfältige Entscheidung im Einzelfall und niemals die unmittelbare ärztliche Verantwortung für derartige Grenzsituationen. Die Entscheidung fällt stets vor dem Hintergrund, daß absolute Gewißheit für die Prognosestellung auch unter Hinzuziehung aller verfügbaren Parameter nicht gegeben ist. Scoring-Systeme, die sich an der Überlebenswahrscheinlichkeit orientieren, können die Problematik zwar fokussieren, niemals aber die Einzelentscheidung bestimmen.

Zum ethischen Auftrag des Arztes gehören ohne Zweifel auch die Hinwendung zum Patienten und die Hilfeleistung in der Situation des Sterbens. Atemnot, Schmerz, Durst und Angst gilt es zu bekämpfen, auch wenn hierdurch eine Verkürzung der Überlebenszeit im Finalstadium in Kauf genommen werden muß.

Diese geschilderte Aufgabe der Sterbebegleitung hat nichts zu tun mit einer „Sterbehilfe“, wie sie derzeit in der Öffentlichkeit diskutiert wird. Tötung eines Kranken oder Sterbenden auf Verlangen, Hilfe oder Anleitung zur Selbsttötung widersprechen dem Behandlungsauftrag des Arztes, seinem Selbstverständnis und seiner Vertrauensstellung gegenüber den Patienten.

Sieht sich der Unfallchirurg etwa im Falle der irreversiblen hypoxischen Hirnschädigung veranlaßt, die Behandlung einzuschränken oder abzubrechen, so wird diese Entscheidung zwar von einem fachlich besonders Erfahrenen getroffen und verantwortet werden müssen; dennoch erscheint es wichtig und sinnvoll, Angehörige oder Freunde des Patienten, v.a. aber die Personen, die an der Pflege und Behandlung beteiligt sind, in die Diskussion und Argumentation einzubeziehen. Dies trägt zugleich der Tatsache Rechnung, daß jede Person, die an der Behandlung beteiligt ist, damit gleichzeitig eine sittliche Verantwortung und Verpflichtung für den Schutzbefohlenen übernommen hat.

Zusammenfassung

Durch ethische Probleme ist die Unfallchirurgie derzeit wenig belastet. Sittlich-moralische Konflikte drohen allerdings durch das in Politik und Öffentlichkeit geäußerte Verlangen, medizinische Leistungen einzuschränken und zu rationieren. In der Tat läuft die Entwicklung aufgrund des Gesundheitsstrukturgesetzes darauf hinaus, daß der Arzt in der Praxis, der Chefarzt in der Klink durch mangelhaft zugeteilte oder unzureichend erwirtschaftete finanzielle Mittel gezwungen wird, Leistungen einzuschränken. Er wird unter der Etatverantwortung einem Selektionsdruck ausgesetzt mit der Frage: Welche diagnostische oder therapeutische Leistung ist der vorliegenden Verletzungs- oder Erkrankungssituation angemessen? – oder: Welche Maßnahme muß ich welchem Patienten vorenthalten?

Diese Problematik utilitaristisch-ökonomischer Entscheidungen war den Erörterungen über ärztliche Ethik bislang fremd. Die Begriffe Hilfsbereitschaft, Nächstenliebe und Humanität galten als moralische Wertvorstellungen in unserer christlich-abendländischen Kultur fest verankert. Die Definition unveräußerlicher Menschenrechte ging nach ärztlichem Verständnis einher mit der Verpflichtung, Verletzten und Kranken in schwerer Gefahr für Leib und Leben ohne Ansehen der Person Hilfe zu leisten.

Es kann und darf nicht Aufgabe der Ärzteschaft werden, festzulegen, ob oder inwieweit medizinische Leistungen eingeschränkt und auf bestimmte Personengruppen beschränkt werden sollen. Gerechtigkeit zu verwirklichen, ist originäre Aufgabe der Politik – auch im Gesundheitswesen. Hierzu sind v.a. die sozialen Sicherungssysteme zu überprüfen und zu gestalten.

Die Politik muß steuern, welche Anteile am Bruttosozialprodukt dem Gesundheitswesen, welche dem Rentenwesen, dem Bildungssystem oder der Verteidigung zuerkannt werden sollen. Nur so können die Interessenskonflikte zwischen Gesunden und Kranken, zwischen Jungen und Alten, Armen und Reichen in angemessener Weise ausgeglichen werden.

Im Gegensatz zur Therapiebegrenzung aufgrund ökonomischer Überlegungen stellt sich für den Unfallchirurgen unter besonderen Bedingungen die Indikation zu einer Therapieeinschränkung im Rahmen der Sterbebegleitung. Eine solche Situation wäre z.B. gegeben, wenn eine kurze Verlängerung der Überlebensspanne durch ein Übermaß an Schmerzen und Leiden erkauft werden müßte. Die Fortführung einer Maximaltherapie wäre in solcher Situation nicht vertretbar. R. Pichelmayr hat in einer Richtlinie der Deutschen Gesellschaft für Chirurgie die Aufgaben ärztlicher Sterbebegleitung sorgfältig untersucht und dargestellt.

Die vom Arzt geforderte zugewandte Begleitung eines Todkranken oder Sterbenden ist streng zu trennen von einer derzeit diskutierten „Sterbehilfe“, die das Töten auf Verlangen und Hilfe zur Selbsttötung einschließt. Der ärztliche Behandlungsauftrag ist dem Leben verpflichtet und mit solcher Form der Euthanasie niemals vereinbar. Alles sittliche Handeln setzt eine moralisch geprägte Persönlichkeit voraus. Die von der besonderen Verantwortung gegenüber dem Patienten geprägte Arztpersönlichkeit bleibt daher weiterhin ein unverzichtbares Ziel der Ausbildung und Fortbildung in der Medizin.

Literatur

1. Duncan C J (1974) Marx und Mill
2. Höffe O (1997) Ein sicheres Kennzeichen schlechter Sitten. Frankfurter Allgemeine Zeitung Nr. 45 (Bilder und Zeiten)
3. Köhler WR (1979) Zur Geschichte und Struktur der utilitaristischen Ethik. Haag & Herchen, Frankfurt/Main
4. Leitlinien zu Umfang und zur Begrenzung der ärztlichen Behandlungspflicht in der Chirurgie (1996) Mitt Dtsch Ges Chir 25:365

KAPITEL 4

Die fachübergreifende Zusammenarbeit: Notwendigkeit und Hemmnis

A. Pannike

„Komplettes Stückwerk" lautet der Titel der kürzlich veröffentlichten (persönlichen) Bilanz eines politischen Lebens.

Die hier zu erörternde „fachübergreifende Zusammenarbeit" scheint Übereinstimmungen mit der zitierten Lebenserfahrung eines Politikers aufzudecken, deren Wurzeln tiefer gründen als das eilfertig aufgegriffene Wortspiel vermuten läßt.

Das antithetisch gefaßte Motto – so das Vorwort des zur Einführung in unser Thema in Erinnerung gebrachten Buchtitels – soll verdeutlichen, daß „komplett" im Sinne von vollständig, aber auch im Sinne von „Stückwerk", d. h. im Sinne einer ganz und gar nicht kompletten Vollständigkeit verstanden werden kann [6].

Ähnlicher Unvollkommenheit werden wir begegnen, wenn die Notwendigkeit und Realisierbarkeit fachinterner und fachübergreifender Zusammenarbeit in der Chirurgie und Unfallchirurgie zu diskutieren ist.

Im Gedankengut der Aufklärung lag der philosophischen und literarischen Definition des Fortschritts die Annahme zugrunde, daß eine freie Entwicklung des Intellekts und eine Vertiefung des (naturwissenschaftlichen) Wissens zu einer Humanisierung der Gesellschaft führen werde (A. Condorcet 1743–1794).

Mit der wissenschaftlichen, technischen und wirtschaftlichen Entwicklung des 19. Jahrhunderts, der unsere naturwissenschaftlich geprägte Medizin ihre Entstehung zu danken hat, entwickelte sich zugleich die Auffassung, daß die nunmehr einsetzende Spezialisierung Voraussetzung jeglicher Weiterentwicklung der menschlichen Gesellschaft sein werde und sein müsse.

Herbert Spencer, einem der einflußreichsten Philosophen des britischen Positivismus, wird der Satz zugeschrieben: „Specialization is merely another word for progress".

In Analogie zur biologischen Evolution vertraute Spencer auf eine „natürliche" Entwicklung sozialer Systeme und die Entstehung immer komplexerer und immer „idealerer" menschlicher Kulturen und Staatsformen [32].

So wies das 19. Jahrhundert nicht nur den Weg in das beginnende technische Zeitalter, sondern führte folgerichtig auch zur Wiederbelebung und „Neuschöpfung" politischer und sozialer Utopien [2, 16, 32].

Das Wunschbild von der vollkommenen Gesellschaft ist ein sehr alter Menschheitstraum. Es bedurfte daher nicht erst der erwachenden Technikgläubigkeit des ausgehenden 19. Jahrhunderts, um die Menschen zu veranlassen, sich vorzustellen, wie ihre Welt ohne die real existierenden Mißstände und Unzulänglichkeiten aussähe. Ein Motiv mag auch die Vorstellung gewesen sein, daß es in einer Zeit vor der Zeit, in der Wünschen, Hoffen und Träumen noch geholfen haben sollen, einen Zustand universeller Vollkommenheit gegeben hat, der später nie wieder erreicht wurde [2].

Die durch die Jahrhunderte tradierten Wunschbilder wurden immer dann erneuert oder ergänzt, wenn sie einer wenig hoffnungmachenden Realität entgegengestellt oder als „Vorbilder“ für eine glücklichere Zukunft reaktiviert werden sollten.

Die Idee einer umfassenden Erfüllung aller Wünsche setzt voraus, daß die Menschen nach Zielen streben, die für alle jederzeit und überall im wesentlichen gleich sind [2].

Wenn es aber Anlaß zu der Feststellung gibt, die Bedingungen der Welt, in welcher der Mensch lebt und arbeitet, seien nicht vollkommen, so bedarf diese Feststellung des Vergleichs mit einer vollkommenen Welt; nur wenn die Kluft zwischen diesen Welten meßbar ist, kann bestimmt werden, in welchem Maße die Welt des Menschen unzulänglich ist [2].

Bei allen Nachgedanken blieb lange Zeit unerkannt, daß die erträumten Königswege wohl auch in anderer Zeit nur zu der viel ersehnten, weil viel gepriesenen Insel „Nirgend-wo“ (Ou-tópos) des Thomas Morus führen können [2, 16, 19].

Anläßlich der 54. Jahrestagung der Deutschen Gesellschaft für Unfallchirurgie zitierte J.L. Hughes Jr. Dr. Gerhard Schröder (Minister der Bundesrepublik Deutschland von 1953–1969), der in den 50er Jahren daran erinnert hatte, daß unsere Großväter wie die gesamte zivilisierte Welt davon überzeugt waren, der mit Hoffnung, Zuversicht und großem Einsatz erwartete und erarbeitete technische Fortschritt werde die Welt in eine bessere Zukunft führen [13].

Dr. Schröder war einer der ersten, die bewußt werden ließen, was auch die Philosophen, Historiker und Literaten unserer Zeit erst zu Beginn der zweiten Hälfte des Jahrhunderts erkannten.

Trotz der tiefen Wunden, die der Mensch dem Menschen in der ersten Hälfte unseres Jahrhunderts schlug, schienen die Menschen ihr bis dahin bewahrtes Fortschrittsvertrauen über alle Not gerettet zu haben.

Erst jetzt, zu Beginn der 50er Jahre, begann das bis dahin unerschütterlich scheinende Fortschrittsvertrauen einer tiefen Resignation zu weichen [13]. Erst jetzt, in der Spätzeit der Industriegesellschaft, wurde erkannt, daß sich die bis dahin so positiv eingeschätzte Fortschrittsgläubigkeit in zunehmendem Maße auf die materiellen Resultate eines expandierenden technischen Wissens einengt.

Auch die populärphilosophische Unterscheidung von Gesinnungsethik und Verantwortungsethik vermag nicht darüber hinwegzutäuschen, daß „mit der wissenschaftlichen Aufklärung und dem technischen Fortschritt keine entsprechende Entwicklung der gesellschaftlich-politischen Bewußtseinsbildung Schritt gehalten hat“ [9].

Erst im letzten Jahrzehnt hat ein erdrutschartiger gesellschaftlicher und wirtschaftlicher Umbruch, dessen endgültiges Ausmaß noch nicht absehbar ist, alle zu Glaubensbewegungen erhobenen ideologischen und sozialen Utopien nachhaltig zertrümmert.

Auch im Bereich der Medizin und des Gesundheitswesens hat sich erwiesen, daß das vielfach verheißene Recht auf Gesundheit nicht einmal durch die Berufung auf ein natürliches Recht, auf ein Naturrecht des Menschen, eingefordert werden kann.

So wird die auf der Basis hoffnungmachender Utopien vorausgesagte glücklichere Zukunft noch lange auf sich warten lassen. Die Utopie steht für einen Idealzustand, den der Mensch aus eigener Kraft offenbar niemals zu erreichen vermag.

Die Unvollkommenheit des Menschen, seine Bereitschaft, einen persönlichen Vorteil auch dann anzustreben oder hinzunehmen, wenn andere dadurch benachteiligt werden, aber auch andere Wesensveränderungen des Menschen, wie der wachsende Autismus des Einzelnen und der Gesellschaft, werden das Erreichen oder Wieder-Erreichen (des Zustands) der Vollkommenheit auch künftig verhindern.

Spezialisierung ist nur ein anderes Wort für Fortschritt lautete die verkürzte Formel von Sir Herbert Spencer. Bereits zu seiner Zeit war Fortschritt nicht vorstellbar ohne fortschreitende Spezialisierung [32].

Dem Biologen beschreibt der Begriff „Spezialisierung" die evolutionäre Umformung existierender Organismen in Richtung einer zunehmend verbesserten Eignung für besondere, eng gefaßte Lebensbedingungen.

Im Zuge einer solchen Entwicklung kann Spezialisierung die Voraussetzung schaffen für die Ausbildung bestimmter, bis dahin nicht arttypischer Fähigkeiten, aber auch zur Einengung und Beschränkung des Potentials der an der Umformung nicht beteiligten Entwicklungsträger beitragen. Der Verlust lebens- und artstabilisierender Merkmale und Funktionen kann das Aussterben der betroffenen Art begünstigen oder sogar herbeiführen.

Wissenschaft und Medizin haben die Ambivalenz der Spezialisierung zum Fortschritt frühzeitig erkannt.

Der überwiegend naturwissenschaftlich und technisch begründete Fortschritt der Medizin wurde ebenso emphatisch begrüßt, wie vor der fortschrittbedingten Aufsplitterung des ärztlichen Wissens und Könnens und dem in diesem Zusammenhang befürchteten Verlust an fachlicher Kompetenz eindringlich gewarnt wurde.

An der Schwelle unseres Jahrhunderts schrieb Sir William Osler: „The extraordinary development of modern science may be her undoing. Specialism, now a necessity, has fragmented the specialities themselves in a way that makes the outlook hazardous" [20].

Dennoch war die fortschreitende Spezialisierung, ungeachtet der Kompetenznostalgie und der Veränderungsängste der bis dahin unangefochten bestimmenden „Generalisten", nicht mehr aufzuhalten. Die Spezialisierung blieb Voraussetzung und Folge jeglicher wissenschaftlichen Weiterentwicklung. Die auf technische Perfektionierung ausgerichtete Medizin der Gegenwart ist insoweit das Ergebnis einer kontinuierlich fortentwickelten Spezialisierung [7, 31, 35].

Mit der Spezialisierung eng verbunden ist der Begriff der Profession und mit diesem die für die einzelne Profession typische und vertrauensbildende Professionalisierung.

In der Betrachtungsweise der Soziologen ist Profession als ein Beruf einzustufen, der in einer arbeitsteiligen Ordnung eine so beherrschende Stellung erlangt hat, daß er bestimmen kann, was als das Wesentliche seiner eigenen Arbeit gelten soll. Diesen Status hat die naturwissenschaftlich begründete Medizin mit dem Eintritt in das 20. Jahrhundert erreicht. Das der Profession von Staat und Gesellschaft zugestandene Recht auf Selbstbestimmung soll die berufstypische Kompetenz der Profession und ihrer Mitglieder sicherstellen und zugleich vor Fehlleistungen und Mißbrauch schützen [8, 23].

In der Sprache der Sozialwissenschaften beinhaltet der Begriff der Profession das Ordnen und Zusammenfassen professionaler Tätigkeiten zu gesellschaftlich anerkannten Berufen und neuen Berufsbildern oder die fortzuentwickelnde Spezialisierung, Verwissenschaftlichung und ausbildungsmäßige Präzisierung von bereits eingeführten Berufen.

Erstes Ziel der Spezialisierung ist die Intensivierung und inhaltliche Vertiefung der Komplexe Kompetenz, Verantwortung und Fortschritt.

Ein 1994 erarbeitetes Grundsatzpapier der bei der Bundesärztekammer angesiedelten Konferenz der Fachberufe im Gesundheitswesen wird mit der Feststellung eingeleitet: „Fortschritte in Medizin, Wissenschaft und Technik sind untrennbar mit der historischen Entwicklung zur Arbeitsteilung und Spezialisierung verbunden" [5].

Das außerhalb der Medizin entwickelte Ordnungsprinzip der „Arbeitsteilung" scheint innerhalb der Medizin – zumal in Verbindung mit dem Begriff der Spezialisierung – relativ neu. Zudem hat sich die Arbeitsteilung der Medizin bislang allein in den hoch industrialisierten Gesellschaften der Welt, in welchen die moderne Medizin fest verankert ist, umfassend entwickeln können [8].

Grund genug, mit der Spezialisierung auch die Beweggründe zu betrachten, welche den Entschluß zur Spezialisierung und diese selbst in Gang setzen.

1974 befaßte sich der Deutsche Chirurgenkongreß mit der Spezialisierung in der Chirurgie und deren Bedeutung für die innerdisziplinäre und interdisziplinäre Zusammenarbeit.

Im Rahmen der Erörterung dieser Problematik warnte Allgöwer vor einer dem Autismus zuneigenden und nach seiner Auffassung inhaltlich nicht begründbaren „Spezialisierungsneurose".

Bei seiner Analyse unterschied Allgöwer zwei Arten von Beweggründen, die den individuellen Entschluß zur Spezialisierung mitbestimmen könnten:

1. der Wunsch zu einer Intensivierung und inhaltlichen Vertiefung der Beschäftigung und Auseinandersetzung mit einem speziellen Aufgabenkomplex und
2. der Eindruck, daß Einzelne oder Gruppen, die sich spezialisieren und damit auf bestimmte Tätigkeiten oder Tätigkeitsbereiche beschränken wollen, dies immer häufiger in der Hoffnung tun, einen größeren professional beschützten Anteil des medizinischen Leistungsgeschehens ideell und materiell (für sich) nutzen zu können [1].

Ähnliche Entwicklungen werden auch aus dem Gebiet der Inneren Medizin berichtet: 1991 führte K. Kochsiek bei der Eröffnung der 97. Jahrestagung der Deutschen Gesellschaft für Innere Medizin in diesem Zusammenhang aus: „Wir bekämpfen es aber, wenn die Spezialärzte den Zusammenhang mit der Inneren Medizin verlieren, wenn sie nicht deswegen Spezialärzte geworden sind, weil sie auf einem Gebiet besonders viel, also mehr als auf anderen leisten und von der übrigen Medizin zu wenig verstehen" [15].

In Erinnerung an die letzte Universitätsreform werden kompetente, in Teilbereichen speziell qualifizierte Oberärzte auch im derzeitigen Umbruch nach Möglichkeiten suchen, sich die persönliche Freiheit der selbständigen Berufsausübung mit dem Verzicht auf die Verantwortung für ein großes Fach und durch die Beschränkung auf ein umgrenztes Wissensfeld und ein zeitlich wie intellektuell überschaubares Feld erlernbarer Fertigkeiten zu erkaufen [1, 3].

Unter diesem Aspekt scheint das Ziel der Spezialisierung weniger die zum Vorteil des Kranken verbesserte Qualität bestimmter ärztlicher und medizinischer Leistungen, sondern, entsprechend der ökonomischen und betriebswirtschaftlichen Sehweise unserer Zeit, der Zugewinn oder die Erhaltung eines durch professionale oder anderweitige Regelungen geschützten Abrechnungsbereichs zu sein.

Diese Entwicklung wird dadurch gefördert, daß zahlreiche Krankenhäuser (vor allem die der Grundversorgung) aus rein betriebswirtschaftlichen Überlegungen bemüht sind, ihr Leistungsspektrum auszuweiten und bestehende Leistungs- und Erlösdefizite, im Interesse einer effizienteren Wirtschaftsführung durch Einrichtung kleinerer und vergleichsweise weniger kostenaufwendiger Spezialabteilungen oder Funktionsbereiche, zu kompensieren.

Hier klingt bereits an, daß die Spezialisierung nicht immer durch rein wissenschaftliche Gründe oder durch solche, die in der Methode selbst liegen, vorangetrieben wird [35].

Die Ambivalenz, aber auch die Grenzen und Risiken einer (zu) frühzeitigen und allzu geradlinigen Spezialisierung (Einschienenbahn ohne über die Fachgrenzen hinausreichende Ausblicke), kann Wissens- und Erfahrungslücken, auch im Hinblick auf benachbarte Felder, bringen. Grundsätzlich besteht Anlaß zu der Sorge, daß sich der Horizont des Spezialisten auf den methodischen und geistigen Stand seines Faches einengt.

Die Problematik der Spezialisierung und deren mögliche Folgen hat Karl Jaspers in seine Gedanken zur Stellung des Arztes im technischen Zeitalter einbezogen, als er 1958 im Vortrag gleichen Titels feststellte: „Nicht rückgängig zu machen ist die Spezialisierung. Die Steigerung des Könnens hat die Tendenz, den Spezialisten an bestimmte Denkweisen zu bannen" [14].

In der Sprache der Soziologen heißt dies: Spezialisierung bedeutet Objektfixierung. Dieser durchaus auch positiv zu wertenden Definition nähern wir uns, wenn wir für die qualifizierte Vertretung des Aufgabenfeldes der Unfallchirurgie einen ausdauernd motivierten, verantwortungs- und einsatzfreudigen Chirurgen empfehlen, der sich in klinischer Praxis wie in Forschung und Lehre vorrangig bis ausschließlich, vor allem aber kontinuierlich mit dem Trauma und dem Unfallverletzten befaßt [7, 16, 22, 24, 26, 27, 31].

Die mit der Spezialisierung angestrebte Intensivierung und inhaltliche Vertiefung setzt allerdings voraus, daß auf einer gesicherten Grundlage von Kenntnissen, Fähigkeiten und Fertigkeiten gefußt werden kann. Die Beschränkung allein macht noch nicht den Meister.

Das Vertrauen in die genannten Ziele der Spezialisierung muß in Zweifel gezogen werden, wenn sich zeigt, daß bestimmte Wissens- und Erfahrungsbereiche ebenso wie das kontinuierliche Training in diesen Bereichen (zu) frühzeitig aufgegeben werden.

Grundsätzlich muß angenommen werden, daß auch hier – ähnlich der Entwicklung bei der Vorbereitung auf den Schulabschluß – das arbeitserleichternde Umgehen und Auslassen bestimmter Leistungs- und Qualifikationsbereiche, hier die vorrangige Orientierung an den in der Weiterbildungsordnung festgeschriebenen Mindestanforderungen, zu einem erheblichen, ggf. später nicht mehr zu kompensierenden Qualitätsdefizit führen muß.

Das gilt sowohl für den „Allgemeinchirurgen", dessen Spezialisierung zum „Viszeralchirurgen" zu früh einsetzte, als daß er sich noch in der für die Weiterbildung zur Verfügung stehenden Mindestweiterbildungszeit zu einem umfassend qualifizierten Chirurgen und Allgemeinchirurgen hätte entwickeln können, wie auch für den „Unfallchirurgen", der zu früh ein „Extremitätenchirurg" und „Orthopaedic Surgeon" wurde, noch ehe er ein qualifizierter Chirurg oder „Allgemeinchirurg" hatte werden können.

Ohne verantwortungsbewußten und kundigen Mentor wird sich der junge Arzt und Wissenschaftler der von der Spezialisierung ausgehenden Faszination kaum entziehen können, vor allem dann nicht, wenn das Spezialgebiet Hoffnungen auf eine durch professionale und andere Regelungen beschützte Lebensarbeit weckt.

Ohne Spezialisierung kein Fortschritt – ohne fortschreitende Spezialisierung keine interdisziplinäre Zusammenarbeit.

Spezialisierung ist ein Gegenbegriff, der Ganzheit voraussetzt, da Spezialisierung stets nur einen Teil der Ganzheit erreichen und durchdringen kann. Dennoch ist Spezialisierung der unaufhaltsame Zug der modernen Wissenschaft und ihrer Technik [9].

In allen wissenschaftlichen Disziplinen wird, wenn auch in durchaus unterschiedlicher Ausprägung, erkennbar, daß Spezialisierung und die damit verbundene Abschottung des jeweiligen methodischen Objektbereiches zu interdisziplinärer Bemühung nötigen, wenn die Hoffnung auf Wiedererlangung der Vollständigkeit und Zusammenführung nicht gänzlich verloren gehen soll [9].

Seit dem Menschen die Vollkommenheit des „Goldenen Zeitalters" verloren ging, hofft er darauf, die zerbrochenen Teile des vollkommenen Ganzen, das vor Zeiten Wirklichkeit gewesen sein soll, einmal wieder zusammensetzen zu können [2, 9].

Wie die Utopie orientiert sich auch die Medizin in ihrem Denken und Handeln stets an der Ganzheit. Die Medizin will den Menschen ganzheitlich sehen und ganzheitlich verstehen. Sie will ihm beistehen, wenn er sich müht, Ganzheit und Vollständigkeit seiner Gesundheit zu bewahren oder wiederzuerlangen.

Kernstück des menschlichen Fortschrittsvertrauens ist der Glaube, daß Natur und Mensch sich das Geheimnis ihrer zerbrochenen Vollkommenheit mit Hilfe rationaler wissenschaftlicher Methoden entreißen lassen. Die Wissenschaftsgläubigen erklären daher, die Wissenschaft sei das einzige verläßliche Instrument, das der Mensch besitzt und je besitzen wird, das einzige Instrument, welches ihm Erkenntnis bringt und ihn zum Experten macht [2].

„Experte" aber muß er sein, denn ohne eine Vorstellung von Gesundheit wird der Arzt nicht verstehen, was Krankheit bedeutet, wenn er erkennen will, ob der Mensch krank ist und wie krank er ist. Wenn er nach Wegen sucht, die Krankheit überwinden zu helfen, muß er die Vollkommenheit der Gesundheit, die vollkommene Gesundheit zum Maß nehmen.

Bei der Erörterung der Gründe, die eine fachübergreifende Zusammenarbeit in der Medizin, hier vor allem in der Unfallmedizin, sinnvoll, notwendig oder unvermeidbar erscheinen lassen, sind zuerst die rein medizinischen Gründe zu betrachten.

Die pathophysiologische Komplexität der schweren Mehrfachverletzung, des Polytraumas und des Traumas der polymorbiden älteren Unfallverletzten macht das fachübergreifende Zusammenwirken von Spezialisten aus mehreren Fachgebieten unverzichtbar.

In der Unfallchirurgie und Unfallmedizin besteht Einvernehmen darüber, daß der in zahlreichen Fällen schwerster Traumatisierung erzielte Behandlungserfolg allein durch die integrative Zusammenarbeit eines Teams erfahrener Spezialisten aus mehreren Schwerpunkten der Chirurgie und anderer Fachgebiete (die nichtärztlichen Fachberufe eingeschlossen) erreicht werden kann.

Die interdisziplinäre Zusammenarbeit verdient ihren Namen und ihr hohes Ansehen allerdings nur dann, wenn speziell qualifizierte und trainierte Fachpersonen bei der Bewältigung des Traumas und seiner Folgen am Verletzten und für den Verletzten zusammenarbeiten.

So oder ähnlich könnte die Erörterung des Problems verlaufen, wenn Gedanken aus anderen Wissenschaftsbereichen aufgegriffen werden. Es sei jedoch daran erinnert, daß die Wirklichkeit ein wesentlich alltäglicheres Kleid zu tragen pflegt. Auch wurde bereits darauf hingewiesen, daß der Entschluß zur Spezialisierung und der dadurch erreichte Fortschritt nicht nur philosophische, humanitäre oder wissenschaftliche Wurzeln hat.

„Die Wünschbarkeit interdisziplinärer Zusammenarbeit steht nicht in Frage, wohl aber ihre Machbarkeit. Darin gleicht sie (die interdisziplinäre Zusammenarbeit) der Tugend. Wie bei dieser hat es wenig Sinn, die Unvollkommenheiten allgemein zu beklagen" [29].

Mit diesen Worten eröffnete der Soziologe E.K. Scheuch anläßlich des bereits zitierten Deutschen Chirurgenkongresses 1974 seinen Beitrag zur Diskussion der Vor- und Nachteile einer interdisziplinären Zusammenarbeit in der Medizin.

Das Begriffspaar Wünschbarkeit und Machbarkeit soll hier offenbar darauf hinweisen, daß der mögliche Wunsch nach fachübergreifender Zusammenarbeit nicht hemmnisfrei realisierbar ist.

Warum hegen die Soziologen Zweifel an der „Machbarkeit" einer fachübergreifenden Zusammenarbeit in der Medizin, obwohl eine solche Zusammenarbeit in anderen hochqualifizierten Berufen durchaus erfolgreich praktiziert wird?

Wie die Soziologie bestätigt, funktioniert Interdisziplinarität – wie es scheint mit besonderem Erfolg – in der Technik und darüber hinaus allgemein bei der Lösung praktischer Aufgaben [29].

Ungeachtet dessen wird immer wieder berichtet, daß die Organisation der Zusammenarbeit mehrerer medizinischer Spezialisten noch immer nicht überall, in allen Fällen und zu jeder Zeit ohne Reibungsverlust und ohne zeitliche oder fachliche Einbußen sichergestellt werden konnte [35].

Grundsätzlich wird die durch fortentwickelte Arbeitsteilung und fortschreitende Aufsplitterung von Wissen und Fertigkeiten ermöglichte Spezialisierung als der erfolgversprechendste Weg angesehen, die wachsende Ansammlung von technischem

Gerät und die damit erwartungsgemäß verbundene Zunahme spezieller Handhabungsfertigkeiten für die Einführung neuer Berufsbilder zu nutzen [8, 29].

In diesem Zusammenhang werden die Chancen für einen Zugewinn an fachübergreifender Zusammenarbeit vor allem dann als günstig angesehen, wenn eine Fachdisziplin die jeweils andere als technische Hilfswissenschaft nutzen kann [26, 29]. Als Lehrbeispiel für diese Auffassung wird meist die Zusammenarbeit zwischen der Inneren Medizin oder der Chirurgie und der Radiologie genannt.

Grundsätzlich ist, daran sollte kein Zweifel erlaubt sein, interdisziplinäre Zusammenarbeit nicht vorstellbar ohne wechselseitige Anerkennung und Respektierung, ohne die Bereitschaft zu Kommunikation und integrativer Kooperation. Interdisziplinäre Zusammenarbeit kann und darf sich nicht darauf beschränken, daß Fachkundige (als Person oder Gruppe) – wie vielfach zu beobachten – ihre speziellen diagnostischen und therapeutischen Kenntnisse und Fertigkeiten zur gleichen Zeit oder organisatorisch bedingt nacheinander zum Einsatz bringen, ohne untereinander oder mit der behandlungsführenden Gruppe Kontakt aufzunehmen [21–23].

Interessanter als die Frage, wann und mit welchen Ergebnissen fachübergreifende Zusammenarbeit erfolgreich sein kann, ist die Frage, ob und welche Hemmnisse erkennbar werden, wenn diese Zusammenarbeit nicht so reibungslos und erfolgreich verläuft, wie es im Interesse des Patienten wünschenswert wäre.

Nach Ansicht der Soziologen entwickeln auch wissenschaftlich-klinische Fachgebiete wie die Innere Medizin und die Chirurgie die wesentlichen Hemmnisse der innerdisziplinären und interdisziplinären Kooperation in sich selbst und aus sich selbst. Innerdisziplinäre Uneinigkeit und innerdisziplinäres Kompetenz- und Verteilungsgerangel wecken nicht nur den internen Spaltpilz, sondern auch nachbarliche Begehrlichkeiten [1, 8, 23, 29].

Die stärksten Widerstände finden fachübergreifende Initiativen vor allem in Gebieten, deren Aufgabenbereiche und methodisches Instrumentarium einander sehr nahe kommen oder sogar Überschneidungen erkennen lassen.

Bei dieser Konstellation führt die Empfehlung zu interdisziplinärer Kooperation eher zur Abkapselung und Abschottung der beteiligten Fachgebiete. Der durch die Kooperation zu erwartende methodische und technische Zugewinn wird nicht als hilfreiche oder begrüßenswerte Ergänzung empfunden, sondern viel mehr als Kompetenzanmaßung und unerwünschte Einmischung einer vergleichsweise minder qualifizierten Gruppe, aber auch als Angriff auf die Souveränität der disziplinären Autonomie gewertet [8, 29].

In diesem Zusammenhang weisen die Soziologen darauf hin, daß alle Experten, vor allem aber die der etablierten Professionen des Rechts, der Medizin, der Lehrberufe und der Psychiatrie dazu neigen, fachmännisch erscheinende Gutachten und Ratschläge auch für Gebiete abzugeben, in denen sie unmöglich systematisches Wissen besitzen können [29].

Die Beantwortung der Frage, ob einer, der vorgibt, ein Experte zu sein, dies zu Recht behauptet, bedarf einer Expertise, zu deren Abgabe ein Experte zumindest vergleichbarer Kompetenz erforderlich ist, wenn verhindert werden soll, daß auch diese „Expertise“ eine Kette neuer Scheinwahrheiten in Gang setzt.

Nicht selten wird einer Spezialität diejenige Kompetenz zugeschrieben, in deren Besitz sie sich wähnt. In der Regel ist die Definition dieser Kompetenz jedoch zu verschwommen, als daß ihr Realitätswert qualifiziert überprüft werden könnte. Es scheint daher notwendig, die zentralen Rollenelemente einer Disziplin, hier zunächst der Chirurgie und Unfallchirurgie, dann der kooperierenden Nachbargebiete, in objektivierbare Handlungskriterien definierter gemeinsamer Aufgaben zu überführen, um sie in geeigneter und methodisch aussagefähiger Weise überprüfen zu können.

Das Lehrbeispiel der Unfallchirurgie und Unfallmedizin ist die Akutphase der Diagnostik und Behandlung der schweren Mehrfachverletzung und des Polytraumas.

In dieser Phase wird die fachübergreifende Zusammenarbeit angesichts der Komplexität und zeitbezogenen Dramatik des zur Erkennung und Bewältigung des Traumas und seiner unmittelbaren Folgen erforderlichen Handlungsbedarfs, meist ohne Widerspruch, für unverzichtbar gehalten.

Unter den nach Ablauf der Akutphase auftretenden ernsten Komplikationen finden sich solche, die auf Unzulänglichkeiten der Initialbehandlung zurückgeführt werden müssen. Es ist daher mit besonderer Sorgfalt sicherzustellen, daß gerade in den ersten Stunden nach Eintritt eines Polytraumas ein optimaler Ablauf der notfallmäßigen Akutversorgung und der interdisziplinären Diagnostik gewährleistet ist.

Dieses Ziel kann nur erreicht werden, wenn die Gruppen, welche die Akutversorgung im wesentlichen zu tragen haben – in der Regel sind diese der Anästhesie und der Chirurgie/Unfallchirurgie zugehörig – Hand in Hand zusammenarbeiten [25].

Die Koordination der unmittelbar lebensrettenden Maßnahmen mit den gleichzeitig einzuleitenden diagnostischen und therapeutischen Maßnahmen, an deren Durchführung mehrere Fachgruppen aus unterschiedlichen Fachdisziplinen beteiligt sind, ist mitunter außerordentlich schwierig.

Prospektiv angelegte Untersuchungen über die bestmögliche Versorgung der Mehrfachverletzten und Polytraumatisierten, wie auch die inzwischen umfangreiche Literatur zu dieser Problematik belegen, daß in den ersten Stunden nach Polytrauma im Schnitt 5,5 Fachdisziplinen mit bis zu 12 Personen bei der Versorgung dieser Verletzten tätig werden müssen [33].

Von Beginn an arbeiten Anästhesist und Chirurg simultan und – wo möglich – gemeinsam. Der bei Vorliegen eines Schädelhirntraumas zugleich mit Anästhesist und Chirurg („Trauma-Team") alarmierte Neurochirurg nimmt (ggf. unterstützt vom Neurologen) zur weiteren Diagnostik und Therapie der Schäden des Zentralnervensystems Stellung. – Der Chirurg (Unfallchirurg und/oder Visceralchirurg) ist u.a. verantwortlich für den sonographischen Ausschluß oder Nachweis einer Körperhöhlenverletzung. – Der Kieferchirurg beurteilt eine ggf. vorhandene Verletzung des Mittelgesichts und entscheidet (in Absprache) über den Zeitpunkt der Versorgung dieser Verletzung.

Im Bedarfsfall werden der Radiologe, der Urologe, der Gynäkologe, der Ophthalmologe, der Hals-Nasen-Ohrenarzt, der Pädiater, der Internist, aber auch – wo dies notwendig erscheint – der Psychiater konsiliarisch hinzugezogen.

Der koordinierende Chirurg bleibt bei dem Verletzten und diskutiert die anfallenden Befunde mit den konsiliarisch hinzugezogenen Fachspezialisten, u.a. zur Festlegung der Prioritäten des therapeutischen Stufenplans.

Der Zusammenarbeit zwischen Anästhesist und Chirurg ist entscheidende Bedeutung beizumessen, da deren Arbeit nicht nur am gemeinsamen Patienten, sondern in der Notfallphase und während der operativen Versorgung auch miteinander, nebeneinander und gleichzeitig realisiert werden muß [28].

Obwohl Arbeitsteilung und Abgrenzung der Verantwortung in der Zusammenarbeit zwischen Anästhesist und Chirurg heute durch eine Fülle von Vereinbarungen geregelt scheinen, gibt es immer wieder einmal Meinungsverschiedenheiten über die fachspezifische Wertung der Risiken und die Einschätzung der Schwere des Gesamttraumas [28, 34, 36, 37].

Nach Maßgabe der zitierten Vereinbarung stellt der Chirurg die Indikation zum operativen Eingriff, er bestimmt Art und Zeitpunkt der Operation; der Anästhesist ist zuständig für die Planung und Durchführung des Betäubungsverfahrens sowie für die Überwachung und Aufrechterhaltung der vitalen Funktionen [28, 34, 36, 37].

Dennoch kann es Meinungsunterschiede geben (z.B. über Art, Umfang und Zeitpunkt des Volumenersatzes, Dauer der Nachbeatmung und Zeitpunkt der Extubation), welche die fachübergreifende Zusammenarbeit belasten können.

Auch hier kann eine reibungsarme Zusammenarbeit nur dann erreicht werden, wenn ein mit den Besonderheiten der Pathophysiologie des Traumas vertrauter Anästhesist und ein in diesem Bereich ebenso erfahrener Chirurg sich verständigen können.

Der wechselseitige Verweis auf die ordnungspolitische und juristische Begründung der Arbeitsteilung und das hieraus abgeleitete Bemühen, Verantwortung personal zuzuordnen, können das allein durch Selbstinnovation und persönlichen Einsatz zu verwirklichende interpersonale Vertrauen in keinem Fall ersetzen. – Insbesondere bei der fachübergreifenden Zusammenarbeit darf die gemeinsam zu tragende Verantwortung nicht gebiets- oder schwerpunktbezogen parzelliert werden, da das zwischenmenschliche Vertrauen vor allem dort besonders tragfähig sein muß, wo der Patient die Risiken und Defizite, denen er ausgesetzt ist, nicht oder nur unzulänglich zu erkennen und einzuordnen vermag.

Deutlich weniger konfliktgefährdet ist die Zusammenarbeit zwischen Chirurg/Unfallchirurg und Internist, die in der Regel bei der Vorbereitung der zweiten Operationsphase und bei der Versorgung von älteren, multimorbiden Patienten erforderlich wird.

In einer Studie der Freiburger Unfallchirurgie zeigte sich, daß der internistische Konsiliar in keinem Fall vor oder während der Phase der Notfallversorgung sondern vor allem (in einem Viertel der Fälle) vor den geplanten Sekundäreingriffen bzw. vor der Definitivversorgung bemüht wurde.

Drei Viertel der internistischen Konsile wurden während des postoperativen Verlaufs erbeten. Im Gegensatz zur Vorgehensweise bei der Behandlung der Mehrfachverletzung und des Polytraumas wurde der Internist beim Monotrauma des älteren Menschen in über zwei Dritteln der Fälle (67%) vor einer Operation konsultiert [17].

Das Beispiel der Kooperation mit dem Internisten eignet sich in besonderer Weise zur Differenzierung grundsätzlicher Aspekte der fachübergreifenden Zusammenarbeit.

Die auf Anforderung des Chirurgen, jedoch vielfach im Verantwortungsbereich des Internisten ermittelten Laborparameter repräsentieren nicht das fachinternistische Konsil, von dem hier die Rede sein soll.

In der Regel wird der erfahrene Chirurg/Unfallchirurg in der Lage sein, die ihm zur Verfügung gestellten Untersuchungsbefunde, die insbesondere im Falle des Mehrfach- und Vielfachtraumas sowohl für die Eingangsbeurteilung als auch für die Bewertung und Steuerung des Behandlungsverlaufs unverzichtbar sind, in sein Entscheidungs- und Handlungskonzept einzubeziehen.

Wo dies im Einzelfall nicht oder nicht mehr möglich ist und darüber hinaus eine fachinternistische Untersuchung des Patienten erforderlich scheint, wird der Fachchirurg den Internisten zum Konsil bitten, um mit ihm die internistischen Aspekte im Verbund mit den chirurgischen und allgemeinen Risiken zu diskutieren und ggf. das Behandlungskonzept insgesamt neu abzustimmen.

Bedauerlicherweise führen immer häufiger personelle, zeitliche und organisatorische Gründe dazu, daß die konsiliarischen Untersuchungen durch Angehörige anderer Fachgebiete ohne Beteiligung der für die Hauptbehandlung zuständigen Ärzte stattfinden. Dies kann allerdings nicht in allen Fällen dem Konsiliar angelastet werden, zumal dann nicht, wenn die anfordernden Ärzte bei der konsiliarischen Untersuchung durch den Kollegen des jeweils anderen Fachgebietes nicht anwesend sein können oder wollen.

So besteht die Gefahr, daß der Konsiliarbefund in der Hektik der klinischen Abläufe nur marginal wahrgenommen wird, keine Rückfragen an den Konsiliar gestellt werden können und darüberhinaus der Konsiliarbefund in der Diskussion der behandelnden Ärzte ebenfalls nur marginal Beachtung findet.

Wenn sich diese Entwicklung fortsetzt, droht das interkollegiale Gespräch zwischen dem behandelnden Arzt und dem konsiliarisch hinzugezogenen Fachspezialisten wieder zur Utopie zu werden, statt die Voraussetzungen und Grundlagen zu schaffen für eine gemeinsam getragene und interdisziplinär praktizierte Verantwortung.

Eine unzulängliche fachübergreifende Zusammenarbeit, zu deren wesentlichen Merkmalen ggf. auch mangelnde Bereitschaft zum fachlichen Meinungsaustausch gerechnet werden muß, verdient diesen Namen nicht, sie birgt viel mehr eine zusätzliche Gefahr für den Schwerverletzten, die diesen dauerhaft schädigen oder sogar das Leben kosten kann [30].

Als nächsthäufige Ursachen „interdisziplinärer" Mängel und Versäumnisse sind zu nennen:

1. Unzulängliche Untersuchung.
2. Unzulängliche und fehlindizierte Diagnostik.
3. Organisatorisch und fachlich bedingter Zeitverlust.
4. Selbstbeschränkung der Zuständigkeit und Verantwortlichkeit des hinzugezogenen Spezialisten.
5. Unklar definierte Verantwortlichkeit (Zuständigkeit) für den Verletzten.
6. Zeitlich beschränkte Verfügbarkeit des „Spezialisten".

Als typische Folgen einer unzulänglichen „interdisziplinären Zusammenarbeit" sind zu nennen:

1. Übersehene Verletzungen.
2. Unterschätzung des Schweregrades der Verletzung infolge eingeschränkter Erfahrung mit dem Trauma.

3. Zusätzliche (bei entsprechender Erfahrung und Training vermeidbare) Dauerschäden.
4. Vermeidbare Beeinträchtigung der Überlebenschancen.

Diese durch die internationale Literatur bestätigten Sachverhalte stützen die schon angeführte Empfehlung und Forderung, daß der Koordinator der Diagnostik und Behandlung des Schwerstverletzten ein Chirurg sein sollte, der kontinuierlich und eigenverantwortlich mit dem Trauma und dem Unfallverletzten selbst befaßt ist [7, 22, 31].

Eine in diesem Zusammenhang erinnerte Erörterung typischer Verhaltensstrategien der im Lande tätigen Eliten reizt dazu, die seinerzeit auf das Verhalten der „Eliten“ bezogenen Feststellungen auf das Verhalten der Spezialisten im Lande zu übertragen. Das so entworfene Bild scheint der Realität so nahe, daß es als Anleitung für diejenigen dienen könnte, die als Spezialisten gelten und behandelt werden wollen [10].

Nicht allein „elitäre Spezialisten“, auch ein Großteil der Politiker und andere Gruppen, reden aufeinander ein und aneinander vorbei, möglicherweise in der Absicht, davon abzulenken und sich selbst darüber zu täuschen, daß sie dort, wo sie miteinander sprechen sollten, einander nichts zu sagen haben.

„Unsere Spezialisten arbeiten, gelegentlich hochkompetent und mit vorzüglichen Einzelergebnissen, vor sich hin; aber sie sind isoliert, gehen nicht aufeinander ein und finden kaum jemals zu dem, was unerläßlich ist, um über die Selbstbezogenheit des Einzelnen, über die allgemeinen Zweck-Mittel-Beziehungen und den Autismus der Gesellschaft hinaus zu fachübergreifender Zusammenarbeit und verantwortungsbewußter Gemeinnützigkeit zurückzufinden“ [10].

Gerade bei einer vorrangig autistisch ausgerichteten Spezialisierung wird leicht übersehen, daß das angesammelte „Herrschaftswissen“ mit der Zurruhesetzung des jeweiligen Spezialisten verloren gehen wird, soweit es nicht zuvor weitergegeben und für die Allgemeinheit nutzbar gemacht wurde [8, 24].

Die bisherige Erörterung hat, ungeachtet des Hinweises auf im interdisziplinären Alltag erkennbare Hemmnisse, klar definierte Gründe erkennen lassen, die eine fachübergreifende Zusammenarbeit bei der Diagnostik des schweren Traumas und der Behandlung der Schwer- und Vielfachverletzten nicht nur wünschenswert erscheinen lassen, sondern darüberhinaus zwingend notwendig machen [13].

Trotz aller Diskussion und bisher erreichter Meinungsbildung kann nicht darauf verzichtet werden, mehr zu erfahren über die Bedingungen, welche die Verwirklichung einer sinnvollen und effizienten interdisziplinären Zusammenarbeit erschweren und ihr allzu enge Grenzen setzen.

Weiterhin fehlt auch eine eindeutige Antwort auf die Frage, warum es bisher nicht gelungen ist, den Autismus der Spezialisten und der Fachgebiete aufzubrechen und den Weg frei zu machen für den konzentrierten gemeinsamen Einsatz aller unfallmedizinisch tätigen Fachberufe [7].

Bewußt gemacht werden muß hier, daß das Einander-aus-dem-Wege-Gehen der Spezialisten ebenso wie das autistische Nicht-aneinander-Denken eher einer weiteren Entspezialisierung der großen Fachgebiete als einer intensiveren gemeinnützigen Einbeziehung des Fortschritts förderlich war und ist [18, 20].

Stattdessen sammelt der Spezialist weiterhin „Herrschaftswissen" an, mit dessen Hilfe er sich gegen andere Spezialisten wie gegen Nicht-Spezialisten abzugrenzen hofft, dies nicht zuletzt in der Absicht, sich in dem allgemeinen Verteilungs- und Zuständigkeitsgerangel Vorteile zu verschaffen.

Da kann es nicht verwundern, wenn über die bislang diskutierten „medizinischen" Gründe hinaus weitere Argumente für die zur Realisierung der fachübergreifenden Zusammenarbeit nach Entscheidungsorganen mit Integrationskompetenz gesucht werden [35].

Bei diesen Bemühungen wird allerdings übersehen, daß die administrativ verordnete Verklammerung der interdisziplinären Zusammenarbeit in der Regel nicht ohne Vorbehalt als Voraussetzung und neue Möglichkeit einer methodisch-technischen Erweiterung bis dahin verfügbarer und professional beschützter Kenntnisse und Fertigkeiten verstanden und angenommen wird. Stattdessen wird die verordnete Verklammerung – wie bereits angedeutet – als unerwünschte Einmischung von außen, aber auch als Angriff auf zuvor unangetastete Zuständigkeiten und Besitzstände empfunden und abgelehnt.

Das Ergebnis ist eine weitere Abkapselung und Abschottung bis zur Verweigerung des interkollegialen Meinungsaustausches. Unterstützt wird diese Dialogunwilligkeit meist durch Überbewertung der eigenen Kompetenz, ggf. auch durch die mangelnde Bewußtmachung eigener Kompetenzdefizite. Nach Maßgabe selbstzugewiesener Kompetenz werden von außen eingebrachte Aspekte ohne vorherige Sachanalyse und ohne weitere Diskussion als nicht ausreichend begründete Meinung eines aus fachspezifischer Sicht unzulänglich qualifizierten und in seiner diesbezüglichen Kompetenz dem Laienstand nahestehenden Fachkollegen abgelehnt. Als Laie gilt in diesem Zusammenhang – a priori – auch der einer anderen Disziplin zugehörige Fachkollege; dies vor allem, wenn er, entsprechend der von ihm ausgeübten Disziplin, zu den Mitbewerbern um schützenswert erscheinende Tätigkeiten zu rechnen ist.

Die Weigerung, den Nachbarn, sein Denken und Handeln wahrzunehmen und – wo dies begründet scheint – anzuerkennen und aufzunehmen, führt dazu, daß Kenntnisse und Erfahrungen, welche Grundlage eines weiteren Fortschritts sein könnten, nicht gesehen werden und ihr möglicher Nutzen vielen Patienten vorenthalten bleibt.

Die bisherige Praxis der Medizin hat deutlich werden lassen, daß eine verantwortungsbewußte Ausübung des Arztberufes, auch in der fachübergreifenden Zusammenarbeit, nicht vorstellbar ist ohne menschliche Motivation.

Es hat sich aber auch gezeigt, daß diese Motivation nicht durch Gesetze, Verordnungen und anderweitige Absprachen manipulierbar ist und Motivationslosigkeit nicht kompensiert werden kann durch eine methodologische „Verwissenschaftlichung" der Arbeitsinhalte oder eine administrativ verordnete Verklammerung mehrerer Aufgabenbereiche. – Auch das medico-legale Schutzbedürfnis des Arztes, das hier nicht grundsätzlich abgelehnt werden soll, kann kein Alibi sein für den Verzicht auf eine Motivation, die ist, was sie scheint.

Die Motivation, von der hier die Rede ist, manifestiert sich nicht schon dadurch, daß alle darüber reden und – wie im Kino – in dieselbe Richtung schauen. Zur Motivation gehört es, aufeinander zu schauen, gemeinsam zu empfinden, zu denken und zu handeln. Die Motivation ist auch hier stets die Motivation Gleichgesinnter, die sich zu ihrer Individualität und zu ihrem Wollen bekennen, aber nicht die Motivation einer anonymen Organisation oder Institution.

Trotz des, zugegebenermaßen, meist realitätsfernen Wortgeklingels akademischer und politischer Sonntagsreden, ist nicht zu übersehen, daß der Egoismus des Einzelnen und der Autismus der Gesellschaft kontinuierlich zunehmen. Es mehren sich die Anzeichen einer sozialen Entfremdung, die bereits in naher Zukunft zu ernstzunehmenden Rissen im sozialen Gewebe führen könnten, wenn dieser Entwicklung nicht Einhalt geboten wird. Schon jetzt zeigt sich ein immer begrenzteres Interesse für allgemeine, öffentliche Aufgaben, welches in allen wissenschaftlichen, wissenschaftspolitischen, politischen und gesellschaftlichen Gruppen von einem weit verbreiteten Relativismus begleitet wird [11].

Geht das Gefühl auch für andere verantwortlich zu sein nicht nur in der Gesellschaft, sondern auch beim Arzt und bei den anderen medizinischen Fachberufen verloren [18]?

Lange bevor der Medizin Techniken und Ziele der Betriebswirtschaftslehre vorangestellt wurden, hat sich K. Jaspers bemüht, darauf aufmerksam zu machen, daß es einen Bereich der Medizin gibt, in dem der naturwissenschaftlich-technische Boden nicht mehr trägt und die der Oekonomie entlehnte Sprache neue und zusätzliche Ratlosigkeit entstehen läßt, die keinen Raum läßt für Vertrauensbildung und das Gefühl menschlicher Geborgenheit.

Lange vor der ohne eine grundlegende politische Entscheidung nicht befriedigend abzuschließenden Diskussion über Ausgabensenkung und Konzentration der (verbleibenden) Mittel, hat Jaspers keinen Zweifel daran gelassen, daß wirtschaftliche Effizienz keine zureichende Basis für humanitäre (ethische) Entscheidungen sein kann [14].

Die seitherige Entwicklung bestätigt zunehmend, daß die Qualität krankenhaustypischer Leistungen, denen vor allem die fachübergreifend erbrachten Leistungen zuzurechnen sind, keinesfalls allein auf der Grundlage oekonomischer Fakten, d.h. in den Kategorien der derzeit verbindlichen Kosten-Nutzen-Skalen erfaßt und beurteilt werden kann [27].

Da das ärztliche und menschliche Handeln weder an der Grenze der naturwissenschaftlichen noch an der Grenze der oekonomischen Möglichkeiten endet, aber auch jenseits von Probabilität und anonymer Organisationsleistung nicht aufgegeben werden darf, können Motivation und Selbstverständnis des Helfenwollenden in Verunsicherung und Resignation übergehen, wenn nicht der Helfer – als Einzelner oder in der Gruppe – durch positive Erfahrung gestützt wird.

Diese Erfahrung ist immer eine persönlich gewonnene, keinesfalls eine institutionelle Erfahrung. In diesem Sinne ist auch die Diagnose, das persönliche Auseinanderkennen krankheitstypischer und verletzungstypischer Befindlichkeiten nicht vorstellbar ohne den führenden Blick eines Arztes, der die eigenen und die konsiliarisch erhobenen Befunde ordnen und werten kann, vor allem aber den Patienten in seiner realen Situation vor Augen hat und im Blick behält [14].

Es macht daher keinen Sinn, die Probabilisierung als Instrument der Qualitätssicherung in der Medizin zu begrüßen und gutzuheißen, die mit ihr einhergehende Institutionalisierung und Anonymisierung aber lediglich zu beklagen, während die tendenzielle Entwicklung zur arztlosen Medizin ungehindert fortschreitet.

„Je mehr das Zeitalter, in dem wir leben und arbeiten, eine in sich verworrene Beziehung vom Arzt zum Patienten zu erzwingen scheint", so Jaspers, „umso entschiedener dürfen wir uns der eigentlich(en) ärztlichen Persönlichkeit erinnern".

Wir dürfen nicht nur, wir müssen uns erinnern und unsere Kräfte versammeln, um die bis dahin weitgehend ungebremste Tendenz zur Probabilisierung und die sich schon längere Zeit abzeichnende Depersonalisierung zu verlangsamen, wir müssen verhindern, daß die Motivation, eine Aufgabe gemeinsam anzugehen und die Erfüllung einer Aufgabe zur gemeinsamen Sache zu machen, gänzlich verloren geht.

Besonders nachteilig wirkt sich aus, daß Politiker und Bürger, aber auch ein Großteil der Ärzte, dieser Entwicklung tatenlos zuzuschauen scheinen. Die Bereitschaft und die Verpflichtung, sich für die Sicherstellung einer qualifizierten ärztlichen und medizinischen Versorgung im Lande einzusetzen, verlangen, daß den Ursachen und Folgen dieser Entwicklung nachgegangen wird.

Unabhängig von dem anerkannt hohen (technischen) Stand der heutigen Medizin ist bei den Ärzten wie bei den Angehörigen der nicht-ärztlichen medizinischen Fachberufe noch immer eine unzureichende berufliche und menschliche Vorbereitung auf die Zusammenarbeit mit Menschen unterschiedlicher Motivation und unterschiedlicher beruflicher Aus- und Weiterbildung festzustellen [11].

Häufig wird dieser Sachverhalt - allzu verkürzt - als „allgemein menschliches" Problem angesehen, welches dort am wenigsten ausgeprägt scheint, wo die geringsten koordinationsbedingten Reibungsverluste zu erwarten sind. In der Tat verursacht die Koordinierung von Spezialitäten und Spezialisten Reibungsverluste, die im Regelfall dazu führen, daß jede beteiligte Spezialität - für sich betrachtet - unterhalb des Optimums arbeitet [29].

Ein Teil dieses Problems ist in der Regel unschwer zu belegen, aber offenbar nur schwer verständlich zu machen. Im Grunde sollte es jedermann einleuchten, daß optimale Funktion und Leistung nur dann erreicht werden können, wenn die Aufgaben, an der sie zu messen sind, klar definiert werden und die für eine optimale Leistungserfüllung erforderlichen Mittel (personell, apparativ, wirtschaftlich) vorab zur Verfügung gestellt wurden.

Solange die wirtschaftliche Effizienz das erste und vorrangig angestrebte Ziel bleibt, wird nur mehr gefragt werden können, welche Leistung und welche Leistungsqualität unter den jeweils gegebenen Bedingungen realisierbar ist.

Insoweit erscheint es auch wenig sinnvoll, „Standards" zu benennen und die Notwendigkeit einer fachübergreifenden Zusammenarbeit zu diskutieren und festzuschreiben, ohne zuvor geprüft zu haben, welche „Rahmenbedingungen" erfüllt sein müssen, damit die zur Pflicht erhobenen Leistungen erbracht werden können [25].

Unter diesen Voraussetzungen sollte niemand überrascht sein, wenn jedes Krankenhaus und jeder dort tätige Arzt bemüht ist, zuerst denjenigen Pflichten nachzukommen, deren Erfüllung auch für das Krankenhaus und den Arzt vorteilhaft ist.

Im Zeitalter des betriebswirtschaftlichen Denkens wird die planbare und wirtschaftlich effizient zu erbringende Leistung stets eine größere Wertschätzung finden als die unerwartete, mit notfallmäßiger Dringlichkeit zu erfüllende Aufgabe, deren Umfang nicht vorhersehbar ist.

Eine Behinderung der fachübergreifenden Zusammenarbeit kann sich auch dann ergeben, wenn die zur Mitwirkung gebetene Disziplin kurzfristig oder auch über einen längeren Zeitraum kapazitativ nicht in der Lage ist, notfallmäßig erforderliche kooperative Leistungen mit der gebotenen Dringlichkeit oder zumindest zeitnah zu erbringen, da sie zur gleichen Zeit ihren eigenen Organisationspflichten nachkommen muß oder geplante Leistungen und Abläufe im eigenen Verantwortungsbereich sicherzustellen hat.

Faßt man die Argumente, mit denen die fachübergreifende Zusammenarbeit im Interesse des Patienten als wünschenswert und notwendig begründet wurde, noch einmal zusammen und überprüft sie an der Realität des Alltags, wird erneut und weiterhin zu fragen sein, warum es neben beispielhaft realisierter Zusammenarbeit noch immer Hemmnisse gibt, die eine flächendeckend und zu jeder Zeit zuverlässig funktionierende Kooperation aller unfallmedizinisch tätigen Disziplinen erschweren oder verhindern.

Die auf die Denkweise des „technischen Zeitalters“ zurückzuführenden politischen und sozialen Utopien haben, wie man seit langem weiß, auch den Beruf und das Wirken des Arztes nicht verschont [14].

Jaspers erkannte auch hier die Notwendigkeit zur Rückbesinnung und Selbstbesinnung in ihrem Kern und gab zugleich – aus der Sicht des Arztes und Philosophen – den Schlüssel zu einer zukunftsbezogenen Erneuerung des ärztlichen Denkens und Handelns, als er sagte: „Es ist die Wahrheit, daß für den Arzt – wie für jeden Beruf im Umgang mit Menschen – es nicht genügt, das wissenschaftlich Erkennbare gelernt zu haben und anzuwenden“.

Die neuro-wissenschaftliche Forschung der letzten 10 Jahre bestätigt und ergänzt diese Sehweise u. a. durch die bereits zitierte Aussage, daß – wie in zahlreichen anderen Berufen – auch bei Ärzten und Angehörigen nichtärztlicher medizinischer Fachberufe noch immer eine unzureichende Vorbereitung auf die Zusammenarbeit mit Menschen unterschiedlicher Motivation und unterschiedlicher Aus- und Weiterbildung erkennbar sei [11].

Hiermit wird die Frage begründet, ob ein Teil der Ursachen, die eine Veränderung der Arzt-Patienten-Beziehung bewirkt haben und ein Teil der Fakten, welche die gedeihliche Entwicklung einer sinnvollen interdisziplinären Zusammenarbeit zu belasten scheinen, nicht auch in einer unzureichend geschulten sozialen Kompetenz der ärztlichen und nicht-ärztlichen Helfer zu suchen ist.

Eine zukunftweisende Erkenntnis der zitierten neuro-wissenschaftlichen Forschung war der Nachweis, daß das soziale Wahrnehmungsvermögen des Menschen ein individuell angelegtes Talent ist, dessen zentrale, zwischen Ammonshorn und Mandelkern (Hippocampus und nucleus amygdalae) angesiedelte Steuerung einer Erziehung und Schulung zugänglich ist.

Im Rahmen dieser Untersuchungen konnte auch belegt werden, daß das Spektrum der sozialen Fähigkeiten des Menschen weit über den engen Bereich angeborener intellektueller Fähigkeiten hinausreicht, der bis dahin mit Hilfe des vorwiegend unter schulischen und akademischen Aspekten entwickelten und eingesetzten „Intelligenzquotienten“ (IQ) erfaßt und beurteilt wurde.

Aus diesem Grunde mußte – auch rückblickend – der Schluß gezogen werden, daß sowohl bei der Entwicklung allgemeiner sozialer Verhaltensmöglichkeiten wie auch bei der Verwirklichung eines menschlich motivierten Verhaltens andere, zuvor nicht oder nur unzulänglich geschulte Intelligenzqualitäten erforderlich sind.

Seither befaßt sich die neuro-psychologische Forschung mit der „emotionalen Intelligenz“ und dem Ziel, die menschliche Fähigkeit zur Empathie und die in dieser begründete Fürsorge für andere intensiver zu erkunden, aber auch in der Absicht, die Fähigkeit zu Kooperation und sozialer Bindung nicht weiter verkümmern zu lassen, sondern sie zu fördern und weiterzuentwickeln.

Die inzwischen beschriebenen Fehlentwicklungen und Defizite des Zusammenspiels zwischen Ammonshorn und Mandelkern stützen die Vermutung, daß die Qualität der interdisziplinären Zusammenarbeit auch in der Medizin durch mangelnde soziale und emotionale Kompetenz erheblich beeinträchtigt sein kann.

Emotionale Intelligenz gewinnt, auch in dem hier zu erörternden Zusammenhang, Gestalt als intrapersonale und interpersonale Intelligenz.

Die intrapersonale Intelligenz trägt die nach innen gerichtete Fähigkeit der kritischen Selbstwahrnehmung. Sie ermöglicht dem einzelnen Menschen, ein zutreffendes, wahrheitsgemäßes Bild von sich selbst zu entwerfen und sich mit Hilfe dieses (Vor-)Bildes im Leben erfolgreich zu behaupten.

Demgegenüber repräsentiert die interpersonale Intelligenz die Fähigkeit, andere Menschen in ihrer Personalität zu erkennen und zu verstehen; zu verstehen, was sie innerlich bewegt und motiviert, wie sie arbeiten, wie man kooperativ mit ihnen zusammenarbeiten kann.

Wer als Verkäufer, Politiker, Lehrer, Kliniker und Religionsführer erfolgreich ist, besitzt wahrscheinlich ein hohes Maß an interpersonaler Intelligenz. – Wer einfühlsam ist, erkennt eher die versteckten sozialen Signale, die anzeigen, was ein anderer braucht oder wünscht. Er wird in den Pflegeberufen, als Lehrer, Verkäufer oder Manager erfolgreicher sein als derjenige, der diese Signale nicht erkennt [11].

Wer die Fähigkeit besitzt, Emotionen zielgerichtet in den Dienst einer Aufgabe zu stellen, wer die Motive und Arbeitsweisen anderer versteht und diese Einsicht nutzt, besitzt hervorragende Eigenschaften, das eigene Leben zu gestalten und mit anderen zusammenarbeiten und auskommen zu können.

Ohne Zweifel haben die neueren Forschungsergebnisse der Neuro-Wissenschaften, die hier nur andeutungsweise zitiert werden können, die Diskussion der emotionalen und interpersonalen Defizite, welche eine fachübergreifende Zusammenarbeit belasten können, aber auch die Erörterung der Möglichkeiten und der Bereitschaft, diese Defizite zu analysieren und ggf. abzubauen, um wesentliche Aspekte erweitert.

Anders als in manchen Bereichen der Wirtschaft oder bei der aufgabenbezogenen und teambildenden Ausbildung der Piloten, wird der emotionalen Intelligenz und der Bedeutung ihrer Defizite, sowohl in der Ausbildung zum Arzt, wie auch in der Weiterbildung zum Facharzt, noch immer zu wenig – meist gar keine – Aufmerksamkeit gewidmet [11].

Die großen Fächer der Medizin werden auch künftig – und das in zunehmendem Maße – von innen und außen bedroht werden, wenn sie sich den in anderen Wissenschafts- und Lebensbereichen gewonnenen Erkenntnissen weiterhin verschließen und sich ihre Mitglieder auch in Zukunft – vor allem in Bereichen überlappender Aufgaben und Zuständigkeiten – verhalten wie Eheleute in einer bedrohten Ehe [11].

Die Diskussion der Ursachen und Verhaltensweisen, welche eine sinnvolle fachübergreifende Zusammenarbeit belasten oder unmöglich machen können, hat erkennen lassen, daß die – auch oder insbesondere in der Medizin – sinkende Bereitschaft, trotz bestehender Gruppengrenzen miteinander zu sprechen oder verantwortungsbewußt und zielgerichtet miteinander zu arbeiten, bereits jetzt oder gerade jetzt befürchten läßt, auch die letzten Eckpfeiler des seither bestehenden Sozialgefüges könnten definitiv zusammenbrechen.

Anlaß zu dieser Befürchtung geben, wie zu sehen war, die mit der fortschreitenden Spezialisierung zunehmende Tendenz zur Abkapselung und Abschottung, das Verdrängungsbegehren des Spezialisten und die drohende Entspezialisierung mit Verlust der Sicherheit und Unangreifbarkeit eines bis dahin professional geschützten Arbeitsbereiches, aber auch – und nicht zuletzt – die erst in den letzten Jahren mit einiger Aufmerksamkeit betrachteten Folgen der unzulänglichen Erfahrungsbildung im Umgang mit eigenen und fremden Emotionen [11].

Die Denk- und Sehweise unserer Zeit bewirkt, daß die Ursachen erkennbarer Fehlentwicklungen und Defizite zuerst in der jeweiligen Kindheit und Jugend gesucht werden. Die hier geführte Diskussion scheint diese Tendenz zu bestätigen.

Der seit langer Zeit praktizierte Erziehungsgrundsatz, überwiegend oder ausschließlich Erfolgserlebnisse zuzulassen, verhindert das Erkennen und Erlernen des richtigen Umgangs mit Niederlagen und Problemsituationen, wie sie Leben und Beruf in der Regel mit sich bringen.

Diese emotionale „Unbildung" kann den Einzelnen, aber auch die Gemeinschaft, in der er lebt und arbeitet, außerordentlich belasten. Folge der emotionalen Inkompetenz ist dann nicht selten eine durchgehend pessimistische Wertung erlittener Niederlagen, die zur Depression führen kann, und dem Relativismus wie der Resignation Tor und Tür öffnet.

Von der notwendigen Rückbesinnung auf die trotz allen Fortschritts gebliebene Aufgabe des Arztes war schon die Rede. Zu ergänzen bleibt in diesem Zusammenhang, daß dem einzelnen Arzt, dessen Zuständigkeit und Kompetenz ansonsten von vielen interessierten Gruppen zunehmend in Frage gestellt wird, auch dann die volle Verantwortung (im haftungsrechtlichen Sinne) aufgebürdet wird, wenn er nachweislich nur mehr der ausführende Arm für ärztliche und medizinische Maßnahmen ist, die mehr oder weniger anonyme Entscheidungsorgane ohne sein Mitwirken beschlossen haben.

Dem Arzt wird hier eine Entscheidungs- und Handlungskompetenz abverlangt, die er angesichts der ihm vorgegebenen Ordnungsgrenzen und anderer Sachzwänge nicht mehr oder nur noch unzulänglich zu erfüllen vermag. Dessenungeachtet wird ihm die Nichterfüllung dieses Anspruchs als Führungsschwäche oder mangelnde ärztliche Motivation angerechnet.

Gefordert sind hier vor allem die wissenschaftlichen Fachgesellschaften, insbesondere die Fachgesellschaften der großen klinischen Fächer, die in den siebziger Jahren schon einmal die Wahrnehmung ihrer Mentorenpflicht verabsäumten und sich stattdessen in zunehmendem Maße berufspolitisch engagiert haben [12, 22].

Hoffnungstimulierende Sonntagsreden oder graphisch gelungene und eingängige VENN-Diagramme können und dürfen nicht davon ablenken, daß die vermittelten Aussagen und Appelle an der Realität, an der alltäglich praktizierten Qualität der Medizin gemessen werden müssen.

Dies aber kann nur bedeuten, daß der „Fortschritt" weder einem immer weniger überschaubaren Heer von „Spezialisten" noch einer immer anonymer werdenden „Gesundheits"-Organisation überlassen oder überantwortet werden darf.

Die Fürsorge für den kranken und verletzten Menschen verlangt ärztliche und medizinische Helfer, die neben ihrer Fachkompetenz über die notwendige emotionale Kompetenz verfügen und bereit sind, diese gemeinnützig ebenso einzusetzen wie für den einzelnen Kranken und Verletzten.

Nur der ständige und vorbehaltlose Einsatz des kompetent und verantwortungsbewußt handelnden Arztes kann eine fachübergreifende Zusammenarbeit mit Leben erfüllen und dazu beitragen, die alltäglich neu entstehenden organisatorischen und menschlichen Unzulänglichkeiten und Widerstände mit Hand und Herz zu bewältigen.

Insbesondere die Ärzte sollten an der (1987) von Heckhausen, dem früheren Vorsitzenden des Wissenschaftsrates, vertretenen Auffassung festhalten, daß es vorrangig Aufgabe der wissenschaftlichen Fachgesellschaften ist und sein muß, die qualitätssichernden wissenschaftlich begründeten Leitlinien des von ihnen vertretenen Fachgebietes oder Aufgabenbereiches zu definieren und sich mit allen Kräften für deren Durchsetzung und Sicherstellung einzusetzen [12, 22, 23].

Neben dem Appell an die wissenschaftlichen Fachgesellschaften steht der Appell an die Universitäten, Lehre und Unterricht mehr als bisher im Sinne der „progressive education" auf die Vermittlung problemorientierter Inhalte und die aufgaben- und bedarfsbezogene Einübung kompetenzbildender Handlungs- und Verhaltensmuster auszurichten [4, 26].

Wenn nicht während der Ausbildung zum Arzt, wann sonst könnte ein erfolgversprechenderer Versuch unternommen werden, die einseitige Überbewertung von „Erfolgserlebnissen" abzubauen und die Grunderfahrung für die in der Kindheit und Jugend nahezu regelhaft versäumte Erziehung zum richtigen Umgang mit eigenen und fremden Gefühlen und Niederlagen nachzuholen. Sind die professionalen Abkapselungs- und Abschottungstechniken erst einmal eingeschliffen, wird die erforderliche „Umerziehung" nahezu unmöglich.

Diese weiterführende Erziehung und Selbsterziehung kann nur gelingen, wenn alle, die zusammenarbeiten können und müssen, wieder miteinander reden. Andernfalls muß befürchtet werden, daß Medizin, Wissenschaft, Politik und Öffentlichkeit die wichtigen Probleme, die gelöst werden müssen, wenn Katastrophen verhindert werden sollen, nicht lösen werden, da sie nicht in der Lage sind, fachübergreifend vernünftig und ohne professionale Zwänge miteinander zu sprechen, um einen tragfähigen Konsens, zur Not auch einen Kompromiß, zur Sicherstellung einer sinnvollen fachübergreifenden Zusammenarbeit und angemessenen medizinischen Versorgung der Bevölkerung zu erreichen [10].

Wenn wir am Ende mit Kant resignierend erkennen müßten: „aus so krummem Holze, als woraus der Mensch gemacht ist, kann nichts (ganz) Gerades gezimmert werden" hätten die Kranken und Verletzten, hätten wir alle mehr verloren als nur eine Utopie [2].

Zusammenfassung

Die pathophysiologische Komplexität des schweren Traumas und seiner lebens- und funktionsbedrohenden Folgezustände zwingt zu fachübergreifender Zusammenarbeit.

Der Zusammenbruch aller Bemühungen um eine flächendeckende, qualifizierte und jederzeit verfügbare ärztliche und medizinische Versorgung der Bevölkerung und der fortschreitende Zerfall der großen klinischen Fachgebiete werden nicht aufzuhalten sein, wenn sich die wissenschaftlichen Fachgesellschaften nicht darauf verständigen, daß die Medizin nicht länger nur in den Grenzen des bevorrechtigten und geschützten Handlungsrasters der jeweils für zuständig erklärten Fachdisziplin gemessen und bewertet werden kann, sondern künftig ausschließlich den aufgaben- und kompetenzbezogenen Kategorien einer fachübergreifenden Qualität verpflichtet wird.

Ungeachtet der in Teilbereichen der Medizin wissenschaftlich wie klinisch schlüssig begründeten Notwendigkeit einer fachübergreifenden Zusammenarbeit, ist festzustellen, daß die Zusammenarbeit mehrerer Spezialisten noch immer nicht überall, in allen Fällen und zu jeder Zeit ohne Reibungsverlust und ohne zeitliche oder fachliche Einbußen sichergestellt werden konnte [35].

Die neuro-wissenschaftliche Forschung der letzten 10 Jahre konnte den Nachweis führen, daß die interdisziplinäre Zusammenarbeit auch durch Verhaltensweisen belastet wird, die auf eine unzureichend geschulte soziale und emotionale Kompetenz der handelnden Individuen zurückgeführt werden muß [11].

Literatur

1. Allgöwer M (1974) Interdisziplinäre Zusammenarbeit aus der Sicht des Chirurgen. Langenbecks Arch Chir. 337 (Kongreßbericht)
2. Berlin I (1990) Das krumme Holz der Humanität: Kapitel der Ideengeschichte. S. Fischer, Frankfurt a. M.
3. Bochnik HJ (1991) Ärztliche Kompetenz zwischen medizinischem Fortschritt und gesundheitspolitischer Verantwortung. Hefte Unfallheilkd 220 : 37 – 46
4. Boud D, Feletti G (eds) (1991) The Challenge of Problem Based Learning. Kogan Page, London
5. Bundesärztekammer: Kooperation der Berufe im Gesundheitswesen. Konferenz der Fachberufe im Gesundheitswesen bei der Bundesärztekammer, Augsburg, 21.10.1994
6. Eppler E (1996) Komplettes Stückwerk: Erfahrungen aus fünfzig Jahren Politik. Insel, Frankfurt a. M. Leipzig
7. Fitts WT (1966) Editorial: The American Association for the Surgery of trauma: Toward a union of surgeons and surgical specialists. J Trauma 6 : 428 – 433
8. Freidson E (1979) Der Ärztestand: Beruf und wissenschaftssoziologische Durchleuchtung einer Profession. Enke, Stuttgart
9. Gadamer HG (1993) Über die Verborgenheit der Gesundheit. Suhrkamp, Frankfurt a. M.
10. Glotz P (1992) Die planlosen Eliten. Symposion der Max-Planck-Gesellschaft.: Mehr wissen – mehr können. Innovation durch Grundlagenforschung. Schloß Ringberg, Tegernsee, 18.5.1992
11. Goleman D (1996) Emotionale Intelligenz. Hauser, München
12. Heckhausen H: Zur Rolle und Bedeutung wissenschaftlicher Fachgesellschaften. Beiträge zur Hochschulreform, Heft 4 (1987), Mitt HV 2 (1988), 68 – 79
13. Hughes JL jr (1991) Die interdisziplinäre Behandlung des Polytraumatisierten: Möglichkeiten und Grenzen. Hefte Unfallheilkd 220 : 311 – 320
14. Jaspers K (1986) Der Arzt im technischen Zeitalter. Piper, München – Zürich

15. Kochsiek K(1991) Gibt es heute noch eine Innere Medizin. Eröffnungsansprache bei der 97. Tagung der Deutschen Gesellschaft für Innere Medizin. Med Kl 86 : 27–33 (XXVII - XXXIII)
16. Krings H, Baumgärtner HM, Wild C (1974) Handbuch philosophischer Grundbegriffe, Bd 6. Kösel, München
17. Kuner EH, Eichinger S (1991) Fachinternistische Untersuchung und interdisziplinäres Konsil. Hefte Unfallheilkd 220 : 320–327
18. Lempp R (1996) Die autistische Gesellschaft: Geht die Verantwortlichkeit für andere verloren? Kösel, München
19. Morus T (1989) Utopia. Beck, München
20. Osler W, zitiert von A.J. Walt (1986) Implications of fragmentation in surgery on graduate training and certification. Vol 71, ACS Bulletin, 2–5 (cont. 10)
21. Pannike A (1988) Entwicklung und heutiger Stand der Plastischen und Wiederherstellungschirurgie. Hefte zur Unfallchirurgie, Plastischen und Wiederherstellungschirurgie. Sasse, Rotenburg, S 1–5
22. Pannike A (1992) Qualitätssicherung durch Qualitätsverbesserung. H. Unfallheilk. 220, 15–26
23. Pannike A (1993) Die ärztliche Weiterbildungsordnung als Instrument der Qualitätssicherung. Unfallchirurgie 19 : 376–383
24. Pannike A (1994) Unfallchirurgie: ein deutsches Problem in Europa. Unfallchirurgie 20 : 179–183
25. Pannike A (1995) Was kann das Krankenhaus leisten? Was muß das Krankenhaus leisten? Unfallchirurgie 21 : 204–218
26. Pannike A (1995) Die Entwicklung der Unfallchirurgie an deutschen Universitäten. Unfallchirurgie 21 : 303–311
27. Pannike A (1997) Weiterbildung: Gegenwärtiger Stand. 60. Tagung der Deutschen Ges. f. Unfallchirurgie, Berlin, 20.–23.11.1996. Unfallchirurgie 23, 31–38
28. Peter K, Dieterich HJ, Frey L: Schwerpunkt „Interdisziplinäre Arbeit", in L. Schweiberer, J.R. Isbicki (Hrsg)
29. Scheuch EK (1974) Interdisziplinäre Zusammenarbeit aus der Sicht des Soziologen. Langenbecks Arch Chir 337 (Kongreßbericht)
30. Schmid JF, Müller K, Mühlemann J (1985) Fallstricke bei der multidisziplinären Behandlung Mehrfachverletzter. Z Unfallchir Vers Med Berufskr 78 : 41–45
31. Speed K (1940) First presidential address: American Association For The Surgery Of Trauma (Editorial). Am J Surg Vol. XLVII, 261–264
32. Spencer H (1976) P. Kellermann in: Klassiker des soziologischen Denkens. Bd 1 (Hrsg. D. Käsler), Beck, München
33. Sturm J (1991) Gemeinsame Akutversorgung mit dem Anästhesisten. Hefte Unfallheilkd 220 : 327–330
34. Vereinbarung der Zusammenarbeit bei der operativen Patientenversorgung des Berufsverbandes Deutscher Anaesthesisten und des Berufsverbandes der Deutschen Chirurgen (1982). Anästh Intensivmed 23 : 403–405
35. Vosteen KH (1990) Ambivalenz der Spezialisierung. Mitteilungen der Deutschen Gesellschaft für Urologie 4 : 7–10
36. Weißauer W (1962) Arbeitsteilung und Abgrenzung der Verantwortung zwischen Anästhesist und Operateur. Anaesthesist 11 : 239–256
37. Weißauer W (1987) Weiterbildungsordnung: Einbindung der Spezialisten oder Einbahnstraße zu ärztlichen Spezialberufen? Chirurg BDC 26 : 141

KAPITEL 5

Die Sonderstellung der Indikation in der Unfallchirurgie

K.E. Rehm

Problemstellung

Über dem Hauptportal der Chirurgischen Universitätsklink in Gießen findet man seit dem Jahre 1907 die scheinbar paradoxe Inschrift VULNERANDO SANAMUS, zu deutsch: Indem wir verwunden, heilen wir. Diese die Chirurgie der letzten hundert Jahre so kennzeichnenden Worte stammen keinesfalls von einem der Urväter der operativen Medizin [2], sondern von Robert Arnold Fritzsche (1868–1939), dem langjährigen Leiter der dortigen Universitätsbibliothek [7]. Mit Einführung der minimal-invasiven Chirurgie durch die Arthroskopie in den späten siebziger Jahren, im jetzigen Jahrzehnt auch der laparaskopischen Chirurgie, hat sich das Verhältnis von Verletzen zu Heilenden grundlegend geändert. Die Verletzung ist zwar noch conditio sine qua non, aber in der Dimension wesentlich zurückgetreten. Der Spruch „Großer Chirurg – großer Schnitt" gilt nicht mehr.

Der Jurist sieht es unabhängig von der Dimension trotzdem immer noch so: Chirurgie ist Körperverletzung, ein Delikt, welches nur dadurch zulässig wird, daß sie auf dokumentierten Wunsch des zu Verletzenden in kunstgerechter Weise erfolgt. Doch diese Maßnahme muß auch nachvollziehbar begründet sein, die Indikation muß stimmen.

Nun weist aber die Unfallchirurgie gegenüber anderen operativen Disziplinen besondere Kennzeichen auf, da die Verletzung die Vorbedingung der Behandlung ist und beseitigt werden soll, wogegen die Visceralchirurgie den zumeist unversehrten Körper öffnet, um die Krankheit herauszunehmen: „Surgery does the ideal thing, it seperates the patient from his disease. It puts the patient back to bed and the disease in a bottle" [1].

In der Unfallchirurgie bedeutet die genau klassifizierte Diagnose aber nicht automatisch die Indikation zu einer bestimmten Therapie.

Historisches

Das älteste Zeugnis der Medizin in Ägypten, niedergeschrieben um 1600 v. Chr, aber vom Inhalt sicher noch älter, der 1862 vom amerikanischen Ägyptologen Edwin Smith in Luxor erworbene Papyrus [5], teilt alle Krankheiten und Verletzungen in drei Kategorien, eigentlich prognostische Gruppen ein, die an Einzelfällen beschrieben werden.

Immer beginnt es: Wenn Du einen Mann untersuchst...; dann werden die Symptome beschrieben und was man dem Kranken sagen soll, und es endet mit einem Verdikt von diesen dreien:

1. Das ist eine Krankheit, die ich behandeln werde.
2. Das ist eine Krankheit, mit der ich kämpfen werde.
3. Das ist eine Krankheit, die man nicht behandeln kann.

Zu erster Gruppe gehören Wunden, z.B. über der Augenbraue und geschlossene Brüche, verschobene Rippenbrüche [6], die zweite enthält klaffende Wunden, z.B. in der Achsel oder am Schädel mit sichtbaren Knochensplittern, die dritte offene Brustkorb- und Schädelverletzungen. Heute würde man diese drei Gruppen anders benennen:

1. Gute Indikation.
2. Relative Indikation.
3. Keine Indikation.

Dazwischen liegen ganze Epochen der Medizingeschichte, in denen sich Medizinschulen damit beschäftigten, ob der ganze Mensch (Hippokrates) oder die Krankheits-Entität (Knidos-Schule) behandelt werden soll [4].

Heutige Situation

Natürlich gibt es auch Diagnosen, die uneingeschränkt mit einer therapeutischen Prozedur verbunden werden können, bei denen also die Diagnose bereits die Indikation impliziert. Dies gipfelt in der Vorstellung, je genauer man die Krankeit, ähnlich einem botanischem System klassifizieren könne, desto zwangsläufiger würde die richtige Therapie resultieren. Für die Kassen eine durchsichtige Situation zur Qualitätskontrolle.

Als Beispiel nennt Robert P. Hudson die asymptomatischen Gallensteine, eine unbestrittene Indikation zur Cholezystektomie, obwohl heute auch noch chemische Lysen und Zertrümmerungen möglich sind, abgesehen von der weniger invasiven endoskopischen Chirurgie. Das wäre eine wunderbare Chirurgie, wenn es nicht Postcholezystektomiesyndrome und ähnliche Postchirurgiesyndrome gäbe.

Das Herausnehmen der Gallenblase beseitigt das Substrat der Krankeit, zumeist auch die lästigen Symptome; aber beseitigt es auch die Erkrankung? Auch auf die Gefahr hin, daß ich als befangen für meinen Schwerpunkt Unfallchirurgie angesehen werde, möchte ich doch auf grundsäztliche Unterschiede der Spezialitäten hinweisen: Der visceralchirurgische Patient kommt (äußerlich unversehrt) zum Chirurgen, der eine gezielte Verletzung, das Behandlungstrauma, setzt. Das Heilungsinteresse ist bezogen auf die zugrundeliegende Erkrankung und sekundär auf die iatrogene Läsion.

Der unfallchirurgische Patient kommt verletzt, die Läsion erfolgte präklinisch, das Behandlungstrauma ist additiv, und die möglichst folgenlose Heilung vor allem des Primär- aber auch des Sekundärtraumas ist Ziel der Behandlung. Ohne diese ist eine Wiederherstellung der Funktion nicht denkbar.

Leider bietet die deutsche Sprache keine äquivalente Übersetzung der Dichotomie zwischen den englischen Begriffen Illness und Disease. Der Unfallpatient ist häufig nicht eigentlich krank, die Schwangere schon gar nicht: also dis-ease. Die Bandbreite ist groß. Der Mehrfachverletzte kann schwerste pathophysiologische Reaktionen zeigen, er ist lebensbedrohlich krank: also illness.

Individualindikation

Die Kraftfahrzeug-Unfallforschung und die daraus gewonnenen Erkenntnisse lassen bereits erkennen, daß die im Augenblick gebräuchliche Sicherheitstechnik wesentlich optimiert werden kann, wenn persönliche Merkmale des Insassen, wie z.B. Größe, Gewicht, Geschlecht, Alter und Körperkonstitution berücksichtigt werden, die im Ernstfall die „Auslösephilosophie“ verändern.

Übertragen auf die Unfallchirurgie bedeutet dies „Individualindikation“, ein therapeutisches Konzept, das sich nicht nur an der Klassifikation der Verletzung und Scores, sondern an den persönlichen Bedürfnissen des verletzten Menschen orientiert. Die Berücksichtigung dieses Aspekts hat die Ergebnisse und die Patientenzufriedenheit gleichermaßen verbessert.

Wie geht man vor? Mit einem Fließdiagramm kann man den Entscheidungsvorgang darstellen, der eigentlich eine Stufenleiter oder Kaskade ist. Wem es zu umständlich erscheint, den bitte ich zu bedenken, daß Gutachter und Gerichte retrospektiv (ex post) sehr viel umfangreicher verhandeln, als der Arzt dies jemals vor der Behandlung (ex ante) tun kann. Diese Kaskade verläuft in den in Abb. 1 dargestellten Schritten.

Klassifikation der Verletzung

An erster Stelle steht die Erfassung des gesamten Verletzungsumfangs, die Veranlassung geeigneter diagnostischer Maßnahmen und mündet in eine Klassifikation der Fraktur- und Weichteilsituation, begleitende Verletzungen haben Einfluß auf die Rehabilitationsmöglichkeiten und sind in der Therapieform zu berücksichtigen.

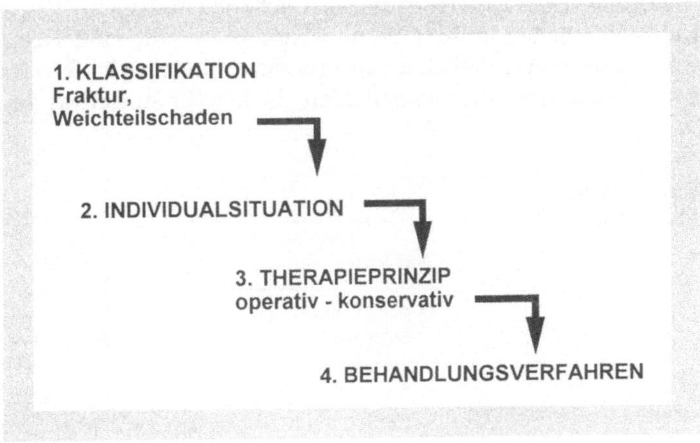

Abb. 1. Kaskade der Entscheidungsfindung

Abb. 2. Beispiel einer Humerusschaftfraktur 12 A1.2

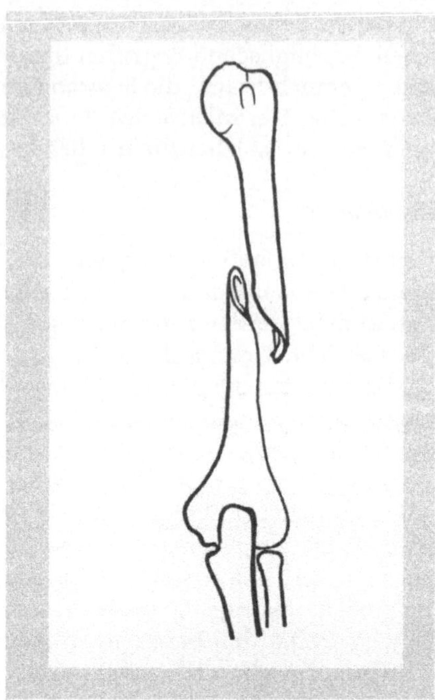

Das läßt sich besser an einem Beispiel erläutern. Nehmen wir einmal den Fall einer einfachen Oberarmschaftfraktur im mittleren Drittel, spiralförmig gebrochen. Bei mäßiger Schwellung ohne Hautverletzung besteht eine inkomplette Radialislähmung mit subjektiv zunehmender Tendenz, objektiv keine Veränderung, nicht unbedingt eine zwingende Indikation zum primären operativen Vorgehen. Die AO-Klassifikation würde lauten: 12 A1.2, ein wesentlicher Weichteilschaden liegt nicht vor. Die Diagnostik ist mit Röntgenaufnahmen in zwei Ebenen und einer neurologischen Untersuchung ausreichend (Abb. 2).

Es liegt also eine genau umschriebene Diagnose vor, die eine Vielzahl unterschiedlicher Behandlungsmöglichkeiten erlaubt, wohlgemerkt, keine davon ist falsch. Die Kommission ist nicht zu beneiden, die hierfür im Auftrag des Sachver-

Tabelle 1. Behandlungsmöglichkeiten bei der Oberarmschaftfraktur 12 A1.2

Konservativ:	Operativ:
– Gipsimmobilisation	– Platten
– Gipsextension	– Marknägel
– Schienen	– Bündelnägel
– Bewegungsschienen	– Spiralnägel
– Brace	– Fixteur externe

ständigenrats und der Arbeitsgemeinschaft medizinisch-wissenschaftlicher Fachgesellschaften die Leitlinien definieren soll (Tabelle 1).

Es handelt sich um eine isolierte Verletzung. Würden Zusatzverletzungen, z.B. ein Hüftpfannenbruch, vorliegen, die für die Rehabilitation eine volle Belastbarkeit des Arms erfordern, so wäre eine Nagelung die einzige Methode, um nach der Operation an Stöcken mobilisiert werden zu können, andernfalls wären sechs Wochen Bettruhe notwendig.

Individualsituation

Die Individualsituation wird gekennzeichnet durch berufliche Aspekte, Freizeitaktivitäten, Alter, vorbestehende Krankheiten und den Wunsch des Patienten. Sie ist in diesem Fall eindeutig. Die Fraktur gehört zu einer 67jährigen Kieferorthopädin, die noch in gemeinsamer Praxis mit dem Ehemann tätig ist. Es besteht keine ausreichende Alterssicherung, um den Ruhestand anzustreben. Sie äußert den ausdrücklichen Wunsch, unverzüglich operiert zu werden.

Freizeitaktivitäten sind in diesem Beispiel nicht entscheidend. Aber gerade der Sport ist oft dermaßen in die Lebensqualität integriert, daß der Verlust der Sportfähigkeit bzw. sportlichen Leistungsfähigkeit unvorstellbar wäre. Ich erinnere mich an einen Patienten meiner Klinik, der täglich Marathondistanz lief und nach einem Meniskusschaden auf das Rennrad wechselte. Diese neue Sportart brachte Schlüsselbein- und Rippenbrüche mit sich. Der Patient kann ohne Sport nicht leben, eine Immobilisierung ist für einen solchen Menschen nicht akzeptabel.

Auswahl des Therapieprinzips

Als nächstes folgt die Festlegung auf das Prinzip der Behandlung, gewissermaßen eine Weichenstellung. Kann die Fraktur eingerichtet und gehalten werden, was wäre die Konsequenz einer konservativen Therapie? Gibt es unterschiedliche operative Verfahren? Der Verletzte muß die alternativ möglichen Behandlungen genannt bekommen und durch neutrale Information urteilsfähig gemacht werden. Wirtschaftliche Überlegungen von Seiten des Patienten, aber nicht diejenigen des Arztes, sind miteinzubeziehen, letztendlich auch volkswirtschaftliche. So kann eine wenige Tage dauernde stationär-operative Behandlung durchaus preisgünstiger sein als eine mehrwöchige Brace-Behandlung, abgesehen von der unterschiedlich langen Arbeitsunfähigkeit.

Im Beispiel entbindet der Patientenwunsch keinesfalls von der Verpflichtung zur Aufklärung über eine nichtoperative Alternative.

Auswahl des Behandlungsverfahrens

Schließlich erfolgt die Auswahl des Verfahrens unter Berücksichtigung der personellen und apparativen Ausstattung. Im laufenden Tagesprogramm herrschen an vielen Kliniken andere Bedingungen als in der Nacht, wenn die geringeren Op- und Anästhesie-Kapazitäten auch von anderen Kliniken beansprucht werden. Hier sind die Unterschiede der verschiedenen Osteosyntheseverfahren zu bedenken, Platte oder Nagel, Dimensionierung, Stahl oder Titan auszuwählen und in die präoperative Planung einzubeziehen.

Im geschilderten Fall erfolgte wegen des Vorteils der direkten Besichtigung des Radialisnerven also die Entscheidung zur Platte (LCDCP). Jener fand sich dann auch zwischen den Bruchstücken; die geschlossene Nagelung hätte ihn möglicherweise vollständig zerstören können.

Nach 2 Wochen arbeitet die Patientin wieder – wenn auch eingeschränkt – in der Praxis mit. Die volle neurologische Rehabilitation dauerte sechs Monate.

Ökonomische Bedingungen und soziale Folgen

Eine einfache Oberarmfraktur kann operativ oder konservativ, stationär oder ambulant behandelt werden. Immer entstehen Kosten, die überschlagsmäßig kalkuliert werden können. Neben den reinen Behandlungskosten sind auch die Folgekosten, Arbeitsunfähigkeit, evtl. vorübergehende Rentenzahlungen zu berücksichtigen. Leider wurde die Indikation in den angespannten Zeiten der Seehoferschen Gesundheitsreformen auch als Mittel zur Steuerung des Umsatzes aus Gründen der Existenzsicherung mißbraucht.

Ein gutes Beispiel für diese Mengenausweitung über die Indikation ist die heute so zahlreich mißbrauchte Arthroskopie. Für diesen Eingriff waren in den vergangenen Jahren mehrfach hundertprozentige Zuwachsraten zu verzeichnen. Dies veranlaßte den Präsidenten unserer Fachgesellschaft 1995 zu der Frage: „Sind wir denn über Nacht ein Volk von Kniekranken geworden?" Inzischen haben die niedergelassenen Kollegen schmerzlich feststellen müssen, daß die Mengenausweitung bei gedeckeltem Budget nur zum Verfall des Punktwertes auf etwa die Hälfte geführt hat, woraus der wirtschaftliche Ruin von ca. 20 % der Praxen folgen wird. „Die Ärzte sollen sich an die eigene Brust fassen," meint Elis Huber, der Präsident der Berliner Ärztekammer, „wenn innerhalb von 5 Jahren die Zahl der abzurechnenden Punkte in der ambulanten vertragsärztlichen Versorgung um 60 % zugenommen hat. Das kann nicht durch eine endemische Krankheit in diesem Land notwendig geworden sein".

E. Huber sieht darin das Ergebnis eines fehlgeleiteten schlechten Abrechnungssystems. Ich meine, es ist eher das Ergebnis einer sinkenden Indikationskultur in unserer Medizin. Auch die Gesundheitspolitiker haben nach Scheitern der Seehofer-Reformen erkannt, daß der Schlüssel zur Leistungsausweitung die Indikation darstellt, und erwägen eine Indikationskontrolle durch noch schärfere Installation des Instruments Zweitmeinung („second opinion").

Die heutige Unfallchirurgie hält patientenorientiert maßgeschneiderte Behandlungen bereit, was eigentlich eine Selbstverständlichkeit sein sollte. Sie ist nicht Selbstzweck, sondern für den Patienten, aber nicht den Chirurgen da.

Vor lauter Mechanik und Technik geht uns manchmal der Blick verloren für den Menschen, der mit dieser Diagnose verbunden ist. Unser „Werkstoff" ist der verletzte Patient, dessen Persönlichkeit so wenig genormt sein kann wie seine Verletzung. Da keine Verletzung einer anderen identisch ist, sind Kochrezepte fehl am Platze. Die Ausnutzung der materialspezifischen Eigenschaften ist die Kunst des Technikers und bildenden Künstlers. Unsere ist es, eine patientenorientierte Chirurgie anzubieten und zu verwirklichen.

Zusammenfassung

Besonderheit des Unfallpatienten im Vergleich zu anderen operativen Disziplinen ist die eingetretene Verletzung, die es gilt möglichst vollständig rückgängig zu machen. Die Entscheidungsfindung zum Behandlungsverfahren ist ein mehrstufiger Prozeß, der Klassifikation, Individualsituation und den Wunsch des Patienten einbezieht, um schließlich eine angemessene und wirtschaftliche Therapie auszuführen. Dies wird am Beispiel einer einfachen Oberarmfraktur dargestellt.

Literatur

1. Clendening L (1931) Modern methods of treatment. St. Louis/MO
2. Eylert R, Fritzsche RA (1989) Mitteilungsblatt der Vereinigung ehemaliger Schüler des Gymnasium Ernestinum zu Gotha Dezember 1989
3. Huber E (1996) Grußwort Kongreßbericht. Hefte Z Unfallchir 257
4. Hudson RP (1966) The concept of disease. Ann Intern Med 65 : 595 – 601
5. Papyrus Edwin Smith. Aus dem Ägyptischen übersetzt, kommentiert und herausgegeben von W. Westendorf (1966). Huber, Bern Stuttgart
6. Rehm KE (1986) Die Osteosynthese der Thoraxwandinstabilitäten. Hefte Unfallheilkd 175
7. Schwemmle K (1997) Persönliche Mitteilung

KAPITEL 6

Qualitätssicherung in der Unfallchirurgie

K.M. Stürmer

Definition von Qualität

Qualität ist schwer zu definieren, und Qualität ist immer nur ein relativer Begriff [17]. So hat Arnold (1992) Qualität als den „Vergleich mit ideal vorgestellten Verhältnissen" definiert. In der Praxis heißt das für uns: Es muß zunächst über die als ideal vorgestellten Verhältnisse Konsens erreicht werden. Und genau damit sind wir mitten in der Problematik: Ideal aus wessen Sicht? Des Patienten - welches Patienten? „Der" Ärzte? Der Krankenkassen? Der Krankenhausträger? Kann man Qualität als den Mittelwert oder Median einer Gruppe erfaßter Therapieverfahren definieren? Kann Durchschnitt Qualität sein? Wo sind die Grenzen zur unakzeptablen Qualität? Ist dies vielleicht die Unterschreitung der Standardabweichung des genannten Mittelwertes? Alle reden über Qualitätssicherung, aber bereits bei der Definition der Qualität ärztlicher Leistungen kommen wir ins Schwimmen.

Es darf nicht übersehen werden, daß es nicht „Qualitätssteigerung" sondern „Qualitätssicherung" heißt. Es geht also nur um die Erhaltung des Status quo! Die Idee zur Qualitätssicherung wurde nicht aus der Absicht geboren, die Qualität ärztlicher Leistungen zu verbessern; vielmehr dachte man über Qualitätssicherung erst dann in den USA nach, als die Diagnosis Related Groups (DRG) - diese entsprechen unseren Fallpauschalen - eingeführt wurden und dadurch ein solcher Kostendruck entstand, daß man einem drohenden Qualitätsverlust durch geeignete Maßnahmen entgegentreten wollte. Nachdem die Diagnosis Related Groups in den USA bei kritischer Würdigung de facto gescheitert sind und insbesondere zum finanziellen Ruin zahlreicher Trauma-Zentren geführt haben, meint man von politischer Seite in Deutschland, daß wir dieses Experiment nun noch einmal nachholen sollten.

Auch der englische Begriff des „Quality control" hat zur Verwirrung geführt, als er fälschlicherweise mit „Qualitätskontrolle" übersetzt wurde [16]. Die Bedeutung dieses Begriffes liegt vielmehr in einer „Qualitätssteuerung". Dies macht Sinn, da hier ähnlich wie bei industriellen Prozessen als Ziel eine Verbesserung der Qualität zum Wohle des Verbrauchers wie des Produzenten steht.

Gesetzliche Grundlagen

Die gesetzlichen Grundlagen zur Qualitätssicherung sind im Sozialgesetzbuch V, § 135 und § 137 geregelt. Kassenärztliche Vereinigungen und Krankenkassen sollen über neue Untersuchungs- und Behandlungsmethoden wachen: Es muß der Nutzen dieser neuen Methoden anerkannt sein, die anwendenden Ärzte müssen entsprechend qualifiziert sein, und es muß eine Aufzeichnung über die Behandlungen sichergestellt werden. In der stationären Versorgung werden die zugelassenen Krankenhäuser verpflichtet, sich an Maßnahmen zur Qualitätssicherung zu beteiligen. Hierbei werden ausdrücklich die Qualität der Behandlung, der Versorgungsabläufe und der Behandlungsergebnisse im Gesetzestext erwähnt.

Ziele der Qualitätssicherung

Was sind die hochgesteckten Ziele und vielleicht auch die Chancen der Qualitätssicherung?

Tabelle 1. Ziele und Chancen der Qualitätssicherung

1. Patienten	– gutes Behandlungsergebnis – humane Behandlung – Leistung nach anerkanntem Stand der Medizin – gleichmäßige Leistungserbringung – Wahrung des Patienten-Geheimnisses – Zufriedenheit: Kurzzeit- und Langzeitergebnis
2. Ärzte	– Selbstkontrolle – Qualitätssteigerung – Komplikationserfassung/Risikoanalyse – Methodenvergleich/Methodenvielfalt – Fort- und Weiterbildung – Datenschutz für Ärzte
3. Krankenhaus	– Leistungsfähigkeit der Organisationsstrukturen – diagnostische und therapeutische Voraussetzungen – personelle Ausstattung – Zusammenhang zwischen Fallzahl und Qualität – Erfassung des Versorgungsablaufs
4. Krankenkassen	– ausreichende und zweckmäßige Versorgung – Leistung nach anerkanntem Stand der Medizin – gleichmäßige Leistungserbringung – wirtschaftlich kostengünstig – kurze Behandlungszeiten – dauerhafter Behandlungserfolg
5. Wissenschaft	– Vergleich der Behandlungsmethoden – Entwicklung neuer Methoden – Komplikationsanalyse – Entwicklung der Diagnostik – Entwicklung von Grundlagen – Methodik der Qualitätssicherung

Betrachten wir die Qualitätssicherung zunächst aus der Sicht des Patienten; denn um ihn geht es, auch wenn man manchmal den Eindruck gewinnt, als diene das Gesundheitswesen im wesentlichen den Ärzteverbänden, Krankenkassen, Krankenhäusern und Pharmaunternehmen. Nach wie vor bleibt das „salus aegroti suprema lex" [1]. Für den Patienten steht im Mittelpunkt seines Interesses ein gutes Behandlungsergebnis (Tabelle 1). Dieses Ergebnis soll in humaner Weise erreicht werden. Er geht davon aus, daß er nach dem anerkannten Stand der Medizin behandelt wird und daß ihm in verschiedenen Krankenhäusern und Praxen eine gleichmäßige Leistungserbringung garantiert wird. Die Wahrung des Patientengeheimnisses ist für ihn trotz Qualitätssicherungsmaßnahmen selbstverständlich, und seine Zufriedenheit beschränkt sich eindeutig nicht nur auf das Kurzzeit-, sondern auf das Langzeitergebnis seiner Behandlung. Besonders aus der Sicht des Patienten ist die Ergebnisqualität der entscheidende Parameter, auf den wir achten müssen. Ergebnisqualität muß nicht gleich Lebensqualität sein. Hier kommen individuelle Faktoren, wie die subjektive Krankheitsverarbeitung und die persönliche Lebenssituation hinzu. Der gesamte Prozess der „Gesundwerdung", die Dauer und Art der stationären Behandlung, die Zahl der Operationen und die Auswirkungen auf Familie, Freundeskreis, Beruf und Karriere spielen eine wichtige Rolle.

Die für die Qualität der Leistungserbringung maßgeblich Verantwortlichen sind die Ärzte, und sie sind naturgemäß von der Qualitätssicherung besonders betroffen. Aber auch für uns Ärzte ergeben sich Chancen: Qualitätssicherung dient der Selbstkontrolle, die vor Selbstüberschätzung bewahrt. Die typische Chirurgenhaltung – „Ich sah nur Gutes" – braucht das Korrektiv der Selbstkontrolle. Komplikationserfassung und Risikoanalyse führen zur Qualitätssicherung. Methodenvielfalt kann nur dann erhalten bleiben, wenn wir durch Selbstkontrolle auch einen möglichst objektiven Methodenvergleich betreiben. Schließlich dienen Fort- und Weiterbildung der Qualitätssicherung, aber auch umgekehrt befruchtet eine vernünftige Qualitätssicherung die Fort- und Weiterbildung. Ein wichtiger Punkt der Qualitätssicherung aus ärztlicher Sicht ist ein Datenschutz für die Ärzte; denn Qualitätssicherung darf nicht zur öffentlichen und auch nicht zur krankenhausinternen Diskriminierung einzelner Ärzte führen, die – aus welchen Gründen auch immer – unterhalb des eingangs kritisch beleuchteten „Mittelwertes" liegen.

Als Leistungserbringer stehen die Krankenhäuser im Widerspruch zwischen Qualität und Wirtschaftlichkeit. Ziel der Qualitätssicherung muß sein, diese beiden Forderungen miteinander in Einklang zu bringen. Das Krankenhaus kann von der Qualitätssicherung eine Überprüfung der eigenen Organisationsstrukturen ableiten. Im konkreten Fall der Unfallchirurgie kann die Qualitätssicherung z.B. dazu beitragen, daß sich Krankenhausträger überlegen, ob es nicht besser sei, für die Behandlung von Verletzungen selbständige Abteilungen anstelle ungeteilter „Allgemeinchirurgischer" Kliniken einzurichten. Die Qualitätssicherung im Krankenhaus muß auch die diagnostischen und therapeutischen Voraussetzungen der Leistungserbringung kritisch durchleuchten. Anforderungen an die personelle Ausstattung zur Erbringung der Qualität müssen sichtbar werden. Ein wichtiger Punkt ist aber auch der Zusammenhang zwischen Fallzahl und Qualität, der voraussichtlich zur Konzentration bestimmter Leistungsangebote in bestimmten Krankenhäusern führen wird. Schließlich kann das Krankenhaus von einer selbstkritischen Erfassung seines gesamten Versorgungsablaufs nur profitieren [4].

Die Krankenkassen haben natürlicherweise ein Interesse an der Qualitätssicherung, wobei den Krankenkassen gesetzlich ausdrücklich die Sicherstellung einer „humanen Leistungserbringung" vorgeschrieben ist (SGB V, § 70). Die Krankenkassen sollen eine „ausreichende und zweckmäßige Versorgung nach dem anerkannten Stand der Medizin" sicherstellen. Selbstverständlich liegt aber eine wirtschaftlich kostengünstige Behandlung mit möglichst kurzen Behandlungszeiten im besonderen Interesse der Kassen [14]. Es sollte aber von den Kassen nicht übersehen werden, daß ein dauerhafter Behandlungserfolg langfristig die effektivste Kostensenkung darstellt.

Eine effektive Qualitätssicherung kann nicht ohne wissenschaftliche Analyse betrieben werden. Die Deutsche Gesellschaft für Unfallchirurgie muß als wissenschaftliche Fachgesellschaft darauf bestehen, daß Qualitätssicherung und klinische Forschung in engem Zusammenhang gesehen werden. Der wissenschaftliche Aspekt darf insbesondere von seiten der Geldgeber nicht leicht abschätzig beiseite geschoben werden! Der Vergleich von Behandlungsmethoden, die Entwicklung neuer Methoden, die Komplikationsanalyse, die Weiterentwicklung der Diagnostik und die Weiterentwicklung medizinischer Grundlagen kann nur mit wissenschaftlichen Methoden erfolgreich sein. Selbst die Methodik der Qualitätssicherung muß Thema wissenschaftlicher Forschung sein, wenn wir es ernst meinen. Gerade die Verbindung zwischen Wissenschaft und Qualitätssicherung muß mit dazu beitragen, daß Qualitätssicherung niemals die Innovation behindern darf.

Bewährte unfallchirurgische Qualitätssicherung

Qualitätssicherung ist dem Unfallchirurgen schon lange vertraut, auch wenn die vielfältigen Maßnahmen meist nicht als Qualitätssicherung angepriesen wurden [5].

Das Röntgenbild dokumentiert in den meisten Fällen die Behandlungsmethode und das Behandlungsergebnis unbestechlich. Jeder Operateur muß sich dieser zeitlich und inhaltlich unmittelbaren Qualitätssicherung, auch in der kollegialen Diskussion, stellen.

Vorbildlich ist die nicht zuletzt auch aus wissenschaftlicher Intention betriebene Qualitätssicherung der AO (Arbeitsgemeinschaft für Osteosynthesefragen), die mit ihrer Dokumentation als Service-Angebot für alle AO-Kliniken seit über 25 Jahren funktioniert [8, 9]. Durch den Zwang zur Nachuntersuchung nach einem Jahr über eine zentral organisierte Einbestellung der Patienten kann sogar die Ergebnisqualität überprüft werden. Multicenterstudien der AO sind seit Jahrzehnten eine breit gestreute Qualitätssicherung und stellen dabei auch bewußt die eigenen empirisch entwickelten Richtlinien auf den Prüfstand.

Einen wesentlichen Beitrag zur Qualitätssicherung leistet seit nunmehr 75 Jahren die Deutsche Gesellschaft für Unfallchirurgie. Auf ihren Jahrestagungen werden bewährte wie neue Therapieverfahren kritisch diskutiert. Innovationen nehmen traditionell einen breiten Raum ein. Arbeitsgemeinschaften zu aktuellen klinischen und wissenschaftlichen Fragestellungen und Therapieverfahren sind auf Zeit tätig. Sektionen beschäftigen sich auf Dauer mit speziellen unfallchirurgischen Aufgaben. Die Weiterbildungsordnung wird bezüglich des Gebietes Chirurgie und seines Schwerpunktes Unfallchirurgie von der Gesellschaft beratend mitgestaltet. Die Gesellschaft formuliert seit 1996 unter Federführung ihres Wissenschaftsausschusses „Leitlinien zur unfallchirurgischen Diagnostik und Therapie", auf die später noch eingegangen wird.

Die unfallchirurgische Weiterbildung und Fortbildung gewinnt in den letzten Jahren für die Deutsche Gesellschaft für Unfallchirurgie zunehmend an Bedeutung [11]. Auf ihrer Jahrestagung finden allmorgendlich vor Beginn des Hauptprogramms Fortbildungskurse statt, die sehr lebhaften Zuspruch finden. Die Publikationsform dieser wichtigen Kurse zum „state of the art" ist bisher noch nicht befriedigend gelöst. Es wäre sinnvoll, die Kursinhalte analog zu den „Instructional course lectures" der American Association of Orthopedic Surgeons jährlich herauszugeben. Begleitend sollte eine Akademie für Unfallchirurgische Fortbildung gegründet werden; H. Junghanns hatte schon 1966 eine Academia Traumatologica angeregt.

Die gesetzlichen Unfallversicherungsträger unterwerfen seit jeher die für sie tätigen Ärzte strengen Qualitätsanforderungen: der persönlichen Qualifikation, der räumlichen Voraussetzungen, der vorgehaltenen Geräte und Leistungen sowie der Mitarbeiter. Jeder Heilungsverlauf unterliegt der Berichtspflicht. Die Einholung einer Zweitmeinung oder die angeordnete Verlegung in eine Spezialeinrichtung ist keine Besonderheit. Die Zulassung zum Verletzungsartenverfahren (früher „§ 6-Verfahren") wird im Vollzug des am 1.1.1997 in Kraft getretenen SGB VII neu zu regeln und dabei den Abteilungen für Unfallchirurgie eine Vorrangstellung einzuräumen sein.

Das Präsidium der Deutschen Gesellschaft für Unfallchirurgie hat am 19.11.1996 „Empfehlungen zur Struktur, Organisation und Ausstattung der präklinischen und klinischen Patientenversorgung an Unfallchirurgischen Abteilungen in Krankenhäusern der Bundesrepublik Deutschland" verabschiedet. Damit sind Grundlagen für eine gesicherte unfallchirurgische Strukturqualität definiert. Kernpunkt ist die Sicherstellung der flächendeckenden, fachlich kompetenten und qualifiziert ausgestatteten unfallchirurgischen Versorgung. Der frisch verletzte Patient hat nämlich nur selten die Möglichkeit, sich einen geeigneten Arzt oder eine Klinik seiner Wahl selbst zu suchen.

Externe Qualitätssicherung durch Institutionen

In verschiedenen Bundesländern führen die Landesärtztekammern nach dreiseitigen Verträgen mit der Deutschen Krankenhausgesellschaft (DKG) und den gesetzlichen Krankenversicherungen (GKV) flächendeckende Qualitätssicherungsmaßnahmen auf der Basis von Tracerdiagnosen durch. Ein chirurgisches Fachgremium gestaltet und überwacht die Erhebungen, die somit maßgeblich in ärztlicher Hand liegen. Unfallchirurgische Tracerdiagnosen waren bisher die Schenkelhalsfrakturen und die pertrochantären Frakturen. So konnten erstmals flächendeckende Informationen über die Thromboseprophylaxe, die Operationszeiten, die Notwendigkeit der Intensivtherapie und die Komplikationen während des stationären Aufenthalts gewonnen werden.

Alle Leistungen im Zusammenhang mit Fallpauschalen und Sonderentgelten unterliegen ab dem 1.1.1997 einer „Qualitätskontrolle“ durch die GKV und die DKG, die über die „Servicestelle Qualitätssicherung“ (SQS) beim Deutschen Krankenhausinstitut in Düsseldorf abgewickelt wird. Hier geht es um Kontrolle – auch im Hinblick auf die regelrechte Abrechnung und Erbringung der in den Fallpauschalen und Sonderentgelten definierten Leistungen. Die erhobenen Daten sollen zentral beim Medizinischen Dienst der Spitzenverbände der Krankenkassen e.V. in Essen gespeichert und ausgewertet werden. Eine gesetzlich oder vertraglich begründete Beteiligung autorisierter Vertreter der Ärzteschaft muß dringend geschaffen werden, um Fehlinterpretationen oder eine mißbräuchliche Verwendung dieser Daten in Zukunft zu verhindern.

Die gesetzlich vorgeschriebene Qualitätssicherung für das ambulante Operieren nach § 115b SGB V wird federführend von der gemeinsam von BÄK und KV eingerichteten „Zentralstelle der Deutschen Ärzteschaft für Qualitätssicherung in der Medizin“ mit Sitz in Köln durchgeführt. Es wurde in Absprache mit den betroffenen Fachgesellschaften ein umfangreicher Katalog persönlicher, personeller, baulicher, organisatorischer und apparativer Voraussetzungen für das ambulante Operieren entwickelt. Bei jeder Operation müssen spezifische Daten zur Indikation, zum Verfahren und zur Nachbehandlung als „Basisdokumentation“ weitergeleitet werden.

Mangelnde Ergebnisqualität

In der Praxis wird zwischen drei Stufen der Qualitätssicherung unterschieden:

- Strukturqualität
- Prozeßqualität
- Ergebnisqualität

Weitere wichtige Faktoren für eine erfolgreiche Durchführung der Qualitätssicherung sind die Sicherstellung einer effizienten Organisation, einer positiven Motivation – insbesondere der Ärzte – und einer ausreichenden und der Problematik angepaßten Finanzierung.

Alle bisherigen Qualitätssicherungsmaßnahmen in der Unfallchirurgie sind nur bis zur Erhebung der Strukturqualität und Prozeßqualität vorgedrungen. Die so entscheidende Ergebnisqualität kann bisher noch nicht erfaßt werden. Das gilt für die Qualitätssicherung in Nordrhein-Westfalen und Baden-Württemberg, wo die Schenkelhalsfrakturen und die pertrochantären Frakturen flächendeckend in die Qualitätssicherung aufgenommen wurden. Die Erhebung endet jedoch mit der Entlassung aus dem Krankenhaus. Es kann keine Aussage gemacht werden über später eingetretene Komplikationen wie Implantatlockerung und Instabilität, Hüftkopfnekrose und Pseudarthrose, späte Arthrose oder Lungenembolie, ganz zu schweigen von der letztendlich erreichten Lebensqualität der betagten Patienten.

Will man die funktionellen Resultate der Osteosynthese hüftnaher Frakturen überprüfen, so ergibt sich bei der Multimorbidität und dem Alter der Patienten ein falsches Bild, wenn man von absoluten Meßwerten und den absoluten Aktivitäten der Patienten im täglichen Leben ausgeht. Ganz entscheidend ist der Vergleich des postoperativen Zustandes mit demjenigen vor dem Unfall. In der Regel stürzt nicht der im häuslichen Bereich noch sehr aktive Patient, sondern derjenige, der auch ohne die Fraktur schon Probleme hatte, seinen täglichen Aufgaben nachzukommen. Als Bewertungssysteme bewähren sich die folgenden Scores:

- Mayo Hip Score [7];
- Pre-Hospitalization Functional Status [2];
- Traumatic Hip Rating Score [12].

Alle diese Scores erlauben einen Vergleich des präoperativen und postoperativen funktionellen Status. Ihre Berücksichtigung bei der Qualitätssicherung ist aus wissenschaflicher Sicht ebenso geboten wie die Erhebung der Behandlungsergebnisse durch gezielte Nachuntersuchungen. Nachuntersuchungen sind jedoch den Kostenträgern bisher offensichtlich zu teuer. Eine weitere wichtige Dimension ist die Erhebung der Lebensqualität nach Trauma [3].

Standards – Leitlinien – Empfehlungen

Zweifellos gibt es in der Medizin Grundsätze der ärztlichen Kunst. Ein Verstoß gegen diese wird mehr oder weniger pauschal als „Kunstfehler" bezeichnet. Andererseits müssen wir uns als Ärzte dagegen wehren, daß von berufener oder unberufener Seite der Versuch gemacht wird, sogenannte „Diagnose- oder Therapiestandards" festzuschreiben [6]. Standards binden den Arzt juristisch, und ein Verstoß gegen Standards kann sogar strafrechtliche Folgen haben. Anders ist es mit Empfehlungen, wie sie z.B. von der Deutschen Gesellschaft für Chirurgie unter der Rubrik „Grundlagen der Chirurgie" regelmäßig herausgegeben werden. Solche Empfehlungen binden bei weitem nicht so stark wie sogenannte Standards. Der „Medizinische Standard" ist ein einklagbarer juristischer Begriff.

Die in der Arbeitsgemeinschaft wissenschaftlicher medizinischer Fachgesellschaften (AWMF) zusammengeschlossenen Gesellschaften haben sich in Übereinstimmung mit der Bundesärztekammer auf die Bezeichnung „Leitlinien" geeinigt [13]. Diese Leitlinien sollen von den Fachgesellschaften schrittweise für alle Fachgebiete erarbeitet werden [10].

Leitlinien zur unfallchirurgischen Diagnostik und Therapie

Das Präsidium der Deutschen Gesellschaft für Unfallchirurgie hat am 21.11.1995 in Berlin beschlossen, Leitlinien zur Diagnostik und Therapie in der Unfallchirurgie zu erarbeiten. Hintergrund ist die Bitte des Sachverständigenrates für die konzertierte Aktion im Gesundheitswesen an die AWMF, in Zukunft solche Leitlinien herauszugeben und zu pflegen. Das Präsidium hat des weiteren beschlossen, daß sich die ersten Leitlinien auf die Verletzungsbilder der für die Unfallchirurgie relevanten Fallpauschalen beziehen sollen. Mit der Ausarbeitung dieser Leitlinien wurde der Wissenschaftsausschuß beauftragt.

Es wurde bewußt der Begriff „Leitlinien" gewählt. Die Begriffe „Standards" und „Richtlinien" wurden aus gutem Grund verworfen. Die Leitlinien sollen so abgefaßt werden, daß sie einerseits zur Qualitätssicherung beitragen, andererseits aber Innovationen in der Zukunft ermöglichen und auch ungewöhnliche, aber im Einzelfall sinnvolle Verfahren gestatten. Eindeutig unnötige oder überholte diagnostische und therapeutische Verfahren sollen dagegen den Patienten erspart werden. Zudem wird bei den Leitlinien berücksichtigt, daß sie in Zukunft unvermeidlich auch bei gerichtlichen Auseinandersetzungen Anwendung finden werden.

Leitlinien dienen der Beschreibung des gesicherten Standes des Wissens und sollen nicht nur Ärzten, sondern auch Patienten und anderen interessierten Laien zur Information dienen. Die Unfallchirurgischen Leitlinien werden von der Gesellschaft herausgegeben und in Zukunft aktualisiert und gepflegt. Das Copyright bleibt bei den Verfassern und der Gesellschaft. Die Leitlinien aller Fachgesellschaften sollen bei der AWMF zusammengefaßt und publiziert werden. Die AWMF will die Leitlinien auch in das Internet einspeisen.

Die Unfallchirurgischen Leitlinien müssen sich auf das absolute Minimum beschränken und sollen keinesfalls Lehrbücher oder Operationslehren ersetzen. Einzelheiten der konservativen und operativen Behandlungsmethoden werden nicht ausgeführt. Auch generelle Begleitmaßnahmen wie die allgemeine praeoperative

Tabelle 2. Arbeitsgruppe unfallchirurgische Leitlinien

Prof. Dr. K. M. Stürmer, Göttingen (Leiter)
Prof. Dr. M. Blauth, Hannover
Dr. F. Bonnaire, Freiburg
PD Dr. W. Braun, Augsburg
Dr. K. Dresing, Göttingen
Prof. Dr. P. Hertel, Berlin
Prof. Dr. P. Kirschner, Mainz
Prof. Dr. P. Lobenhoffer, Hannover
PD Dr. N. M. Meenen, Hamburg
Prof. Dr. E. G. Suren, Heilbronn
Dr. B. Wittner, Stuttgart

Tabelle 3. Themen und Verfasser der ersten 8 „Leitlinien zur unfallchirurgischen Diagnostik und Therapie", die sich an den unfallchirurgisch relevanten Fallpauschalen orientieren

1. Schenkelhalsfraktur	Bonnaire und Kuner, Freiburg
2. Petrochantäre Fraktur	Dresing und Stürmer, Göttingen
3. Sprunggelenksfraktur	Meenen und Jungbluth, Hamburg
4. Metallentfernung an Röhrenknochen beim Erwachsenen	Blauth und Tscherne, Hannover
5. Vordere Kreuzbandruptur	Hertel, Berlin, und Lobenhoffer, Hannover
6. Endoprothese bei Coxarthrose	Kirschner, Mainz
7. Prothesenwechsel am Hüftgelenk	Braun und Rüter, Augsburg
8. Endoprothese bei Gonarthrose	Wittner und Holz, Stuttgart

Tabelle 4. Themen zukünftiger unfallchirurgischer Leitlinien

A. Allgemeine Unfallchirurgie
1. Operationsvorbereitung
2. Chirurgische Wundinfektion
3. Fixierende Verbände
4. Nachbehandlung nach Osteosynthese
5. Thromboseprophylaxe
6. Antibiotikaprophylaxe
7. Infizierte Osteosynthese

B. Spezielle Unfallchirurgie
1. Management des Polytrauma
2. Thoraxtrauma
3. Verletzungen der Halswirbelsäule
4. Verletzungen der Brust- und Lendenwirbelsäule
5. Schulterluxation
6. Kindliche supracondyläre Oberarmfraktur
7. Kindliche Unterarmfraktur
8. Distale Radiusfraktur
9. Carpaltunnelsyndrom
10. Scaphoidfraktur
11. Kapsel-Bandverletzung am Daumengrundgelenk
12. Infektionen an der Hand
13. Achillessehnenruptur
14. Bandruptur am oberen Sprunggelenk
15. Unterschenkelfraktur beim Erwachsenen

Diagnostik oder die Art der Thromboseprophylaxe werden nicht im einzelnen behandelt, sondern werden später Gegenstand eigener Leitlinien sein.

Der Wissenschaftsausschuß hat zur Ausarbeitung der Leitlinien Mitglieder unserer Gesellschaft in eine spezielle Arbeitsgruppe berufen (Tabelle 2). Diese hat zunächst eine einheitliche Gliederung für die Erstellung Unfallchirurgischer Leitlinien ausgearbeitet (Tabelle 3). Die Leitlinienentwürfe wurden am 19.11.1996 vom Präsidium verabschiedet. Für die Jahre 1997/98 ist die Ausarbeitung weitere Leitlinien beabsichtigt (Tabelle 4).

Gefahren der Qualitätssicherung

Die Qualitätssicherung birgt nicht nur Chancen, sondern enthält – insbesondere für Patienten und Ärzte – nicht zu unterschätzende Risiken. Es besteht die Gefahr, daß das Patientengeheimnis berührt und die Beziehung zwischen Patient und Arzt gestört wird. Die Tendenz zur Definition von einheitlichen „Standards“ mißachtet die „Einmaligkeit des Patienten“ [1]. Wenn Qualitätssicherung mit der Absicht der Kostensenkung verbunden wird, besteht für den Patienten die große Gefahr, daß man ihm das „billigste Verfahren“ anbietet. Auch die gesetzlich vorgeschriebene Einholung einer „Zweitmeinung“ bei großen operativen Eingriffen kann dazu führen, daß dem Patienten bestimmte Therapieverfahren verweigert werden. Es besteht die nicht zu unterschätzende Gefahr, daß sich für bestimmte Operationen Altersgrenzen oder andere kollektiv festgesetzte Beschränkungen einbürgern. Auch die vorzeitige Entlassung zur Senkung der Liegezeiten wird in vielen Fällen zu Lasten des Patienten gehen, der in seiner häuslichen Umgebung auf die Nachsorge einer Operation meistens nicht vorbereitet ist.

Für die Ärzte ergibt sich die Gefahr einer extern gesteuerten Kontrolle und letztlich Disziplinierung. Das Arztgeheimnis kann eingeschränkt werden, und Ärzte, die unterhalb des Mittelwertes und gar der Standardabweichung liegen, können öffentlich oder innerhalb der eigenen Klinik gebrandmarkt werden. Die Methodenfreiheit kann durch die Tendenz zur Definition fester „Diagnose- und Therapie-Standards" massive Einschränkungen erfahren. Zuwiderhandlungen gegen diese Standards führen zu ernsten juristischen Konsequenzen bis hin zur strafrechtlichen Verfolgung. Unklar ist die Bindung an die bei größeren Operationen geforderte „Zweitmeinung"; völlig unklar ist auch die Verantwortung, die der „Zweitmeinende" für seine evtl. falsche Indikationsstellung trägt. Schließlich ist eine ernstzunehmende Behinderung jeglicher Innovation durch falschverstandene Qualitätssicherung zu befürchten.

Die Risiken, die aus ärztlicher Sicht aus der Qualitätssicherung erwachsen, können nur dadurch vermieden werden, daß wir Ärzte den Auftrag zur Qualitätssicherung außerordentlich ernst nehmen [15] und diese Qualitätssicherung als Aufgabe der ärztlichen Selbstverwaltung in eigener Regie und ohne die Absicht gegenseitiger Kompetenzbeschneidung durchführen.

Qualitätssicherung ist immer zeitaufwendig und damit teuer. Dem muß durch angemessene Stellenzuweisung und Vergütung Rechnung getragen werden. Die aktuelle Praxis zeigt jedoch bereits, daß man versucht, Qualitätssicherung „kostenneutral" zu erzwingen. Aus Kostengründen scheut man auch vor der Erhebung der Ergebnisqualität zurück. Dies ist unlogisch: ist man doch angetreten, um durch Qualitätssicherung die Behandlung der Patienten zu verbessern, unnötige Untersuchungen und Eingriffe zu vermeiden und so letztlich Kosten zu sparen.

Zusammenfassend bietet die gesetzliche Verpflichtung zur Qualitätssicherung für alle Beteiligten die Chance der Qualitätsanhebung, die Chance des Abbaus von Schwachstellen und die Chance, Wirtschaftlichkeit mit Humanität zu verbinden. Dagegen darf Qualitätssicherung auf keinen Fall zur Nivellierung und zum Aufbau eines Überwachungsapparates führen.

Zusammenfassung

Qualität ist immer relativ und kann als „Vergleich mit ideal vorgestellten Verhältnissen" definiert werden. Hintergrund für die Forderungen nach Qualitätssicherung ist die Furcht vor Qualitätsverlusten infolge Kostendrucks z.B. durch Fallpauschalen und Sonderentgelte. Qualitätssicherung muß vorrangig aus Sicht des Patienten beurteilt werden, erst sekundär aus derjenigen der Ärzte, Krankenhäuser und Krankenkassen. Bewährte unfallchirurgische Maßnahmen zur Qualitätssicherung sind die Röntgendokumentation, die AO-Dokumentation, Multicenterstudien, das Durchgangsarztverfahren, die Weiterbildung und Fortbildung durch die DGU und in jüngster Zeit Strukturempfehlungen und Leitlinien der DGU. Die externe Qualitätssicherung der verschiedenen Institutionen erfaßt bisher nur die Struktur- und Prozeßqualität, nicht aber die für den Patienten entscheidende Ergebnisqualität oder noch weitergehend seine Lebensqualität. Leitlinien sind wichtige Instrumente der Qualitätssicherung und Kostenbegrenzung, müssen aber Innovationen erlauben, alternative Verfahren aufzeigen und so die Therapiefreiheit schützen. Die Gefahren der Qualitätssicherung liegen in der möglichen Einschränkung des Arzt- und Patientengeheimnisses, der externen Kontrolle und Disziplinierung der Ärzte, der Behinderung von Innovationen und der Beschränkung therapeutischer Befugnisse. Wichtig ist auch die Einsicht, daß Qualitätssicherung nicht zum Nulltarif zu leisten ist.

Literatur

1. Arnold M (1992) Grundsätzliche Grenzen der Qualitätssicherung in der Medizin. Chirurg BDC 31:154–157
2. Campion EW, Jette AM, Cleary PD, Harris BA (1987) Hip fracture: A prospective study of hospital course, complications and costs. J Gen Internal Med 2(2):78
3. Dresing K, Stürmer KM, Rudy T (1996) Vergleich der Lebensqualität vor und nach operativer Versorgung pertrochantärer Oberschenkelfrakturen im Alter. Langenbecks Arch Chir Suppl II:983–986
4. Eichhorn S (1992) Qualitätssicherung in der Medizin – aus der Sicht des Krankenhausträgers. Chirurg BDC 31:158–164
5. Ekkernkamp A (1996) Qualitätssicherung in der Unfallchirurgie – Bedeutung, Merkmale und Methoden. Unfallchirurgie 22:273–277
6. Franzki H (1990) Rechtliche Möglichkeiten zur Durchsetzung der Qualitätssicherung – Rechtsfolgen bei Qualitätsmängeln. Der Bundesminister für Arbeit und Sozialordnung. Forschungsbericht Gesundheitsforschung 203:65–78
7. Kavanagh BF, Fitzgerald RH (1985) Clinical and roentgenolographic assessment of total hip arthroplasty. A new hip score. Clin Orthop Rel Res 193:33–140
8. Müller ME (1980) Klassifikation und internationale AO-Dokumentation der Femurfrakturen. Unfallheilkunde 83:251–259
9. Müller ME, Nazarian S, Koch P (1987) Classification AO des fractures. Springer, Berlin Heidelberg New York
10. Müller W (1996) Erarbeitung von Leitlinien für Diagnostik und Therapie im Rahmen der AWMF. Curriculum Qualitätssicherung, Teil 1: Ärztliches Qualitätsmanagement. Hrsg: Bundesärztekammer, Kassenärztliche Bundesvereinigung, Arbeitsgemeinschaft der Wissenschaftlichen Medizinischen Fachgesellschaften (AWMF); Bundesärztekammer, Köln, S 183–186
11. Pannike A (1993) Die Weiterbildungsordnung als Instrument der Qualitätssicherung. Unfallchirurg 19:376–383
12. Sanders R, Regazzoni P, Routt ML (1992) The treatment of subtrochanteric fractures of the femur using the dynamic condylar screw. Presented at the American Academy of the Orthopedic Surgeons Annual Meeting, Atlanta, Georgia Feb 4–9–1988. Zitiert nach Russel TA, Taylor JC: Subtrochanteric fractures of the femur. In: Skeletal Trauma. Saunders, Philadelphia, pp 1485–1534
13. Schirmer HHD (1996) Rechtliche Anmerkungen zum Problem Empfehlungen, Leitlinien, Richtlinien und Standards in der Medizin. Curriculum Qualitätssicherung, Teil 1: Ärztliches Qualitätsmanagement. Hrsg: Bundesärztekammer, Kassenärztliche Bundesvereinigung, Arbeitsgemeinschaft der Wissenschaftlichen Medizinischen Fachgesellschaften (AWMF); Bundesärztekammer, Köln, S 187–204
14. Sitzmann H (1992) Qualitätssicherung in der Medizin – aus Sicht des Kostenträgers. Chirurg BDC 31:150–153
15. Stein R (1993) Systematisches Qualitätsmanagement auch in der Medizin? FAZ 19. Mai 1993

16. Stobrawa FF (1996) Qualität, Qualitätssicherung, Qualitätskontrolle, Qualitätsmanagement – Begriffe, Definitionen, Abgrenzungen. Dokumentation der Dritten gemeinsamen Konferenz zur Qualitätssicherung ärztlicher Berufsausübung. Hrsg: Bundesärztekammer und Arbeitsgemeinschaft der Wissenschaftlichen Medizinischen Fachgesellschaften (AWMF); Bundesärztekammer, Köln. S 35–43
17. Viethen G (1996) Qualitätssicherung in der Medizin. Curriculum Qualitätssicherung, Teil 1: Ärztliches Qualitätsmanagement. Hrsg: Bundesärztekammer, Kassenärztliche Bundesvereinigung, Arbeitsgemeinschaft der Wissenschaftlichen Medizinischen Fachgesellschaften (AWMF); Bundesärztekammer, Köln, S 127–160

KAPITEL 7

Die Bedeutung von Biologie und Biomechanik in der Frakturheilung

G. Muhr

Einleitung

Übersteigen Gewalteinwirkungen die Festigkeit eines Skelettabschnittes, bricht der Knochen. Unterschieden werden dabei Brüche durch direkte Gewalteinwirkung (z B. Stoßstangenanprall) oder indirekte Kraftakte (z.B. Drehsturz).

Diese Differenzierung ist deshalb relevant, da bei direkten Gewalteinwirkungen auch die den Skelettabschnitt umgebenden Weichteile erheblich geschädigt werden. Weil aber alle reparativen Vorgänge von der Durchblutung dieser Zone abhängen, ist es verständlich, daß Komplikationen in der Bruchheilung umso eher eintreten, je stärker die unfallbedingte Störung ist. Dieses Negativphänomen ist bei indirekt produzierten Frakturen gering ausgeprägt.

Neben einer ausreichenden Durchblutung der Knochenenden müssen diese auch Kontakt haben, damit es zur Heilung kommt. Um den entstehenden Kallus nicht zu stören, ist zudem eine gewisse Ruhigstellung der Bruchregion erforderlich. Damit sind Vitalität, Fragmentkontakt und Stabilität die drei Grundvoraussetzungen der Knochenbruchheilung.

In der Natur geschieht dies bis auf wenige Ausnahmen spontan. Der Knochen bricht, durch den Zug der Muskulatur kommt es zu einer Verkürzung der Bruchenden, sie haben damit ausreichend Kontakt und sind durch die angespannte verdickte Muskulatur genügend ruhiggestellt, um zu heilen. Nachteil dieser spontanen Bruchheilung ist jedoch eine unkontrollierte Verkürzung, Verdrehung oder Achsenabknickung.

Um diese Art von Fehlstellungen zu vermeiden, ist es notwendig, durch Behandlungsmaßnahmen die verkürzten Bruchenden soweit in die Länge zu ziehen, bis die ursprüngliche Dimension des Skelettabschnittes wieder hergestellt ist. Dies führt naturgemäß zu einer Instabilität, da die spontane Verkürzung der Fraktur die Eigenfestigkeit des Bereiches fördert. Daher sind die Behandlungsgrundsätze bei einem Knochenbruch das Einrichten der Fraktur, die Reposition, und das Festhalten der Bruchenden, die Retention, bis zur knöchernen Verfestigung.

Historie

Bereits Hippokrates (460–377 v. Chr.) richtete Knochenbrüche durch Längszug ein und stellte sie durch Kleister- und Lehmverbände bis zur Bruchheilung ruhig. Im Prinzip hat sich diese Behandlung bis zum Ende des letzten Jahrhunderts nicht verändert. Eine Systematik dieser Art der Knochenbruchbehandlung gelang erstmals Lorenz Böhler (1885–1973) aus den Erfahrungen des 1. Weltkrieges. Durch das Festlegen genauer Richtlinien zur Einrichtung und Durchführung von Streck- und Gipsverbänden sowie zur Dauer der Ruhigstellung erreichte er eine Heilungsrate wie keiner vor ihm.

Da jedoch lang dauernde Ruhigstellungen im Gipsverband zu Schrumpfungsvorgängen an Muskel und Gelenkkapsel führen, heilt zwar der Knochenbruch, die Funktionsfähigkeit der Extremität wird aber durch die lang dauernde Ruhigstellung eingeschränkt. Dies führte dazu, daß zu Ende des 19. und Beginn des 20. Jahrhunderts zunehmend Versuche unternommen wurden, durch operative Stabilisierung der Fraktur unter Verzicht auf Gipsverbände die Immobilisationsschäden zu vermeiden.

Das erste weltweit brauchbare Modell der operativen Knochenbruchbehandlung war die Marknagelung, 1940 von Gerhard Küntscher (1900–1972) eingeführt. Das Prinzip eines in der Markhöhle elastisch verklemmten Hohlnagels gilt heute noch. In weiterer Folge war es nach dem 2. Weltkrieg die Schweizer Arbeitsgemeinschaft für Osteosynthesefragen, die, gleich Lorenz Böhler, für operative Knochenbruchbehandlungen eine Systematik durch die gezielte Verwendung von Marknägeln, Platten, Schrauben und Drähten eingeführt hat.

Wie läuft die Knochenbruchheilung ab?

Unterschieden werden zwei verschiedene Verlaufsformen, die von der mechanischen Ruhe im Bruchspalt abhängig sind, damit also von der Art der Behandlung.

Indirekte Knochenbruchheilung

Die überaus größere Zahl der Knochenbrüche heilt auf indirekte Art und Weise durch periostale Kallusbildung. In der Frakturzone entsteht zunächst ein Bluterguß, das Frakturhämatom, der in weiterer Folge von bindegewebigen Zellen durchwachsen wird. Da wegen der mangelnden Durchblutung der Bruchenden infolge deren Verletzung eine Knochennekrose von wenigen Millimetern entsteht, ist eine geringfügige primäre Verkürzung notwendig, um den zur Heilung unverzichtbaren Fragmentkontakt zu erreichen. Dieses Stadium ist am Röntgenbild innerhalb der ersten zwei Wochen durch Verbreiterung des Bruchspaltes zu erkennen. Die in die Bruchzone eingewanderten Bindegewebszellen differenzieren sich unter der relativen mechanischen Ruhe zu knorpelähnlichen Zellen und danach zu Knochenzellen um. Besondere Wachstumsfaktoren bilden eine neue Grundsubstanz im Bruchspalt und an der Außenseite des Knochens. Erkennbar wird dies daran, daß Schmerzen infolge der Bewegungen der Knochenenden zunehmend verschwinden und im Röntgenbild eine beginnende, stärker werdende Knochenneubildung um die Fraktur sichtbar wird. Dieser, anfangs unstrukturierte, geflechtartige Knochen verdichtet sich immer mehr. Unter der Belastung durch Anspannung der Muskulatur oder funktionellem Einsatz des Extremitätenabschnittes verfestigt und verdichtet sich der Knochen immer mehr. Der anfangs oft kugelförmige Kallus flacht sich ab, so daß letztlich nach Monaten oder Jahren nurmehr eine unwesentliche Verdichtung der Knochenrinde als Zeichen des ehemaligen Knochenbruches verbleibt. Auf diese Weise heilt der Großteil der Knochenbrüche im Schaftbereich.

Direkte Knochenbruchheilung

Gelingt es, die Knochenbruchenden ideal aufeinander zu stellen und durch operative Maßnahmen unveränderlich ruhig zu halten (Kompressionsosteosynthese), gibt es eine andere Form der Knochenbruchheilung ohne sichtbaren Kallus.

Nach Wiederdurchblutung der unfallbedingten Vitalitätsstörung an den Knochenbruchenden sprossen aus der gebrochenen Knochenoberfläche selbst Zellen aus, die den Bruchspalt in gegenseitiger Richtung unter Bildung neuen Knochengewebes überkreuzen. So kommt es zu einer zunehmenden Vernetzung des Bruchspaltes durch neu gebildeten Knochen. Dies ist am Röntgenbild nicht durch eine Kallusbildung erkennbar, sondern der vorher scharf abgegrenzte Bruchspalt wird immer unschärfer und verschwindet letztendlich. Diese sogenannte kallusfreie Bruchheilung tritt nur unter den Voraussetzungen der absoluten mechanischen Ruhe, wie sie durch bestimmte operationstechnische Verfahren erzielt werden kann, auf.

Diese beiden Verlaufsformen der Knochenbruchheilung, nämlich direkte und indirekte Heilung, decken praktisch alle reparativen Vorgänge an den Schaftfrakturen ab.

Voraussetzungen für die Knochenbruchheilung

Durchblutung der Bruchzone

Zur Gewebeneubildung aus den zerrissenen und gebrochenen Bruchstücken ist eine ausreichende Durchblutung notwendig. Aus den Wänden der zerrissenen Gefäße sprossen Zellen aus, die sich zu bindegewebigen Elementen umwandeln und letztendlich die Grundstruktur des Kallus bilden. Eine Störung dieser lokalen Durchblutung verzögert die Bruchheilung oder läßt sie, sofern keine Erholung stattfindet, völlig ausbleiben. Derartige Durchblutungsstörungen können durch die Verletzung selbst entstehen, durch starke Gewebezerstörung oder aber durch operative Maßnahmen, wenn zur Einrichtung und Stabilisierung des Knochenbruches die gesamte Durchblutung um die Bruchzone geschädigt wird. Komplikationen wie Infektionen führen durch Vernarbung ebenfalls zu einer Durchblutungsstörung mit allen Konsequenzen. Letztendlich kann es aber auch durch eine arterielle Erkrankung, nicht selten durch übermäßiges Rauchen hervorgerufen, zu derartigen Durchblutungsstörungen mit Bruchheilungsverzögerungen kommen.

Fragmentkontakt

Eine knöcherne Heilung ist nur möglich, wenn die Knochenbruchenden miteinander Kontakt haben. Unter den Voraussetzungen der indirekten Knochenbruchheilung ist es sogar besser, eine geringfügige Verkürzung von wenigen Millimetern in Kauf zu nehmen, um sicheren Fragmentkontakt zu erreichen. Wird eine direkte Knochenbruchheilung angestrebt, müssen die Fragmentenden mehr oder weniger anatomisch aneinander gefügt und unverrückbar festgehalten werden, damit sie knöchern miteinander verwachsen können. Störungen des Fragmentkontaktes können durch den Unfall selbst hervorgerufen werden, wenn entweder große Knochenstücke verloren gehen oder zwischen die Bruchenden Muskelgewebe eingeklemmt wird, das einen direkten Kontakt verhindert. Eine weitere Möglichkeit besteht darin, daß im Streckverband zu viel Zuggewicht angebracht wird, was zum Auseinanderweichen der Bruchenden führt. Bei der operativen Behandlung kann ebenfalls eine Fragmentdistanz auftreten. Wenn diese mehr als 3–4 mm beträgt, droht auch hier eine Bruchheilungsstörung. Ein biologischer Knochendefekt tritt dann auf, wenn infolge der Verletzung nach einer Operation oder infolge einer Entzündung ein Fragmentende abgestorben ist, so daß zwar mechanischer Kontakt vorliegt, dieser biologisch aber wertlos ist. Auch dieser „biologische“ Knochendefekt führt zur Bruchheilungsstörung.

Fragmentstabilität

Zur Knochenbruchheilung ist eine gewisse Ruhe im Bruchbereich notwendig. In der Natur geschieht dies durch maximale Verkürzung der Fragmentenden, bis die umgebende Muskulatur die Fraktur ausreichend stabilisiert. In der nichtoperativen Knochenbruchbehandlung wird dazu ein Längszug oder ein Gipsverband angelegt. Hier werden die schädlichen Bewegungen im Bruchspalt so sehr limitiert, daß eine ordnungsgemäße Knochenbruchheilung eintritt, sofern Vitalität und Fragmentkontakt vorhanden sind.

Dies zeigt also, daß eine absolute mechanische Ruhe im Bruchspalt nicht vorhanden sein muß. Diese Form der „dynamischen Stabilität“ gilt auch für die Großzahl der operativen Behandlungsformen. All diese „Mikrobewegungen“ liegen unterhalb der Störungsgrenze, so daß die Fraktur heilt. Nur dann, wenn eine kallusfreie, direkte Knochenbruchheilung angestrebt wird, muß an den Bruchenden absolute Ruhe, Rigidität, herrschen. Dies ist nur mittels bestimmter Techniken der Platten-/Schraubenosteosynthese (Druckplattenosteosynthese) oder mit Hilfe einer externen Kompressionsfixation möglich.

Sinn all dieser Maßnahmen ist es, auftretende störende Bewegungskräfte auf den Bruch so zu neutralisieren, daß genügend Ruhe herrscht, um die Heilungsvorgänge ablaufen zu lassen. Das Maß der einwirkenden Kräfte ist individuell von der den Bruch überspannenden Muskulatur und deren Gebrauch abhängig. Dies bedeutet also, daß dann, wenn der Faktor Störkraft unverändert bleibt, diese Kraft umso intensiver auf den Bruchspalt einwirkt, je kleiner dieser ist. Handelt es sich dagegen um einen Trümmerbruch mit einer ausgedehnten Bruchfläche, ist die gleiche Störkraft pro Flächeneinheit Bruchoberfläche deutlich geringer. Daraus ergibt sich klar, daß die notwendige Stabilität eines operativen Verfahrens für einfache Bruchformen wesentlich höher anzusetzen ist, als für Trümmerbrüche. Bei einfachen Bruchformen wirkt die gesamte Störungskraft auf einen kleinen Querschnitt, die notwendige Stabilität muß also lokal höher sein, als bei einem Trümmerbruch, bei dem sich die störende Krafteinwirkung auf eine große Bruchfläche verteilt. Dies bedeutet prinzipiell, daß bei einfachen Bruchformen höhere Ansprüche an die lokale mechanische Stabilität gerichtet werden müssen, um eine einwandfreie Knochenbruchheilung zu erzielen.

Funktionelle Beanspruchung

Die Fragmentdurchblutung wurde als wesentlicher Faktor zur Bruchheilung bereits herausgestellt. Um diese örtliche Durchblutung zu fördern, den Blutumlauf zu verstärken und das stauende, venöse Blut abzutransportieren, ist eine permanente Beweglichkeit der den Knochenbruch überspannenden Muskulatur notwendig. Nicht nur, daß dadurch sauerstoffreiches, die Heilung förderndes Blut in die Schadensregion gebracht wird, der Muskelkraftverlust läßt sich dadurch reduzieren, ebenso wie eine Schrumpfung der Gelenkkapsel und damit eine stärkere Bewegungseinschränkung der angrenzenden Gelenke. Wesentlich ist aber auch, daß infolge der Aktivierung der Muskulatur ein mechanischer Einfluß auf den Kallus auftritt, wodurch die Festigkeit des neugebildeten Knochens rascher eintritt.

Stimulation der Bruchheilung

Es ist ein alter Wunschtraum, durch medikamentöse oder physikalische Maßnahmen die Knochenbruchheilung zu fördern, abzukürzen und sicherer zu machen. Bekannt ist bisher, daß eine Störung der Heilung infolge der mangelnden Durchblutung auftritt. Patienten mit arterieller Verschlußkrankheit haben häufiger Frakturheilungsstörungen, ebenso ist nachgewiesen, daß bei starken Rauchern die Knochenneubildung deutlicher verzögert wird.

Der Umkehrschluß, daß mit durchblutungsfördernden Medikamenten eine Beschleunigung der Knochenbruchheilung zu erzielen ist, hat sich bisher nicht bestätigt. Wohl zeigte sich aber, daß bei unfallbedingt freiliegendem Knochen durch die Deckung mit gut durchblutetem Gewebe die Komplikationsrate verringert werden konnte.

Mechanische Prinzipien wie Magnetwellen, Stoßwellen oder neuerdings Ultraschall zeigen zwar in Tierversuchen den qualitativ positiven Einfluß auf die Knochenbruchheilung, ein klinisch signifikanter Effekt auf die Quantität der Knochenbruchheilung fehlt jedoch bisher. Über den Einsatz von Wachstumsfaktoren oder anderer molekular-biologischer Stimulanzien fehlen bisher ausreichende Erfahrungen.

Formen der Knochenbruchbehandlung

Je nach Situation sind drei grundsätzlich unterschiedliche Behandlungsmethoden möglich:

Konservativ-funktionelle Behandlung

Immer dann, wenn es durch den Knochenbruch selbst zu einer Verklemmung der Bruchenden gekommen ist (eingestauchter Knochenbruch), eine Verkürzung unerheblich ist oder durch Muskelzug verhindert werden kann (Schlüsselbeinbruch), wird die Fraktur nicht besonders ruhiggestellt. Die Ruhigstellung ist in diesem Falle durch die „Selbststabilisierung" oder muskuläre Schienung gewährleistet. Mit Abnahme der Schmerzhaftigkeit wird mit Bewegungsübungen begonnen, um während der Bruchheilung das größtmögliche Funktionsausmaß der Extremität zu erhalten. Ziel ist, mit Abschluß der Bruchheilung die Funktion des ehemals verletzten Gliedmaßenabschnittes wiederhergestellt zu haben. Die Stabilisierung des Bruches und die Verhinderung seiner Verkürzung kann auch durch besondere Verbandtechniken erfolgen. Durch Druck von außen auf die Muskulatur werden hydrostatische Kompressionen auf den Weichteilmantel um die Fraktur ausgeführt, eine weitere Verkürzung der Bruchenden ist daher nicht möglich. Mit speziell angepaßten Schienen (Brace) kann damit eine ausreichende Ruhigstellung bis zur Heilung des Knochenbruches erfolgen, wobei je nach Heilungsfortschritt eine zunehmende Belastung möglich ist. Klassische Beispiele hierfür sind Oberarmschaftbrüche und bestimmte Unterschenkelbrüche mit geringem Weichteilschaden.

Konservativ-immobilisierende Behandlung

Verschobene oder verkürzte Knochenbrüche müssen eingerichtet werden. Die Verhinderung der erneuten Fehlstellung geschieht durch Streck- oder Gipsverbände. Beim Streckverband wird durch vorbestimmte Knochenabschnitte körperfern des Bruches in örtlicher Betäubung ein Steinmann-Nagel eingeschlagen und mit einem Bügel verbunden, an dem über einen Rollenzug ein unterschiedlich starkes Gewicht hängt. Der Gewichtszug hat die Aufgabe, die Verkürzung zu beseitigen und dadurch die Längsachse einzurichten. Verdrehungen und Abknickungen müssen durch tägliche Kontrolle ausgeschlossen werden. Prinzipiell ist es möglich, auf diese Art und Weise die Fraktur zur Ausheilung zu bringen. Nachteil ist die lange Bettruhe mit entsprechenden Folgeschäden (Druckgeschwüre, Thrombosen, Harnwegsinfektionen, etc.). Aus diesem Grunde wird dann, wenn die Bruchheilung eingesetzt hat und eine Verkürzung nicht mehr droht, der Streckverband abgenommen und ein Gipsverband angelegt. Dieser Gipsverband wird an bestimmten vorstehenden Knochenenden gepolstert. Er muß der Extremitätenoberfläche gut anmodelliert werden, um eine ausreichende Ruhigstellung der Bruchzone zu garantieren. Sitzt ein derartiger Gipsverband richtig, kann der Gliedmaßenabschnitt danach rasch voll belastet werden. Auch verschobene Brüche, die nach der Einrichtung keine Verkürzungstendenz, wohl aber eine Abknickungstendenz zeigen, werden im Gipsverband bis zur Ausheilung ruhiggestellt. Klassisches Beispiel hierfür ist der Speichenbruch an typischer Stelle. Wesentlich ist bei Anwendung der konservativ-immobilisierenden Knochenbruchbehandlung, daß, um Ruhigstellungsschäden zu vermeiden, alle nicht fixierten Gelenke bewegt und der eingegipste Gliedmaßenabschnitt funktionell beansprucht werden muß.

Operative Knochenbruchbehandlung

Die operative Knochenbruchbehandlung wird dann angewandt, wenn ein ausreichender Fragmentkontakt anders nicht zu erreichen ist (z.B. Kniescheibenbrüche) oder verschobene Bruchstücke nicht eingerichtet werden können. Auch dann, wenn trotz richtiger konservativer Knochenbruchbehandlung erneut eine Fehlstellung auftritt oder eine länger dauernde Ruhigstellung vermieden werden soll (greise Patienten), ist eine operative Behandlung vorzuziehen. Bei der operativen Behandlung muß eine perfekte Einrichtung besonders von Gelenkbrüchen (Arthrosevermeidung) durchgeführt werden, bei allen anderen Frakturen ist eine approximative Reposition ausreichend (Ausnahme rigide Osteosynthese bei primärer Knochenbruchheilung). Gelingt das Einrichten der Bruchstücke ohne Freilegen der Fraktur, kann auch auf diese Weise eine Osteosynthese (gedeckt) erfolgen. Dies hat den großen Vorteil, daß die Durchblutung der Fragmentenden nicht durch operatives Freilegen gestört wird. Bei diesen sogenannten indirekten Osteosyntheseverfahren wird der Bruchbereich geschient oder überbrückt. Dies kann mittels Marknägel geschehen, die, an beiden Enden durch Querbolzen verriegelt, ausreichend stabil eine Verkürzung oder eine Verdrehung verhindern. Ebenso sind überbrückende Platten möglich, die, durch kleine Hautschlitze eingebracht, oberhalb und unterhalb der Bruchzone mit Schrauben an den Fragmenten befestigt werden. Dieses Vorgehen kann auch durch äußere Festhalter (Fixateur externe) geschehen. All diesen Verfahren ist gemeinsam, daß durch Längszug und Straffen des Weichteilgewebes eine zusätzliche Stabilisierung erfolgt und durch Vermeiden einer Durchblutungsstörung rasch eine Kallusheilung ermöglicht wird. Bei direkten Osteosynthesen wird der Bruchbereich unmittelbar freigelegt, eingerichtet und operativ ruhiggestellt. Dies kann mit identischen Verfahren wie bei indirekten Osteosynthesen erfolgen. Wird eine absolute Ruhigstellung angestrebt (bestimmte Querbrüche, Gelenkfrakturen), erfolgt eine Stabilisierung des Bruchbereiches mit Platten und Schrauben nach den Prinzipien der Kompressionsosteosynthese. Hierbei werden die Bruchenden so fest aneinander geklemmt, daß sie bis zur Bruchheilung (direkte Bruchheilung) unverrückbar miteinander verbunden bleiben.

Ist es das Prinzip der indirekten Osteosynthese, durch eine gedeckte, ausreichende Reposition unter Verzicht auf die operative Freilegung durchblutungsschonend zu stabilisieren, so bedarf die direkte Osteosynthese in der Regel nach anatomischer Reposition einer rigiden Fixation, um das perfekte Einrichtungsergebnis zu erhalten. Dies allerdings um den Nachteil einer kalkulierten Durchblutungsstörung. In beiden Fällen ist eine frühfunktionelle Nachbehandlung anzustreben.

Zusammenfassung

Die moderne Frakturbehandlung berücksichtigt in der Biomechanik und Biologie der Knochenbruchbehandlung den Erhalt der Funktion unter Berücksichtigung der biologischen Selbstheilungsprozesse, ohne die isolierte, mechanische Stabilisierung des Knochens übermäßig zu betonen. Diese neue Betrachtungsweise hat die heutige Knochenbruchbehandlung entscheidend verbessert.

KAPITEL 8

Die Gründung und Entwicklung der Arbeitsgemeinschaft für Osteosynthesefragen

E.H. Kuner

Eine moderne Systematik der Behandlung von Verletzungen des Skelettsystems und der damit zusammenhängenden Beantwortung allgemeiner und spezieller Fragen gibt es eigentlich erst in der zweiten Hälfte unseres Jahrhunderts. Noch 1961 beklagte Lorenz Böhler die Zustände im Fach Unfallchirurgie: „Derzeit gilt bei den meisten das Hauptinteresse der Chirurgie der Körperhöhlen und in den letzten Jahren bei vielen besonders der Chirurgie der Lungen, des Herzens und der großen Gefäße. ... Der Zudrang zu den Unfallstationen ist bei den klinischen Assistenten sehr gering, da sie wissen, daß sie damit weder für die akademische Laufbahn noch bei der Bewerbung für ein Krankenhaus irgendwelche Aussichten haben. ... So wie auf unseren Universitätskliniken und in England sind die Unfallstationen auch in den Krankenhäusern anderer Länder bei den chirurgischen Assistenten und beim Pflegepersonal nicht beliebt. Die Ärzte wechseln deshalb häufig" [1].

Auch der bedeutende Chirurg Werner Wachsmuth, ein ganz und gar unverdächtiger Zeitzeuge, erinnerte 1985 (!), daß die eigentliche Urzelle der gesamten Chirurgie in den großen Kliniken jahrzehntelang so wenig fürsorglich gepflegt wurde: „Als ich gerade vor 60 Jahren (1925) Assistent beim großen Meister Eugen Enderlen in Heidelberg war, ging man möglichst um die Frakturenstation herum und vermied es, dorthin abgestellt zu werden. Im Jahre 1932 schickte mich mein Chef Erich von Redwitz von der Bonner Klinik für 6 Wochen ins Bergmannsheil nach Bochum, wo Georg Magnus ... als seinerzeit führender Unfallchirurg wirkte. Nach meiner Rückkehr richtete ich die erste Frakturenstation der Bonner Klinik ein, in welcher bis zu diesem Zeitpunkt Frakturen auf die verschiedensten Stationen verstreut gelegen hatten" [12].

Genau in die gleiche Richtung zielt auch der heute noch in der Freiburger Klinik kolportierte Ausspruch von Hermann Krauß: „Du bist groß und kräftig, Du machst die Knochen" [3].

Trotz Stillstand und Vernachlässigung der Unfallchirurgie gab es immer wieder Chirurgen, die sich dieses wichtigen Gebietes annahmen, ihre große Bedeutung erkannten, neue Ideen verwirklichten und sich Schritt für Schritt einer Systematisierung näherten. Es sind diese, um nur einige zu nennen:

- Carl Hansmann, Chirurg in Völklingen. 1886 Plattenosteosynthese.
- Fritz König, ab 1895 Chefarzt des Städt. Krankenhauses Altona; später Ordinarius für Chirurgie in Greifswald und Würzburg – operative Knochenbruchbehandlung (Osteosynthesen).

- Albin Lambotte, Chirurg im Krankenhaus von Stuyvenberg in Antwerpen/Belgien – 1907 Fixateur externe.
- Hermann Matti, Professor für Chirurgie an der Universitätsklinik Bern – 1922 operative Knochenbruchbehandlung u.v.a.
- Marius Nygaard Smith-Petersen – 1931 Dreilamellen-Nagel.
- Lorenz Böhler, Direktor des Unfallkrankenhauses in Wien – 1925 Standardisierung der konservativen Frakturenbehandlung.
- Robert Danis, Professor für Chirurgie, Universität Brüssel – 1932 Osteosynthesetechnik.
- Gerhard Küntscher, Professor für Chirurgie, zunächst bei Anschütz und Fischer in Kiel, später Direktor der Chirurgischen Abteilung des Hafenkrankenhauses Hamburg – 1940 Marknagelung.

Im operativen Bereich haben vor allem der von Smith-Petersen 1931 eingeführte Dreilamellennagel zur Behandlung der medialen Schenkelhalsfraktur und 1940 die Marknagelung von Gerhard Küntscher [5] das Therapiespektrum nachhaltig verändert.

Die Schweizerische Arbeitsgemeinschaft für Osteosynthesefragen (AO) verfolgte seit Ende der 50er Jahre von vornherein das Ziel, die bisher bekannten, aber auch neuen Osteosyntheseverfahren weiterzuentwickeln und zu vereinfachen. Es sollte generell zu einer Vereinheitlichung des Instrumentariums und der Implantate kommen. Die wissenschaftlichen Schwerpunkte wurden auf die Biologie der Knochenbruchheilung, die Biomechanik des Osteosynthesekonzeptes, die Verbesserung der metallurgischen Eigenschaften der Implantate sowie auf die Entwicklung einer einheitlichen Klassifikation der Frakturen gelegt. Ganz wesentlich dabei waren Schulung der Operateure und Training für eine atraumatische Operationstechnik. Die Forschung nimmt eine zentrale Stellung im neuen und modernst ausgestatteten AO-Institut in Davos ein.

Das von der Arbeitsgemeinschaft für Osteosynthesefragen erforschte und erarbeitete Konzept hat die Behandlung von Knochen- und Gelenkverletzungen revolutioniert, die Sicherheit der Therapie für die Patienten in bisher nicht gekannter Weise vergrößert und in hohem Maße zur Verminderung der primären und sekundären Behandlungskosten beigetragen. Die AO hat somit für die Volksgesundheit und Volkswirtschaft Hervorragendes geleistet.

Gründung der Arbeitsgemeinschaft für Osteosynthesefragen (AO) in der Schweiz

Wie so oft, stehen am Beginn einer solchen, heute weltweit wirkenden Institution zufällige Bekanntschaften, Begegnungen, gleiche berufliche Erfahrungen und Nöte und ganz besonders gewachsene Freundschaften, die ein Klima von Offenheit, Ehrlichkeit und Vertrauen schaffen. Aber nur so konnte dieses große Werk gedeihen und sich weltweit entwickeln.

Für die Gründung der Schweizerischen Arbeitsgemeinschaft für Osteosynthesefragen (AO) war das zufällige Zusammentreffen (1952) von M.E. Müller und R. Schneider von entscheidender Bedeutung. Gelegentlich kam Müller als

Tabelle 1. Einladung zu einem ersten Treffen in Chur am 19. Februar 1958

Dr. Walter Bandi, Interlaken
Professor Ernst Baumann, Langenthal
Dr. August Guggenbühl, Grenchen
Dr. Willy Hunziker, Belp
Dr. Walter Schär, Langnau
Dr. Robert Schneider, Großhöchstetten
Dr. Walter Stähli, Saint-Imier
Priv. Doz. Dr. Maurice Edmond Müller, Zürich

Gastoperateur nach Großhöchstetten zu Schneider, später auch nach Interlaken zu W. Bandi, nach Langnau zu W. Schär und nach Liestal zu H. Willenegger. Willenegger und Allgöwer kannten sich aus der Basler Fakultät. Über diese Schiene entstand eine intensive Zusammenarbeit auf dem Gebiet der operativen Knochenbruchbehandlung.

1956 wurde Martin Allgöwer Chefarzt des Kantonsspitals in Chur und sah sich bereits im ersten Winter mit einer Flut von Skiverletzungen und Frakturen konfrontiert. Es war deshalb geradezu zwingend, daß Allgöwer das von Müller vertretene Gedankengut aufgriff und in seiner Klinik realisierte.

Am 19. Februar 1958 luden Allgöwer und Willenegger befreundete und interessierte Chirurgen zu einem Treffen nach Chur ein. Die Gruppe befaßte sich am ersten Nachmittag in Chur mit der Behandlung der Unterschenkelbrüche und deren Komplikationen. Allgöwer sprach über „Minimale Osteosynthesen", Willenegger über die Herzognagelung und Bandi über die Falzcerclage (Tabelle 1).

Im Nachhinein gewinnt man den Eindruck, daß der Grundstein für die weitere Entwicklung dieser Gruppe gelegt worden ist. Es wurde bald klar, daß die Probleme der Frakturenbehandlung nur gelöst werden könnten, wenn ein einheitliches Instrumentarium und entsprechende Implantate entwickelt würden. Als Ziel wurde die stabile Osteosynthese unter Berücksichtigung biomechanischer Gesetzmäßigkeiten, welche die Entwicklung und den Ablauf der biologischen Vorgänge bei der Knochenbruchheilung störungsfrei ermöglicht, angestrebt. Auf eine zusätzliche Immobilisierung im Gipsverband sollte gänzlich verzichtet werden können.

R. Schneider hat festgehalten, daß M. Müller am 15. März 1958 erstmals über die „Grundprinzipien der funktionellen Anatomie und der Osteosynthese" gesprochen hat und auch seine Absicht mitteilte, ein grundlegend neues Instrumentarium zu entwickeln und Implantate aus einheitlichem Metall herstellen zu lassen [9].

Diese Idee – oder soll man eher Philosophie sagen – konnte nur realisiert werden, wenn man jemanden fand, der in der Lage war, vorurteilsfrei die an der Praxis orientierten Pläne zu verwirklichen. M. Müller traf am 8. April 1958 erstmals mit R. Mathys zusammen, der zu diesem Wagnis bereit war.

Es entstand das geniale Kernstück der Implantate, die AO-Kortikalisschraube. Der Plan dazu trägt das Datum 6.10.1958. Im selben Monat wurden die Spongiosaschrauben mit langem und kurzem Gewinde sowie die Osteosyntheseplatten geboren. Im Zusammenhang mit der Entwicklung der AO-Schrauben muß daran erinnert werden, daß noch 1962 ein dauerhafter Halt einer Schraube im Knochen für utopisch gehalten wurde [4].

Am 6. November 1958 wurde die Schweizerische Arbeitsgemeinschaft für Osteosynthesefragen gegründet und bereits im Juni 1959 ging auf Betreiben von M. Allgöwer in Davos das Laboratorium für experimentelle Chirurgie in Betrieb. Die Dokumentation der Osteosynthesen datiert auf Januar 1960 [9].

Im Dezember 1960 fand der erste AO-Kurs in Davos statt. Dem Kursereignis war das erste Auftreten der AO am 17.5.1960 in Genf bei der Jahrestagung der Schweizerischen Gesellschaft für Chirurgie vorausgegangen: Müller sprach über Osteosynthese-Prinzipien, Allgöwer über die Verschraubung von Tibiabrüchen, Willenegger über die Luxationsfrakturen des oberen Sprunggelenkes und Schneider über die Marknagelung der Tibia [9].

Die Vorträge hatten soviel Staub aufgewirbelt, daß für November 1960 eine außerordentliche Sitzung der Schweizerischen Chirurgengesellschaft anberaumt wurde. Sie fand am 24. November 1960 in Bern statt. Auch hier waren die Referenten der AO wiederum bestens vorbereitet: Müller sprach über die „Grundlagen und Grundprinzipien der Osteosynthese". Direkt danach sprach der Züricher Chirurg Professor Buff über „allgemeine Gesichtspunkte am Beispiel des Unterschenkelbruches". W. Bandi hielt das Referat über die Verschraubung der Tibiafraktur, Schneider erläuterte die Tibiamarknagelung und Willenegger präsentierte die Ergebnisse. R. Schneider schreibt 1969 in seinen Aufzeichnungen, daß zeitweise die Gemüter so erregt gewesen seien, daß der Vortrag von Dr. Baur (SUVA, Schweizerische Unfallversicherungsanstalt) in der turbulenten privaten Diskussion des Auditoriums untergegangen sei. Von seiten der AO war W. Bandi in die Diskussionsarena gestiegen und hatte argumentativ gekämpft. Der Hauptstreitpunkt war, daß die Osteosynthesegegner nicht glauben wollten, daß eine Knochenbruchheilung ohne im Röntgenbild sichtbare Kallusbildung möglich ist. Die Differenzen der Kontrahenten waren aufgezeigt.

Entwicklungen in Deutschland

Für die Gründung und Entwicklung der AO in Deutschland spielt die Chirurgische Universitätsklinik Freiburg eine ganz besondere und herausragende Rolle. Sie ist eng mit dem Namen von Hermann Krauß, dem damaligen Ordinarius für Chirurgie, verbunden. Krauß und Heilmeyer arbeiteten eng auf dem Gebiet der Gastroenterologie zusammen. Es fanden gemeinsame Konferenzen über Komplikationen statt, auf denen auch Transfusionszwischenfälle diskutiert wurden. Aus diesem Grund wurde auch der Präsident der Deutschen Gesellschaft für Transfusionsmedizin, der Schweizer Chirurg Professor Dr. H. Willenegger, Chefarzt der Chirurgischen Abteilung am Kantonsspital Liestal, zu einer Unfalltagung am 5. und 6. März 1960 in Freiburg eingeladen (Abb. 1).

Willenegger war führendes Mitglied der erst vor eineinhalb Jahren gegründeten Schweizerischen Arbeitsgemeinschaft für Osteosynthesefragen (AO). Er und M. Müller referierten über „grundsätzliche Fragen zur operativen Knochenbruchbehandlung". Um die Frühmobilisation und gipsfreie Nachbehandlung zu

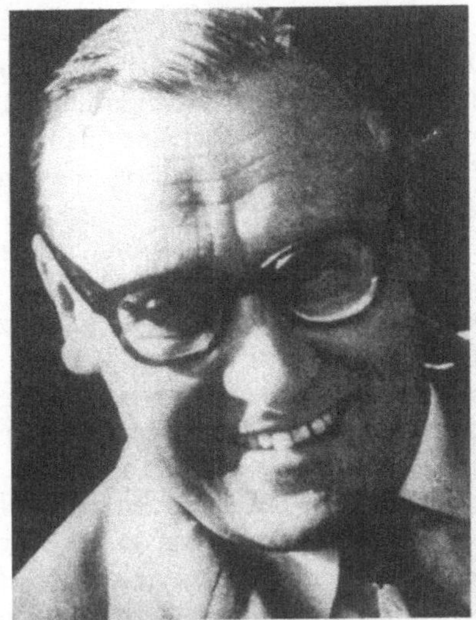
a

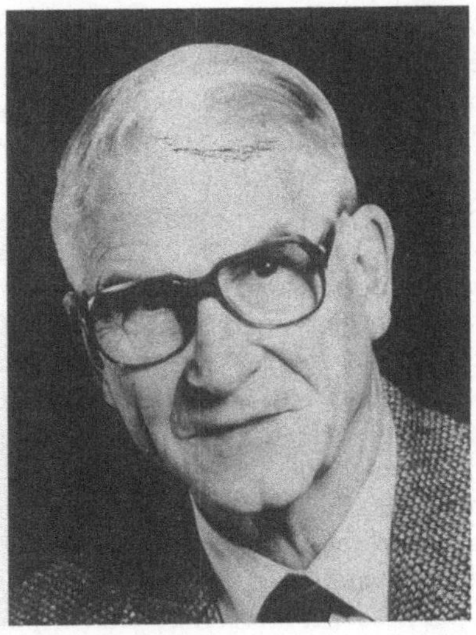
b

Abb. 1. a Prof. Dr. Ludwig Heilmeyer, Internist in Freiburg. **b** Prof. Dr. Hans Willenegger, Chirurg in Liestal/Schweiz

demonstrieren, brachte Willenegger 5 frischoperierte Patienten mit. Es handelte sich um Marknagelungen, Plattenosteosynthesen und eine Malleolarfraktur [2; 10]. H. Krauß betonte in der Diskussion, daß die Argumente Willeneggers „zweifellos eindrucksvoll" seien. Man muß davon ausgehen, daß diese Demonstration den gastgebenden Chirurgen so beeindruckte, daß er seinen Mitarbeiter Leo Koslowski zu der wenige Tage später in Interlaken am 18. und 19. März 1960 stattfindenden Frühjahrstagung der Schweizerischen Arbeitsgemeinschaft für Osteosynthesefragen (AO) anmeldete. Zu dieser Tagung waren auch ausländische Gäste eingeladen worden, so z. B. Jörg Böhler aus Linz u. a.

Aufgrund des Berichtes, den Krauß von dieser Tagung erhielt, beschloß er, sich mit der Arbeit der AO näher zu befassen. Er nahm die Einladung von Schneider, Obmann der Schweizerischen AO, zu einer ersten Tagung in Davos mit seinem Assistenten S. Weller an.

Im Dezember 1960 fand der erste AO-Kurs in Davos statt, an dem Krauß ebenfalls teilnahm. In einem anerkennenden Brief vom 5.1.1961 bedankte er sich bei Schneider und bekundete seine Bereitschaft für eine enge Zusammenarbeit [10]:

„Sehr geehrter Herr Dr. Schneider!

Haben Sie vielen Dank für Ihre guten Wünsche zum Neuen Jahr. Ich freute mich an den Tagen der AO in Davos sehr und bin nun voller Spannung auf das Instrumentarium, damit wir hier in Freiburg mit exakter Reposition und Osteosynthese beginnen können. Damit wird dann sicher auch eine enge Zusammenarbeit verbunden sein.

Ihnen und der Idee der AO wünsche ich für das kommende Jahr weiterhin den jugendlichen Elan und die Freude sowie den Mut zu neuer chirurgischer Tat.

Mit den besten Grüßen!

Ihr H. Krauß"

Daß auch heute noch diese Zusage von Krauß und das Bekenntnis eines deutschen Ordinarius für Chirurgie zur AO so hoch eingeschätzt wird, beruht auf der Tatsache, daß zur damaligen Zeit die operative Knochenbruchbehandlung überkritisch angesehen oder gar abgelehnt wurde und man sich fast jedesmal für eine Osteosynthese entschuldigen und die Indikation mehr als nötig begründen mußte.

Bis zur Gründung der Deutschen Sektion der AO vergingen aber nochmals einige Jahre, obwohl S. Weller bereits 1965, 1966 und 1968 in Freiburg drei AO-Kurse erfolgreich organisiert hatte, H. Krauß seit 1960 Mitglied in der schweizerischen AO und die Freiburger Klinik seit 1961 erste deutsche AO-Klinik war.

Schneider führte bei seiner Begrüßung der Teilnehmer des ersten Kurses in Freiburg aus: „Gestatten Sie, daß ich mich einleitend mit der Frage auseinandersetze, ob solche Kurse wünschenswert, ja überhaupt zu verantworten seien. Ich kenne Leute, die unsere Kurse scharf ablehnen. Wenn diese glauben, wir wollten einfach Reklame dafür machen, daß man nun Frakturen operiere, die konservativ friedlich ausheilen, daß man Patienten den Gefahren einer Operation aussetzen soll, um besser honoriert zu werden, dann haben sie mit ihrer Ablehnung allerdings recht. Ich möchte Ihnen zeigen, daß die Osteosynthese als Behandlungsmethode Bestandteil des gewissenhaften ärztlichen Handelns sein muß. Es gibt auch im Alltag eines kleinen Spitals immer wieder Probleme, die ausschließlich mit den Erkenntnissen der modernen Behandlungsverfahren gelöst werden können. Es gibt Imperative zur Osteosynthese: erstens die Herstellung der Pflegefähigkeit (Beispiel Femurschaftfraktur und Wirbelfraktur mit Paraplegie); zweitens Gelenkfrakturen und Gelenkrekonstruktionen; drittens Pseudarthrosen; viertens die moderne orthopädische Chirurgie, speziell die intertrochanteren Osteotomien bei Koxarthrose, bei der geplante Korrekturen nur mit Hilfe einer stabilen Osteosynthese durchgeführt werden können. ... Wir sind zu der Überzeugung gekommen, daß eine bestmögliche Osteosynthesetechnik aus der modernen Traumatologie und Orthopädie nicht mehr wegzudenken ist. Es ist ganz klar, daß personelle und organisatorische Gegebenheiten im Einzelfall wesentlich mitbestimmen, ob operiert wird oder nicht. Eine gute konservative Behandlung ist besser als eine nur halbwegs gelungene Osteosynthese. Unser Kurs soll den verantwortungsbewußten Chirurgen in einem schwierigen Gebiet weiter schulen. Wir möchten für Euch ein Gespräch beginnen, das Ihr fortsetzen sollt, so gut wie wir AO-Leute es immer wieder müssen, um nach dem Guten das Bessere zu erlangen.“ Schneider zeigte auf dem Kurs seinen Film über die Technik der Hüftarthrodese mit der Kreuzplatte, dessen Uraufführung der Verfasser dieses Beitrages im Bezirksspital Großhöchstetten miterleben durfte. 1966 spricht Robert Schneider im Zusammenhang mit der Dokumentation von der Achse Freiburg – Basel – Bern – Interlaken, auf der eine Kräftekonzentration bevorstehe [9].

Aber auch in Mainz wurden Aktivitäten aufgenommen, die unter Professor Kümmerle und seinem Oberarzt C.-H. Schweikert 1965 zum ersten Mainzer Unfallsymposium führten. 1966 wurden weitere Bestrebungen erkennbar, die auf die Gründung einer Arbeitsgemeinschaft hinzielten und eine Dokumentationsgruppe gründen wollte.

Aus einem Brief von Professor Zenker/München, den er am 9. Nov. 1966 an Professor M. E. Müller geschrieben hat, geht hervor, daß zwischen Dr. Pannike von der

Ludwig-Maximilians-Universität in München und Dr. Schweikert von der Chirurgischen Universitätsklinik in Mainz enge Kontakte hinsichtlich einer AO-Dokumentation bestanden [10]. Ebenfalls 1966 gründeten italienische Kollegen in Mailand den „Club Italiano degli Amici dell AO".

Am 3. März 1969 wird in Graz die Österreichische AO unter dem Namen „Arbeitskreis AO in Österreich" gegründet. Er wird 1972 im Rahmen der Satzungsänderung in „Österreichische Arbeitsgemeinschaft für Osteosynthesefragen" umbenannt [10, 11]. In Deutschland wurde Ende der Sechzigerjahre immer noch um die Konstituierung einer deutschen AO gerungen.

Gründung der deutschen Sektion der internationalen Arbeitsgemeinschaft für Osteosynthesefragen (AO-I) (Tabelle 2)

Die deutsche Sektion wurde relativ spät gegründet. Am 26. Mai 1970 trafen sich auf Initiative von Professor L. Koslowski/Tübingen Chirurgen und Orthopäden. Hier kam es zu einer ersten Absichtserklärung. Die erste offizielle AO-Tagung fand am 19.11.1970 in Frankfurt statt. Sie ist die Gründungsversammlung [6]. Zu den Gründungsmitgliedern gehörten 22 Ärzte, die in Chirurgischen bzw. Orthopädischen Kliniken in leitenden oder vergleichbaren Positionen tätig waren.

Zum Obmann wurde Siegfried Weller, zum Schriftführer Carl-Heinz Schweikert und zum Schatzmeister Fritz Brussatis gewählt. Es wurde u.a. beschlossen, die erste administrative Sitzung der Deutschen Sektion der AO-International am 26. Mai 1971 in Freiburg abzuhalten. In Zukunft sollten eine Frühjahrs- und eine Herbsttagung stattfinden.

Im Verlauf der anschließenden Jahre blühte die Arbeitsgemeinschaft auf. Viele Chirurgen und Orthopäden und ihre Kliniken bewarben sich um Aufnahme. Es entstand eine ganze Reihe grundlegender wissenschaftlicher Arbeiten. Die vielen wertvollen gemeinsamen Herbsttagungen zusammen mit der schweizerischen AO sind in guter Erinnerung geblieben (Tabelle 3).

S. Weller leitete die Geschicke der Deutschen Sektion bis zur gemeinsamen AO-Frühjahrstagung der deutschen, österreichischen und schweizerischen Sektionen

Tabelle 2. Deutsche Sektion der AO-International: Gründungsmitglieder

Rolf Bedacht/München	Heinz Mittelmeier/Homburg
Fritz Brussatis/Mainz	Alfred Pannike/München
Caius Burri/Ulm	Jörg Rehn/Bochum
Horst Cotta/Heidelberg	Hans Rettig/Gießen
Hermann Ecke/Gießen	Leonhard Schweiberer/Homburg
Michael Jäger/München	Carl-Heinz Schweikert/Mainz
Karl-Heinz Jungbluth/Heidelberg	Harald Tscherne/Hannover
Leo Koslowski/Tübingen	Heinz-Gert Wahl/Krefeld
Eugen H. Kuner/Freiburg	Heinz Wagner/Altdorf
Hans Mau/Tübingen	Siegfried Weller/Tübingen
Hans R. Mittelbach/Ludwigshafen	Alfred Nikolaus Witt/München

Tabelle 3. Deutsche Sektion der AO-International (DAO): Mitglieder Stand August 1996

Ordentliche Mitglieder	100
Maxillo Faciale Gruppe	12
Miglieder ausländischer Sektionen	8
Außerordentliche Mitglieder	5
Senior-Mitglieder	5
Verstorbene Mitglieder	5

Tabelle 4. AO-International: Gründungszweck

- Experimentelle und klinische Forschung auf dem Gebiet der Knochenbiologie
- Umfassende, gezielte Dokumentation und Nachkontrolle
- Erarbeitung von Richtlinien zu operativen Behandlung von Frakturen
- Vereinheitlichung von Instrumenten und Implantaten
- Freundschaftlicher Erfahrungsaustausch

1992. Er wurde zum Ehrenobmann der Deutschen Sektion der AO-International ernannt. Zu seinem Nachfolger wurde G. Hierholzer/ Duisburg gewählt.

Am 25. November 1972 wurde in Bern die AO-International gegründet. Sie ist die Dachorganisation der Arbeitsgemeinschaften in den verschiedenen Ländern. Zu den Aufgaben der AO-International gehören besonders die Vergabe und Organisation von Fortbildungsstipendien an nationale AO-Kliniken [8]. Sie ist gleichzeitig wesentlicher Bestandteil der AO-Foundation (Tabelle 4).

In Deutschland gab es teilungshalber 2 selbständige AO-Sektionen. Die Sektion der Deutschen Demokratischen Republik (DDR) der AO-International wurde 1976 gegründet. Aufgrund der Wiedervereinigung Deutschlands fand am 4. Oktober 1991 in Berlin eine außerordentliche Mitgliederversammlung der Deutschen Sektion der AO International statt, auf der sich die beiden deutschen Sektionen zu einer gesamtdeutschen Sektion der AO-International vereinigten.

Die Bedeutung der Arbeitsgemeinschaft für Osteosynthesefragen (AO) für die Deutsche Gesellschaft für Unfallchirurgie liegt darin, daß durch sie und ihre weltweit prosperierende Entwicklung die Programme der Jahrestagungen unserer Gesellschaft maßgeblich und nachhaltig geprägt wurden. Die AO-Kliniken und ihre Mitglieder haben ganz wesentlichen Anteil an der Entwicklung der modernen Unfallchirurgie und zwar nicht nur bezüglich der Osteosynthese, sondern und vor allem auch bezüglich der Entwicklung von Konzepten zur optimalen Versorgung und Rehabilitation von Mehrfachverletzten bzw. Polytraumatisierten. Dazu zählen auch intensivtherapeutische Maßnahmen sowie die leistungsfähigen operativen und technischen Verfahren (Hirndruck-Monitoring, Endoskopie, Endoprothetik u.v.a.), über die eine moderne Wiederherstellungschirurgie verfügen können muß.

Auch auf dem Gebiet der Forschung wurde an den AO-Kliniken und den Instituten in Davos und Ulm u.a. Vorbildliches und Grundlegendes geleistet.

Zahlreiche AO-Basis-Kurse in Freiburg, Bochum und Halle sowie Seminare und Workshops im süddeutschen und norddeutschen Raum für Ärzte und OP-Personal haben wesentlichen Anteil an der schulmäßigen Anwendung der von der AO entwickelten Operationstechniken.

Literatur

1. Böhler L (1962) Die Unfallchirurgie in Österreich, der Schweiz und in England. Hefte Unfallheilkd 71:235–245
2. Kaden C (1996) Die Entwicklung der Unfallchirurgie an der Chirurgischen Klinik der Albert-Ludwigs-Universität Freiburg i. Brsg. Inauguraldissertation, Med. Fakultät Freiburg
3. Kuner EH (1995) Zur Geschichte der Unfallchirurgie am Klinikum der Albert-Ludwigs-Universität. In: Kuner EH (Hrsg) Unfallchirurgie 1969–1994. Symposion zum 25jährigen Bestehen der Abteilung Unfallchirurgie der Chirurgischen Klinik der Albert-Ludwigs-Universität Freiburg/Breisgau. Eigenverlag
4. Lange M (1962) Orthopädisch-Chirurgische Operationslehre, 2. Aufl. Bergmann, München, S 57
5. Peltier LF (1990) Fractures – a History and Iconography of their Treatment. – Norman, San Francisco
6. Protokoll der Tagung des Deutschen Arbeitskreises für Osteosynthesefragen am 19.11.1970, Hotel Frankfurter Hof, Frankfurt/Main
7. Protokoll der AO-Tagung Sektion Deutschland am 26.5.1971 10.00 Uhr in der Bibliothek der Chirurgischen Universitätsklinik Freiburg
8. Protokoll (1977) Werdegang und gegenwärtiger Status der AOI – AO-International
9. Schneider R (1969) 10 Jahre AO – AO-Dokumentationszentrale, Bern
10. Schneider R (1983) 25 Jahre AO – Schweiz Arbeitsgemeinschaft für Osteosynthesefragen 1958 – 1983. Gassmann, Biel
11. Szyszkowitz R (1994) 25 Jahre Arbeitsgemeinschaft für Osteosynthesefragen in Österreich und ihr Einfluß auf die unfallchirurgische Behandlung. styria medienservice. Moser, Graz
12. Wachsmuth W (1985) Dankesworte anläßlich der Ehrenmitgliedschaft in der Deutschen Gesellschaft für Unfallheilkunde. Hefte Unfallheilkd 181:20

Der Beitrag der Berufsgenossenschaften zur Entwicklung der Unfallchirurgie in Deutschland

S. Weller

Auch in der Medizin bedeutet Ignoranz der Vergangenheit und damit ihre Vernachlässigung einen Verlust für das Bewußtsein der Gegenwart und für Entwicklungen in der Zukunft.

Atemberaubende Evolutionen haben den Fortschritt gerade im Bereich der Unfall- und Wiederherstellungschirurgie im zu Ende gehenden Jahrhundert geprägt. Was zu Beginn dieses Jahrhunderts noch Wunschtraum der Ärzte und Patienten war, ist heute in vieler Hinsicht Realität geworden.

In der Bundesrepublik Deutschland ereignet sich jede Sekunde ein Unfall! Dabei wird alle 15 Sekunden ein Mensch bei einem Verkehrsunfall verletzt, jeder dritte muß als Patient in ein Krankenhaus eingewiesen werden.

Jedes Jahr müssen mehr als 400 000 Menschen nach einem Unfall im Krankenhaus stationär behandelt werden. Diese Verletzten belegen mehr als 40 % aller vorhandenen chirurgischen Betten.

Etwa 23 % aller Arbeitstage, welche durch Krankheit der Bevölkerung ausfallen, gehen zu Lasten eines Unfalles.

Aus den USA wird berichtet, daß Verletzungen und deren Folgen die erste Position unter den Todesursachen der Menschen bis zum Lebensalter von 38 Jahren ausmachen und sich die Zahl der Todesfälle seit dem Jahre 1960 um mehr als 13 % erhöht hat.

Verletzungen mit tödlichem Ausgang, Beeinträchtigungen und Produktionsverlust überschreiten in den USA täglich (!) den Betrag von 225 Millionen Dollar!

Noch einige weitere interessante aktuelle Zahlen sollen den Ausführungen zur speziellen Thematik vorangestellt werden:

1995 ereigneten sich in Deutschland unter einer Gesamtzahl von 36 Millionen Erwerbstätigen über 2 Millionen Arbeitsunfälle, darunter 269 000 Wegeunfälle.

Die Zahl der tödlichen Arbeitsunfälle im Jahre 1995 betrug 1596, wobei im Vergleich zu früheren Jahren ein weiterer markanter Rückgang zu verzeichnen ist.

Der gesamte Kostenaufwand für Entschädigungsleistungen (Heilmaßnahmen und Renten etc.) einschließlich der Berufskrankheiten und aller Verwaltungsaufwendungen belief sich im Jahre 1995 bei der gesetzlichen Unfallversicherung auf einen Betrag von nahezu 420 Milliarden DM.

Hinter diesem Zahlenwerk harter Daten verbirgt sich ein aus Einzelschicksalen zusammengesetztes, gesellschaftliches und volkswirtschaftliches Problem von großer Tragweite. Die Bewältigung dieser Aufgabe stellt gleichsam eine echte Herausforderung an die moderne Medizin und unsere Gesellschaft dar.

Die Berufsgenossenschaften als Träger der gesetzlichen Unfallversicherung tragen – wie an den dargestellten Zahlen demonstriert – einen wesentlichen Anteil an der medizinischen und verwaltungstechnisch-organisatorischen Arbeit, welche auf dem Gebiet der Unfallmedizin einschließlich der Unfallverhütung und Vorsorge in der Vergangenheit geleistet wurde und täglich geleistet wird. Mit ihrem öffentlich-rechtlichen Leistungssystem haben die gesetzlichen Unfallversicherungsträger bei der besonderen sozialethischen und sozialpolitischen Bewertung von Körperschäden, die durch betriebliche Einwirkung im weitesten Sinne entstanden sind, innerhalb der klassischen Trias der deutschen Sozialversicherung schon immer eine Sonderstellung eingenommen. Diese Ausrichtung gilt auch weiterhin, selbst wenn die versicherten Personengruppen und Risikobereiche in Anpassung an veränderte politische und rechtliche Entwicklungen sich im Laufe der Jahre wesentlich ausgedehnt haben.

Über die einfache Funktion des finanziellen Schadensausgleiches hinaus haben die Berufsgenossenschaften frühzeitig erkannt, daß neben der so wichtigen Prävention von Unfällen eine verbesserte Früh- und Soforttherapie – im Sinne der Globalversorgung – Ausmaß und Schwere von Verletzungsfolgen vermindern kann.

Aus diesen Überlegungen und Bemühungen ist das so erfolgreiche, allerorts – in letzter Zeit auch über nationale Grenzen hinaus – beachtete und anerkannte berufsgenossenschaftliche Heilverfahren mit Überwachung und Steuerung der medizinischen Früh- und Spätbehandlungsmaßnahmen entstanden.

Was nun speziell die Unfallmedizin und Unfallchirurgie anbelangt, so hat man in unserem Lande in den 50er Jahren, d.h. gleich nach dem 2. Weltkrieg, trotz der stürmischen Entwicklung von Industrie und Verkehr dem Umstand, daß nämlich bald ein Anteil von ca. 40% der chirurgischen Tätigkeit der Traumatologie gewidmet werden mußte, im Hinblick auf die Schaffung entsprechender Schwerpunkte in Klinik, Lehre und Forschung zunächst nicht angemessen Rechnung getragen. Möglicherweise war dies einer der maßgeblichen Gründe, daß anstelle der universitären und kommunalen Einrichtungen die gewerblichen Berufsgenossenschaften diesen wichtigen Aufgabenbereich durch die Neugründung von Unfallkliniken mit so viel Engagement betrieben und dadurch die Grundlagen für eine geradezu stürmische Entwicklung der modernen Unfallchirurgie geschaffen haben. Ihre Ziele waren eine umfassende medizinische und soziale Rehabilitation unter Nutzung bewährter, aber auch ständig neu gewonnener Erkenntnisse und Errungenschaften der Medizin und moderner Verwaltungssysteme.

Das Unfallkrankenhaus früherer Tage wurde so zum modernen Behandlungs- und Wiederherstellungszentrum, das man schließlich auch für Patienten anderer Kostenträger geöffnet hat.

So sind im kurzen Zeitraum zwischen 1953 und der Gegenwart neben dem erneuerten traditionellen „Bergmannsheil" in Bochum acht weitere berufsgenossenschaftliche Unfallkliniken sowie zusätzliche Sonderstationen für Schwerverletzte, Behandlungszentren für Berufserkrankungen und Schwerverletztenwohnheime etc. entstanden.

Diese Einrichtungen der gewerblichen Berufsgenossenschaften waren jedoch zu keiner Zeit als Ersatz der allgemeinen Krankenhäuser zur Bewältigung aller unfallchirurgischen Belange gedacht, sondern wurden stets als notwendige Ergänzung bereits vorhandener Institutionen gesehen. Anregungen aus den besonderen Erfahrungen in Unfallkliniken zur Optimierung der Versorgung Unfallverletzter haben in der Folgezeit bis zum heutigen Tage ihren Niederschlag in einem dichten Netz spezieller Unfallabteilungen an zahlreichen Krankenhäusern gefunden und damit der Notwendigkeit eines harmonischen Zusammenspiels zwischen allen an der Behandlung Verletzter beteiligten chirurgischen Teildisziplinen an einer Klinik Rechnung getragen.

Es kann dabei heute nicht mehr übersehen werden, daß die Bemühungen um den Fortschritt der Unfallchirurgie innerhalb der dynamischen Entwicklung der Naturwissenschaft, Technik, Industrie und unserer Massengesellschaft mehr noch als alle anderen Disziplinen eine rationelle Anpassung darstellen, und zwar nicht nur um dem überkommenen, fatalistischen Prinzip der Auslese durch Glück und Siechtum entgegenzutreten, sondern um einer moralischen Aufgabe gerecht zu werden.

Auch im Bereich der universitären Einrichtungen wurden, teilweise im Verbund mit den berufsgenossenschaftlichen Unfallkliniken, in den vergangenen Jahrzehnten durch Schaffung spezieller Lehrstühle für Unfallchirurgie der Bedeutung und stürmischen Entwicklung dieses Faches vielerorts Rechnung getragen und dadurch auch die notwendigen Voraussetzungen im Hinblick auf Lehre und Forschung auf diesem so wichtigen Gebiet geschaffen.

Aus dieser Gesamtentwicklung vor allem der letzten 50 Jahre ist unschwer abzulesen, heute augenscheinlich und wohl unbestreitbar, daß die Unfallchirurgie eine geradezu stürmische Evolution durchlaufen hat.

Es bedarf somit eigentlich nicht des Blickes zurück in die Frühgeschichte der Medizin, wo man bereits in der griechischen, chinesischen und römischen Literatur, beispielsweise dem „Kampf um Troja", von dramatischen Schilderungen über Verletzungen und deren Behandlung lesen kann, um eine Bestätigung der Bedeutung unfallchirurgischer Tätigkeit herzuleiten. Während früher – und dies reicht bis in die neuere Zeit – vorwiegend bei kriegerischen Auseinandersetzungen und größeren Katastrophen dieser Schwerpunkt chirurgisch-ärztlicher Tätigkeit im Vordergrund und Blickfeld stand, hat die absolute und bemerkenswerte Zunahme an schweren und schwersten Verletzungen auch in Friedens- und sogenannten Normalzeiten – kurz gesagt „der rauhe Alltag" – die betonte Aufmerksamkeit im Hinblick auf eine gute und ständig sich verbessernde Versorgung und Behandlung von Unfallopfern auf sich gezogen.

Die Chance, daß jeder Mensch, d. h. jeder von uns, während seines Lebens einmal eine Verletzung erleidet und zum Patienten wird, ist in unserer technisierten Welt, in der überall eine Gewalteinwirkung irgendwelcher Art und Vehemenz droht, ganz besonders groß!

Obgleich schwerpunktmäßig und vordergründig unsere Bemühungen auf das Wohlergehen, die beste Wiederherstellung und das Schicksal des einzelnen Verletzten gerichtet sind und sein müssen, darf auch die volkswirtschaftliche und sozialpolitische Bedeutung im Zusammenhang mit der unfallchirurgischen Tätigkeit, d. h. mit der schlußendlichen beruflichen und sozialen Wiedereingliederung, nicht aus den Augen gelassen werden. Dieser letztere Aspekt beinhaltet zugleich ganz allgemein die „Herausforderung an unsere Gesellschaft" und wurde gerade von den Berufsgenossenschaften frühzeitig erkannt, aufgegriffen und unterstützt.

Nicht umsonst hat man im Hinblick auf ihre historische Entwicklung die Unfallchirurgie als wesentliche Säule chirurgischer Tätigkeit und Verantwortung, die „Mutter der Chirurgie“ bezeichnet. Diese Feststellung und Tatsache soll jedoch nur ihren historischen Ausgangspunkt unterstreichen und keineswegs einem heute sehr schnell sich entzündenden Prestigedenken Vorschub leisten oder irgendwelche Alleinvertretungsansprüche bestimmter Berufsgruppen, Berufszweige, staatlicher und berufspolitischer Einrichtungen oder gar von Versicherungsinstitutionen herleiten. Um Mißverständnissen zu begegnen, sei im Rahmen dieser Betrachtungen ausdrücklich festgestellt, daß die Behandlung von Verletzten, besonders von Mehrfach-Verletzten, eine interdisziplinäre, d.h. Gemeinschaftsaufgabe darstellt, an welcher zahlreiche verschiedene Spezialisten und Personengruppen, vom Notarzt, Facharzt bis zum Sozialarbeiter, dem Sachbearbeiter und Berufshelfer der Versicherungsträger und viele andere mehr beteiligt sind. Dies entspricht nicht zuletzt den Vorstellungen und dem Konzept einer Globalbehandlung mit allen geeigneten Mitteln, wie es die Berufsgenossenschaften stets verfolgt haben.

Gerade auf dem Gebiet der Unfallchirurgie stellt die Behandlung des Schwerverletzten gleichsam ein Protobeispiel für die unverzichtbare Notwendigkeit einer harmonischen, konstruktiven und integrierten Zusammenarbeit aller notwendigerweise an der Behandlung Beteiligten dar. Hier wird in ganz ausgesprochenem Maße deutlich, daß unsere Bemühungen dem als Individuum, nicht als anatomisch abgegrenzten Körperteil zu beachtenden Patienten gelten müssen. Dieser Hinweis scheint gerade in einer Zeit der äußersten Spezialisierungstendenzen, die sich da und dort auch schon in das Gebiet der Unfallchirurgie selbst hineinbewegen, mit Rücksicht auf die uns anvertrauten Patienten und ihre umfassende, d.h. globale Versorgung und Behandlung bedeutsam.

Man muß sich nach den vergangenen Jahren der durchaus notwendigen und gerechtfertigten Spezialisierung mit ihren unbestreitbaren Erfolgen auch und vor allem auf dem Gebiet der Unfallchirurgie und ganz allgemein im Rahmen der Rehabilitation von Verletzten jetzt vordringlich bemühen und die Aufmerksamkeit einer sinnvollen Koordination und Integration der einzelnen an der Gesamtbehandlung beteiligten Disziplinen und Berufsgruppen zuwenden.

Gerade weil häufig mehrere Spezialgebiete für eine optimale Versorgung eines Verletzten notwendig sind, benötigt man einen Koordinator, der sich für den Verletzten in seiner Gesamtheit verantwortlich fühlt, d.h. gleichsam das Steuer in der Hand hält. Er hat ferner die Aufgabe zu entscheiden, welche Fachdisziplinen im Rahmen der Versorgung und Behandlung zum Einsatz kommen müssen, hat zu besprechen, welche Reihenfolge der Dringlichkeit für den Verletzten sinnvoll, tragbar und am erfolgversprechendsten ist.

Erfreulicherweise ist nicht bei jedem Verletzten eine große und umfassende Rehabilitationskette zu durchlaufen, doch haben der unfallchirurgisch tätige Arzt und seine Helfer das gesamte für den Einzelfall erforderliche Repertoire an medizinischen und paramedizinischen Behandlungs- und Versorgungsmaßnahmen zu kennen und entsprechend sinnvoll einzusetzen, um in der Synthese von allem ein optimales Ergebnis sicherzustellen.

Gerade diese Ganzheitsbetrachtung mit der Sorge und Bemühung um eine bestmögliche Betreuung des Verletzten oder Geschädigten haben sich die Berufsgenossenschaften unter dem Leitsatz „mit allen geeigneten Mitteln" zu eigen gemacht. Daraus ist dann das bereits erwähnte und bewährte System der berufsgenossenschaftlichen Heilbehandlung, nicht zuletzt auch mit der Zielsetzung, dem Aufgabenbereich und der Strukturierung der berufsgenossenschaftlichen Unfallkliniken, Sonderstationen und der krankenhauseigenen Unfallabteilungen entstanden.

Für das Verständnis des Stellenwertes der Unfallchirurgie heute ist die Tatsache von Bedeutung, daß diese Aufgabe und Tätigkeit eben mehr beinhaltet, als einen Knochenbruch einzurichten, mit einem Gipsverband zu versehen oder mehr oder weniger erfolgreich zu operieren.

Bei aller gebotenen Vorsicht und Zurückhaltung mit Wert- und Erfolgsaussagen darf im Rückblick auf die vergangenen 50 Jahre festgestellt werden, daß neben der Chirurgie der Organtransplantation oder der endoprothetischen Ersatzoperationen einschließlich elektronischer Steuerungsmechanismen gerade die Unfallchirurgie in jüngster Zeit wohl die größten und eindrucksvollsten Wandlungen und Fortschritte zu verzeichnen hat.

Bei der Behandlung von Verletzten ist die Notwendigkeit zu aktivem, d.h. chirurgischem Vorgehen dank modernster technischer Entwicklungen und Errungenschaften nicht nur erweitert, sondern vor allem auch genau abgegrenzt worden.

Wenn man heute von der Unfallchirurgie im allgemeinen spricht, so sind dabei – wie bereits erwähnt – nicht nur die Verletzungen des Bewegungsapparates, die zahlenmäßig wohl im Vordergrund stehen, sondern die gesamte Traumatologie sämtlicher Körperregionen angesprochen. Auch auf dem Gebiet der Versorgung von Schädel- und Gesichtsverletzungen, Gefäß- und Nervenverletzungen, Verbrennungen und damit vor allem bei den immer wieder angesprochenen polytraumatisierten Patienten, nicht zuletzt auch auf dem Gebiet der Wiederherstellungschirurgie – um nur einige Beispiele zu nennen – sind ebenfalls wesentliche und fortschrittliche Beiträge zu verzeichnen.

Worauf gründet sich nun die stürmische Entwicklung der Unfallheilkunde und Unfallchirurgie in den vergangenen Jahrzehnten, die sicherlich nicht als bloßer Zufall oder als Begleiterscheinung moderner Entwicklungen in allen Bereichen gewertet werden darf?

Drei wesentlich Faktoren, welche den unbestreitbaren Fortschritt beeinflußt und getragen haben, sind in diesem Zusammenhang anzusprechen:

Allen voran steht die kritische Erkenntnis, daß die bisherigen Behandlungsergebnisse nicht immer den Wünschen und Vorstellungen unserer Patienten, aber auch der Ärzte, entsprochen haben, d.h., daß die Anforderungen des modernen Lebens und seiner Gesellschaft hinsichtlich Einsatz und Leistungsfähigkeit seiner Menschen immer größer werden. Man hat erkannt, daß die Eliminierung von exogenen Noxen im Sinne der Prophylaxe, wozu auch die Vorsorge und Präventivmaßnahmen der Berufsgenossenschaften zählen, positive Auswirkungen zeigt und daß eine exakte Diagnostik und sachgemäße Erstversorgung von Verletzungen größte Chancen für ein optimales Behandlungsergebnis eröffnen.

Obgleich die rekonstruktive Chirurgie gleichfalls wesentliche Erfolge zu verzeichnen hat und ihre Ergebnisse mit denen früherer Jahre kaum mehr zu vergleichen sind, so haftet ihr doch in der Mehrzahl der Fälle der Makel des Flickwerkes und des Nicht-Optimalen an. Leider ist dieses Gebiet in den letzten Jahren – oft nicht ganz ohne ärztliches Zutun und möglicherweise aufgrund unzureichender Erkenntnisse und fehlender Anerkennung und Respekt vor einer umfassenden Bedeutung unfallchirurgischer Tätigkeit – nicht kleiner, sondern eher größer und umfangreicher geworden.

Das Erkennen und vor allem das systematische Erfassen von Fehlleistungen in der Behandlung setzt eine lückenlose Dokumentation voraus, die für die Medizin im allgemeinen und die Unfallchirurgie im speziellen ein wesentliches Attribut der letzten 20–30 Jahre ist. Dazu tragen nicht zuletzt die großen Bemühungen zahlreicher wissenschaftlicher Gesellschaften, aber auch die Zunahme der Erkenntnis von Verwaltungen und Versicherungsträgern um den Wert und die Bedeutung einer Qualitätskontrolle und Qualitätssicherung bei, die im Hinblick auf eine Optimierung der ärztlichen Tätigkeit und damit der Behandlungsergebnisse von den Berufsgenossenschaften frühzeitig erkannt, mittlerweile allerorts angelaufen sind und bereits zu harten Daten und Ergebnissen geführt haben.

Jedem Arzt, aber auch dem jeweils Verantwortlichen der Versicherungs- und Kostenträger innerhalb unseres sozialen Leistungssystems muß klar sein, daß nur durch eine lückenlose Dokumentation mit Aufzeichnung von Behandlungsverläufen und regelmäßigen Überprüfungen der Verläufe und Ergebnisse eine bindende Aussage über die Leistungsfähigkeit der angewandten Behandlungsmethoden gemacht werden kann und dadurch nicht zuletzt auch über die ärztliche Qualifikation und das Verfahren Rechenschaft gegeben werden kann. Das Verharren in alten Methoden kann allenfalls als Extravaganz betrachtet und zur Kenntnis genommen werden – manchmal wird solches auch noch mehr oder weniger sensationell aufgemacht und publiziert – niemals jedoch wird dadurch dem Fortschritt irgendein Dienst erwiesen.

Zweifellos gibt es gerade im Bereich der Medizin Behandlungsmethoden, die bereits in früheren Jahren ausgesprochen oder angewandt in bestimmten Abständen und Zeitaltern wieder erscheinen, dann jedoch unter veränderten Umständen und meist technisch verbesserten Bedingungen.

In diesem Zusammenhang ist es gerechtfertigt, beispielhaft die Bemühungen deutscher Unfallchirurgen zu erwähnen, die gerade in der jüngsten Vergangenheit durch lückenlose und konsequente Überprüfung spezieller Behandlungsmethoden im Rahmen der operativen Knochenbruchbehandlung etc. anhand von gemeinsamen Erhebungen vergleichbare Zahlen erarbeitet haben, die im Rahmen einer kritischen Auswertung Gefahren, Schwächen und Nachteile bestimmter Verfahren und Techniken aufzeigen.

Erst wenn die Ärzte – aber auch engagierte Versicherungsträger wie die Berufsgenossenschaften, die es mit ihrer Zielvorstellung einer bestmöglichen Behandlung und Wiederherstellung ernst nehmen – gelernt haben, auch über schlechte Ergebnisse, Schwächen und Fehlschläge selbstkritisch und offen zu diskutieren und nicht versuchen, mit schönen Fällen und guten Statistiken zu brillieren, dann wird für den Fortschritt und die Weiterentwicklung im allgemeinen und die Unfallchirurgie speziell, d.h. also für die uns anvertrauten Patienten, eine konstruktive Arbeit geleistet.

Der zweite Faktor, welcher für den Fortschritt der modernen Unfallchirurgie auch aus berufsgenossenschaftlicher Sicht und tatkräftiger Unterstützung mitentscheidend war, ist naheliegend und besonders eng mit der Technik und ihrem Entwicklungsstand verknüpft. Was in früheren Jahren bereits angesprochen, da und dort auch versucht wurde, meist jedoch infolge unzureichender technischer Möglichkeiten Stückwerk bleiben mußte, das ist mit zunehmender Weiterentwicklung in unserem technisierten Zeitalter machbar geworden.

Wenn man das heutige unfallchirurgische Instrumentarium und die spezielle Ausrüstung der Operationssäle für Knochen-, Gefäß-, Herz- oder Neurochirurgie mit allen ihren zusätzlichen apparativen Ausstattungen (Computertomographen, Sonographen, Endoskopen u.a.), den Ausbau der modernen Anästhesie und Intensivpflege oder gar das leistungsfähige Notfall- und Rettungswesen (gesamte Rettungskette mit moderner Telekommunikation) betrachtet, dann vermag einem die Bedeutung dieser technischen Hilfsmittel im Fortschritt und Wandel chirurgischer Tätigkeit erst richtig klar zu werden.

Der dritte in bezug auf den Fortschritt und die Entwicklung in der Unfallchirurgie zu erwähnende Punkt umfaßt die Erkenntnisse, welche sich aus der modernen Grundlagenforschung ergeben haben.

Die chirurgische Behandlung wie überhaupt die gesamte Medizin wird wesentlich beeinflußt, unterstützt und weiterentwickelt durch eine ständige Erforschung der biologischen, biomechanischen, der biochemischen und pathophysiologischen Grundlagen. Eine Medizin und daher auch eine Unfallchirurgie ohne Grundlagenforschung gleicht einem blühenden Strauch, der, wenn er nicht regelmäßig gewässert und gedüngt wird, verkümmert und abstirbt. So wichtig die Überprüfung und Auswertung klinischer Behandlungsdaten und Erkenntnisse ist, so gering ist ihr Nutzen für die Weiterentwicklung ohne eine Grundlagenforschung.

Diesem Gesichtspunkt haben die Berufsgenossenschaften mit ihren modernen Einrichtungen unter Aufwendung erheblicher finanzieller Mittel in den letzten Jahren zunehmend Aufmerksamkeit geschenkt und damit eine Reihe wesentlicher Forschungsprojekte durchgeführt, tatkräftig unterstützt sowie wertvolle Beiträge geleistet.

Die fortschreitende Kooperation und enge Verbindung berufsgenossenschaftlicher Unfallkliniken mit universitären Einrichtungen tragen nicht nur im klinischen, sondern auch im wissenschaftlichen Bereich zu gemeinsamer und sich gegenseitig unterstützender, produktiver Forschungsarbeit bei.

In der Unfallchirurgie spielt bei der Behandlung von Verletzungen aus naheliegenden Gründen die handwerkliche Tätigkeit eine dominierende Rolle. So werden im Rahmen des Fortschritts auf diesem Gebiet auch das manuelle Geschick und die Erfahrung, nicht zuletzt auch die Möglichkeit der an der Behandlung im weitesten Sinne Beteiligten mitentscheidend sein. Es gehört allerdings dazu ein gewisses Maß an Selbstkritik, vor allem die eigenen Grenzen zu erkennen.

Im Hinblick auf eine erfolgreiche unfallchirurgische Versorgung wird man heute mehr als früher auch schwierige Fälle in Zentren mit speziellen Erfahrungen und Einrichtungen, wie dies neben den Universitätskliniken auch die Berufsgenossenschaftlichen Unfallkliniken sind, weiterleiten und damit zum Wohle des Verletzten die Voraussetzungen für ein gutes Behandlungsergebnis schaffen. Es gehört zur allgemeinen Erfahrung im unfallchirurgischen Bereich, daß bei den heute zum Teil sehr diffizilen Versorgungen bekanntlich ein schlechtes konservatives noch immer besser als ein schlechtes operatives Behandlungsergebnis ist. Obgleich die Operation den sinnfälligsten Ausdruck hierfür darstellt, so darf sie doch nicht allein der Inbegriff chirurgischen Handelns sein. Auch die Überbewertung der eigenen Fähigkeiten und vor allem Möglichkeiten sowie eine starre Einstellung und einseitige Ausrüstung werden für den Fortschritt immer – auch in Zukunft – ein Hemmschuh sein und sich zum Nachteil des Verletzten auswirken. Andererseits haben eine breit angelegte medizinische Informatik und detaillierte Aufklärung dazu geführt, daß die Kenntnis und das Wissen um das heute im Rahmen der Wiederherstellung nach Verletzungen aller Art Mach- und Erreichbare unter den Patienten und ihren Angehörigen sich immer mehr ausbreiten.

Qualität und Effizienz, d.h. das Ergebnis einer Behandlung im traumatologischen Bereich, die Wiederherstellung von Funktions-, Leistungs- und Einsatzfähigkeit stellen Maßstab und berechtigte Kriterien dar, welche heute in vermehrtem Maß gefordert werden.

Der Ausbau des modernen Rettungs- und Krankentransportwesens hat alle Voraussetzungen geschaffen, um Verletzte baldmöglichst in die für ihre spezielle Behandlung am besten geeignete Einrichtung zu bringen. Diese Möglichkeit unterstützt die Schaffung und der Ausbau von Schwerpunktabteilungen, welche die Berufsgenossenschaften für die Behandlung von Schwer-Brandverletzten, Rückenmarkverletzten, Schädel-Hirnverletzten etc. seit langem erfolgreich in Betrieb haben.

Ein wesentlicher Beitrag und Impuls wurde von der modernen Anästhesie und Intensivpflege geleistet. Gezielte Schocktherapie und differenzierte Anästhesien ermöglichen heute eine rechtzeitige operative Versorgung von Schwerstverletzten. Dadurch sind nicht nur die Überlebenschancen, sondern auch die funktionellen Behandlungsergebnisse wesentlich besser geworden.

Auf die Begleit-, Weiter- und Nachbehandlung von Unfallverletzten hat das chirurgische Vorgehen ebenfalls einen großen Einfluß. Hier haben wiederum die Berufsgenossenschaften vor Jahren bereits erkannt, daß eine möglichst frühe funktionelle Therapie nahezu sämtlicher Verletzungen, vor allem aber die des Bewegungsapparates hinsichtlich des Ergebnisses wesentliche Vorteile bietet. Konsequenz dieser Forderung ist heute beispielsweise die funktionsstabile Fixierung von Knochenbrüchen, wie sie bereits vor vielen Jahren eingeführt und mit Hilfe fortschreitender technischer Innovationen ständig weiterverbessert wurden. Die alleinige oder zusätzliche äußere Fixierung mit zum Teil monströsen Gips- und Streckverbänden über lange Wochen und Monate, welche vor der Ära der stabilen Osteosynthese zwangsläufig Anwendung finden mußte, war mit entsprechenden Weichteilschäden und bleibenden Funktionseinschränkungen verbunden („Frakturkrankheit"). Schon in früheren Jahren hat man den Nachteil einer vielmonatigen Immobilisierung erkannt.

Lorenz Böhler, der Altmeister der Unfallchirurgie, hat selbst durch seinen Hinweis „alle nicht ruhiggestellten Gelenke und Körperabschnitte regelmäßig durchzubewegen und zu beüben" zu seiner Zeit gleichsam die Grundlage geschaffen für eine funktionelle Behandlung nach Verletzungen aller Art. Daraus haben sich heute nicht zuletzt der erfolgreiche Einsatz der Physiotherapie (Krankengymnastik etc.), der Beschäftigungstherapie, der physikalischen und der Balneotherapie mit ihren vielfältigen Hilfsmitteln entwickelt. Nicht zuletzt unterstützen gerade auch die Berufsgenossenschaften diese so wichtigen Begleitbehandlungen bei Verletzten und tragen weitblickend zu einer fachkundigen Ausbildung der Mitarbeiter dieser sogenannten medizinischen Fach- und Hilfsberufe bei.

Der Ausbau der chirurgischen Behandlung mit zum Teil ausgedehnten operativen Eingriffen und mit der Versenkung von großen Fremdkörpern und Implantaten in den Körper - und in diesem Zusammenhang sei an das aktuelle Thema des künstlichen Gelenkersatzes erinnert - verlangt strenge aseptische Kautelen. Diese Möglichkeiten, welche hier von der Technik und der Pharmaindustrie in den vergangenen Jahrzehnten geschaffen wurden, bilden eine wesentliche Grundlage unserer heutigen Tätigkeit und des erzielten Fortschrittes. Höchste Anforderungen an die Asepsis und ein bis ins kleinste entwickeltes und ausgebautes Sterilisationssystem im operativen Bereich schaffen den nicht zu unterschätzenden Rahmen einer erfolgreichen und komplikationsarmen Chirurgie. Welche Bedeutung in diesem Zusammenhang auch der subtilen chirurgischen Operationstechnik zukommt, kann nicht oft genug betont werden. Ein Blick auf die Möglichkeiten und Erfolge der modernen Mikrochirurgie und der minimal-invasiven chirurgischen Technik, deren Ansatz und Ausgangspunkt sowie richtunggebende Entwicklungen von den hand- und plastisch-chirurgischen Zentren ausgehen, macht dies besonders deutlich.

Immer jedoch wird es im Ablauf von chirurgischen Behandlungen, besonders aber auch nach Verletzungen, Komplikationen geben. So gibt es eben leider auch heute keine Chirurgie ohne Infekte! Die Infektion bleibt gerade im Bereich der Unfallchirurgie und hier vor allem am Haltungs- und Bewegungsapparat, d.h. an Knochen und Gelenken, eine schwerwiegende Komplikation. Auch auf diesem Gebiet hat die chirurgische Behandlung grundlegende Wandlungen erfahren, die in den berufsgenossenschaftlichen Spezialeinrichtungen für septische Komplikationen miterarbeitet worden sind. Sie setzen uns heute in die Lage, z.T. schwer infizierte Knochenbrüche und Gelenke bei guter Funktion zur Ausheilung zu bringen und ein brauchbares Glied zu erhalten.

Gerade der Fortschritt der septischen Wiederherstellungschirurgie ist besonders eindrucksvoll. Solche Behandlungen setzen in bezug auf das jeweilige chirurgische Vorgehen aber auch heute noch Geduld und besondere Erfahrungen voraus.

Wenn am Ende dieser Ausführungen das berufsgenossenschaftliche Heilverfahren als wesentliche Grundlage und Bindeglied zwischen den Trägern der gesetzlichen Unfallversicherung und der Unfallchirurgie angesprochen wird, so soll zum Ausdruck gebracht werden, daß dieses Verfahren letztlich eben mehr ist, als „die juristische Ausgestaltung der Erfüllung eines Rechtsanspruches oder Mittel zum Zweck einer praktischen Regelung administrativer Bedürfnisse für Arbeits-Unfallverletzte“ [7]. Nachdem laut Gesetzestext (§ 26 SGB VII) die Wiederherstellung der Verletzten „mit allen geeigneten Mitteln“ herbeizuführen ist, wird damit vorausgesetzt, daß der Unfallversicherungsträger sich zwangsläufig mit allen modernen und anerkannten Möglichkeiten der Behandlung und Wiederherstellung eines Verletzten vertraut macht sowie für ihre Sicherstellung und Durchführung Sorge trägt.

Die Berufsgenossenschaften haben sich als Träger der gesetzlichen Unfallversicherung nicht nur in ihren eigenen Kliniken, sondern darüber hinaus in allen

Krankenhausabteilungen, unfallchirurgischen Ambulanzen und Praxen um eine ständige Verbesserung der Behandlungsmethoden gekümmert und im Rahmen eines wohldurchdachten Steuerungs- und Überwachungssystems nicht nur einer Qualitätssicherung der Behandlungsergebnisse, sondern auch im ökonomischen Einsatz der der Gesundheitsfürsorge zur Verfügung stehenden Mittel Rechnung getragen.

Für eine enge, konstruktive und erfolgreiche Zusammenarbeit bei der Abwicklung des Durchgangsarzt- (DAV) und Verletzungsartenverfahrens (VAV) sorgt das Abkommen zwischen Ärzten und Berufsgenossenschaften (gemäß Leitnummer 23 ff.).

Im Rahmen dieser Tätigkeit ist neben einer Schrittmacherfunktion in verschiedenen Bereichen der Unfallversorgung im Laufe der Jahrzehnte eine enge und vertrauensvolle Zusammenarbeit zwischen den Berufsgenossenschaften und der Deutschen Gesellschaft für Unfallheilkunde/Unfallchirurgie entstanden. Namhafte Persönlichkeiten aus berufsgenossenschaftlichen Verwaltungen und Ärztliche Direktoren berufsgenossenschaftlicher Einrichtungen haben seit Gründung der DGU an deren Auf- und Ausbau tatkräftig mitgearbeitet und deren Geschichte sowie ihr heutiges Ansehen mitgeprägt.

Die Erfolgsbilanz der von den Berufsgenossenschaften zusammen mit Unfallmedizinern erarbeiteten medizinischen Rehabilitationsverfahren unter Einsatz einer modernen EDV-gestützten Überwachung kann sich unter dem Aspekt der Qualitätssicherung sehr wohl sehen lassen.

Dies bescheinigte nicht zuletzt die sog. Enquète-Kommission in ihrem Bericht zur „Strukturreform Krankenversicherung 1990“ mit ihrer Empfehlung, die von der gesetzlichen Unfallversicherung entwickelten Heilverfahrensarten gleichsam auf die medizinische Rehabilitation von Kranken- und Rentenversicherten mit Privatunfällen zu übertragen.

So haben sich die Berufsgenossenschaften und die Unfallmedizin im wahrsten Sinne gegenseitig stimuliert und getragen. Es war und ist das Ziel beider Partner, mit „allen geeigneten Mitteln“ realistische Ziele auf breitester Ebene zu definieren [19].

Viele verschiedene Kräfte und Entwicklungen haben dazu beigetragen, das Gebäude der Unfallchirurgie in Deutschland zu bauen und ihm eine herausragende Position auf nationaler und internationaler Ebene zu sichern.

Im Rückblick auf den „Beitrag der Berufsgenossenschaften zur Entwicklung der Unfallchirurgie in Deutschland“ kann man anläßlich des 75jährigen Bestehens der Deutschen Gesellschaft für Unfallchirurgie feststellen, daß aus einer ursprünglichen Interessengemeinschaft im Laufe der Jahre eine echte, zielgerichtete Partnerschaft geworden ist.

„Stillstand bedeutet Rückschritt“ gilt auch für die Unfallchirurgie und muß dementsprechend Leitsatz all derer bleiben, die sich auch in Zukunft den Anliegen und Aufgaben der Unfallchirurgie verpflichtet fühlen. Es gilt, die Herausforderungen von Seiten der Medizin und der Gesellschaft nicht zuletzt unter Berücksichtigung auch volkswirtschaftlicher, sozioökonomischer Aspekte und Interessen anzunehmen und dafür Sorge zu tragen, „daß wir nicht aufhören, gegen den Strom der uns gestellten Aufgaben zu rudern“.

Lernen ist wie Rudern gegen den Strom, sobald man aufhört, treibt man zurück. (Laotse)

Zusammenfassung

Die Behandlung von Verletzten stellt eine interdisziplinäre, d. h. Gemeinschaftsaufgabe dar, in welche zahlreiche medizinische Spezialisten und Personengruppen einschließlich der Sozial- und Sachbearbeiter, Berufshelfer der Versicherungsträger und viele andere mehr im Sinne einer Rehabilitationskette in die erwünschte Globalversorgung eingebunden sind.

Die Berufsgenossenschaften als Träger der gesetzlichen Unfallversicherung tragen einen wesentlichen Anteil an der medizinischen und verwaltungstechnisch-organisatorischen Arbeit, die auf dem Gebiet der Unfallmedizin einschließlich der Unfallverhütung und Vorsorge in der Vergangenheit geleistet wurde und täglich geleistet wird.

Unter besonderer Berücksichtigung der Beiträge von Seiten der Berufsgenossenschaften werden Ursachen und Gründe für die stürmische und erfolgreiche Entwicklung der Unfallchirurgie im vergangenen Jahrhundert aufgezeigt. Die Träger der gesetzlichen Unfallversicherung haben sich nicht nur in ihren eigenen Kliniken, sondern darüber hinaus in allen Krankenhausabteilungen, unfallchirurgischen Ambulanzen und Praxen um eine ständige Verbesserung der Behandlungsmethoden gekümmert und im Rahmen eines wohldurchdachten Steuerungs- und Überwachungssystems (Durchgangsarzt- und Verletzungsartenverfahren) für die Qualitätssicherung der Behandlungsergebnisse und einen ökonomischen Einsatz der für die Gesundheitsfürsorge zur Verfügung stehenden Mittel Rechnung getragen.

Neben der Schrittmacherfunktion in verschiedenen Bereichen der Unfallversorgung ist im Laufe der jetzt 75jährigen Geschichte der Deutschen Gesellschaft für Unfallchirurgie eine enge und vertrauensvolle Zusammenarbeit im Sinne der echten Partnerschaft mit den Berufsgenossenschaften entstanden.

Literatur

1. Bundesministerium für Arbeit und Sozialordnung: Bericht der Bundesregierung über den Stand der Unfallverhütung und des Unfallgeschehens in der Bundesrepublik Deutschland 1995 – Unfallverhütungsbericht Arbeit 1995. In: Deutscher Bundestag, 13. Wahlperiode, Drs. 13/6120, 13.11.96
2. Decker S (1989) Die chirurgische Verantwortung im System der sozialen Sicherung. In: Hierholzer G. u. S. (Hrsg) Chirurgisches Handeln. Thieme, Stuttgart New York, S 122–129
3. Emmerich N. Die Aufgaben des Durchgangsarztes beim Ende der medizinischen Rehabilitation. Schriftenreihe Unfallmedizinische Tagungen der Landesverbände der gewerblichen Berufsgenossenschaften, Heft 39, Hrsg: Hauptverband der gewerblichen Berufsgenossenschaften, Sankt Augustin
4. Hierholzer G (1990) Hat die Chirurgie eine Zukunft? Stellungnahme aus der Sicht des Unfallchirurgen einer BG-Klinik. Mitteilungen und Nachrichten der Deutschen Gesellschaft für Unfallheilkunde e. V., Heft 21
5. Kemptner R, Leuftink D, Weller S (1989) Überwachung und Steuerung des Heilverfahrens mit Hilfe der Datenverarbeitung. Hrsg: Landesverband Südwestdeutschland der gewerblichen Berufsgenossenschaften, Heidelberg
6. LVA Württemberg: Mitteilungen der LVA Württemberg 10/96, S 350
7. Probst J (1988) Unfallchirurgie aus der Sicht des BG-Heilverfahrens. In: Hierholzer G (Hrsg) Unfallchirurgie/Aufgabenstellung in der Chirurgie. Springer, Berlin Heidelberg New York Tokyo, S 49–53

8. Seidler F (1986) Berufsgenossenschaftliches Heilverfahren. Unfallheilkunde 1986. 50. Jahrestagung der Deutschen Gesellschaft für Unfallheilkunde. Demeter
9. Sokoll G (1994) Die gesetzliche Unfallversicherung als Gestaltungsfaktor der sozialen Sicherheit in Europa. Die BG: 706–715
10. Spier R, Leuftink D, Japtok HJ (1990) Arzt und BG. Begriffe, Definitionen, Problemlösungen, Zusammenarbeit. Kepnerdruck, Eppingen
11. Tscherne H (1988) Struktur und Definition der unfallchirurgischen Aufgabe im internationalen Vergleich. In: Hierholzer G (Hrsg) Unfallchirurgie/Aufgabenstellung in der Chirurgie. Springer, Berlin Heidelberg New York Tokyo, S 71–75
12. Welz K (1992) Die Entwicklung der gesetzlichen Unfallversicherung in den neuen Bundesländern aus ärztlicher Sicht. Schriftenreihe Unfallmedizinische Tagungen der Landesverbände 81:125–135
13. Welz K (1993) Die Entwicklung der gesetzlichen Unfallversicherung in den neuen Bundesländern aus ärztlicher Sicht. Unfallchirurgie 1:54–59
14. Weller S (1976) Fortschritte der modernen Unfallchirurgie. In: Die Berufsgenossenschaft, Heft 2:68–70
15. Weller S (1979) Eröffnungsansprache des Präsidenten der Deutschen Gesellschaft für Unfallheilkunde für 1978. 42. Jahrestagung der Dt. Gesellschaft für Unfallheilkunde, 23.–25.11.78. Hefte Unfallheilkd 138
16. Weller S (1982) Eröffnungsansprache des Präsidenten der Deutschen Gesellschaft für Chirurgie. Langenbecks Arch Chir 358:3–35 (Kongreßbericht)
17. Weller S (1983) Unfallchirurgie – Eine Herausforderung an Medizin und Gesellschaft. Deutsches Ärzteblatt 80, Heft 20
18. Weller S (1991) Die Überwachung und Steuerung des Heilverfahrens aus ärztlicher Sicht. Die BG 11/91:663–664
19. Wentzensen A (1990) Rechtliche Anforderungen – Kostendämpfung – aus ärztlicher Sicht. In: Hierholzer G et al. (Hrsg) Gutachtenkolloquium 5. Springer, Berlin Heidelberg New York Tokyo
20. Wickenhagen E (1980) Geschichte der gewerblichen Unfallversicherung. Oldenbourg, München Wien

Realität und Möglichkeiten einer wirksamen Unfallprävention durch Sicherheitsmaßnahmen im und am Pkw

D. Otte

Stand der Sicherheit und Verletzungssituation

Realität und Möglichkeiten wirksamer Unfallprävention durch Sicherheitsmaßnahmen am Pkw haben sich mit dem Stand der Technik des Automobils über Jahre entwickelt. Der Straßenverkehr ist immer sicherer geworden.

Waren in der Bundesrepublik Deutschland im Jahr 1974 – somit vor etwa 20 Jahren – noch 14614 getötete Verkehrsteilnehmer bei insgesamt 1,2 Millionen Verkehrsunfällen zu verzeichnen, so waren dies im Jahre 1994 (Gebiet der alten Bundesländer) bei immerhin 1,7 Millionen Verkehrsunfällen „lediglich" 6800 Getötete [1]. Damit wird Sicherheit meßbar.

50% aller Getöteten sind Pkw-Insassen.

Im Laufe der Zeit hat die Zahl der getöteten Verkehrsteilnehmer stetig abgenommen. Waren 1970 noch 8989 getötete Pkw-Insassen in Deutschland (früheres Bundesgebiet) zu verzeichnen, so waren dies 1994 noch lediglich 3974, was einer Reduktion von 56% entspricht.

Bezogen auf die letzten 10 Jahre zeigt sich jedoch kein derartiger Rückgang der Zahl der getöteten PKW-Insassen. Woran liegt dies? Ist das Auto nicht mehr so sicher?

Die Entwicklung in der Fahrzeugsicherheit hat durch Gurt, Airbag und Knautschzone sowie die äußere Formgestaltung einen wesentlichen Beitrag geleistet. Da zwischenzeitlich sehr viele Sicherheitsmaßnahmen eingeführt wurden, läßt sich vermuten, daß die derzeit im Straßenverkehr getöteten Insassen speziellen Unfall- und Kollisionssituationen unterliegen, bei denen vorhandene Sicherheitseinrichtungen nicht oder nur sehr gering wirksam werden können.

Der Sicherheitsgurt kann als eine bedeutende Sicherheitsmaßnahme erkannt und auch durch Effektivitätsanalysen belegt werden.

Ein Vergleich der Verletzungssituation gurtgeschützter und nicht mit Gurt gesicherter Pkw-Fahrer unter Frontalkollision zeigt bei einer Unfallschwere von bis zu 30 km/h Geschwindigkeitsänderung infolge der Kollision eine deutlich höhere Wahrscheinlichkeit unverletzt zu bleiben von 81,6% mit Gurt gegenüber 46,4% ohne Gurt (Abb. 1).

Doch wenn die Schutzwirkung durch den Gurt so hoch zu bewerten ist, woran liegt es dann, daß immer noch viele getötete Pkw-Insassen registriert werden?

65% aller getöteten Pkw-Insassen verunfallen unter Seitenkollision (Abb. 2).

Die meisten Sicherheitseinrichtungen werden im Rahmen des Frontalanpralles wirksam. Somit ist nicht verwunderlich, daß 34% der Getöteten eine isolierte Seitenkollision und 31% eine Mehrfachkollision unter Einbeziehung der Seite erfuhren – zusammen 65%.

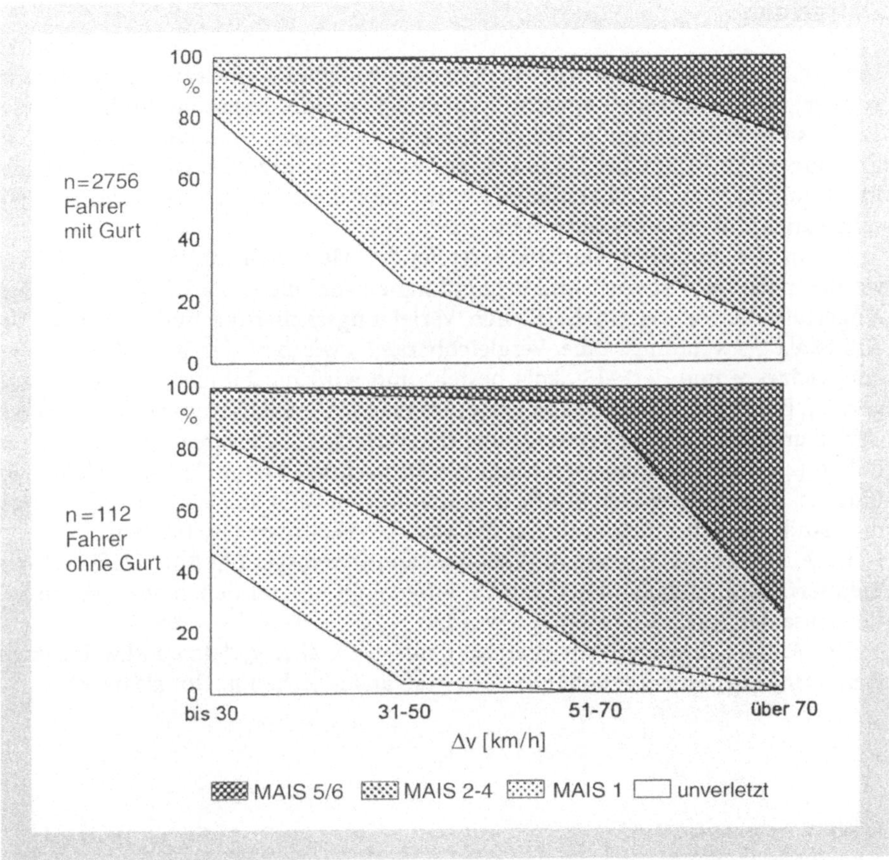

n=2756 Fahrer mit Gurt

n=112 Fahrer ohne Gurt

100 % 80 60 40 20 0

bis 30 31-50 51-70 über 70

Δv [km/h]

MAIS 5/6 MAIS 2-4 MAIS 1 unverletzt

Abb. 1. Verletzungshäufigkeit der Pkw Fahrer mit und ohne Sicherheitsgurt bei Frontalkollision nach MAIS – Schweregraden gemäß AIS-Skala (American Association – 2)

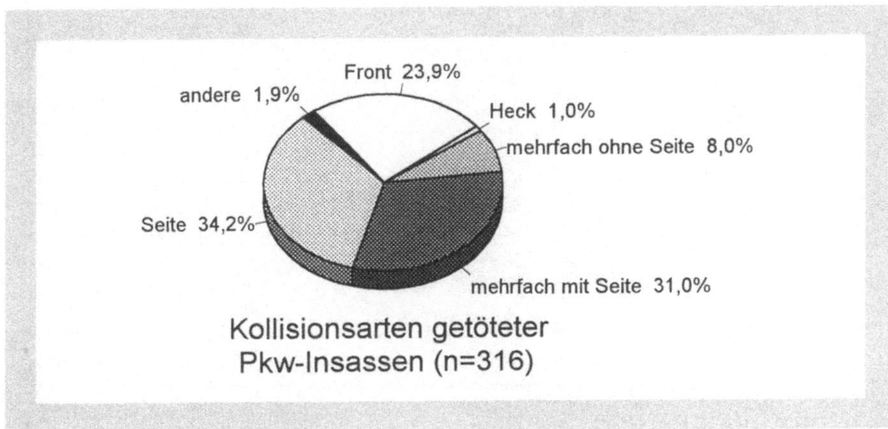

Abb. 2. Kollisionsarten tödlich verletzter Pkw-Insassen (Quelle: Verkehrsunfallforschung Hannover/Unfälle von 1985 bis 1993)

Zielsetzung

Um weitere Maßnahmen zur Verletzungsprophylaxe wirksam erarbeiten zu können, ist es wichtig zu wissen, unter welchen Umständen die tödlichen oder schwersten Verletzungen auftreten. Für eine detaillierte Analyse bieten sich die Erhebungen am Unfallort Hannover an, wobei ein spezielles wissenschaftliches Erhebungsteam zu Verkehrsunfällen fährt und diese im Rahmen eines statistischen Stichprobenplanes dokumentiert [3].

Die in der amtlichen Statistik auftretenden Getöteten und Schwerverletzten werden nach der Art der Klinikbehandlung als ambulant, stationär oder getötet eingestuft. In der wissenschaftlichen Verletzungsskalierung findet dagegen die AIS-Skala Anwendung. Eine Vergleichbarkeit zwischen der amtlichen Verletzungsschwere und der AIS-Skala besteht und wird im Rahmen der Studie aufgezeigt. Eine 95%ige Wahrscheinlichkeit für ausschließlich schwere und schwerste Verletzungen besteht bei Verwendung der Verletzungsschweregrade MAIS 3 und höher [4], im Folgenden als MAIS 3+ bezeichnet. Damit lassen sich die im Rahmen der vorstehenden Studie dokumentierten Fälle hinsichtlich Verletzungsmechanik sowie der aufgetretenen Belastungsverhältnisse beschreiben.

Im Auswertungszeitraum 1985 bis 1994 konnten insgesamt 8500 Unfälle dokumentiert werden, davon 6908 mit Pkw-Beteiligung, von denen 563 Unfälle mit Pkw-Insassen MAIS 3+ registriert wurden.

Der Anteil Schwerverletzter beträgt damit 5,3% aller verletzten Pkw-Insassen. Der geringe Prozentwert hebt das hohe Maß an Sicherheit nochmals hervor.

Tabelle 1. Kollisionspartner und Anprallstellen an den Pkw mit MAIS 3+ Insassen

	n	%
Gesamt	252	100,0%
Kollisionspartner		
Pkw	86	34,2%
Lkw bis 7,5 t	18	7,0%
Lkw > 7,5 t	15	6,0%
Objekt Pfahl	92	36,6%
Objekt andere	33	13,0%
Zweirad	–	–
Fußgänger	–	–
andere, unbekannt	7	2,7%
Anprallstelle		
Front	143	56,7%
Seite	90	35,6%
Heck	5	1,8%
andere	15	5,9%

Unfallsituationen der Schwerverletzten

34% der Pkw mit Schwerverletzten kollidierten mit anderen Pkw, 37% mit einem Baum/Pfahl und 13% mit anderen Objekten (Tabelle 1).

Damit zeigen sich hauptsächlich Pkw- und Pfahlanprall bei 2/3 aller Kollisionen des Schwerverletzten, 57% unter frontalem und 36% unter seitlichem Anprall.

Bei Pkw/Pkw-Unfällen traten 3/4 der Schwerverletzten unter schräger Anprallrichtung des Kollisionspartners und meist Teilüberdeckung der Fronten sowie des schrägen Seitanpralles eines Pkw gegen den Compartmentbereich des anderen auf (Abb. 3). Zur Bildung der Kollisionstypen wurden die Kollisionswinkel ermittelt.

Es zeigen sich 3 häufige Konstellationen des Pfahlanpralles, die bei insgesamt 2/3 aller Schwerverletzten unter Pfahlanprall vorlagen. Hier sind es mittiger Pfahlanprall gegen die Front sowie rechtwinkliger Anprall gegen das seitliche Compartment (Abb. 4).

37% aller Schwerverletzten kollidierten im Rahmen des Unfalles mehrfach, 25% unter zwei Anprallbedingungen, 12% dreimal und häufiger.

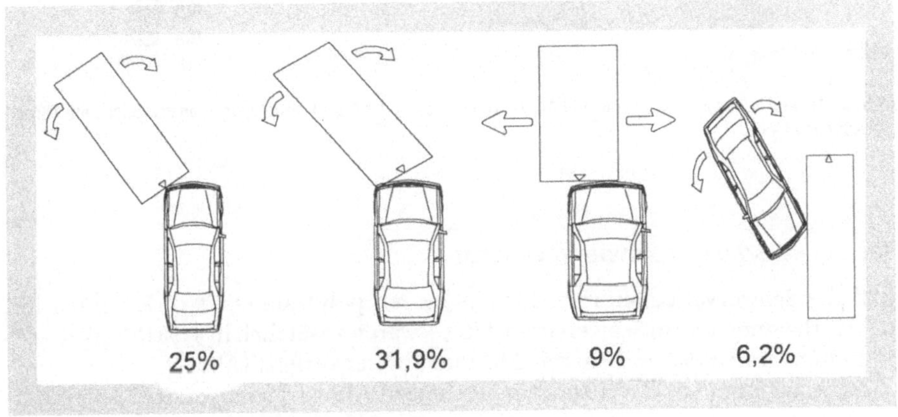

Abb. 3. Häufigste Kollisionstypen bei Pkw-Pkw-Kollisionen

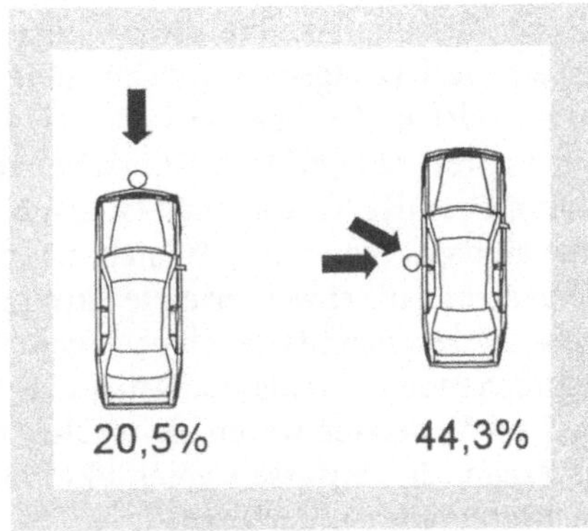

Abb. 4. Häufigste Kollisionstypen bei Pkw-Pfahl-Kollisionen

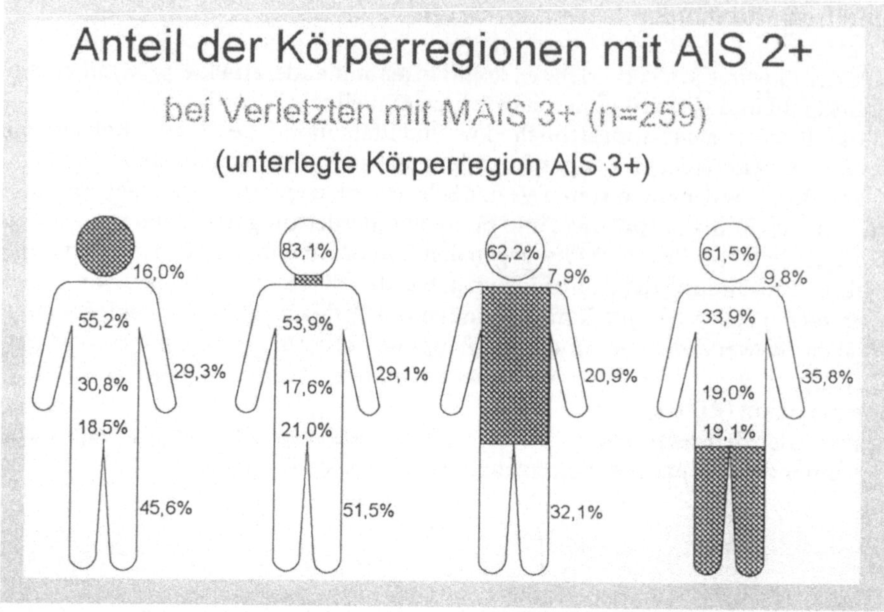

Abb. 5. Häufigkeit der Körperregionen mit AIS 2+ von Personen mit AIS 3+ Verletzungen an verschiedenen Körperregionen (markiert)

Verletzungsmuster Schwerverletzter

37% der Schwerverletzten mit MAIS 3+ waren polytraumatisiert. Patienten mit Kopfverletzungen vom Schweregrad AIS 3+ waren zusätzlich in 55% thorakal, 31% abdominal und 46% am Bein mit AIS 2 und höher verletzt (Abb. 5).

Diejenigen mit schweren Thoraxverletzungen AIS 3+ hatten zu 62% Kopfverletzungen AIS 2 und höher. Auch Beinverletzte mit AIS 3+ erlitten mit 62% Kopfverletzungen AIS 2+ und höher. Damit sind insbesondere Kopfverletzungen bei Schwerverletzten häufig zu verzeichnen. Lediglich 20% der Insassen blieben am Kopf unverletzt.

49% aller Schwerverletzten erlitten Hirnverletzungen, Gesichtsfrakturen 22% (Tabelle 2). Auffällig ist, daß etwa $^1/_5$ der Personen Frakturen der Wirbelsäule erlitten, ein Verletzungsbild, welches eine hohe Biege-/Scherbelastung auf den Körper aufweist und sogar bei 21% der gurtgeschützten Fahrer unter Frontalkollision auftrat. 32% erlitten Oberschenkelfrakturen, die die erhebliche Krafteinwirkung über das Knie auf den Oberschenkel zum Ausdruck bringen. Beckenfrakturen sind dagegen mit 1,5% nicht häufig.

Es zeigt sich, daß schwerverletzte Pkw-Insassen nicht durch ein hohes Alter geprägt sind, in dem grundsätzlich geringere Belastungsgrenzen vorliegen, sondern die entsprechenden Unfallsituationen das Verletzungsresultat hervorrufen: 37% der MAIS 3+-Verletzten waren bis 25 Jahre alt, lediglich 14% älter als 55 Jahre. Die Analyse ergab, daß Insassen eines Pkw mit MAIS 3+ Verletzten häufig hohen Unfallschweregraden unterlagen.

Tabelle 2. Häufigkeiten allgemeiner Verletzungen von MAIS 3+ verletzten Pkw-Insassen

	Gesamt	Anprallstelle			
		Front	Seite	Heck	andere, unbekannt
Gesamt (n)	259	149	89	5	16
Schädeldachfraktur	9,6%	8,6%	10,1%	13,7%	14,8%
Gesichtsfraktur	21,5%	30,1%	7,7%	13,6%	19,9%
Schädelbasisfraktur	6,3%	6,7%	4,2%	–	17,3%
Hirnverletzung	48,9%	44,1%	53,7%	54,7%	64,8%
Fraktur Wirbelsäule	19,9%	21,2%	18,1%	36,2%	11,3%
Rippenserienfraktur	19,0%	16,3%	21,5%	21,3%	30,1%
Organverletzung Thorax	23,5%	19,4%	24,3%	25,9%	56,9%
intraabdominelle Verletzung	16,7%	14,2%	17,5%	22,3%	33,8%
Beckenfraktur	16,0%	12,0%	24,2%	8,4%	10,2%
Organverletzung Becken	0,5%	0,3%	1,0%	–	–
geschlossene OS-Fraktur	25,5%	32,1%	19,3%	6,8%	4,5%
offene OS-Fraktur	4,5%	7,0%	1,1%	6,8%	–
Kniefraktur	7,1%	10,0%	1,0%	16,9%	10,0%
geschlossene US-Fraktur	9,4%	11,4%	7,2%	4,4%	4,5%
offene US-Fraktur	6,6%	8,1%	4,7%	–	5,4%
Fuß-, SG-Fraktur	13,4%	15,6%	8,0%	19,0%	20,2%
Armfraktur	25,5%	29,8%	15,8%	32,1%	38,0%
Schulterfraktur	9,0%	7,4%	11,9%	8,4%	7,2%

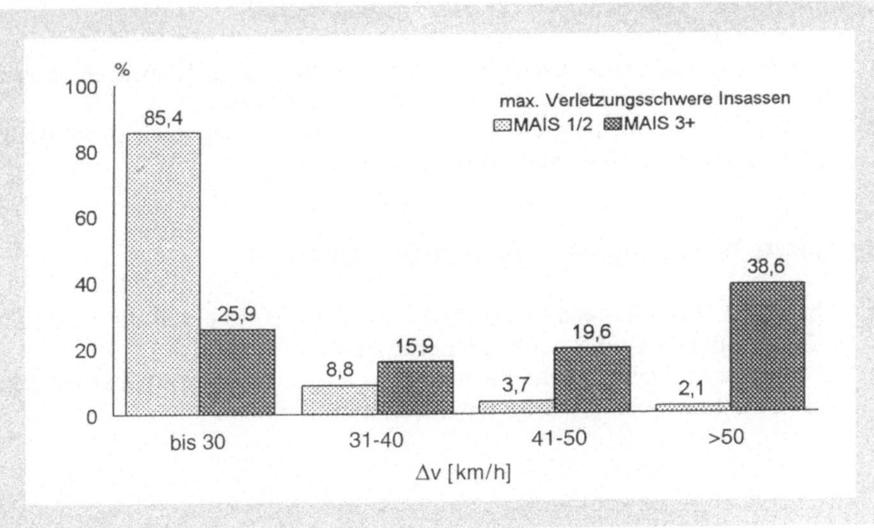

Abb. 6. Delta-v Verteilung von Pkw mit MAIS 3+ Insassen im Vergleich zu solchen mit MAIS 1/2

Ein Unfallschwereparameter ist die Geschwindigkeitsänderung in Folge der Kollision Delta-v (Abb. 6).

Während bei Unfällen mit Leichtverletzten 85% Delta-v-Werte bis 30 km/h und lediglich 2% höhere Werte von über 50 km/h auftraten, hatten lediglich 26% der Pkw-Insassen mit Schwerverletzten Delta-v-Werte bis 30 km/h, allerdings 39% sogar Werte über 50 km/h zu verzeichnen. Oberschenkel-/Beckenfrakturen treten erst oberhalb 40 km/h signifikant auf, Fuß- und Unterschenkel sind schon vorher betroffen.

Schlußfolgerungen

Zunächst zeigt sich, daß die bestehende Fahrzeugsicherheit bereits einen hohen Standard erreicht hat und lediglich noch eine geringe Anzahl Schwerverletzter in einer Größenordnung von etwa 6% aller Verletzten eintritt.

Die Detailanalyse macht allerdings deutlich, daß das Unfallgeschehen schwerverletzter Pkw-Insassen charakteristisch ist:

- Frontalkollisionen mit schrägem Anprall des Kollisionspartners sowie frontal mittiger Pfahlanprall,
- schräger Seitanprall eines Pkw sowie rechtwinklig und schräger Pfahlanprall gegen die seitliche Fahrgastzelle.

Hohe Intrusionen und hohes Delta-v prägen die Unfallrahmenbedingungen. 1/3 aller Unfälle erfolgen unter Mehrfachkollisionen.

Damit erscheinen weitere Maßnahmen zur Reduktion bzw. Vermeidbarkeit der im Unfallgeschehen auftretenden schwerverletzten Pkw-Insassen möglich.

Optimierte Testbedingungen für den Frontalanprall

- Die Notwendigkeit eines Offset-Anpralles wird bereits für Neuwagen ab 1998 europaweit durch Anwendung eines Crashtests realisiert.
- Zusätzlich ist ein Pfahlanprall erforderlich, der mittig gegen die Front prallt. Dieser ist bislang noch nicht diskutiert worden.

Optimierte Testbedingungen für den Seitanprall

- Neben dem ebenfalls 1998 eingeführten Crashtest einer gegen die Pkw-Seite prallenden Barriere sollte ein Pfahlanprall definiert werden.
- Dabei sollte ein Pfahl zwischen A- und B-Holm am Pkw unmittelbar vor dem Becken des Insassen mit schräger Stoßrichtung anprallen.

Optimierte Insassenzelle

- Die derzeit vorhandenen Sicherheitseinrichtungen wie Sicherheitsgurt, Airbag und konstruktive Maßnahmen am Pkw erscheinen ausreichend und sind auch in der Detailstudie nachweisbar. Einige Optimierungsarbeiten erscheinen sinnvoll:
  - des Fußraumes zur Vermeidung von Fußfrakturen,
  - der Insassenzellenstruktur zur Verhinderung von Intrusion.
- Zur Verbesserung der Fahrzeugsicherheit bei Seitanprall müssen geeignete Airbag-Systeme für die Seite entwickelt werden. Hier bieten sich Systeme an, die an Holm/Scheibe zum Schutz von Kopf und Thorax und an Tür/Sitz zum Schutz von Thorax und Becken zu positionieren sind. Eine Kombination ist anzustreben.

Viele der genannten Forderungen für Maßnahmen der Verletzungsreduktion sind schon in früheren Publikationen angeregt worden, doch erlangen sie unter der vorstehenden umfassenden ausführlichen Darstellung und Analyse der Verletzungs- und Kollisionssituation von den im Straßenverkehr heutzutage auftretenden Schwerverletzten neues Gewicht. Insbesondere unter der zukünftigen Entwicklung kleinerer Fahrzeuge und den damit verbundenen Aspekten der Kompatibilität von unterschiedlichen Fahrzeuggrößen untereinander, sind die vorstehenden Anforderungen bedeutsam.

Zusammenfassung

Im Rahmen der Unfallerhebungen in Hannover werden von einem wissenschaftlichen Team an der Medizinischen Hochschule Hannover jedes Jahr ca. 1000 Verkehrsunfälle im Auftrag der Bundesanstalt für Straßenwesen (BASt) dokumentiert. Diese sehr detaillierten Unfallerhebungen sind statistisch repräsentativ und erlauben eine übersichtliche Beschreibung der Situation von PKW-Unfällen mit Schwerverletzten und Getöteten. Mit dem Stand der Technik im Automobil ist auch der Straßenverkehr immer sicherer geworden. Im Laufe der Zeit hat die Zahl der getöteten Verkehrsteilnehmer stetig abgenommen. Da zwischenzeitlich sehr viele Sicherheitsmaßnahmen eingeführt wurden, läßt sich vermuten, daß die derzeit im Straßenverkehr getöteten Insassen speziellen Unfall- und Kollisionssituationen unterliegen, bei denen vorhandene Sicherheitseinrichtungen nicht oder nur sehr gering wirksam werden können. 5,5% aller PKW-Insassen erleiden Verletzungsschweregrade MAIS 3; 25% dieser verstarben. Es muß deshalb das Ziel sein, die Unfallsituation im Detail zu analysieren.

In der Studie werden Verletzungsmechanismen beschrieben, Maßnahmen bewertet, die diese verbliebenen, im Straßenverkehr noch zu beobachtenden Schwerverletzten und Getöteten reduzieren sollen sowie Anforderungen für Crashtestregelungen und der Fahrzeuggestaltung formuliert.

Literatur

1. StBA (1994) Verkehrsunfälle in der Bundesrepublik Deutschland. Statistisches Bundesamt Wiesbaden, Fachserie 8, Reihe 7, Verlag Metzler-Poeschel
2. AIS – The Abbreviated Injury Scale – Revision (1990) American Association for Automotive Medicine, Morton Grove, Illinois/USA
3. Otte D (1994) The Accident Research Unit Hannover as Example for Importance and Benefit of Existing In depth Investigations. SAE-Paper 940712, SP 1042, Detroit/USA
4. Otte D (1995) Injury Scaling: from lesion assessment to passive safety improvement. Round Table, Inst. Legal Medicine, University Verona/Italy

KAPITEL 11

Die grundlagennahe unfallchirurgische Forschung

L. Claes

Problemstellung

Die klinische Versorgung von unfallverletzten Patienten findet in Deutschland auf einem im internationalen Vergleich hervorragenden Niveau statt. Mit ihrer angewandten klinischen Forschung hat die deutsche Unfallchirurgie hierzu in der Vergangenheit wichtige Beiträge geleistet. In den letzten Jahren hat es jedoch zwei Entwicklungen gegeben, die die unfallchirurgische Forschung im internationalen Vergleich zurückfallen ließen.

Zum einen ist es zu einer generellen Verschlechterung der Rahmenbedingungen in der chirurgischen Forschung gekommen [1], zum zweiten hat sich eine Wandlung hin zu mehr grundlagennaher Forschung oder gar Grundlagenforschung ergeben, der nicht in ausreichendem Maße durch strukturelle Anpassung der Forschungsorganisation gerecht wurde [4].

Da in den anderen Beiträgen dieses Buches ausgiebig die Fortschritte verschiedener unfallchirurgischer Spezialgebiete und der dort durchgeführten angewandten Forschung dargestellt werden, möchte ich mich in diesem Beitrag mit den Problemen der grundlagennahen Forschung in der Unfallchirurgie auseinandersetzen und mögliche zukünftige Entwicklungen aufzeigen.

Die aktuelle Situation der grundlagennahen unfallchirurgischen Forschung

Die grundlagennahe Forschung ist die Aufgabe der Universitätskliniken, an denen es in Deutschland zur Zeit 24 Lehrstühle und selbständige Abteilungen für die Unfallchirurgie gibt.

Die Forschung wird dort zum überwiegenden Teil durch klinisch erfahrene Ärzte durchgeführt, die sich zu habilitieren beabsichtigen.

Die Motivation zur Habilitation resultiert dabei für den klinisch tätigen Unfallchirurgen meistens aus der Tatsache, daß die Habilitation heute eine wesentliche Voraussetzung für eine klinische Karriere ist [1].

Daß diese Motivation nicht die geeignetste Voraussetzung für eine erfolgreiche grundlagennahe Forschung ist, ist leicht einzusehen. Der typische Habilitand engagiert sich für 2–3 Jahre in der Forschung und stellt diese nach Erreichen der Venia legendi weitgehend wieder ein [1, 4]. Es gehen damit nicht nur der Forscher, sondern auch das von ihm erarbeitete Wissen und die erarbeiteten Methoden für die Forschung verloren. In vielen Kellern von Universitätskliniken stehen „Habilitationsmaschinen", die nur für einen Habilitanden gebaut und nach ihm nicht mehr benutzt wurden.

Das größte Problem mit dieser Art der Forschungsorganisation ist das Fehlen einer Kontinuität, die gesammeltes Wissen erhält und stetig vermehrt und die dafür sorgt, daß Methoden und Geräte weiterentwickelt werden, auf dem neuesten Stand sind und von weiteren Habilitanden wieder benutzt werden können, ohne daß man wieder bei Null beginnen muß. Um dies zu vermeiden, sollte es an jeder Universitätsklinik eine Forschungseinrichtung geben, die mit einem Stamm an wissenschaftlichen und technischen Mitarbeitern besetzt ist.

Dies kann von der Organisationsform her eine Sektion oder ein Forschungslabor sein, welches einer unfallchirurgischen Klinik oder Abteilung zugeordnet ist, oder es kann auch eine selbständige Forschungsabteilung sein, die eng mit der Unfallchirurgie zusammenarbeitet. Im Normalfall verfügt jeder unfallchirurgische Lehrstuhl in Deutschland über Stellen für Wissenschaftler und technische Assistenten, und es liegt ausschließlich in der Entscheidungsfreiheit des Chefs, ob er diese Stellen mit Full-Time-Wissenschaftlern oder mit ärztlichen Mitarbeitern besetzt, die dann leider häufig in der Krankenversorgung eingesetzt werden. Bei der heute kritischen Situation in der Krankenversorgung sind solche Maßnahmen zwar verständlich, aber im Hinblick auf die Forschungssituation fatal. Für eine solide grundlagennahe Forschung wird man nicht umhinkommen, Naturwissenschaftler wie Biologen, Biochemiker, Ingenieure, Informatiker usw. auf solche unbefristeten wissenschaftlichen Positionen einzustellen, um eine professionelle und auch auf internationalem Niveau konkurrenzfähige Forschung durchführen zu können.

Wie sieht unter diesen Gesichtspunkten die Situation in der deutschen Unfallchirurgie aus? In einer Befragungsaktion der Deutschen Gesellschaft für Chirurgie zur Situation der chirurgischen Forschung antworteten 17 selbständige unfallchirurgische Universitätskliniken. Fast allen Abteilungen waren Forschungslabore zur Verfügung gestellt, die Hälfte der Universitätskliniken hatte einen oder mehrere technische Mitarbeiter, aber nur 4 unfallchirurgische Universitätskliniken beschäftigten nichtmedizinische wissenschaftliche Mitarbeiter in der Forschung (ca. 25%). Nur eine Universitätsklinik (Essen) hatte eine Sektion für experimentelle Chirurgie, die sich der grundlagennahen unfallchirurgischen Forschung widmet. Hier sind 6 nichtmedizinische Wissenschaftler und 7 technische Mitarbeiter beschäftigt. Nur eine Universität hat einen Lehrstuhl für unfallchirurgische Forschung und Biomechanik (Ulm) eingerichtet. An diesem Lehrstuhl sind 15 nichtmedizinische Wissenschaftler und 15 technische Mitarbeiter beschäftigt. Damit gab es 1994 nur an ca. 10% der unfallchirurgischen Universitätskliniken institutionalisierte Forschungseinrichtungen mit guten personellen Voraussetzungen für eine grundlagennahe interdisziplinäre Forschung.

In der Chirurgie (43 Lehrstühle) gibt es dagegen 5 Lehrstühle für experimentelle Chirurgie und weitere neun C3-Professuren mit institutionalisierten Forschungseinrichtungen an chirurgischen Kliniken. Damit besteht in der Chirurgie an ca. jeder dritten Universitätsklinik die Möglichkeit einer professionellen Forschung.

Die Lage der unfallchirurgischen Forschung ist damit deutlich schlechter als die Situation in der Chirurgie und generell schlechter als in der klinischen Forschung, die vom Wissenschaftsrat schon als unbefriedigend bezeichnet wurde.

Was also fehlt, ist eine institutionalisierte kontinuierliche und interdisziplinäre Forschung in der Unfallchirurgie. Wenn diese nicht in jeder Universitätsklinik möglich ist, sollte versucht werden, einzelne Zentren aufzubauen, in denen auch die Unfallchirurgen aus anderen Kliniken eine professionelle Basis für Forschungsprojekte finden.

Einer ähnlichen Zielsetzung dient die Einrichtung von interdisziplinären Zentren für klinische Forschung, wie sie vom BMBF (Bundesministerium für Bildung und Forschung) an 8 Universitäten in Deutschland eingerichtet wurden. Leider ist die unfallchirurgische Forschung nur an einem Zentrum mit einem eigenen Projekt beteiligt.

Zum Vergleich: Die innere Medizin ist mit 38 Projekten, die Chirurgie mit 6 Projekten an den insgesamt 161 Projekten vertreten.

Forschungsschwerpunkte

Einen repräsentativen Querschnitt der grundlagennahen unfallchirurgischen Forschung stellen die Forumsvorträge an den Jahrestagungen der Deutschen Gesellschaft für Unfallchirurgie dar.

Im Durchschnitt der letzten 10 Jahre waren in den Programmen ca. 50 experimentelle Beiträge pro Jahr vertreten. Die große Anzahl der angemeldeten Beiträge dokumentiert das Engagement und die Aktivität der jungen unfallchirurgischen Forscher. Eine grobe Analyse der Schwerpunkte dieser Beiträge ergab folgende Verteilung:

Biomechanische Fragestellungen	18%
Knochenersatz und Biomaterialien	16%
Frakturheilung	10%
Bandverletzungen und Rekonstruktionen	10%
Neue technologische Verfahren	8%
Schock und Polytrauma	8%
Wundheilung der Weichgewebe	6%
Infektionen	4%
Vaskularität	3%

Interessant ist, daß moderne Verfahren wie die Molekularbiologie oder die Zellbiologie wie auch die Computersimulationen bisher nur selten vertreten sind, was ursächlich auf die oben beschriebene häufig fehlende interdisziplinäre Forschung zurückgeführt werden muß. Erstaunlich ist auch, daß Probleme der Vaskularität und Wundheilungsuntersuchungen an Weichteilgeweben nur geringen Raum einnehmen, obwohl seit einigen Jahren die „biologische Osteosynthese“ und das gewebeschonende Operieren sowie minimalinvasive Verfahren das führende Thema auf unfallchirurgischen Kongressen sind. Beiträge zu den Themen Biomechanik, Schock und Polytrauma zeigen leicht ansteigende Tendenzen, Themen zu Bandverletzungen und Knochenersatz sowie Biomaterialien leicht fallende Tendenzen. Beiträge zur Knochenheilung haben einen etwa konstanten Anteil an den Vorträgen, wobei die Erprobung neuer Osteosyntheseimplantate im Vordergrund steht und nur selten Grundlagenuntersuchungen zu den biologischen und biomechanischen Prinzipien des Knochenheilungsprozesses vorgenommen werden.

Experimentelle Untersuchungen zur Wirksamkeit neuer Technologien (Laseranwendungen, Stoßwellen, Endoskopie, bildgebende Verfahren usw.) folgen nicht selten der klinischen Anwendung und dienen der Absicherung des klinischen Einsatzes, anstatt vor der klinischen Erprobung die Sicherheit und Wirksamkeit des Verfahrens zu überprüfen.

Zusammenfassend kann man sagen, daß die Schwerpunkte der Forschung den gesamten Bereich der Unfallchirurgie abdecken, aber jene Bereiche unterrepräsentiert sind, die eine starke interdisziplinäre Zusammenarbeit und den Einsatz komplexer neuerer Methoden erfordern.

Forschungsförderung und Finanzierung

Die traditionell wichtigste und vom Umfang her bedeutendste Förderung der grundlagennahen Forschung wird durch die Deutsche Forschungsgemeinschaft (DFG) geleistet. Daneben gibt es im begrenzten Maße eine 100 %ige Förderung der universitären Forschung durch das Bundesministerium für Bildung und Forschung, das jedoch überwiegend eine anwendungsnahe Forschung mit Industriebeteiligung unterstützt. In geringem Maße stehen für die grundlagennahe Forschung Mittel aus Stiftungen und der Industrie zur Verfügung.

Generell kann man sagen, daß die DFG in den letzten Jahren für die Teilgebiete Medizin und Biologie den größten Einzelanteil ihres Etats (ca. 500 Mio DM/Jahr) ausgegeben hat. Obwohl die Gesamtmittel nicht zurückgegangen sind, ist es für den einzelnen Antragsteller immer schwieriger geworden, Forschungsmittel einzuwerben. Wegen der größeren Zahl von Antragstellern ging die Förderquote in den letzten Jahren von über 60% auf zur Zeit etwa 33% zurück. Dies ist eine gravierende Veränderung, die viele beklagen. Ein Vergleich mit den USA lehrt uns jedoch, daß wir in Deutschland immer noch in einer günstigen Situation sind. Das mit unserer DFG vergleichbare Förderinstrument der USA, das National Institute of Health (NIH), kann nur ca. 11% der Forschungsanträge fördern.

Eine Aufschlüsselung der einzelnen medizinischen Teilgebiete an der Forschungsförderung der DFG existiert leider nicht. Es ist jedoch auffällig, daß im Bereich der Unfallchirurgie relativ wenig DFG-Forschungsvorhaben gefördert werden.

Laut DFG werden nur zwei größere Forschungsvorhaben im Bereich der Unfallchirurgie gefördert, eine Forschergruppe in Ulm und eine klinische Forschergruppe in Essen. Die Anzahl der Normalverfahren liegt bei ca. 5 pro Jahr.

Nimmt man die Förderung durch das BMBF noch hinzu, so erhielten 1994 nach eigener Auskunft nur 5 unfallchirurgische Universitätskliniken Personalmittel aus öffentlicher Förderung. Dies sind weniger als 30% der unfallchirurgischen Universitätskliniken, die sich an der Umfrage der Deutschen Gesellschaft für Chirurgie beteiligt haben. Die im Durchschnitt pro Klinik eingeworbenen Industriemittel von ca. 30 000 DM/Jahr reichen bei weitem nicht für die Einstellung von Mitarbeitern und für eine qualifizierte grundlagennahe Forschung aus.

Es zeigt sich damit, daß die Drittmittel überwiegend von den Universitätskliniken eingeworben werden, wo die unfallchirurgische Forschung in Form eines Lehrstuhls, einer Sektion oder eines Forschungslabors etabliert ist.

Die grundlagennahe unfallchirurgische Forschung im internationalen Vergleich

Der heute angesehenste internationale Kongress auf dem Gebiet der Verletzungen und Erkrankungen des Bewegungsapparates ist der jährlich stattfindende Kongress der Orthopaedic Research Society (ORS) in den USA. Alle zwei Jahre findet weltweit der Kongress der International Society for Fracture Repair (ISFR) statt, der speziell für die Frakturheilung die führenden Wissenschaftler zusammenbringt. Diese beiden Kongresse decken mit Ausnahme des Bereichs der Schock- und Polytraumaforschung (über die der Autor keine Aussagen machen kann) den gesamten Bereich der grundlagennahen unfallchirurgischen Forschung ab.

Beim ORS-Kongress gibt es eine anonyme Auswahl, bei der von ca. 1700 Anmeldungen etwa 250 als Vortrag und etwa gleich viele als Posterpräsentationen angenommen werden. Analysiert man die Programme der letzten Jahre, so findet man, daß der Anteil deutscher Beiträge im Durchschnitt bei ca. 1% liegt.

Günstiger sind die Bedingungen bei den Kongressen der ISFR, wo ca. 12% der Beiträge aus Deutschland kommen (überwiegend jedoch von einer Forschergruppe). Ein ähnliches Bild ergibt sich, wenn man die Anteile deutscher Publikationen in wissenschaftlichen Zeitschriften mit hohem Impaktfaktor analysiert. Im führenden „Journal of Orthopaedic Research" (Impact Factor 1,6, ca. 10 mal höher als die Zeitschrift „Der Unfallchirurg") finden sich nur wenige deutsche Beiträge (ca. 1%).

Was sind die Ursachen dieser geringen Repräsentanz der deutschen grundlagennahen unfallchirurgischen Forschung? Warum werden nur ein oder zwei von den ca. 50 Beiträgen, die im Forum der Jahrestagung der Deutschen Gesellschaft für Unfallchirurgie vorgetragen werden, auch auf dem ORS-Kongress präsentiert? Hierfür gibt es meines Erachtens mehrere Ursachen:

Eine derselben liegt in der Motivation der forschenden Unfallchirurgen. Da für den überwiegenden Anteil der Kollegen die Erlangung der Habilitation und ihre Profilierung im deutschen Kollegenkreis wichtig ist, um in Deutschland eine Chefarztposition zu bekommen, ist wenig Anreiz für eine internationale Präsentation gegeben. Allenfalls 1% der 17% habilitierten Chirurgen an Universitätkliniken werden Direktoren einer Universitätsklinik, bei deren Berufung in zunehmendem Maße auch die Qualität der Publikationen und Kongresse, auf denen Vorträge gehalten werden, Berücksichtigung finden [1].

Eine zweite Ursache liegt in der Tendenz zu interdisziplinärer Forschung und zur biologischen Grundlagenforschung. Publikationen und Vorträge, die diesen Anforderungen gerecht werden, können kaum noch von habilitierenden „Einzelkämpfern" erbracht werden und kommen deshalb überwiegend aus etablierten Forschergruppen oder von Unfallchirurgen, die die methodischen und personellen Möglichkeiten solcher Forschergruppen nutzen.

Trotz der großen Anzahl forschender Unfallchirurgen sind es deshalb nur wenige Institutionen, die regelmäßig auf guten internationalen Kongressen und in führenden Zeitschriften vertreten sind. Viele gute Ergebnisse unfallchirurgischer Forschung in Deutschland werden deshalb im Ausland nicht wahrgenommen.

Ökonomische Folgen

Die Ergebnisse grundlagennaher unfallchirurgischer Forschung beeinflussen mittelbar die Kosten für die Krankenversorgung und haben einen erheblichen Einfluß auf die Konkurrenzfähigkeit der deutschen medizintechnischen Industrie. Es ist dem Autor nicht möglich, eine Berechnung möglicher ökonomischer Effekte neuer Operationsverfahren, Medikamente und Implantate auf verringerte Operationskosten, Krankenhausverweildauer, verkürzte Arbeitsunfähigkeitszeiten, Invaliditätsraten und erhöhten Umsatz der medizintechnischen Industrie vorzunehmen. Es kann jedoch als sehr wahrscheinlich angenommen werden, daß die Anwendung verbesserter Verfahren Effekte in der Größenordnung von vielen hundert Millionen DM haben kann.

Ich möchte an zwei ausgesuchten Beispielen mögliche ökonomische Effekte deutlich machen, die beide sehr gut in die derzeitige Tendenz zur minimal-invasiven Chirurgie passen:

Das erste Beispiel sei die Versorgung von offenen Unterschenkelfrakturen. Das heute überwiegend akzeptierte Vorgehen ist das Anlegen eines Fixateur externe (1. Operation) zur Sanierung der Weichteilwunden oder möglicher Wundinfekte. Nach Erreichen guter Weichteilverhältnisse wird in den meisten Kliniken auf einen Marknagel umgestiegen (2. Operation) und nach knöchernem Durchbau und Konsolidierung in einem weiteren Eingriff (3. Operation) der Marknagel wieder entfernt. Obwohl neuere Studien zeigen, daß nach der ersten Operation mit dem Fixateur externe in 86% der Fälle in durchschnittlich 15 Wochen eine Knochenheilung zu erreichen ist, werden in vielen Kliniken Patienten mit solchen Frakturen in der Regel dreimal operiert. Die Mehrkosten für den mehrfach operierten Patienten dürften 10 000 DM pro Patient weit überschreiten. Als Argumente für das Umsteigen von einer Fixateur externe-Versorgung auf eine zweite Versorgung mit dem Marknagel werden Probleme mit möglichen Infekten an den Schanzschrauben des Fixateurs, den manchmal langen Ausheilungszeiten und dem verminderten Patientenkomfort beim Tragen eines Fixateur externe angegeben. Daß solche Probleme bestehen, kann nicht geleugnet werden. Es stellt sich jedoch die Frage, warum die unbestritten noch in Einzelfällen vorhandenen Nachteile der Fixateur externe-Behandlung nicht durch intensive Forschung beseitigt und damit dem wohl minimalst invasiven operativen Verfahren zur Frakturstabilisierung eine breitere Anwendung ermöglicht, dem Patienten Operationen und dem Gesundheitssystem enorme Kosten erspart werden.

Ein zweites Beispiel mag der Einsatz von biodegradablen Implantaten sein. Durch Einsatz solcher Implantate bei temporären Implantatfunktionen kann eine zweite Operation zur Metallentfernung erspart werden. Erfolgreiche Anwendungen sind z. B. die Refixation von Knorpel-Knochenfragmenten in verletzten Gelenken mit Hilfe von resorbierbaren Stiften. Früher verwandte Metallschrauben wurden nach Einheilung der Fragmente in einer zweiten Gelenkoperation wieder entfernt. Bei biodegradablen Stiften, die sich zu Wasser und Kohlendioxid auflösen und vom Körper abgebaut werden, ist dies nicht mehr erforderlich.

Obwohl die biodegradablen Implantate wesentlich teurer sind als z. B. die Metallschrauben, sind die Gesamtbehandlungskosten mit den biodegradablen Implantaten wesentlich niedriger als bei den konventionellen Behandlungen. Für eine Metallimplantatentfernung, z. B. in einem Kniegelenk, wird der Patient in der Regel in eine Klinik aufgenommen. Die dabei entstehenden Kosten übersteigen jedoch die Mehrkosten für das biodegradable Implantat bei weitem.

Leider ist der Einsatz von biodegradablen Implantaten aus Gründen der mechanischen Festigkeit und der Gewebeverträglichkeit zur Zeit begrenzt auf relativ kleine Implantate. Die Verbesserung der Materialeigenschaften von biodegradablen Materialien und das bessere Verständnis der Gewebereaktionen auf Biodegradationsprozesse durch intensive Forschung würden den biodegradablen Implantaten zu einer noch breiteren Anwendung und dem Gesundheitssystem zu gravierenden Einsparungen verhelfen. Die Kosteneinsparungen durch Wegfall nicht mehr erforderlicher Operationen mit allen Folgekosten dürften allein bei diesen beiden Beispielen viele Millionen DM betragen.

Das BMBF hat durch Initiierung und Finanzierung von 4 Zentren für Biomaterialforschung in Deutschland die Bedeutung der Biomaterialien für die Medizin anerkannt und eines der Zentren speziell der Erforschung von Materialien im Knochenkontakt (Ulm) gewidmet. Ein Schwerpunkt der Materialforschung liegt hier in der Entwicklung und Erforschung von biodegradablen Materialien für die unfallchirurgische Anwendung.

Fortschritte auf solchen Forschungsgebieten ersparen jedoch nicht nur dem Gesundheitssystem Kosten, sondern eröffnen auch der medizintechnischen Industrie neue Perspektiven. Ein essentieller Teil des Konzeptes der Kompetenzzentren ist deshalb das Engagement der Industrie auch in der grundlagennahen Forschung. In einer Zeit, in der Standardimplantate in Billiglohnländern kopiert werden, sollte es für die deutsche medizintechnische Industrie um so wichtiger sein, bei der Einführung neuer Technologien, Materialien, Verfahren und Implantate vorn mit dabei zu sein, um einen Vorsprung zu erhalten.

Erstaunlich ist, daß die größten Nutznießer eines durch Forschung ermöglichten ökonomischen Vorteils, die Krankenkassen, kein direktes Engagement in der Forschung zeigen. Der AOK-Bundesverband [2] sieht die Verantwortung für die Forschungsförderung nur auf staatlicher Seite. Eine indirekte Forschungsförderung würde durch die erhöhten Fallkosten an den Universitätskliniken ohnehin geleistet. Durch diese Zurückhaltung nehmen sich die Krankenkassen selbst die Chance, durch gezielte Forschungsförderung kostengünstigere Behandlungsverfahren zu entwickeln und damit die Kosten für die Versorgung von Patienten zu reduzieren. In anderen Ländern gibt es durchaus Forschungsprojekte, die von der Krankenversicherung finanziert werden, und in Österreich unterhält die Allgemeine Unfallversicherungsanstalt das einzige Institut für unfallchirurgische Forschung, das Ludwig-Boltzmann-Institut in Wien, auf ihre Kosten.

Zukünftige Entwicklungen

Der hervorragende Ruf der deutschen Unfallchirurgie beruht auf einer erfolgreichen Verbesserung operativer Therapien, die überwiegend durch angewandte Forschung von kreativen Chirurgen erreicht wurde.

Der Wandel der Forschung hin zu mehr grundlagennaher Forschung, z. B. zum Verständnis grundlegender Mechanismen der Wundheilung oder des Schockgeschehens, bedarf heute der interdisziplinären Forschung. Solche komplexen Fragestellungen bedürfen der Anwendung geeigneter Methoden z. B. der Molekularbiologie, wie sie normalerweise vom klinisch tätigen Forscher nicht erbracht werden können.

In der deutschen Unfallchirurgie qualifizieren sich zahlreiche Ärzte in einer Habilitation, aber nur jeder 17. von ihnen wird Leiter einer Universitätsklinik [1]. Der überwiegende Teil der Habilitierten wird Chef einer nichtuniversitären Klinik, die in der Regel kein Interesse an der Forschung hat [3] und mit Recht der ärztlichen Qualität größere Bedeutung zumisst. Es wäre der grundlagennahen Forschung sehr dienlich, wenn weniger Masse und mehr Qualität bei den Habilitationen an Bedeutung gewinnen würde.

In den skandinavischen Ländern ist es die Regel, daß ein Mediziner seine besondere Qualifikation für eine Professur durch eine zweite wissenschaftliche Doktorarbeit (PhD) erlangt, die ihre internationale Qualität dadurch bestätigt, daß seine Forschungsergebnisse in ca. 6 englischen Originalarbeiten in sehr guten Zeitschriften publiziert wurden. Um dies zu erreichen, widmen sich diese Kollegen ca. 2–3 Jahre ausschließlich der Forschung in anerkannten Institutionen, normalerweise außerhalb Skandinaviens.

Die Voraussetzung für eine kontinuierliche Forschung kann jedoch auch durch hervorragende Habilitanden nicht erreicht werden. Hierzu bedarf es eines „Stammes“ von mittel- oder langfristig beschäftigen wissenschaftlichen Mitarbeitern, die die Verantwortung für die Etablierung und Weiterentwicklung von Methoden und Geräten in einem Forschungslabor haben sollten und bei der Planung von Forschungsvorhaben sowie der administrativen Arbeit den Unfallchirurgen unterstützen können. In großen unfallchirurgischen Universitätskliniken mit 20 bis 30 Ärzten sollte es möglich sein, eine Sektion oder ein Forschungslabor einzurichten und mit einem wissenschaftlichen Leiter zu besetzen sowie eine zweite Stelle für einen Chirurgen für eine 1–2jährige Forschungstätigkeit freizuhalten.

Bei den heutigen komplexen Forschungsmethoden wird es wohl ratsam sein, den Posten des wissenschaftlichen Leiters in der Regel mit einem Naturwissenschaftler zu besetzen.

Auch in der Forschung müssen wir uns in zunehmendem Maße einem internationalen Wettbewerb stellen. Dies gilt für die Forschungsförderung, wo neben den nationalen Föderinstitutionen die Förderung durch EG-Programme erheblich an Bedeutung gewinnt und dies gilt im besonderen für den Wettbewerb um die Plazierung von wichtigen Forschungsergebnissen in guten Zeitschriften.

Auf nationalem Gebiet läßt sich eine Tendenz zur Bildung von Zentren erkennen (SFB, IZKF, Kompetenzzentren, DFG-Forschergruppen). Solche Zentren werden vor allem dort eingerichtet, wo eine professionelle, interdisziplinäre und kontinuierliche Forschung bereits einen Leistungsnachweis erbringen konnte. In der deutschen grundlagennahen unfallchirurgischen Forschung sind solche Voraussetzungen bisher nur an wenigen Stellen gegeben.

Dort, wo solche Forschergruppen geschaffen wurden, konnten auch international anerkannte Leistungen erbracht werden.

Es bleibt für die deutsche grundlagennahe unfallchirurgische Forschung zu hoffen, daß sie auf den dargestellten Wandel eingeht und durch Einrichtung von mehr institutionalisierten Forschungseinrichtungen mit interdisziplinärer Struktur dem internationalen Wettbewerb, dem wir uns alle nicht entziehen können, standhält.

Zusammenfassung

Fortschritte auf dem Gebiet der Unfallchirurgie wurden in der Vergangenheit mit großem Erfolg überwiegend durch den klinisch erfahrenen und kreativen Unfallchirurgen erzielt. Die Habilitation mit einer zeitlich beschränkten angewandten Forschung war und ist dabei die dominierende Forschungsform. Die Komplexität der grundlagennahen Forschung erfordert in den letzten Jahren die interdisziplinäre Forschung mit einem modernen Methodenarsenal, das nur von einer kontinuierlich arbeitenden Forschergruppe erarbeitet werden kann.

Solche Forschergruppen sind an deutschen unfallchirurgischen Universitätskliniken bisher noch selten. Jene Universitätskliniken, die eine solche etabliert haben, sind bei der Einwerbung von Forschungsmitteln sehr erfolgreich und finden mit ihren Ergebnissen auch im internationalen Vergleich außerordentliche Anerkennung. Für die Zukunft bleibt zu wünschen, daß noch mehr Forschergruppen etabliert werden, um der deutschen Unfallchirurgie nicht nur klinisch, sondern auch wissenschaftlich ihren hervorragenden Ruf zu erhalten.

Literatur

1. Mutschler W (1996): Die Berufsperspektive des jungen Forschers. Hefte z Unfallchir 257: 503–508
2. Nachtigal G (1996): Forschungsförderung: Auch eine Aufgabe der gesetzlichen Krankenkassen? Hefte z Unfallchir 257: 499–502
3. Scheid P (1996): Möglichkeiten der Effizienzsteigerung klinischer Forschung – Eine persönliche Sicht. Hefte z Unfallchir 257: 491–498
4. Schweiberer L, Lachner CK (1996): Chirurgische Forschungskultur in Deutschland – Eine kritische Analyse. Hefte z Unfallchir 257: 487–490

Kommunikation innerhalb einer wissenschaftlichen Gesellschaft: Kongreß-Struktur, Arbeitsgemeinschaften und Sektionen in der Deutschen Gesellschaft für Unfallchirurgie

M. Nerlich

Problemstellung

Eine Reihe von Fragen haben die Gremien der DGU über die letzten 10 Jahre beschäftigt. Unter anderem:

- Wie kann eine wissenschaftliche Gesellschaft dem Anliegen ihrer Mitglieder nach umfassender Information am besten nachkommen?
- Wie soll bei der Vielfalt der Veranstaltungsangebote, ja der regellosen Kongressflut, das Interesse der Kollegen noch für einen Jahreskongreß geweckt werden?
- Entspricht die Thematik und die Qualität des Dargebotenen den Vorstellungen des Fachpublikums?
- Wie kann eine wissenschaftliche Fachgesellschaft bei dem großen Nachholbedarf in weltweit anerkannter guter klinischer Forschung diese gezielt fördern?
- Wie können brennende wissenschaftliche Fragestellungen wie über schwere, aber seltene Verletzungen, z. B. Hüftpfannenbrüche, rasch prospektiv erarbeitet werden?

Neue technische Entwicklungen, wie bei den bildgebenden diagnostischen Verfahren beispielsweise die Sonographie oder die Arthroskopie als minimal invasive Operationsmethoden, müssen in die tägliche Praxis des Unfallchirurgen einfließen können.

Unfälle betreffen nicht nur den Bewegungsapparat sondern alle anderen Organsysteme in gleicher Weise. Der Unfallchirurg muß auf allen Gebieten up-to-date bleiben, will er die komplexe Behandlung des schwer- und mehrfachverletzten Patienten steuern können. Gerade in einem Fachbereich wie der Unfallchirurgie spielen Interdisziplinarität und damit auch Informationsaustausch mit anderen Fachgebieten eine besonders große Rolle.

Wie kann so etwas umgesetzt werden? Die DGU sieht sich als Wegbereiter zukünftiger Entwicklungen. Insofern sind geeignete Strukturen zu entwickeln bzw. vorhandene andauernd anzupassen.

Historisches

Früher waren Kongresse relativ stark auf den jeweiligen Tagungspräsidenten zugeschnitten.

Die Vortragsauswahl erfolgte arbiträr, war nicht offengelegt. Dadurch fühlten sich abgelehnte Einsender brüskiert und übergangen, weshalb der jeweilige Tagungspräsident möglichst viele Beiträge nicht ablehnen wollte. Dies ging bei einer hohen Annahmequote gelegentlich auf Kosten der Qualität. Die Tagungsteilnehmer waren von einem überfrachteten Programm überwältigt. Neue Ansätze aus nicht so bekannten Kliniken hatten eher keine Chance, vorgestellt zu werden.

Forschungskooperationen waren spärlich angelegt, Datenmengen ungenügend, nicht prospektiv gestaltet, zur international anerkannten Publikation öfter nicht ausreichend. Überregionale Zusammenarbeit war nicht üblich, viele Kliniken arbeiteten parallel an gleichen oder ähnlichen Fragestellungen, in der Regel ohne Abstimmung untereinander. Eine thematisch gebündelte Kooperation existierte kaum.

Heutiger Stand

Kommunikationskonzept der DGU

Die DGU hat die Weichen zur Verbesserung des Informationsflusses frühzeitig gestellt. Zum einen galt es, die Attraktivität der Jahrestagung als Diskussionsplattform der wissenschaftlichen Gesellschaft weiter zu steigern, zum anderen sollten Arbeitsgemeinschaften zu aktuellen Forschungsthemen eingerichtet und durch Bildung von Sektionen wesentliche Bereiche der Unfallchirurgie verankert werden.

Eine wichtige Rolle spielt dabei der Programmausschuß. Die Satzung der Deutschen Gesellschaft für Unfallchirurgie e.V. in der heute gültigen Fassung vom 29.11.1990 beschreibt die Aufgaben des Programmausschusses folgendermaßen:

„Zur Erarbeitung von Empfehlungen und zur Beratung des Präsidiums sind Ausschüsse und Kommissionen eingerichtet, darunter der Programmausschuß für die Planung, Beratung und Koordination der wissenschaftlichen Kongresse.“

Der Programmausschuß versteht also seine Aufgabe als ein beratendes, den Präsidenten und das Präsidium unterstützendes Gremium. Unter dem ersten Leiter des Programmmausschusses, Prof. Dr. H. Tscherne, wurde ein neues Konzept zur Programmgestaltung der Jahrestagung erarbeitet.

Der Aufbau der Kongreß-Struktur und die Themen-Gliederung läßt sich dem wissenschaftlichen Programm der 61. Jahrestagung entnehmen (Abb. 1).

Der Aufbau des Kongresses gliedert sich in Themen von allgemeinem Interesse, den Plenarthemen, die jeden Unfallchirurgen angehen. Zu den speziellen Themen gehören unfallchirurgische Themen, die nur einen Teil der Teilnehmer interessieren, Themen von besonderem Gewicht für eine etwas kleinere Zuhörerschaft. Das Forum soll neben der experimentellen Unfallchirurgie auch Innovationen breitere Gestaltungsmöglichkeit bieten. Fortbildungskurse dienen – in Anlehnung an die Instructional Courses der American Academy of Orthopaedic Surgery – besonders dem konzentrierten Wissenserwerb des unfallchirurgischen Nachwuchses. Sie werden nur von erfahrenen, aufgeforderten Kursleitern mit ihren Teams durchgeführt. Die Arbeitsgemeinschaften und Sektionen werden ebenfalls an der Gestaltung des wissenschaftlichen Programmes der Jahrestagung aktiv beteiligt. Ein Video- und Filmforum bietet die Möglichkeit, sich über neue Operationsmethoden o.ä. zu informieren. Eine permanent geöffnete Posterausstellung

DGU – Mitteilungen und Nachrichten 35/1997 63

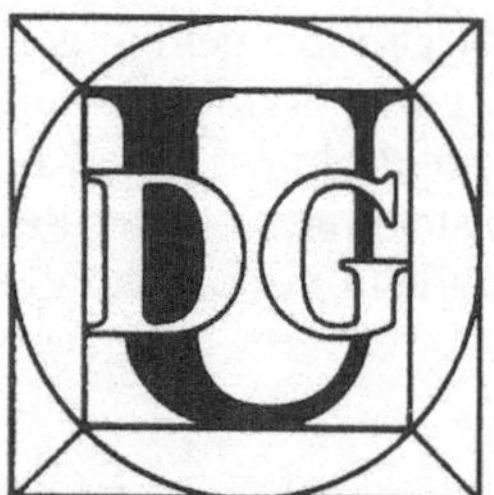

61. Jahrestagung der Deutschen Gesellschaft für Unfallchirurgie e.V.

19. – 22. November 1997

Internationales Congress-Centrum (ICC) Berlin

Präsident:
Prof. Dr. H.-J. Oestern
Chefarzt der Klinik für Unfall- und Wiederherstellungschirurgie,
Allgemeines Krankenhaus,
Siemensplatz 4, 29223 Celle

A Plenarthemen:
1. Ellenbogengelenk und Schultergelenk: Knöcherne und Weichteilverletzungen
2. Chirurgie des Fußes
3. Die verletzte Wirbelsäule
4. Polytrauma
5. Derzeitiger Stand und Entwicklung in der Endoprothetik
6. Freie Vorträge

B Spezielle Themen:
1. Derzeitiger Stand und Entwicklungen in der arthroskopischen Chirurgie
2. Komplikationsmanagement
3. Tips und Tricks bei der Versorgung von Gelenk- und Schaftfrakturen
4. Handgelenk und Hand
5. Computerassistierte Unfallchirurgie
6. Minimal invasive Unfallchirurgie – pro und contra
7. Laser in der Unfall- und Wiederherstellungschirurgie – pro und contra
8. Kallotaxis
9. Biodegradable Implantate

C Foren:
1. Forum experimentelle Unfallchirurgie
2. Forum Innovationen
3. Forum Perspektiven und Weiterbildung in der Unfallchirurgie: Was braucht der Unfallchirurg in der Zukunft?
4. Forum Berufsgenossenschaften aktuell
5. Qualitätssicherung und Ökonomie in der Unfallchirurgie

D Fortbildungskurse:
1. Vom Forschungsantrag bis zur Publikation
2. Sonographiekurs
3. Notfallkurs
4. Unfallchirurgischer Spezialkurs (Refresher Kurs, geeignet auch für Facharztweiterbildung)
5. Neurotraumakurs
6. Bewerbungsseminar (Ökonomie, Vertragsgestaltungen und -verhandlungen)
7. Onkologie und Chirurgie bei Skelettmetastasen und Knochentumoren
8. Sporttraumatologie

E Arbeitsgemeinschaften und Sektionen

F Video- und Filmforum

G Poster und Ausstellungen

H Vorlesungen

I Satellitensymposium

Mitgliederversammlung
Donnerstag, **20.11.1997**
Berlin, ICC

Abb. 1. Programm der Jahrestagung 1997

ergänzt das Informationsangebot. Als besonderer Höhepunkt haben sich die von international führenden Experten präsentierten Vorlesungen erwiesen.

Niveau der Vortragsanmeldungen

Die Qualität des wissenschaftlichen Programmes wird wesentlich vom Gehalt der Vortragsanmeldungen bestimmt. Ziel war es,

- eine gerechtere Auswahl der Anmeldungen durch Anonymisierung der Autoren und
- ein hohes Niveau durch Anwendung eines neutralen Bewertungssystems zu erreichen.

Durch Einsatz eines objektiven Scores sollte ein Anreiz geschaffen werden, schon bei der Vortragsanmeldung wissenschaftliche Qualitätskriterien entsprechend zu berücksichtigen (Abb. 2).

Ausgehend von einem modifizierten Bewertungsbogen nach Imhof und Schreiber (1990) und nach Orientierung an internationalen Vorgehensweisen (International Society of the Knee, 1989) wurde kontinuierlich das Bewertungskonzept überarbeitet, da es neueren Entwicklungen wie der Beurteilung von Innovationen nicht gerecht wurde.

Der aktuelle Aufbau des Scores läßt für 3 Kategorien Spielraum: Innovationen werden nach anderen Kriterien beurteilt als klinische Studien, die häufig der Qualitätssicherung dienen. Wissenschaftliche klinische oder experimentelle Forschungsergebnisse müssen wiederum anders eingeschätzt werden. Damit wird versucht, unterschiedliche Ausgangsbedingungen vergleichbar zu machen (Abb. 2).

Durch eine große Anzahl an erfahrenen Unfallchirurgen als Scorern (> 70), wird jedes Jahr mit großem Aufwand die Bewertung der Vortragsanmeldungen durchgeführt. Pro Abstract werden 5–7 Beurteilungen eingeholt und daraus ein Mittelwert gebildet. Diese Reihung ist die Grundlage für die Plazierung der Vortragsanmeldung und läßt nachvollziehbar die guten von den weniger guten Anmeldungen unterscheiden.

Als Ergebnis läßt sich eine jährlich steigende Zahl von Vortragsanmeldungen, auch aus kleineren Häusern feststellen. Die hohe Ablehnungsquote wird bei dem transparenten Entscheidungsmodus akzeptiert, die Anmeldungen werden zunehmend gehaltvoller. Der Scoring-Bogen hat sich als Steuergröße zur Qualitätssteigerung bewährt. Bei klarer Aufgabenverteilung lohnt sich das Engagement vieler Unfallchirurgen. Mittlerweile wird das deutsche Score-System auch von anderen Ländern und bei internationalen Kongressen übernommen.

Kontinuierliche Evaluation der Kongreß-Präsentationen durch Fragebogenaktion:

Um von den Kongreßteilnehmern ein Meinungsbild über die Attraktivität der Jahrestagung zu erhalten, wurde ein Fragebogen erarbeitet und ein Aktionsplan zur Durchführung erstellt (Abb. 3).

Mittels dieser Umfrage sollen Themenwünsche der Mitglieder, aber auch organisatorische Aspekte besser berücksichtigt werden.

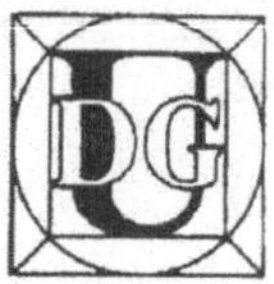

DEUTSCHE GESELLSCHAFT FÜR UNFALLCHIRURGIE

DER PRÄSIDENT 1997

PROFESSOR DR. MED. HANS-JÖRG OESTERN

Bewertungsmaßstäbe:
Grundsätzliche Gliederung von Vortragsanmeldungen:
1. Plenarthemen 2. Spezialthemen 3. Freie Vorträge

Kategorien :

- Experimentelle Forschung / klinisch-experimentelle Forschung
- Klinische Studien / Qualitätssicherung
- Vorstellung von Innovationen

Zu jedem einzelnen Thema kann die Vortragsanmeldung in 3 verschiedene Kategorien eingereicht werden. Jede Kategorie wird mit eigenem Maßstab bewertet.

Kategorie:	**Wissenschaftliche Studien (experimentell / klin. Forschung**	**Klinische Studien (Qualitätssicherung)**	**Vorstellung von Innovationen**
Zuordnung :	Wissenschaftliches Studiendesign, limitierte Studien- und Kontrollgruppe, orientiert an "good clinical / laboratory practice"	Untersuchungen bereits etablierter Verfahren, Aufarbeitung des eigenen Krankenguts, möglichst hohe Fallzahlen	Neue, relevante, innovative Verfahren, kleine Fallzahlen oder Einzelfallbeschreibung zulässig

Bewertungsmaßstäbe:

Fragestellung und Problembeschreibung	Wichtig und neu	3			Höchst relevant	6
	Von Interesse	2	Von Interesse	2	Wichtig	4
	Weniger wichtig	1	Weniger wichtig	1	Diffus	2
	Nicht sinnvoll	0	Nicht sinnvoll	0	Fehlend	0
Methodik	Kontrollgruppe	4				
	Prospektiv	3	Prospektiv	3	Einzigartig	4
	Retrospektiv	2	Retrospektiv	2	Beeindruckend	3
	Fragebogen	1	Fragebogen	1	Interessant	2
	Nicht definiert	0	Nicht definiert	0	Bekannt	0
Material / Kollektiv	Aussagekräftig	3	Überzeugend	4		
	Ausgewogen	2	Aussagekräftig	3		
	Inhomogen, knapp	1	Knapp	1		
	Ungenügend, unklar	0	Ungenügend, unklar	0		
Ergebnisse	Richtungsweisend	4				
	Wichtig	3	Wesentlich	4	Richtungsweisend	4
	Bekannt	2	Bestätigend, bekannt	2	Wichtig	2
	Unklar, fehlend	0	Unklar, fehlend	0	Unklar, fehlend	0
Schlußfolgerung und Konsequenzen	Bedeutend	2	Bedeutend	2	Bedeutend	2
	Vage	1	Vage	1	Vage	1
	Irrelevant	0	Irrelevant	0	Irrelevant	0
Summe	Max.	16	Max.	16	Max.	16

Klinik für Unfall- und Wiederherstellungschirurgie, Allgemeines Krankenhaus Celle, Siemensplatz 4, D - 29223 Celle, Telefon 05141/ 72-1100/01 o. 72-1130, Telefax 05141/ 72-1109

Abb. 2. Beurteilungsbogen für Vortragsanmeldungen und Kategorien der Themenbereiche

Arbeitsgemeinschaften

In der Geschäftsordnung der DGU vom 17.11.1992 werden Arbeitsgemeinschaften wie folgt beschrieben:

„(1) Arbeitsgemeinschaften sind zeitlich befristete Einrichtungen innerhalb der DGU, die für besondere wissenschaftliche Fragestellungen der Unfallchirurgie durch Beschluß des Präsidiums gegründet werden können."

Eine Arbeitsgemeinschaft bearbeitet ein klar umschriebenes Thema, welches zu den originären Aufgaben, den Kerngebieten der Unfallchirurgie gehört. Eine AG ist zeitlich begrenzt eingesetzt zur Lösung einer Aufgabe, die von einer einzelnen Klinik allein nicht zu bewältigen wäre, z.B. Erreichen einer ausreichend hohen Fallzahl eines definierten Krankengutes. Sie hat allen wissenschaftlichen Ansprüchen der DGU Genüge zu leisten und präsentiert ihre wissenschaftlichen Ergebnisse auf der Jahrestagung der DGU (Selbstdarstellung nach innen). Eine AG ist nicht berufspolitisch aktiv und vertritt nicht die DGU nach außen. Vielmehr wird bei Fragen, die Inhalte der einzelnen AGen betreffen, das Präsidium gemeinsam mit dem Vorsitzenden der jeweiligen AG tätig.

Es haben sich innerhalb weniger Jahre eine Reihe von AGen gebildet:

- AG Becken: Leiter Prof. Dr. H. Tscherne, Hannover: In einer bundesweiten Studie wurden prospektiv über 1700 Beckenverletzungen gesammelt und ausgewertet. Ein derartig großes Kollektiv ist weltweit einzigartig und unterstreicht die Zielrichtung der Arbeitsgemeinschaften. Mit der internationalen Publikation der umfangreichen Ergebnisse konnte diese Untersuchung inzwischen abgeschlossen werden.
- AG Polytrauma: Leiter Prof. Dr. H.-J. Oestern, Celle: Diese Arbeitsgemeinschaft hatte sich anfangs speziell mit dem Scoring von polytraumatisierten Patienten befaßt. Eine begriffliche Erweiterung wurde nötig. Es wurde ein Forschungsantrag an die Deutsche Forschungsgemeinschaft zur Unterstützung der Auswertung der bislang entstandenen Datenbank von über 1500 prospektiv erfaßten, polytraumatisierten Patienten gestellt.
- AG Arthroskopie: Leiter Prof. Dr. Ph. Lobenhoffer, Hannover: Multizentrische prospektive Studien zum vorderen Kreuzbandersatz (arthroskopisch versus offen), zur Versorgungsstrategie der traumatischen vorderen Schulterluxation und über Knieluxationen, eine sehr seltene, aber sehr schwere Verletzung, liegen in verschiedenen Stadien vor, Langzeitergebnisse werden für zuverlässige Aussagen angestrebt. Auch diese Ergebnisse halten jedem Vergleich mit der internationalen Literatur stand.
- AG EDV- und Qualitätskontrolle: Leiter Dr. J. Grüber, Hamburg: Diese AG befindet sich in der Phase der Strukturierung, nachdem die Zielrichtung noch nicht auf einzelne Projekte konkretisiert wurde. Begrifflich wird das Qualitätsmanagement die Qualitätskontrolle ablösen.
- AG Notfall- und Intensivmedizin: Leiter Prof. Dr. J. Sturm, Detmold: Der Schwerpunkt der Arbeit dieser AG besteht in berufspolitischen Aufgaben zur Sicherstellung der Position der Unfallchirurgie in der Rettungsmedizin. Daneben werden Algorithmen zur Notfall- und Intensivmedizin erarbeitet.

Fragebogen

60. Jahrestagung der
Deutschen Gesellschaft für Unfallchirurgie e.V.
20.-23. November 1996
Berlin

Bei der Gestaltung der DGU-Jahrestagung wünschen wir Ihre Mitsprache und bitten Sie um Ihre Meinung zu folgenden Punkten:

Beurteilung des wissenschaftlichen Programms:

Ausrichtung der Kongreßthemen:	gut	angemessen	mäßig
Allgemeine Themen	☐	☐	☐
Spezielle Themen	☐	☐	☐
Fortbildungskurse	☐	☐	☐
Videos und Poster	☐	☐	☐

Bemerkungen: ______________________________

____

Beurteilung der Kurse:	sehr gut	gut	mäßig
D1 Arthroskopie der Gelenke	☐	☐	☐
D2 Unfall: Prähospitale Phase	☐	☐	☐
D3 Replantation/Revaskularisation	☐	☐	☐
D4 Rekonstruktion der Kreuzbänder	☐	☐	☐
D5 Wirbelsäulenverletzungen	☐	☐	☐
D6 Beckenverletzungen	☐	☐	☐

Bemerkungen: ______________________________

____

Wurden für Sie Innovationen präsentiert?	ja	nein
	☐	☐

Bemerkungen: ______________________________

____

Bitte wenden!

Abb. 3. Fragebogen zur Kongreß-Gestaltung

- 2 -

Wie beurteilen Sie das wissenschaftliche Niveau der DGU-Jahrestagung?

☐ sehr hoch ☐ hoch ☐ mittelmäßig ☐ schwach

Was hat Ihnen am besten gefallen? ______

Was sollte verbessert werden? ______

Sonstige Bemerkungen: ______

Beurteilung der Organisation:

Kongreßdauer:	☐ zu kurz	☐ ausreichend	☐ zu lang
Parallelveranstaltungen:	☐ zu viele	☐ ausreichend	☐ zu wenig
Diskussionszeit:	☐ zu kurz	☐ ausreichend	☐ zu lang

Was hat Ihnen am besten gefallen? ______

Was sollte verbessert werden? ______

Sonstige Bemerkungen: ______

Zu Ihrer Person:

Sie sind:	☐ Chefarzt	☐ Oberarzt	☐ Assistent
	☐ AIP	☐ Student	☐ ______
Sind Sie DGU-Mitglied?		☐ ja	☐ nein
Sind Sie Referent?		☐ ja	☐ nein
Kongreßbesuche pro Jahr:		☐ 1-2 ☐ 3-5	☐ 6-10

Durch diesen Fragebogen helfen Sie uns, die nächste Tagung in Ihrem Sinne zu planen. Bitte geben Sie diesen Bogen am Registrierungs-Counter ab! Vielen Dank für Ihre Mithilfe!

Abb. 3 (Fortsetzung)

- AG Wunde, Wundheilung, Weichteilschaden: Leiter Prof. Dr. W. Mutschler, Homburg: Sie hat ein ganzes Bündel von wissenschaftlichen Fragestellungen bearbeitet. Einen Projektantrag im Rahmen der rehabilitationswissenschaftlichen Forschung (Lebensqualität nach ausgedehnten Defektwunden) ist gestellt. Eine umfangreiche Fragebogenaktion in deutschen unfallchirurgischen Abteilungen wurde abgeschlossen. Weitere prospektive Studien (chronischer Knocheninfekt und Weichteilschaden) wurden initiiert.
- AG Laserchirurgie: Leiter Dr. H. Rudolph, Rotenburg/Wümme: Die AG hat sich um den Erwerb der „Laserfachkunde" beim Weiterbildungsausschuß der Bundesärztekammer bemüht und ist berufspolitisch aktiv. Des weiteren werden regelmäßig Laserfachkundekurse in Rotenburg durchgeführt.
- AG Wirbelsäule: Leiter Prof. Dr. V. Bühren, Murnau: Verschiedene Studien (HWS-Studie, thorako-lumbale Studie) sind mit großer Patientenzahl in Progress, neu initiierte Studien stehen bevor.
- AG Sporttraumatologie: Leiter Prof. Dr. Th. Tiling, Köln: Die AG bearbeitet spezielle sporttraumatologische Probleme. Eine Erhebung über das Engagement der Unfallchirurgen bei der Betreuung von Sportvereinen und bei der Durchführung von Sportsprechstunden wurde bundesweit veranlaßt. Die AG hat an einem Sportscore gearbeitet, der allgemein bei Sportverletzungen zum Einsatz kommen soll.
- AG Ultraschall: Leiter Prof. Dr. V. Wening, Hamburg: Die AG veranstaltet regelmäßig im Rahmen der DGU-Jahrestagung Kurse für Unfallchirurgen und Chirurgen, die als „Schnupperkurse" Anreiz sein sollten, das Verfahren im traumatologischen Alltag anzuwenden. Mittlerweile hat die weite Verbreitung der Sonographie in der Traumatologie beim akuten Bauchtrauma die Peritoneallavage vollständig verdrängt. Es sind verschiedene Studien zur Beurteilung von Frakturen, Wachstumsfugen und Wirbelsäulenverletzungen geplant.

Berichterstattung über die Arbeitsgemeinschaften

Die Arbeitsgemeinschaften geben regelmäßig Bericht über ihre Tätigkeit, eine wertende Zusammenfassung über den Aktivitätsgrad wird im Präsidium diskutiert.

Die bisherigen Aktivitäten der AGen lassen sich in 3 Bereiche unterteilen:

1. wissenschaftliche Interessen,
2. berufspolitische Akzente,
3. Schlüsselpositionen.

ad 1: Einige AGen, z.B. Becken, Polytrauma, Wunde sind rein wissenschaftlich orientiert, zeitlich eindeutig limitierbar und sind wie „Forschergruppen" anzusehen, die wissenschaftliche Fragestellungen beantworten wollen, die eine einzelne Klinik nicht allein lösen kann (zu geringe Fallzahl für den einzelnen). Insofern sind dies DGU-interne Kollektive. Die wissenschaftliche Gesellschaft prüft sehr genau, wie stark die Aussage der jeweiligen Forschergruppe durch das „DGU-Siegel" bestätigt werden kann.

ad 2: Ohne Frage ist die wissenschaftliche Gesellschaft für Unfallchirurgie aufgefordert, berufspolitische Akzente zu setzen und auf die Einheit der Unfallchirurgie zu achten. Der fortschreitenden Subspezialisierung durch zunehmendes Wissen und neue Techniken ist zwar Rechnung zu tragen, es muß aber eindeutig definiert sein, was zur Unfallchirurgie zu zählen ist. Diese berufspolitischen Akzente werden durch Arbeitsgemeinschaften sichtbar gemacht, sie werden aber ausschließlich durch den Vorstand nach außen vertreten.

ad 3: Es gibt – glücklicherweise – in der DGU Mitglieder, die sich dauerhaft mit einem eng umgrenzten Thema beschäftigt haben und die als Experten zur Verfügung stehen. So sind manche Aufgaben als Schlüsselposition durch fachlich ausgewiesene unfallchirurgische Experten zu besetzen.

Eine Forschergruppe oder Arbeitsgemeinschaft kann ihre wissenschaftlichen Ergebnisse ganz normal als anonyme Kurzfassung im wissenschaftlichen Programm einreichen (was sicher hervorragende Chancen zur Akzeptanz hat und damit das wissenschaftliche Niveau der Jahrestagung weiter positiv beeinflußt). Auch die berufspolitischen Aktivitäten können öffentlichkeitswirksam im Rahmen der Jahrestagung präsentiert werden.

Sektionen

Sektionen werden nach der Geschäftsordnung wie folgt definiert:

„(1) Sektionen sind feste Einrichtungen innerhalb der DGU, die für besondere Teilbereiche der Unfallchirurgie durch einstimmigen Beschluß des Präsidiums gegründet werden können.

(2) Die integrale Zielsetzung der Sektionen ist die Weiterentwicklung des Gebietes Unfallchirurgie im gemeinsamen Interesse aller Unfallchirurgen."

Derzeit gibt es 4 Sektionen in der DGU: die Sektion Kindertraumatologie (Leiter Dr. sc. med. W. Kurz, Lübben), die Sektion Handchirurgie (Leiter Prof. Dr. H. Siebert, Schwäbisch Hall), die Sektion Physikalische Therapie (Leiter Dr. U. Moorahrend, Füssen) und die Sektion Berufskrankheiten und Allergologie (Leiter Prof. Dr. Dr. S. Borelli, München).

Sektionen bearbeiten einen größeren Aufgabenbereich dauerhaft und pflegen auch fachübergreifende Kontakte. Sektionen sollen Randbereiche der Unfallchirurgie vertreten, wobei auch eine engere Zusammenarbeit mit anderen wissenschaftlichen Gesellschaften gepflogen werden kann. Damit können auch berufspolitische Akzente gesetzt werden. Mitglied in einer Sektion kann auch ein Nicht-DGU-Mitglied werden.

Die Sektion vertritt ihr Aufgabengebiet innerhalb der DGU selbständig, nach außen gemeinsam mit dem Präsidium.

Beispielhaft sei hier die Sektion Kindertraumatologie erwähnt, die enge Beziehungen zu benachbarten wissenschaftlichen Gesellschaften, z. B. zur Deutschen Gesellschaft für Kinderchirurgie, unterhält, mit traumatologisch interessierten Kinderchirurgen einen regen Austausch pflegt und gemeinsam eine zentraleuropäische Tagung ausrichtet.

Kommissionen

Satzungsgemäß können Kommissionen (z. B. Kommission für Gebührenordnung, Kommission für Rechtsfragen) durch das Präsidium berufen werden. So können Fachkommissionen für spezielle Bereiche eingerichtet werden, die aus sehr wenigen speziell fachkundigen Mitgliedern bestehen.

Generell ist zu betonen, daß die Führungspositionen Ehrenämter darstellen und nicht der Durchsetzung eigener Interessen dienen.

Offene Fragen und zukünftige Entwicklung

Die Deutsche Gesellschaft für Unfallchirurgie sieht sich als das Sprachrohr eines immer bedeutender werdenden Zweiges der operativen Medizin.

Nur wer sich flexibel neuen Herausforderungen stellen kann, wird als wissenschaftliche Gesellschaft überleben: neue diagnostische Verfahren werden zum Wohle des verletzten Patienten zum Einsatz kommen. Im unfallchirurgischen Kernkompetenzbereich, der operativen und konservativen Behandlung von Unfallverletzten, werden neue Therapieverfahren entwickelt und erprobt werden.

Daneben muß auf wissenschaftlicher Ebene aber auch der Auseinandersetzung mit der molekularen Medizin (Mikro-Bereich/rekonstruktive Chirurgie auf zellulärer Ebene) Rechnung getragen werden.

Im Makrobereich, d.h. im Umfeld der täglichen Arbeit des Unfallchirurgen, wird – auch durch den Kostendruck bedingt – die Thematik: Optimierung der Kommunikations- und Organisationsabläufe („managed care") immer brisanter. Virtuelle Operationen per Computer, Vernetzung aller Einrichtungen des Gesundheitssystems z. B. per Internet sind Themen, denen wir uns stellen müssen. Der Wissens-update muß daher schnell genug erfolgen können.

Vernetzung der DGU

Wege und Möglichkeiten, die DGU im Internet zu präsentieren, sind erarbeitet worden. Derzeit ist das Programm der DGU-Jahrestagung 1996 im Internet als Homepage präsent. Präsentationen im Internet und ein fachgesellschaftsspezifisches Intranet sind auszubauen.

Sehr positive Erfahrungen mit Video-Konferenzsystemen werden die Vernetzung von Krankenhäusern beschleunigen. Neue Kommunikationstechnologien müssen auf ihren Wert für die DGU evaluiert werden, z. B.: Telemedizin. Auch die internen Strukturen der Deutschen Gesellschaft für Unfallchirurgie werden vernetzt werden.

Eine wissenschaftliche Gesellschaft kann derartige Entwicklungen bremsen oder katalysieren: sie muß auf jeden Fall die Weichen für die Zukunft stellen!

Bislang war nur mittels Flexibilität und kontinuierlicher Weiterentwicklung ein derartiges erfolgreiches Vorgehen möglich.

Zusammenfassung

Die großen Fortschritte in der Unfallchirurgie in den letzten Jahrzehnten sind auch durch die rasche Integration neuer, ursprünglich fachfremder Technologien mitbedingt. So konnte die Ultraschalluntersuchung des Verletzten in der Hand des Unfallchirurgen derart perfektioniert werden, daß andere Länder den deutschen Weg als richtig anerkannt haben und dem deutschen Beispiel folgen. Auch die minimal invasive endoskopische Chirurgie konnte sich lange vor der Etablierung in anderen Bereichen der operativen Medizin bereits in den Operationssälen der Unfallchirurgen mit mannigfaltigen arthroskopischen Operationsmethoden einen festen Stellenwert im operativen Repertoire sichern.

Die rasche Umsetzung von Innovationen und die zügige und bundesweit flächendeckende Aneignung neuer Verfahren erfordert Kommunikationsstrukturen, die den Meinungsaustausch zwischen den Kollegen erleichtern. Die Deutsche Gesellschaft für Unfallchirurgie (DGU) hat durch Strukturierung ihres Kongreß-Wesens und durch Schaffung von Sektionen und Arbeitsgemeinschaften dazu einen entscheidenen Anstoß gegeben.

Auf Innovationen rasch reagieren zu können, hängt wesentlich vom Informationsfluß ab. Die Kongress-Struktur der DGU-Jahrestagung wurde erneuert mit dem Ziel, die Qualität der Präsentationen durch Anonymisierung der Einsender und ein Beitragsauswahlverfahren mittels eines Scoring-Systems weiter anzuheben. Die bisherigen Erfahrungen sind positiv. Eine kontinuierliche Evaluation des Angebots der Jahrestagung durch Teilnehmerbefragung wurde initiiert. Damit wird eine weitere Qualitätssteigerung bei der Wissensvermittlung im unfallchirurgischen Themenhorizont angestrebt.

Des weiteren wurden Sektionen und Arbeitsgemeinschaften innerhalb der DGU etabliert, um besondere Teilbereiche, wie z.B. die Kindertraumatologie als feste Einrichtungen gezielt weiterentwickeln (Sektionen) und um flexibel auf neue wissenschaftliche Fragestellungen reagieren zu können (Arbeitsgemeinschaften).

Die DGU sieht sich dabei als Sprachrohr eines wissenschaftlich aktiven, zukunftsorientierten chirurgischen Schwerpunktes.

Damit stehen den deutschen Unfallchirurgen funktionsfähige und effiziente Organisationsformen zur Verfügung, die eine rasche Umsetzung von Innovationen und prompte Reaktionen auf neue Herausforderungen möglich machen sowie Strukturen für die Zukunft bereitstellen.

Literatur

1. Imhof A, Schreiber A (1990) Evaluation von Referaten mit einem Score. Dtsch Ges Orthop Traumatol Mitteilungsbl 3/1990
2. Score of the International Society of the Knee, Proceedings, 1989

Ärztliche Haftung im berufsgenossenschaftlichen Heilverfahren und bei der Begutachtung

G. Hierholzer und H. Scheele

Einleitung

Die Haftung des Arztes im Berufsgenossenschaftlichen Heilverfahren leitet sich aus der geschichtlich gewachsenen Verantwortung in einem sozial orientierten Leistungssystem ab. Die Aufgabe der Therapie und der Begutachtung hat der Arzt in der hippokratischen Verpflichtung wahrzunehmen, die sich nicht auf das Arzt-Patienten-Verhältnis beschränkt, sondern die Verantwortung für die Gesetzliche Unfallversicherung einschließt. Die Qualität der Behandlung, für die der Arzt rechtlich haftet, muß den strengen Kriterien des Arztrechts standhalten. Im Zusammenhang mit dem berufsgenossenschaftlichen Heilverfahren erweitert sich der ärztliche Auftrag. Neben der Erfüllung des Hilfsanliegens eines Patienten haben Arzt und Berufsgenossenschaft die gesetzlich bestimmte Verantwortung, alle geeigneten Leistungen für eine bestmögliche Behandlung und Wiedereingliederung des Verletzten einzubringen.

Die ethische und die rechtliche Verpflichtung des Arztes ist ein tragendes Element im sozialstaatlichen Gefüge und eine Leitlinie für das Handeln. Der gesetzliche Auftrag erfordert es, daß eigene Interessen der Beteiligten hinter der Aufgabe der Leistungserfüllung zurückstehen. Hierzu gehört die Bereitschaft, ständig die eigenen Handlungen kritisch zu prüfen und von außen hinterfragen zu lassen. Die Weiterentwicklung des berufsgenossenschaftlichen Auftrages führt aus unserer Sicht zu der Forderung, geeignete Instrumente einer eigenständigen ärztlichen Qualitätssicherung einzuführen und dazu ein neutrales Organ zu schaffen, mit dem die Qualität der Behandlung und der Begutachtung geprüft werden kann.

Ärztliche Haftung im berufsgenossenschaftlichen Heilverfahren als Konsequenz der sozialstaatlichen Verantwortung

Geschichtliche Entwicklung der Gesetzlichen Unfallversicherung

Im Alltag und bei der Arbeit ist der Mensch Gefahren ausgesetzt, die sich aus äußeren Einwirkungen ergeben. In den zurückliegenden Jahrzehnten ist es mit den dynamisch weiterentwickelten Unfallverhütungsvorschriften in erheblichem Umfange gelungen, erkennbaren und systematischen Verletzungsursachen zu begegnen. In der berufsgenossenschaftlichen Vorgeschichte beschränkte sich eine soziale Absicherung zunächst auf die Solidargemeinschaft der Familie oder teilweise auf Berufsgruppen.

Nur in Ausnahmefällen waren dagegen die Lohnarbeiter im letzten Jahrhundert dahingehend geschützt. Soziale Not und Unruhen ließen das sozialpolitische Verständnis und die sich daraus ergebende Verantwortung allgemein bewußt werden. Am 17.11.1881 stellte Reichskanzler O. v. Bismarck ein Konzept zur sozialen Absicherung der Bevölkerung vor. Das daraufhin am 6.7.1884 verabschiedete Unfallversicherungsgesetz bildete nach erheblichen Änderungen und Erweiterungen die Grundlage der bis zum 31. Dezember 1996 gültigen Reichsversicherungsordnung (RVO), die jetzt in dem Sozialgesetzbuch VII ihre Fortschreibung erfahren hat. Soziale Selbstverwaltung wurde mit sozialem Ausgleich verbunden und dem Versicherten ein rechtlicher Entschädigungsanspruch zugebilligt.

Nach Änderungen und Ergänzungen des gesetzlichen Rahmens wuchsen die Zahl der Versicherten und der versicherten Ereignisse sowie die allgemeinen Leistungen der Gesetzlichen Unfallversicherungen bis in unsere Gegenwart erheblich an. Über die Einrichtung Berufsgenossenschaftlicher Kliniken und Forschungsinstitute, klinisch-wissenschaftlicher Fachgremien und der Institution fachlicher Veranstaltungen wurden Erkenntnisse erarbeitet, die in der Wechselwirkung zwischen Gesetzgeber, Ärzten und Verwaltung eine ständige Verbesserung der medizinischen Leistungen erbrachten. Dieserhalb hat das berufsgenossenschaftliche Heilverfahren auch im internationalen Bereich eine sozialpolitische Vorbildfunktion erlangt.

Die Weiterentwicklung des Ursprungsgedankens der Gesetzlichen Unfallversicherung beinhaltet, das jeweils aktuelle sozialpolitische Verständnis einzubeziehen. Aus der in den letzten Jahren zunehmend erhobenen Forderung nach einer Transparenz und Qualitätssicherung ergibt sich die Notwendigkeit, die verschiedenen Formen der ärztlichen Behandlung im Einzelfalle prüfbar zu machen.

Entwicklung einer Qualitätssicherung ärztlichen Handelns

Seit dem Altertum wurden eigenständige ärztliche, ethische und medizinische Qualitätsnormen auch durch behördliche Einflüsse modifiziert. 1552 ist in der „Peinlichen Halsgerichtsordnung" ein „ärztlicher Kunstfehler" gesetzlich definiert worden. Die Einvernahme sachverständiger Personen zur Begutachtung von medizinischen Problemfällen war vorgesehen. 1621 formulierte Paolo Zacchia aus ärztlicher Sicht Regelvorschriften und entsprechende Strafen zu ärztlichen Heilversuchen.

Der Arzt Christian Fahner präzisierte 1792 die Forderung nach einer Beurteilung ärztlichen Fehlverhaltens durch besondere kenntnisreiche „Medizinische Richter". Unklare Fälle, bei denen nicht von vornherein ein Vergehen zu erkennen war, sollten durch ein „Medizinalgericht" beurteilt werden. Städte und Fürstentümer dehnten ihren Einfluß auf die Ärzte durch eigene Apotheken- bzw. Medizinalordnungen aus. Man wollte damit die Bevölkerung vor Quacksalbern, heilkundigen Scharfrichtern und vor Standesdünkel schützen. Auch aus der historischen Sicht war es berechtigt, die Kompetenz und die Tätigkeitsmerkmale der Ärzte zu präzisieren und damit der Qualität der Behandlung zu dienen.

Die konsequente Weiterentwicklung dieses Schutzgedankens führte letztlich zu den gesetzlichen Rahmenbedingungen, die noch heute ärztliches Handeln bestimmen.

Die Problematik von Behandlungsfehlern

Bei einer fehlerhaften Behandlung kann der Arzt bezüglich der dadurch entstehenden Kosten nach § 116 SGB X auch gegenüber der Gesetzlichen Unfallversicherung regreßpflichtig werden. Die Berufsgenossenschaft ist nicht verpflichtet, den Schädiger gegenüber dem Patienten, der unter Umständen mittelbare Unfallfolgen geltend machen kann, zu entlasten. Seit jeher war es grundsätzlich möglich, den Vorwurf eines Behandlungsfehlers über Gerichtsverfahren klären zu lassen. Die Zahl entsprechender Auseinandersetzungen ist aber erst in den letzten 15 bis 20 Jahren erheblich angestiegen. Zurückliegend war die Ärzteschaft bemüht, durch Standesgesetzgebungen ein homogenes, kollegiales Verhalten zu erreichen. Wurde der Vorwurf eines Behandlungsfehlers erhoben, so glaubte man, die Diskussion der streitigen Fragen nur in den eigenen Reihen führen zu müssen.

Nach einer Kritik von außen verschwanden die falsch verstandenen Vorschriften zum „kollegialen Verhalten" jedoch weitgehend aus den Statuten. Das kollegiale Verhalten ist aber auch heute noch Teil der gültigen Berufsordnung für Ärzte mit dem Ziel, eine korrekte Beziehung unter den Kollegen zu gewährleisten, mit dem sich keine abwehrende Funktion gegenüber den Patienteninteressen verbindet.

Die Entwicklung war in den sechziger Jahren durch die Bildung von Patientenselbsthilfeorganisationen geprägt. Eine Möglichkeit, ärztliches Handeln außergerichtlich kostenfrei zu überprüfen, bestand nicht. Patienten konnten in der Regel nur über eine Strafanzeige Einsicht in ihre Unterlagen erlangen.

Der Arzt schuldet zwar nicht den Behandlungserfolg; wird ihm jedoch eine vorwerfbare Fehlleistung nachgewiesen, so haftet er im Gegensatz zum Richter dafür zivilrechtlich oder/und ggf. strafrechtlich.

Die Ärztekammern griffen die Problematik auf und errichteten in den jeweiligen Bundesländern in der Zeit von 1975 bis 1978 Gutachterkommissionen für ärztliche Behandlungsfehler bzw. Schlichtungsstellen. Die Satzungen und die Verfahrensweise der Kommissionen sind unterschiedlich. Das Bemühen um eine fach- und sachgerechte Klärung von Patientenbeschwerden wurde also mit dem Ziel einer außergerichtlichen Verfahrensweise verbunden und wird seit etwa 20 Jahren erfolgreich praktiziert.

Gutachterkommissionen und Schlichtungsstellen

Ihre Grundlagen bestehen in den von der jeweiligen Ärztekammerversammlung beschlossenen und vom zuständigen Landesminister genehmigten Statuten. Die Gutachterkommissionen und Schlichtungsstellen haben das erklärte Ziel, Beschwerdeverfahren objektiv durchzuführen und bei einem nachgewiesenen vorwerfbaren Behandlungs- oder Dokumentationsfehler zu einer außergerichtlichen Regelung beizutragen. Da sich die Verfahrensweise bewährte, ist sie in Nordrhein-Westfalen mit der Novellierung des Heilberufsgesetzes 1994 zur Pflichtaufgabe der Heilberufskammern geworden.

Exemplarisch wird das Verfahren der Gutachterkommission für ärztliche Behandlungsfehler bei der Ärztekammer Nordrhein vorgestellt. Die Gutachterkommission läßt ein oder mehrere Gutachten erstellen, das dem Patienten hilft, die Berechtigung seines Schadensersatzanspruches zu beurteilen.

Die Kommission stellt ein Sachverständigengremium dar, die Patienten haben keinen Einfluß auf die personelle Zusammensetzung. Das Gremium besteht aus erfahrenen Vertretern der medizinischen Fachgebiete, es wird von besonders qualifizierten Richtern geleitet und bei der Entscheidungsfindung begleitet. Die Kosten trägt die Ärztekammer, die Mitglieder der Kommission arbeiten ehrenamtlich.

Das Gremium wird auf schriftlichen Antrag tätig, sofern neben anderen Vorgaben kein gerichtliches Verfahren anhängig ist. Zur Begutachtung bestellt die Kommission nachweislich erfahrene Fachvertreter, und sie formuliert daraus nach eingehender Diskussion einen entsprechenden Bescheid. Problemfälle werden regelmäßig im Plenum unter Beiziehung weiterer Fachvertreter beraten, und es ist einem beschuldigten Arzt grundsätzlich auch das Widerspruchsrecht eingeräumt. Wird ein vorwerfbarer Behandlungsfehler festgestellt, so bildet der Kommissionsbescheid in den meisten Fällen die Grundlage für eine außergerichtliche Regelung. Auf besonderen Antrag ist es möglich, einen konkreten Schlichtungsversuch herbeizuführen.

Jährlich werden 1000 bis 1300 beschwerdeführende Eingaben verzeichnet, in den letzten Jahren mit einer noch ansteigenden Tendenz. 40 bis 50 % beziehen sich auf das chirurgische oder orthopädische Fachgebiet. Nach der Statistik wurde in den letzten Jahren in rund 35% der beurteilten Fälle ein vorwerfbarer Behandlungsfehler festgestellt. 76% der Patienten leiteten hieraus einen Ersatzanspruch ab, der in 20 % anschließend zu einem Zivilprozeß führte. Die Entscheidungen der Gerichte wichen jedoch nur in einem Prozent von den Ergebnissen des abgeschlossenen Begutachtungsverfahrens ab.

Das Verfahren und die Arbeitsweise der Gutachterkommission für ärztliche Behandlungsfehler wurde schrittweise verbessert, und man hat auch die Kritik von Patienten und Juristen einbezogen. Wesentlich ist für die Gutachterkommission der Ärztekammer Nordrhein die Errichtung mehrerer Kontrollstufen für Gutachten und Bescheide, die einem differenzierten Qualitätsanspruch Rechnung tragen. Die erweiterte Transparenz und Qualität hat zu einer hohen Akzeptanz des Verfahrens geführt.

Faßt man die zurückliegenden Erfahrungen der Gutachterkommission für ärztliche Behandlungsfehler zusammen, so ist ihr im nationalen und internationalen Vergleich eine vorbildhafte Bedeutung zuzumessen.

Vorschlag für ein außergerichtliches Prüfinstitut ärztlichen Handelns im berufsgenossenschaftlichen Heilverfahren

Die Ärzte und die Gesetzliche Unfallversicherung stehen mit dem Behandlungs- und Begutachtungsauftrag in einer geschichtlich gewachsenen sozialpolitischen und gesetzlich begründeten Verantwortung. Die im Sozialgesetzbuch VII fortgeschriebenen Vorschriten des § 556 RVO beschränken sich somit nicht auf die Art und das Ausmaß der medizinischen Behandlungsmaßnahmen.

Verfahrensmängel der Behandlung und deren Steuerung müssen, bevor sich ein Nachteil manifestiert, erkannt und so früh wie möglich behoben werden können. Das Grundgesetz fordert in Artikel 3 Absatz 1 eine Gleichbehandlung der Versicherten. In entsprechender Weise ergibt sich daraus die Forderung qualitätssichernder Normen für die ärztliche Begutachtung einschließlich eines Prüfinstrumentes.

Auch das Rechtsstaatprinzip aus Artikel 20 Absatz 3 ist einzubeziehen. Die Haftung des Arztes beschränkt sich nicht allein auf die Verantwortung der Behandlung und ist auch im Streitfall nicht an das Procedere gebunden, nur ex post eine Klärung über die Gutachterkommission der Ärztekammer herbeizuführen. Der verletzte Versicherte darf seinem Schicksal von Anfang an nicht allein überlassen bleiben, und es wird damit die Bedeutung der lückenlosen Steuerung des Heilverfahrens, der Transparenz und der Qualitätssicherung der Behandlungsmaßnahmen wie auch einer nachfolgenden ärztlichen Begutachtung erkennbar.

Um der besonderen Rechtsstellung des berufsgenossenschaftlichen Heilverfahrens Rechnung tragen zu können, erscheint die Einrichtung eines eigenständigen neutralen und außergerichtlichen Prüfverfahrens dringend geboten. Das Selbstverständnis der Gesetzlichen Unfallversicherung sollte die Verantwortung für diese wichtige Prüffunktion einbeziehen und die Beschwerdeinstitution nicht den Ärztekammern oder der Gerichtsbarkeit überlassen.

Einleitung eines Prüf- bzw. Beschwerdeverfahrens

Die zu errichtende Prüffunktion ist grundsätzlich Ansprechpartner für Anfragen des Patienten, des Versicherungsträgers wie auch für etwaige Anliegen des behandelnden Arztes. In Problemfällen können damit auch im laufenden Behandlungsverfahren Fragen der Therapieentscheidung oder aber z.B. über eine zeitliche Ausdehnung der Behandlung geklärt werden. Die Prüfkommission hat in entsprechender Weise auch Fragen und Beschwerden zu beantworten, die aus der Sicht ex post vorgetragen werden. Ein derart transparentes Verfahren dient nicht nur der obengenannten beidseitigen Verantwortung, es wird auch einem Unrechtsempfinden des Versicherten begegnen und Vertrauen bilden.

Der Fehlsteuerung eines Verfahrens, einem Behandlungsfehler wie auch einer psychischen Fehlverarbeitung von Unfallfolgen ist somit präventiv, d.h. möglichst vor der Manifestation und vor einer langandauernden Auswirkung entgegenzuwirken. Ein objektives Prüfverfahren kann zusätzliches Leiden und das bekannte Problem eines häufigen Arztwechsels mindern und zur gütlichen Einigung beitragen.

Fachliche Differenzen zwischen den an der Behandlung beteiligten Ärzten oder zwischen Arzt und Versicherungsträger mit seinen beratenden Fachkollegen werden nicht selten beobachtet. In solchen Fällen fehlen dem Versicherten in seiner subjektiven Betroffenheit dann auch die Fähigkeit und die Kraft für eine objektive medizinische Beurteilung. Auch dieser Ansatz ist wichtig, um auftretende Probleme nicht nur ex post klären zu wollen.

In der Zivilprozeßordnung hat die mündliche Verhandlung Vorrang vor der schriftlichen Darstellung. In entsprechender Weise sollte ein berufsgenossenschaftliches Prüfverfahren das mündliche Gehör gewähren, das aus der Sicht aller Beteiligten, also des Patienten, des Versicherungsträgers wie auch des Arztes wünschenswert ist.

Begutachtung

Die Anforderungen aus dem Sozialgesetzbuch und der Zivilprozeßordnung verpflichten den Arzt, Gutachten unabhängig von Parteiinteressen, d.h. möglichst neutral und objektiv zu erstellen. Sowohl die Gesetzliche Unfallversicherung als auch die begutachtenden Ärzte haben dafür Sorge zu tragen, daß der Versicherte den ihm zustehenden materiellen Ausgleich nach einer Verletzung erhält.

Mit gewissen Einschränkungen haftet der Arzt nach § 823 BGB für Schäden, die sich aus einem nachweisbar fehlerhaften Gutachten ergeben können. Es steht zwar der Klageweg vor dem Sozialgericht offen, die damit verbundene Zeitverzögerung belastet aber den Patienten und die anderen Beteiligten zusätzlich, und es bleibt unter Umständen die Erfolgsaussicht rechtzeitig eingeleiteter medizinischer Behandlungsschritte endgültig verschlossen. Die berufsgenossenschaftliche und die ärztliche Verantwortung haben den Versicherten vor einer Ungleichbehandlung und einer Leistungsverwehrung zu schützen. Es kann deshalb nur im allseitigen Interesse liegen, eine Überprüfung zuzulassen und zu gewährleisten.

Verfahrensanforderungen, die zu erarbeiten sind, sollten Prüfungen in abgestufter Form durchführen lassen und einer inflationären Beschwerdebereitschaft entgegenwirken. Vergleichbar den Erkenntnissen und Statistiken der Gutachterkommissionen der Ärztekammern könnten die Ergebnisse der berufsgenossenschaftlichen Prüfkommission auf die Therapie und Begutachtung einen Rückkopplungseffekt haben.

Rechtliche, organisatorische und ökonomische Anforderungen

Die rechtliche Stellung des Prüfgremiums für das berufsgenossenschaftliche Heilverfahren einschließlich der Begutachtungstätigkeit ist den aktuellen medizinischen und sozialpolitischen Anforderungen anzupassen. Die von der Zivilprozeßordnung in den §§ 1025 ff. vorgesehenen Schiedsgerichte erfordern frei gewählte Personen, die das Vertrauen besitzen und als Schiedsrichter die Organe der Justiz ersetzen.

Ein entsprechendes Vorgehen erscheint für die Prüfkommission über die berufsgenossenschaftliche Behandlung und Begutachtung nicht sinnvoll. Das Gremium sollte aus kompetenten Ärzten, Verwaltungsjuristen und Fachkräften der Berufsgenossenschaften zusammengesetzt und von unabhängigen Richtern geleitet werden. Um den Interessen des Antragstellers im Sinne der Mittelgleichheit gerecht zu werden, ist der Gesichtspunkt der Kostenfreiheit zu prüfen.

Die Berechtigung und die Verpflichtung zur Teilnahme an derartigen Prüfverfahren läßt sich in Verbindung mit der Zulassung zu den Heilverfahren und vor der Bestellung als Gutachter vertraglich regeln. Der Artikel 20 Absatz 3 GG ist bei der durch § 60 bis § 66 SGB I definierten Mitwirkungspflicht der Versicherten nicht verletzt. Die Rechtsstellung müßte so geartet sein, daß die Prüfbescheide über die Bedeutung einer Empfehlung hinausgehen und damit den Charakter einer Rechtsverbindlichkeit erhalten.

Unter Berücksichtigung eines zu beachtenden Arbeitsanfalls sollten auch für die Bescheiderteilung abgestufte Verfahrensweisen zur Verfügung stehen. Es erscheint sinnvoll, das zu bildende Gremium dem jeweiligen Landesverband zuzuordnen und sich an der Zusammensetzung bereits bestehender Ausschüsse und Kommissionen zu orientieren. Resultierende Kosten dürfen auch in diesem Zusammenhang nicht ausschließlich betriebswirtschaftlich diskutiert werden, aus der sozialpolitischen Bedeutung ist eine gesamtwirtschaftliche Betrachtung unabdingbar.

Zusammenfassung

Es entspricht der berufsgenossenschaftlichen Tradition, die Belange und Rechte eines verletzten Versicherten mit der gebotenen Verantwortung zu beachten. Die Transparenz und die Qualitätssicherung der ärztlichen Behandlung und Begutachtung wie auch der Steuerung des Heilverfahrens fordern im sozialpolitischen Verständnis unserer Zeit dazu auf, auftretende Fragen, Probleme und Beschwerden über ein neutrales Prüfverfahren klären zu können. Das Bemühen um eine bestmögliche Rechtsfindung und die Beachtung der Interessen aller der am Heilverfahren beteiligten Personen und Gremien führen zu dem Vorschlag, vergleichbar der Gutachterkommission für ärztliche Behandlungsfehler der Ärztekammern, entsprechende berufsgenossenschaftliche Prüfgremien zu bilden, die im Einzelfall notwendige Klärung herbeizuführen und den Rückkopplungseffekt des Verfahrens auf die Therapie und auf die Begutachtungstätigkeit zu nutzen.

Literatur

1. Abkommen Ärzte/Unfallversicherungsträger (Ärzteabkommen) vom 23.3.1984. I.d.F. vom 26.3.1992
2. Robert Koch-Institut Berlin (Hrsg) (1991) Anforderungen der Krankenhaushygiene in der operativen Medizin. Anlage zu Ziffer 5.1. der Richtlinien für Krankenhaushygiene und Infektionsprävention. Fischer, Stuttgart Jena
3. 7. Gesetzliche Unfallversicherung (SGB VII) vom 7.8.1996 (BGBl. I S. 1254)
4. Hierholzer G (1995) Die ärztliche Beratung: Steuerungskontrolle nach innen, Vorbildfunktion nach außen. Vortrag: 59. Jahrestagung der Deutschen Gesellschaft für Unfallchirurgie, 22.–25.11.1995, Berlin
5. (Muster-)Weiterbildungsordnung für das Gebiet Chirurgie mit Schwerpunkten: Gefäßchirurgie, Thoraxchirurgie, Unfallchirurgie, Viszeralchirurgie. Nach den Beschlüssen des 95. Deutschen Ärztetages 1992 in Köln. Unfallchirurgie (1992) 18 : 362
6. Pannike A (1994) (Muster-)Richtlinien über den Inhalt der Weiterbildung im Gebiet Chirurgie mit Schwerpunkten Gefäßchirurgie, Thoraxchirurgie, Unfallchirurgie, Viszeralchirurgie. Mitteilungen und Nachrichten der Deutschen Gesellschaft für Unfallchirurgie 16/30 : 22,
7. Satzung der Deutschen Gesellschaft für Chirurgie (1994)
8. 10. Sozialgesetzbuch (SGB X) – Verwaltungsverfahren – (BGBl. I S 1469, ber. S 2218)

KAPITEL 14

Der unfallchirurgische Sachverständige

G. Hierholzer und H. Scheele

Einleitung

Die sozialstaatliche Bedeutung eines unfallchirurgischen Sachverständigen im System der sozialen Sicherung der Bundesrepublik Deutschland leitet sich aus der beruflichen Praxis und den theoretischen Kenntnissen der rechtserheblichen Zusammenhänge ab. Die individuelle Qualifikation wird durch die parallele Entwicklung ärztlicher Erfahrung und spezifischen Sachverstandes erreicht. Die sozialpolitisch wichtige Funktion des Sachverständigen hat sich in einer geschichtlichen Entwicklung herausgebildet, mit Hilfe derer ein Verletzter für einen Körperschaden den gerechten sozialen Ausgleich erfahren soll.

Die im Sozialwesen mitverantwortlichen Elemente des Staatsgefüges wie Richter oder Angehörige der Verwaltungen von Sozial- oder Privatversicherungen sind bezüglich einer Ermittlung und Bewertung von Unfallfolgen nicht sachkundig. Im Einzelfall ist es die Aufgabe des Sachverständigen, die begründenden Voraussetzungen und die Inhalte einer Anspruchsberechtigung darzulegen. Eine systematische Aus- und Weiterbildung über das medizinisch-rechtliche Beziehungsgefüge wird seit über 100 Jahren gefordert, die individuelle Ausfüllung ist jedoch auch heute noch dem besonderen Interesse des einzelnen Arztes überlassen. Dieser muß sich in seiner Funktion als Sachverständiger aus seiner Rolle als Therapeut lösen. In dem zunehmend spezialisierten und arbeitsteiligen Fachgebiet Medizin fällt dem Unfallchirurgen bei der Beurteilung von traumatischen Folgezuständen eine volkswirtschaftlich bedeutende und koordinierende Aufgabe zu. Diese dem Patienten dienende, ehrenvolle Aufgabe wird im Kreis ärztlicher Kollegen oft unterschätzt.

Historische Entwicklung

Entwicklung der unfallchirurgischen Kenntnisse in der beginnenden Neuzeit

Um das Jahr 1000 lagen die Medizin und die Wundarzneikunst in Europa überwiegend in den Händen geistlicher Funktionsträger, Mönchen oder Mitgliedern von Ritterorden. Nach dem Grundsatz „Ecclesia abhorret a sanguine" untersagten mehrere kirchliche Konzile (Tours 1162, das IV. Lateranische Konzil 1215) jedoch dann den Geistlichen die Ausübung der Chirurgie. Durch ein Dekret verbot Bischof Mangegold 1298 in Würzburg kirchlichen Ärzten sogar die Anwesenheit bei einer Operation [26].

Die Bedeutung der Wundärzte

Chirurgie und Anatomie bildeten zunächst kein Lehrfach der Universitäten. Die Chirurgie wurde durch die Ärzte des medizinischen Faches nicht als eine wissenschaftlich begründete Tätigkeit beurteilt. Chirurgenkunst galt als ein Handwerk, die praktizierenden Wundärzte standen auf einer gesellschaftlich niederen Stufe [12, 13, 26]. Die damals maßgeblichen Universitäten verboten sogar ihren Mitgliedern die Ausübung des chirurgischen Handwerkes. Der Kontakt zu den Wundheilern, den „medizinischen Laien", war nur gestattet, sofern ihre besonderen praktischen Erfahrungen benötigt wurden [26].

Die chirurgische Ausbildung erfuhr man damals in der Regel durch private Lehrmeister. Diese waren häufig umherziehende und praktisch erfahrene Operateure, die Steinschnittoperationen, radikale Weichteilbruchoperationen und Staroperationen mit großer Fertigkeit verrichteten. Durch die Teilnahme an Kreuzzügen und Kriegsfahrten erlangten diese Operateure bisweilen große Geschicklichkeit in der Behandlung von Wunden und Knochenbrüchen [17, 26, 53].

Das erste deutschsprachige „unfallchirurgische Lehrbuch", die Bündth-Ertzney für Wundärzte (Anweisung zum Verbinden), wurde 1468 von Heinrich von Pfolspeundt herausgegeben. Dieser hatte seine Schule bei italienischen und deutschen Meistern erfahren und durch Tätigkeiten auf Kriegszügen erweitert. Mit Hieronymus Brunschwig und Hans von Gerssdorff, beide erfahrene Empiriker in Straßburg, die 1509 bzw. 1542 Schriften zur Wundarzneikunde herausgaben, wurde eine in dieser Zeit bedeutende Chirurgenschule gegründet. Neben umfangreichen Anweisungen zur Therapie berichten die zitierten Werke auch von Erfahrungen zur Beurteilung von Verletzungen [26].

Bader, Barbiere, Scherer, Scharfrichter

Es gab auch einige selbständig empirisch geschulte Berufsgruppen wie Bader, Barbiere und Scherer, die in Nebentätigkeit kleinere frische Wunden, Knochenbrüche oder Verrenkungen behandeln, schröpfen oder zur Ader lassen durften [12, 26, 53]. Mit ihrem medizinischen Wissen hatten diese Berufsgruppen für den größten Teil der Bevölkerung und für die einfachen Soldaten, die sich erfahrene Wundärzte in der Regel nicht leisten konnten, auch die Funktion der „Allgemeinpraktiker" [26, 53].

Besonders Scharfrichter besaßen nach ihren persönlichen Erfahrungen Kenntnisse über die Anatomie und über die Entstehung von verrenkten Gliedmaßen oder von Frakturen. Da sie nach einer Folter oft die erzeugten Verletzungen wiederherstellen mußten, bildeten sie Fähigkeiten in der Behandlung aus. Sie therapierten Patienten in Konkurrenz mit Wundärzten, Barbieren und akademisch ausgebildeten Ärzten. Dies ging so weit, daß 1679 ein Scharfrichter mit behördlicher Erlaubnis in Ulm als Arzt praktizieren konnte. Selbst 1830 bei der Wahl um die Position eines Schweizer Landesphysikus konkurrierte noch ein Scharfrichter mit einem akademisch ausgebildeten Arzt [12].

Entwicklung der „Akademischen Chirurgie"

Nach der Gründung deutscher Universitäten ab 1350 trat die Chirurgie erst spät als Lehrfach der medizinischen Fakultät hinzu. Den Unterricht hielten in der ersten Zeit häufig nichtakademische Wundärzte [12, 17, 26]. Erst mit der Einführung chirurgisch orientierter Militärarzneischulen im 18. Jahrhundert ging die Entwicklung verstärkt hin zu akademisch umfassend ausgebildeten und examinierten Chirurgen. Eine Annäherung von Chirurgie und Medizin, deren Studium damals noch den Abschluß des Magisterexamens einer philosophischen Fakultät voraussetzte, wurde so gefördert. Im wesentlichen ist es dem unablässigen Streben des Freiburger Ordinarius für Chirurgie, Matthäus Mederer (1739–1805), zu verdanken, daß Kaiser Joseph II. 1783 das Studium der Chirurgie dem der Medizin gleichstellte [17].

Mit fortschreitender Entwicklung des qualitätsorientierten medizinischen Denkens schlossen sich die Behörden zunehmend der lange erhobenen Forderung an, daß die ärztliche Tätigkeit auf akademisch ausgebildete und staatlich geprüfte Personen beschränkt werden müsse. Dies wurde jedoch erst 1885 mit Einführung der einheitlichen Approbationsordnung ermöglicht [13, 17, 53, 59].

Die geschichtlich gewachsene Stellung der Sachverständigen zwischen Medizin und Recht

Seit Hippokrates ist die Ausübung ärztlicher Tätigkeit auf ein gewissenhaftes Studium und eine ärztliche Ethik gegründet [1]. Ärzte schufen selbständig Standesordnungen. Gesetzgebende staatliche Instanzen entwickelten Vorschriften, die das Zusammenleben der Menschen regelten [7, 11, 23, 19]. In diesem Sozialgefüge wurden Ärzte im Rahmen gerichtlicher Verfahren als Berater der Richter oder zur Beurteilung ärztlicher Behandlungen schon früh sachverständig tätig.

Aufgaben der Wundärzte

Antistius, der Leibarzt Cäsars, untersuchte 44 v. Chr. die Wunden des ermordeten Imperators und fand den Stich in den Thorax als denjenigen heraus, der letztendlich tödlich war. Zur Zeit Hadrians (117–238 n. Chr.) untersuchte ein Arzt in Streitfällen den Patienten vor Gericht, die Dokumentation erfolgte durch die Richter [75]. Zur Beurteilung von Verletzungen wandten die beteiligten Ärzte operative Fertigkeiten an. Die ärztliche Untersuchung war Teil des rechtlichen Verfahrens. In merowingischer Zeit nennen die ältesten bekannten deutschen Rechtswerke, Pactus und Lex Alamannorum, Mediziner als Sachverständige [11, 13, 59, 75].

In Freiburg besahen noch 1218/20 nur die Richter den Verletzten oder Toten. Zunehmend wurden in der Beurteilung von Wunden besonders erfahrene „Wundärzte" von Gerichten beauftragt, um im Falle des Todes die Kausalität zwischen Verletzung und Tod im Rahmen eines Klagebeweises festzustellen. 1407/17 sah die Strafprozeßordnung von Freiburg die generelle Zuziehung von Wundärzten vor [59, 75]. Im Rahmen der gesellschaftlichen Neuorientierung zur Zeit des Mittelalters beschloß der Reichstag zu Freiburg 1498, eine generelle Reform des Strafrechts vorzunehmen. Dieses neue Rechtswerk wurde 1532 mit der Herausgabe der „Peinlichen Halsgerichtsordnung“ Karls des V. abgeschlossen. Diese älteste deutsche Strafprozeßordnung, die Carolina, sah auch bei einer fehlerhaften ärztlichen Behandlung die Einvernahme von sachverständigen Ärzten als Gutachter vor [7, 11, 75].

Die Wundschau übernahmen zunächst die Ratsbarbiere, im 16. Jahrhundert in Berlin der Hofbarbier des Kurfürsten. Gerichtliche Untersuchungen erfolgten im 18. Jahrhundert in Preußen durch den Kreisphysicus und einen „Chirurgus forensis“, dem seit 1770 für die gerichtliche Leichenöffnung bestellten Wundarzt. 1818 schrieb die Hamburger Medizinalordnung vor, daß die Stadtphysici unter Assistenz der Ratschirurgen die gerichtlichen Sektionen und die Ausfertigung sogenannter „Visi reperti“, d. h. die Erarbeitung eines Gutachtens, vorzunehmen hatten [53, 59, 75].

Bedeutung der Kollegialität

Die Beurteilung einer ärztlichen Handlung durch einen sachkundigen Gutachter war aus gerichtlicher Sicht erschwert durch strenge berufsständische Vorschriften, die Ärzte zu kollegialem Verhalten untereinander anhielten. Auch sachverständige Äußerungen zur Frage einer Behandlungsstrategie im Rahmen eines Konsiliums, d. h. der kollegialen Beratung zur Lösung eines medizinischen Problems, oder bei der Konsultation eines zweiten Arztes durch den Patienten selbst, waren nur eingeschränkt möglich [1, 53]. Probleme mußten damals in den eigenen Reihen erörtert werden. Ein konsultierter Arzt konnte eine vorangegangene Behandlung bei hohen Strafen nicht öffentlich kritisieren [11, 19].

Die ältesten Vorschriften beziehen sich hierbei auf chirurgisch Tätige (Wundärzte, Bader, Scherer, Barbiere), deren kollegialer Geist durch die Zusammenfassung in Zünfte und Gilden gefestigt worden war [1, 11, 13, 19]. Bei schweren, möglicherweise lebensgefährlichen Verletzungen waren die Mitglieder verpflichtet, andere sachverständige Kollegen zur Beratung hinzuzuziehen, „damit der Verwundete weniger verwahrlosen würde“ [19]. 1483 bzw. 1557 durfte in Konstanz bzw. Oldenburg keiner den von einem anderen angelegten Verband anrühren, auch wenn der Kranke die Behandlung durch einen anderen „Meister“ begehrte, wenn nicht der erste Behandler vorher bezahlt worden war. Auch „Kunden abdingen“ oder „Gesinde abzuziehen“ war verboten [19]. Eine Behandlung war staatlich unkontrolliert, ein allgemeiner Schutz der Patienten nicht gegeben.

Staatliche Einflüsse zur Qualitätskontrolle

Um den Einfluß auf die Heilkundigen auszudehnen, erließen Städte eigenständige, zu beeidende „Medizinal Ordnungen“ im Sinne von Berufs- oder Ärzteordnungen, die ethische Seiten der Tätigkeit, Visitenpflicht und Gebühren regelten. Die im jeweiligen Bereich Tätigen mußten diesen zwingend Folge leisten [11, 14, 53, 59]. 1785 wurden in den Herzogtümern Jülich und Berg Vorschriften erlassen, nach denen sich die Ärzte einem Konsilium nicht entziehen konnten, auch Streitereien wurden unter Strafe gestellt [53]. Mit diesen Medizinalordnungen sollte den Patienten aus juristischer Sicht eine qualifizierte fehlerfreie Behandlung durch

Ärzte und Wundärzte gesichert werden. Die Zuständigkeitsbereiche der in der Heilkunde wirkenden Ärzte, Wundärzte, Bader und Barbiere wurden exakt festgelegt [53, 59].

Im Deutschen Bund von 1815 gab es in den 39 Staaten noch keinen einheitlichen Ärztestand. Es wurde zwischen Medizinern, den approbierten und promovierten Ärzten, Chirurgen und Wundärzten unterschieden. 1818 erließ der Hamburger Rat eine Medizinalordnung mit genauen Vorschriften zur „klaren und deutlichen" Abfassung von Gutachten der Ratschirurgen [53]. Ab 1869 unterstanden auch die im medizinischen Bereich tätigen Personen einer Gewerbeordnung. Diese ließ jedoch eine „Kurierfreiheit" zu und ermöglichte die Ausübung eines Heilberufes unter falschen Voraussetzungen, d. h. ohne Examen. Das unberechtigte Führen des Doktortitels hatte nur geringe Strafen zur Folge. Die Ausübung einer Praxis im „Umherziehen" war möglich. Nur der Titel „Arzt" war geschützt und mit universitärem Studium und Prüfungen pflichtgemäß verbunden [7, 69]. Erst mit der Einführung der „Reichsgesetze betreffend der ärztlichen Prüfung" vom 2. Juni 1885 wurden Vorschriften ähnlich einer Approbationsordnung gültig [59].

Entwicklung der modernen Sozialpolitik als Grundlage der Tätigkeit unfallchirurgischer Sachverständiger

Der Mensch ist schon immer bei der Verrichtung seiner täglichen Aufgaben von Unfällen bedroht worden. Sozialen Schutz im weiteren Sinne gewährte die Solidargemeinschaft der Innung oder Knappschaft [22, 61]. Mit der Entwicklung der Industriegesellschaft ging dieser allgemeine Schutz für die freien Lohnarbeiter verloren. Im 18. Jahrhundert gab es in Preußen gesetzlichen Schutz nur für einzelne Berufsgruppen (1794 für Seeschiffer, 1810 für „landwirtschaftliches Gesinde"), jedoch keine allgemeine Sicherung im Krankheitsfall [22, 61].

Einführung des allgemeinen Versicherungsschutzes

Ein versicherungsrechtlicher Unfallschutz auf privater Basis war bereits für Seeschiffer nach dem Seerecht von Wisby 1541 möglich, im 18. Jahrhundert konnten Unfälle durch sogenannte Arm- und Beinbruchgilden abgesichert werden [28].

Dem Vorbild Englands folgend begann sich sozialpolitisches Denken angesichts der allgemeinen Notlage großer Bevölkerungsteile erst Anfang des 19. Jahrhunderts zunehmend durchzusetzen. Am 9.3.1839 erschien das Preußische Regulativ über Beschäftigung Jugendlicher in den Fabriken, das die Arbeit von Kindern unter neun Jahren gesetzlich untersagte. Damals bewirkten auch Katastrophen, u. a. in Bergwerken, politische Impulse zu einer Reform des Schadensersatzrechtes, so daß 1871 das Reichshaftpflichtgesetz zur privaten Absicherung, das die Haftung der Unternehmer erweiterte, erlassen wurde [22, 61]. Durch diese Regelung wurde das Problembewußtsein für den Arbeitsunfall geschärft.

Aufgrund gesellschaftspolitischer Zwänge verkündete am 17.11.1881 Reichskanzler O. v. Bismarck eine Absichtserklärung, mit der die Geschichte der bahnbrechenden sozialpolitischen Neuerungen zur sozialen Sicherung der Bevölkerung ihren Anfang nahm. Bis dahin war ein geschädigter Arbeitnehmer entweder auf den guten Willen des Arbeitsgebers im Rahmen einer gütlichen Einigung oder auf einen für ihn meist unerschwinglichen Klageweg angewiesen, um nach einem Arbeitsunfall zu einer Entschädigung zu gelangen. Am 15.6.1883 wurde das Krankenversicherungsgesetz, am 6.7.1884 das Unfallversicherungsgesetz erlassen und 1889 die Invaliden- und Altersversicherung eingeführt [4, 5, 11, 14, 21, 28, 35, 61, 59, 69].

Bedeutung der gesetzlichen Unfallversicherung

Der Umfang der gesetzlichen Leistungen und die Zahl der anspruchsberechtigten Personen nahmen in den folgenden Jahrzehnten erheblich zu. 1894 waren in Deutschland 18 Millionen Personen, d.h. etwa ein Drittel der Einwohner, im Rahmen der gesetzlichen Unfallversicherung, etwa 7 Millionen in den Krankenkassen und 11,5 Millionen über die Invaliditäts- und Altersversorgung versichert [4, 71, 73]. Die Leistungspflicht der Berufsgenossenschaften trat zunächst erst mit Ablauf der 13. Woche nach dem Unfall ein, so daß etwa 11 Millionen Versicherte bis dahin fast vollständig ohne ärztliche und materielle Hilfe blieben. Eine Behandlung erfolgte in diesem Zeitraum durch die nichtakademischen Wundärzte, nach Thiem „Pfuscher", so daß erhebliche Folgeschäden eintraten [73].

Der eigentliche Schutzgedanke der Gesetzgebung wurde fortdauernd weiterentwickelt, so daß die Berufsgenossenschaften ab dem 1.1.1893 bereits unmittelbar nach dem Unfall die Behandlung übernehmen konnten. Erst später wurde dies zur Pflicht [4, 72, 79].

Die gesellschaftliche Stellung der Sachverständigen

Die Stellung der Ärzte innerhalb der Gesellschaft erfuhr einen erheblichen Wandel. Mit Einführung der staatlichen Gewerbeordnung von 1883 war der Arzt zu einem konzessionspflichtigen Gewerbetreibenden geworden. Ärzte waren in einem besonderen individuellen Vertrauensverhältnis zum Patienten im Rahmen der Einzelbehandlung, der Armenfürsorge, beim Betreiben von Hospitälern und im Bereich der öffentlichen Gesundheitspflege tätig. Mit den neuen gesetzlichen Bestimmungen wurden sie neben der Tätigkeit als Therapeut zu staatlich verpflichteten Sachverständigen, die im Rahmen von Behandlung, sachverständiger Begutachtung und bei der Abgabe von Zeugnissen zur Arbeitsunfähigkeit ehemals vertrauliche Informationen an staatliche Institutionen zu übermitteln hatten. Dies wurde von den Zeitgenossen teilweise schmerzlich empfunden, der Arztberuf jedoch deutlich aufgewertet [69, 74, 77].

Als selbständiger Gewerbetreibender wurde der Arzt Bindeglied zwischen Arbeitgeber, Arbeitnehmer und Versicherung [4, 59]. Ohne ihn konnte der soziale Ausgleich eines erlittenen Körperschadens nicht erfolgen [79]. Die fachlichen Erkenntnisse der sachverständigen Ärzte wurden durch die Politik bei der Lösung volkswirtschaftlicher Probleme berücksichtigt und hatten so bedeutende Einflüsse auf die deutsche Sozialpolitik [5]. Die Entwicklung der sich spezialisierenden Unfallheilkunde und Begutachtung wurde mit Einführung der Unfallgesetzgebung bedeutend gefördert.

Entwicklung der Aufgaben von unfallchirurgisch sachverständigen Ärzten

Mit der Einführung der gesetzlichen Unfallversicherung hatten sich parallel Methoden moderner Operationsverfahren mit Anästhesie und Asepsis entwickelt. Das Hauptinteresse der Chirurgen war auf die nun möglichen Operationen gerichtet, wodurch die Verletzungschirurgie in den Hintergrund trat [71, 73, 79]. Röntgenuntersuchungen machten die Diagnostik sicherer, die Einführung neuer Körperersatzstücke verbesserte die Behandlungsmöglichkeiten [73]. Chirurgen nahmen in Anbetracht der funktionellen Bedeutung der Heilungsergebnisse verstärkt Rücksicht auf die Auswirkungen einer Operation [2]. Die Unfallgesetzgebung förderte das wissenschaftliche Interesse der Chirurgen an der Unfallheilkunde. Über die intensive Beschäftigung mit dem Problemfeld nahm die Sachkunde in der Beurteilung von Verletzungen zu [35].

Es bleibt anzumerken, daß Unterschenkelfrakturen zu dieser Zeit noch eine mittlere Heilungszeit von 32 Monaten hatten [73]. In den ersten Jahren nach Einführung der Unfallversicherung wuchs die Zahl und Höhe der Rentenleistungen erheblich, da eine Nachbehandlung erst mit der Bekämpfung der Folgezustände nach der 13. Woche beginnen konnte. 1886 betrug die Summe der Rentenleistungen noch etwa 2 Millionen gegenüber 32 Millionen 1892 [4]. Die Zahl der entschädigten Unfälle stieg jedoch nur von 10 000 auf 60 000 [79].

Wandel des Krankheitsverständnisses

Das allgemeine Krankheitsverständnis erfuhr einen Wandel. Hatte man sich bis dahin in der Forschung noch mit der Analyse der Zustandsbilder beschäftigt, begann man nun, den kausalen Ursachen auf den Grund zu gehen [5]. Krankheitsbilder wie die „Lehrlingsskoliose“, die „Töpferbrust“ oder das „Bauernbein“, die zunächst noch als Berufskrankheiten galten, wurden im Laufe der Zeit als konstitutionsbedingt eingeschätzt [4, 6, 18, 40, 48, 70, 72]. Nachdem die kausale Beziehung von Trauma und Entstehung einer Knochentuberkulose durch Becker 1895 noch anerkannt worden war, ließ Liniger 1923 dies nur noch in besonderen Ausnahmen gelten [4, 42].

In der Nachbehandlung konnte etwa ab 1895 mit der medikomechanischen Therapie nach Gustav Zander bereits ein Vorläuferverfahren der heutigen Isokinetik eingesetzt und später auch in der Begutachtung angewendet werden [40]. Massagen, Heißluftbehandlungen und Freiturnen bildeten die Grundlage für die moderne Physio- und Sporttherapie, die durch die gesetzliche Unfallversicherung nun auch einem breiteren minderbemittelten Anteil der Verletzten zugänglich wurden [72, 73]. Mit der zunehmenden und frühzeitig einsetzenden Therapie und intensiven Nachbehandlung besserten sich auch die Heilresultate nach schweren Verletzungen erheblich. Die durchschnittliche Entschädigungssumme sank von 1889 bis 1895 von 192 auf 74 Mark [4]. Die an der Rehabilitation beteiligten Kliniken wurden diesbezüglich im Volksmund als „Rentenquetschen“ bezeichnet.

Auswirkungen der Sozialpolitik

Nicht nur aus staatswissenschaftlicher Sicht ergaben sich jedoch auch negative Auswirkungen der Sozialgesetzgebung auf das Krankheitsbewußtsein. Es fiel auf, daß ausländische Verletzte, für die die Bedingungen der Rentenversicherung nicht zutrafen, unter identischen Bedingungen viel kürzere Heilungszeiten benötigten. Die unkomplizierten Brüche des Schlüsselbeines, die bis dahin einen Heilverlauf von 20 bis 40 Tagen aufwiesen, erforderten nach Einführung der berufsgenossenschaftlichen Fürsorge Behandlungszeiten von 2 Monaten. Nachdem in den ersten 10 Jahren nach der Einführung 0,26% der Verletzten auf Dauer erwerbsunfähig blieben, waren es nach weiteren 10 Jahren bereits 6,6% [5].

Verantwortung der unfallchirurgischen Sachverständigen im System der sozialen Sicherung

Aufgaben der Begutachtung

Nachdem die ärztlichen Gutachter bereits bei der Einschätzung von Unfallfolgen für die privaten Unfallversicherungen nach vereinbarten Gliedertaxen Erfahrungen gesammelt hatten, bewirkte die Einführung der gesetzlichen Unfallversicherung einen Innovationsschub. Gleichzeitig kam es mit Einführung der gesetzlichen Invalidenfürsorge zu umfangreichen Erkenntnissen in der Beurteilung von schweren kriegsbedingten Verletzungen und deren Bedeutung für die berufliche Integrationsfähigkeit des Einzelnen [58, 72, 74]. Für die Invaliditätsversicherung waren unfallchirurgische Sachverständige überwiegend im Rahmen von Spezialgutachten oder für die Schiedsgerichte der Arbeiterversicherung tätig. Die gesellschaftlichen Institutionen, die Ärzteschaft, die Politiker und die Presse waren über den „humanen Zug der Unfallversicherung“ gleichermaßen begeistert. Man war sich einig, „daß nicht genug geschehen könne, um die Verletzten der Wohltat des Gesetzes teilhaftig werden zu lassen“ [72].

Entwicklung der Begutachtungsgrundlagen und Normen

Anfänglich entbehrte die Begutachtung noch der wissenschaftlichen Grundlagen, so daß selbst vor Gericht häufig ein Verletzter nach Thiem „zu Unrecht Recht und Entschädigung zugebilligt“ bekam [72]. Die Summen der Entschädigungsleistung stiegen an, so daß die Finanzierung nicht mehr gewährleistet schien. So schlug die Begutachtungspraxis bald in das Gegenteil um, nämlich in eine harte ungerechtfertigte Begutachtung [72]. Die Gutachter sammelten Erfahrungen in der Einschätzung von „Simulantentum“ und „Unfallneurosen“. Anfangs konnte aus „Bagatellverletzungen“ noch völlige Erwerbsunfähigkeit resultieren. Nach und nach entwickelten die Gutachter jedoch eine begründete Sicherheit der Beurteilung [4, 5, 48, 71, 79]. Eine ähnliche Entwicklung war zwischen 1980 und 1996 bei der Einschätzung von posttraumatischen Beeinträchtigungen der Halswirbelsäule erneut zu beobachten [30, 33].

Schon früh bemühten sich unfallchirurgisch erfahrene Ärzte um eine objektive und an der wissenschaftlichen Basis orientierte Begutachtung unter Berücksichtigung der Kausalität von Unfallereignis und nachgewiesenem Körperschaden. Namentlich L. Becker und C. Thiem legten 1885 bzw. 1898 Maßstäbe und die Grundlagen für eine Begutachtung fest, die in ihrer Deutlichkeit und Sachdarstellung auch teilweise heute noch Gültigkeit besitzen [4, 71].

Becker untersuchte unter vielem anderen die Bedeutung des Gelenkknarrens und die Aussagekraft von Umfangsmessungen ebenso, wie er Anweisungen zur Erkennung von vorgetäuschten Behinderungen aufstellte. Becker bemerkte, daß „die Verwendbarkeit eines Gutachtens mit der Bestimmtheit der Ausdrucksweise wächst". Einhellig werden die Deutsche Sprache auch zur Beschreibung der medizinischen Befunde gefordert und entsprechende Übersetzungen angeführt [4].

Thiem appellierte in seinem Vorwort: „Vom Arzt wird ein sachverständiges Urteil verlangt. Humanität zu üben, ist Sache der Berufsgenossenschaften und Richter. Die wahre Humanität auch Unfallverletzten gegenüber ist einzig und allein die Gerechtigkeit ... Von unserer Gewissenhaftigkeit, von unseren Kenntnissen und Erfahrungen hängt das Wohl und Wehe einer großen Zahl unglücklicher Menschen ab, und wir müssen unser Urteil objektiv und niemand zu Liebe und niemand zu Leide wie die Richter abgeben. Und wenn wir jemals schwanken sollten, zu wessen Gunsten die Waagschale herniedergehen soll, so kann es keinen Zweifel geben, daß dies zugunsten der Verletzten geschehen muß" [71].

Die Grundlagen wurden von sachkundigen und erfahrenen Ärzten in Zusammenarbeit mit den Institutionen fortentwickelt und über Generationen optimiert [4, 6, 18, 21, 30, 32, 33, 42, 45, 47, 48, 52, 55, 64, 71]. Die Begutachtung hatte unabhängig von „Medizinischen Schulen" wertend zu erfolgen [23, 79]. Die Abfassung von Gutachten sollte schlüssig sein, die Gutachten über den Verletzten selbst und nicht über den vorherigen Gutachter ausgestellt werden [4, 6, 71].

Wandlung durch Schulung der Gutachter und Gesetzesänderung

Bereits Ende des vorangegangenen Jahrhunderts wurden durch die wesentlichen Autoren immer wieder ein Mangel an ausreichendem Interesse für die bedeutende Aufgabe in dieser Leistungsfunktion des unfallchirurgischen Sachverständigen für das Sozialsystem und das Fehlen einer speziellen Fortbildung beklagt [4, 23, 79]. Wesentliche Bedeutung wurde auch der Kenntnis der Gutachter über die gesetzlichen Rahmenbedingungen eingeräumt. Thiem erhob die politische Forderung, Mängel des Beurteilungssystems und aus dem Gesetz resultierende Ungerechtigkeiten aufzudecken und eine gesetzliche Änderung herbeizuführen [71].

Begriffsdefinition der Begutachtung

Bereits 1892 wurde für die gesetzliche Unfallversicherung festgelegt, daß die betriebliche Tätigkeit „wesentliche Ursache des Unfalls gewesen sei" [55, 61]. Diese Theorie der wesentlichen Bedingung ist bis heute die Grundlage der Kausalitätsfeststellung geblieben. Der Gutachter hatte die Arbeitsfähigkeit bzw. die Minderung der Erwerbsfähigkeit (MdE) festzulegen. Dies war ohne Erfahrungen am Anfang schwer, da in der vorangegangenen Zeit mit nach heutigen Kriterien erheblich funktionsgestörten Extremitäten noch ein konkurrenzfähiger Broterwerb möglich gewesen war [71]. Zur Beurteilung gelangten die Einschränkungen, die der einzelne Verletzte nach seinen Kenntnissen und Fähigkeiten auf dem gesamten Arbeitsmarkt durch die Verletzungsfolgen erfuhr. Diese Einschätzungsrichtlinie ist im wesentlichen bis heute aktuell.

Die ärztliche Einschätzung entsprach einem Vorschlag, dem der Auftraggeber nicht folgen mußte. Neben den durch die privaten Versicherungen frei vereinbarten Sätzen, nach denen Gliedmaßenverluste oder eine Einsteifung beurteilt wurden, entwickelten sich parallel Rentensätze der gesetzlichen Unfallversicherung für bestimmte Verletzungsfolgen. Diese beruhten auf Erfahrungen und den Ergebnissen von Widerspruchsverhandlungen [4, 6, 72]. In Anbetracht der damaligen wirtschaftlichen und sozialen Verhältnisse bedeutete die abstrakt bemessene MdE jedoch auch tatsächlich einen entsprechenden Verdienstausfall.

Entwicklung der Rahmenbedingungen

Bezüglich der gesetzlichen Rahmenbedingungen für eine sachverständige Tätigkeit haben sich im Bereich der gesetzlichen Unfallversicherung und des Sozialrechts wie auch der privaten Unfallversicherung teilweise bis heute erhebliche Änderungen ergeben. Die soziale Sicherung wurde umfassender, das Aufgabenfeld durch Begutachtungen im Rahmen des Arzthaftungsrechts erweitert.

Die praktischen ärztlichen Berufsaufgaben als Grundlage einer Sachverständigentätigkeit erfuhren parallel mit der Einrichtung entsprechender Fachgesellschaften eine immer höhere Spezialisierung. Den unfallchirurgischen Ärzten kommt heute im klinischen Alltag die Aufgabe der umfassenden medizinischen Behandlung von Unfallverletzten und die Koordination der ärztlichen Betreuung durch Ärzte anderer Fachgebiete zu. Sie sind durch den täglichen Umgang mit den Verletzten in der Beurteilung der entsprechenden unfallabhängigen Zustandsbilder und deren prognostischen Entwicklungsmöglichkeiten besonders erfahren.

Der unfallchirurgische Sachverständige in der heutigen Zeit

Aufgaben und sozialpolitische Bedeutung

Umfang des Aufgabenfeldes

Das Aufgabenfeld der unfallchirurgischen Sachverständigen erwächst aus dem gesamtstaatlichen System der Bundesrepublik Deutschland. Die soziale Sicherung erfuhr seit der Einführung unter dem Einfluß der Rechtsprechung, der medizinischen Entwicklung und der gesellschaftlichen Rahmenbedingungen eine erhebliche Verbesserung. Nach der Einbeziehung der Kindergarten- und Schulkinder sowie der Studenten in die gesetzliche Unfallversicherung ist der überwiegende Teil der Bevölkerung in das Sicherungssystem einbezogen.

Bei einer Wohnbevölkerung 1994 von 81,4 Mio. wurden 50,6 Mio. Mitglieder in der gesetzlichen Krankenkasse und 53,8 Mio. Versicherte in der gesetzlichen Unfallversicherung, davon 16,3 Mio. Kinder, Schüler und Studenten verzeichnet. 2,1 Mio. Arbeitsunfälle wurden gemeldet, davon 64500 erstmals mit einer Rente entschädigt. 2668 dieser Unfälle hatten Todesfolgen [125 Kinder]. Bei Verkehrsunfällen verletzten sich 511000 Personen, es gab 20000 Unfalltote, davon starben nach Verkehrsunfällen 9814. Es gab 2,2 Mio. körperlich Behinderte durch Schäden an Extremitäten und Wirbelsäule oder mit Querschnittslähmungen. Vor lokalen Sozialgerichten konnten 17411, vor Landessozialgerichten 2562 und vor dem Bundessozialgericht 306 Klagen bezüglich eines Verfahrens unter Einbeziehung einer Unfallversicherung abgeschlossen werden [67]. Allein vor der Gutachterkommission der Ärztekammer Nordrhein-Westfalen kam es zu ca. 450 Verfahrensanträgen über unfallchirurgisch/orthopädische Fragestellungen [78].

In der Verknüpfung von Recht und Medizin ist der unfallchirurgische Sachverständige bei der Beurteilung von Unfallfolgen, in Streitfällen vor Gericht und bei Verhandlungen vor den Gutachtergremien der Ärztekammern in verschiedener Hinsicht gefordert. Der Aufgabenbereich betrifft die sozialrechtliche Problematik wie auch Stellungnahmen für Krankenversicherungen, für die Kriegsopferfürsorge und für die Rentenversicherung [14, 27, 28, 31, 34, 49]. Das hohe Maß der sozialen Sicherung weist dem unfallchirurgisch kundigen Arzt als sachverständigem Ratgeber eine zentrale ärztliche und soziale Rolle zu [10, 21, 50].

Grundsätzliche Aufgaben des Sachverständigen

Der unfallchirurgische Sachverständige verfügt nach seiner Ausbildung über umfassende Kenntnisse der Entwicklung posttraumatischer Zustände und deren individueller Bedeutung für die resultierenden Behinderungen. Ihm obliegt die Aufgabe, festzulegen und zu erläutern, ob behauptete Beschwerden nachzuvollziehen und objektivierbar sind, ob Behinderungen kompensierbar sind und inwieweit sekundäre Folgen durch weitere Belastungen eintreten können [43, 44, 47, 55, 57]. Dieses setzt profunde unfallchirurgische Kenntnisse, eine ständige Forschung und Fortbildung voraus [24, 50, 68]. Die Beurteilung muß die Qualität und Zuverlässigkeit einer an „Sicherheit grenzenden Wahrscheinlichkeit“ erfüllen [21, 30, 33, 55]. Schon die Attestierung einer Arbeitsunfähigkeit erfordert Sachverstand und soziale Verantwortung mit erheblichen Konsequenzen für den einzelnen und die Gemeinschaft.

Zur Beurteilung sind medizinische Erkenntnisse, die methodisch erforscht wurden, deren Hintergründe und Methoden plausibel und reproduzierbar sind und die in der modernen Wissenschaft allgemeine Gültigkeit besitzen, heranzuziehen, und nicht Hypothesen [21, 41]. Die schlüssigen Ausführungen müssen transparent, unparteiisch und frei sein von einer Rivalität dem Kollegen gegenüber [50]. Mit diesen Grundsätzen nicht zu vereinbaren sind „Gefälligkeitsatteste“, die dem Vertrauen in das sozialstaatliche Gerechtigkeitsgefüge abträglich sind [10, 21, 24, 41, 46]. Die Qualität und der entscheidungsgebende Einfluß der sachlichen Äußerungen auf die sozialrechtlichen Instanzen ist nur schwer zu überprüfen [64]. Zur Wahrung eines umfassenden Qualitätsanspruchs bedarf es externer und interner Kontrollmechanismen [34, 36, 38, 64].

Das hohe Maß an Objektivität ist in jedem Fall die anzustrebende Zielebene der Darlegungen. Nur so kann eine der unabdingbaren Grundlagen des Sozialrechts, der Gleichheitsgrundsatz des Art. 3 Abs. 1 des Grundgesetzes, erfüllt werden. Dieser schweren, gesellschaftlich und für den einzelnen Verletzten bedeutsamen Aufgabe sollte sich ein unfallchirurgischer Sachverständiger nicht entziehen [52, 64, 76]. Seine geschichtlich gewachsene Verantwortung leitet sich aus dem Spannungsfeld zwischen juristischem und ärztlichem Denken ab [3, 21, 76].

Der unfallchirurgische Sachverständige als Gutachter sozialstaatlicher Institutionen

Auswahl des Sachverständigen

Die Berufsordnung für Ärzte [§§ 15 und 16] und das Sozialgesetzbuch [SGB] X [§§ 21 und 100] verpflichten dazu, Befundberichte nach bestem Wissen abzugeben. Die Ärzte werden somit als sachverständige Zeugen tätig [54, 65]. Neben den oben angeführten grundsätzlichen fachlichen Voraussetzungen sollte sich ein Sachverständiger durch eine gute Kenntnis der Sachverhalte und der rechtlichen Bedingungen auszeichnen.

Nach §§ 74 StPO, 407 ZPO hat der Sachverständige der Ernennung Folge zu leisten, wenn er zur Erstattung von Gutachten der erforderlichen Art öffentlich bestellt ist oder wenn er die Wissenschaft, die Kunst oder das Gewerbe, deren Kenntnis Voraussetzung der Begutachtung ist, öffentlich zum Erwerb ausübt oder wenn er zur Ausübung derselben öffentlich bestellt oder ermächtigt ist. Zur Erstattung ist auch der verpflichtet, der sich hierzu vor Gericht bereit erklärt hat [20, 80].

Bei der Auswahl darf jedoch nicht unberücksichtigt bleiben, daß die unfallchirurgischen Sachverständigen häufig unter der Doppelbelastung aus der ärztlich-therapeutischen und der gutachterlichen Tätigkeit stehen. Um Terminverzögerungen zu vermeiden, erscheint deshalb die Absprache mit dem Gutachter vor der Vergabe eines Auftrags zweckmäßig [14, 20, 64, 68]. Nach § 407a ZPO hat der Sachverständige zu überprüfen, ob der Auftrag in das durch ihn zu überblickende Gebiet fällt, andernfalls muß er ihn unter bestimmten Umständen zurückgeben [41]. Den Auftrag selbst darf er nicht auf andere übertragen. Im Rahmen der gesetzlichen Unfallversicherung kann der Sachverständige ein Gutachten auch an „fachliche Hilfskräfte“ delegieren. Mit seiner Unterschrift hat er jedoch dann für die Qualität zu bürgen [49].

Auftraggeber der unfallchirurgischen Sachverständigen

Bereits im Rahmen der täglichen Arbeitspraxis wird ein unfallchirurgisch Sachkundiger als sachverständiger Zeuge tätig. Atteste zur Arbeitsunfähigkeit, Befundberichte und Atteste für Versicherungen und Behörden werden häufig ohne deren Antrag nach privater Aufforderung durch den Verletzten den Anträgen auf Sozialleistungen beigefügt [54]. Die Tragweite solcher Berichte wird häufig unterschätzt. Sie können dem Urkundenbeweis über vergangene Tatsachen und Diagnosen dienen und unterliegen aus diesem Grund den gleichen formalen Anforderungen wie ausführliche Gutachten [62, 60].

Privaten Gutachten nach einem Patientenauftrag droht bei ungenügender Aktenlage und Unkenntnis der rechtserheblichen Gesichtspunkte die Gefahr einer

Parteilichkeit. Sie sind später durch das Gericht nicht als Sachverständigengutachten zu verwerten und müssen nicht bei der Beweiswürdigung berücksichtigt werden [21, 45, 55].

Sozialleistungsträger, Gerichtsbarkeit, Prüfkommissionen

Sozialleistungsträger

Unter diese fallen alle Beurteilungsaufgaben von Gesundheitsschäden, die durch das Bundesversorgungsgesetz, Soldatenversorgungsgesetz, Zivildienstgesetz, Opferentschädigungsgesetz, Unterhaltsbeihilfegesetz, Häftlingshilfegesetz und Bundesseuchengesetz abgesichert sind. Entschädigung erhält derjenige, der durch ein schädigendes Ereignis entsprechend der gesetzlichen Vorgabe einen gesundheitlichen Schaden erlitten hat. Die haftungsbegründende und haftungsausfüllende Kausalität muß ausschließlich nach der sozialrechtlichen Kausalitätslehre beurteilt werden. Zur Anspruchsberechtigung genügt die Wahrscheinlichkeit des ursächlichen Zusammenhangs. Umfassende Leistungen und Rentenzahlungen sind entsprechend geregelt. Die Stellung des Sachverständigen orientiert sich an den Bedingungen der gerichtlich bestellten Gutachter [10, 47, 54, 55, 57].

Weitere Tätigkeitsfelder stellen Untersuchungen im Rahmen des Sozialhilferechts und des Schwerbehindertenrechts dar. Die Beeinträchtigungen werden nach dem Grad der Behinderung (GdB), d.h. der individuellen Abweichung des Körperzustandes eines Antragstellers vom alterstypischen Zustandsbild einer Normbevölkerung, ermittelt. Schwerbehindert im Sinne des Gesetzes ist derjenige, der einen GdB von 50 % bzw. ggf. 30 % erreicht, wenn er seinen Arbeitsplatz ohne fremde Hilfe nicht erreichen kann [10, 21, 45, 55].

Gesetzliche Unfallversicherung

Die Aufgaben, die aus dem Bereich der gesetzlichen Unfallversicherung resultieren, stellen für den unfallchirurgischen Sachverständigen ein wesentliches Betätigungsfeld dar. Sie bietet dem Verletzten ein umfassendes Leistungsspektrum von der Primärtherapie und Rehabilitation bis hin zur Reintegration. Träger sind die gewerblichen Berufsgenossenschaften, die Bundes- bzw. Landesausführungsbehörden für Unfallversicherung, die Gemeindeunfallversicherungsverbände oder die Eigenunfallversicherungen der Städte, die Landwirtschaftlichen und die Seeberufsgenossenschaften. Beitragsfrei versichert sind unter anderen viele ehrenamtliche Tätigkeiten des sozialen Lebens, in Vereinen, bei Unfallhilfe oder Hilfe anderer in Gefahrensituationen. Die Leistungspflicht betrifft den „Arbeitsunfall" und die „Berufskrankheit". Alle Leistungen einschließlich entsprechend erforderlicher Nebenleistungen, die geeignet erscheinen, die Wiedereingliederung der Verletzten zu ermöglichen, müssen gewährt werden [36, 55, 61].

Die fachlich den modernsten Methoden angepaßte Behandlung durch unfallchirurgische Sachverständige, eine andauernde Überprüfung des Heilverlaufs und die wissenschaftliche Eigenkontrolle der Behandlungsmethoden setzen einen hohen Ausbildungsstandard und ständige Fortbildung voraus. Die sachbezogene

Übermittlung von Befundberichten an die Träger der gesetzlichen Unfallversicherung dient der Steuerung des Heilverfahrens und der Qualitätssicherung. Bei Problemen im Heilverlauf kann durch die Unfallversicherungsträger ein zusätzlicher Sachverständiger eingeschaltet werden.

Die Begutachtung wird in einem Spannungsfeld zwischen Auftraggeber, Recht, Versichertem, Medizin und unfallchirurgischem Sachverständigen durchgeführt. Mit der objektiven und nachvollziehbaren Feststellung medizinischer Befunde ist sie unter anderem eine Grundlage für das Verwaltungsverfahren und für den berufsgenossenschaftlichen Rentenausschuß und hat dafür Beweismittelcharakter. Mit dem Beziehungsgefüge verschiedener Verpflichtungen der beteiligten Partner soll ein standardisierter Verfahrensablauf sichergestellt werden. Dem berufsgenossenschaftlichen Entscheidungsgremium steht es frei, sich den Empfehlungen der Sachverständigen anzuschließen [30, 33, 36, 47, 55].

Mit der Zunahme der medizinischen Kenntnisse und der Entwicklung gesundheitspolitischer Merkmale hat auch die sozialstaatliche Verantwortung der unfallchirurgischen Sachverständigen zugenommen. Diese kann mit objektiven Belastungen verbunden sein, sofern die Beurteilungskriterien noch nicht ausreichend erarbeitet sind. Beispielhaft sind die 1993 eingeführten berufsbedingten Wirbelsäulenerkrankungen zu nennen. Es ist dann die Aufgabe unfallchirurgischer Sachverständiger, gemeinsam mit Juristen und anderen Fachkräften die ungelösten Fragen zu bearbeiten und zu begründeten Begutachtungsnormen zu kommen [33].

Private Versicherungen

Bei den vielfältigen privaten Versicherern ist es wesentlich zu unterscheiden, ob es sich um Versicherungen handelt, die die Person des Versicherten selbst betreffen oder solche, die vor Haftpflichtansprüchen Dritter gegen den Versicherungsnehmer schützen sollen. Bei persönlichen Unfallversicherungen sind zur Begutachtung die Grundlagen der allgemein vertraglich vereinbarten Versicherungsbedingungen (AUB), die die allgemeine Leistungspflicht einschränken, heranzuziehen. Im Einzelfall können die Leistungen für den Fall einer Verletzung über spezielle Vereinbarungen modifiziert worden sein. Bei Haftpflichtversicherungen ist das allgemeine Schadensersatzrecht mit einer vollen Haftung des Schädigers anzuwenden [21, 30, 32, 47, 55].

Bei den Allgemeinen Unfallversicherungsbedingungen (AUB) wird je nach Vertrag nach AUB 1961 oder modifiziert nach AUB 1988 unterschieden. Es wird eine „Invaliditätsleistung" (AUB 88) gewährt, die anhand der „Funktionsunfähigkeit" der Gliedmaßen festgelegt wird. Die Invalidität muß in Relation zum Zustand vor dem Unfall in bezug auf den Funktionsbedarf des täglichen Lebens bemessen werden. Grundlage der Beurteilung ist die vereinbarte Gliedertaxe, die die Höhe der Invalidität für Verlust oder Funktionsunfähigkeit einer Extremität festlegt. Verletzungsfolgen, die sich anhand dieser Kriterien nicht einschätzen lassen, müssen nach § 8 II [5] AUB beurteilt werden. Beweisanforderungen und Beweislast richten sich nach den Grundsätzen des Sozialrechts, die haftungsausfüllende Kausalität nach der zivilrechtlichen Adäquanzlehre [30, 32, 55].

Gericht

Ein sachverständiges Gutachten muß den medizinisch relevanten Sachverhalt unter Berücksichtigung der unterschiedlichen Gesichtspunkte vollständig aufarbeiten. Die Aufgabe des gerichtlich bestellten unfallchirurgischen Sachverständigen besteht darin, dem Gericht entscheidungserhebliche medizinische Umstände zu erläutern. Das Gericht soll dadurch sachkundig beraten werden, um zu überzeugenden Entscheidungen zu kommen. Der Sachverständige ist entgegen einem Zeugen austauschbar. Mit der Ernennung steht er unter den durch das Verfahrensrecht festgelegten Rechten und Pflichten [20]. Bei Befangenheit muß er den Gutachtenauftrag zurückgeben. Kommt das Gericht zur Überzeugung, daß ein Sachverständiger ungeeignet ist, kann es ihn von der Pflicht entbinden. Seine Darlegungen haben die Qualität von Beurteilungsvorschlägen, er trifft keine Entscheidung [21, 39]. Ist die Beweisfrage nicht anhand der Kompetenz des Sachverständigen zu klären, muß er das Gericht veranlassen, ein Zusatzgutachten einzuholen [39, 46, 64, 66, 76].

Ausführungen zu Rechtsbegriffen, etwa der Einschätzung, ob ein Körperschaden Unfallfolge im Sinne eines Gesetzes ist, oder Stellungnahmen zum Klagebegehren, fallen nicht in den Aufgabenbereich des unfallchirurgischen Sachverständigen. Diese Erwägungen sind Aufgabe des Gerichts, das hierfür sachkundig ist [39, 49, 54, 55, 62]. Um der Gerechtigkeit willen kann es bei einem Richterspruch sogar zum Abweichen von der gesetzlichen Norm kommen [76].

Wenn der Gutachter bei gegebener Fragestellung begründet anderer Auffassung ist als ein für die Entscheidung herangezogenes Urteil, das auf einem falschen medizinischen Sachzusammenhang beruhte, darf er sich hiervon nicht beeinflussen lassen, auch wenn hierauf ein rechtswirksames Urteil begründet war [21]. Das mündliche Verfahren hat in der ZPO Vorrang. Der Sachverständige ist nicht auf seine vorherigen schriftlichen Ausführungen festgelegt. Wenn sich während der Verhandlung Änderungen des Sachverhaltes ergeben, muß er auf diese im Rahmen seiner mündlichen Äußerungen eingehen [64, 66].

Gutachten- und Schlichtungsstellen

Bis zur Einrichtung der Gutachten- und Schlichtungsstellen der Ärztekammern gab es für Patienten keine Möglichkeit, ärztliches Handeln ohne Kosten überprüfen zu lassen. In der Regel mußte eine aufwendige und kostspielige Klage vor Gericht oder ein Strafverfahren eingeleitet werden. Seit 1975 wurden in den Bundesländern nach Beschlüssen der Ärztekammern 10 Gutachtenkommissionen bzw. Schlichtungsstellen eingerichtet. Nach Analysen der Vorgänge konnte die Verfahrensweise in den folgenden Jahren optimiert werden. Mit der Novellierung des Heilberufsgesetzes durch den Landesgesetzgeber wurde das Verfahren in Nordrhein-Westfalen mit dem 25.4.1994 zur Pflichtaufgabe der Ärzteschaft. Die Qualitätskontrolle von Behandlungsvorgängen wurde so verbessert. Im internationalen Vergleich der Verfahren zur außergerichtlichen Streitbeilegung wird dem praktizierten Vorgehen eine Vorbildfunktion beigemessen. Voraussetzung zur Einleitung eines Verfahrens ist in der Regel, daß keine gerichtliche Klage anhängig ist [34, 37, 38, 56, 78].

Unfallchirurgische Sachverständige sind bei der Erstellung problembezogener Spezialgutachten und im Rahmen einer beratenden Kommission aus Ärzten verschiedener Fachrichtungen beteiligt. Durch eine mehrstufige Überprüfung der zugrundeliegenden sachverständigen Gutachten im Rahmen des Entscheidungsablaufs wird eine hohe Aussagequalität und Zuverlässigkeit der unter Führung eines Richters verfaßten Kommissionsendbescheide erreicht. Bei Einwänden der Patienten oder der Kommission kann eine umfassende und ergänzende Überprüfung auch des Erstbescheides erfolgen. Auf der Basis der Bescheide, die die Qualität von Empfehlungen haben, ist eine Einigung von Patient und Versicherungsträger möglich [34, 37, 38, 56, 78].

Die allgemeine Akzeptanz der Resultate ist hoch, in nur 14% der Fälle folgen den Empfehlungen Zivilprozesse, die nur bei etwa 1% aller Fälle zu abweichenden Entscheidungen der Gerichte führen. Die Gutachtenkommissionen erfahren bei den Patienten eine wachsende Anerkennung und tragen zum Abbau von Spannungen in der Arzt-Patienten-Beziehung bei [15, 38, 58, 64, 78].

Gesetzliche Rahmenbedingungen

Eine allgemeine öffentlich-rechtliche Pflicht zur Erstattung von sachverständigen Gutachten gibt es nicht. Die Sachverständigenpflicht ist auf die in §§ 75 StPO bzw. 407 ZPO genannten Personen beschränkt [20, 80]. Zur Ablehnung eines Gutachtenauftrags stehen dem Sachverständigen dieselben Gründe offen wie dem Zeugen (§§ 76 Abs. 1 Satz 1 StPO, 408 Abs. 1 Satz 1 ZPO). Ein Gericht kann den Sachverständigen auch aus „anderen Gründen" entbinden (§§ 76 Abs. 1 Satz 2 StPO, 408 Abs. 1 Satz 2 ZPO). Ist der Sachverständige in der Pflicht, muß er das Gutachten fristgerecht einreichen, andernfalls kann das Gericht entsprechend §§ 77 Abs. 2 StPO, 411 Abs. 2 ZPO ein Ordnungsgeld festsetzen [45, 55, 80].

Schweigepflicht

Eine wesentliche Bedeutung im Verhältnis vom Sachverständigen zum Patienten hat die allgemeine ärztliche, über den Tod hinausreichende Schweigepflicht. Sie resultiert aus dem Persönlichkeitsrecht, das aus den unantastbaren Grundrechten der Art. 1 und 2 GG abgeleitet wird. Es beinhaltet das Verbot, unbefugt in die geschützte Geheimsphäre jedes Menschen einzudringen. Die §§ 203 ff. StGB stellen es unter strengen Schutz [21, 29, 45]. Das Zeugnisverweigerungsrecht ergänzt die berufliche Geheimhaltungspflicht entsprechend §§ 383 Abs. 1 Nr. 5 ZPO, 53 Abs. 1 Nr. 3 StPO. Die Schweigepflicht kann von außen nur aus besonderen Gründen aufgehoben werden. Das Recht zur Offenbarung kann aus dem Gesetz (z.B. Bundesseuchengesetz, Sozialgesetzbuch), der Entbindung von der Schweigepflicht oder dem übergesetzlichen Notstand erwachsen.

Die gesetzlichen Regelungen modifizieren die Schweigepflicht des Sachverständigen, seit 1.1.1997 bestimmen z.B. die §§ 201 und 203 des neuen SGB VII die Auskunftspflicht des Arztes [65]. Er ist verpflichtet, einem gesetzlich legitimierten Auftraggeber streng zweckdienlich am Gutachtenauftrag orientierte Informationen zu übermitteln. Dritten gegenüber besteht Schweigepflicht. Der Betroffene muß über die übermittelten Informationen in Kenntnis gesetzt werden. Vor Gericht können, falls erforderlich, Beugemaßnahmen zur Aufhebung eines Schweigens angewandt werden. Weiterhin fallen Tatsachen aus der Persönlichkeitssphäre unter die Schweigepflicht, die bezüglich einer Beweisfrage bedeutungslos sind. Die Verantwortung, welche Informationen hiervon betroffen sind, trägt der Sachverständige [45, 55, 80].

Entbindung von der Schweigepflicht

Die Entbindung von der Schweigepflicht (§ 385 Abs. 2 ZPO) kann die Offenbarung ärztlicher Geheimnisse rechtfertigen. Bedeutsam ist dies bei Gutachten in Haftpflichtfragen. Eine solche Erklärung wirkt nicht in die Zukunft, da derjenige, der diese Erklärung abgibt, den Umfang der geschützten Informationen kennen muß. Eine Entbindung von der Schweigepflicht sollte klare Aussagen enthalten, welche Informationen freigegeben werden. Es ist zu beachten, daß Informationen über Dritte nur dem Verfügungsrecht dieser Person unterliegen und nicht derjenigen, die sie verbreitet. In Zweifelsfällen sollten Rückfragen offene Punkte klären [21, 29, 45, 55].

Haftung des Sachverständigen

Aussagedelikte vor Gericht, z. B. unrichtige Gesundheitszeugnisse wider besseres Wissen, können nach § 278 StGB mit Geld- oder Freiheitsstrafen bis zu zwei Jahren geahndet werden. Wurde der Sachverständige nach § 21 Abs. 3 SGB X beauftragt, wird die persönliche Haftung durch eine Amtshaftung nach Art. 33 GG eingeschränkt. Eine zivilrechtliche Haftung aus Vertrag kommt nur bei Vorsatz oder grober Fahrlässigkeit in Betracht. Eine Schadensersatzpflicht kann bei vorsätzlich oder fahrlässig falsch erstatteten Gutachten einsetzen [21, 55, 61, 64, 66].

Einwände des Patienten gegen Entscheidungen

Neben den Verfahren der gerichtlichen Instanzen gibt es im Verwaltungsverfahren die Möglichkeit des formlosen, fristgerechten Widerspruchs gegen den Bescheid. In aufsteigender Folge können der Rechtsweg beschritten und daran anschließend eine Petition um Prüfung an die Aufsichtsbehörden und an die Parlamente gerichtet werden [24]. Bereits in der ersten Stufe wird das der Entscheidung zugrundeliegende sachverständige Gutachten durch Rückfragen beim Gutachter oder durch die Einholung eines weiteren Gutachtens überprüft. Das Gericht entscheidet über neu zu bestellende Sachverständige.

Nach den Statuten gehört es nicht zur Aufgabe von Schlichtungsstellen und Gutachtenkommissionen der Ärztekammern, strittige Entscheidungen von Sachverständigen zu überprüfen. Im Sinne einer förderungswürdigen außergerichtlichen Streitbeilegung und um dem Bedürfnis der Verletzten nach Hilfe durch den Rechtsstaat entgegenzukommen, sollten auch im Rahmen der gesetzlichen Unfallversicherung für Problemfälle besondere Schlichtungsstellen ähnlich denen der Gutachtenkommissionen der Ärztekammern eingerichtet werden [34].

Ökonomische Größenordnung und Bewertung

Bei einem Bruttosozialprodukt 1994 von 3312,4 Mrd. DM betrugen die Aufwendungen der gesetzlichen Krankenversicherung 234 274 Mio. DM, die der Bundesanstalt für Arbeit in Fällen der Arbeitslosigkeit 49 895 Mio. DM und für Kriegsopferfürsorge 11 447 Mio. DM. Bei 24755 Mio. DM Beiträgen beliefen sich die Ausgaben der gesetzlichen Unfallversicherung für 1,2 Mio. einzelne Renten auf 10 501 Mio. DM Rentenzahlungen und 3700 Mio. DM für Heilbehandlung [67].

Die Aufgaben der unfallchirurgischen Sachverständigen müssen bezüglich der ökonomischen Rahmenbedingungen auf die sozialstaatliche Gesamtwirkung bezogen werden. Im Rahmen der gesetzlichen Unfallversicherung wird z. B. mit einem vergleichsweise überschaubaren finanziellen Aufwand ein leistungsfähiges Versorgungs- und Fürsorgesystem betrieben. Über dieses ist ein wesentlicher Anteil der Bevölkerung im Verletzungsfall abgesichert und kann im Bedarfsfall erhebliche Leistungen erfahren. Die unfallchirurgischen Sachverständigen haben dabei eine besondere qualitätssichernde Aufgabe. Weiterhin dienen sie der personenbezogenen sozialstaatlichen Verantwortung für den sozialen Ausgleich des erlittenen Körperschadens. Der Versicherte kann sehr weitgehend auf die objektiven Merkmale einer über 100 Jahre gewachsenen Begutachtungserfahrung bauen.

Zusammenfassung

Nachdem die Medizin und die Wundheilkunde fachlich voneinander getrennt waren, näherten sich die Bereiche mit dem 18. Jahrhundert an, so daß sich auch in der Chirurgie eine akademisch geschulte Ärztegruppe herausbilden konnte. Unfallchirurgisch interessierte Ärzte entwickelten in Zusammenarbeit mit Juristen und Verwaltungen die Verfahrensweisen des modernen unfallchirurgischen Sachverständigenwesens des 20. Jahrhunderts.

Der unfallchirurgische Sachverständige hat die Aufgabe, dazu beizutragen, daß der versicherte Patient nach einem Körperschaden einen gerechten sozialen und materiellen Ausgleich erhält. Der Auftrag an den ärztlichen Gutachter ergeht durch verschiedene sozialstaatliche Einrichtungen, durch Gerichte oder z. B. auch durch außergerichtliche Prüfkommissionen. Die Einschätzung der Folgen von Körperschäden hat komplexe Anforderungen zu erfüllen.

Durch den unfallchirurgischen Sachverständigen werden medizinische Fragen und Zusammenhänge objektivierend beantwortet. Das Sachverständigenvotum ist eine wichtige Grundlage für die Entscheidung der obengenannten Gremien. Der Bezug der Verfahrensvorschriften auf ein medizinisch objektives und nachvollziehbares Gutachten läßt das Ausmaß der Verantwortung des beauftragten Arztes erkennen. Zur Qualitätssicherung des ärztlichen Sachverständigen sind nicht nur die aktuellen medizinischen Kenntnisse im jeweiligen Bereich erforderlich, es müssen auch eine Schulung im sozialstaatlichen Sinne für die Gutachtertätigkeit und die wiederkehrende Fortbildung gewährleistet sein.

Literatur

1. Ackerknecht EH (1974) Zur Geschichte der medizinischen Ethik. Praxis Schweiz Rundsch Med 53:578–581
2. Baeyer J (1915) Die orthopädische Nachbehandlung von Kriegsverletzten. Z Krüppelfürsorge 7:59–62
3. Bauer KH (1961) Aktuelle Rechtsfragen in der Chirurgie. Langenbecks Arch Klin Chir 298:280–293
4. Becker L (1895) Lehrbuch der ärztlichen Sachverständigentätigkeit für die Unfall- und Invaliditäts-Versicherungs-Gesetzgebung. Schoetz, Berlin
5. Bernhard L (1913) Unerwünschte Folgen deutscher Sozialpolitik. Springer, Berlin
6. Biebergeil E (1913) Berufs- und Unfallkrankheiten der Bewegungsorgane. Enke, Stuttgart
7. Bockelmann P (1981) Der ärztliche Heileingriff. In: Beiträge zur Zeitschrift für die gesamte Strafrechtswissenschaft im ersten Jahrhundert ihres Bestehens. Z Ges Strafrechtswissensch 93:105–150
8. Bötel U (1992) Das Ärztliche Gutachten – Ärztliche Sicht. In: Hierholzer G, Ludolph E (Hrsg) Gutachtenkolloquium, Bd 2. Springer, Berlin Heidelberg New York Tokyo, S 115–120
9. Breitenecker L (1972) Der Arzt und das Recht. Ring-Rund 19/11:27–33
10. Bundesministerium für Arbeit und Sozialordnung (1983) Anhaltspunkte für die ärztliche Gutachtertätigkeit. Merkur, Troisdorf
11. Carstensen G (1989) Chirurgie und Recht. In: Hierholzer G, Hierholzer S (Hrsg) Chirurgisches Handeln. Thieme, Stuttgart, S 113–121
12. Dau W (1963) Scharfrichter und Henker als Medici und Chirurgi. Mater Med Nordmark XV: 338–350
13. Dau W (1964) Über das Zusammenseyn der Ärzte am Krankenbett und über ihre Verhältnisse unter sich überhaupt. Mater Med Nordmark XVI: 783–797
14. Decker S (1989) Die chirurgische Verantwortung im System der sozialen Sicherung. In: Hierholzer G, Hierholzer S (Hrsg) Chirurgisches Handeln. Thieme, Stuttgart, S 122–126
15. Eberhardt L (1987) Selbstverständnis, Anspruch und Verfahrenspraxis der ärztlichen Gutachterkommissionen und Schlichtungsstellen. Lang, Frankfurt
16. Ebermayer L (1925) Arzt und Patient in der Rechtsprechung. Mosser, Berlin
17. Farthmann EH, Waninger J (1989) Freiburger Chirurgen als Zeugen der Zeit. In: Hierholzer G, Hierholzer S (Hrsg) Chirurgisches Handeln. Thieme, Stuttgart, S 12–25
18. Fischer AW, Molineus G (1939) Das ärztliche Gutachten im Versicherungswesen II. Barth, Leipzig
19. Fischer I (1912) Ärztliche Standespflichten und Standesfragen. Braumüller, Wien Leipzig
20. Friedrichs H (1975) Verzögerte Gutachtenablieferung, Gutachtenverweigerung. Med Sachv 71:78–81
21. Fritze E (1992) Die ärztliche Begutachtung 4. Steinkopf, Darmstadt
22. Gitter W (1993) Grundlagen der gesetzlichen Unfallversicherung im Wandel der Zeit. Sgb 40/7:297–303
23. Goldhahn R, Hartmann W (1937) Chirurgie und Recht. Enke, Stuttgart
24. Goetz E (1981) Von der Verantwortung des Gutachters. Med Sachv 77:62–64
25. Goetz E (1984) Der Sachverstand des Arztes bei der Planung und Gesetzgebung in der Gesundheitspolitik. Med Sachv 80:6–9
26. Gurlt E (1898) Geschichte der Chirurgie und ihrer Ausübung, Bd 1–4. Hirschwald, Berlin
27. Häring R (1993) Chirurgie und Recht. Blackwell, Berlin
28. Hamsch J (1992) Historischer Abriß der privaten Unfallversicherung. In: Hierholzer G, Ludolph E (Hrsg) Gutachtenkolloquium, Bd 7. Springer, Berlin Heidelberg New York Tokyo, S 3–4
29. Hauffe R (1967) Zur ärztlichen Schweigepflicht im sozialgerichtlichen Verfahren. Med Sachv 63:105–109
30. Hierholzer G, Ludolph E (Hrsg) (1986–1992) Gutachtenkolloquium 1–7. Springer, Berlin Heidelberg New York Tokyo
31. Hierholzer G, Hierholzer S (1989) Chirurgisches Handeln. Thieme, Stuttgart
32. Hierholzer G, Scheele H (1992) Die Bewertung von Unfallfolgen an den oberen Gliedmaßen mit Ausnahme der Finger. In: Hierholzer G, Ludolph E (Hrsg) Gutachtenkolloquium, Bd 7. Springer, Berlin Heidelberg New York Tokyo, S 81–88

33. Hierholzer G, Kunze G, Peters D (Hrsg) (1993–1997) Gutachtenkolloquium 8–12. Springer, Berlin Heidelberg New York Tokyo
34. Hierholzer G, Scheele H (1997) Ärztliche Haftung im BG-Heilverfahren. In: Hierholzer G, Kunze G, Peters D (Hrsg) Gutachtenkolloquium, Bd 12. Springer, Berlin Heidelberg New York Tokyo
35. Hoeftmann H (1910) Beziehungen der orthopädischen Chirurgie zur Arbeiterschutzgesetzgebung. Z Orthop Chir 25 : 268–269
36. Kaiser V (1985) Aufgabenverteilung bei der Begutachtung zwischen Berufsgenossenschaft und Arzt. In: BG-Schriftenreihe Unfallmedizinische Tagungen 58 : 183–204
37. Kohnle E (1984) Die Gutachterkommission für Fragen ärztlicher Haftpflicht im Hinblick auf die Tätigkeit des Chirurgen. Chirurg 55 : 60–64
38. Kohle S-M (1983) Begutachtung ärztlicher Behandlungsfehler. Inauguraldissertation, Heidelberg
39. Krasney O-E (1984) Die Sachverständigen-Äußerung im Sozialrecht. Med Sachv 80 : 12–15
40. Kreck H-C (1987) Die medikomechanische Therapie Gustav Zanders. Inauguraldissertation, Frankfurt
41. Kremerling G (1993) Die Ernennung von Sachverständigen im Zivil- und Strafrechtsverfahren. Chir Prax 47 : 577–582
42. Liniger H, Molineus G (1928) Unfallmann. Barth, Leipzig
43. Lüdtke P-B (1977) Unbehagen über den medizinischen Sachverständigenbeweis. Med Sachv 73 : 39–41
44. Lüdtke P-B (1980) Sachverstand und Entscheidung in der medizinischen Begutachtung. Med Sachv 76 : 2–7
45. Marx H-H (1977) Medizinische Begutachtung, 3. Thieme, Stuttgart
46. Maisch E (1959) Gedanken zur medizinischen und richterlichen Beurteilung. Z Orthop 91 : 539–549
47. Mollowitz G-G (1994) Der Unfallmann, 11. Springer, Berlin Heidelberg New York Tokyo
48. Naegli O (1917) Unfalls- und Begehrungsneurosen. Neue Deutsche Chirurgie, 22. Enke, Stuttgart
49. Prehl F-D (1987) Das ärztliche Gutachten – Versicherungsrechtliche Sicht. In: Hierholzer G, Ludolph E (Hrsg) Gutachtenkolloquium, Bd 2. Springer, Berlin Heidelberg New York Tokyo, S 107–114
50. Probst J (1994) Transparenz der ärztlichen Begutachtung. In: Hierholzer G, Kunze G, Peters D (Hrsg) Gutachtenkolloquium, Bd 9. Springer, Berlin Heidelberg New York Tokyo, S 291–298
51. Raabe R, Vogel H (1987) Medizin und Rechtsprechung. Ecomed, Landsberg
52. Rauschelbach H-H (1975) Zur Bedeutung und Geschichte der „MdE". Z Allgemeinmed 51 : 58–60
53. Rodegra H (1986) Medizinhistorische Untersuchung zur Problematik des ärztlichen Kunstfehlers und der Arzthaftung. Gesnerus 43. 61–83
54. Rösner N (1996) Ärztliche Befundberichte und ihre Bedeutung für die Begutachtung – aus ärztlicher Sicht. Med Sachv 92 : 40–44
55. Rompe G, Erlenkämper A (1992) Begutachtung der Haltungs- und Bewegungsorgane, 2. Thieme, Stuttgart
56. Rumler-Detzel P-R (1988) Die Gutachterkommissionen und Schlichtungsstellen für Haftpflichtstreitigkeiten zwischen Ärzten und Patienten. VersR 1 : 6–9
57. Russig H (1996) Ärztliche Befundberichte und ihre Bedeutung für die Begutachtung – aus richterlicher Sicht. Med Sachv 92. 48–51
58. Schlüter W (1915) Die Kriegskrüppelfürsorge und die Öffentlichkeit. Z Krüpppelfürsorge 7 : 82–86
59. Schreiber H-W, Rodegra H (1981) Die Entwicklung der Medizin im Einflußbereich juristischer Kategorien. In: Jung H, Schreiber H-W (Hrsg) Arzt und Patient zwischen Therapie und Recht. Enke, Stuttgart
60. Schriefers K-H (1993) Der Arzt als Sachverständiger. In: Häring R (Hrsg) Chirurgie und Recht. Blackwell, Berlin
61. Schulin B (1996) Handbuch des Sozialversicherungsrechts. 2: Unfallversicherungsrecht. Beck, München
62. Siller G (1996) Ärztliche Befundberichte und ihre Bedeutung für die Begutachtung – aus Sicht des Fachanwaltes. Med Sachv 92 : 45–47
63. Silomon H (1984) Der medizinische Sachverständige. Med Sachv 80 : 3–6

64. Smentkowski U (1996) Ärztliche Begutachtung. Rhein Ärztebl 4:25–27
65. Sozialgesetzbuch (1996) Beck, München
66. Spann W (1982) Der medizinische Sachverständige im Sozialrecht. Med Sachv 80:4–6
67. Statistisches Bundesamt (1996) Statistisches Jahrbuch für die Bundesrepublik Deutschland. Metzler-Poeschel, Stuttgart
68. Stich R (1953) Der ärztliche Sachverständige. Langenbecks Arch Klin Chir 273:398–409
69. Sticker G (1913) Die Ausgestaltung der Medizin in Deutschland während der letzten 25 Jahre. Ärztliche Rundschau, München
70. Sudeck P (1906) Der Arzt als Begutachter auf dem Gebiet der Unfall- und Invalidenversicherung II. Handbuch der Sozialen Medizin 8. Semper, Jena
71. Thiem C (1898) Handbuch der Unfallerkrankungen. Enke, Stuttgart
72. Thiem C (1909) Handbuch der Unfallerkrankungen und Invalidenbegutachtung. Enke, Stuttgart
73. Thiem C (1906) Über den Einfluß der neueren Unfallgesetzgebung auf die Heilbarkeit und Unheilbarkeit chirurgischer Krankheiten. Zentralbl Chir 33:1230
74. Thomann K-D (1994) 100 Jahre Kontinuität und Wandel sozialmedizinischer Begutachtung. Med Sachv 90:184–191
75. Volk P, Warlo HJ (1971) Zur Geschichte der Medizin im Recht. Med Monatsspiegel 4:77
76. Wachsmuth W (1976) Chirurg zwischen Gesetz und Gewissen. Chirurg 47:469–474
77. Wagner HJ (1981) Zur historischen Entwicklung des Begriffs „Ärztlicher Kunstfehler". Z Rechtsmed 86:303–3–6
78. Weltrich H (1996) 20 Jahre außergerichtliche Streitschlichtung in Arzthaftungssachen. Rhein Ärztebl 1:21–24
79. Winscheid F (1905) Der Arzt als Begutachter auf dem Gebiet der Unfall- und Invalidenversicherung I. Handbuch der Sozialen Medizin 8. Semper, Jena
80. Zivilprozeßordnung (1996). Beck, München

Teil II
Allgemeine Behandlungsgebiete

Die Gesamtversorgung des polytraumatisierten Patienten

H. Tscherne und G. Regel

Problemstellung

Die Versorgung des polytraumatisierten Patienten ist ein vorrangiges Problem in unserer Gesellschaft und ihre adäquate Behandlung muß in Zukunft eine zentrale Rolle im Gesundheitssystem der Bundesrepublik Deutschland darstellen. Ziel der Versorgung muß eine weitere Verringerung der Letalität und eine Verbesserung der körperlichen und sozialen Rehabilitation von Unfallverletzten sein.

Trotz der ständig verbesserten präklinischen und klinisch multidisziplinären Versorgung starben 1996 allein 8700 Personen an den Folgen einer schweren Verletzung im Straßenverkehr [9]. Die Tatsache, daß hauptsächlich junge Menschen verletzt werden (mehr als 50% der Verunfallten sind jünger als 40 Jahre), führt neben erheblichen medizinischen und psychosozialen Problemen (Behinderung, schwierige Reintegration) zu enormen volkswirtschaftlichen Verlusten. Die Kosten für verlorene Produktivität durch vorzeitigen Tod oder Behinderung sind hoch. In der Bundesrepublik werden die gesamtwirtschaftlichen Kosten von Personenschäden nach Verkehrsunfällen auf 23,1 Mrd. DM pro Jahr geschätzt. In den USA wurden 1985 die jährlichen Krankenhauskosten auf 11,11 Mrd. Dollar

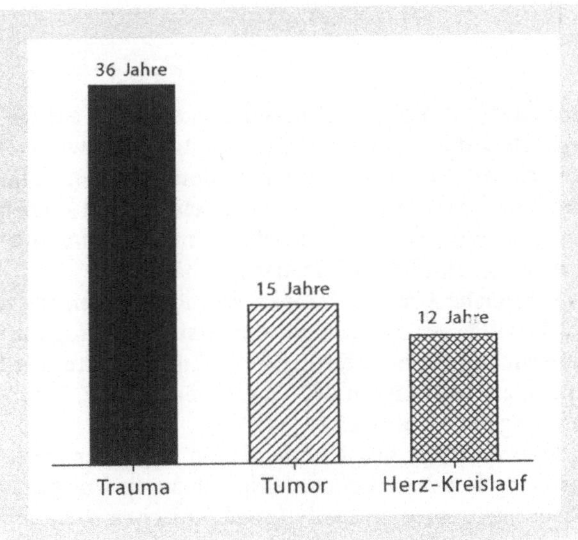

Abb. 1. Kalkulierter Verlust an Lebensjahren durch tödlichen Unfall verglichen mit Todesfällen durch Tumore und Herz-Kreislauf-Erkrankungen

Tabelle 1. Bedeutung der Organisation für die Erstversorgung des polytraumatisierten Patienten. Eine Studie von Driscoll (1992) konnte zeigen, daß bei Effizienzüberprüfung und Umorganisation der Erstversorgung die Letalität polytraumatisierter Patienten signifikant beeinflußt werden konnte. (Standard = vor/Experimentell = nach Umorganisation/T = Zeit)

Bedeutung des Zeitfaktors für die Überlebenswahrscheinlichkeit nach Trauma

Organisation des Teams vor und nach der Intervention

	Standard	Experimentell
Horizontale Arbeitsweise	(%)	(%)
Ja	3,8	91,6
Partiell	7,7	8,4
Nein	88,5	0,0
Aufgabenverteilung		
Ja	19,2	100,0
Nein	80,8	0,9

Versorgungszeiten (min) vor und nach der Intervention

	Standard (min)	Experimentell (min)	F ratio (min)
$T_{Aufzeichnung}$	9,1	4,9	9,22*
$T_{Untersuchung}$	16,3	13,1	0,907 NS
$T_{Erstversorgung}$	27,4	11,6	8,74*
$T_{Diagnostik}$	69,5	26,6	71,38**
Gesamt	122,3	56,2	77,98**

* P < 0,001; ** P < 0,0001.

geschätzt [25]. Rund 25% dieser Kosten fielen auf die Behandlung der Mehrfachverletzten, die speziellen Traumazentren zugewiesen werden mußten. Der volkswirtschaftliche Verlust wird auch deutlich, wenn man die geschätzte Anzahl der durch tödliche Unfälle verlorenen Lebensjahre kalkuliert (Abb. 1). Diese wurde in den USA mit 769221 Lebensjahren und einem damit verbundenen Produktionsverlust von rund 6 Mrd. Dollar geschätzt.

Zahlreiche Untersuchungen konnten aufzeigen, daß ein wesentlicher Anteil der Letalität auf die Qualität der Erstversorgung zurückzuführen ist (Tabelle 1). Eine wichtige Voraussetzung ist das infrastrukturelle Konzept und vor allem auch eine Spezialisierung in der Traumaversorgung. Dies führte nachweislich zu einer Senkung der Letalitätsrate [37].

Aber auch bei den Überlebenden führt der Ausfall durch Behinderung oder vorübergehende Arbeitsunfähigkeit zu enorm hohen Kosten. Diese lassen die Wichtigkeit einer optimalen medizinischen Rehabilitation und sozialen Reinte-

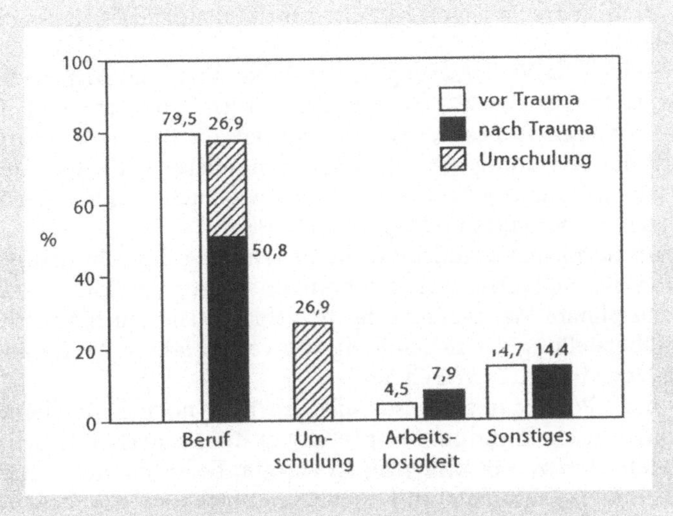

Abb. 2. Berufliche Rehabilitation bei polytraumatisierten Patienten durch Vergleich des beruflichen Status vor und nach Unfall

gration des polytraumatisierten Patienten erkennen. Die Rehabilitationsfähigkeit eines jungen Patienten nach schwerer Verletzung ist im Vergleich zu anderen Krankheiten offensichtlich. So konnten zahlreiche Studien nachweisen, daß insbesondere die jungen Patienten zu einem großen Anteil beruflich rehabilitiert werden können (Abb. 2). Rund $^1/_4$ der Patienten müssen dabei jedoch den Betrieb wechseln oder eine Umschulung vornehmen.

Hieraus wird erkennbar, daß alle Aspekte der Versorgungskette von der präklinischen Versorgung bis zur vollständigen medizinischen sowie beruflichen und sozialen Rehabilitation des Patienten für die Prognose des schwerveletzten Patienten wichtig sind.

Historische Aspekte

Mehrfachverletzung bzw. Polytrauma ist ein Ausdruck, der bereits zur Zeit der Trojanischen Kriege (500 v. Chr.) existierte. So berichtet Homer in seiner Ilias, daß die Prognose für den „schwerverletzten Helden schlecht sei und dieser lediglich zum Sterben unter einen Baum gelegt werden könne, um zuletzt aufs schwarze Schiff gebracht zu werden“. Nur durch ein Wunder konnten diese Patienten überleben, die Letalität lag bei weit über 80%.

Die Prognose einer meist durch kriegerische Auseinandersetzung verursachten Mehrfachverletzung wurde erst mit einer Organisation der Unfallversorgung im Römischen Reich verbessert. Zur Zeit der Markomannischen Kriege (167–75 v. Chr.) lag die Letalität jedoch weiterhin über 70%.

Auch zur Zeit des Hundertjährigen Krieges (1339–1453) starben die meisten polytraumatisierten Patienten (ca. 65%), und man entschied in der Chirurgia

Magna 1363, daß „diese Patienten nicht länger durch nutzloses Hantieren gequält werden sollten".

Die erste wirkliche Verbesserung in der Behandlung des Mehrfachverletzten wurde zum Zeitpunkt der Napoleonischen Kriege (1792) erzielt. J. D. Larrey, erster Heereschirurg Napoleons, erkannte erstmals die Folgen des traumatischen Schocks und die Bedeutung der Akutversorgung dieser Patienten. Die Letalität war zu diesem Zeitpunkt jedoch weiter hoch wie auch in den amerikanischen Sezessionskriegen 1861–1865 und lag bei ca. 50%.

Einen grundsätzlichen Wandel hat die Behandlung des schwerverletzten Patienten erst in diesem Jahrhundert erfahren. Das heutige präklinische und klinische multidisziplinäre Management des polytraumatisierten Patienten zeigt bei einer Gegenüberstellung der Behandlung von vor 60 Jahren die Rasanz auf, mit der sich die Medizin fortentwickelt hat.

So war 1922 „Polytrauma" – nur ein Begriff – noch kein Thema für die damalige chirurgische Elite. Im Kongreßorgan der Deutschen Gesellschaft für Chirurgie, dem Archiv für Klinische Chirurgie, befaßten sich 1922 und 1923 lediglich 6 von 246 Artikeln mit einzelnen Aspekten der Polytraumaversorgung wie Abdominal-, Thorax- oder Beckenverletzungen. Die Behandlung Unfallverletzter wurde als eines besseren Chirurgen unwürdig erachtet [39]. Eine Umstrukturierung der Behandlung Unfallverletzter wurde heftig bekämpft, und Existenzängste wurden heraufbeschworen. Dies war die Ausgangssituation, als 1922 die Deutsche Gesellschaft für Unfallheilkunde gegründet wurde.

Betrachtet man die Schwerverletztenbehandlung im Vergleich zwischen einst und jetzt, so darf das geänderte Anspruchsdenken in der Gesellschaft hinsichtlich Wiederherstellung von Unfallfolgen nicht vergessen werden. In jenen Jahren wurden auch viele Verletzungsfolgen als gottgegeben angesehen, heute ist dies nicht mehr tolerabel.

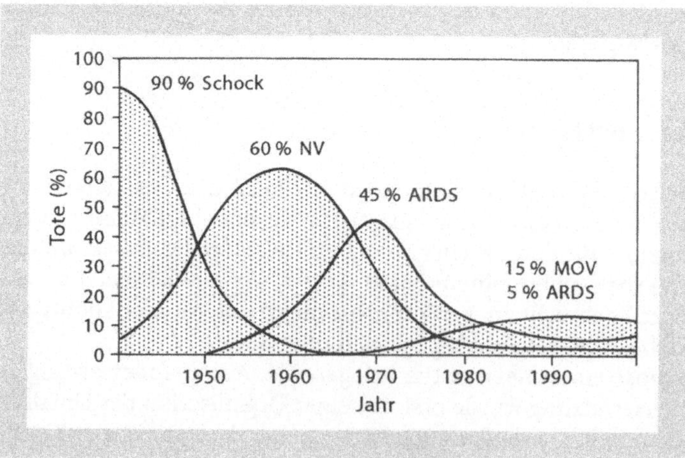

Abb. 3. Historische Veränderung der Todesursachen nach schwerem Trauma in einer Übersicht des jetzigen Jahrhunderts. Zunächst stand der Verblutungstod im Vordergrund, in den letzten Jahrzehnten das posttraumatische Organversagen

Die wesentlichen Fortschritte in der Behandlung Mehrfach- und Schwerverletzter, die sich seit den 20er Jahren nachweisen lassen, hat nicht so sehr das Mutterfach Chirurgie erbracht, vielmehr hat sich ein wachsender Kenntnisstamm aus Grundlagenfächern wie der Physiologie, Biochemie und der Pharmakologie entwickelt. Die Auseinandersetzung mit den pathophysiologischen Auswirkungen von Schock und Trauma und die zunächst zaghaften Versuche einer postoperativen Intensivtherapie haben letztlich zu einer schrittweisen Reduktion der Mortalität geführt (Junghanns 1969). Diese Fortschritte in der präklinischen Therapie und der initialen Schockbehandlung brachten aber auch neue Probleme mit sich. Schockfolgeerkrankungen rückten zunehmend in den Vordergrund. Nach Überwindung des irreversiblen Schocks während des 2. Weltkrieges schob sich das Krankheitsbild des Nieren- und Lungenversagens in den Vordergrund (Abb. 3). Weitere Verbesserungen in der Intensivtherapie führten zwar zu einer Lebensverlängerung, die Letalitätssenkung stagnierte jedoch, und das multiple Organversagen wurde die wesentlichste Spätkomplikation und Todesursache nach schwerem Trauma.

Heutiger Stand

Die Polytraumaversorgung stellt heute höchste Anforderungen in personeller, operativer und organisatorischer Hinsicht. Entsprechend kann ein Schwerverletzter nur in einem Krankenhaus nach Maßstäben der Zentralversorgung adäquat behandelt werden. Unter Einsatz flächendeckender Rettungssysteme sollte bereits durch das präklinische Rettungsteam über die geeignete Zielklinik unter dem Aspekt der dort zu erwartenden diagnostischen und therapeutischen Möglichkeiten entschieden werden. Die infrastrukturellen Kriterien und die geforderte Mindestausstattung für ein Krankenhaus z. B. der Maximal- oder Regelversorgung sind von der Deutschen Gesellschaft für Unfallchirurgie (DGU) festgelegt worden. Dies geschah in Anlehnung an die vom American College of Surgeons [2] praktizierte Einteilung der unfallversorgenden Krankenhäuser und berücksichtigt die personelle und strukturelle Eignung zur Versorgung von Schwerverletzten.

Wichtige Voraussetzung ist z. B. ein interdisziplinäres Behandlungsteam, welches bei Eintreffen des Patienten bereitstehen muß. Die unfallchirurgische Mannschaft muß dabei jederzeit durch Konsiliarärzte wie Neurochirurgen, Kieferchirurgen oder Gefäßchirurgen ergänzt werden können (Tabelle 2). Rund um die Uhr müssen weitere medizinische Bereiche wie Blutbank, Labor- und Röntgendiagnostik mit ihrer vollen Kapazität zur Verfügung stehen. Auch hochtechnische Methoden wie CT oder DSA müssen für die Polytraumaversorgung jederzeit und kurzfristig einsatzbereit sein. Selbstverständlich ist die Vorhaltung von Notfalloperationssälen und Intensivbetten erforderlich. Unter diesen Voraussetzungen erst sind heutige Behandlungsprinzipien der sofortigen, maximalen und simultanen Behandlung Schwerverletzter durchführbar.

Tabelle 2. DGU-Richtlinien zur Infrastruktur der Krankenhäuser entsprechend den Kategorien A–D (U = unbedingt und W = wünschenswert)

Anforderungskriterien (W Wünschenswert, U Unbedingt erforderlich, U* bei nicht universitären Krankenhäusern wünschenswert	Krankenhaus der Maximalversorgung	Krankenhaus der Schwerpunktversorgung	Krankenhaus der Grund- und Regelversorgung
Krankenhausorganisation			
Selbständige Unfallchirurgische Abteilung	U	U	–
Zentrale Notaufnahme	U	U	W
Unfallchirurgische Leitung der Notaufnahme	U	U	–
Krankenhausabteilungen			
a) Chirurgie	U	U	U
b) Neurochirurgie	U	W	–
c) Anästhesie	U	U	U
d) Radiologie	U	U	–
Klinische Kapazitäten			
24-h Hausdienst durch			
a) Unfallchirurgie	U	U	W
b) Viszeralchirurgie	U	U	W
c) Chirurgie (nicht strukturiert)	–	–	U
d) Neurochirurgie	U	–	–
e} Herzchirurgie	U*	–	–
f) Anästhesie	U	U	U
g) Röntgendiagnostik (CT)	U	U	W
Notfallbereitschaft			
a) Mund-/Kiefer-/Gesichtschirurgie	U	W	–
b) Augenheilkunde	U	W	–
c) Gynäkologie	U	W	–
d) Urologie	U	W	–
e) Kinderheilkunde	U*	W	–
f) HNO	U	W	–
g) Kardiologie	U	W	–
h) Replantation	U	–	–
i) Dialyse	U	W	–
j) Mikrobiologe	U	–	-
Strukturelle Voraussetzungen und apparative Ausstattung Notfallaufnahme			
24-h Dienst für Pflegepersonal der Notaufnahme, MTA Röntgen, MTA Labor, MTA Transfusionsmedizin	U	U	W
Hubschrauberlandeplatz			
24-h Betrieb	U	–	–
Tagesbetrieb	U	U	U

Tabelle 2 (Fortsetzung)

Anforderungskriterien (W Wünschenswert, U Unbedingt erforderlich, U* bei nicht universitären Krankenhäusern wünschenswert	Krankenhaus der Maximalversorgung	Krankenhaus der Schwerpunktversorgung	Krankenhaus der Grund- und Regelversorgung
Strukturelle Voraussetzungen und apparative Ausstattung			
Notfallaufnahme			
Atemwegssicherung und Beatmung	U	U	U
Pulsoxymetrie, Absauganlage, EKG-Monitor			
Defibrillator, venöse und arterielle Katheter, Infusionsgerät			
Invasive Druckmessung	U	U	W
Notoperationssets			
Kraniotomie	U	U	U
Tracheotomie	U	U	U
Thorakotomie	U	U	W
Bülau-Drainage	U	U	U
Endoskopie	U	U	W
Schwerstverbranntenerstversorgung	U	U	W
Notfallmedikamente	U	U	U
Bildgebende Diagnostik			
konventionelle Röntgendiagnostik	U	U	W
Bildverstärker	U	U	U
Angiographie	U	U	W
CT	U	U	–
MRT	U	W	–
Ultraschallgerät, Gefäßdoppler	U	U	U
Schienen- und Extensionssysteme	U	U	U
Temperiersysteme			
Für Patienten	U	U	W
Für Infusionen und Blut	U	U	W

Klinische Erstversorgung

Eine optimale Zeit- und Strategieplanung ist für die Versorgung Mehrfachverletzter essentiell und kann in manchen Fällen sogar lebenserhaltend sein. Das individuelle Verletzungsmuster und die Gesamtverletzungsschwere fordern ein flexibles Vorgehen, welches häufig von der einer Einzelverletzung abweicht.

Die Prinzipien der Behandlung von Mehrfachverletzten sind zum einen simultane Beurteilung und Lebensrettung, zweitens komplette körperliche Untersuchung sowie Diagnostik und zum anderen lebenserhaltende Sofortoperationen. Um die Prinzipien des Traumamanagements zu diskutieren, muß man vier verschiedene Perioden berücksichtigen:

- Akute oder Reanimationsperiode (1. bis 3. Stunde),
- Primäre oder Stabilisationsperiode (1. bis 72. Stunde),
- Sekundäre oder Regenerationsperiode (3. bis 8. Tag),
- Tertiäre oder Rehabilitationsperiode (dem 6. bis 8. Tag folgend).

Akute Periode

In der Akutperiode ist die Behandlung von Massenblutungen (Thorax, Abdomen, Becken) und die Dekompression von Körperhöhlen (z.B. Spannungspneumothorax, Herztamponade) vorrangig. Die Behandlung muß sich dabei an der Kenntnis typischer posttraumatischer Verlaufsmuster orientieren. Hierbei eignet sich häufig die Orientierung an einem sog. Algorithmus. Der Algorithmus ist ein Stufenkonzept, welches orientierend an Einzeldiagnosen und Symptomen Behandlungspunkte nach Priorität staffelt.

Zur übersichtlichen Darstellung werden diese in einem Fließdiagramm als separate Bausteine, sog. Module, zusammengestellt. Hierdurch wird das Vorgehen problemorientiert modifiziert. Die Anwendung eines Algorithmus in der Initialversorgung hat klare Vorteile. Nur hierdurch können spezifische diagnostische und therapeutische Schritte simultan und innerhalb einer bestimmten Zeitlimitierung erfolgen. Subjektive Bewertung und Interpretation werden hierbei weitgehend ausgeschlossen [5, 11].

Die Akutperiode umfaßt den Zeitraum von der Aufnahme bis zur Beseitigung einer möglichen akut lebensbedrohlichen Situation. In dieser Phase muß eine akute Lebensbedrohung erkannt und durch geeignete Sofortmaßnahmen abgewendet werden. Eine unmittelbare, vitale Bedrohung kann infolge

- Asphyxie bei gewissen Traumen der oberen Luftwege (z.B. Larynxverletzung),
- Spannungspneumothorax,
- akuter hämodynamischer Insuffizienz z.B. durch Herztamponade,
- innerer oder äußerer Massenblutung sowie
- offensichtlich lebensbedrohlicher Verletzung (z.B. Beckenüberrolltrauma)

auftreten. In diesen Fällen muß durch sofortige Diagnosestellung – den sog. Ersten Blick – innerhalb weniger Sekunden bzw. Minuten eine Entscheidung gefällt werden, um dann durch eine lebensrettende chirurgische Sofortmaßnahme eine Abwendung der Vitalbedrohung zu erzielen. Verletzungen dieser Dringlichkeit können dazu führen, daß ein Patient ohne weitere Diagnostik zunächst in den Operationssaal weitergeleitet und unmittelbar operiert werden muß.

Störungen der respiratorischen Funktion

Diese können unterschiedlicher Genese sein und lassen sich im wesentlichen auf drei Hauptgruppen zurückführen:

- Atemwegsstörungen (Atemwegsverlegung),
- thorakale Respirationsstörungen,
- zentrale Störungen (Schädel-Hirn-Trauma, Schock).

Läßt sich die Atemwegsverlegung lokalisieren, so ist der erste Schritt die Entfernung des Hindernisses und anschließend das Freihalten der Atemwege (ggf. auch durch Notfallkoniotomie). Der nächste Schritt ist dann die Sicherung einer ausreichenden Atmung. Diese kann durch eine thorakale oder zentrale Respirationsstörung kompromittiert sein.

Bei den thorakalen Respirationsstörungen ist die Ateminsuffizienz durch die thorakale Verletzung (Lungenkontusion, Spannungspneumothorax, Hämatopneumothorax) begründet. Die erste Entscheidung ist hier, ob ein Spannungspneumothorax die Ursache der Atemstörung ist. Dieser muß ggf. dekomprimiert (Thoraxdrainage) und anschließend durch eine adäquate Beatmung gesichert werden.

Eine zentrale respiratorische Störung kann einerseits im Zusammenhang mit einem schweren Schädel-Hirn-Trauma (SHT) auftreten. Andererseits kann auch bei einem schweren Schockzustand mit zentraler Hypoxie eine zerebrale Störung auftreten, die dann eine zunehmende respiratorische Insuffizienz verursacht. Daher ist es entscheidend, bereits in der präklinischen Behandlung eine solche Störung auszuschließen und den Schweregrad des SHT durch Bestimmung des Glasgow-Coma-Scale zu definieren.

Die fast regelmäßig vorliegende schwere Sauerstoffverteilungsstörung beim Schwer-und Mehrfachverletzten macht in den meisten Fällen (über 75%) eine Intubation und Beatmung zur Gewährleistung einer adäquaten Oxygenierung erforderlich.

Störungen der Kreislauffunktion

Störungen der Kreislauffunktion führen zu einer mehr oder weniger ausgeprägten Schocksymptomatik. Neben dem traumatisch-hämorrhagischen Schock können auch andere Schockformen (kardiogener Schock, neurogener Schock) als Ursache abgegrenzt werden.

Der kardiogene Schock kann insbesondere im Zusammenhang mit einem Thoraxtrauma enstehen (Herzkontusion, Herzbeuteltamponade, Spannungspneumothorax). Andererseits kann auch ein unfallunabhängiger Myokardinfarkt in seltenen Fällen die Ursache sein. Leitsymptome sind in diesem Zusammenhang die gestauten Halsvenen als Zeichen des Rechtsherzversagens. Insbesondere die Herzbeuteltamponade und der Spannungspneumothorax erfordern die sofortige Dekompression.

Der traumatisch-hämorrhagische Schock kann in dieser Phase nur durch eine adäquate und forcierte Schockbehandlung und andererseits durch simultane Beseitigung einer Massenblutung erfolgen. Liegt eine Massenblutung und damit

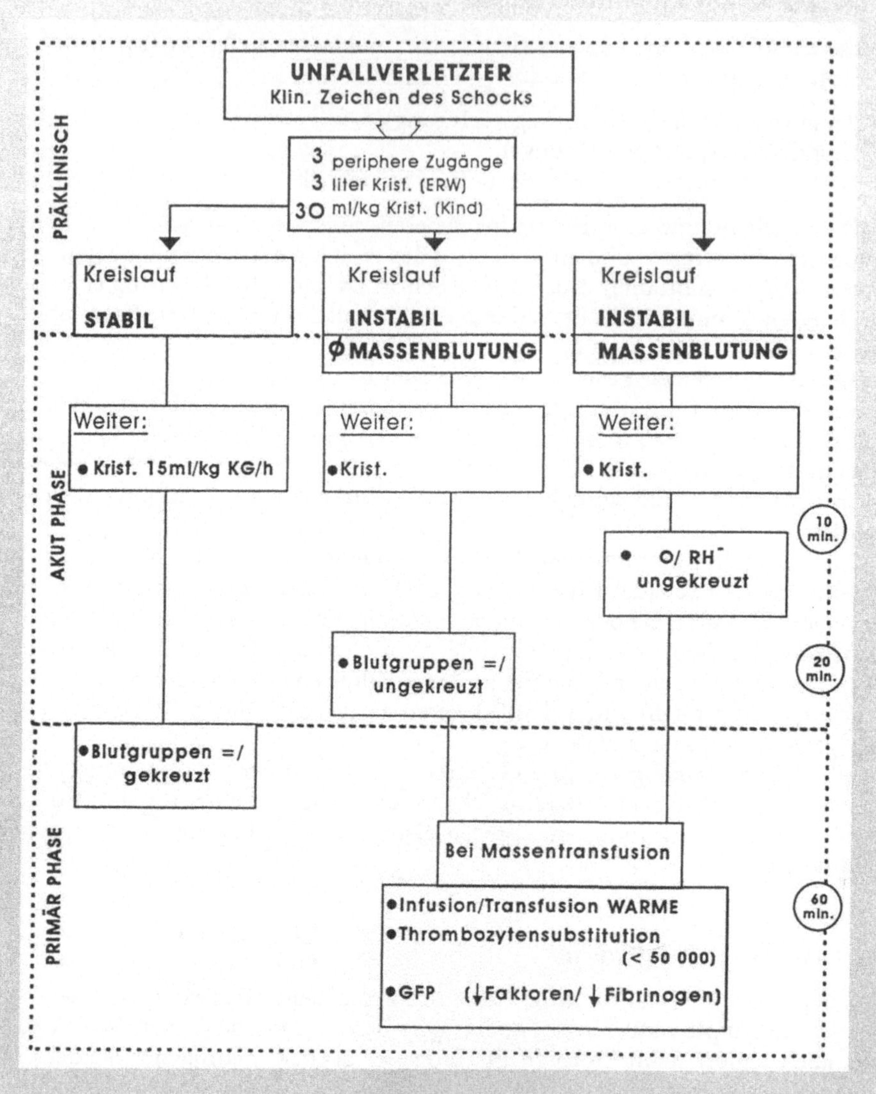

Abb. 4. Volumensubstitution im Rahmen der präklinischen und klinischen Erstversorgung, orientierend an dem aktuellen Kreislaufzustand und dem Vorhandensein einer Massenblutung

ein Schockzustand vor, so ist unabhängig von der Genese zunächst eine forcierte Infusions- und Transfusionstherapie anzustreben. Grundvoraussetzung für die Schockbehandlung ist die Bereitstellung von warmen Infusionen und entsprechenden Blutkonserven (Abb. 4.). Diese Bereitstellung sollte spätestens bei Erkennung des Schockzustandes von der Blutbank angefordert werden. Bei Massenblutung sollten bereits bei präklinischem Verdacht Blutkonserven bei Eintreffen des Patienten bereitgestellt werden.

Massenblutungen

Bei hämodynamisch instabilen Patienten sollte nur die essentiellste Diagnostik erfolgen. Dies bedeutet eine ap-Röntgenaufnahme des Schädels, des Thorax und des Beckens sowie eine seitliche Aufnahme des Schädels mit Halswirbelsäule (HWS) unter Zug an den Armen, um die distale HWS zu beurteilen. Parallel dazu erfolgt die Sonographie des Abdomens. Letztere hat in unserer Klinik in den letzten 10 Jahren die Peritoneallavage vollständig ersetzt [18]. Diese Methode hat eine sehr hohe Sensitivität und Spezifität, wenn sie in der Akutperiode mehrfach in Intervallen wiederholt wird. Mit den genannten ap-Röntgenaufnahmen und der Abdomensonographie sollten 95% aller Massenblutungen sofort erkannt werden.

In den Fällen, in denen eine intrathorakale Massenblutung diagnostiziert wurde, sollte schnellstmöglich eine Thoraxdrainage gelegt werden. Nach der Drainagenanlage wird die Indikation zur Thorakotomie anhand der sich aus der Drainage entleerenden Menge gestellt. Ein zusätzlich verbreitertes Mediastinum

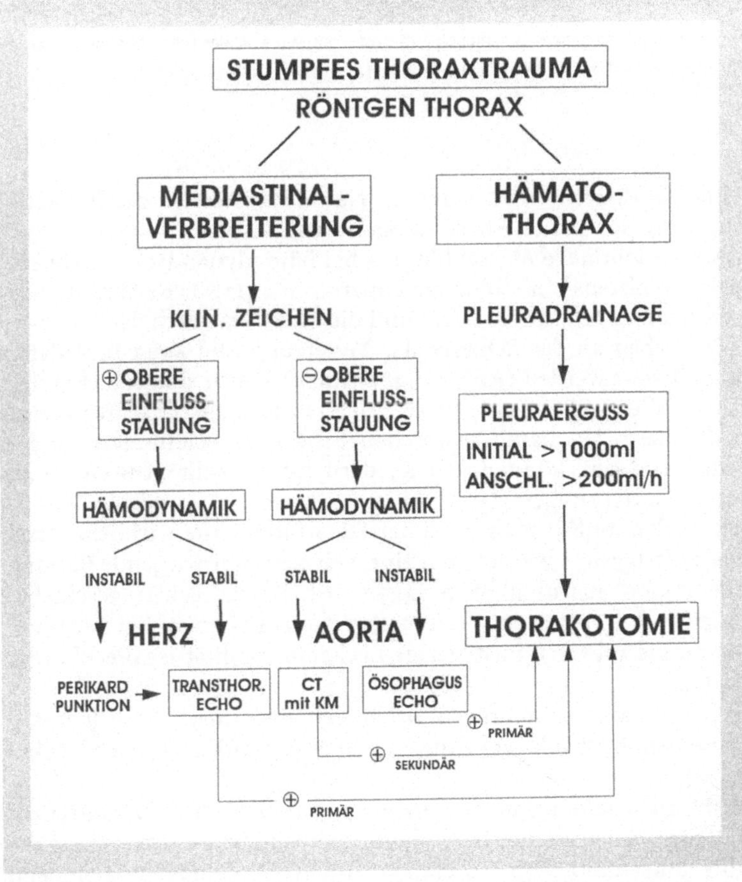

Abb. 5. Algorithmus „Thoraxtrauma" als Leitlinie zum diagnostischen und therapeutischen Vorgehen bei Mediastinalverbreiterung und Hämatothorax

	Schwere der Verletzung	Chirurgische Therapie	Intraoperative Techniken
Leber	I	Keine	
	II	Hämostatische Agenzien (Fibrinkleber, Kollagen)	
	III	Selektive Unterbindung	Komplette Lebermobilisierung, Pringle-Manöver, Abklemmen der supra- und infrahepatischen V. cava, "Finger-fracture-Technik" für die Exposition der Verletzung
	IV	Perihepatische Tamponade, Débridement, partielle Resektion	
	V		
Milz	I	Keine	
	II	Hämostatische Agenzien Infrarotkoagulation Argon-Beam	
	III	Splenektomie (beim Kind: Milzerhalt anstreben)	Hilus abklemmen
	IV		
	V		

Abb. 6. Therapeutisches Vorgehen bei stumpfer Verletzung der Milz und der Leber, orientierend an dem Verletzungsschweregrad nach der Moore-Klassifikation (Grad I–V)

muß weiter abgeklärt werden (Abb. 5). Nur selten besteht die Indikation, eine Aortenruptur in der akuten Phase zu operieren.

Eine intraabdominelle Massenblutung bei hämodynamisch instabilen Patienten erfordert meistens eine sofortige Laparotomie [12]. Die häufigste intraabdominelle Verletzung betrifft die Leber und die Milz. Bezüglich der Leber orientiert sich das Vorgehen an der Schwere der Verletzung und kann in Anlehnung an Moore klassifiziert werden (Abb. 6) [28]. Milzrupturen sind sehr häufig, und in den meisten Fällen sollten keine langwierigen Erhaltungsversuche unternommen werden, da diese den hämorrhagischen Schock verschlimmern und deshalb lebensbedrohend sein können. Bei Kindern jedoch sollte, soweit möglich, ein Erhaltungsversuch erfolgen.

In allen Fällen muß jedoch vor einer Laparotomie die wirkliche Ursache des Blutverlustes festgestellt werden, um eine weit schwerer wiegende Blutung z.B. in der Beckenregion auszuschließen [7, 30, 36]. Dieser Fehler geschieht häufig, wodurch fatale Folgen für den Patienten entstehen können. Bei negativer Abdomensonographie und diagnostizierter Beckeninstabilität ist die Blutungsquelle meist das Becken.

Bei pelvinen Massenblutungen orientiert sich unser Vorgehen an einem standardisierten Protokoll und kann in einem Algorithmus ausgedrückt werden (Abb. 7) [30].

Die erste Entscheidung in den ersten 3–5 min nach dem Eintreffen ist, ob eine sofortige chirurgische Blutstillung notwendig ist (externe Massenblutung, Überrolltrauma). Die Verletzung großer Beckengefäße zieht eine solch starke Blutung nach sich, daß der Schock erst nach Stillung der eigentlichen Blutung korrigiert werden kann. Es muß eine chirurgische Versorgung der

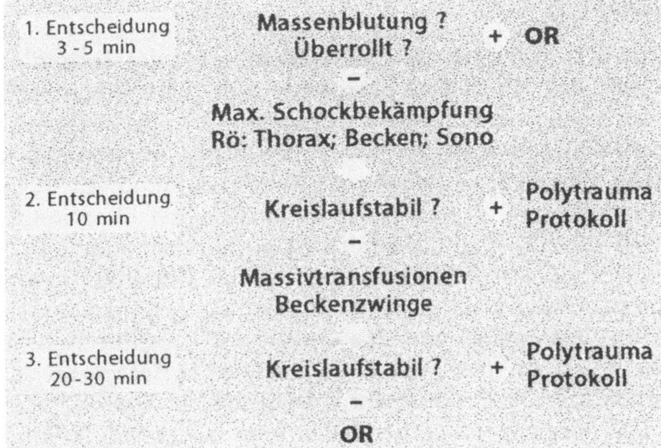

Abb. 7. Der Notfallalgorithmus basiert auf drei Entscheidungen, die innerhalb der ersten 30 Minuten nach Ankunft gefällt werden müssen. Massentransfusion und Notfallstabilisierung des hinteren Beckenrings mit der Beckenzwinge tragen wesentlich zu dieser Entscheidungsfindung bei

Blutung und zumindest eine temporäre Fixierung des instabilen Beckenringes erfolgen.

Die zweite Entscheidung hängt von der Reaktion auf die ersten Maßnahmen ab. Nach etwa 10 Minuten muß festgelegt sein, ob der Patient hämodynamisch stabil ist. Sollte weiterhin eine hämodynamische Instabilität bestehen, so muß eine massive Substitution von Blut erfolgen. Im Falle einer erheblichen hinteren Beckeninstabilität kann eine Kompression des hinteren Beckenringes mit einer sog. „Beckenzwinge" zu einer raschen Reduktion des Blutverlustes führen und damit lebensrettend sein [13]. Dieses gilt auch für den Verschluß des vorderen Beckenrings mit einem Fixateur externe.

Die dritte Entscheidung muß innerhalb der nächsten 20–30 min nach dem Eintreffen erfolgen. Bei Patienten, die weiterhin instabil bleiben, wird eine chirurgische Blutstillung unumgänglich. Die meisten Blutungen, speziell diffuse Blutungen des Beckenvenenplexus, können über lokalisierte Tamponaden gestillt werden. Die Tamponade wird innerhalb der nächsten 48 Stunden nach dem Trauma in einer second-look-Operation entfernt oder gewechselt [30]. Begleitend zu der Tamponade ist eine interne Fixation des Beckenringes in der ersten Phase obligatorisch. Eine therapeutische Angiographie mit Embolisation ist sehr selten und nur indiziert, wenn die anderen genannten Verfahren keine ausreichende hämodynamische Stabilisierung des Patienten erbringen.

Bei Patienten mit einer Hämaturie ist eine retrograde Cystographie notwendig, um eine Ruptur der Blase oder der Urethra aufzuzeigen. Die Infusionspyelographie (basal und nach 30 min) kann eine Verletzung des Harntraktes oberhalb der Blase ausschließen. Diese diagnostischen Untersuchungen erfolgen simultan mit den Erstmaßnahmen und sollten beim Verlegen des Patienten in den Operationssaal abgeschlossen sein.

Intrakranielle Blutung

Die zweite Priorität liegt nach der Massenblutung bei der Behandlung intrakranieller Läsionen. Für die weitere Entscheidung ist eine Computertomographie notwendig. Auch kleine intrakranielle Läsionen sollten in Abständen kontrolliert werden, da speziell epidurale Blutungen erst sekundär auftreten können. Die schnelle Entlastung von epiduralen und subduralen Blutungen ist in der frühen Phase obligatorisch. Dies ist wichtig, da die spätere Rehabilitation mit dem zeitlichen Intervall bis zur operativen Versorgung korreliert [47]. Bei einem GCS (Glasgow Coma Scale) <10 erfolgt automatisch eine Computertomographie.

Nur in seltenen Fällen muß die Akutdiagnostik aufgrund einer lebensbedrohlichen Situation abgebrochen und eine operative Maßnahme zwischengeschaltet werden (siehe oben). In allen anderen Fällen wird entsprechend dem Polytrauma-Algorithmus mit der Erstdiagnostik fortgefahren. Dieses Stadium wird als sog. „check up" bezeichnet und beinhaltet eine eingehende klinische Untersuchung zur Erfassung des Gesamtverletzungsmusters und der -schwere. Hierbei werden systematisch in craniocaudaler Richtung sämtliche Körperregionen genau untersucht.

Voraussetzung für ein weiteres operatives Vorgehen ist die genaue Abklärung des Allgemeinzustandes. Ist der Patient unter diesen Gesichtspunkten hämodynamisch und respiratorisch stabil, so schließt sich an diese Phase die Primärperiode an. Diese Operationsperiode beginnt überwiegend am Ende der 2. Stunde nach Trauma bzw. eine Stunde nach Klinikaufnahme. Sie wird auch als „day one-surgery" bezeichnet [35]. Ist die Entscheidung zur weiteren operativen Versorgung gefallen, so müssen die exakte Operationstaktik sowie die Prioritäten und damit die Reihenfolge festgelegt werden. Dies ist häufig der schwierigste Schritt in der Behandlung des polytraumatisierten Patienten, er muß in jedem Fall individuell entschieden werden und bedarf einer langjährigen Erfahrung auf diesem Gebiet. Es müssen dabei wichtige Fragen geklärt werden:

- Welche Priorität hat die einzelne Verletzung im Gesamtkonzept?
- Können bei einem multidisziplinären Vorgehen (Neurochirurgie, Kieferchirurgie, Gefäßchirurgie etc.) einzelne Verletzungen simultan versorgt werden?
- Ist ein simultanes unfallchirurgisches Vorgehen in zwei Teams (Versorgung obere und untere Extremität) möglich?
- Sind für diese speziellen Vorgehen besondere Maßnahmen erforderlich (spezielle Lagerung, Abdeckung, Blutsperre ja/nein)?

Primärperiode

In diesem Zeitraum (1. bis 72. Std.) erfolgt eine weitere operative Behandlung, die sog. verzögerten Primäreingriffe. Diese lassen sich nach Prioritäten ordnen (Tabelle 3).

Hirnverletzungen

Intrakranielle Blutungen (speziell epidurale und subdurale Hämatome) haben nach der Behandlung von Massenblutungen in der akuten Periode zweite Prio-

Tabelle 3. Prioritäten der operativen Versorgung in der Primärperiode

1) Hirnverletzungen
2) Augen- und Gesichtsverletzungen
3) Zunehmende Kompression des Rückenmarkes
4) Viszerale Verletzungen
5) Verletzungen des Bewegungsapparates
   Frakturen mit begleitenden Verletzungen der großen Gefäße
   mit schwerem Kompartment-Syndrom
   mit offenen Weichteilverletzungen
   mit offenen Gelenken
   Geschlossene Schaftfrakturen
   Beckenringfrakturen
   Instabile Wirbelsäulenverletzungen

rität. Alle anderen Verletzungen des Schädels werden in der Primärphase versorgt.

Die Lokalisation, die Ausdehnung und die Schwere der Hirnverletzung kann in diesem Stadium am besten in der Computertomographie evaluiert werden. Wir sehen eine Indikation zur CT-Untersuchung bei Patienten mit:

- primärer Bewußtlosigkeit (GCS <10),
- fokalen neurologischen Läsionen,
- offenen Hirnverletzungen,
- Verschlechterung des klinischen und neurologischen Status,
- Schädelfrakturen.

Der Grund für die Bewußtlosigkeit muß analysiert und eine mögliche Relation mit anderen lebensbedrohenden Verletzungen eruiert werden. Eine fokale Neurologie bei wachen Patienten kann eine weitere Verletzung bedeuten, in allen anderen Fällen muß z.B. eine Verletzung der A. carotis ausgeschlossen werden. Eine Zunahme von neurologischen Defiziten ist immer ein Zeichen einer intrakraniellen Blutung oder eines Ödems und eine absolute Indikation für eine Computertomographie.

Ist die intrakranielle Verletzung primär operationspflichtig, so muß im weiteren Verlauf eine Messung des intrakraniellen Druckes (ICP) erfolgen. Die Indikation zur Messung des ICP ist bei allen intrakraniellen Massenläsionen, Mittellinienverlagerung, erweiterten basalen Zisternen und bei Verschlechterung des neurologischen Status in der posttraumatischen Phase gegeben.

Augen- und Mittelgesichtsverletzungen

Perforierende Verletzungen der Augen und ausgedehnte Läsionen der Gesichtsweichteile brauchen eine sofortige Behandlung zu Beginn der Primärperiode. In den meisten Fällen ist eine simultane Versorgung dieser Verletzungen und der

Extremitätenfrakturen möglich und wünschenswert, um diese Operationsphase zu verkürzen.

Mittelgesichtsfrakturen werden normalerweise zweizeitig versorgt. Initial werden die instabilen Frakturen mit einer intermaxillären Verdrahtung behandelt, wobei eine definitive Rekonstruktion und Stabilisierung nach Abnahme der Gesichtsschwellung erfolgt, um Infektionen und einer verzögerten Wundheilung vorzubeugen.

Kompressionen des Rückenmarkes

Eine zunehmende Kompression des Rückenmarkes ist eine absolute Indikation zur Operation in der primären Phase. In allen Fällen, in denen der neurologische Status nicht verifiziert werden kann (z.B. primäre Bewußtlosigkeit), muß eine eingehende Untersuchung mit Röntgennativ-aufnahmen der Brust- und Lendenwirbelsäule in 2 Ebenen erfolgen.

Die Erholung von solchen Verletzungen hängt von der Größe des initialen Schadens oder der Kontusion des Rückenmarkes sowie von einigen mechanischen Faktoren (Kompression von neurologischen Strukturen durch Knochenfragmente und/oder Bandscheibe) ab. Zwar kann der Operateur den initialen Grad der Zerstörung nicht beeinflussen, jedoch ist eine Behandlung der Instabilität der Wirbelsäule sowie die Entfernung von Knochenfragmenten und der versprengten Bandscheibe möglich und damit eine sekundäre Kompression des Rückenmarks zu verhindern. Eine zügige Stabilisierung dieser Frakturen schützt die Wirbelsäule und erlaubt eine frühe Mobilisation des Patienten [1, 6].

Viszerale Verletzungen

Viszerale Verletzungen sind nicht immer mit einer intraabdominellen Massenblutung verbunden und können immer noch zu einer Lebensbedrohung führen, wenn sie nicht in der primären Periode erkannt werden.

Die Anamnese ist sehr hilfreich in diesen Fällen, da der Unfallmechanismus wichtige Hinweise auf spezielle Verletzungen geben kann. Insbesondere thorakale und vertebrale Verletzungen sind häufig mit abdominellen Verletzungen verbunden [1, 6]. Der diagnostische Wert der Computertomographie wird auch bei den abdominellen Verletzungen zunehmend erkannt.

Die Ruptur des Zwerchfelles, eine seltene Verletzung bei Mehrfachverletzung (1–7%), wird häufig übersehen oder durch eine ipsilaterale Thoraxverletzung (Lungenkontusion, Hämatothorax) in der primären Diagnostik überdeckt. Die radiologische Evaluation (Thoraxröntgen, in Zweifelsfällen mit Kontrastmittel durch eine Magensonde) führt zu einer definitiven Diagnose.

Die Verletzung des Dünndarmes und seines Mesenteriums ist die häufigste Läsion des Darmes bei stumpfem Bauchtrauma (3–18%). Ein typischer Verletzungsmechanismus ist das sog. „seat belt syndrome“, wobei ein Untertauchen unter den Sicherheitsgurt (sog. „Submarining“) zu einer Zerreißung des Darmes führt [14]. Eine Perforation kann häufig erst nach einigen Tagen auffällig werden. Die verläßlichste diagnostische Methode ist die Peritoneallavage. Nach der Diagnosestellung ist eine Laparotomie sofort indiziert.

Eine andere versteckte Verletzung nach stumpfem Bauchtrauma ist eine Pankreas- und Duodenumläsion. In diesem Fall ist die Diagnose sehr schwierig und die klinischen Symptome unspezifisch. CT-Untersuchungen sind notwendig, speziell bei Pankreasverletzungen (Jefferey 1983). Die Laborparameter korrelieren nicht mit der Schwere der Verletzung und steigen häufig erst mit Verzögerung nach dem Trauma an. Verletzungen des Harntraktes werden häufig in der initialen Phase durch das Auftreten einer Hämaturie diagnostiziert. Abdomensonographie und spezielle Röntgenuntersuchungen wie oben beschrieben helfen, die Diagnose zu sichern. Eine Computertomographie mit Kontrastmittel kann ebenfalls hilfreich sein.

Verletzungen der Extremitäten

Das Prinzip der Frakturversorgung ist die stabile Osteosynthese, um eine frühe Mobilisation des polytraumatisierten Patienten zu ermöglichen. Nur unter Beachtung dieses Grundsatzes können schwerwiegende Komplikationen im posttraumatischen Verlauf (z.B. Pneumonie, Thrombose, ARDS) nachweislich vermieden werden [7, 31, 40].

Als erstes werden Frakturen mit begleitenden Gefäßverletzungen oder Kompartmentsyndrom behandelt, gefolgt von offenen Gelenk- und Schaftfrakturen und zuletzt die Immobilisierung der geschlossenen Frakturen (Tabelle 3).

Extremitätenerhalt oder Amputation – diese Entscheidung ist deshalb bedeutend, da gerade in dieser Verletztengruppe eine zeitaufwendige, primäre Rekonstruktion unter Umständen zu einer lebensbedrohlichen Situation führen kann [35, 36, 39]. Die Entscheidung zur Amputation sollte sich sowohl an der Ausdehnung und der Schwere des Weichteilschadens als auch an der Gesamtverletzungsschwere orientieren.

Eine differenzierte Klassifikation des Weichteilschadens gibt eine zuverlässige Richtlinie in diesen Fragen (Tabelle 4). Orientierend an diesen Kriterien sollte bei O3 und O4 Frakturen ab einer definierten Gesamtverletzungsschwere (PTS Gruppe IV) die primäre Amputation erfolgen.

Eine objektive Einschätzung der Schwere des Weichteiltraumas wie auch der Begleitverletzungen ist häufig nicht einfach. Nicht die operativen Möglichkeiten, sondern die individuellen Variablen sind besonders wichtig bei dem mehrfachverletzten Patienten. Entscheidungshilfen, sogenannte „mangled extremity scores", beinhalten objektive Kriterien zur Beurteilung des Weichteilschadens sowie der begleitenden Verletzungen und der Gesamtverletzungsschwere. Im angloamerikanischen Raum haben sich der MESS und NISSSA als Amputations-Scores durchgesetzt [17, 27].

Die meisten Autoren sind sich einig, daß eine schwerverletzte Extremität mit einer warmen Ischämiezeit von mehr als 6 Std. ebenso wie die Durchtrennung des N. tibialis mit Aufhebung der Plantarsensibilität wichtige Kriterien für die Befürwortung der Amputation darstellen [16]. Obwohl diese Extremitäten technisch erhaltbar wären, ist das langfristige funktionelle Ergebnis schlecht [16, 31]. Aufgrund dieser Gesichtspunkte erscheint eine Amputation bei einem NISSSA > 9 Punkten oder einem MESS > 7 Punkten indiziert

Die wichtigsten Faktoren bei der Behandlung von Frakturen mit Gefäßläsion sind das Ischämieintervall und der Grad des Reperfusionsschadens. Schäden, die

Tabelle 4. Eine differenzierte Klassifikation des offenen und geschlossenen Weichteilschadens orientierend an den Erstbeschreibungen von Tscherne 1983 und Gustilo von 1984. Hierbei wird der geschlossene von G 0 bis G 4 und der offene Weichteilschaden von O 1 bis O 5 eingeteilt. Grad G 4 und O 4 beinhaltet die Gefäßverletzung, die eine Rekonstruktion erforderlich macht. Der Grad O 5 faßt alle subtotalen und totalen Amputationsverletzungen zusammen. II, III, a, b, c sind zum Vergleich mit der Gustilo Klassifikation eingesetzt

G0 G 1–4 und	 O 1–5		einfache Frakturen, keine signifikanten Begleitverletzungen komplizierte Frakturen
G 1	O 1		oberflächliche Kontusion durch Fragmentdruck, Knochen: einf. Quer-/o. Schrägfraktur
G 2	O 2	II, IIIa	tiefe und kontaminierte Hautwunde mit lokalisiertem Weichteilschaden durch direktes Trauma einschl. drohendem Kompartment, Knochen: Mehrfragmentfraktur
G 3	O 3	IIIb	ausgedehnter Weichteilschaden (Kontusion oder Decollement), einschl. manifestem Kompartment, Knochen: Trümmer- o. Defektfraktur
G 4	O 4	IIIc	ausgedehnter Weichteilschaden (Kontusion oder Decollement) mit versorgungspflichtiger Gefäßverletzung, Knochen: Trümmer- o. Defektfraktur
	O 5		totale oder subtotale Amputation- (komplette Ischemia, max. 1/4 der Weichteilzirkumferenz erhalten)

auf diese Pathomechanismen zurückzuführen sind, können beim polytraumatisierten Patienten durch eine generalisierte Hypoxämie oder einen prolongierten Schock verschlimmert werden. Deshalb sind die sofortige Diagnose und direkte Behandlung von Gefäßschäden äußerst wichtig. Die Rekonstruktion der Arterienverletzungen hat oberste Priorität.

In Anlehnung an das bereits Gesagte ist auch die Entwicklung eines Kompartmentsyndroms zu beachten. Dieses Syndrom führt zu einem fortschreitenden Anstieg der intrafaszialen Drücke und somit zu einem irreversiblen Muskel-, Nerven- und Gefäßschaden.

In einer isolierten Verletzung ist der Kompartmentdruck als pathologisch anzusehen, wenn ein Wert überschritten ist, der einer Differenz aus diastolischem Druck und 20 mm/Hg entspricht, d.h. manifestes Kompartment = diastolischer Druck minus 20 mmHg [45].

Oberhalb dieses Grenzwertes sollte eine sofortige Fasziotomie durchgeführt werden. Bei mehrfachverletzten Patienten ist diese Richtlinie nicht unbedingt richtig, da eine generalisierte Hypoxie bei weit niedrigeren Drücken zu irreversiblen Schäden führen kann. Hochrisikopatienten, speziell solche mit geschlossenen Trümmerfrakturen der proximalen und distalen Tibia sowie komplexen Fußverletzungen, sollten deshalb engmaschig kontrolliert und ggf. auch früher gespalten werden.

In den Fällen mit konservativer Therapie des Kompartmentsyndroms ist eine kontinuierliche Kompartmentdruckmessung sowie Kryotherapie indiziert [45].

Alle offenen Frakturen werden in der Primärperiode versorgt [7, 22, 24, 36, 40]. Dies beinhaltet ein ausgiebiges Debridement, die Exploration bei potentiellem Gefäßschaden sowie die stabile Fixierung der Fraktur nach den heute anerkannten Prinzipien. Die Mehrheit dieser Frakturen mit ausgedehnten Weichteilschäden wurde früher meist mit einer externen Fixierung behandelt [24]. Heute ermöglichen unaufgebohrte Systeme zur intramedullären Nagelung eine Frakturstabilisierung mit niedrigerem Risiko sogar bei dritt- und viertgradigem Weichteilschaden [22].

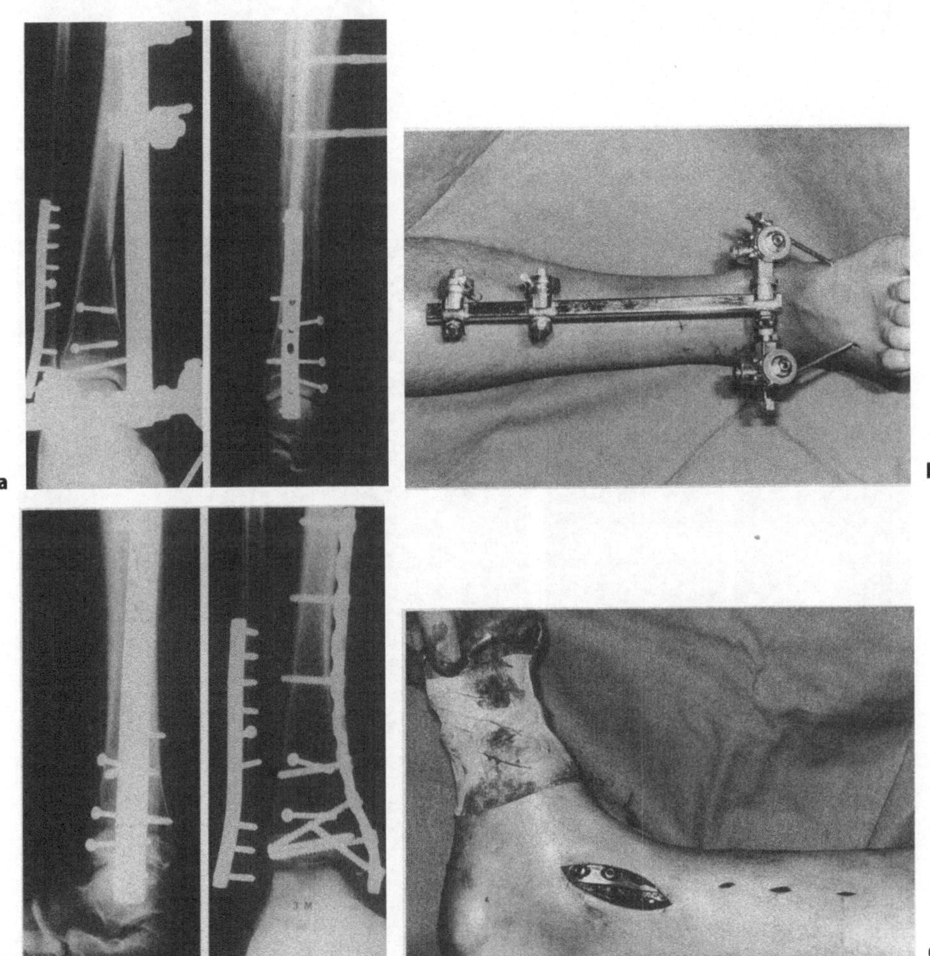

Abb. 8a–d. Pilon-tibiale Fraktur (C1) mit zweitgradigem Weichteilschaden: primär Rekonstruktion der Gelenkfläche, Stabilisierung mit einem Minimum an Implantaten (MIO = minimal invasive osteosynthesis) und einer transartikulären externen Fixierung (TEF) (**a, b**), sekundär perkutane Plattenosteosynthese (**c, d**)

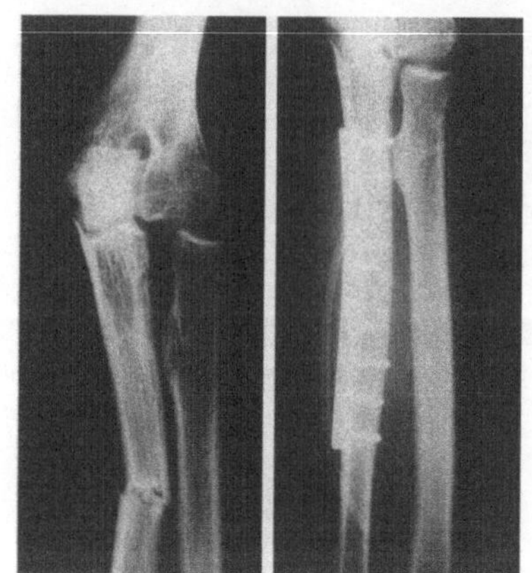
a

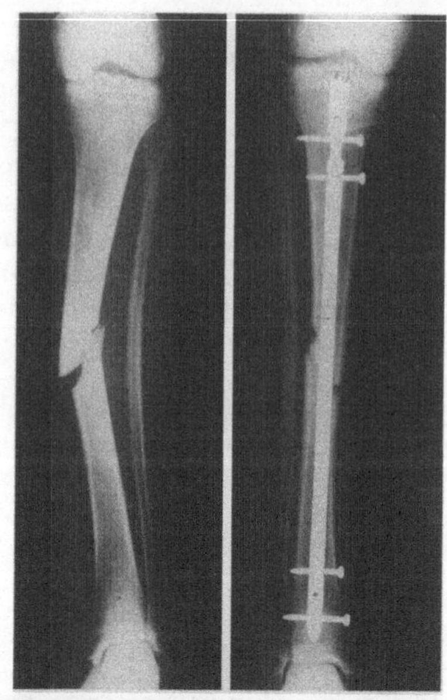
b

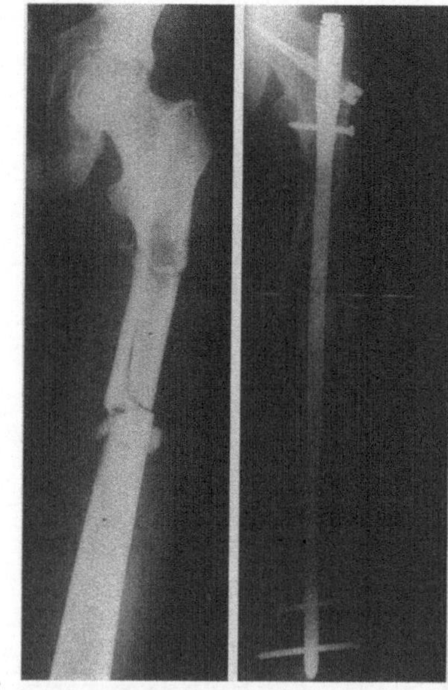
c

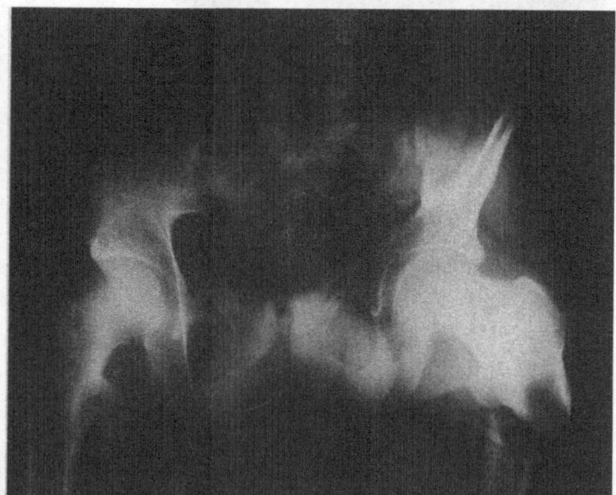

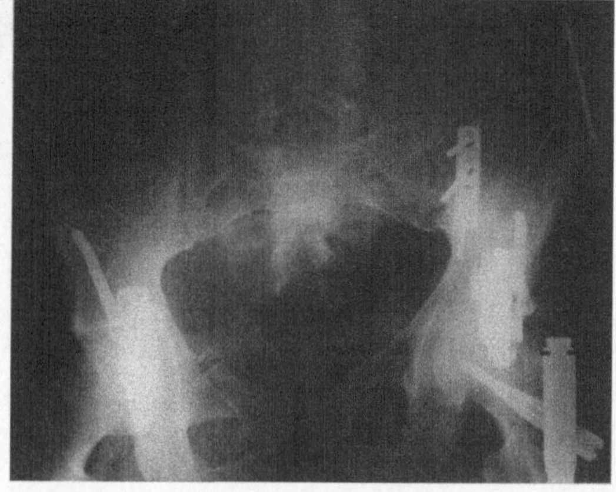
d

Besonders wichtig bei dieser Behandlung ist das Management der Weichteilverletzung. Eine adäquate Deckung des Knochens und der Implantate muß garantiert sein. Ein primärer Verschluß der Haut ist bei schwerem Weichteilschaden kontraindiziert, da speziell bei mehrfachverletzten Patienten es durch die generalisierte Hypoxie und die periphere Ödembildung zu einer allgemeinen Störung der Weichteildurchblutung und damit zu einem erhöhten Risiko der zunehmenden Weichteilnekrose und auch der sekundären Ausbildung eines Kompartmentsyndroms kommen kann. Synthetischer Hautersatz für die Primärperiode und ein definitiver Verschluß nach sequentieller Teiladaptation der Wundränder stellen die beste Behandlung dar. In Fällen, in denen ein suffizienter Verschluß nicht gewährleistet werden kann, ist eine frühe Weichteilrekonstruktion (lokaler oder freier vaskularisierter Lappen) nach 2–5 Tagen obligat.

Offene intraartikuläre Verletzungen werden auch mit einem initialen Debridement, einer Rekonstruktion der Gelenkfläche, einer Stabilisierung mit einem Minimum an Implantaten (minimal invasive Osteosynthese = MIO) und einer transartikulären externen Fixierung (TEF) des Gelenkes versorgt. Eine definitive interne Fixierung des Gelenkanteils an den Schaft wird in der sekundären Periode durchgeführt (Abb. 8). Häufig erfolgt diese durch perkutane Plattenosteosynthese.

Die primäre Immobilisierung der geschlossenen Fraktur ist oberstes Ziel der initialen Frakturversorgung. Auch hier gilt das Prinzip, daß nur die adäquate Ruhigstellung der Fraktur einem fortschreitenden Weichteilschaden und möglichen anderen Komplikationen entgegenwirken kann. An der oberen Extremität kann diese oft gut durch Gipsruhigstellung erfolgen, an der unteren Extremität hingegen sollte eine operative Stabilisierung initial durchgeführt werden. Die Tibia muß aufgrund der prekären Weichteilverhältnisse zuerst versorgt werden.

Deshalb ist die Priorität der Frakturbehandlung bei mehreren geschlossenen Frakturen: Tibia – Femur – Becken – Wirbelsäule – obere Extremität.

Um dieser Prioritätenfolge nachkommen zu können, müssen alternative Methoden benutzt werden, um z.B. bilaterale und kontralaterale Frakturkombinationen behandeln zu können. Die Taktik bei typischen Verletzungsmustern wird in einem späteren Abschnitt aufgezeigt. Ein typisches Beispiel für dieses prioritätenorientierte Vorgehen zeigt die Abb. 9. Geschlossene Frakturen der

←

Abb. 9a–d. Beispiel einer simultanen Versorgung bei ipsilateraler Frakturkombination: Polytrauma mit Monteggiaverletzung li., transiliakaler Luxationsfraktur li. (C-Verletzung), SI-Luxation re. (B-Verletzung) und transpubischer Instabilität bds., erstgradig offene Femurfraktur (C3) li., zweitgradig offene Tibiafraktur li. (B3). Die li. obere und li. untere Extremität werden gleichzeitig abgedeckt und dann durch zwei Teams versorgt. Das 1. Team führt eine Plattenosteosynthese an der li. Ulna durch (**a**). Das 2. Team stabilisiert nach vorangegangenem Debridement am Ober- und Unterschenkel die Femurfraktur temporär mit einem Distraktor und anschließend die Tibiafraktur mit einem unaufgebohrten 9 mm Tibianagel (**b**). (Ein Spongiosazapfen, der im Rahmen der Markraumeröffnung am li. Tibiakopf gewonnen wird, dient als Spongiosaplastik am li. Unterarm). Da der Patient weiterhin respiratorisch und zirkulatorisch stabil ist, erfolgt im zweiten Schritt die unaufgebohrte Femurmarknagelung mit „twisted blade" Verriegelung (**c**). Nach erneuter Reevaluation und stabilem Allgemeinzustand erfolgt dann die Osteosynthese der transiliakalen Luxationsfraktur mit Zugschrauben und Platte über einen anterolateralen Zugang. Abschließend vorderer Klammerfixateur am Beckenring zur Reposition und Retention der transpubischen Instabilität bds. (**d**)

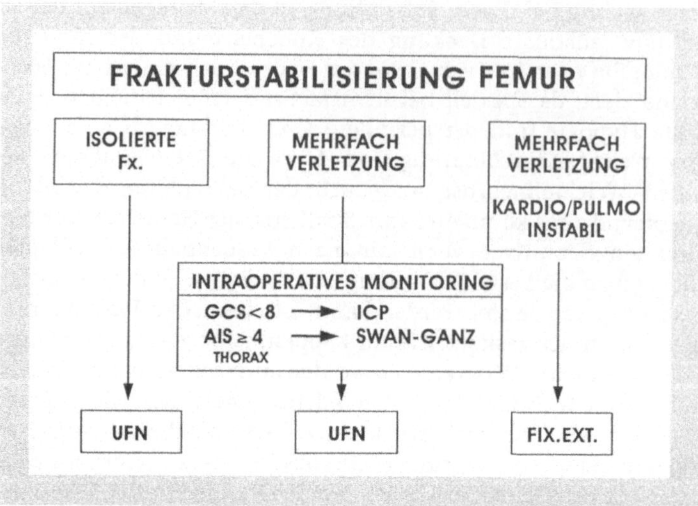

Abb. 10. Spezielles Behandlungskonzept und spezielle Überwachung bei der Stabilisierung des Femurs und Vorliegen schwerwiegender Begleitverletzungen (SHT = GCS < 8, Thoraxtrauma = signifikanter Parenchymschaden der Lunge, sichtbar im initialen Rö-Bild des Thorax). Beachten Sie, lediglich bei kritischem Allgemeinzustand erfolgt eine Notfallstabilisierung mit dem Fixateur externe! (UFN unaufgebohrter Femurnagel, ICP intrakranielle Hirndruckmessung, Pulmonaliskatheter nach Swan-Ganz)

langen Röhrenknochen in Verbindung mit einem schweren Schädel-Hirn-Trauma oder einem Thoraxtrauma (Lungenkontusion) erfordern nach unserer Erfahrung eine spezielle Behandungsmethode (Abb. 10). Wir empfehlen in solchen Fällen eine kontinuierliche intraoperative Kontrolle der respiratorischen Funktion, der Ventilationsparameter (inkl. Kapnographie) und der Lungenhämodynamik. Weiterhin ist die intraoperative Messung des intrakraniellen Druckes bei Patienten mit schwerem Schädel-Hirn-Trauma (initialer GCS < 8) besonders wichtig [7, 29, 31].

Die Femurschaftfraktur repräsentiert eine spezielle Entität bei der Behandlung des mehrfachverletzten Patienten [7, 29, 36, 40]. Sie ist die häufigste Schaftfraktur der langen Röhrenknochen in diesem Patientengut. Auf der anderen Seite sind Femurschaftfrakturen mit der höchsten Morbidität assoziiert (infolge Blutverlusts und Weichteilschädigung etc.). Seit dem Beginn der 80er Jahre wird die primäre Versorgung der Femurfrakturen durch ein intramedulläres Stabilisierungssystem favorisiert. Dennoch wurde in den letzten Jahren dieses Verfahren häufig kritisch diskutiert, da eine hohe Anzahl von Patienten respiratorische Komplikationen in Verbindung mit der primär aufgebohrten intramedullären Nagelung (IMN) entwickelt hat [29]. Dem Aufbohrvorgang wurde im wesentlichen die pulmonale Dekompensation durch Intravasation von Fett und Knochenmehl in die Lunge angelastet. Nach unserer Erfahrung trat ein Lungenversagen meist bei den Patienten auf, welche vorbestehende pulmonale Verletzungen (z.B. eine Lungenkontusion) hatten. Die Patienten mit Thoraxtrauma, welche innerhalb der ersten 24 Std. nach Trauma durch eine IMN versorgt wurden, entwickelten häufiger ein ARDS als Patienten, welche sekundär versorgt wurden. Im Gegensatz dazu hatten

Patienten ohne Thoraxtrauma eine geringere Inzidenz für die Entstehung eines ARDS unabhängig von der Versorgungszeit [29]. Dieses verdeutlicht die erforderliche intraoperative Überwachung bei der Marknagelung thoraxtraumatisierter Patienten. Um eine primäre Stabilisierung dennoch zu ermöglichen, ist den unaufgebohrten Nagelsystemen der Vorzug zu geben [22, 29].

Als vorübergehende Stabilisierung der Femurfraktur bei Patienten, welche sich in einem kritischen Zustand befinden, kann die externe Fixation diskutiert werden. Ein sekundärer Verfahrenswechsel auf einen intramedullären Nagel kann dann nach mehreren Tagen sicher durchgeführt werden.

Verletzungen des Beckens

Bei Beckenverletzungen ist die genaue Abklärung des Verletzungsmechanismus, des Instabilitätsgrades und des Verletzungstyps erforderlich. Der Beckenring wird als stabil, partiell instabil oder instabil nach der AO-Klassifikation eingestuft. Falls Verletzungen des hinteren Beckenringes vorliegen (sacroiliakale Dislokationen, sacroiliakale Luxationsfrakturen, Sacrumfrakturen), ist eine Computertomographie so schnell als möglich durchzuführen. Nach der Klassifikation der Beckenverletzung sollten instabile Frakturen in der Primärperiode behandelt werden (Tabelle 5). Für die Stabilisierung können sowohl interne als auch externe Fixierungsmethoden angewandt werden.

Bei der Symphysenruptur erfolgt die Stabilisierung mit einer Plattenosteosynthese. Dies kann auch im Rückzug nach Versorgung intraabdomineller oder

Tabelle 5. Standardisiertes Vorgehen bei der Versorgung einer Beckenringverletzung beim Polytrauma [30]

Akutperiode	
Notfallstabilisierung von Typ B und C Verletzungen	
ventral	Fixateur externe
dorsal	Beckenzwinge
Primärperiode	
ventral	(Typ B und C)
Symphyse	Platte
Transpubisch	Fixateur externe
dorsal	(Typ c ausschließlich)
Ilium	antero-lat. Zugang, Platten- und Schraubenosteosynthese
Iliosakralfuge	ventrale Plattenosteosynthese
Sekundärperiode	
dorsal	(Typ C ausschließlich)
Sakrumfrakturen	dorsaler Zugang, Plattenosteosynthese

urogenitaler Verletzungen erfolgen. Der ventrale Fixateur wird vor allem zur einfachen Stabilisierung bei transpubischen Instabilitäten eingesetzt.

Zur Stabilisierung des hinteren Beckenringes ist die Rückenlage, wenn möglich, zu bevorzugen. Der anterolaterale Zugang ermöglicht eine gute Sicht auf das Ilium sowie auf die Sacroiliacalfuge. Speziell bei polytraumatisierten Patienten erlaubt die Rückenlage ein abgestuftes Vorgehen (z.B. erforderliche Laparotomie oder Frakturversorgung an den unteren Extremitäten bei gleicher Abdeckung). Verschobene Sacrumfrakturen müssen als Teil einer instabilen Beckenringfraktur (Typ C-Beckenverletzung) angesehen werden. Hierbei erfolgt initial eine Notfallstabilisierung mit der Beckenzwinge [13]. In der Sekundärperiode ist eine interne Stabilisierung in vielen Fällen notwendig.

Komplexe Beckenfrakturen sind häufig mit schweren intra- oder extrapelvinen Begleitverletzungen verbunden [8, 30]. Der Schaden kann sowohl die Haut, die Muskeln als auch wesentliche Beckenorgane betreffen (Beckengefäße, -nerven, Urogenitaltrakt, Rektum, Sphinkterapparat). Ein ausgedehntes Decollement im Beckenbereich (Morel-Lavalle' Läsion) kann die Prognose entscheidend beeinflussen und sollte initial unbedingt debridiert werden.

Osteosynthese an der oberen Extremität

Da die geschlossenen Verletzungen der oberen Extremität in der Primärperiode die niedrigste Versorgungspriorität haben, erfolgt die Stabilisierung meist erst in der Sekundärperiode. Früher war die Plattenosteosynthese die Standardmethode bei diesen Frakturen. Heutzutage bevorzugen wir insbesondere bei ausgedehntem Weichteilschaden ein wenig invasives, intramedulläres System.

Monteggiafrakturen sollten jedoch wegen der sekundär schwer einzurichtenden Dislokation des Radio-Humeral-Gelenkes und der schlechten funktionellen Ergebnisse bei Spätversorgung unbedingt in der Primärperiode stabilisiert werden.

Komplexe Gelenkrekonstruktionen

Eine anatomische Rekonstruktion der Gelenkfläche sowie eine axiale Ausrichtung der Gelenkkomponente zum Schaft stellen Prinzipien der osteosynthetischen Frühversorgung dar. Beim Monotrauma wird dieses normalerweise primär durchgeführt. Beim polytraumatisierten Patienten müssen diese zeitaufwendigen Operationen jedoch aufgeschoben werden, bis eine Stabilisierung des Allgemeinzustandes und der lokalen Weichteilverhältnisse eingetreten ist. Die exakte präoperative Planung, welche häufig spezielle radiologische Untersuchungen (Tomographie, CT mit 3-D-Rekonstruktion) verlangt, ist obligat. Vor der Operation wird die initial angebrachte externe, transartikuläre Fixierung entfernt und es erfolgt eine offene Rekonstruktion und Reposition des Gelenkes. Prinzipiell ist der minimalinvasive Zugang mit geschlossener Reposition und Stabilisierung mittels perkutan eingebrachter Implantate erstrebenswert [22, 24]. Grundsätzlich muß jedoch bei diesem Vorgehen eine stabile Osteosynthese alle Optionen für eine frühe Mobilisierung gewährleisten.

Verletzungen der Wirbelsäule

Die herausragende Bedeutung der Frakturstabilisierung beim Polytraumatisierten gilt auch an der Wirbelsäule und erfolgt heute zunehmend im Rahmen der Erstversorgung. Besteht zusätzlich ein neurologisches Defizit, so kann nur eine sofortige Rückenmarksdekompression dem Verletzten die Chance auf eine erfolgreiche Rehabilitation bieten. Sie sollte daher unbedingt in den ersten Stunden nach Trauma erfolgen.

Bei instabilen Verletzungen der Halswirbelsäule erfolgt die Dekompression des Rückenmarks als auch die Frakturstabilisierung meist von ventral [38].

Bei instabilen Verletzungen der thorako-lumbalen Wirbelsäule sollte eine operative Stabilisierung zunächst von dorsal mittels eines Fixateur internes erfolgen [6]. Bei vorliegender Neurologie kann durch Hemilaminektomie oder gezielte Dekompression (Zurückstößeln der in den Spinalkanal reichenden Fragmente) eine adäquate Notfallversorgung beim Polytrauma erreicht werden. Erst nach weiterer Stabilisierung des Allgemeinzustandes wird dann, falls erforderlich sekundär, eine zusätzliche ventrale interkorporelle Spondylodese durchgeführt. Instabile Frakturen der thorakalen Wirbelsäule, welche einer sofortigen Behandlung in der Primärperiode bedürfen, sind selten. Diese sind dann meist mit einem schweren Thoraxtrauma vergesellschaftet. Diese Verletzungen können den Thorax erheblich destabilisieren (thorako-vertebrale Instabilität). Die intensivmedizinische Behandlung ist bei diesen Patienten erschwert. Frakturdislokationen in dieser Region können mit einem Hämatothorax infolge Ruptur der Pleura oder Einblutung aus einer Segmentarterie einhergehen.

Das Hauptziel der Notfallbehandlung ist die Dekompression des Rückenmarkes und die adäquate Stabilisierung der Fraktur. Die operative Technik und das Instrumentarium müssen eine kurze Operationszeit, eine einfache Anwendung des Instrumentariums und für die Langzeitprognose eine kurze Fusionsstrecke der Wirbelsäule gewährleisten [6].

Behandlungsprotokoll für kritisch verletzte Patienten

In einigen Fällen muß die operative Behandlung vorzeitig abgebrochen oder ganz unterlassen werden, wenn sich der Patient in einem kritischen Zustand befindet (Tabelle 6). In diesen Fällen müssen andere Behandlungsmethoden überlegt und

Tabelle 6. Kriterien zur Beurteilung des sog. „kritischen Patienten" im posttraumatischen Verlauf

- Schwere Schädel-Hirn-Verletzungen mit einem initialen Glasgow-Coma-Scale < 8 und einer massiven intrakraniellen Blutung oder Ödembildung nachweisbar im CT
- Schweres Thoraxtrauma mit anhaltender intrabronchialer Blutung oder Ödembildung und grenzwertiger respiratorischer Funktion
- Kardiale Dekompensation in Verbindung z. B. mit einem Myokardinfarkt
- Signifikante Gerinnungsprobleme nach der Behandlung einer intraabdominellen oder pelvinen Massenblutung
- Signifikante Hypothermie (Rektaltemperatur $< 30°$)

eine alternative Frakturbehandlung angewandt werden. Meist ist dies auf essentielle Versorgungsschritte (stammnahe Gefäßrekonstruktion, Fasziotomie, Debridement offener Wunden) und eine temporäre Stabilisierung der Frakturen reduziert. Zur Abkürzung der Operationszeit wird lediglich ein Fixateur oder bei Gelenkverletzungen eine transartikuläre externe Fixation (TEF) angelegt.

Behandlungsalgorithmen bei der Stabilisierung multipler Extremitätenfrakturen

Kombinierte Frakturen der unteren Extremität werden entsprechend einem Stufenkonzept behandelt. Grundsätzlich wird ohne Extensionstisch gelagert und alle betroffenen Extremitätenabschnitte werden gleichzeitig abgedeckt. Liegt zusätzlich eine instabile, versorgungspflichtige Beckenfraktur vor, so wird das Becken in die Abdeckung einbezogen.

Das Debridement und die Spülung aller offenen Wunden gehen weiteren Schritten voraus. Die Art der Frakturversorgung richtet sich dann wiederum nach dem Allgemeinzustand (AZ) des Patienten:

Bei gleichseitiger Femur- und Tibiaschaftfraktur erfolgt bei gutem AZ im ersten Schritt eine retrograde Femurmarknagelung (UFN), die Tibia wird bei diesem Vorgehen in 30 Grad Kniebeugung gelagert. Bleibt der Patient stabil, so kann im zweiten Schritt die Tibiamarknagelung (UTN) erfolgen, ansonsten wird ein „pinless"-Fixateur angelegt (Abb. 11).

IPSILATERALE FEMUR-TIBIA FRAKTUREN

	GUTER AZ (+)	FRAGLICHER AZ (?)	KRITISCHER AZ (−)
1. SCHRITT	FEMUR RETROGRADE UFN	FEMUR DISTRAKTOR TIBIA UTN	FEMUR FIXATEUR TIBIA FIXATEUR ("pinless")
2. SCHRITT	TIBIA ANTEGRADE UTN	FEMUR — (+) UFN (−) DISTRAKTOR	
3. SCHRITT (sekundär)		FEMUR UFN	FEMUR ANTEGRADE UFN TIBIA UTN

Abb. 11. Algorithmus zur Versorgung ipsilateraler Frakturen der unteren Extremität. Hier am Beispiel des „floating knee" differenziertes Vorgehen in Abhängigkeit vom Allgemeinzustand (AZ) (nähere Erläuterung s. Text). UTN unaufgebohrte Tibiamarknagelung, UFN unaufgebohrte Femurmarknagelung

Gleichermaßen wird bei initial fraglichem AZ nach einem abgestuften Konzept vorgegangen. Hier erfolgt nach temporärer Anlage eines Distraktors am Femur im ersten Schritt eine definierte Stabilisierung der Tibia mit einer unaufgebohrten Marknagelung (UTN) [22, 24]. Bleibt der Patient nach diesem ersten Operationsschritt stabil, wird anschließend mit der retrograden Femurmarknagelung bei liegendem Distraktor fortgefahren. Befindet der Patient sich nach diesem Schritt in einem kritischen Zustand, so wird der Patient mit liegendem Distraktor zur weiteren Stabilisierung vorübergehend auf die Intensivstation verlegt. Eine Versorgung des Femurs erfolgt dann sekundär. Dem gleichen Entscheidungsprozeß unterliegt auch die Behandlung beidseitiger Tibiafrakturen.

Die Behandlung kombinierter Frakturen der oberen Extremität folgt beim polytraumatisierten Patienten einer besonderen Strategie. Ziel sollte es sein, frühzeitig eine definitive Stabilisierung aller Frakturen zu erreichen. Beispiel hierfür ist die kombinierte Humerus- und Unterarmschaftfraktur („floating ellbow"), bei der die konservative Behandlung einer Fraktur (z.B. des Humerus) eine deutliche Funktionseinschränkung der anderen operativ stabilisierten Regionen (Unterarmschaft.) zur Folge hätte. Deshalb ist in diesen Fällen eine modifizierte Versorgung (z.B. mit Plattenosteosynthese des Humerus) anstelle einer sonst konservativen Behandlung zu diskutieren.

Die Sekundärperiode

Die Sekundärperiode ist eine Phase der Regeneration. Jede weitere operative Intervention zu einem falschen Zeitpunkt kann zur Ausbildung von schweren Organkomplikationen beitragen. Häufig ist der kritische Zustand des Patienten schwer zu beurteilen und Risikofaktoren sind nicht abzuschätzen, so daß lediglich einige Parameter auf eine Instabilität des Allgemeinbefundes hindeuten und eine potentielle Entgleisung anzeigen können (Tabelle 7). Unter Umständen können auch international akzeptierte Scores zur Evaluation und zur Entscheidungs-

Tabelle 7. Kriterien zur Entscheidung über die Operabilität im intensivmedizinischen Verlauf

Röntgen Thorax	kein Anhalt für zunehmende Infiltration des Lungenparenchyms in den letzten 48 Std. vor der Operation
Bilanz	ausgeglichene oder negative Flüssigkeitsbilanz 48 Std. vor der Operation
paO_2/FIO_2	> 250 während der letzen 24 Std.
$P_{pulmoart}$	< 24 mmHg (im Mittel)
$P_{max.inspir.Druck}$	< 35 cm H_2O
Thrombozyten	> 95 000 oder 80 000 und ansteigend
Leukozyten	> 2000 und < 12 000 (ohne Anzeichen einer Knochenmarksdepression; kein Anhalt für Sepsis)
Hirndruck	ICP < 15 cm H_2O
Kranielles CT	keine zunehmende Hygrombildung

findung eingesetzt werden [44]. Ist das Operationsrisiko nach diesen Kriterien gering, so können zum Ende der Sekundärperiode bzw. zu Beginn der Tertiärperiode weitere rekonstruktive Maßnahmen erfolgen. Hierzu gehören:

- sekundärer Wundverschluß oder Weichteilrekonstruktion,
- definitive Versorgung von Schädelbasis- oder Mittelgesichtsfrakturen,
- Osteosynthesen der oberen Extremität (speziell Unterarm),
- komplexe Gelenkrekonstruktionen,
- aufgeschobene Operationen der Primärperiode.

Ausgedehnte Weichteilverletzungen

Diese müssen nach einem Maximum von 72 bis 96 Std. adäquat gedeckt sein. Die Frage, in welcher Weise die Weichteilrekonstruktion erfolgen soll, wird zum Zeitpunkt der Wundrevision, dem sog. „second look" (nach 48 Std.) geklärt.

Die Behandlung dieser ausgedehnten Weichteildefekte verlangt ein hohes Maß an Erfahrung. Sie sind schwer zu diagnostizieren, werden häufig unterschätzt und können dann zu schwerwiegenden Komplikationen führen.

Die Strategie der Weichteildeckung orientiert sich am Ausmaß des freiliegenden Knochens und der Sehnen- und Nervenstrukturen. Knochenanteile, die ohne Periostdeckung freiliegen, benötigen eine frühe Deckung durch gut vaskularisierte Weichteile. Hierbei eignen sich lokale Verschiebeplastiken zur Deckung von kleineren Weichteildefekten. Muskel-, myokutane oder fasziokutane Lappen sind bei Defekten mittlerer Größe gut geeignet. Sehr häufig treten Weichteildefekte im Bereich der Tibiavorderkante auf. Hier kommt speziell der Gastrocnemius- oder Soleuslappen zur Anwendung. Zur Deckung ausgedehnter, großer Defekte eignet sich der mikrovaskuläre freie Lappen. Der Radialis- und der Latissimus dorsi-Lappen werden heute am häufigsten eingesetzt.

Die Tertiärperiode

Bei komplikationslosem Verlauf beginnt die Rehabilitationsperiode am Ende der ersten Woche nach Trauma. Nach diesem Zeitpunkt muß nochmals eine sorgfältige Beurteilung der Fraktur- und Weichteilverhältnisse erfolgen. Zusätzlich wird fortlaufend eine Kontrolle der ersten Mobilisierungs- und Belastungsversuche durchgeführt. Gegebenenfalls sind dann letzte rekonstruktive Maßnahmen vor Verlegung erforderlich. Hierzu gehören möglicherweise Knochentransplantation, spezielle Weichteilrekonstruktionen und auch der definitive Weichteilverschluß bei Amputationsverletzungen, so daß ggf. eine erste Prothesenanpassung erfolgen kann.

Ökonomische Bedingungen und soziale Folgen

Die Behandlung des polytraumatisierten Patienten ist zu einem großen Anteil von einer suffizienten und organisierten Infrastruktur abhängig. Dies betrifft alle Anteile der sog. Versorgungskette von der Rettung bis zur Rehabilitation.

Ökonomische Aspekte – Rettungswesen

Um dies zu gewährleisten, wurde in den 60er und 70er Jahren mit dem Aufbau eines arztbesetzten luft- und bodengebundenen Rettungssystems begonnen. Heute besitzt die Bundesrepublik ein organisiertes Luftrettungssystem mit 48 Rettungshubschraubern, welche nahezu 90% der Landesoberfläche abdecken. Diese sind nach einsatztaktischen Gesichtspunkten stationiert. Dabei ist nicht jede Station mit einem unfallchirurgischen Schwerpunktzentrum verbunden. Diese Rettungshubschrauber führen im Jahr mehr als 40000 Einsätze durch. Die Betriebskosten eines Rettungshubschraubers pro Jahr können mit 2,5 Mio. DM veranschlagt werden (ADAC, Pers. Comm.). Die Kosten pro Flugminute liegen z.Zt. je nach Betreiber zwischen 45 DM und 90 DM, die mittlere Betriebszeit je nach Standort zwischen 20 und 30 Minuten pro Primäreinsatz.

Weiterhin werden in der BRD mehr als 840000 Einsätze von bodengebundenen arztbesetzten Rettungsmitteln durchgeführt, 22,5% von diesen zur Primärversorgung Verunfallter [41]. Insgesamt handelt es sich hierbei um mehr als 1000 Notarzteinsatzfahrzeuge bzw. Notarztwagen. Die Betriebskosten belaufen sich hier am Beispiel des eigenen Notarzteinsatzfahrzeuges auf 600000 DM pro Jahr. Nach dieser Kalkulation können die Betriebskosten der luft- und bodengebundenen arztbesetzten Rettungsmittel auf 720 Mio. DM pro Jahr berechnet werden.

Die Leistung dieser Rettungsmittel in Bezug auf die Überlebensrate des Polytraumas wird gerade unter dem Aspekt eines so aufwendigen und kostenintensiven arztbesetzten Rettungssystems in der Welt kontrovers diskutiert [34]. Eigene Studien im internationalen Vergleich konnten den Einfluß der Primärversorgung eines Rettungshubschraubers mit Anbindung an ein unfallchirurgisches Schwerpunktzentrum auf die Überlebensrate von Schwerverletzten demonstrieren [33]. Es konnte gezeigt werden, daß pro 100 behandelter Polytraumen 1,35 Patienten mehr überlebten, verglichen mit dem Standard der Versorgung amerikanischer Schwerpunktzentren (Major trauma outcome study MTOS). Betrachtet man den sicherlich nicht unumstrittenen hohen Standard und insbesondere die Gesamtkosten unseres Rettungswesens, so wird die Frage nach ökonomischen Erfolgs- und Bewertungsanalysen zwingend. Baum erstellte 1989 eine Nutzen-/Kostenanalyse, in der er berechnete, daß ein Nutzenüberschuß für Rettungshubschrauber bestünde, so lange mindestens 6% aller „reanimierten" Patienten wieder vollständig in den Arbeitsprozeß integriert würden. Geht man davon aus, daß pro Patient mit Vitalgefährdung die Intensivbehandlungsdauer um 7 Tage nach Rettungshubschrauberversorgung gekürzt werden kann, so ergibt auch selbst bei nur 4% medizinisch rehabilitierten Patienten ein positives Kosten-/Nutzenverhältnis [4].

Harte wissenschaftliche Zahlen zum Kosten- und Nutzenverhältnis unserer boden- und luftgebundenen Rettungsmittel in bezug auf die Polytraumaversorgung liegen bisher nicht vor.

Ökonomische Aspekte – Klinische Erstversorgung

Zur klinischen Versorgung Unfallverletzter stehen zur Zeit in der Bundesrepublik 805 Kliniken zur Verfügung, die eine Zulassung nach § 6 des Verletzungsarten-

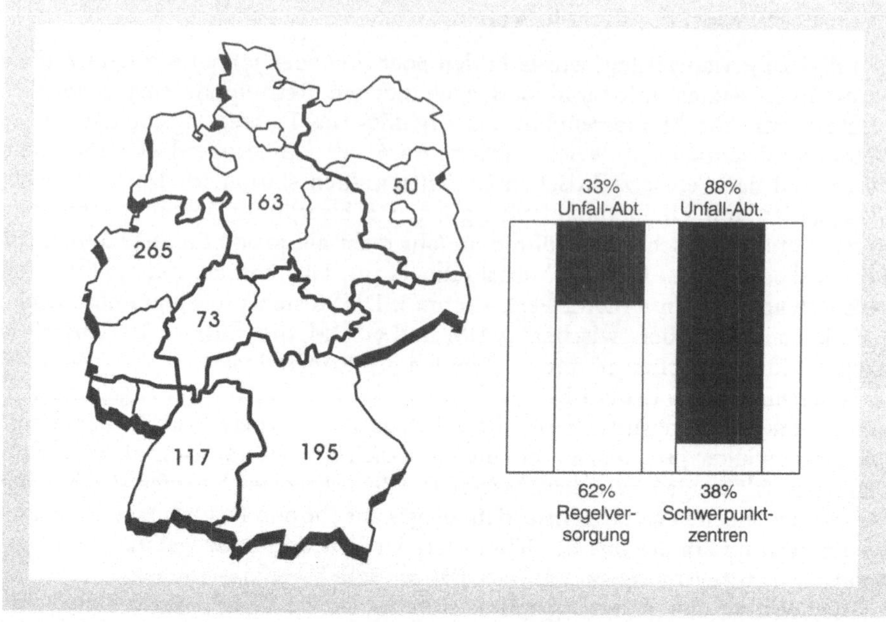

Abb. 12. 805 Traumaabteilungen (mit § 6 Zulassung) sind auf insgesamt 6 berufsgenossenschaftliche Landesverbände in der BRD verteilt (Stand 1995). Nur bei 33 % der Kliniken der Regelversorgung existiert eine unfallchirurgische Abteilung. Bei den Schwerpunktzentren (insgesamt 38 %) haben 88 % eine Unfallchirurgie. Grafik: R. Beck

verfahrens der Berufsgenossenschaften haben (Abb. 12) Dabei handelt es sich bei 62 % aller Kliniken um Krankenhäuser der Regelversorgung, bei 38 % um Schwerpunktzentren (Landesverbände der Berufsgenossenschaften). Bei 88 % der Schwerpunktzentren ist eine unfallchirurgische Abteilung vorhanden, bei den Kliniken der Regelversorgung in 33 %. Nur 26 der 805 Zentren zur Schwerverletztenversorgung sind medizinische Fakultäten mit einer Abteilung für Unfallchirurgie. Zur Versorgung von Querschnittgelähmten und Schwerbrandverletzten stehen in der Bundesrepublik gesonderte Zentren zur Erstversorgung, stationären Therapie und Rehabilitation zur Verfügung (Abb. 13).

Die Behandlung von Verletzungsfolgen macht in der BRD nach Erkrankungen des Herz-Kreislauf-Systems den höchsten Anteil der Krankenhausfälle aus [3]. Verletzungsfolgekosten setzen sich aus den Kosten für die präklinische, klinische Behandlung und ambulante Nachbehandlung zusammen, den Kosten für die medizinische, berufliche und soziale Rehabilitation, den Kosten für den Ausfall der Arbeitskraft und einer ggf. befristeten oder dauernden Minderung der Erwerbsfähigkeit.

Die Verletzungsfolgekosten der stationären Behandlung beim Verunfallten können je nach Verletzungsmuster mit bis zu 250 000 DM veranschlagt werden. Die gesamten volkswirtschaftlichen Kosten je Unfall mit Personenschaden werden mit 84 000 DM beziffert. Die Gesamtkosten eines polytraumatisierten Patienten (Alter < 40 Jahre) nach Arbeitsunfall mit rentenberechtigender MdE können sich auf über eine Million DM belaufen. Betrachtet man bei Verunfallten im Straßenver-

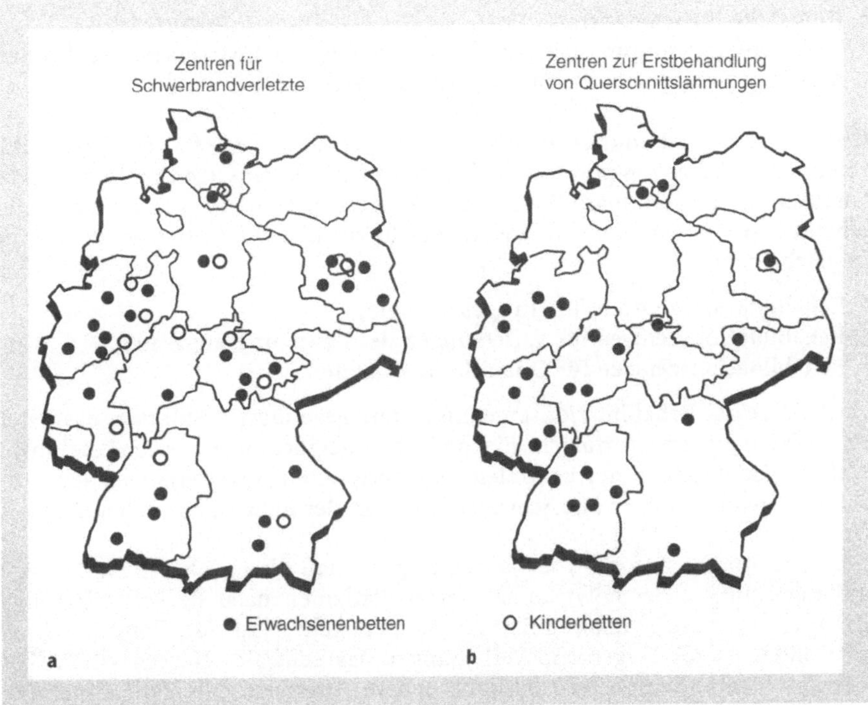

Abb. 13 a, b. Zentren für Schwerbrandverletzte (**a**) und zur Behandlung von Querschnittslähmungen (**b**). Grafik: R. Beck

kehr die Häufigkeit und die Kosten der einzelnen Verletzungen, so ist bei den Mehrfachverletzten das Vorliegen eines schweren Schädel-Hirn-Traumas oder einer Oberschenkelfraktur als kostenintensivste Verletzung bisher registriert [43].

Ökonomische Aspekte – Rehabilitation

Die Rehabilitation von polytraumatisierten Patienten hat das Ziel, mittels medizinischer, beruflicher und sozialer Maßnahmen die Wiedereingliederung von Unfallopfern durchzusetzen. Sie ist für den weiteren Lebensweg des einzelnen Schwerstverletzten von besonderer Wichtigkeit und steht eindeutig vor der Entschädigung durch Geldleistungen. So gilt der Grundsatz „Rehabilitation vor Rente" nach § 7 des Gesetzes über die Angleichung der Leistungen zur Rehabilitation (Reha AnglG). Damit ist für jeden polytraumatisierten Patienten eine Rehabilitationsmaßnahme gesichert. Als Träger der Rehabilitation werden nach § 2 Abschnitt 1 und 2, Reha AnglG die Körperschaften, Anstalten und Behörden für folgende Bereiche festgelegt:

- Gesetzliche Krankenversicherungen,
- Gesetzliche Unfallversicherungen,
- Gesetzliche Rentenversicherungen,

- Altershilfe für Landwirte,
- Kriegsopferversorgung einschl. der Versorgung nach Gesetzen, die das Bundesversorgungsgesetz für anwendbar erklären.

Medizinische Rehabilitationsmaßnahmen sollten noch während der akut stationären Behandlung von polytraumatisierten Patienten einsetzen und im direkten Anschluß an die stationäre Behandlung fortgesetzt werden. Hier ist die Weiterbehandlung des Patienten in drei unterschiedlichen Rehabilitationszentren zu unterscheiden:

- Rehabilitationszentren für Hirngeschädigte,
- Rehabilitationszentren für Verletzungen des Bewegungsapparates,
- Rehabilitationszentren für Querschnittverletzte.

Die Analyse der Rehabilitationsergebnisse muß gesondert in jeder der dargestellten Patientengruppen erfolgen. Eigene Nachuntersuchungen zeigen, daß insbesondere Verletzungen des zentralen und peripheren Nervensystems sowie der Unterschenkel und der Füße Schwierigkeiten in der Rehabilitation bereiten können [32].

Bereits Studien aus den 70er Jahren zeigten, daß die meisten Behinderungen und Berentungen bei polytraumatisierten Patienten nach Beckenverletzungen und Verletzungen der unteren Extremitäten entstehen [26, 46]. Obwohl sich viele Arbeiten auf die Folgen von Verletzungen des Zentralen Nervensystems konzentriert haben, demonstrierten auch neuere Analysen, daß Verletzungen des Beckens und der unteren Extremitäten selbst auch geringerer Verletzungsschwere den größten Stellenwert bei der Entstehung von Berentung und Folgekosten besitzen [21, 26].

Noch während der medizinischen Rehabilitation setzt die *berufliche Rehabilitation* ein. So wird der Einstieg in die Berufstätigkeit sowohl durch Arbeitsversuche als auch durch Einschaltung eines Berufshelfers erleichtert. Der Erfolg der beruflichen Rehabilitation läßt sich anhand der „Return to work"-Rate beschreiben. Je nach Beobachtungszeitraum lag diese zwischen 56 und 82 % [15, 21, 26, 32]. Patienten mit Schädel-Hirn-Trauma waren am schwierigsten wieder in den Arbeitsprozeß einzugliedern [15, 46].

Nach Analysen des Verbandes Deutscher Rentenversicherungsträger sind 77,7 % aller Verunfallten nach Behandlung und Rehabilitation wieder berufstätig, 50,8 % wieder in ihrem ehemaligen Beruf, 26,9 % nach Umschulung [42].

Maßnahmen der *sozialen Rehabilitation* sollten ebenfalls mit der stationären Behandlung des unfallverletzten Patienten beginnen. Die Reintegration des Patienten in seiner Familie aber auch in seinem alten sozialen Umfeld hat hier eine besondere Bedeutung. Die psychosoziale Betreuung von traumatisierten Patienten wird oft vernachlässigt. Sie hat für die Rehabilitation eine herausragende Bedeutung. So können dem Patienten schon während der stationären Behandlung die Möglichkeiten einer Rehabilitation nahegebracht werden. Die Erwartungen werden dann realistisch, mit einer möglichen Behinderung umzugehen.

Das Ziel der Rehabilitation ist nur im Zusammenwirken aller für die entsprechenden Maßnahmen zuständigen Sachverständigen, den Trägern der Rehabilitation und nicht zuletzt dem Rehabilitanden selbst zu erreichen.

Offene Fragen und zukünftige Entwicklung

Wesentliche Ziele zur Einschränkung der Morbidität und Letalität nach Polytrauma sind in Zukunft:

- verbesserte Unfallprävention,
- Verfeinerung minimal-invasiver Verfahren bei der Behandlung von Frakturen,
- Optimierung der Maßnahmen zur Behandlung von posttraumatischen Spätkomplikationen.

Diese Aspekte müssen auch für die Zukunft als wesentlichste Forschungsschwerpunkte in der Polytraumabehandlung angesehen werden.

Verbesserte Unfallprävention

Im Laufe der Zeit hat die Zahl der getöteteten Verkehrsteilnehmer stetig abgenommen, dennoch muß für die Europäische Gemeinschaft eine Zahl von etwa 50000 Verkehrstoten registriert werden. Eingebrachte Sicherheitsmaßnahmen zeigen ihre Wirksamkeit, doch bei weiter steigender Zunahme des Fahrzeugbestandes (derzeit BRD 47 Millionen, im Jahre 2000 voraussichtlich ca. 60 Millionen) müssen weitere Sicherheitskonzepte erarbeitet werden.

2/3 der Getöteten sind PKW-Insassen, etwa 1/4 werden durch Fahrradfahrer und Fußgänger gestellt. Damit sind die Aspekte zukünftiger Verkehrssicherheitsmaßnahmen bereits deutlich. Zu verstärken sind Maßnahmen der Unfallprävention in und am Fahrzeug. Dabei einzubeziehen sind neben PKW auch LKW.

Zur Verbesserung der Sicherheit wurden im Bereich der Europäischen Gesetzgebung einige Crashtestbedingungen festgelegt, die ab 1998 wirksam werden (20% Offset-/Frontalanprall, Seitanprall durch bewegliche Barriere). Weiterentwicklungen der existierenden Dummies zur Findung von Belastungswerten im Rahmen der Kollision stehen im Vordergrund der zukünftigen Entwicklungsarbeit (spezielle Dummies für Frontal-, Seitanprall, spezielle Kinder- und Erwachsenendummies). Insbesondere zur Reduzierung der Schwerverletzten und Getöteten gilt es, Testbedingungen zu optimieren hinsichtlich der meist mit hohem Verletzungsrisiko verbundenen Baumkollisionen (Diskussion eines Pfahlanpralles bei Front- und Seitencrahstest). Die derzeit vorhandenen Sicherheitseinrichtungen wie Sicherheitsgurt, Airbag und konsekutive Maßnahmen am PKW sind bereits effizient, doch um weitere Schutzwirkungen möglich zu machen, gilt es, die Systeme Sicherheitsgurt und Airbag als Verbundsysteme zu testen und zu entwickeln. Hier sind Änderungen in der bestehenden Gesetzgebung notwendig (ECE-Regelung Nr. 16). Einige Optimierungsarbeiten erscheinen sinnvoll und werden zukünftig in die Entwicklung des Automobiles einziehen, insbesondere

- des Fußraumes zur Vermeidung von Fußfrakturen,
- der Insassenzellstrukturen zur Verhinderung von Intrusion,
- der Sitz- und Kopfstützengestaltung zur Verhinderung der mit Sicherheitsgurt häufig zu beobachtenden Distorsion der Halswirbelsäule (sog. Schleudertrauma), die aus volkswirtschaftlichen Gesichtspunkten wegen hoher Langzeitfolgen bedeutsam sind.

Aus ökonomischen und ökologischen Gesichtspunkten werden kleine Fahrzeuge verstärkt in den Verkehr kommen. Damit verbunden sind Aspekte der Kompatibilität, resultierend aus Größe und Gewicht und den Anforderungen, ein Höchstmaß an Insassensicherheit zu bieten.

Auch Maßnahmen am Äußeren des Fahrzeuges sind zur Senkung der Zahl Schwerverletzter und Getöteter anzustreben. So gilt es, einen Crahstest zur Erfüllung von Belastungsgrenzen durch die Fahrzeugaußengestaltung im Rahmen von Fußgängerkollision zu entwickeln. In Diskussion ist hier ein von der EEVC entwickeltes Komponentenprüfverfahren, bei dem an drei unterschiedlichen Stellen der Fahrzeugfront 3 unterschiedliche Prüfkörper den Beinanprall an der Stoßstange, den Beckenanprall an der Fronthaubenkante und den Kopfaufprall auf der Fronthaube bei einer Anprallgeschwindigkeit von 40 km/h simulieren. Weitere Forschungsarbeiten sind derzeit auf höhere Fahrgeschwindigkeiten und die bei getöteten Fußgängern zu beobachtenden Anprallstellen im Bereich der Windschutzscheibe orientiert.

Auch der LKW wird in zukünftige Forschungsaktivitäten einbezogen. Hier finden Entwicklungen des Frontfahrschutzes sowie Maßnahmen für den Insassen von Nutzfahrzeugen durch Entwicklung des Airbag Anwendung. Zukünftige Maßnahmen zur Unfallprävention werden sich in den nächsten 10 Jahren von dem nationalen auf den internationalen, insbesondere europäischen Bereich verlagern, wo bereits jetzt ein umfassender Katalog mit Forschungsarbeiten begonnen hat.

Verfeinerung minimal-invasiver Verfahren bei der Behandlung von Frakturen

Unter dem Schlagwort „biologische Osteosynthesen" hat sich in den letzten Jahren die Technik der Osteosyntheseverfahren einem enormen Wandel unterzogen. Geschlossene Repositionstechniken, indirekte Osteosynthese und minimalinvasives Vorgehen (MIO) haben sich gerade bei der Behandlung des Polytraumatisierten zunehmend durchgesetzt. Dies insbesondere, weil es gilt, die Weichteilschonung zu maximieren, um einer unnötigen Systembelastung bei diesen immunsupprimierten Patienten entgegenzuwirken.

Trotz bestechend unproblematischer Frakturheilung und Weichteilkonsolidation stellt sich aber hierbei die Problematik von Strahlenbelastung und potentieller Achsenfehler akzentuierter dar als bei konventioneller, offener Technik. Hier gilt es also die Techniken weiter zu verfeinern und möglicherweise die Weichteilproblematik noch besser beherrschen zu lernen.

Optimierung der Maßnahmen zur Behandlung von posttraumatischen Spätkomplikationen

Im Vordergrund der intensivmedizinischen Behandlung des Polytraumatisierten steht heute die Beherrschung der späten Organkomplikationen. Das Multiorganversagen ist in diesem Zusammenhang die wesentlichste Todesursache.

Die pathophysiologische Grundlage dieses Organversagens ist die bereits initial einsetzende Immunsuppression des polytraumatisierten Patienten. Verschiedenste Störgrößen führen hierbei im weiteren posttraumatischen Verlauf zu einem generalisierten Kapillarschaden und zu einem zunehmenden interstitiellen Ödem, welches eine rasch einsetzende Organinsuffizienz (Lunge, Leber, Niere, Herz, Gehirn, Darm) verursacht.

Die Erforschung dieser pathophysiologischen Hintergründe sowie die Weiterentwicklung und Unterstützung möglicher therapeutischer Ansätze sollte für die Zukunft ein wesentliches Ziel darstellen.

Zusammenfassung

Die sog. „Versorgungskette", d.h. alle Aspekte von der präklinischen Versorgung bis zur vollständigen medizinischen sowie beruflichen und sozialen Rehabilitation, sind für die Prognose des schwerverletzten Patienten essentiell.

Die Polytraumaversorgung stellt heute höchste Anforderungen in personeller, operativer und organisatorischer Hinsicht. Entsprechend kann ein Schwerverletzter nur in einem Krankenhaus nach Maßstäben der Zentralversorgung adäquat behandelt werden. Wichtige Voraussetzung ist z.B. ein interdisziplinäres Behandlungsteam. Die unfallchirurgische Mannschaft muß dabei jederzeit durch Konsiliarärzte wie Neurochirurgen, Kieferchirurgen oder Gefäßchirurgen ergänzt werden können. Rund um die Uhr müssen weitere medizinische Bereiche wie Blutbank, Labor- und Röntgendiagnostik mit ihrer vollen Kapazität zur Verfügung stehen.

Eine optimale Zeit- und Strategieplanung ist für die Versorgung Mehrfachverletzter essentiell und kann in manchen Fällen sogar lebenserhaltend sein. Das individuelle Verletzungsmuster und die Gesamtverletzungsschwere fordern ein flexibles Vorgehen, welches häufig von der einer Einzelverletzung abweicht. Die Prinzipien der Behandlung von Mehrfachverletzungen sind zum einen simultane Beurteilung und Lebensrettung, zweitens komplette körperliche Untersuchung und Diagnostik und zum dritten lebenserhaltende Sofortoperationen. Hierbei eignet sich häufig die Orientierung an einem sog. Algorithmus.

Die Akutperiode umfaßt den Zeitraum von der Aufnahme bis zur Beseitigung einer möglichen akut lebensbedrohlichen Situation. In dieser Phase muß diese erkannt und durch geeignete Sofortmaßnahmen abgewendet werden. Bei hämodynamisch instabilen Patienten sollte nur die essentiellste Diagnostik erfolgen. Nur in seltenen Fällen muß die Akutdiagnostik aufgrund einer lebensbedrohlichen Situation abgebrochen und eine operative Maßnahme zwischengeschaltet werden. In allen anderen Fällen wird entsprechend dem Polytrauma-Algorithmus mit der Erstdiagnostik fortgefahren. Dieses Stadium wird als sog. „check up" bezeichnet. Voraussetzung für ein weiteres operatives Vorgehen ist die genaue Abklärung des Allgemeinzustandes.

Ist der Patient unter diesen Gesichtspunkten hämodynamisch und respiratorisch stabil, so schließt sich an diese Phase die Primärperiode an. Die exakte Operationstaktik sowie die Prioritäten und damit die Reihenfolge der Eingriffe müssen festgelegt werden. Dies ist häufig der schwierigste Schritt in der Behandlung des polytraumatisierten Patienten, muß in jedem Fall individuell entschieden werden und bedarf einer langjährigen Erfahrung.

Das Prinzip der Frakturversorgung ist die stabile Osteosynthese, um eine frühe Mobilisation des polytraumatisierten Patienten zu ermöglichen. Zuerst werden Frakturen mit begleitenden Gefäßverletzungen oder Kompartmentsyndrom behandelt, gefolgt von offenen Gelenk- und Schaftfrakturen und zuletzt folgt die Immobilisierung der geschlossenen Frakturen. Bei letzteren gilt die Priorität Tibia vor Femur, Becken und Wirbelsäule vor oberer Extremität.

Die Sekundärperiode ist eine Phase der Regeneration. Jede weitere operative Intervention zu einem falschen Zeitpunkt kann zur Ausbildung von schweren Organkomplikationen beitragen. In diesem Zeitraum erfolgen im wesentlichen Weichteilrekonstruktionen, die definitive Versorgung von Schädelbasis- oder Mittelgesichtsfrakturen, die Osteosynthesen der oberen Extremität sowie die Rekonstruktion von komplexen Gelenkverletzungen.

Bei komplikationslosem Verlauf beginnt die Tertiärperiode am Ende der ersten Woche nach Trauma. Hier sind frühzeitige Rehablitationsmaßnahmen durch Zusammenwirken aller Fachdisziplinen erforderlich. Ein wichtiger Gesichtspunkt in diesem Zusammenhang ist auch die rechtzeitige berufliche und soziale Reintegration.

Literatur

1. Aebi M, Mohler J, Zach GA, Morscher E (1986) Indication, surgical technique, and results of 100 surgically-treated fractures and fracture-dislocations of the cervical spine. Clin Orthop 244–257
2. American College of Surgeons (1986) Hospital and prehospital resources for optimal care of the injured patient. (abstract)
3. AOK (1990) Krankheitsartenstatistik des AOK-Bundesverbandes 1990. (abstract)
4. Baum H (1989) Wirtschaftliche Erfolgsmessung der Luftrettung. Tagungsbericht der 10. RTH-Fachtagung, Garmisch-Partenkirchen, 11–13 Oktober 1989. (abstract)
5. Bishop MH, Jorgens J, Shoemaker WC et al. (1991) The relationship between ARDS, pulmonary infiltration, fluid balance, and hemodynamics in critically ill surgical patients. Am Surg 57:785–792
6. Blauth M, Tscherne H, Haas N (1987) Therapeutic concept and results of operative treatment in acute trauma of the thoracic and lumbar spine: the Hannover experience. J Orthop Trauma 1:240–252
7. Bone L, Bucholz R (1986) The management of fractures in the patient with multiple trauma. J Bone Joint Surg (Am) 68:945–949
8. Bosch U, Pohlemann T, Haas N, Tscherne H (1992) [Classification and management of complex pelvic trauma] Klassifikation und Management des komplexen Beckentraumas. Unfallchirurg 95:189–196
9. Bundesanstalt für Strassenwesen (1995) Amtliche Mitteilungen der Bundesanstalt für Straßenwesen. (abstract)
10. Driscoll PA, Vincent CA (1992) Variation in trauma resuscitation and its effect on patient outcome. Injury 23:111–115
11. Driscoll PA, Vincent CA (1992) Organizing an efficient trauma team. Injury 23:107–110
12. Ertel W, Trentz O (1996) Das stumpfe und penetrierende Abdominaltrauma. Unfallchirurg 99:288–303
13. Ganz R, Krushell RJ, Jakob RP, Kuffer J (1991) The antishock pelvic clamp. Clin Orthop 71–78
14. Garrett JW, Braunstein PW (1962) The seat belt syndrome. J Trauma 2:220
15. Glinz W, Affentranger T (1975) The fate of patients with severe multiple injuries, 5 years after intensive care. Bull Soc Int Chir 34:545–548
16. Hansen ST (1987) The type IIIC open tibial fracture. Salvage or amputation. J Bone Joint Surg (Am) 69:799–800
17. Helfet DL, Howey T, Sanders R, Johansen K (1990) Limb salvage versus amputation. Preliminary results of the Mangled Extremity Severity Score. Clin Orthop 80–86

18. Hoffmann R, Nerlich M, Muggia Sullam M, Pohlemann T, Wippermann B, Regel G, Tscherne H (1992) Blunt abdominal trauma in cases of multiple trauma evaluated by ultrasonography: a prospective analysis of 291 patients. J Trauma 32 : 452 – 458
19. Hüfner T, Schmidt U, Regel G, Zeichen J, Tscherne H (1995) Das traumatische Hochdrucködem der Lunge. Rettungsdienst 18 : 6 – 11
20. Jeffrey RB Jr, Federle MP, Crass RA (1983) Computed tomography of pancreatic trauma. Radiology 147 : 491 – 494
21. Kivioja AH, Myllynen PJ, Rokkanen PU (1990) Is the treatment of the most severe multiply injured patients worth the effort? A follow-up examination 5 to 20 years after severe multiple injury. J Trauma 30 : 480 – 483
22. Krettek C, Schandelmaier P, Guy P, Tscherne H (1996) Transartikuläre Rekonstruktion, perkutane Plattenosteosynthese und retrograde Nagelung. Unfallchirurg 99 : 2 – 10
23. Krettek C, Schandelmaier P, Rudolf J, Tscherne H (1994) Unreamed nailing of the tibial shaft fractures: update of techniques and results based on the analysis of 75 reviewed cases. Unfallchirurg 11 : 575 – 599
24. Krettek C, Schandelmaier P, Tscherne H (1995) Nonreamed interlocking nailing of closed tibial fractures with severe soft tissue injury. Clin Orthop 34 – 47
25. MacKenzie EJ, Morris JA Jr, Smith GS, Fahey M (1990) Acute hospital costs of trauma in the United States: implications for regionalized systems of care. J Trauma 30 : 1096 – 1101
26. MacKenzie EJ, Siegel JH, Shapiro S, Moody M, Smith RT (1988) Functional recovery and medical costs of trauma: an analysis by type and severity of injury. J Trauma 28 : 281 – 297
27. McNamara MG, Heckman JD, Corley FG (1994) Severe open fractures of the lower extremity: a retrospective evaluation of the Mangled Extremity Severity Score (MESS). J Orthop Trauma 8 : 81 – 87
28. Moore FA, Haenel JB, Moore EE, Whitehill TA (1992) Incommensurate oxygen consumption in response to maximal oxygen availability predicts postinjury multiple organ failure [see comments]. J Trauma 33 : 58 – 65
29. Pape HC, Regel G, Dwenger A, Sturm JA, Tscherne H (1993) Influence of thoracic trauma and primary femoral intramedullary nailing on the incidence of ARDS in multiple trauma patients. Injury 24 (Suppl 3): S82 – 103
30. Pohlemann T, Bosch U, Gansslen A, Tscherne H (1994) The Hannover experience in management of pelvic fractures. Clin Orthop 69 – 80
31. Regel G, Lobenhoffer P, Lehmann U, Pape HC, Pohlemann T, Tscherne H (1993) [Results of treatment of polytraumatized patients. A comparative analysis of 3 406 cases between 1972 and 1991] Ergebnisse in der Behandlung Polytraumatisierter. Eine vergleichende Analyse von 3406 Fällen zwischen 1972 und 1991. Unfallchirurg 96 : 350 – 362
32. Regel G, Seekamp A, Takacs J, Bauch S, Sturm JA, Tscherne H (1993) [Rehabilitation and reintegration of polytraumatized patients] Rehabilitation und Reintegration polytraumatisierter Patienten. Unfallchirurg 96 : 341 – 349
33. Schmidt U, Frame SB, Nerlich ML, Rowe DW, Enderson BL, Maull KI, Tscherne H (1992) On-scene helicopter transport of patients with multiple injuries–comparison of a German and an American system [see comments]. J Trauma 33 : 548 – 553
34. Schwartz RJ, Jacobs LM, Yaezel D (1989) Impact of pre-trauma center care on length of stay and hospital charges [see comments]. J Trauma 29 : 1611 – 1615
35. Trentz O (1993) [Management of patients with multiple injuries] Management des Mehrfachverletzten. Ther Umsch 50 : 491 – 499
36. Trunkey D (1991) Initial treatment of patients with extensive trauma. N Engl J Med 324 : 1259 – 1263
37. Trunkey DD (1982) Society of University Surgeons. Presidential address: On the nature of things that go bang in the night. Surgery 92 : 123 – 132
38. Tscherne H, Illgner A (1991) Die ventrale interkorporelle Spondylodese der Halswirbelsäule. Operat Orthop Traumatol 3 : 147 – 157
39. Tscherne H, Nerlich ML, Sturm JA (1988) Der schwerverletzte Patient – Prioritäten und Management. Hefte Unfallheilkd 394 – 410
40. Tscherne H, Regel G, Sturm JA, Friedl HP (1987) [Degree of severity and priorities in multiple injuries] Schweregrad und Prioritäten bei Mehrfachverletzungen. Chirurg 58 : 631 – 640

41. UVB (1991) Der Bundesminister für Verkehr (ed). Unfallverhütungsbericht Straßenverkehr 1991
42. VDR (1991) Verband Deutscher Rentenversicherungsträger. VDR Statistik: 99
43. VFB (1988) Verletzungsfolgekosten nach Straßenverkehrsunfällen. Schriftenreihe der gewerblichen Berufsgenossenschaften e.V. (abstract)
44. Waydhas C, Nast Kolb D, Trupka A, Zettl R, Kick M, Wiesholler J, Schweiberer L, Jochum M (1996) Posttraumatic inflammatory response, secondary operations, and late multiple organ failure. J Trauma: Injury, Infection, and Critical Care 40 : 624 – 631
45. Whitesides TE, Heckman MM (1996) Acute Compartment Syndrome: Update on Diagnosis and Treatment. J Amer Acta Orthop Surg 4 : 209 – 218
46. Zangger P (1989) [Rehabilitation of polytraumatized brain-injured patients] Die Rehabilitation von polytraumatisierten hirnverletzten Patienten. Ther Umsch 46 : 455 – 459
47. Zink PM, Samii M (1991) [Diagnosis and surgical treatment of craniocerebral trauma within the scope of polytrauma management] Die Diagnostik und operative Behandlung des Schädel-Hirn-Traumas im Rahmen der Polytraumaversorgung. Unfallchirurg 94 : 122 – 128

KAPITEL 16

Unfallchirurgie im Katastrophenfall und beim Massenunfall

H.Gerngroß

Problemstellung

Der Zusammenhang Unfallchirurgie – Katastrophenfall – Massenunfall erscheint vordergründig und klar. Werden jedoch die möglichen Szenarien analysiert, ergeben sich folgende Kardinalfragen:

- Wie wurden Katastrophen und Massenunfälle bisher gelöst?
- Welche Vorbereitungen sind getroffen für den Eventualfall?
- Welche sinnvolle Bedeutung hat die Unfallchirurgie in einem möglichen Szenario?

Die zur Diskussion stehenden Ereignisse (Großschadensereignisse, Massenunfall, Katastrophen) treffen eine Solidargemeinschaft meist unvorhersehbar, plötzlich und mitunter unvorbereitet. Da es sich um unterschiedliche Ereignisse mit unterschiedlichen Auswirkungen und erforderlichen organisatorischen Hilfsstrukturen handelt, ist zuerst die Definition der Begriffe erforderlich.

Ein Massenunfall ist ein unbeabsichtigtes, zufälliges und kurzfristig wirksames Ereignis, durch das mehrere Personen und/oder Sachgüter Schaden erleiden und das weder örtlich noch zeitlich vorhersehbar ist.

Ein Großschadensereignis ist ein außergewöhnlich schwerwiegendes und/oder umfangreiches, unvorhergesehen eintretendes Ereignis, von dem zahlreiche Menschen und Sachwerte oder Infrastrukturen betroffen sein können. Seine Folgen werden jedoch mit den örtlichen oder regional frühzeitig verfügbaren Kräften und Mitteln in angemessener Zeit beherrscht und überwunden.

Als Katastrophe bezeichnet man ein außergewöhnlich schwerwiegendes und/oder umfangreiches, meist überraschend eintretendes Ereignis, das das Leben und die Gesundheit sehr vieler Menschen und/oder erheblicher Sachwerte und Lebensgrundlagen einer großen Bevölkerungsgruppe in so erheblichem Maße schädigt und gefährdet, daß es mit den örtlich oder regional verfügbaren regulären Kräften und Mitteln allein nicht zu bewältigen ist.

Die Katastrophe kann durch ein Naturereignis sowie direkt oder indirekt durch Menschen ausgelöst werden. Ob das Schadensereignis als Katastrophe anzusehen ist, ergibt die Feststellung, daß die verfügbaren Kräfte und Mittel zur erforderlichen und zeitgerechten Hilfeleistung unzureichend sind. Die kritische Grenze wird um so eher überschritten, je beschränkter die Mittel zur Hilfeleistung sind.

Im einzelnen sind zu unterscheiden: Naturkatastrophe, technische Katastrophe, biologische Katastrophe.

Es ist erforderlich, in allen denkbaren Szenarien möglichst frühzeitig Ordnung zu bekommen. Ist dies nicht möglich, kann aus einer primären Katastrophe eine sekundäre entstehen, mit vermeidbaren, meist aber größeren Schäden als bei dem eigentlichen Primärereignis. Zur Beherrschung dieser Ereignisse sind nur vorher festgelegte Ordnungsstrukturen geeignet, die auch eingeübt und ständig trainiert werden müssen. Allgemein ist ein zwar gut gemeintes Engagement vorhanden, jedoch fehlt es in den meisten Bereichen an der Kompetenz. Die zu entwickelnde Strategie hat ein Gesamtkonzept zum Ziel, das die Durchführung der Maßnahmen zur Erreichung eines bestimmten Zwecks zuläßt. Es geht dabei primär nicht um die erforderlichen Einzel-, sondern um die Organistion der Gesamtmaßnahmen. Ziel ist, das Bestmögliche für möglichst viele Verletzte zu erreichen. Damit hängt der Erfolg der Strategie im wesentlichen davon ab, welche sinnvollen Vorbereitungen auf allen Verantwortungsebenen getroffen werden und wie diese vor Ort von den Einsatzkräften durchgeführt werden. Dazu müssen alle denkbaren Ereignisse, Aufgaben und Funktionen vorbereitet, instruiert und geübt sein.

Primär ist entscheidend, solche möglichen Ereignisse zu analysieren. Es muß bekannt sein, für was, in welchem Umfang und wie geplant werden muß. In Mitteleuropa ist die Planung auf ein Erdbeben-Desaster weniger von Bedeutung als ein Flugzeugabsturz in bewohntem Gebiet. Hohe Industrialisierung in einem dicht besiedelten Land führt mit Wahrscheinlichkeit irgendwann zu Katastrophen. Denkbar sind auch Atomunfälle in Kernkraftwerken. Auch an Terroranschläge muß gedacht werden. Bei allen denkbaren Katastrophen ist mit einer hohen Anzahl von Verletzten – auch Schwerverbrannten – zu rechnen. Entscheidende Probleme treten auf, wenn das Chaos der Unfallstelle in die Triage-, Transport- und Hospitalräume hineingetragen wird. Entscheidend ist also, möglichst weit „vorne" die Katastrophe zum Stehen zu bekommen und Ordnung zu schaffen – ein höchst anspruchsvolles Führungsproblem. Keinesfalls darf dem „scoop and run" der Vorrang vor dem „stay and play" (oder „triage and treat") eingeräumt werden. Der Katastrophenprophylaxe ist daher herausragende Bedeutung zuzuordnen. Hierbei spielen der Katastrophenschutz, die Katastrophenhilfe und die Katastrophenbekämpfung eine herausragende Rolle.

Nachweislich hat weltweit die Zahl der Katastrophen in den letzten Jahrzehnten zugenommen. Unter ihnen dominieren vor allem in den hochtechnisierten Ländern solche Katastrophen, die direkt oder indirekt mit menschlichem Handeln zu tun haben. Gründe für die Zunahme von Katastrophen sind vor allem das Anwachsen der Weltbevölkerung, der rasante technische Fortschritt sowie die Sicherheit und Gesundheit vernachlässigende Ausnutzung in allen Lebensbereichen. Hinsichtlich der regionalen Häufigkeitsverteilung von Katastrophen sind geologische, meteorologische und infrastrukturelle Faktoren für Ausbruch und Ausdehnung von Bedeutung.

Nicht nur die Ursachen einer Katastrophe sind vielfältig, sondern auch die Tages- und Jahreszeit und der Ort des Ausbruchs, der Ort ihrer intensivsten Auswirkung; ihre weitere Entwicklung und Ausdehnung, ihr Umfang, ihre Komplikationen und ihre Folgen wirken sich auf die Infrastruktur des Schadensgebietes selbst und auf die betroffenen Menschen aus. Wenn es auch unstreitig ist, daß Katastrophen nie ähnlich verlaufen, so laufen doch manche von ihrem Ausbruch an bis zur Behebung der Schäden oder Wiederherstellung der ursprünglichen Verhältnisse nach dem gleichen oder einem ähnlichen Grundschema ab. Dies hat eine nicht zu unterschätzende Bedeutung für die Vorbereitung und Durchführung von Hilfsmaßnahmen.

Der Ablauf einer Katastrophe wird am besten in Phasen gegliedert, die im Vorgriff auf die später aus medizinischer Sicht notwendigen Darlegungen wichtig sind: es handelt sich um drei Phasen, die durch die Begriffe Isolation, Rettung, Wiederherstellung gekennzeichnet sind.

Entscheidend ist, daß zunächst das von der Katastrophe erfaßte Gebiet (Schadensraum) von der intakten Umwelt isoliert und abgeriegelt wird. Die zweite Phase einer Katastrophe, die Rettung, ist die Phase der Hilfeleistung durch die unter einheitlicher Leitung stehenden Hilfkräfte. Zu möglichst hoher Wirksamkeit der Hilfe bedarf es grundsätzlich der Abstimmung mit den im Katastrophengebiet überlebenden Menschen, um ihre Situation in allen Einzelheiten zu erkennen. Die Dauer dieser Phase soll im Interesse der Vermeidung zusätzlicher Schäden (sekundäre Katastrophe) möglichst kurz sein. Von ihr hängt ganz entscheidend ab, wie organisatorisch die Beseitung des Desasters verläuft. Es ist sinnlos, Hilfsmöglichkeiten bestens vorzubereiten, sie aber dann infolge Versagens der Führung und Organisation nicht nutzen zu können. Dabei spielen die Freimachung der Zugangswege, die weiträumige Absperrung sowie ein geordneter Anmarsch und Abtransport die Hauptrolle. Im Anschluß an die eigentliche Katastrophe erfolgt die Wiederherstellungsphase. Sie dient der definitiven Überwindung der Katastrophenfolgen.

Historisches

Die beste Planung der Strategie zur Lösung eines Problems setzt die Analyse der bisherigen Erfahrungen voraus. Dabei sind sowohl die Ursachen, ihre Bewältigung und das erzielte Ergebnis entscheidend. Zielkriterium ist, in welcher Zeit wieviele Verletzte aus dem Schadensraum abtransportiert und in örtliche Weiterversorgung gebracht worden sind.

Katastrophenschutz ist keine neue Erfindung, er wurde von Menschen schon stets betrieben, um Bedrohungen und Schäden durch vorsorgliche Schutzmaßnahmen zu verhindern und aktiv Gefahren abzuwehren. Die Bemühungen der Anlage von Siedlungen in geschützten Räumen, Anlegen von Schutzdämmen, Organisation des Brandschutzes zeigen schon sehr früh organisierte Formen des Katastrophenschutzes. Katastrophen wie der Ausbruch von Seuchen waren für eine Solidargemeinschaft dagegen nicht beherrschbar. Ganz im Vordergrund steht die Verhütung von Katastrophen, somit ist auch die Vorbeugung der bestmögliche Schutz vor der Ausbreitung und den Folgen eines Desasters.

Sich vor Naturgewalten und Folgen von Katastrophen aller Art zu schützen, ist eine natürliche Verhaltensweise der Menschen. Instinktiv werden von Menschen bestimmte Gefahrenbereiche gemieden und Regeln für Sicherheitsverhalten aufgestellt.

Artikel 35, Absatz 2 des Grundgesetzes der Bundesrepublik Deutschland befaßt sich mit den Hilfeleistungen bei Naturkatastrophen und besonders schweren Unglücksfällen. Katastrophenschutz ist Aufgabe der Bundesländer. Die Begriffe „Katastrophe“ und „besonders schwerer Unglücksfall“ sind nicht mit Krieg oder

Verteidigung zu identifizieren. Große Verdienste auf dem Gebiet der Sicherheit und Schadensvorbeugung bis hin zum Katastrophenschutz und bei der Entwicklung geeigneter Verfahren zur Hilfeleistung haben sich die gewerblichen Berufsgenossenschaften erworben. Bis in die 70er Jahre hinein gingen von ihnen die wesentlichen Anstöße für die Verbesserung des Katastrophenschutzes aus. Zahlreiche Vorschriften und Merkblätter über den betrieblichen Unfall-/Katastrophenschutz sowie Maßnahmenkataloge zur Ersthilfe erleichtern es den Betrieben und Betriebsärzten, unter Beachtung werkspezifischer Gefahrensituationen geeignete Vorbeugungs- und Schutzrichtlinien zu entwickeln.

Die Bundesrepublik Deutschland kann als „katastrophenarm" bezeichnet werden. In Erinnerung gerufen seien:

Am 12. Februar 1962 trat eine Sturmflutkatastrophe an der Nordseeküste ein. Die Schäden erreichten ein unabsehbares Ausmaß und überforderten die Küstenschutzbehörden Hamburgs, Niedersachsens und Schleswig-Holsteins. Normale Lebensverhältnisse konnten erst nach Wochen wieder hergestellt werden. Neben den Ländern hat die Bundesrepublik Deutschland mit dem Einsatz der Bundeswehr erheblich zur Besserung der Schäden beigetragen.

Am 8. August 1975 kamen bei einer Waldbrandkatastrophe in der Lüneburger Heide trotz eines Einsatzes von mehr als 30 000 Helfern und modernsten Feuerlöschmitteln mehr als tausend Menschen zu Schaden.

Im Winter 1978/79 schloß eine Schneekatastrophe in Schleswig-Holstein viele Dörfer und Kleinstädte ein. Eine Versorgung war primär nicht möglich.

Erinnert sei auch an das Bombenattentat beim Oktoberfest 1984 in München mit über 200 Verletzten. Dennoch war es möglich, innerhalb von 60 Minuten sämtliche Patienten in Krankenhäuser zu verbringen.

Das Flugzeugunglück während der Flugschau in Ramstein 1988 forderte etwa 300 Verletzte, von denen 60 Menschen starben. Auch hier konnte die Evakuierung innerhalb von 60 Minuten durchgeführt werden.

Noch in frischer Erinnerung ist die Oder-Hochwasserkatastrophe im August 1997, die durch massiven Einsatz der Bundeswehr gemeinsam mit BGS, Feuerwehren, THW u. a. beherrscht werden konnte. Menschenverluste und Schwerverletzte waren nicht zu beklagen.

Weitere internationale Katastrophen sind die bekannten, mehrere tausend Opfer fordernden Erdbebenkatastrophen, die Giftgaskatastrophen von Seveso 1976 sowie von Bhopal 1984. Die umfassendste denkbare Art möglicher technischer Katastrophen hat in den vergangenen Jahrzehnten zu kontroversen Diskussionen geführt. Es geht um den großen Atomunfall, der immerhin weltweit bereits zweimal auftrat: einmal in Harrisburgh, ohne eigentliches Katastrophenszenario, das andere Mal bei dem Reaktorunglück in Tschernobyl, dessen Folgen heute weltweit noch nicht vollständig beseitigt sind.

Heutiger Stand

Katastrophenschutzpläne sind durch die zuständigen Landesbehörden vorbereitet und die zu ergreifenden Maßnahmen, vor allem Alarmierungsverfahren, in den personellen und materiellen Vorbereitungen aktualisiert.

Der Katastrophenfall tritt ein, wenn der zuständige Hauptverwaltungsbeamte der lokalen Landesbehörde Maßnahmen auslöst, die im Katastrophenschutzplan vorbereitet und für die Bekämpfung der eintretenden und weiterhin drohenden Gefahren erforderlich sind. In der Struktur der Leitung des Katastrophenschutzes ist die Katastrophenschutzbehörde mit der Vorbeugung gegen Katastrophen, der Katastrophenabwehr und mit der Leitung der Katastropheneinsätze verantwortlich. Die unteren Katastrophenschutzbehörden sind die Landrats- und Bürgermeisterämter der kreisfreien Städte, obere Katastrophenschutzbehörden sind die Regierungspräsidien, die oberste Katastrophenschutzbehörde sind die Innenminister der Länder. Hauptverantwortlich in der Spitze der Katastrophenschutzleitung ist der Hauptverwaltungsbeamte der Kreis- oder Stadtbehörde(Landrat oder Oberbürgermeister). Die Katastrophenschutzleitung ist eine nach Landesrecht vorbereitete, im Katastrophenfall zusammentretende Leitungsgruppe zur Beratung des Hauptverwaltungsbeamten, der außer dem Katastrophenschutzstab zur Bearbeitung von Personal-, Informations-, Einsatz- sowie Versorgungsfragen verschiedene Organisationen sowie Hilfsorganisationen angehören.

Der technischen Einsatzleitung obliegt die technische und taktische Führung aller für den Einsatz unterstellten Einheiten, auch der Fachdienste im Gefahren- und Schadensort. Die Sanitätseinsatzleitung ist ein verbindlich geschaffenes Leitungsorgan der Länder, das unabhängig vom auslösenden Schadensereignis bei einem Massenanfall Hilfsbedürftiger einzurichten ist. Der Sanitätseinsatzleitung unterstehen die eingesetzten Ärzte, das Personal des Rettungsdienstes sowie die Einheiten und Helfer des Sanitätsdienstes der freiwilligen Hilfsorganisationen. Ständig besetzte Einrichtungen des Rettungsdienstes sind die Rettungsleitstellen, die die Aufnahme von Meldungen sowie die Alarmierung, Koordinierung und das Lenken von Einsatzkräften durchführen.

Die Katastrophenschutzgesetze sind in den Ländern unterschiedlich, jedoch im Tenor ähnlich. Der Hauptverwaltungsbeamte der Kreisbehörde hat nach Erklärung des Katastrophenfalls sämtliche Hilfsdienste sowie technische Dienste in seiner Zuständigkeit. Zur Koordinierung der Einsatzkräfte wird die technische Einsatzleitung gebildet.

Entscheidend sind für den Hauptverwaltungsbeamten die mitwirkenden Institutionen im Rahmen der Katastrophenhilfe. Feuerwehren haben bei Bränden und öffentlichen Notständen Hilfe zu leisten und Menschen und Tiere sowie Güter zu retten bzw. zu bergen. Teilweise unterliegt der Feuerwehr auch ein Teil des Rettungsdienstes und des Krankentransportes. Der Rettungsdienst selbst wird von den vier Hilfsorganisationen und der Feuerwehr betrieben und stützt sich zur Durchführung seiner Aufgaben auf die Unterstützung durch Notärzte. Hier ist die zentrale Stellung des leitenden Notarztes im Schadensraum als organisatorischer Leiter der medizinischen Hilfe vor Ort von Bedeutung.

Die Aufgabe des Unfallchirurgen bei Bewältigung der Katastrophen muß in verschiedenen Bereichen gesehen werden. Einmal im Bereich des Katastrophengebietes (Schadensraum), am Rand des Katastrophengebietes bei der Triage, bei Einteilung der Transportprioritäten und im Krankenhaus nach der Alarmierung.

Die Triageklassifizierung geht nach den international bekannten Kategorien der Triageklassen I bis IV, wobei die Triageklasse I eine absolute Behandlungspriorität aufgrund der Schwere der Verletzung bedeutet. Triageklasse II bedeutet eine Transportpriorität, die einen vordringlichen Transport in eine Spezialeinrichtung zur Behandlung bedingt (z.B. schwere Verbrennung). Unter Triageklasse III fallen alle Wartefälle, dies sind insbesondere weniger schwer Verletzte, die teilweise in Selbsthilfe oder Selbst- und Kameradenhilfe über längere Zeit ausharren oder definitiv versorgt werden können. Die Triageklasse IV umfaßt die primär als hoffnungslos eingestuften Schwerstverletzten.

Im Grunde gilt das Prinzip, daß zuerst eine Versorgung am Schadensort erfolgt, anschließend erst der Transport. Eine Dokumentation, die am Verletzten verbleibt, ist permanent durchzuführen.

Es hat sich bei mehreren Katastrophenbewältigungen bereits herausgestellt, daß die Prognose entscheidend davon abhängt, wie die Versorgung bei der Erstbehandlung abläuft.

Im Schadensraum selbst ist vor allen Dingen die technische Rettung durch Feuerwehr, Technisches Hilfswerk durch primäre Unschädlichmachung bzw. Bergung von Gefahrengut angesagt. Hier hat die Rettungsleitstelle in Organisation und Koordination die führende Rolle. Primär bestehen bei der Triage keine Möglichkeiten der weiterführenden Diagnostik, hierbei sind die fünf Sinne, der klinische Blick und die klinische Erfahrung für die Triagierung entscheidend.

Als Vitalparameter können gelten. 1. Priorität: Atmung – eventuelle Frühintubation. Die Indikation zur Intubation ist großzügig zu stellen, nicht zu vergessen ist bei Thoraxquetschtraumen mit Pneumothorax die Thoraxdrainage. An 2. Priorität steht der Kreislauf, hier ist vor allem an die Reanimation polytraumatisierter Patienten mit schweren vitalen Störungen zu denken. Die Erfolgsrate liegt nach zivilen Statistiken etwa bei 0,2%. Dies muß bei allen Prioritätsverteilungsmaßnahmen berücksichtigt werden. An 3. Priorität steht das Bewußtsein. Hier ist der Glasgow-coma-scale (GCS) bei Schädel-Hirn-Trauma richtungsweisend für die weitere Versorgung. Zu beachten ist, daß bei Schwerstverletzten in 37% eine HWS-Verletzung mit drohendem Querschnitt vorliegt. Hier sind vor allem eine primäre Versorgung mit Stiffneck oder Vakuummatratze erforderlich.

Der Notfalldiagnostik muß in der Behandlungspriorität 1 sofort eine aggressive Notfalltherapie folgen. Eventuell erfolgt das Anlegen einer medizinischen Antischockhose (MAST), Frakturen werden reponiert und ruhiggestellt, bei offenen Frakturen ist zusätzlich ein steriler Verband anzulegen. Die Bedeutung der Analgosedierung sollte bei einem Anfall von vielen Verletzten nicht vergessen werden. Ein Monitoring ist in der Klasse der Priorität 1 Triagierten stets erforderlich, dies bezieht sich besonders auf EKG, pO_2 und Blutdruck. Der Transport sollte grundsätzlich auf der Vakuummatratze erfolgen, die Transportpriorität festzulegen, die Übergabe in der Klinik anhand des Notfallprotokolls erfolgen. Entscheidend ist, daß der Traumatologe am „Schadensort" nicht der Hauptakteur ist, sondern daß er lediglich im Rahmen der Organisation die Sichtung und unaufschiebbare Ersttherapie durchführt.

Am Schadensort selbst ist die Kompartimentierung der Schlüssel zum Erfolg. Hierbei müssen im Rahmen der Triage verschiedene Behandlungsräume freigemacht und gesichert werden. Dies bezieht sich insbesondere auf die vier Behandlungsgruppen, die einer vertikalen Triage zugänglich sind. Die horizontale Triage, d.h. die Triage bezüglich der Transportziele, ist eine zusätzliche Aufgabe des am Schadensort tätigen Notarztes oder Unfallchirurgen.

Es ist davon auszugehen, daß die Triagierung Zeit erfordert, daß die Triage pro erfahrenen Unfallchirurgen oder Notarzt maximal 20 Schwerverletzte bzw. 50 Leichtverletzte pro Stunde bedeutet. Der Notarzt oder Unfallchirurg vor Ort muß über Kenntnisse der Infrastruktur verfügen, insbesondere muß bekannt sein, was in den weiterversorgenden Einrichtungen an Quantität und Qualität vorhanden ist. Insbesondere sind Maßnahmen zu treffen, vorhandene Kapazitäten in Bezug auf Medikamente und Blutversorgung aufzubauen. Am Rande des Schadensraumes ist die Triage ein kontinuierlicher Prozeß, hier werden insbesondere bei der Nachtriagierung weitere Transportkapazitäten festgelegt.

Der Abtransport erfolgt gemäß den Triagekriterien und der Dringlichkeit sowie der zu erwartenden Abfolge der Behandlung luftgestützt, bodengestützt oder nur expektativ.

Für den Sanitätseinsatz im Rahmen der Katastrophenhilfe geht das Deutsche Rote Kreuz davon aus, daß im Schadensgebiet Anwesende zunächst zur Selbst- und Nachbarhilfe greifen. Sie sollen in diesem Umfang lebensrettende Maßnahmen durchführen und Erste Hilfe leisten, um anschließend weiter Bedürftige an einzelnen, spontan entstehenden „Verletztenablagen" zu sammeln. Der zur weiteren Hilfeleistung herankommende Sanitätsdienst, im besten Sinne Notarztwagen oder Krankentransportwagen bringen die Verletzten zu einem Sammelpunkt (Verbandplatz), der außerhalb des eigentlichen Katastrophenraumes liegen muß. Die erste Triage erfolgt unmittelbar am Auffindungsort des Verletzten und kann nicht immer durch einen erfahrenen Arzt erfolgen.

Spätestens auf dem Sammelplatz mit der bestehenden Kompartimentierung von Nichtverletzten, Leichtverletzten, Schwerstverletzten und Aussichtslosverletzten sichtet ein Arzt die Transportfähigkeit der weiterzuleitenden Patienten und legt die Prioritäten des Transportes und deren Art fest. An dieser Verletztensammelstelle findet bereits die erste ärztliche Versorgung statt, insbesondere werden Leichtverletzte primärversorgt und keiner weiteren Therapie primär zugeführt.

Diese für das Rote Kreuz grundlegende Ausbildung wird auch von den anderen Hilfsorganisationen mitgetragen.

Ökonomische Bedingungen und soziale Folgen für den einzelnen und die Gemeinschaft

Bis in unsere Gegenwart hinein ist es bedauerlicherweise noch nicht gelungen, die eine oder die andere Naturkatastrophe mit Sicherheit zu verhüten und die Vorbeugungsmöglichkeiten gegen technische Katastrophen so umfassend auszugestalten, daß selbst noch weniger bedrohte Regionen als das Gebiet der Bundesrepublik Deutschland gegen solche massiven Schadensereignisse gefeit sind. So kommt es immer wieder zu schweren Schäden, die zu erheblichen Verlusten an Menschen durch Tod, Verletzung oder Erkrankung führen. Hier setzt die Pflicht des Staates ein, umfassende Vorstellungen und Pläne zu entwickeln und in die Tat umzusetzen, damit durch unverzügliche und organisierte Hilfeleistung das Leben gesichert und die Aussichten auf die Wiederherstellung des Vorzustandes gewahrt werden. Jedes Bemühen des Staates wäre jedoch zum Scheitern verurteilt, wenn er sich zur Durchführung seiner Schutzmaßnahmen nicht auf die gesamte Bevölkerung stützen könnte. Ihre Reaktion auf das plötzlich auf sie einströmende Ereignis einer Katastrophe ist bereits während des akuten Geschehens bedeutsam. Noch mehr aber wird es in der ersten Abwehrphase deutlich, weil nur durch die Überzeugung, daß Hilfe möglich ist, der initiale Schock überwunden werden kann und der Wille zu aktivem Handeln erwächst.

Die Fähigkeit, das Ausmaß und die Bedeutung eines überraschenden Schadensereignisses wenigstens im nächsten Umkreis zu erkennen und weitgehend intensive und zugleich besonnene Aktivitäten zu entfalten, läßt sich nur durch sachliche Information, Ausbildung und Übung vermitteln. Daß die Mehrzahl der Menschen soweit wie möglich alles aus ihren Gedanken verdrängt, was ihnen unangenehm werden könnte, weiß jeder, insbesondere der Arzt.

Neben aller Wachsamkeit wäre es falsch, Katastrophenangst zu fördern und zu hoffen, daß Menschen daraufhin etwas zu ihrem Schutz unternehmen. Es kommt vielmehr darauf an, durch sachliche Aufklärung den Selbstbehauptungswillen des Einzelnen das Interesse am Gemeinwohl zu fördern und Empfehlungen für Verhaltensweisen in der Not zu geben. Fatalismus, Verzweiflung und Selbstaufgabe kommen auf, wenn Desorganisation und Desintegration durch primäre fahrlässige Untätigkeit und mangelnde Vorbereitung auf die Notlage bestehen.

Bezogen auf eine innerhalb der Bundesrepublik Deutschland notwendig werdende medizinische Katastrophenhilfe ist folgender Ablauf geplant:

Innerhalb eines Katastrophengebietes oder aus nächster Nähe werden stets eine Anzahl von Ärzten und Hilfskräften in den ersten Minuten nach Ausbruch des Schadens hinzukommen und mit den ersten Hilfsmaßnahmen beginnen. Häufig werden auch Krankenhäuser, möglicherweise getroffen durch Eigenschäden, die wenn auch eingeschränkte Primärhilfe unterstützen können. Das Krankenhaus selbst sollte im Katastrophenfall möglichst alle Kräfte bündeln, um die aufzunehmenden Patienten adäquat therapieren zu können.

Wenige Minuten nach Eintreten der Katastrophe werden die Rettungsdienste und Notärzte am Ort oder am Rand des Schadensortes eintreffen und mit der Hilfeleistung sowie dem Aufbau einer organisatorischen Ausgangsbasis beginnen, die frühzeitig durch weitere Rettungsdienstelemente erweitert wird.

Für die Primärphase sind die lebensrettenden Maßnahmen am dringlichsten gefordert. Hierbei besteht keine Alternative zum Rettungsdienst und zu den einzelnen mitwirkenden Ärzten. Eine katastrophenmedizinische Hilfe beginnt frühzeitig und örtlich mit den tatsächlich vor Ort verfügbaren Ärzten und Helfern. Diese sind verpflichtet, auch in ihrem Rahmen eine geordnete Struktur am Schadensort aufzubauen, um den zur weiteren Hilfeleistung herankommenden Kräften einen sinnvollen Einsatz zu ermöglichen und die bereits ingangbefindlichen Maßnahmen zu ergänzen.

Dieses vorgestellte „Bausteinsystem" sichert den sofortigen Beginn der medizinischen Hilfe, wenn diese auch beim Anfall zahlloser Verletzter primär unzureichend sein muß. Insbesondere ist auch zu berücksichtigen, daß sich technische Hilfsdienste wie die Feuerwehr oder das Technische Hilfswerk gleichzeitig am Schadensort befinden, um eingeklemmte bzw. verschüttete Hilfesuchende zu befreien. Dieses „Bausteinsystem" ist weitestgehend vorausgeplant und von den Rettungsdiensten eingeübt. Dennoch bestehen Zweifel, ob die tatsächlich vor Ort erforderliche Organisation primär funktionieren kann. Umfassende Katastrophenhilfe muß stets als ein Gemeinschaftswerk verschiedener Fachdienste begriffen werden. Auch die spontane Hilfe muß dem Rechnung tragen, gleichgültig, ob es um das Wegräumen von Hindernissen, Beseitigen von Schadensquellen, Herstellen von Zugangswegen oder Rettung und Erste Hilfe geht.

Die auf die Rettung möglichst vieler Betroffener zielende medizinische Ablauforganisation kann nur funktionieren, wenn unmittelbar am Schadensort für die Betroffenen ohne Zeitverzug Erste Hilfe und der Abtransport basierend auf der Behandlungspriorität frühzeitig erfolgt. Die Beschränkung auf die Sicherung des Überlebens und das zur Wahrung der Wiederherstellung Notwendige und nach den Umständen Vertretbare bestimmen letztlich das ärztliche Handeln, die ärztlichen Entscheidungen und schließlich auch deren Effizienz. Sogenannten Rettungstrupps aus bis zu vier Helfern aus Feuerwehr, Hilfsdiensten und Rettungsorganisationen obliegt das Aufsuchen und Retten von Katastrophenopfern und die Erste-Hilfe-Leistung. Die Rettungstrupps müssen unter allen Umständen mit Verbandszeug, Krankentragen sowie Infusionslösungen ausgerüstet sein.

Die Grenze des Schadensraumes sollte möglichst frühzeitig festgelegt werden, da bis zu dieser Grenze der Abtransport der Hilfsbedürftigen unter Umständen nur durch Tragen oder behelfsmäßig erfolgen kann, wenn die zerstörte Infrastruktur ein Heranführen von bodengebundenen Fahrzeugen verhindert. Der Einsatz von Rettungshubschraubern in unzugänglichen Schadensräumen ist vordringlich erforderlich zur Rettung Schwerstverletzter.

Die Hauptmasse der Ärzte befindet sich naturgemäß in der ersten Sanitätshilfestelle am Rand des Katastrophengebietes. Damit sind die Ärzte bei den Hilfskräften vor Ort wahrscheinlich in der Minderzahl, so daß ein enger Kontakt zwischen Arzt und Helfergruppen erforderlich bleibt. Aus diesem Grunde sind auf jeden Fall Telekommunikationsmittel bei den Rettungstrupps vorzuhalten.

Die Helfer im Katastrophengebiet selbst müssen laufend über ihr Vorgehen und ihre Feststellungen der Sanitätseinsatzleitung berichten, so daß dort ständig ein ungefährer Überblick über die Situation erhalten wird und erforderliche Reaktionen in kurzer Zeit möglich sind. Je größer das Katastrophengebiet ist und um so mehr Kräfte von verschiedenen Seiten in das Katastrophengebiet abgestellt werden, desto größere Bedeutung gewinnt dieser Überblick.

Der Verbandplatz (die Sammelstelle): Die bereits angesprochene Kompartimentierung muß am Verbandplatz strikt durchgeführt werden. Ein Triageraum ist einzurichten, die einzelnen Kompartimente für die vier Triagegruppen sind strikt voneinander zu trennen. Es muß genügend Platz, Material sowie Nachschub vorhanden sein, um Verbände anzulegen, erforderliche Notfallbehandlungen durchzuführen oder unmittelbaren Transport einzuleiten. Unter allen Umständen ist es erforderlich, einen Krankenwagenhalteplatz mit Kreisverkehr einzurichten sowie einen Hubschrauberlandeplatz zu schaffen. Über Transportfähigkeit, Art und Ziel und ggf. über die notwendige Transportbegleitung wird durch den triagierenden Arzt entschieden. Der Verbandplatz selbst darf keiner Gefährdung durch das Katastrophenereignis ausgesetzt sein, es soll möglichst auch kein Wechsel des Einsatzortes erforderlich sein, solange er nicht außer Reichweite der im Katastrophengebiet Tätigen Hilfe gerät. Nicht selten wird es notwendig sein, bei großräumigen Katastrophen mehrere Verbandplätze einzurichten, um eine multikonzentrische Hilfeleistung des Katastrophengebiets zu regeln. Der leitende Arzt außerhalb des Schadensgebietes bestimmt in Abstimmung mit den Verantwortlichen der Rettungskräfte vor Ort (organisatorischer Leiter) den Platz der Sammelstelle. Dies muß unter den geringsten Zeitverlusten und bestmöglichen Bedingungen geschehen. Es sind erforderliche Aufnahme-, Untersuchungs-, Behandlungs- und Warteräume zu schaffen, die der Vorgabe der Kompartimentierung entsprechen. Gleichzeitig sind Krankentransportmittel heranzuführen und bereitzuhalten, die ohne Schwierigkeiten über Zu- und Abfahrtsmöglichkeiten verfügen. Entscheidend sind sichere Fernmeldeverbindungen, Fernmeldedisziplin sowie Priorisierung der fließenden Informationen.

Gut geeignet für die Kompartimentierung und die Sicherheit des Vorgehens sind feste Gebäude, wie Schulen oder Turnhallen, die sich als witterungs- und tageszeitunabhängig erweisen und über ungestörte Energieversorgungseinrichtungen und Wirtschaftsmöglichkeiten verfügen.

Bevor Zelte aufgebaut werden und große Infrastruktureinrichtungen angelegt werden, ist deshalb zu prüfen, ob nicht feste Gebäude mit entsprechenden Einrichtungen zur Verfügung stehen. Für den Aufbau eines derartigen Triage- und Verbandplatzes muß von vornherein klar sein, wie die einzelnen Funktionseinheiten festgelegt werden, welches Personal welche Aufgaben übernimmt, wer für die Bereitstellung der benötigten Sanitätsmaterialien verantwortlich ist und wer den gesamten Nachschub regelt.

Als die wichtigsten Funktionseinheiten eines Registrier- und Verbandplatzes sind die Aufnahme- und Registrierungsstelle, der ärztliche Untersuchungs- oder Sichtungsplatz, der Schockbehandlungsraum, der Notfalloperations- und Verbandraum, die Pflegeeinheiten, die Fernmeldestellen, die Sammelstelle für Transportfähige, Leichtverletzte, Wartefälle und Verstorbene zu kompartimentieren. Außerhalb befinden sich der Krankenwagenbeladeplatz, der Krankenwagenhalteplatz, der Hubschrauberlandeplatz, das Sanitätsmateriallager, die Küche sowie das Decken- und Bekleidungslager.

Im Falle einer atomaren Kontamination ist für alle Einheiten der sog. Dekontaminationsplatz einzurichten, so daß eine Sekundärkontamination der Behandlungseinheiten durch Verletzte ausgeschlossen ist.

Über den Krankentransport, der in weitere Behandlung gehenden Patienten (Triagegruppe II) entscheidet der triagierende Arzt unter Berücksichtigung der verfügbaren Transportmittel. Ebenso sind der Zeitpunkt, das Ziel und die Art des Transportes sowie die erforderliche bzw. mögliche Transportbegleitung festzulegen. An jedem Patienten befindet sich die Krankentransportkarte, die alle nötigen Informationen für das Begleit- bzw. für das Aufnahmepersonal in der weiterbehandelnden Klinik enthält.

Entscheidend ist, daß der mit der Organisation vertraute Verwaltungsbeamte vor Ort mit dem verantwortlichen Arzt die lokale Situation von Krankenhäusern, Spezialkliniken etc. kennt. Auch niedergelassene Arztpraxen zur Weiterversorgung von Leichtverletzten sollen in den Katastrophenplan einbezogen werden.

Innerhalb der Rettungsstelle muß bekannt sein, über welche Kapazitäten die Krankenhäuser verfügen und welche Art der durchführbaren Behandlung möglich sind. Dazu ist ein ständiger Informationsaustausch nötig, um die Zuweisungsentscheidung durch den Notarzt sachgerecht und schnell zu fällen.

Alle staatlichen kommunalen Akutkrankenhäuser haben im Rahmen der gültigen Katastrophenpläne im Hinblick auf unvorhersehbare vermehrte Inanspruchnahme Maßnahmen zur Erhöhung der Behandlungs- und Bettenkapazität zu treffen.

Offene Fragen und zukünftige Entwicklungen

Experten der Notfallmedizin und Katastrophenmedizin merken in letzter Zeit mitunter kritisch an, daß große Teile der Ärzteschaft, Ärztekammern sowie Kassenärztlichen Vereinigungen geringes Interesse an der Entwicklung und weiteren Ausgestaltung einer zu jeder Tages- und Nachtzeit verfügbaren ärztlichen Soforthilfe im Katastrophenfall zeigen. Selbst der Sicherstellungsauftrag gemäß § 368 Abs. 3 der Reichsversicherungsordnung zur Vorhaltung eines ärztlichen Notfalldienstes ließ sich bisher noch nicht vollständig durchsetzen. Aus diesem Grunde haben sich die Krankenhäuser von sich aus auf ein System der Hilfeleistung am Notfallort spezialisiert, das zunächst an den niedergelassenen Ärzten völlig vorbeiging. In den Kliniken hat sich sehr früh die Erkenntnis durchgesetzt, daß für das Überleben und die Wiederherstellung von schwerstverletzten Patienten die Stabilisierung lebenswichtiger Körperfunktionen vor Ort nötig ist und erst dann ein Abtransport in die Klinik erfolgen sollte.

Aus diesem Grund kam es zur weit verbreiteten Auffassung, daß es sich beim Notfallrettungsdienst um einen vorweggenommenen Teil der stationären Krankenhausbehandlung handele, daher auf eine Mitwirkung der niedergelassenen Ärzte und der Kassenärztlichen Vereinigungen verzichtet werden könne. Dies wurde auch im niedergelassenen Bereich gerne akzeptiert, weil die Durchführung des Rettungsdienstes eben erhebliche Personal- und Materialkosten sowie eine aufwendige Infrastruktur erfordert.

Noch geringer als am Rettungsdienst war das Interesse der Ärzteschaft am Katastrophenschutz. Aus diesem Grunde wohl haben sich verschiedene Strömungen bei Behörden und Politikern entwickelt, die der Meinung sind, ärztlicher Sachverstand sei bei der Katastrophenhilfe entbehrlich. Die Entwicklung der Katastrophenschutzgesetze und ihre ergänzenden Bestimmungen wurden fast ausschließlich unter Umgehung der Ärzteschaft entwickelt. Da jedoch die ärztliche Mithilfe bei der Bewältigung der Katastrophe unverzichtbar ist, kam es zu ausgedehnten Diskussionen über Sinn und Zweck der Kooperation zwischen behördlichem und ärztlichem Bereich. Es ist Ärzten mitunter nicht zugänglich, in welcher Weise Freiwillige und für die gute Sache engagierte begeisterungsfähige Laien Erste-Hilfe-Maßnahmen üben, die dafür verantwortliche Verwaltungsbeamte für ausreichend erachten. Aus diesem Grund setzen sich seit Jahren die Berufsgenossenschaften und engagierte Ärzte sowie die Deutsche Gesellschaft für Katastrophenmedizin und nicht zuletzt die Deutsche Gesellschaft für Unfallchirurgie dafür ein, die ärztlichen Interessen mit dem eigenen Sachverstand zu paaren, um eine sinnvolle Ablauforganisation für das Überleben und die Wiederherstellung zu Schaden gekommener Menschen zu entwickeln. Die hohe Effektivität unseres zivilen Rettungsdienstes ist nicht denkbar ohne die Mitwirkung erfahrener Notärzte. Im gleichen Sinn muß der Arzt im Interesse der hilfsbedürftigen Menschen und aus seiner Berufspflicht heraus nachdrücklich bestrebt sein, seine

Zuständigkeit im medizinischen Katastrophenschutz weiterzuentwickeln. Der Grundsatz der ärztlichen Verantwortung in allen Situationen, in denen Leben und Gesundheit der Menschen bedroht sind, ist nichts neues. Dies ist ebenfalls ein justitiabler Tatbestand. Im Falle einer Notsituation sind Politiker und Behörden in ihrem Abwälzen von Verantwortung auf die Ärzte stets besonders geübt. Unterzieht man den Katastrophenschutz der Bundesrepublik Deutschland einer sachlichen Prüfung, so läßt sich zeigen, daß es notwendig ist, daß sich ärztliche Standesvertretungen um die fach- und sachgerechte Mitwirkung der Ärzte im Katastrophenschutz kümmern. Jeder approbierte Arzt muß bei Ausbruch einer Katastrophe, durch die menschliches Leben bedroht wird, davon ausgehen, daß er gemäß Gesetz verpflichtet ist, entsprechend zu helfen, soweit dies mit seinen Fähigkeiten und Mitteln möglich ist und daß er jederzeit von den zuständigen Verwaltungsbehörden zur Hilfeleistung verpflichtet werden kann, daß er unter Bedingungen tätig werden muß, die sich von seinen gewohnten Praxis- oder Klinikbedingungen erheblich unterscheiden und die ihm bezüglich Situationsverständnis, Anpassungsfähigkeit, Organisationstalent und Entscheidungsfähigkeit alles abverlangen. Allein der Arzt bleibt zuständig für alle Entscheidungen, die der Diagnostik und der weiteren Behandlung der zu Schaden gekommenen Patienten dienen. Dazu gehören in einer medizinischen Katastrophenhilfe u.a. auch die Mitbeurteilung der Schadenslage, die Entscheidung über die Behandlungs- und Transportdringlichkeit sowie Transportfähigkeit von Patienten, generell die Anweisung über die Auswahl und den Einsatz sowie die Fahrweise und die Begleitung der Transportfahrzeuge und die Entscheidung über das Transportziel. Für die Ärzte wird es in der Katastrophensituation stets schwierig sein, dem nichtärztlichen verantwortlichen Leiter klar zu machen, daß nur durch Zusammenarbeit und kollegiale Planung eine sinnvolle Hilfe möglich ist. Es hat sich bei allen Übungen bisher gezeigt, daß eine Menge Schwierigkeiten zu überwinden sind, um Verwaltungsbeamten die Dringlichkeit medizinischer Hilfe, medizinischer Triage und medizinischer Ablauforganisationen klarzumachen. Hierzu sind vorbereitende Übungen erforderlich, um Mißverständnissen vorzubeugen.

Bis heute sind niedergelassene Ärzte gemäß § 20 Abs. 4 der Musterberufsordnung nur zur Fortbildung auf dem Gebiet der Notfallmedizin verpflichtet. Es wäre wünschenswert, auch eine katastrophenmedizinische Fortbildung aller Ärzte durchzusetzen. Katastrophenmedizin muß als außergewöhnliche Aufgabe zum Erwerb zusätzlicher Kenntnisse erkannt werden. Es ist erforderlich, daß die zuständigen Behörden realisierbare Vorstellungen entwickeln, die auch im Fall einer Katastrophe die Ärzteschaft voll in ihrem Auftrag einbinden. Entsprechende Fortbildungen und Alarmierungspläne sind durch die ärztlichen Standesorganisation zu schaffen und durchzuführen.

Die Deutsche Gesellschaft für Katastrophenmedizin bemüht sich seit Jahren, den Fortbildungsstand der Verantwortlichen durch Mitteilungen und Vorschläge zu verbessern. In Ihren Mitteilungen sind die neuesten Erkenntnisse, Analysen und Entwicklungen zu finden.

Zusammenfassung

Katastrophen, Großschadensereignisse und Massenunfälle sind denkbare und mitunter auch eintretende Ereignisse in einer hochtechnisierten Welt. Das Ausmaß der Schäden und Betroffenen kann für Eventualfälle nur sehr ungenau vorhergesagt werden. Aus diesem Grunde sind strategische Konzepte zu entwickeln, die abgestuft, auf das jeweils eintretende Ereignis, eine möglichst wirkungsvolle, rasche und geordnete Reaktion erlauben. Der Unfallchirurgie kommt in dieser Planung neben den Verantwortlichen aus Politik, Verwaltung und den technischen Hilfsdiensten, dem Katastrophenschutz und den Rettungsdiensten eine herausragende Bedeutung zu. Bei Eintreten der Katastrophe sind die Schwerpunkte der Unfallchirurgie außerhalb des Schadensortes bei der Triage und der Anschlußversorgung der Verletzten und Verwundeten zu sehen.

Literatur

1. Arndt M, Bünte H (1983) Massenanfall an Verletzten – Übungserfahrung. Notfallmedizin 9 : 1213
2. Ärztekammer Baden-Württemberg (1984) Mitwirkung von Ärzten im Katastrophenschutz. Ärzteblatt BW 39, Heft 11
3. Berufsgenossenschaften, Hauptverband (1980) Muster eines Katastrophen-Einsatzplanes. Die Berufsgenossenschaften 6 : 432
4. Binker JL (1983) Den Katastrophenall vorbereiten und planen. Notfallmedizin 9 : 1117
5. Doyle CJ (1990) Mass casualty incident. Integration with prehospital care. Emerg Med Clin North Am 8 : 163
6. Gatz KJ, Versen P (1980) Überlegungen zum Katastrophenschutz. Das Krankenhaus im Katastrophenfall. Die Berufsgenossenschaften 6 : 428
7. Hartel W, Ahnefeld FW, Herfarth Ch (1988) Polytrauma. Prioritäten und Behandlungstaktik. Perimed, Erlangen
8. Heberer G, Peter K, Ungeheuer E (1984) Katastrophenmedizin. Bergmann, München
9. Lanz R, Rossetti M (1980) Katastrophenmedizin. Enke, Heidelberg
10. Rebentisch E (1988) Handbuch der medizinischen Katastrophenhilfe. Banaschewski, Augsburg
11. Schildberg FW, Holbach G, de Pay AW (Hrsg) (1985) Ärztliche und organisatorische Probleme beim Großunfall. Zuckschwerdt, München
12. Schinke L (1980) Die Zusammenarbeit und Kommunikation der Katastrophenschutzorganisationen unter besonderer Berücksichtigung der Sanitätsdienste. Dissertation, Universität Mainz
13. Ungeheuer E (1986) Katastrophenmedizin – Probleme des Massenanfalls Kranker und Verletzter. Deutscher Ärzteverlag, Köln

KAPITEL 17

Kindertraumatologie

K. P. Schmit-Neuerburg, U. Obertacke und F. Neudeck

Problemstellung

In der Bundesrepublik werden alljährlich 1,2–1,5 Millionen Kinder und Jugendliche bei Unfällen verletzt, von denen sich etwa die Hälfte im häuslichen Bereich, in der Freizeit und beim Sport ereignet. 1995 starben insgesamt 930 Kinder und Jugendliche unter 15 Jahren an den Folgen von Unfällen. Europaweit ist der Unfall die häufigste Todesursache im Kindesalter. In keinem anderen europäischen Land verunglücken so viele Kinder unter 15 Jahren bei Straßenverkehrsunfällen wie in Deutschland. Mit 388 im Straßenverkehr verunglückten Kindern unter 15 Jahren je

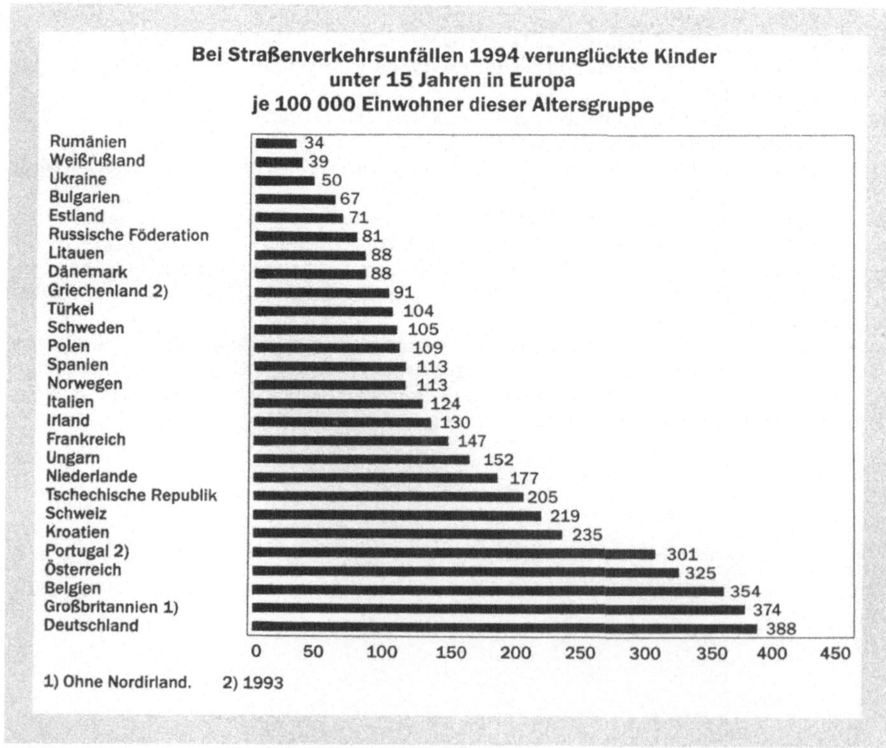

Abb. 1. Bundesstatistik 1994 der im Straßenverkehr verunglückten und verletzten Kinder unter 15 Jahren je 100000 Einwohner dieser Altersgruppe

100 000 Einwohner dieser Altersgruppe nimmt Deutschland eine absolute Spitzenstellung ein (Abb. 1). 1995 verunglückten insgesamt 51 444 Kinder unter 15 Jahren im Straßenverkehr, 418 starben an den Unfallfolgen, 13 047 wurden schwer und 37 979 leicht verletzt. Nach Verkehrsbeteiligung werden Kinder unter 6 Jahren überwiegend als Pkw-Insassen (51 %) oder als Fußgänger (35 %) verletzt. Im Alter zwischen 6 und 10 Jahren verteilen sich die Unfälle zu je 1/3 auf Fußgänger, Pkw-Insassen und Fahrradbenutzer, während die 10–15jährigen überwiegend als Fahrradbenutzer verunglücken. Jungen sind mit 58 % im Straßenverkehr stärker gefährdet als Mädchen (42 %). Mit 439 verunglückten Jungen je 100 000 Einwohner dieser Altersgruppe ist auch das Unfallrisiko deutlich höher als für Mädchen (330) [26]. Hohe Bevölkerungs- und Verkehrsdichte, steigende Motorisierung, Beteiligung am Mannschaftssport und neue, unfallträchtige Sportgeräte beeinflussen die Unfallhäufigkeit und werden auch in Zukunft für gleichbleibend hohe oder sogar steigende Unfallziffern sorgen.

Präventivmaßnahmen könnten allerdings die Unfallzahlen sowohl im Bereich Heim und Freizeit, als auch im Straßenverkehr deutlich senken. Beispielhaft sind die Ergebnisse der Unfallforschung, die durch Einführung von Rückhaltesystemen im Pkw, Schutzhelmen und Maßnahmen der Verkehrsberuhigung einen Rückgang der tödlich verunglückten Kinder gegenüber 1979 um 50 % und gegenüber dem Jahr der Wiedervereinigung 1990 um 25 % bewirkt haben [26]. Die Sicherheitserziehung und -Aufklärung der Eltern, Kinder, Erzieherinnen und Lehrer ist nur als flankierende Maßnahme einer zielgerichteten Prävention einzusetzen und dient in erster Linie dazu, das Bewußtsein für die alterstypischen Gefahren der Kinder zu schärfen, die Vorbildfunktion der Erwachsenen zu aktivieren und Strategien zur Gefahrenverminderung zu entwickeln.

Eine Expertengruppe für eine europäische Verkehrssicherheitspolitik der EG-Kommission hat 1992 ein umfassendes Programm für eine systematische Verbesserung der Verkehrssicherheit in der europäischen Gemeinschaft entwickelt, das u. a. die Intensivierung der Verkehrserziehung für alle Kinder in der Gemeinschaft durch kompetentes Personal mit entsprechender Ausbildung und ausgestattet mit hochwertigem Lehrmaterial als nationale Verpflichtung empfiehlt. Beispielhaft wird u. a. die Schaffung eines Klubs in Großbritannien erwähnt, der sich mit Verkehrsproblemen und -sicherheit für Kinder als Verkehrsteilnehmer beschäftigt und eine halbe Million Kinder als Mitglieder zählt. Es wurde eine besondere Verkehrsordnung für Kinder erarbeitet und Lehrmaterial herausgegeben. Außerdem werden auf Gemeinschaftsebene abgestimmte Forschungsvorhaben vorgeschlagen, die von institutionalisierten Forschergruppen an den Universitäten der Mitgliedsstaaten betrieben und zum Teil aus Euromitteln finanziert werden [7]. In der Bundesrepublik Deutschland existiert bereits eine solche Forschergruppe an der Unfallchirurgischen Klinik der Medizinischen Hochschule Hannover, wo Unfallchirurgen und Ingenieure im Auftrag der Bundesanstalt für Straßenwesen Unfälle vor Ort analysieren und die gewonnen Daten in eine europäische Datenbank einbringen.

Kindertraumatologie unterscheidet sich nicht nur hinsichtlich Alter, Größe, Unfallmechanismus und Verkehrsbeteiligung der Unfallopfer von den Unfällen im Erwachsenenalter. Das im Vergleich zum Erwachsenen unterschiedliche Verhältnis von Körperoberfläche und -volumen bedingt beim Kind vor allem in den frühen Entwicklungsphasen Besonderheiten der Kreislaufphysiologie, der Temperaturregulation, der Balancebreite im Wasser- und Elektrolythaushalt und letztlich im Verteilungsvolumen für Pharmaka [13].

Eine biologische Besonderheit des Kindes ist das wachsende Skelett, das einerseits bei Kindern im Vorschulalter durch die vorhandenen Wachstumspotentiale Korrekturmöglichkeiten nach Verletzung mit Fehlheilung bietet. Andererseits schafft das Vorhandensein der für das Längenwachstum hauptverantwortlichen epiphysären Wachstumszonen und deren spezielle Gefäßversorgung sowie die für die Frakturheilung wichtige Rolle des Periosts Verletzungs- und Komplikationsmöglichkeiten, die exklusiv nur bei Kindern auftreten und deren Behandlung besondere Kenntnisse und Techniken erfordert [15].

Man muß davon ausgehen, daß alljährlich ca. 250 000 verunfallte Kinder ambulant und 50 000 im stationären Bereich behandelt werden, darunter zahlreiche mit Schaftfrakturen der langen Röhrenknochen, gelenknahen Frakturen und Gelenkverletzungen, die zu den häufigsten Einzelverletzungen zählen und breit gestreut von niedergelassenen Allgemeinärzten, Chirurgen, Orthopäden, Kinderärzten und in Krankenhäusern unterschiedlicher Struktur und Spezialisierung behandelt werden. Persistierende Achsenfehler langer Röhrenknochen, Fehlwachstum oder Beinlängendifferenzen durch hemmende oder stimulative Epiphysenstörung sowie Funktionsstörungen und schmerzhafte Fehlbelastungen der Gelenke sind daher auch häufige Folge von Fehleinschätzungen des Verletzungsschweregrades oder der Korrekturmechanismen des wachsenden Skeletts, so daß Korrekturoperationen vor Abschluß des Skelettwachstums erforderlich sind [10].

In der Schülerunfallversicherung wiesen 1995 bei Rehabilitationsabschluß von den 45 366 unfallverletzten Kindern und Jugendlichen fast 20 % zum Teil bleibende Funktionsstörungen und Behinderungen auf, überwiegend nach schweren Verletzungen mit Schädel-Hirn-Traumen, Wirbelfrakturen und Verletzungen großer Gelenke, aber auch nach Ober- und Unterschenkelfrakturen, die in 20–40 % der Fälle wegen verbliebener Funktionsstörungen und Behinderungen mit einer Verletztenrente entschädigt wurden (Tabelle 1) [2]. Versäumnisse in der Primärdiagnostik und Schockbehandlung sowie Fehler in der Indikationsstellung oder Wahl des Behandlungsverfahrens sind Ursache vermeidbarer Todesfälle oder lebenslänglicher Behinderung mit schwerwiegenden Auswirkungen in der Schule, Klassengemeinschaft, Familie und vor allem auf die von Anbeginn eingeschränkten Möglichkeiten der beruflichen Ausbildung und sozialen Integration.

Die geistig-seelisch noch nicht abgeschlossene Entwicklung der unter 10jährigen Kinder und deren starke Abhängigkeit von erwachsenen Bezugspersonen beinhaltet sekundäre Schädigungsmöglichkeiten der Kinder, die wegen schwerer Unfallverletzungen eine längere stationäre Krankenhausbehandlung benötigten. Die Angst vor Ärzten und Pflegepersonal, vor der Trennung von Eltern und Bezugspersonen, vor Schmerzen und Operationen und das fehlende Verständnis für die erlittene Verletzung und deren erforderliche Therapie versetzt Kinder unter enormen psychischen Druck. Sie besitzen noch nicht die seelisch-geistige Reife, mit diesen Belastungen fertig zu werden und zeigen Verhaltensstörungen, die mit dem Begriff „Hospitalismus“ definiert sind. Daraus resultieren unter Umständen langfristige psychologische Probleme, die nicht nur den medizinischen Heilungsprozeß negativ beeinflussen, sondern auch nach Abschluß der Heilung und Besei-

Tabelle 1. Prozentualer Anteil von Verletzungen mit verlängertem stationären Aufenthalt und Verletztenrente aufgrund vorübergehender oder dauernder Funktionsstörungen und Behinderungen, bezogen auf die Gesamtzahl der 1995 verletzten und behandelten 45366 Kinder und Jugendlichen der Schülerunfallversicherung

Schüler-Unfallversicherung 1995
Fallzahlen, stationäre Behandlung, MdE-Struktur

Körper-Region	Fälle %	stat. (Tage)	MdE > 0%
Kopf/Hirnbereich	36,2	4,5	0,7
Contusio cerebri	3,3	9,4	3,0
Wirbelsäule-Fraktur	0,8	17,0	9,5
– LWS-Fraktur		19,7	14,0
Schulterluxation	0,2	7,9	10,8
Schulter/Oberarmfraktur	3,9	9,0	4,9
Ellenbogen/Unterarm	10,8	5,5	3,1
– Unterarmschaftfraktur	6,2	5,1	2,1
– typ. Speichenbruch	1,7	3,8	2,3
Hüfte/Becken/OS	3,0	15,3	9,4
– offene Fraktur		27,4	35,5
– Hüftgelenksluxation		15,4	37,5
– OS-Schaft-Fraktur	0,9	25,4	19,7
Knie	9,8	10,3	9,4
– Rißverletzung Knie		12,5	20,4
Unterschenkel	5,6	12,6	8,9
– geschlossene Fraktur		12,6	8,1
– offene Fraktur		23,8	32,1
Fraktur Sprunggelenk	2,4	11,2	7,4
Niere/harnableit. Organe	0,2	9,6	5,0
Abdom. Organe	0,2	13,6	22,5

tigung der Unfallfolgen diese noch lange überdauern und die Sozialisation sowohl in der Familie als auch in der Schule bei nachlassender Schulleistung beeinträchtigen [13, 24].

Historisches

Lorenz Böhler, Wegweiser der modernen Unfallchirurgie, behandelte in seinem Standardwerk „Technik der Knochenbruchbehandlung" 1929 die Frakturen bei Kindern und Jugendlichen nicht in einem speziellen Kapitel. In Anwendung der von ihm entwickelten, nahezu ausnahmelos konservativ geprägten Behandlungstechnik beschrieb er kindliche Frakturen als unproblematisch, da sie schneller heilen und Kinder nach der langen Ruhigstellung in immobilisierendem Gipsverband nicht die bei Erwachsenen befürchteten Gelenksteifen entwickeln: „Der Veröffentlichung wert wären nur die Jugendlichen, bei welchen es gelungen ist, durch den Gipsverband eine dauernde Gelenkversteifung zu erzielen."

Auch Hermann Matti widmete in seinem Werk 1931 kein spezielles Kapitel der Frakturenbehandlung von Kindern, sondern besprach Besonderheiten des wachsenden Skeletts unter den abgehandelten Lokalisationen. Auch für ihn galten kindliche Frakturen in der Regel als gutartig, da bei ihnen die Probleme und Komplikationen der Knochenbruchbehandlung Erwachsener wie Inaktivitätsatrophie, Gelenksteifen, Pseudarthrosen und Achsenabweichungen nicht vorkämen oder sich durch weiteres Wachstum wieder ausglichen. Gelenknahe Kapselband-Abrisse mit starker Verschiebung der Fragmente mußten jedoch auch bei Kindern nach Wiedereinrichtung mit Metallimplantaten stabilisiert werden. Allerdings waren die damaligen Techniken und Implantate für die Stabilisierung kindlicher Frakturen ungeeignet, so daß häufig Komplikationen auftraten und die operative Behandlung diskreditierten.

H. Rettig diskutierte 1957 in der ersten deutschsprachigen Monographie über „Frakturen im Kindesalter" konservative und operative Behandlungskonzepte gelenknaher Frakturen mit Wachstumsfugenverletzung und verwies auf die gravierenden Komplikationen der operativen Verfahren. A. P. Aitken entwickelte 1936 als erster eine Klassifikation der Wachstumsfugenverletzungen, die 1963 durch umfangreiche Studien von Salter und Harris bestätigt wurde und noch heute Grundlage der Indikationsstellung zur konservativen oder operativen Behandlung ist [23].

In der internationalen Fachliteratur fanden die Unfälle im Kindes- und Wachstumsalter erst Beachtung, als mit Rückgang der Kindersterblichkeit in den westlichen Industrienationen der Unfall die häufigste Todesursache im Kindesalter wurde. Berfenstam untersuchte 1955 erstmals sämtliche Kinderunfälle eines Jahres in Stockholm: Die Studie erfaßte 24466 Unfälle. Davon wurden 9539 oder 38,9% stationär behandelt, 29 Kinder verstarben an Unfallfolgen. Besonders betroffen war das Vorschulalter. Am häufigsten waren 2085 (8,5%) leichte Schädelverletzungen (Commotio) und 3849 (15,7%) Frakturen. Nahezu die Hälfte aller Verletzungen war auf Stürze zurückzuführen. Diese Studie war die erste Maßnahme des 1954 in Schweden gegründeten „Joint Committee for Prevention of Childhood Accidents" und führte zu ersten Erkenntnissen über Mortalität und Morbidität kindlicher Unfälle, über Unfallrisiken und präventive Maßnahmen, deren Umsetzung in Schweden einen spektakulären Rückgang der Kinderunfälle im Straßenverkehr auf die niedrigste Unfallrate im Vergleich aller westeuropäischen Staaten bewirkte [24].

Izant [11] untersuchte dagegen in den USA die Mortalität und Morbidität von 15 Millionen Kindern, die alljährlich so schwer verletzt wurden, daß sie einer medizinischen Behandlung bedurften oder in ihrer gewöhnlichen Aktivität schwer beeinträchtigt waren. Er gelangte zu der Schlußfolgerung, „daß es nur wenige Untersuchungen der nicht tödlichen Unfälle im Kindesalter gebe, obwohl die unfallbedingte Verletzung eines der am schlechtesten verstandenen, erstesten sozialen, ökonomischen und medizinischen Probleme unserer Zeit darstelle". Diese weit verbreitete Resignation wurde durch das Vorurteil begünstigt, daß bei den ersten Auseinandersetzungen des Kindes mit der Umwelt ein „Tribut ernsthafter Erfahrungen zwangsläufig und unvermeidbar sei". 1970 berichtete Haller, daß alljährlich in den USA 100 000 Kinder durch Unfälle dauerinvalid werden, 2 000 000 seien vorübergehend behindert. Die Unfall-Morbidität im Kindesalter wurde in den USA mit 25 % und in Großbritannien mit 20 % beziffert [24].

Schwedische Autoren haben frühzeitig darauf hingewiesen, daß das psychische Trauma durchaus schwerer als die körperliche Verletzung sein könne. Das Kind erlebe Schmerzen und werde aus seiner gewohnten Umgebung herausgerissen. Es sei daher immer eine Behandlung des verletzten Kindes und nicht nur der Verletzung notwendig. Um den Schaden durch den Unfall möglichst gering zu halten, sei es zweckmäßig, die Behandlung ambulant durchzuführen, wozu in 92–95 % die Möglichkeit bestehe. Dagegen empfahl der damalige Präsident der Österreichischen Gesellschaft für Chirurgie A. Hartl 1981: „Wesentlich ist die Trennung des Kindes vom Erwachsenen und eine dem Kindesalter adäquate Umgebung und Pflege". Dementsprechend müßten in den Krankenhäusern Kinderzimmer eingerichtet werden, Kinderschwestern für die Pflege, Kindergärtnerinnen für die Kleinkinder und Lehrer für Schulkinder zur Verfügung stehen, „um den Verlust der familiären Bezugspersonen und des laufenden Schuljahres infolge der Krankenhausbehandlung auszugleichen" [24].

Zur Prävention kindlicher Verkehrsunfälle hat die WHO angesichts alljährlich steigender Zahlen in Europa schon 1979 Strategien zur Verbesserung der Sicherheit des Kindes im Straßenverkehr entwickelt, die zum Rückgang der kindlichen Todesfälle beigetragen haben.

In der Unfallrettung, Erstversorgung und Frakturbehandlung unfallverletzter Kinder wurden entscheidende Fortschritte in den deutschsprachigen Ländern durch die Einrichtung flächendeckender Rettungssysteme und standardisierter Behandlungskonzepte für die Erstversorgung und Schockbekämpfung am Unfallort, für Diagnostik und interdisziplinäre Versorgung Schwerverletzter und durch neue Behandlungsmethoden und Osteosynthesetechniken erzielt. Die führende Rolle in dieser Entwicklung übernahm die deutschsprachige Unfallchirurgie, die sich zunehmend an den Universitäten als chirurgischer Schwerpunkt etablierte und einen grundlegenden Wandel in der Behandlung Unfallverletzter im Erwachsenen- und Kindesalter herbeiführte.

Die neuen Erkenntnisse und Therapieempfehlungen, speziell in der Kindertraumatologie, wurden erstmals in umfangreichen Monographien von F. Rehbein (1972), J. Rehn (1974), B.G. Weber (1978) und H. Sauer (1984) zusammengestellt. v. Laer publizierte 1985 als Leiter der traumatologischen Abteilung des Baseler Kinderspitals sein inzwischen in 3. Auflage erschienenes Standardwerk über die Behandlung der Frakturen und Luxationen im Wachstumsalter, in dem er die „vielgerühmte konservative Behandlung" der Frakturen im Kindesalter kritisch analysierte und auf die hohe Rate korrekturbedürftiger Fehlstellungen und Funktionsstörungen in über 50 % der konservativ behandelten Vorderarmschaft- und Oberschenkelfrakturen hinwies. v. Laer entwickelte Leitlinien für eine primär definitive, im Hinblick auf das Endergebnis optimale Behandlung aller kindlichen Frakturen und Gelenkverletzungen und plädierte für eine schmerzarme, psychosozial kindverträgliche und schnelle Rehabilitation zur Vermeidung medizinischer und psychischer Komplikationen und Spätschäden [15].

Heutiger Stand

Die Einbindung der Kindertraumatologie in die Unfallchirurgie mit entsprechender Kompetenz des Unfallchirurgen für die Erstversorgung und interdisziplinäre Behandlung Schwerverletzter oder als Spezialist für Operationen und Osteosynthesen am Stütz- und Bewegungsapparat hat sich an vielen Universitäten und Schwerpunktkrankenhäusern mit selbständigen Kliniken oder Abteilungen für Unfallchirurgie bewährt und wird auch von niedergelassenen Chirurgen, Pädiatern und peripheren Krankenhäusern zunehmend in Anspruch genommen.

Anerkannte Strategien zur Vermeidung physischer und psychischer Unfallschäden sind heute

1. Vertrauensbildung durch frühestmögliche Einbeziehung der Eltern in alle Maßnahmen der Diagnostik, Therapie, stationären oder teilstationären Behandlung und ambulanten Rehabilitation.
2. Möglichst primär definitive, schmerzarme Versorgung aller Verletzungen ohne Therapiewechsel oder langfristige Immobilisation.
3. Belastungsstabile und schmerzfreie Frakturstabilisierung mit Vermeidung korrekturbedürftiger Fehlstellungen.
4. Schnelle Rückführung der verletzten Kinder in den familiären Bereich und Reintegration in den Schulbetrieb trotz Fortbestehen von Funktionsstörungen und Behinderungen.

Neurologische Unfallschäden nach schwerem Schädel-Hirn-Trauma, hypoxischem Hirnödem oder peripheren Paresen infolge Nerven- oder Wirbelsäulenverletzung erfordern spezielle Rehabilitations-Programme in Spezialeinrichtungen und können bei entsprechender Unterstützung durch Bezugspersonen in Familie und Schule langfristig die Leistungsfähigkeit und emotionale Stabilität der behinderten Kinder deutlich verbessern.

Verletzungsmuster und Erstversorgung Schwer- und Mehrfachverletzter

50% der schwerverletzten 3–10jährigen Kinder erleiden durch Sturz oder Kollision mit Kraftfahrzeugen im Straßenverkehr schwere Schädel-Hirn-Verletzungen mit geschlossener oder offener Schädelfraktur, Hirnkontusion oder intracranieller Blutung. Angesichts der besonderen Ödembereitschaft des kindlichen Gehirns ist mit schnell eintretender Hirndrucksteigerung und Hypoxie durch Verschlechterung der Perfusion zu rechnen, die durch eine extreme Vasokonstriktion bei gleichzeitig bestehendem hämorrhagischem Schock gesteigert wird. Die bei Kleinkindern schwierige Intubation, die Oberkörperhochlagerung, die Beatmung und Hyperventilation zur Verbesserung der Sauerstoffversorgung und Verhinderung kritischer Hirndrucke sind die wichtigsten Maßnahmen am Unfallort.

Häufige Begleitverletzung sind die Frakturen langer Röhrenknochen mit 39%, insbesondere Femurfrakturen, gefolgt vom stumpfen Bauchtrauma (6%) mit Milz- oder Leberruptur und stumpfem Thoraxtrauma (5%) mit Lungenkontusion und/oder Hämato-Pneumothorax. Verletzungsmarken an Bauch- oder Thoraxwand sind Hinweise auf ein stumpfes Abdominal- oder Thoraxtrauma mit Verdacht auf intraabdominelle Blutung. Das normale Blutvolumen bei Kindern beträgt 7–8% des Körpergewichts (ca. 80 ml/kg KG). Da beim kindlichen Unfall Blutvolumenverluste bis zu 40% durch extreme periphere Vasokonstriktion noch kompensiert werden können, ist mit einem Blutdruckabfall erst spät zu rechnen [21]. Das erschwert die Differentialdiagnose zwischen hämorrhagischem Schock infolge intraabdomineller Blutung und Schädel-Hirn-Trauma bei bewußtlosen Kindern. Davon unabhängig muß der Blutvolumenersatz mit kristallinen Lösungen über einen peripheren venösen Zugang (z.B. Cubitalvene) frühzeitig begonnen werden. Zentrale Zugänge über V. subclavia oder jugularis sollten bei Kleinkindern wegen der häufigen Komplikationsrate vermieden werden. Notfalls ist bei unter 6jährigen Kindern auch die intraossäre Volumenzufuhr durch Punktion der proximalen Tibia, 2 cm unterhalb der Tuberositas tibiae, mit großlumiger Kanüle effektiv [12]. Für die Stabilisierung der peripheren Extremitäten-Frakturen haben sich pneumatische Schienen bewährt, die zugleich die Hämatomausbreitung im Frakturbereich reduzieren und während des Transports durch Umverteilung des Blutvolumens zur Kreislaufstabilisierung beitragen [8].

Wirbelfrakturen oder -luxationen sind im Kindesalter selten und entweder an der oberen (C1/C2) oder an der unteren Halswirbelsäule (C5/C6) lokalisiert. Rein ligamentäre Verletzungen mit Luxation/Subluxation können bei unter 10jährigen Kindern auch ohne Fraktur auftreten und sich in Normalposition der Halswirbelsäule dem radiologischen Nachweis entziehen. Da eine Subluxation im Bereich der Halswirbelsäule am Unfallort nicht diagnostiziert werden kann, ist die Stiffneck-Stabilisierung der Halswirbelsäule bei allen schwerverletzten Kindern mit Schädel-Hirn-Trauma zwingend geboten. Lumbo-sacrale Wirbelfrakturen in Höhe L2 bis L4 sind häufig instabile Flexionsverletzungen durch Beckengurt-Trauma bei Pkw-Fond-Insassen. Sie entstehen durch Hyperflexion des Rumpfes über dem Beckengurt und sind oft kombiniert mit intraabdominellen Organ-, Darm- oder Harnblasenverletzungen [21].

Schockraumdiagnostik

Nach einer erneuten klinischen Untersuchung müssen initial durch Thorax-Röntgenaufnahme a.p. und Abdomen-Sonographie innere Blutungen diagnostiziert werden. Zusätzlich ist die seitliche Röntgenaufnahme der Halswirbelsäule zum Ausschluß von Frakturen und Luxationen unabdingbar. Mittels Blasenkatheter kann eine Mikro- oder Makrohämaturie diagnostiziert werden. Sollten im Anschluß an diese Erstmaßnahmen keine sofortigen operativen Eingriffe durchgeführt werden müssen, ist fakultativ ein Computertomogramm des Schädels oder der Bauchorgane bzw. die Röntgenuntersuchung des Stammskeletts durchzuführen.

Definitive Versorgung schwerverletzter Kinder

Nach Komplettierung der Diagnostik und Stabilisierung der vitalen Systeme erfolgt die definitive operative Primärversorgung der Einzelverletzungen, falls möglich simultan oder zeitlich versetzt. Vorrangig ist die intraabdominelle Blutstillung, wenn eine anhaltende Blutung aus Leber- oder Milzruptur sonographisch nachgewiesen ist. Umschriebene Blutansammlungen im Bereich der Leber oder

Milz bei hämodynamischer Stabilität ohne Hinweis auf eine andere schwerwiegende Organverletzung im CT kann bei Kindern erfolgreich konservativ behandelt werden, eine Abdominozentese und Peritoneallavage ist selten erforderlich. Grundsätzlich ist eine milzerhaltende Operationstechnik anzustreben. Ist die milzerhaltende Blutstillung nicht möglich, ist bei unter 16jährigen Kindern mit einem sekundären Immundefizit und dadurch erhöhtem Risiko einer bakteriellen Sepsis (OPSI-Syndrom), das durch Impfung verringert werden kann, zu rechnen.

Bei schweren Schädel-Hirn-Traumen besteht eine dringliche Operationsindikation für die Versorgung offener Schädel-Hirn-Verletzungen sowie zur Entlastung eines epi- oder subduralen Hämatoms. Mittels eines implantierten epiduralen Druckmessers kann eine ansonsten konservative Therapie des Schädel-Hirn-Traumas mit Ödembildung überwacht werden.

Instabile Beckenringverletzungen durch Überrolltrauma oder Einklemmung sind schwere, lebensbedrohliche Verletzungen mit ausgedehnter retroperitonealer Hämatombildung, kombiniert mit Harnröhrenverletzung, Harnblasenrupturen und/oder intraabdomineller Organverletzung in 80% der Fälle. Bei Verdacht auf Beckenringfraktur ist daher der Blutaustritt aus der Harnröhre für eine Harnröhrenverletzung beweisend und das Einlegen eines Harnröhrenkatheters kontraindiziert. Zur Schockbekämpfung und Blutstillung ist die zunächst geschlossene Reposition und Stabilisierung der beiden Beckenhälften durch Fixateur externe oder Beckenzwinge die wichtigste Maßnahme und kann schon im Schockraum oder simultan mit der Primärversorgung einer Blasenruptur oder Organverletzung durchgeführt werden. Sofern erforderlich, kann sekundär der Umstieg von der äußeren Fixierung auf eine interne Plattenosteosynthese erfolgen. Ohne anatomische Reposition und Stabilisierung der dislozierten Frakturen ist mit einer fortschreitenden Deformität während des weiteren Wachstums und bleibender Invalidität infolge Beinlängendifferenzen, Beckenschiefstand und Sekundärveränderungen im Bereich der Wirbelsäule zu rechnen. Dies gilt insbesondere für die Mitverletzung der Wachstumsfugen des Acetabulum, die ebenfalls exakt reponiert und übergreifend stabilisiert werden müssen, um den vorzeitigen Epiphysenschluß mit Entwicklung eines Mini-Acetabulum zu verhindern.

Offene und geschlossene Schaftfrakturen der langen Röhrenknochen und insbesondere Oberschenkelschaftfrakturen, dislozierte Unterschenkelfrakturen oder Kettenfrakturen einer Extremität werden im Rahmen der Primärversorgung Schwer-Mehrfachverletzter reponiert und mit Fixateur externe stabilisiert. An der oberen Extremität können sowohl instabile Oberarmschaft- als auch dislozierte Unterarmschaftfrakturen mit dem Fixateur externe stabilisiert werden. Die simultane Durchführung dieser Maßnahmen durch zwei Operationsteams erfordert einen geringen Zeitaufwand und ist für das Kind ohne zusätzlichen Blutverlust keine Belastung. Die primäre Frakturversorgung bietet den Vorteil, daß das Risiko pulmonaler Komplikationen deutlich reduziert wird und der Patient bei begleitender Lungenkontusion auch durch Wechsellagerung behandelt werden kann. Nachweislich begünstigt die primäre Frakturstabilisierung die Normalisierung des Hirndrucks und verkürzt die Dauer der postoperativen Beatmung und Intensivtherapie. Extensionen sind für die Frakturbehandlung schwer- und mehrfachverletzter Kinder kontraindiziert und komplikationsträchtig. Die Komplikationen der Fixateur externe-Stabilisierung kindlicher Frakturen (Pin-Tract-infections und Refrakturen) wurden von verschiedenen Autoren mit 0 bis 30% angegeben, während Aronson et al. 1992 nur eine folgenlose Keimbesiedlung der Pin-Tracts in 8,5% der Fälle, keine Refrakturen und keine klinisch signifikante Beinlängendifferenz von mehr als 2 cm feststellen konnte [1]. Vorteilhaft ist die schnelle Heilung kindlicher Frakturen, so daß die Nachteile der Fixateur externe-Stabilisierung über einen langen Zeitraum nicht zur Geltung kommen.

Instabile Luxationen mit gelenknahen Frakturen (floating elbow, floating knee) lassen sich provisorisch ebenfalls durch gelenkübergreifenden Fixateur vorläufig stabilisieren, bis sekundär der Wechsel zu einer internen Plattenosteosynthese mit exakter Reposition der Frakturen und die Rekonstruktion des Bandapparates bei instabilen Luxationen möglich ist.

Der entscheidende Vorteil der definitiven Primärversorgung ist die schnelle Mobilisierung und Rehabilitation, sobald der Patient die Intensivstation verlassen hat und die schmerzfreie Bewegungs- und Belastungsmöglichkeit aller Extremitäten wahrnimmt. Dadurch gelingt es, sowohl mit den kleinen Patienten als auch mit deren Eltern ein Vertrauensverhältnis herzustellen, das für alle weiteren Maßnahmen bis hin zum Abschluß der Behandlung und Nachkontrollen durch positive Emotionen gekennzeichnet ist.

Klassifikation und Outcome

Zur Definition des Verletzungsschweregrades Mehrfachverletzer hat sich international der anatomische Injury Severity Score (ISS) für den Gesamtverletzungsschweregrad Polytraumatisierter bewährt, der für den Einzelnen allerdings keine prognostische Bedeutung besitzt und keine vergleichenden Ergebnisstudien verschiedener Zentren ermöglicht. Die Kombination von anatomischem Injury Severity Score und physiologischem Revised Trauma Score (TRISS) erlaubt dagegen sowohl die Beurteilung des Verletzungsschweregrades als auch den qualifizierten Vergleich zwischen den Ergebnissen verschiedener Traumazentren. TRISS hat sich sowohl in der Erwachsenen-Traumatologie als auch in der Kindertraumatologie gleichermaßen bewährt. In einer Outcome-Studie über das funktionelle Behandlungsergebnis und die verbleibenden Behinderungen polytraumatisierter Kinder konnte 1989 gezeigt werden, daß bei Behandlungsabschluß 88% der Polytrauma-Patienten mindestens eine funktionelle Behinderung aufwiesen, dagegen nach Rehabilitation 6 Monate später nur noch 54% [3]. Daraus läßt sich die Schlußfolgerung ziehen, daß eine intensive Rehabilitation der Kinder auch nach Behandlungsabschluß durchaus geeignet ist, restliche Funktionsstörungen zu einem erheblichen Prozentsatz zu beseitigen.

Von der Arbeitsgruppe Polytrauma der DGU wird zur Zeit ein nationales Polytrauma-Register aufgebaut, das unter Verwendung der gebräuchlichen internationalen Trauma-Scores sowohl den gesamten Schweregrad als auch den Schweregrad der Einzelverletzungen klassifiziert, außerdem die Verlaufsdaten von der Erstversorgung am Unfallort bis zum Behandlungsabschluß erfaßt und die Spätergebnisse nach Rehabilitation etc. sowohl hinsichtlich objektiver Spätfolgen und Behinderungen als auch hinsichtlich der individuellen Lebensqualität anläßlich der Nachuntersuchung nach 2 Jahren beurteilt. Im eigenen Krankengut der Unfallchirurgischen Klinik des Universitätsklinikum Essen sind Kinder bis zum

Alter von 15 Jahren an der Gesamtzahl polytraumatisierter Patienten mit 7,1 % beteiligt, 3,6 % waren 1996 im DGU Traumaregister dokumentiert, davon 62,1 % Verkehrsunfälle mit Verkehrsbeteiligung als Fußgänger (27,0 %) oder PKW-Insasse (24,3 %). Als Verletzungsmuster wurden Schädel-Hirn-Traumen (51,3 %), stumpfe Thoraxtraumen (37,8 %), Extremitätenverletzungen (29,7 %) und stumpfe Bauchtraumen (18,9 %) registriert. Bei Abschluß der stationären Behandlung konnten 60 % der polytraumatisierten Kinder nach Hause entlassen werden, 27 % wurden in ein regionales Heimatkrankenhaus und 13 % in eine Rehabilitationsklinik verlegt. Bei steigender Beteiligung unfallchirurgischer Abteilungen und Kliniken am Traumaregister der DGU wird es in Zukunft möglich sein, die anonymisierten Behandlungsdaten und Ergebnisse kindlicher Polytraumen mit einer international vergleichbaren Outcome-Studie zu analysieren.

Besonderheiten der Frakturheilung im Wachstumsalter

Hauptziel der Frakturbehandlung im Wachstumsalter ist wie beim Erwachsenen der möglichst vollständige Achsenausgleich in 3 Ebenen mit seitengleicher Beinlänge. Die oft zitierte Fähigkeit des wachsenden Skeletts, auch grobe Achsenfehlstellungen bis zum Wachstumsabschluß zu korrigieren, trifft nur bedingt zu und wird vor allem durch die folgenden Faktoren beeinflußt.

Alter des Kindes

Die Korrekturmöglichkeit für Achsenfehler und Verkürzungen ist am größten während der ersten Wachstumsphase vom 1.–5. Lebensjahr. Nach dem 10. Lebensjahr sind Spontankorrekturen nur noch in engen Grenzen und bevorzugt an der oberen Extremität zu erwarten. Ein Längenausgleich bzw. überschießendes Längenwachstum der frakturierten Extremität findet dagegen noch einmal während des „Adoleszenten-Spurts" kurz vor der Skelettreife statt (Abb. 2).

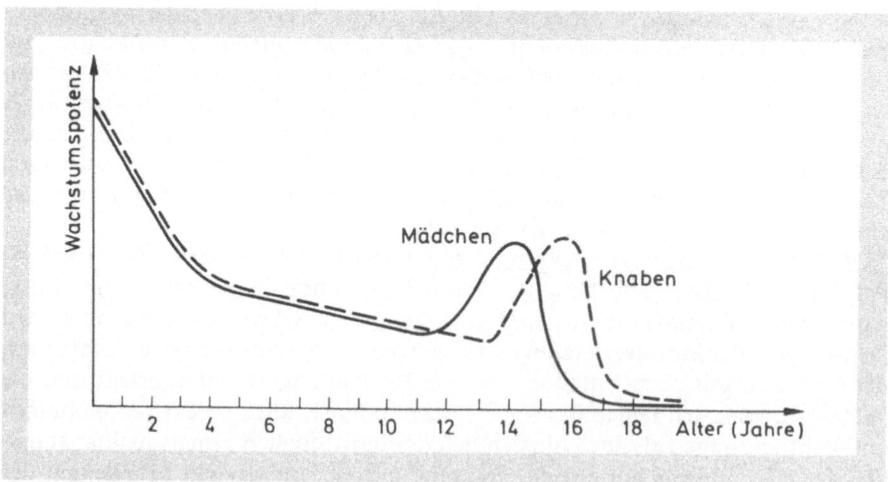

Abb. 2. Altersabhängiges mittleres Längenwachstum von Femur und Tibia bis zur Skelettreife

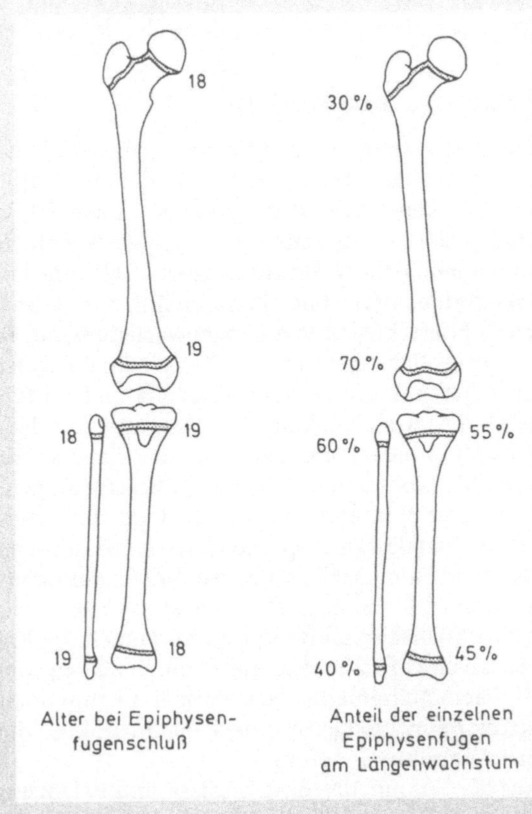

Abb. 3. Alter bei Epiphysenschluß und Anteil der einzelnen Epiphysenfugen am Längenwachstum. Aus: Hierholzer [10]

Frakturlokalisation

Die Korrekturmöglichkeiten durch periostal gesteigerten Knochenumbau oder durch aufrichtendes epiphysäres Wachstum sind an der oberen Extremität und in der Nähe hochprozentig wachsender Epiphysenfugen größer als an der unteren Extremität und in der Nachbarschaft niedrigprozentig wachsender Epiphysenfugen (Abb. 3). Spontane Korrekturmöglichkeiten sind für instabile Quer- und Schrägfrakturen in Schaftmitte vergleichsweise am geringsten, so daß nur bei Kleinkindern die Chance der vollständigen Korrektur besteht. Bei 20 % der konservativ behandelten und in Fehlstellung verheilten Femurschaftfrakturen ist bei Wachstumsabschluß mit persistierenden Achsenfehlern zu rechnen.

Art der Fehlstellung

Posttraumatische Valgus- und Antekurvationsfehlstellungen im diaphysären Schaftabschnitt der langen Röhrenknochen werden im Gegensatz zur Varusfehlstellung kaum ausgeglichen. Für Torsionsfehler besteht ebenfalls keine Korrekturmöglichkeit. Nach konservativer Behandlung kindlicher Femurfrakturen werden Torsionsfehler bei Wachstumsabschluß in 40 % der Fälle beschrieben, die allerdings selten die Größenordnung erreichen, daß Funktionsstörungen und schmerzhafte Fehlbelastungen der Gelenke auftreten.

Stimulation des Längenwachstums

Gravierender sind Längendifferenzen durch überschießendes Längenwachstum vor allem an der unteren Extremität infolge Stimulation der hochprozentigen Wachstumsfugen. Die Stimulation ist umso stärker, je länger Instabilität und Unruhe in der Frakturzone z. B. durch wiederholte Repositionsmanöver anhalten. Auch die willkürliche Verkürzung des frakturierten Röhrenknochens führt über ein verstärktes periostales Remodelling zur Mehrdurchblutung der Wachstumsfuge mit überschießendem Längenwachstum, am stärksten in der 2. Wachstumsphase bei 5–8jährigen Kindern. Das gilt im übrigen auch für die Stabilisierung der Femurschaftfrakturen mit intramedullären Kraftträgern – unaufgebohrten Marknägeln – die durch Blockade der Markraumzirkulation den periostalen Kollateralkreislauf besonders anregen und das Längenwachstum besonders stark und innerhalb eines kurzen Zeitraumes beschleunigen. Vergleichsweise ist dagegen nur mit einer Beinverlängerung von 8–15 mm durch die Frakturstabilisierung mit der epiperiostalen Druckplattenosteosynthese zu rechnen [9, 14] (Abb. 4).

Der posttraumatisch gesteigerte Knochenumbau erreicht am Femur sein Maximum nach 6 Monaten, an der Tibia schon nach 3 Monaten. Mit Rückgang der kollateralen Mehrdurchblutung nimmt danach die Knochenumbauaktivität ab und erreicht das Normalniveau am Femur nach 24 Monaten und an der Tibia nach 18 Monaten. Achsenfehler werden später kaum noch korrigiert. Nach 2 Jahren beträgt die Beinverlängerung nach Femurfraktur durchschnittlich 8–15 mm und nach Tibiafraktur 4–10 mm.

Aus der Summe der Erkenntnisse und Erfahrungen läßt sich die Empfehlung ableiten, daß einwandfreie Beinachsen ohne signifikante Längendifferenz nach Schaftfrakturen des Femur und der Tibia am besten dadurch erreicht werden, daß Achsenfehler bei 3–10jährigen Kindern nur in engen Grenzen toleriert werden. Eine möglichst definitive Reposition und Stabilisierung sollte innerhalb der ersten 5 Tage nach dem Trauma vorgenommen und bis zur knöchernen Konsolidierung nicht mehr verändert werden. Wachstumskontrollen sind bis zum Abschluß der 2jährigen Knochenumbauphase erforderlich. Ergeben sich Achsenabweichungen, welche die Toleranzgrenzen überschreiten, muß bereits früh die Indikation zur Korrekturosteotomie gestellt werden, weil vor allem an der unteren Extremität bis zum Wachstumsende keine wesentliche Änderung mehr zu erwarten ist.

Partielle Stimulation einer Wachstumsfuge

Gravierende Fehlstellungen entstehen durch inkomplette, verzögert heilende metaphysäre Frakturen, die durch verlängerte Knochenumbauaktivität zu einseitiger Fugenstimulation mit entsprechendem Mehrwachstum auf dieser Seite führen. Beispielhaft ist die zweithäufigste Fraktur im Bereich des Ellenbogens, die instabile Condylus lateralis-Fraktur am distalen Oberarm, die unter Muskelzug verzögert heilt und durch einseitige Stimulation der Epiphysenfugen zu vermehrtem Wachstum und zur Varusdeformität der Ellenbogenachse führt (Abb. 5).

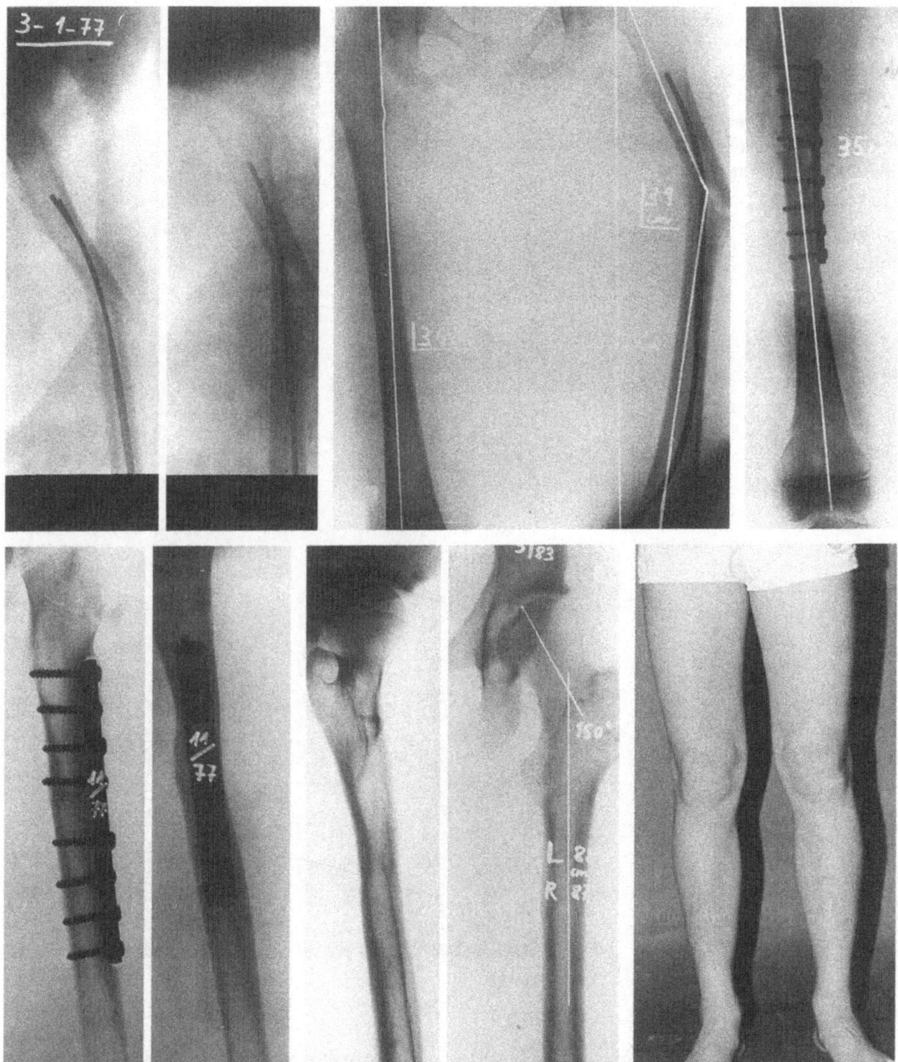

Abb. 4. 11jähriger Knabe mit offener Oberschenkelschaftfraktur links mit Gefäßverletzung durch Sturz mit dem Schlitten, Sofortversorgung am Skiort: Auffädelung der Hauptfragmente durch elastische Ender-Nägel, Becken-Bein-Gipsverband. Nach 3 Monaten bei Gipsabnahme enorme Fehlstellung durch Abwinkelung in Schaftmitte um 35°. Dennoch ist das Bein jetzt schon länger als das gesunde Bein. Korrekturoperation: Metallentfernung und großzügige Korrektur durch Keilentnahme mit Verkürzung des Femurschaftes um 40 mm. Plattenosteosynthese. Röntgenologisches und klinisches Ergebnis 6 Jahre später: Bei Wachstumsabschluß achsengerechte Stellung, Längendifferenz +10 mm. Coxa valga infolge Stimulation der proximalen Femurepiphyse. Keine Beschwerden

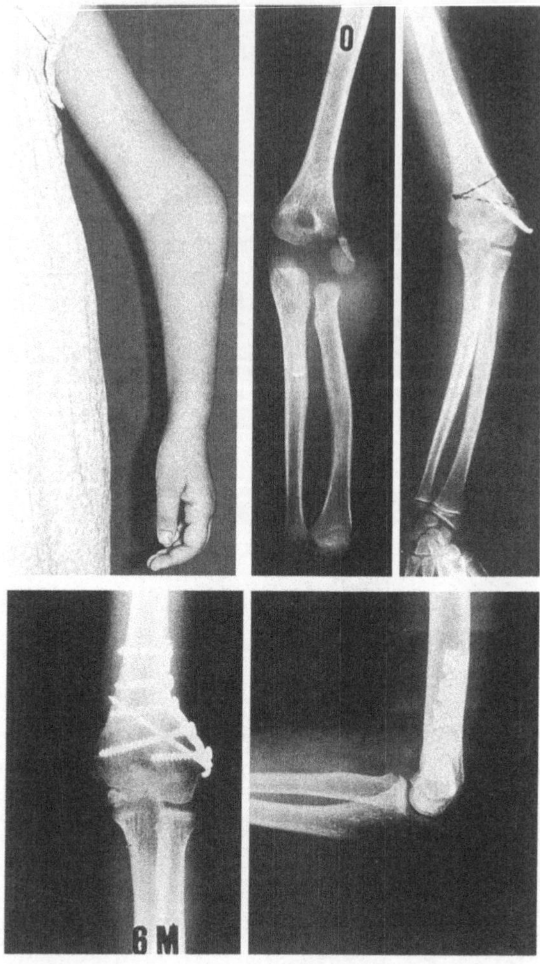

Abb. 5. 13jähriges Mädchen mit schwerer Varus-Deformität der linken Ellenbogenachse 3 Jahre nach dislozierter Condylus lateralis-Fraktur und Adaptationsosteosynthese mit 2 K-Drähten. Korrekturosteotomie und Plattenosteosynthese

Dasselbe gilt für die hohe, inkomplette Grünholzfraktur der Tibia-Metaphyse mit Valgus-Fehlstellung und klaffendem Frakturspalt auf der medialen Seite, die bei intakter Gegencorticalis ebenfalls mit Verzögerung heilt und die angrenzende Wachstumsfuge stimuliert, so daß eine progrediente Valgusdeformität der Tibia resultiert. Diese Fehlstellung kann durch Reposition und Retention im Gipsverband in Varusposition oder durch Frakturfreilegung, Entfernung des oft eingeschlagenen Periosts, exakte Reposition und Kompressionsosteosynthese durch Platte oder Fixateur externe verhindert werden.

Hemmende Wachstumsstörungen

Der vollständige Verschluß einer Epiphysenfuge ist seltene Folge massiver Weichteil- und Quetschverletzung mit Schädigung der epiphysären Gefäßversorgung.

Häufiger ist der partielle vorzeitige Verschluß einer Epiphysenfuge z. B. durch Epiphysenlösung mit Periost-Interposition, durch knöchernen Bandausriß aus der Metaphyse oder durch ossäre Brückenbildung zwischen Metaphyse und Epiphyse. Auch bei konservativ behandelten Epiphysenfrakturen kommt es durch einwachsenden Kallus in den Frakturspalt zum einseitigen Fugenverschluß mit erheblicher Fehlstellung durch den partiellen Wachstumsstillstand.

Die metaphysären Fehlstellungen durch einseitige Mehrwachstumsstörung sind progredient und müssen nach Abschluß der knöchernen Konsolidierung frühzeitig und vor Wachstumsabschluß erneut korrigiert werden, um Gelenk- und Nervenschäden zu vermeiden.

Therapiekonzepte frischer Frakturen und Gelenkverletzungen

Stabile diaphysäre Schaftfrakturen der unteren und oberen Extremität ohne Dislokation der Hauptfragmente werden primär in Vollnarkose exakt reponiert und immobilisiert im gut anmodellierten gespaltenen Gipsverband, der nach Ausbildung eines Fixationskallus gegen einen Gehgips ausgetauscht werden kann. Diaphysäre Grünholzfrakturen sind inkomplette Biegungsbrüche mit intakter, elastisch deformierter Gegencorticalis, die bei der Reposition komplett durchgebrochen werden muß, um die problemlose Ausheilung ohne Fehlstellung zu erreichen. Wird die Fraktur dagegen nur geradegebogen, kann eine partielle Pseudarthrose mit Gefahr der Refraktur oder eine Frakturheilung in erneuter Fehlstellung entstehen, wenn die verformte Gegencorticalis elastisch in die ursprüngliche Fehlstellung zurückkehrt.

Instabile diaphysäre und metaphysäre Schaftfrakturen mit Dislokation und Verkürzungstendenz werden an der oberen und unteren Extremität primär exakt reponiert und mit eindimensionalem Fixateur externe, Kompressionsplattenosteosynthese oder neuerdings auch durch dynamische Markraumschienung bis zur knöchernen Heilung stabilisiert. Ausgenommen sind Femurschaftfrakturen bei Kleinkindern unter 3 Jahren, die vorübergehend in Overhead-Heftpflaster-Extension und nach Ausbildung des fibrösen Fixationskallus im Becken-Bein-Gipsverband behandelt werden. Stabile und instabile Oberarmschaftfrakturen werden ebenfalls nichtoperativ im Desault-Verband oder funktionell mit Sarmiento-Brace behandelt.

Extensionen sind ansonsten obsolet: Sie führen zu ständiger Unruhe im Frakturspalt mit erheblich vermehrtem Längenwachstum in 70 % der extendierten Femurfrakturen [15].

Die Frakturstabilisierung durch extramedulläre Implantate (Kompressionsplatte, Fixateur externe) verursacht bei primärer Anwendung innerhalb der ersten 2–3 Wochen keinen zusätzlichen Wachstumsreiz, so daß die posttraumatische Verlängerung an der Tibia insgesamt nur 2–6 mm und am Femur maximal 10–15 mm beträgt.

Instabile Mehrfragment- und Stückfrakturen der Tibia mit offenem oder geschlossenem Weichteilschaden werden nach chirurgischem Weichteil-Debridement und ggf. Dermatofasziotomie zur Entlastung der Muskelkompartimente geschlossen oder offen reponiert und mit dem eindimensionalen Fixateur externe zuverlässig stabilisiert (Abb. 6). Am Femurschaft kann der Fixateur externe zwar

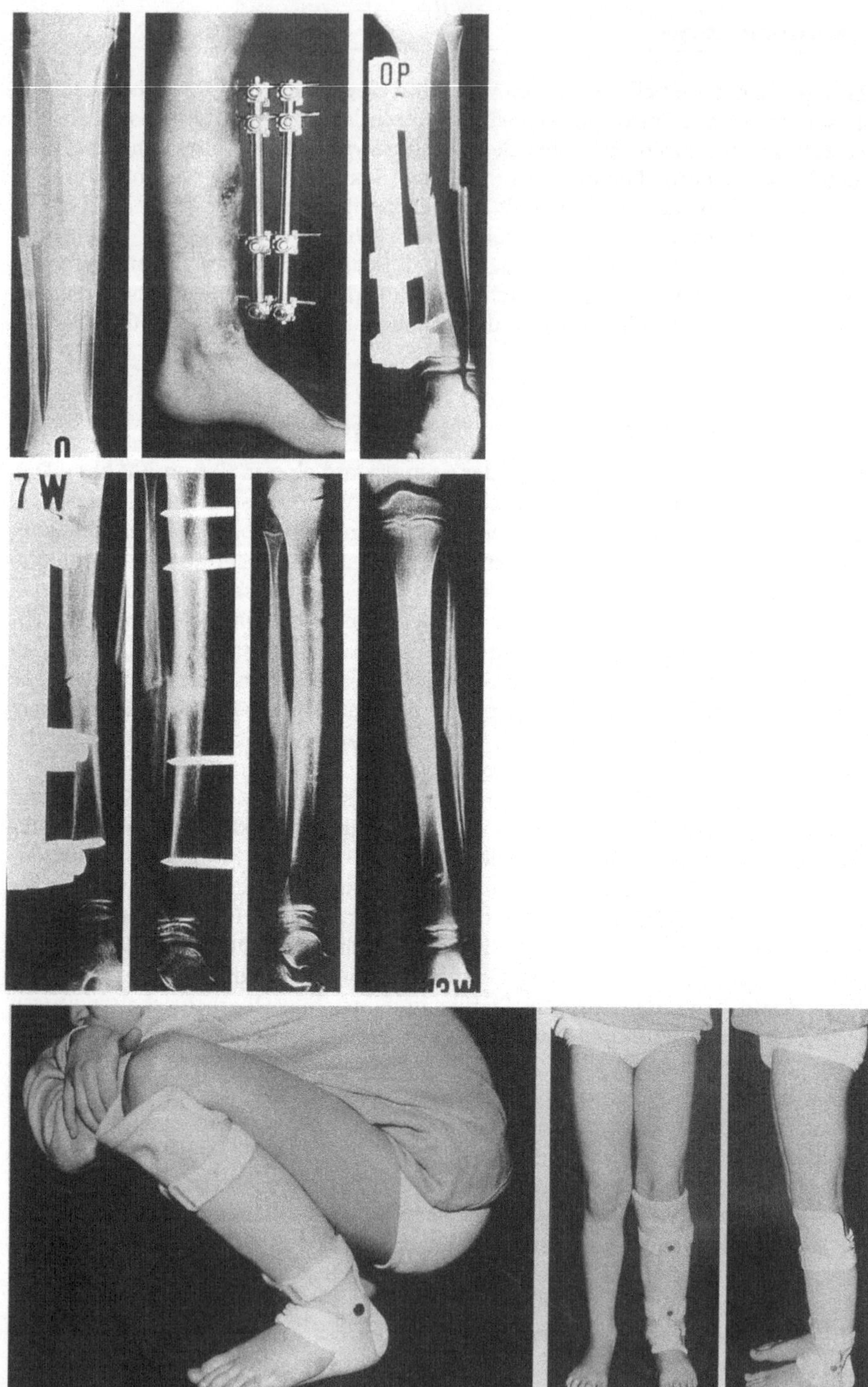

Abb. 6. 7jähriger Knabe mit II° offener Unterschenkelfraktur links: Nach chirurgischem Weichteildebridement geschlossene Reposition und Stabilisierung mit eindimensionalem Fixateur externe. Postoperativ Vollbelastung. Der röntgenologische Verlauf zeigt knöcherne Durchbauung ohne ausgeprägte periostale Kallusbildung. Fixateurentfernung nach 8 Wochen, anschließend Sarmiento-Brace bis zur 13. Woche. Glatter Verlauf, 1 Jahr nach dem Unfall keine Beinverlängerung

auch eingesetzt werden, ist jedoch durch die häufige Irritation und Keimbesiedlung der Weichteilkanäle um die Schanzschen Schrauben herum oder durch Pin-Tract-Infektionen mit Auslockerung der Schanzschen Schrauben belastet. Nach Literaturangaben werden auch Refrakturen nach Fixateur externe-Stabilisierung und komplikationsloser Frakturheilung beobachtet.

Bei Anwendung der Kompressionsplattenosteosynthese ist zu beachten, daß bei Freilegung und Reposition der Fraktur das Periost nicht vom Knochen abgelöst und die Platte nur epiperiostal plaziert werden darf. Das ergibt sich aus der charakteristischen Blutversorgung des kindlichen Röhrenknochens, der im Unterschied zur zentrifugalen medullären Gefäßversorgung des Röhrenknochen beim Erwachsenen zu $^4/_5$ zentripetal über das periostale Gefäßnetz versorgt wird. Subperiostale Plattenplazierung mit Abhebung des Periosts führt zur temporären Devitalisierung der Schaftkompakta, während bei epiperiostaler Plattenlage die Gefäßversorgung intakt bleibt (Abb. 7). Vorteile der Plattenosteosynthese sind die exakte Reposition, die geringe Strahlenbelastung und die schmerzfreie Sofortmobilisation mit frei beweglichen Gelenken und frühzeitiger Teilbelastung. Die Plattenentfernung kann bei Kleinkindern nach 6 Monaten, bei Schulkindern nach 8–12 Monaten erfolgen. Hauptnachteil der Plattenosteosynthese ist die Zweitoperation zur Implantatentfernung und infolge der Verbreiterung der Narbe während des Wachstums die Entstehung einer kosmetisch störenden Narbe. Diese kann jedoch gegen Wachstumsende durch Exzision und Intracutannaht kosmetisch deutlich verfeinert werden.

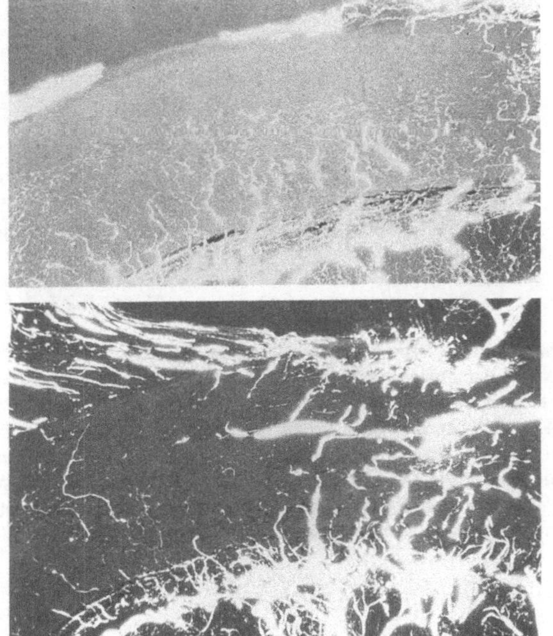

Abb. 7. Gefäßversorgung der Kompakta der jugendlichen (6 Mo) Schafstibia nach Osteotomie und Plattenstabilisierung. **a)** 8 Wochen nach Osteotomie und subperiostaler Plattenosteosynthese ist der Knochen unter der Platte noch avital, medulläre Gefäße haben aber schon mehr als die Hälfte des Knochenquerschnitts revaskularisiert. **b)** Im Gegensatz dazu Gefäßversorgung bei epiperiostaler Plattenlager an demselben Tier im Seitenvergleich: Das Periost unter der Platte ist nicht nekrotisch sondern bleibt voll durchblutet. Der hier dargestellte Querschnitt liegt proximal der Osteotomie. Daher ist auch die medulläre Gefäßversorgung noch intakt

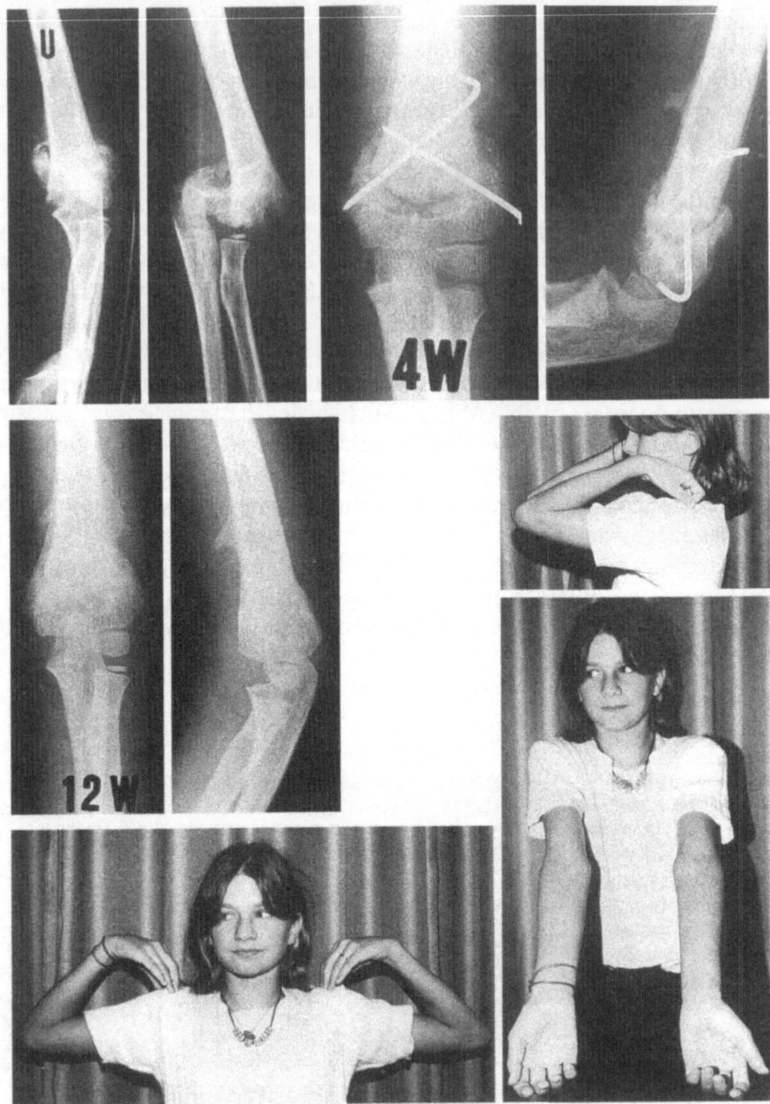

Abb. 8. 7jähriges Mädchen war beim Klettern auf einem Gerüst abgerutscht und auf den ausgestreckten linken Arm gefallen: Geschlossene, vollständig dislozierte supracondyläre Humerus-Extensionsfraktur links ohne neurologische Defizite bei intakter peripherer Durchblutung (Grad III – Klassifikation nach Baumann). Primäre operative Versorgung der Fraktur $2^1/_2$ Stunden nach dem Unfall über einen dorso-radialen Zugang: Blutige Reposition und Stabilisierung mit zwei von radial eingebrachten 1,6 mm Bohrdrähten. Gesamtdauer der Operation 30 Minuten. Postoperativ Oberarmspaltgips für 6 Tage, dann zirkulärer Gipsverband. Gesamtdauer der Ruhigstellung 45 Tage. 10 Wochen postoperativ Implantatentfernung, komplikationslos. Nachuntersuchung nach 65 Monaten: Freie Beweglichkeit, beschwerdefrei, normale Achsenstellung mit physiologischem Valgus von 5°. Bewertung nach dem MORREY-Score: 100 Punkte

Diaphysäre Querfrakturen werden neuerdings bei unter 10jährigen Kindern am Vorderarm und am Femurschaft durch dynamische Markraumschienung mit elastisch verformbaren, dünnen Marknägeln stabilisiert, die distal metaphysär eingebracht werden und im proximalen und distalen Fragment eine Dreipunkt-Abstützung erreichen sollen, die auch Bewegungsstabilität gewährleistet. Obwohl die Langzeitergebnisse hinsichtlich verzögerter Frakturheilung oder Pseudarthrose bei den so behandelten Vorderarmfrakturen positiv zu beurteilen sind, ist die zunächst fehlende Belastungsstabilität der mit Markraumdrähten geschienten Femurfrakturen ein deutlicher Nachteil gegenüber der Plattenosteosynthese [6].

Metaphysäre und gelenkkreuzende epiphysäre Frakturen müssen notfallmäßig primär reponiert und durch Kompressionsosteosynthese mit parallel zur Wachstumsfuge geführten Zugschrauben stabilisiert werden. Instabile Epiphysenlösungen am distalen Femur oder an der distalen Tibia werden mit fugenkreuzenden K-Drähten stabilisiert.

Die Bohrdraht-Fixation hat sich auch für die häufigste Fraktur im Wachstumsalter bewährt: Die suprakondyläre Humerusfraktur wird notfallmäßig geschlossen oder offen reponiert und durch zwei von radial eingebrachte Bohrdrähte zuverlässig stabilisiert (Abb. 8). Dadurch lassen sich Rotations- und Achsenfehler vermeiden, die als typische Spätkomplikation zur Varus- oder Valgus-Deformität führen und spontan im Verlauf des weiteren Wachstums nicht mehr korrigiert werden. Weitere Indikationen zur Bohrdraht-Osteosynthese sind dislozierte Radiusköpfchenfrakturen und distale Radiusfrakturen oder Epiphysenlösungen.

Auch die zweithäufigste Fraktur am distalen Humerus, die Fraktur des Condylus radialis, muß unabhängig vom Frakturverlauf und vom Ausmaß der Dislokation notfallmäßig offen reponiert und durch 2 Bohrdrähte oder – besser – durch eine metaphysäre Kompressionsschraubenosteosynthese stabilisiert werden (Abb. 9). Es handelt sich immer um eine fugenkreuzende, oft inkomplette Fraktur, deren metaphysärer Frakturspalt im Röntgenbild klaffend sichtbar ist und bei konservativer Behandlung zur radialen Fugenstimulation mit Varusdeformität oder bei kompletter Dislokation des Condylus auch zum radialen Epiphysenschluß mit Hypervalgisierung der Ellenbogenachse und Gefahr der N. ulnaris-Parese durch Überdehnung führt [15].

Die notfallmäßige, offene Reposition und Stabilisierung durch Zugschrauben oder Plattenosteosynthese gilt für die meisten Gelenkfrakturen und instabilen Frakturen der angrenzenden Metaphyse. Offene Epiphysenfugen dürfen nur durch K-Drähte gekreuzt werden, nicht durch Schrauben, da diese zum Epiphysenschluß führen.

Zusammenfassend kann der heutige Stand der Frakturversorgung so definiert werden, daß jenseits des 5. Lebensjahres Achsenfehler oder Längendifferenzen an der oberen und unteren Extremität durch primäre oder frühsekundäre, schmerzfreie Reposition in Vollnarkose korrigiert und bei Instabilität oder Verkürzungstendenz durch differenzierte Osteosyntheseverfahren bis zur knöchernen Konsolidierung stabilisiert werden. Dadurch wird schmerzfreie Bewegungsstabilität, Frühbelastung und kurzer Krankenhausaufenthalt erreicht, die Reintegration des Kindes in Familie und Schule erleichtert und die posttraumatische Komplikationsrate reduziert. Wenn während der Frakturheilung Achsenfehlstellungen, gravierende Längendifferenzen oder Wachstumsstörungen mit Deformität auftre-

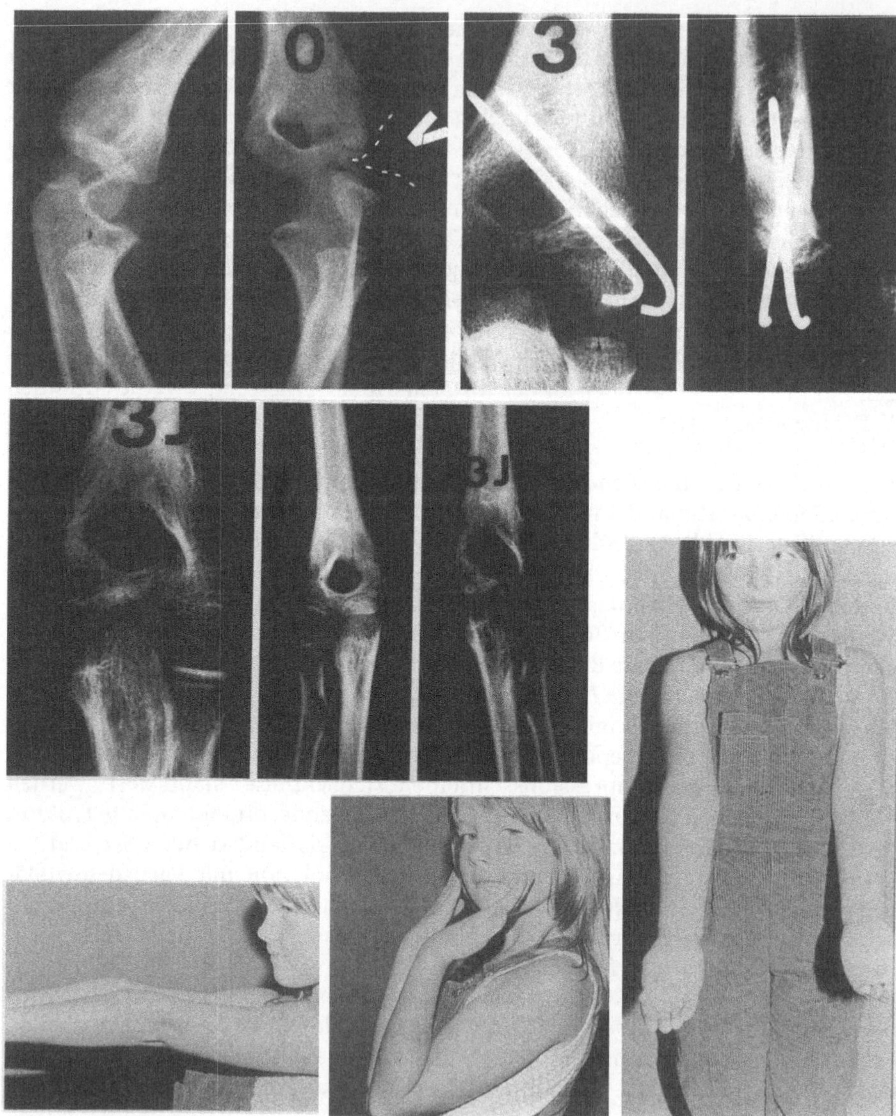

Abb. 9. 10jähriges Mädchen, Sturz auf den linken Ellenbogen: Condylus lateralis-Fraktur mit inkompletter Dislokation. Primäroperation 3 Stunden nach dem Unfall: Blutige Reposition und Fixation mit zwei 1,6 mm Bohrdrähten. Oberarmspaltgips für 4 Tage, dann zirkulärer Oberarmgipsverband. Gesamtdauer der Ruhigstellung 8 Wochen. Nachuntersuchung 3 Jahre nach dem Unfall: Beschwerdefrei, freie Beweglichkeit und seitengleich normale Armachsen

ten, wird die erforderliche Korrekturosteotomie frühzeitig bei Abschluß der Konsolidierung durchgeführt, der Fehler nicht bis zum Wachstumsabschluß belassen. Dadurch wird die uneingeschränkte Bewegungs- und Sportfähigkeit frühzeitig wiederhergestellt und ein psychisches Trauma durch eine längerdauernde Behinderung vermieden.

Pathologische Frakturen

Häufigste Ursache pathologischer Frakturen im Wachstumsalter sind juvenile Knochenzysten, die meist epiphysennah am proximalen Humerus und am proximalen Femur, seltener an der proximalen Tibia lokalisiert sind und zur Spontanfraktur der papierdünnen Corticalis neigen. Aktive Zysten sollten nach eingetretener Fraktur durch Plattenosteosynthese stabilisiert und gleichzeitig durch zahlreiche Perforationen der Zystenwände dekomprimiert werden. Die hohe Rezidivrate von 30–50% kann durch wiederholte Cortison-Instillationen auf unter 10% gesenkt werden. Inaktive Zysten heilen gegen Wachstumsende spontan ab, sollten aber an der unteren Extremität mit autogener Spongiosa aufgefüllt und bis zur Abheilung durch stabile Osteosyntheseverfahren vor Frakturen geschützt werden.

Streßfrakturen sind Ermüdungsbrüche im Bereich der proximalen Tibia und der proximalen Mittelfußknochen, die ausschließlich im Wachstumsalter infolge Überbeanspruchung auftreten und bei konservativer Behandlung problemlos abheilen.

Verletzungen durch Mißhandlung

Frakturen als Folge von Mißhandlungen kommen vor allem bei Kindern unter 3 Jahren vor und sind durch ungewöhnliche Frakturformen und -lokalisationen charakterisiert. Bei systematischer Röntgendiagnostik sämtlicher Skelettabschnitte sind Frakturen an den posterioren Rippen, Schulterblatt, Dornfortsätzen und Brustbein von hoher Spezifität. Wegweisend sind ferner glatte Quer- und kurze Schrägfrakturen im gelenknahen Schaftabschnitt großer Röhrenknochen, die als reine Biegungsbrüche durch direkte Gewalteinwirkung bei Kleinkindern sonst nicht vorkommen. Auch der Nachweis bilateraler oder multipler Frakturen, metaphysärer Kantenabbrüche und periostaler Hämatomverkalkungen ist verdächtig auf Mißhandlung, häufig kombiniert mit diffus verteilten Hämatomen des Weichteilmantels infolge stumpfer Gewalteinwirkung. Verletzungen der Extremitäten sind gelegentlich auch mit chronischen subduralen Hämatomen assoziiert, die bei „Schütteltraumen" durch Abrisse von Brückenvenen entstehen (Abb. 10). Bei 6000 gemeldeten Fällen pro Jahr wird die Dunkelziffer auf 80–90% geschätzt, die Wiederholungsrate liegt bei 50%. In der Regel fehlen Zeichen der Verwahrlosung des Kindes, die Eltern sind demonstrativ besorgt und kooperativ, so daß die Skelettverletzungen fehlinterpretiert und nicht als erste und oft einzige Zeichen der Kindesmißhandlung erkannt werden [22].

Amputationsverletzungen

Amputationsverletzungen im Wachstumsalter betreffen vor allem unter 10jährige Kinder, die unbeaufsichtigt mit Sägen, Äxten, Rasenmähern etc. hantieren und dabei Amputationsverletzungen an der oberen Extremität mit relativ glatten Abtrennungen des Daumens, der Finger oder im Mittelhandbereich erleiden. Rasenmäher sind Ursache traumatischer Amputationen im Bereich des Fußes. Verkehrsunfälle und Explosionstraumen betreffen dagegen ältere, 12–15jährige Kinder mit inkompletter Abtrennung der ganzen Hand oder des ganzen Armes. Sägen und scharfe Instrumente verursachen glatte, vollständige Abtrennungen einzelner Finger mit geringem Weichteilschaden.

Abb. 10. Durch Schütteltrauma können Abrisse von Brückenvenen entstehen und zum chronischem subduralen Hämatom führen

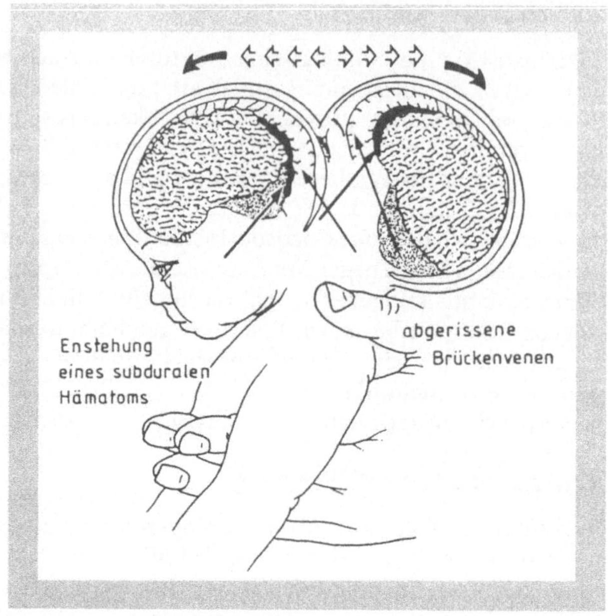

Traumatische Amputationen in Höhe des Unter- oder Oberarmes sind meist Folge schwerer Quetschtraumen mit Durchtrennung aller Strukturen bei noch erhaltener Hautbrücke. Im Unterschied zu traumatischen Amputationen beim Erwachsenen kann die Indikation zur Replantation bei Kindern weiter gestellt werden: Bei einer mittleren Ischämiedauer von 7–8 Stunden werden über 80 % der traumatisch amputierten Gliedmaßen an der oberen Extremität erfolgreich replantiert mit $^{2}/_{3}$ Wiederherstellung der motorischen und sensiblen Innervation und normalem Längenwachstum bis zur Skelettreife [5, 27]. Entscheidend für die erfolgreiche Replantation des ganzen Armes ist die Freispülung der Gefäße des Amputats mit gekühlter Ringerlaktat-Lösung und Heparinzusatz während der Vorbereitung zur stabilen Osteosynthese der um einige Zentimeter gekürzten Frakturzone. Gründliches Weichteildebridement, spannungsfreie Gefäß- und Nervennähte, Öffnung der peripheren Muskelkompartimente durch Dermatofasziotomie und offene Wundbehandlung mit sekundärem Hautverschluß sind die wesentlichen Elemente der Replantationstechnik (Abb. 11).

Replantationen an der unteren Extremität sind nur in Ausnahmefällen bei glatter Abtrennung im frühen Kindesalter erfolgreich und bis zum Wachstumsabschluß prognostisch ungewiß. In der Regel wird das Ausmaß der nervalen Regeneration, das an der oberen Extremität möglich ist, an der unteren Extremität nicht erreicht. Funktion und Belastbarkeit sind kaum mit einer guten prothetischen Versorgung vergleichbar [29]. An der oberen Extremität rechtfertigt die hohe Akzeptanz der erfolgreichen Replantationen durch die Patienten und ihre Eltern dagegen auch jene Fälle, die nicht zu der gewünschten Wiederherstellung oder sogar zur Amputation geführt haben.

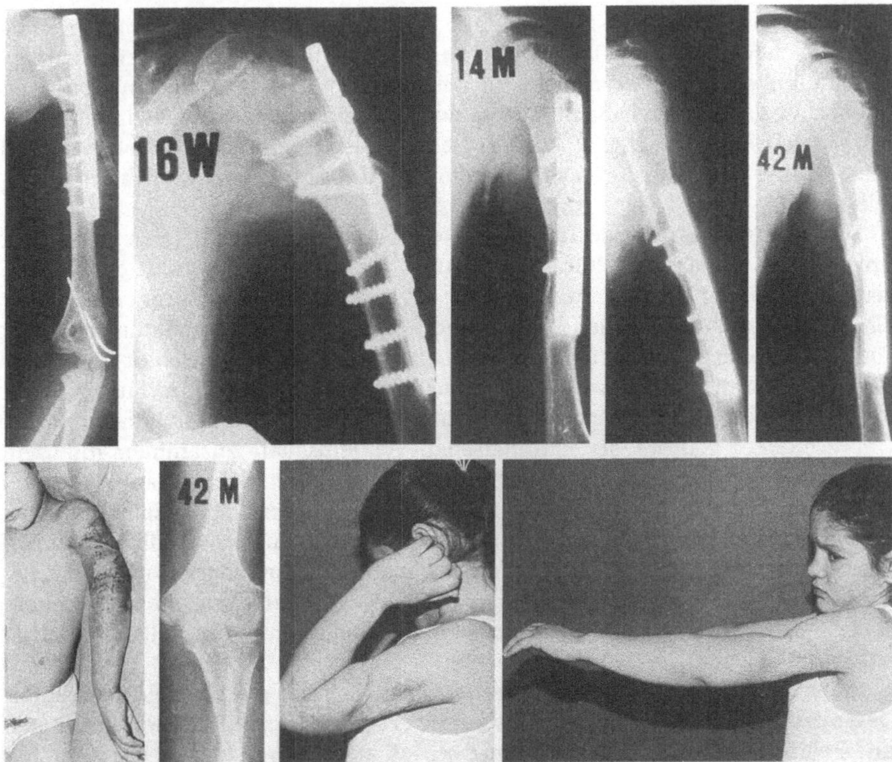

Abb. 11. Traumatische Amputation des linken Oberarmes bei 7jährigem Mädchen mit Durchtrennung aller Strukturen mit Ausnahme einer schmalen Hautbrücke. Replantation durch Verkürzung des frakturierten Humerus um insgesamt 30 mm. Ischämiezeit 6,5 Stunden. Zusätzlich supracondyläre Extensionsfraktur, die blutig reponiert und mit K-Drähten fixiert wurde. Sekundäre Spalthautplastik und glatter Heilverlauf. Nach 42 Monaten $^2/_3$-Wiederherstellung der motorischen und sensiblen Nervenversorgung, normales Oberarmschaft-Wachstum und gute Beweglichkeit des Ellenbogen- und Handgelenkes

Ökonomische Bedingungen und soziale Folgen für den einzelnen und die Gemeinschaft

Die Behandlungskosten kindlicher Unfälle unterscheiden sich nicht signifikant von denen Erwachsener, wenn man denselben Verletzungsschweregrad zugrunde legt und nur die Krankenhaus- und ambulanten Arztkosten einbezieht. Bundesweit werden jährlich ca. 700 000 Schulunfälle allein durch die gesetzliche Schüler-Unfallversicherung entschädigt, zuzüglich 470 000 häusliche und Freizeitunfälle [22]. Die tatsächliche Gesamtzahl der Unfälle im Kindesalter wird mit 1,2–1,5 Millionen geschätzt, jedoch ohne ungefähre Kenntnis der genauen Unfallzahlen und deren Kosten. Legt man allerdings die jährlichen Behandlungs- und Unfallfolgekosten in den USA zugrunde, die für 1995 mit US $ 7,5 Milliarden für Behandlung und 8 Milliarden für die zukünftigen Produktivitätsverluste dieser Kinder errechnet wurden, so lassen sich die vergleichbaren Gesamtkosten für die Kinderunfälle in Deutschland mit DM 2 Milliarden einschätzen [3]. Kinderunfälle mit Dauerfolgen nach Schädel-Hirn-Trauma mit posttraumatischen Anfallsleiden, Hirnnervenlähmungen, Wesensstörungen, peripheren Nervenlähmungen, Amputationen oder schwerer Gebrauchsbehinderung der Extremitäten sind volkswirtschaftlich ruinös, weil sie lebenslänglich hohe Kosten für die Gemeinschaft verursachen und diese Kinder später als Beitragszahler für Sozial- und Krankenversicherung ausfallen.

Das geringe Interesse der mobilen Gesellschaft und ihrer Repräsentanten an präventiven Maßnahmen zur Reduzierung der Kinderunfälle und des Unfallrisikos der Kinder beruht ganz wesentlich auf dem Mangel verläßlicher Daten über Kinderunfälle, ihre Ursachen, Folgen und Kosten, die im Einzelfall nur den persönlich betroffenen Verletzten und deren Eltern und Familien bekannt sind. Diesbezüglich könnte eine europäische Einrichtung analog dem Forschungsprojekt PROMETHEUS (Program for a European Traffic with Highest Efficiency and Unprecedented Safety) der Europäischen Gemeinschaft zusammen mit dem Bundesverband der Unfallversicherungsträger der öffentlichen Hand und dem Deutschen Verkehrssicherheitsrat wichtige Erkenntnisse über Epidemiologie, Unfallursachen, Verletzungsfolgen und -kosten und damit die Grundlage für wirksame Prävention schaffen, die eine Reduzierung der kindlichen Unfälle um geschätzte 20–30% erreichen könnte [16, 20]. Daraus ließen sich dann auch weitere Schlußfolgerungen und Verbesserungen für Behandlung und Rehabilitation ziehen.

In der gesetzlichen Schülerunfallversicherung ist seit 1993 bei gleichbleibender Gesamtzahl der Verletzten der Anteil Schwerverletzter mit Funktionsstörungen und Behinderungen bei Behandlungsabschluß auf 18,6% gestiegen, vor allem bedingt durch vorübergehende Einschränkungen (Tabelle 2). Bleibende Unfallschäden und Behinderungen sind jedoch nahezu ausschließlich Unfallfolge nach schwerem Schädel-Hirn-Trauma und Polytrauma, bei Schwerverletzen, die außerdem noch schwere Begleitverletzungen am Stütz- und Bewegungsapparat erlitten haben und sich häufig noch weiteren Operationen mit verlängertem stationären Aufenthalt unterziehen müssen. Abgesehen von den direkten Folgen der intra-

Tabelle 2. Vorübergehende und bleibende Behinderungen schwerverletzter Schüler infolge Schädel-Hirn-Traumen, Nerven- und Extremitäten- oder Organverletzungen. Insgesamt 18,6%, bezogen auf die Gesamtzahl der 1995 verletzten und behandelten 45 366 Kinder und Jugendlichen der Schülerunfallversicherung

Bundesstatistik Schüler-Unfallversicherung 1995	
Folgen vorübergehend:	7192
Bewegungseinschränkungen	5259
Störung ZNS	121
Implantatentfernung (2. OP) notwendig	1454
Folgen bleibend:	
ZNS, Hirnnerven, Wesensstörung	171
Lähmung, Gebrauchsverlust Extremitäten	303
Verlust Organ oder Körperteil	82
Dauerhaftes apallisches Syndrom	21
Tod	34

craniellen Verletzung spielen bei polytraumatisierten Kindern Sekundärprozesse wie erhöhter intracranieller Druck, systemischer Blutdruckabfall, Hypoxie und Störungen des cerebralen Energiestoffwechsels eine entscheidende Rolle für den Verlauf. Studien über die Auswirkungen von Schädel-Hirn-Traumen auf das spätere Verhalten und die kognitiven Leistungen der Kinder haben ergeben, daß immerhin 68% der hirnverletzten Kinder psychopathologisch relevante Symptome zeigen, die sich erst während der 6–9monatigen Rehabilitation langsam zurückbilden [17]. Bestehen jedoch noch weitere Schäden durch Extremitätenfrakturen, Gelenkverletzungen und Weichteilschäden, ist der Prozeß verlangsamt und das Kind in seinen kognitiven Leistungen und seinen Reaktionen auf psychosoziale Belastungen erheblich behindert [30].

Für das durch Unfallfolgen behinderte Kind ist die Rückkehr in den Alltag nach einer langen Rehabilitationsphase der Eintritt in eine veränderte Welt. Bei äußerer Kontinuität von Familie, Nachbarschaft und sozialen Kontakten finden für das Kind neue Sozialisationsprozesse statt; denn auch Angehörige und Freunde müssen erst lernen, mit der Behinderung des Kindes umzugehen. Ist die Eingliederung in den Alltag gar mit einem Schulwechsel zu einer Sonderschule verbunden, bedeutet dieser Wechsel sowohl für das Kind als auch für die gesamte Familie eine erneute Zuspitzung zur Krise, die nicht minder bedrohlich ist als die physische Krise, die durch chirurgische Behandlung und Rehabilitation überwunden werden konnte.

Seit den 80er Jahren haben sich daher Eltern und Lehrer in einer gemeinsamen Aktion für eine Reintegration der unfallgeschädigten Kinder in den normalen Schulbetrieb und gegen die Separierung in einer Behindertenschule gewehrt. Das pädagogische Leistungskonzept der Grundschule und das Postulat der „inneren Differenzierung“ bieten nämlich gute Voraussetzungen, die Grundschule in den Dienst der Integrationsbewegung für unfallgeschädigte und dauerhaft behinderte Kinder zu stellen. Nach erfolgreichen Modellversuchen mit Integrationsklassen wurde in Nordrhein-Westfalen gesetzlich eine Rechtsgrundlage für gemeinsamen Unterricht behinderter und nichtbehinderter Kinder und Jugendlicher geschaffen. Den Eltern wird das Antragsrecht auf gemeinsamen Unterricht bei der Schulaufsichtsbehörde zugebilligt und je nach Verfügbarkeit solcher Integrationsklassen in den Schulen dem Kind die schulische Ausgliederung in eine Sonderschule und damit die Verstärkung der Außenseiterposition erspart, die sich oft bis ins Erwachsenenleben fortsetzt, wenn Behinderte erstmals konkreten Umgang mit Nichtbehinderten haben und täglich ihre Unzulänglichkeit neu erfahren [32]. Die Gemeinsamkeit Behinderter und Nichtbehinderter von früher Kindheit an vermag solche Entwicklungen einzuschränken und die Basis für ein Leben im sozialen Miteinander zu schaffen. Obwohl das Schulwesen in den USA für deutsche Schulen kein Vorbild sein kann, ist dort die frühe schulische Integration unfallverletzter Kinder längst selbstverständlich. Das tägliche Zusammenleben in der Schule und die Teilnahme am Schulleben hat dort wesentlich zu der im Alltag und Berufsleben unbefangenen gegenseitigen Akzeptanz zwischen behinderten und nichtbehinderten Menschen beigetragen.

Kinder, die nach schweren Unfällen mit Einschränkungen und Behinderungen ihrer körperlichen und geistigen Leistungsfähigkeit in den normalen Schulbetrieb zurückkehren, sind zwar von vielen Aktivitäten ausgeschlossen, können jedoch zumindest passiv und beobachtend daran teilnehmen und mittels individueller Schulförderung ihre Lernziele erreichen. Obwohl dieses Integrationskonzept noch nicht flächendeckend verfügbar ist, sind die ersten Ergebnisse äußerst positiv zu bewerten [28].

Offene Fragen und zukünftige Entwicklungen

Offene Fragen in der Kindertraumatologie richten sich in erster Linie an die Unfallforschung, die interdisziplinär von Unfallchirurgen, Psychologen, Pädagogen, Ingenieuren und Verkehrsexperten die entwicklungsbedingten, psychologischen und familiären Faktoren und Hintergründe der Unfallrisiken im Kindesalter untersuchen und spezifisch-präventive Maßnahmen zur Unfallprophylaxe entwickeln müssen. Aus US-Untersuchungen ist bereits bekannt, daß hypermotorische und hyperkinetische Kinder verstärkt zu Unfällen und Verletzungen neigen [16]. Weitere Untersuchungen betreffen die Wirksamkeit von Informations- und Fortbildungsprogrammen in Kindergärten, Schulen, Sportvereinen und die Überprüfung sicherheitstechnischer Maßnahmen im Straßenverkehr, bei Sportveranstaltungen etc., die bereits in der Verkehrssicherheitsstudie der EU angesprochen sind und europaweit Anwendung finden sollten. Die Sicherheit der Kinder als Verkehrsteilnehmer kann durch die grundsätzliche Forderung, Kinder als PKW-Insassen nur auf den Rücksitzen mit Rückhaltevorrichtungen oder Anschnallpflicht zuzulassen sowie Geschwindigkeitsbegrenzungen im innerstädtischen Bereich vor allem auf Straßen ohne Fahrradwege einzuführen, verbessert werden. Fußgängerüberwege sollten für Schüler durch Schülerlotsen gesichert, in der Fahrzeugkonstruktion die Frontpartie fußgängerfreundlich gestaltet und der Seitenschutz für Insassen optimiert werden.

In der Behandlung schwerverletzter Kinder ist die Fortentwicklung der Operationsmethoden und Implantate zu fördern, z. B. resorbierbare Implantate für die Frakturstabilisierung, die nicht mehr durch eine zweite Operation entfernt werden müssen, und die Entwicklung von Knochenersatzstoffen zur Auffüllung von Knochendefekten. Forschungsbedarf besteht auch auf dem Gebiet der Replantations- und Mikrochirurgie und der Gelenktransplantation, die in jüngster Zeit bei Kindern mit unfallbedingter Zerstörung des Kniegelenkes erfolgversprechend begonnen wurde. Die Deutsche Gesellschaft für Unfallchirurgie hat 1990 eine Arbeitsgemeinschaft, seit 1996 Sektion Kindertraumatologie gebildet, die sich mit der Bewertung verschiedener Therapieverfahren in prospektiven Studien intensiv beschäftigt.

Zusammenfassung

In der Bundesrepublik Deutschland werden jährlich bis zu 1,5 Millionen Kinder und Jugendliche unter 15 Jahren von Unfällen betroffen, davon 51544 (1995) durch Verkehrsunfälle als Fußgänger, Radfahrer oder Pkw-Insassen. In 20 % der Fälle ist mit passageren oder bleibenden Funktionsstörungen zu rechnen. Maßnahmen der Prävention und der Verkehrserziehung sind wirksam, erfordern jedoch konsequente Anwendung und verstärkte Beachtung in der Öffentlichkeit.

Bei der Behandlung unfallverletzter Kinder sind 3 wesentliche Besonderheiten zu beachten:

1. Die kindliche, nicht-objektive Wahrnehmung der Behandlung als Bedrohung und das Erleben des Kontaktverlustes zu Eltern und schulischem Umfeld (Hospitalisation).
2. Die Besonderheiten der Physiologie des Kindes hinsichtlich der Regulation des Wasser- und Elektrolyt-Haushalts, des Kreislaufs und der Temperatur.
3. Die biologischen Bedingungen des wachsenden Skeletts, seine Korrekturpotentiale und seine besonders vulnerablen Wachstumszonen.

Therapeutische Strategien dienen der Behandlung physischer Unfallschäden und der Vermeidung von psychischen Folgeschäden:

1. Die Einbeziehung der Eltern in alle Phasen der Diagnostik und Behandlung schafft Vertrauen und vermeidet Trennungserlebnisse.
2. Eine möglichst primäre, schmerzarme und definitive, belastungsfähige Versorgung aller Verletzungen ohne Therapiewechsel und lange Immobilisationsphasen ist anzustreben.
3. Die rasche Reintegration der Kinder in die familiäre Umgebung und schulische Sozialisation vermeidet Ausgrenzungserlebnisse.

Für die Behandlung kindlicher Frakturen werden daher heute zunehmend operative Verfahren angewandt.

Die Langzeit-Rehabilitation von Kindern mit verbliebenen Funktionsstörungen und Behinderungen bei Behandlungsabschluß ist unverzichtbar, weil dadurch eine weitgehende Wiederherstellung zu erwarten ist: Innerhalb eines halben Jahres sind bis zu 50% der verbliebenen Funktionsstörungen nicht mehr nachweisbar. Korrektureingriffe wegen persistierender Achsenabweichungen sollen frühzeitig, möglichst vor Abschluß der etwa 2 Jahre dauernden Knochenumbauphase durchgeführt werden. Zu diesem Zeitpunkt sind vor allem an der unteren Extremität keine wesentlichen Spontankorrekturen mehr zu erwarten.

Kinderunfälle sind mit geschätzten Kosten von ca. 2 Milliarden DM pro Jahr für die BRD volkswirtschaftlich ruinös. Langzeitfolgen betreffen Kinder nach Verletzung des zentralen Nervensystems und nach schwerem Polytrauma. Die Unfallprävention muß gestärkt werden, wobei vorrangig eine wirksame Datengewinnung über Unfallursachen, Verletzungsmuster und bleibende Behinderungen erforderlich ist. Die Reintegration behinderter Kinder ist eine wichtige Aufgabe für Schule und Lehrer und muß durch Weiterentwicklung des in Nordrhein-Westfalen bereits gesetzlich verankerten Integrationskonzepts durchgesetzt werden.

Literatur

1. Aronson J, Tursky EA (1992) External fixation of femur fractures in children. J Pediatr Orthop 12:157–163
2. Bundesstatistik der Rehamaßnahmen 1995 der Unfallversicherungsträger der öffentlichen Hand
3. Cramer KE (1995) The pediatric polytrauma patient. Clin Orthop Relat Res 318:125–136
4. Christoffel KK, Donovan M, Schofer J, Wills K, Lavigne JV (1996) Psychosocial factors in childhood pedestrian injury: A matched case control study. Pediatrics 97:33–42

5. Daigle JP, Kleinert JM (1991) Major limb replantation in children. Microsurgery 12: 221–231
6. Dietz HG, Schmittenbecher PP, Illing P (1997) Intramedulläre Osteosynthese im Wachstumsalter. Urban & Schwarzenberg, München Wien Baltimore
7. Gerondeau Ch, Durand B, Ellinghaus D, Ferri E, Hannigan JE, Koornstra J, Gonzales-Roldan AV (1992) Die Verkehrssicherheit in der europäischen Gemeinschaft. Z. Verkehrssicherheit 38: 66–92
8. Graneto JW, Soglin DF (1993) Transport and stabilization of the pediatric trauma patient. Pediatr Clin North Am 40: 365–380
9. Hehl G, Kiefer H, Bauer G, Völck C (1993) Posttraumatische Beinlängendifferenzen nach konservativer und operativer Therapie kindlicher Oberschenkelschaftfrakturen. Unfallchirurg 96: 651–655
10. Hierholzer G, Müller KH (Hrsg) (1984) Korrekturosteotomien nach Traumen an der unteren Extremität. Springer, Berlin Heidelberg New York Tokyo
11. Izant RG, Hughby CA (1966) The annual injury of 15 000 000 children: A limited study of childhood accidental injury and death. J Trauma 6: 65–74
12. Jaffe D, Wesson D (1991) Emergency of blunt trauma in children. New Eng J Med 324: 1477–1482
13. KissoonN, Dreyer J, Walia M (1990) Pediatric trauma: Differences in pathophysiology, injury patterns and treatment with adult trauma. Can Med Assoc J 142: 27–34
14. Kuner EH (1991) Die Plattenosteosynthese zur Behandlung von Femurschaftfrakturen bei Kindern. Operat OrthopTraumatol 3: 227–237
15. Laer LR von (1996) Frakturen und Luxationen im Wachstumsalter, 3. Aufl. Thieme, Stuttgart New York
16. Limbourg M (1996) Kinder im Straßenverkehr. Nr. 4 Schriftenreihe des Gemeindeunfallversicherungsverbandes Westfalen-Lippe. Münster
17. Maier-Hauff K, Gatzounis G, Börschel M (1993) Das kindliche Schädel-Hirn-Trauma. Unfallchirurg 96: 604–608
18. RehbeinF (Hrsg) (1972) Der Unfall im Kindesalter. Hippokrates, Stuttgart
19. Rehn J (Hrsg) (1974) Unfallverletzungen bei Kindern. Springer, Berlin Heidelberg New York
20. Rivara FP, Grossman D (1996) Prevention of traumatic deaths to children in the United States: How far have we come and where do we need to go? Pediatric 97: 791–797
21. Roose TH, Eichelberger MR (1992) Trends in pediatric trauma management. Surg Clin North Am 72: 1347–1364
22. Saalfeld U, Meenen NM, Helmke K, Dallek M, Jungbluth KH (1993) Kindesmißhandlung – Eine chirurgische Analyse. Chirurg 64: 931–937
23. Salter RB, Harris WR (1963) Injuries involving epiphysial plate. J Bone Joint Surg (Am) 45: 587–596
24. Sauer H (1984) Das verletzte Kind. Thieme, Stuttgart New York
25. Schriever J (1997) Rückblende: Kindersicherheit: Was wirkt? Kinderarzt 28: 21–26
26. Statistisches Bundesamt Wiesbaden (1995) Fachserie 12: Todesursachenstatistik, Reihe 4, Fachserie 8: Kinderunfälle im Straßenverkehr, Reihe 7
27. Taras JS, Nunley JA, Urbaniak JR, Goldner RD, Fitch RD (1991) Replantation in Children. Microsurgery 12: 216–220
28. Tillmann KJ (1995) Separierung und Integration. Pädagogik 10
29. Trautwein LC, Smith DG, Rivara FP (1996) Pediatric amputation injuries: Etiology, costs and outcome. J Trauma 41: 831–838
30. Vandermeulen JA, Ansink BJ (1995) Neuropädagogische Aspekte bei Kindern mit erworbenem Schädel-Hirn-Trauma. Rehabilitation – Stutt. 34: 139–147
31. Weber BG, Brunner Ch, Freuler F (1978) Die Frakturenbehandlung bei Kindern und Jugendlichen. Springer, Berlin Heidelberg New York
32. Weiterentwicklung der sonderpädagogischen Förderung in Schulen, Einführungserlaß NRW zum Gesetz vom 29.5.1995. II A 1.30–10/2 Nr. 200/95

KAPITEL 18

Alterstraumatologie

R. Rahmanzadeh und K. Ipaktchi

Einleitung

Der verunfallte ältere Mensch stellt eine besondere Herausforderung an den behandelnden Arzt dar. Die zunehmende Verschiebung der Altersverteilung zugunsten der älteren Generation resultiert in einer entsprechend steigenden Bettenbelegung traumatologischer Stationen durch ältere Patienten und erfordert eine umfassende Kenntnis der Versorgung dieses Patientenkollektivs. Dies bedeutet nicht nur die Beachtung der spezifisch veränderten Physiologie und der verringerten Adaptations- und Rehabilitationsmöglichkeiten des gealterten Organismus, sondern weitergehend das Bewußtsein für die häufig am Rande der körperlichen und sozialen Kompensation stehenden alten Menschen.

So kann eine bei einem jüngeren Patienten unkompliziert zu versorgende Fraktur für einen alten Patienten bereits eine umfassende Einschränkung seiner Mobilität bedeuten mit Verlust der sozialen Eigenständigkeit, der Einschränkung von Lebensqualität und Verringerung der Lebensspanne.

Die Versorgung des alten Patienten fordert somit vom Unfallchirurgen nicht nur Kenntnisse der Frakturversorgung beim geriatrischen Patienten, sein Handeln muß eingebunden sein in einen interdisziplinären Algorithmus mit dem Ziel einer Reintegration des geriatrischen Menschen in sein soziales Umfeld. Diese Einbindung führt soweit, daß die Indikationen für eine spezifische Behandlung mehr als bei jeder anderen Patientengruppe von einer umfassenden Einschätzung der individuellen physiologischen, psychischen und sozialen Situation des geriatrischen Menschen abhängt. Dies stellt gerade den Unfallchirurgen in der Akutsituation bis hin zur Planung der Anschlußbehandlung in eine besondere Verantwortung, die nicht zuletzt von medizin-ethischen Grundsätzen geprägt sein muß [2].

Um diesem Anspruch gerecht zu werden, ist es notwendig, die Alterstraumatologie mit ihren unterschiedlichen Aspekten als ein komplexes Spezialfach der Unfallchirurgie anzusehen. Dieses gewinnt um so mehr an Bedeutung, als es sich im Spannungsfeld zwischen der genannten demographischen Entwicklung und der aktuellen Forderung nach umfassenden Kosteneinsparungen im Gesundheitswesen befindet.

Es ist somit nicht vermessen, die Alterstraumatologie als eines der zukünftigen Hauptgebiete der Unfallchirurgie zu bezeichnen und zu fordern, daß eine weitergehende Fokussierung der Aufmerksamkeit des Traumatologen in der stationären und rehabilitativen Versorgung sowie in der Forschung zugunsten des geriatrischen Patienten erfolgen muß.

Altersdefinition

Altern bezeichnet einen irreversiblen Prozeß, der zu einer umfassenden strukturellen Veränderung und Degeneration des Organismus führt und seine Adaptationsfähigkeit sowohl an interne Veränderungen der Homöostase als auch auf externe Einflüsse mindert. Aufgrund der Irreversibilität und Progressivität dieses Vorganges wird schließlich ein Zustand erreicht, bei dem die Lebensfähigkeit des Gesamtorganismus in Frage gestellt wird.

Aus epidemiologischer Sicht wird das Alter als eine rein statistische, quantitativ im chronologischen Alter faßbare Größe gesehen mit einer im Verlauf zunehmenden spezifischen Sterblichkeitsrate, die keinerlei Aussage über Erscheinungsform oder Ursache des Alterns zuläßt.

In den heutigen Industriegesellschaften wird gemeinhin das Überschreiten des Rentenalters als Zäsur zwischen arbeitstätigen „jungen“ Menschen und dem „alten“ Rentner gesehen.

Für den Unfallchirurgen von Relevanz für sein weiteres Handeln ist jedoch das von ihm subjektiv eingeschätzte biologische Alter des individuellen Patienten unter Berücksichtigung des psychischen und physiologischen Altersgrades des Patienten. An die Stelle der nicht möglichen quantitativen Erfassung des biologischen Alters tritt die Erfahrung des Arztes.

Demographische Entwicklung

Liegt in den Entwicklungsländern eine graphische Gliederung der Altersverteilung in Pyramidenform vor mit einer breiten Basis der jüngsten Bevölkerungsgruppe, so zeigt sich in den Industrienationen ein universeller Übergang zur zwiebelförmigen Verteilung mit lediglich dynamischem Wachstum im ältesten Segment. Beispielhaft für den generellen Trend ist die Analyse des amerikanischen Zensusbüros, wonach es von 1960 bis 1994 zu einer 89%igen Zunahme der über 65jährigen und einer 274%igen Zunahme der über 85jährigen kam bei einem generellen Bevölkerungswachstum von 39% [30, 32]. Diese Zahlen sind auf die Bundesrepublik übertragbar. Eine weitere Zunahme dieser Tendenz wird ab dem Jahr 2011 erwartet mit dem Eintritt der ältesten „Baby Boomer“ (Generation zwischen 1946–1964) in das Rentenalter.

Innerhalb der Altersgruppe der älter als 65jährigen kann ferner eine Erhöhung des Bildungsniveaus und eine Abnahme der Morbidität mit entsprechend zu erwartender Zunahme der Lebenserwartung festgestellt werden. Es ist somit zusammenfassend von einer exponentiellen Zunahme der älteren und ältesten Bevölkerungsgruppe auszugehen, die jedoch bei besserer Lebensqualität und höherem Aktivitätsgrad auch zunehmend in Unfallgeschehnisse verwickelt werden kann. Geht man schon heute von einer durchschnittlich 40%igen Bettenbelegung der traumatologischen Abteilungen mit Patienten von über 65 Jahren aus, so ist das Ausmaß dieser Entwicklung für die Unfallchirurgie von erheblicher Relevanz.

Altersspezifische Veränderungen

Physiologische Alterungsphänomene

Die Alterung des Menschen betrifft stets den gesamten Organismus. Es ist jedoch hilfreich, die vielfältigen physiologisch ablaufenden Alterungserscheinungen bei einem Individuum differenziert zu analysieren, da es nicht zu einer synchronen Alterung aller Systemleistungen kommt und gerade Einzelfunktionen bis ins hohe Alter nahezu unverändert weiterbestehen können. So nimmt beim Menschen die Nervenleitungsgeschwindigkeit peripherer Nerven zwischen dem 30. und 75. Lebensjahr um 10 % ab, die Fähigkeit zur Regulation des pH-Wertes im Blut jedoch um 83 %.

Für den Umgang und das Verständnis der Unfallursachen und des Unfallpatienten ist es hilfreich, eine Einteilung in Einschränkungen der Sinneswahrnehmungen, der kognitiven Verarbeitung, der Vitalorganfunktionen und des muskuloskelettalen Systems zu treffen [6].

Die nachlassenden physiologischen Funktionen der Sehleistung und des Gehörsinnes sowie eine alterierte Verarbeitung dieser Wahrnehmung sind häufige Unfallursachen. Hinzu kommen die im Alter degenerative und auch immobilitätsbedingte Verminderung der Propriozeption sowie begleitende neurologische Koordinationsstörungen. Nicht nur können Stürze hierdurch verursacht werden, sie werden zudem noch in ihrer Auswirkung durch fehlende Abfangmöglichkeiten verschlimmert [5].

Reduzierte Vitalorganfunktionen sind mannigfach, so führt allein die nachlassende Myokardkontraktilität in Abwesenheit arteriosklerotischer Veränderungen zu einer Halbierung der Auswurfleistung beim Vergleich des 80jährigen zum 20jährigen Patienten. Hinzu kommt eine verminderte Katecholaminsensitivität mit daraus resultierender eingeschränkter kardialer Kompensationsmöglichkeit [25, 36].

Auf pulmonalem Niveau kommt es zu einer nachlassenden Elastizität des Lungengewebes sowie der Thoraxwand mit Reduktion der pulmonalen Compliance, weiterhin führt die alveoläre Dystelektase zu einer globalen Verminderung der Gesamtlungenoberfläche. Global kommt es zu einer erhöhten pulmonalen Infektanfälligkeit durch systemische und lokale Verminderungen der Abwehrleistung.

Die beim alten Menschen weiterhin anzutreffende Verminderung der metabolischen Leistungen von Leber und Nieren sind gerade in der posttraumatischen Phase kritische Parameter.

Das physiologische Altern im Skelettsystem führt zu einer umfassenden Alterierung der sich ständig in Auf- und Abbau befindlichen zellulären Gleichgewichte. Es kommt zu einer Verschiebung der „Skelettbilanz" zugunsten der Osteoklasie mit Rarefizierung der Trabekel, die jedoch auf molekularer Ebene auch im Alter bei ausgeglichener Diät ausreichend mineralisiert sind. Die primäre Altersosteoporose wird beschrieben durch die Abnahme der trabekulären Dichte pro Volumeneinheit und somit einer Reduktion der Knochenmasse. Sie muß abgegrenzt werden zur präsenilen Osteoporose (postmenopausal) und der altersunabhängigen, lokalen oder generalisierten Osteoporose [28]. Diese kann verursacht werden durch Inaktivität, gastrointestinale, hämatologisch-onkologische und endokrine Erkrankungen (Diabetes mellitus, Hyperthyreose, Kalziummangel), Amyloidose und nicht zuletzt durch Medikamente (u.a. Steroide und Antikoagulantien). Die Altersosteoporose zeichnet sich röntgenologisch aus durch eine Aufsplitterung der Kompakta, die als sekundäre Spongiosierung bezeichnet wird, ferner durch eine Auflockerung der Strukturzeichnung der Spongiosa mit Heraustreten der Trajektorien, wie dies im Schenkelhals zu sehen ist; diese Auflockerung kann hier bis zur Höhlenbildung gehen. Verbunden mit einer Absenkung des Collum-Diaphysenwinkels im Alter auf den unteren Grenzwert von 120–115°, gerät das proximale Femur somit unter eine steigende Biegebeanspruchung, dem es von seinem ossären Grundgerüst her nicht standhalten kann [21]. Dies erklärt die mediale Schenkelhalsfraktur als häufigste durch Altersosteoporose bedingte Fraktur, gefolgt von den Rippen- und Wirbelbrüchen.

Auf Bindegewebsebene kommt es zu einer Verminderung der Kollagen-, Faserprotein- und Mukopolysaccharidsyntheserate und somit zu einer Reduktion der Elastizität und Tonizität. Die resultierende nachlassende Haltekraft des Bandapparates betrifft besonders die einwirkenden Zugkräfte [4, 6]. Morphologische Krankheitskorrelate sind Gelenkkontrakturen, Zerrungen und Rupturen.

Beim Gelenkknorpel spiegeln sich diese Veränderungen wider durch Abnahme der Elastizität und Verformbarkeit sowie einer Höhenminderung durch Flüssigkeitsverlust. Es kommt zur Kalkeinlagerung in die Knorpelsubstanz und zu einer geminderten mechanischen Stabilität des Knorpels. Alle diese Veränderungen führen zu einer kompromittierten biomechanischen Funktion, ausdrückbar in einem erhöhten Reibekoeffizienten, und begünstigen das Entstehen degenerativer Arthropathien.

Nicht zuletzt führt die generalisierte Muskelatrophie zu einer Verminderung der Muskelmasse um ca. 40% zwischen dem 20.–70. Lebensjahr mit der Konsequenz der reduzierten Belastbarkeit und Leistungsfähigkeit des alternden Skelettsystems.

Die Erwartung, daß auch die Frakturheilung im Alter verlangsamt abläuft, kann klinisch nicht bestätigt werden. Schon 1913 schrieb Bier, daß der atrophische Knochen besonders schnell heile [6]. Eine der Ursachen hierfür liegt in der o.g. sekundären Spongiosierung der Kompakta, die eine aufwendige Resorptionsphase des kompakten, lamellären jugendlichen Knochens bei der Frakturheilung erspart [13].

Pathologische Zustände

Mit Alterskrankheiten bezeichnet man gemeinhin an das Alter gebundene Krankheiten, deren Ursache in einer physiologischen Degeneration des Körpers zu suchen ist. Es handelt sich hierbei jedoch nicht um eine Krankheitsentität, sondern um verschiedene Formen von Krankheiten.

So muß man zunächst primäre Alterskrankheiten wie den Altersdiabetes, die Arthrose oder die Alterspsychose anführen – Krankheiten, die aufgrund der degenerativen Veränderung des alternden Organismus entstehen.

Hiervon zu unterscheiden sind chronische Erkrankungen, die nicht durch Alterungsvorgänge an sich ausgelöst werden, sondern vom Patienten bis ins Alter hinein ertragen werden, wie etwa die chronische Bronchitis. Diese Formen von Krankheiten werden als alternde Krankheiten bezeichnet.

Die dritte Form der Erkrankungen sind solche, die in ihrer Häufigkeit in allen Altersgruppen gleich vorkommen, jedoch aufgrund der biologischen Situation des alten Menschen anders ablaufen. Hier zu nennen sind Infektionen, die besonders im Alter schwere Verlaufsformen zeigen können. Man spricht von Krankheiten im Alter.

Die häufige Multimorbidität alter Menschen ergibt sich somit aus dem gleichzeitigen Auftreten von primären Alterskrankheiten, alternden Krankheiten und Krankheiten im Alter. Auf diesem Hintergrund kommt es zu einer zusätzlichen Problematik im Unfalleintritt durch die häufige Multimedikation.

Unfallursachen und Häufigkeiten

Alte Menschen erleiden ähnliche Unfälle wie jüngere Menschen, die speziellen Unterschiede liegen jedoch in deren Häufigkeit, im Unfallmuster, den Unfallfolgen und dem weiteren Verlauf der Heilung.

So ist eine Vielzahl der zu behandelnden Frakturen alter Menschen sturzbedingt mit einer Häufung der Altersgruppe über 75 Jahre. Die Fraktur kann sowohl aus dem direkten Aufprall als auch aus der einhergehenden Abfangreaktion resultieren. Die Ursachen dieser oft häuslichen Stürze liegen teilweise in nicht altersgerechter Bauweise der Wohnungen in Kombination mit den genannten physiologischen Einschränkungen bezüglich der Sinnesorganleistungen. So erfolgen die meisten Stürze aus geringer Höhe auf ebene Erde und beinhalten nur einen geringen Energietransfer. Je nach Autor kommt es in 8–40% der Stürze zu Frakturen. Wird hierdurch ein Krankenhausaufenthalt nötig, so sind nur noch 50% dieses Kollektivs ein Jahr später am Leben [25, 36].

In aktueller amerikanischer Literatur ist die Hauptunfallursache mit fatalem Ausgang der Autounfall in der Altersgruppe von 60 bis 75 Jahren, gefolgt von Stürzen und dem Anfahrunfall als Fußgänger. Die 22 Millionen oder 13% aller US-amerikanischen Autofahrer in dieser Altersgruppe verursachen dort erschreckend hohe Unfallraten. So verursachen die 6,6 Millionen Autofahrer über 75 Jahre die

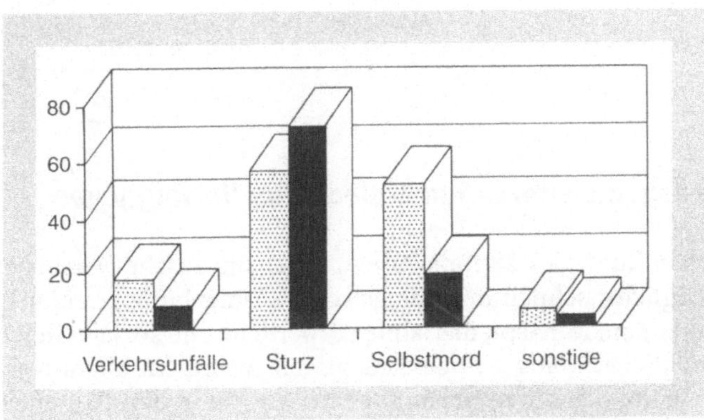

Abb. 1. Verteilung der unfallbedingten Sterbefälle pro 100000 für 1995 der Altersgruppe über 65 Jahre [30]

höchste Unfallrate mit tödlichem Ausgang im Vergleich zu allen Altersgruppen; die Gesamtunfallrate liegt an zweiter Stelle hinter den Jungfahrern zwischen 16–25 Jahren [32].

Die Abb. 1 des Bundesamtes für Statistik zeigt die Verteilung der unfallbedingten Sterbefälle pro 100 000 für 1995 der Altersgruppe über 65 Jahre [30].

Obwohl es sich wohlgemerkt um Sterbeziffern handelt, fällt hier im Gegensatz zu den amerikanischen Zahlen die Häufigkeit der Stürze gegenüber den Verkehrsunfällen auf. Auffallend ist die hohe Selbstmordrate, die für Frauen wie Männer in keiner Altersgruppe so hoch ist wie bei den älteren Menschen, möglicherweise ein Gradmesser der sozialen Vereinsamung.

Frakturverteilungen

Die Frakturen alter Menschen zeigen eine typische Verteilung mit Häufung der Femurfrakturen sowie der abfangbedingten Frakturen der oberen Extremität. Eine Übersicht über alle stationär versorgten Frakturpatienten über 65 Jahre im Zeitraum von 1994–1996 im Universitätsklinikum Benjamin Franklin Berlin zeigen die in Tabelle 1 dargestellten Zahlen.

Die Aufstellung zeigt die zu erwartende Häufung der Frakturen des coxalen Femurs im Alter; nicht erfaßt sind die ambulant versorgten konservativen Frakturen sowie Patienten, die wegen Kapazitätsmangels primär in andere Häuser verlegt werden mußten.

Tabelle 1. Stationär versorgte Frakturpatienten über 65 Jahre im Zeitraum von 1994–1996 im Universitätsklinikum Benjamin Franklin, Berlin

	65 und älter
Mediale Schenkelhalsfraktur	266
Femurschaftfrakturen	210
Humerusfrakturen	189
Unterarmfrakturen	124
Pertrochantäre Frakturen	83
Beckenfrakturen	40
Wirbelsäulenfrakturen	9

Besondere Aspekte alterstraumatologischer Versorgungen

Ziel der Behandlung des älteren Patienten ist die rasche Versorgung, um den Patienten möglichst schnell in seine gewohnte Umgebung zu reintegrieren. Dies geschieht unter dem Konzept, das labile körperliche und soziale Gleichgewicht des Patienten möglichst wenig zu beeinträchtigen. Wenn ein operativer Eingriff geplant ist, so sollte die Kürze der präoperativen Phase den Patienten Unfall und Operation als ein Trauma erleben lassen, an welches sich die postoperative Rehabilitation direkt anschließt.

Kann ein Patient innerhalb der 8-Stunden-Grenze, besser noch in „Sofortoperation", operiert werden, so zeigen umfassende klinische Studien bezüglich der Versorgung von pertrochantären Frakturen, daß eine Halbierung der Letalität während der stationären Behandlung und eine Verbesserung der Gehfähigkeit während des Akutaufenthaltes um 20% erreicht werden können [1]. Der scheinbare intraoperative-anästhesiologische Sicherheitsgewinn, erkauft durch langwierige OP-Vorbereitungen, zahlt sich für den Patienten wegen Folgekomplikationen und eines protrahierten postoperativen Verlaufes häufig nicht aus.

Das Behandlungskonzept muß ferner den raschen körperlichen Verfall unter Immobilisationsbedingungen beachten: Gipsverbände, Bettruhe und Extensionsbehandlungen sind, wenn es geht, zu vermeiden.

Die operative Versorgung sollte einzeitig und definitiv erfolgen unter Verwendung etablierter, effektiver OP-Prozeduren, wobei das Ziel nicht in der exakten anatomischen Rekonstruktion, sondern in der Herstellung der primären Belastungsstabilität bezüglich der unteren Extremität und der Übungsstabilität an der oberen Extremität liegt.

Die Versorgung muß stets unter Berücksichtigung der verminderten Knochenqualität erfolgen.

Frakturversorgung

Aufstellung nach Frakturhäufigkeit

Femurfrakturen

Mediale Schenkelhalsfraktur

Die mediale Schenkelhalsfraktur gehört zu den häufigsten Frakturen alter Menschen. Dies liegt an der Altersinvolution in diesem Bereich, gekoppelt mit einem hohen biomechanischen Wechsellastaufkommen und der direkten Krafteinleitung von einwirkender Sturzenergie über den exponierten Trochanter major auf den Schenkelhals.

Die altersspezifische Hochrechnung ergibt eine 300%ige Steigerung dieser Frakturform von 46 auf 138 Fälle je 100 000 Einwohner im Intervall zwischen 1987 und 2010 [26].

Von diesen Frakturen sind je nach Autor 15–20% als stabile, abduzierte, eingestauchte Frakturen (Pauwels I/Garden I/II) zu klassifizieren [26]. In Abhängigkeit von der individuellen Gesamtsituation des Patienten ist eine funktionell-konservative Behandlung mit kurzzeitiger Immobilisierung in der Schaumstoffschiene und krankengymnastischer Mobilisierung ab dem 5. Tag möglich. Die Röntgenkontrollen erfolgen nach festgesetztem Schema zur Erfassung sekundärer Dislokationen, die eventuell einen frühzeitigen Umstieg zur operativen Versorgung notwendig machen. Raten von ca. 15–20% an Dislokationen werden beschrieben [26].

Die übrigen instabilen medialen Schenkelhalsfrakturen erfordern ein operatives Vorgehen. Auch hier muß dem biologischen Alter des Patienten besondere Beachtung gelten, da hiervon die Art der Versorgung entscheidend abhängt. So ist eine osteosynthetische, kopferhaltende Versorgung bei Patienten über 65 Jahre wegen der zu erwartenden Komplikationen nicht indiziert. Das biologische Alter ist ferner maßgebend bei der Entscheidung zwischen der Hemialloarthroplastik und der Totalendoprothese. Erstere ist indiziert bei den ältesten Patienten und solchen, die sich in reduziertem Allgemeinzustand befinden, wo es auf die rasche, blutarme Versorgung ankommt. Wir sehen hier nach Ausschluß der Coxarthrose die Indikation zur Duokopfprothese aufgrund ihrer geringeren Protrusionsrate im Vergleich zu den einfachen Kopfprothesen [27].

Die Frage der zementierten Implantation muß ebenso kritisch gestellt werden und zwar in Abhängigkeit von der zu erwartenden postoperativen Notwendigkeit der direkten Vollbelastung.

Wir stellen die Indikation zur Zementierung streng, dies einerseits aufgrund der bekannten Risiken der Fettembolie, allergischen Reaktionen sowie der gerade bei diesem weniger mobilen Patientenkollektiv beobachteten Tatsache der genügenden Primärstabilität einer press-fit eingebrachten zementfreien Prothese. Aufgrund unserer großen Erfahrung mit zementlosen Prothesen wissen wir, daß auch bei direkter postoperativer Vollbelastung keine Nachteile entstehen.

Per- und subtrochantäre Frakturen

Diese typische Frakturengruppe des älteren Patienten zeichnet sich durch ihre hohe Instabilität aus und stellt immer eine Operationsindikation dar. Die nach der AO als 31 A1–A3 klassifizierten Frakturen liegen in einem biomechanisch besonders beanspruchten Bereich des Körpers und forderten bereits vor einem halben Jahrhundert Chirurgen heraus, eine geeignete osteosynthetische Versorgung zu finden. Hierbei stießen drei Konzepte aufeinander: starre Winkelimplantate (Jewett 1941), die intramedulläre Schienung (Küntscher 1941) und dynamische Gleitlaschenschraubensysteme (Pohl 1951) [17].

In die heutige moderne Osteosynthese der per- und subtrochantären Frakturen flossen Anteile aller dieser Konzepte ein. So steht dem Unfallchirurgen ein großes Repertoire an Systemen zur Verfügung. Zu nennen sind die lang etablierte 130°- und 150°-DHS (Dynamische Hüftschraube) der AO, aber auch neuere Implantate wie der Gammanagel [24] oder die Erweiterung der intramedullären Schienung für subtrochantäre Frakturen in Form des UFN (Unaufgebohrter Femurmarknagel) mit twisted plate. Vorteilhafte Ergebnisse werden auch berichtet bei der Versorgung der pertrochantären Frakturen mittels valgisierender Umstellungsosteotomie und Winkelplatten [18].

Wir bevorzugen die dynamische Stabilisierung nach Reposition auf dem Extensionstisch mit der DHS, welche bei ordnungsgemäßer Ausführung eine Frühmobilisation bei Vollbelastung zuläßt.

Den intramedullären dynamischen Schraubensystemen (z.B. Gammanagel) stehen wir bei diesem Patientenkollektiv kritisch gegenüber und indizieren eine Implantation nur in individuellen Fällen im Rahmen eines Studiendesigns.

Femurschaft und distale Femurfrakturen

Beim alten Menschen, der eine Häufung der gelenknahen Frakturen zeigt, sind diaphysäre Schaftfrakturen selten. Die bei Jüngeren als Folge von Rasanztraumen gesehenen Mehretagen- oder Trümmerfrakturen der Diaphyse sind bei Alten von den einfachen Schaftfrakturen, verursacht durch reine Anpralltraumen (Auto/Fußgänger), verdrängt.

Bei diaphysären Femurschaftfrakturen steht auch beim alten Patienten die intramedulläre Nagelung, vorzugsweise unaufgebohrt, im Vordergrund. Indiziert ist ferner die Plattenosteosynthese bei zusätzlich vorliegendem osteoporotischem Knochen als verbundosteosynthetische Versorgung.

Bei den distalen Femurfrakturen erfolgt eine osteosynthetische Versorgung mittels Kondylenplatte oder DCS (Dynamische Kompressionsschraube) in Analogie zum jüngeren Patienten, auch hier ggf. als Verbundosteosynthese.

Nicht selten erfolgt gerade bei älteren Patienten eine Frakturierung distal oder auf Höhe einer liegenden Endoprothese. Diese periprothetischen Frakturen benötigen ein flexibles Eingreifen, häufig ist ein Prothesenwechsel mit erforderlich.

Erwähnt werden müssen ferner die pathologischen Frakturen bei Knochenfiliae von Malignompatienten. Die Versorgung muß die frühe Mobilisierung unter Ersatz der Lysezone vorsehen sowie die Fähigkeit des Implantats anstreben, mitunter bis ans Lebensende bei nicht erfolgender physiologischer Frakturheilung als alleiniger Kraftträger zu fungieren. Dies erfordert die Auswahl eines entsprechend dimensionierten Implantats unter Verwendung von Knochenzement. Bei Filiae im metaphysären Femur sehen wir die Indikation zum zementierten prothetischen Ersatz unter individueller Auswahl der Schaftlänge; dies um so mehr, als häufig begleitend eine Coxarthrose vorliegt. Mitberücksichtigt werden muß bei der Wahl der Versorgung die jeweilige Lebenserwartung des Patienten.

Humerusfrakturen/Ellenbogenfrakturen

80 % aller proximalen Humerusfrakturen finden sich bei Patienten ab dem 55. Lebensjahr. Die Verteilung zeigt eine Dominanz beim weiblichen Geschlecht mit 4/5 der Fälle. Man kann diese Fraktur den osteoporosebedingten Frakturen zuordnen [35].

Die Problematik dieser Frakturen liegt – analog zur Situation im medialen Schenkelhals – in einer von distal her erfolgenden Vaskularisierung über die ventral gelegene A. arcuata und dorsale Periostgefäße. Frakturierungen mit eventuell zusätzlicher Dislokation des Humeruskopfes führen somit zur Gefahr der avaskulären Nekrose. Diese kann sich erst 1–2 Jahre postoperativ vollständig ausbilden, oft bei guter klinischer Funktion.

Zusätzlich steht der Frakturbereich in engem Kontakt zu wichtigen biomechanischen Verschiebeschichten und muskulären Ansätzen sowie Gefäß- und Nervenbahnen. Eine langwierige, häufig unbefriedigende Rehabilitation kann die Folge sein mit der möglichen weiteren Pflegebedürftigkeit bei Einschränkung der körperlichen Hygiene durch Schulterimmobilität.

Die Einteilung der Oberarmkopffrakturen erfolgt nach Neer mit Aufteilung der Kalotte in 4 Segmente und Einteilung der Frakturen in 6 Gruppen nach Dislokation der Hauptfragmente, wobei die 6. Gruppe die Luxationsfrakturen beinhaltet [20]. Das Nekroserisiko steigt innerhalb dieser Klassifikation nach der Anzahl der Segmente und ist besonders hoch bei den Luxationsfrakturen.

Auf dieser Grundlage basiert die weitergehende Therapie. Die Mehrzahl der Oberarmkopffrakturen sind nicht-verschobene Einsegmentfrakturen, welche konservativ behandelt werden können. Dies beinhaltet eine kurzfristige Ruhigstellung im Desault- oder Gilchristverband bis zur Schmerzlinderung, dann erfolgt die frühfunktionelle Beübung bei röntgenologischem Nachweis der Frakturstabilität.

Verschobene Frakturen werden operativ versorgt unter Berücksichtigung der so gering wie möglich zu haltenden zusätzlichen operativen Schädigung der Rotatorenmanschette und der eventuell notwendigen prothetischen Versorgung bei schweren Luxationsfrakturen. Die Indikation zum prothetischen Ersatz wird jedoch im Gegensatz zur medialen Schenkelhalsfraktur bei nicht vergleichbar guten Resultaten zurückhaltender gestellt. Wir sehen den prothetischen Ersatz bei Vorliegen einer mehr als 4fachen Fragmentierung der Kopfkalotte indiziert sowie auch sekundär unter Beobachtung des klinischen und röntgenologischen Verlaufs.

Nach Möglichkeit erfolgen geschlossene Repositionen und Spickdrahtosteosynthesen. Bei zusätzlichen Abrißfrakturen der Muskelansätze erfolgt häufig die offene Reposition und Fixation der Fehlstellungen über Cerclagen an den Ansätzen der Supraspinatussehne am Tuberculum majus und Cerclagenfassung der Subscapularissehne.

Bei Mehrfachfragmentierung des Oberarmkopfes kann zur Defektfüllung Spongiosa benötigt werden, die wir bei diesem Patientenkollektiv zur Verringerung des operativen Eingriffs aus homologem Knochenbankknochen beziehen.

Entscheidend für das postoperative Ergebnis sind gerade bei der Humeruskopffraktur weniger die statische Stabilität und exakte Reposition, sondern das funktionelle Ergebnis. Neben der operativen Versorgung muß die entscheidende Bedeutung der intensiven physiotherapeutischen Beübung betont werden.

Die Versorgung der Schrägfraktur erfolgt konservativ mit frühfunktioneller Beübung im Braceverband. Bestehen primäre Ausfälle des N. radialis, so sehen wir die Nervenrevision mit plattenosteosynthetischer Versorgung der Diaphyse indiziert, ggf. als Verbundosteosnythese. Bei kurzen Schrägfrakturen sowie den Querfrakturen bietet sich neuerdings bei guten bisherigen klinischen Ergebnissen die Möglichkeit der Versorgung mit dem unaufgebohrtem Humerusnagel (UHN) an.

Die nicht seltenen Frakturen des Ellenbogengelenkes sind immer Indikationen zur operativen Versorgung nach den Richtlinien der AO. Erschwerend kommen die Notwendigkeit der postoperativen Ruhigstellung im Gipsverband und der hierdurch gefährdeten Gelenkmobilität hinzu.

Unterarmfrakturen

Die distale Radiusfraktur gehört mit ca. 25% aller Frakturen zu der häufigsten Fraktur des Menschen. Von diesen Frakturen findet man 75% bei Patienten zwischen 51 und 90 Jahren. Trotz des häufigen Vorkommens sind die in der Literatur genannten Heilungsergebnisse nicht befriedigend bei teilweise 30% schlechten und unbefriedigenden Ergebnissen [34].

Ursächlich hierfür sind die Zertrümmerung des osteoporotisch erweichten Knochens, das erhöhte Auftreten von Reflexdystrophien sowie die oft nur dünne Weichteildeckung des Frakturbereiches. Hinzu kommt die Schwierigkeit der operativen Retention der zum Teil kleinen, gelenkbildenden Fragmente. Ein weiterer wichtiger Grund liegt jedoch in der häufig notfallmäßigen ärztlichen Versorgung dieser Frakturen im Rahmen der Unfallaufnahmestation durch einen weniger Erfahrenen. Ferner kommt es in dieser Patientengruppe oft zur Hinnahme einer suboptimalen Reposition unter fälschlicher Annahme der altersbedingt verringerten Ansprüche an die Handgelenksfunktion.

Die Klassifikation der AO berücksichtigt die Gelenkbeteiligung der Fraktur sowie den Grad der Zertrümmerung. Nichtdislozierte distale Radiusfrakturen werden im Unterarmgips konservativ behandelt. Liegt zusätzlich eine Frakturierung des Ellengriffelfortsatzes vor, also eine komplette Unterarmfraktur, so erfolgt zur Neutralisierung der Umwendbewegung die Anlage eines Oberarmgipses. Dies erfolgt auch bei achsengerecht stehenden Trümmerfrakturen. Bei vorliegender Dislokation erfolgt in lokaler oder Regionalanästhesie die Reposition, ggf. Spickung mit 1,6 – 2,0 mm Drähten sowie Gipsimmobilisierung.

Bei instabilen, gelenkbeteiligenden Frakturen – in der AO Klassifikation die Typ B-Frakturen – wird die Indikation zur Plattenosteosynthese gestellt. Sie muß je nach Frakturtyp bei Extensions- oder Flexionsfrakturen von dorsal oder technisch anspruchsvoller von ventral versorgt werden [23].

Die Indikation zum Fixateur externe wird allgemein bei den Typ C-Frakturen mit oft schwerem Weichteilschaden gesehen.

Komplette Unterarmfrakturen stellen auch im Alter Indikationen zur Plattenosteosynthese dar.

Unterschenkelfrakturen

Diese Frakturen sind oft verursacht durch direkte Anfahrunfälle im diaphysären Bereich oder aber durch Distorsionstraumen im Sprunggelenksbereich. Die Versorgung der Unterschenkelfrakturen erfolgt in typischer Weise wie beim jüngeren Patienten. Besonders zu beachten ist die prekäre Weichteilsituation der proximalen (Tibiakopf-) und diaphysären Frakturen, so daß die definitive Versorgung hier erst nach einer Woche erfolgen sollte. Im Gegensatz dazu stehen die Sprunggelenksfrakturen, die möglichst primär innerhalb der 6-Stunden-Grenze zu versorgen sind.

Wirbelfrakturen

Wirbelfrakturen sind beim alten Menschen häufig. Aufgrund der Kombination von pathologischen und degenerativen Prozessen mit direkten Traumen ist die kausale Ursachenanalyse einer konkreten Fraktur oft erschwert.

Zu den häufigsten Frakturen zählen die keilförmigen Kompressionsfrakturen der BWS und oberen LWS, die zum Teil erhebliche Fehlstellungen bedingen können.

Wichtig sind weiterhin speziell in dieser Altersgruppe pathologische Frakturen aufgrund von Osteoporose, Metastasen oder entzündlichen Ursachen. Die Frage des weiteren therapeutischen Vorgehens bei Patienten mit vorliegender Wirbelfraktur benötigt eine eingehende klinische und röntgenologische Untersuchung. Zu klären ist, ob neurologische Ausfälle vorliegen und ob die Fraktur als stabil oder instabil zu klassifizieren ist. Zu entscheiden ist ferner, ob eine rein traumatische Fraktur vorliegt oder primär die Osteoporose ursächlich ist; ferner muß der Grad der resultierenden Fehlstellung erfaßt werden.

Konservativ zu behandeln sind alle stabilen Kompressionsfrakturen selbst bei erheblicher Kyphosierung, da die operative Aufrichtung im osteoporotischen Knochen bei erheblichem operativen Risiko für den Patienten keinen wesentlichen Gewinn darstellt.

Die konservative Behandlung sieht eine kurzfristige Phase der Bettruhe auf einer harten Unterlage, gefolgt von einer krankengymnastischen Mobilisierung nach Anpassung eines Korsetts vor.

Als instabil gelten und damit operativ zu versorgen sind im BWS- und LWS-Bereich die Luxationsfrakturen sowie Frakturen mit Beteiligung der Wirbelhinterkante und Zerreißung der dorsalen Bandstrukturen des hinteren Pfeilers. Weiterhin sind schwerwiegende oder progressive neurologische Ausfälle Operationsindikationen. Bei der Planung des Eingriffes ist die Wahl des Zuganges nach Notwendigkeit der zu erzielenden Wirbelkörperaufrichtung und Stabilisierung entscheidend. Die Auswahl der Osteosyntheseimplantate sowie der notwendigen Füll- und Abstützmaterialien der Wirbelkörper richtet sich entscheidend nach der Pathogenese sowie Lokalisation der Fraktur und der knöchernen Substanzqualität.

Im HWS-Bereich stellt sich häufiger die Indikation zur operativen Stabilisierung der oft durch Bagatelltraumen enstandenen Frakturen. So sind Indikationen zur ventralen Verschraubung Frakturen des Denshalses (Typ Anderson 2) und die instabilen Brüche der Densbasis (Typ 3). Weiterhin Luxationen, irreponible oder instabile Luxationsfrakturen sowie progressive neurologische Ausfälle. Frakturen der Densspitze (Typ Anderson 1) können konservativ mit einer Zervikalstütze für 10–12 Wochen versorgt werden [16, 37]. Die Indikation zum Halo-Fixateur stellt sich bei operationsbedürftigen Frakturen, wenn aufgrund von Begleiterkrankungen eine Kontraindikation zur OP vorliegt.

Rippenfrakturen

Die im Alter gehäuft vorkommenden Rippenfrakturen werden konservativ unter suffizienter analgetischer Versorgung und besonderer Berücksichtigung der pulmonalen Problematik behandelt. Beim Vorliegen von Rippenserienfrakturen oder kardiopulmonalen Begleiterkrankungen erfolgt die Behandlung auf einer Wachstation.

Geriatrisches Polytrauma

Mit der zunehmenden Verwicklung aktiver alter Menschen in Verkehrsunfälle häuft sich die Zahl polytraumatisierter Alter. Die interdisziplinäre intensivmedizinische Versorgung muß gerade bei diesen Patienten von zielgerichtetem Management und Koordination zwischen den einzelnen Disziplinen geprägt sein, um eine rasche Dekompensation der ohnehin schon teilweise eingeschränkten Organfunktionen mit fatalen Folgen für den Gesamtorganismus zu verhindern. Die

Überlebenswahrscheinlichkeit verringert sich bei schweren Traumen rasch. So versterben Patienten im Alter von 15–44 Jahren bei einem Injury Severity Score (ISS) von 40 Punkten zu 50%, die gleiche Sterberate wird bei Patienten über 65 Jahre schon bei einem ISS von 20 Punkten erreicht [9].

Für den Unfallchirurgen bedeutet dies, möglichst eine primäre adäquate Versorgung aller Frakturen zu ermöglichen, um für den weiteren intensivmedizinischen Verlauf stabile Lagerungsmöglichkeiten zu gewährleisten. Weiterhin soll durch Verringerung möglicher ossärer Volumenverluste und der Ausschaltung frakturbedingter Schmerz- und Streßreize eine frühzeitige Stabilisierung des Patienten ermöglicht werden.

Das moderne, in Prioritätsstufen aufgeteilte Polytraumamanagement sieht zunächst die Stabilisierung der Vitalorganfunktionen vor. Dies beinhaltet die Versorgung verletzter Gefäße, parenchymatöser Organe sowie der Hohlorgane. Hieran muß sich als verzögerter Primäreingriff die Frakturversorgung anschließen.

Im Vordergrund stehen somit der Fixateur externe sowie Platten- und Marknagelosteosynthesen, wobei gerade beim älteren Polytraumatisierten die Planung eines Verfahrenwechsels nach Stabilisation des Patienten zugunsten einer raschen Primärversorgung erfolgen muß.

Postoperative Phase/Nachsorge

Die direkte postoperative Phase bei älteren Menschen ist häufig geprägt von Komplikationen aufgrund der Organinsuffizienz, die eines intensiven, akutmedizinischen Managements bedürfen – möglichst in Antizipation der entstehenden Probleme. Ist diese Phase durchlaufen und der Patient stabilisiert, schließt sich die interdisziplinäre Rehabilitation des Patienten an. Diese muß geprägt sein von Motivierung und Aktivierung des Patienten. Eine zu stark zurückhaltende, das Alter des Patienten „berücksichtigende" Rehabilitation kann den direkten Weg in die Pflegebedürftigkeit bedeuten. Notwendig ist hier die Möglichkeit der Verlegung des Patienten aus der Akutklinik in entsprechend orientierte und personaltechnisch ausgestattete Nachsorgekliniken [7, 10].

Zusammenfassung

Die Alterstraumatologie ist ein umfassendes Gebiet, welches aufgrund der speziellen demographischen Veränderungen in den Industrienationen mit überproportionaler Vermehrung des ältesten Bevölkerungssegmentes zunehmend an Bedeutung gewinnt. Aufgrund der physiologischen Alterungsphänome des Organismus sowie der im Alter häufigen Multimorbidität gelten spezifische Behandlungsgrundzüge, die eine pauschale Übernahme von Therapiekonzepten für den geriatrischen Patienten nicht zulassen. Eine Übersicht über die im Alter veränderten Parameter wird aufgezeigt und auf dieser Grundlage ein aktuelles, für den alten Menschen zugeschnittenes traumatologisches Konzept dargestellt.

Literatur

1. Bormann B von, Strube HD (1995) Verletzungen im fortgeschrittenen Lebensalter aus anästhesiologischer Sicht. OP-J 1, Jahrgang 11:16–23
2. Castor TD, Meier DE et al. (1995) Ethical Aspects of Care of the Geriatric Orthopaedic Patient. Clin Orthop Relat Res 316:93–98
3. Campion EW (1994) The Oldest Old (Editorial). NEJM 330/25:1819–1820
4. Cotta H (1986) Sport und Alter. Z Orthop 124:369–371
5. Dargent-Molina P, Favier F et al. (1996) Fall-related factors and risk of hip fractures: the EPIDOS prospective study. Lancet 348, June 20:145–149
6. Draenert K (1986) Histomorphologie der Frakturheilung im Alter. Z Orthop 124:470–472
7. Ekelund A, Rydell N et al. (1992) Total Hip Arthroplasty in Patients 80 years of Age and Older. Clin Orthop Relat Res 281:101–106
8. Flanagan SR, Ragnarsson KT et al. (1995) Rehabilitation of the Geriatric Orthopaedic Patient. Clin Orthop Relat Res 316:80–92
9. Friedl HP, Trentz O (1995) Das Polytrauma im fortgeschrittenen Alter. OP-J 1/11:77–82
10. Greenfield S, Apolone G et al. (1993) The Importance of Co-existent Disease in the Occurence of Postoperative Complications (...). Med Care 31/2:141–154
11. Karpman RR, Del Mar NB (1995) Supracondylar Femoral Fractures in the Frail Elderly. Clin Orthop Relat Res 316:21–24
12. Hartmann S, Domagk A, Köcher W, Schmidt F (1996) Der Therapiewandel bei geriatrischen Patienten mit coxalen Femurfrakturen. In: Langendorff H-U, Wolf L (Hrsg) Der Unfall im Alter. 4. Dortmunder Unfallchirurgie-Tagung, S 48–49
13. Hierholzer G, Ludolph E, Pauly Th (1986) Pathophysiologische Besonderheiten der Frakturbehandlung im Alter und Indikation zur Therapie. Z Orthop 124:468–469
14. Hierholzer G, Jukema GN, Bein W (1995) Allgemeine operationstechnische Aspekte beim verletzten alten Menschen. OP-J 1/11:9–15
15. Hoellen IP, Kinzl L (1995) Schaftfrakturen bei alten Menschen. OP-J 1/11:44–48
16. Hohmann F (1995) Wirbelfrakturen im Alter: Besonderheiten und Therapie. OP-J1/11:71–76
17. Kreusch-Brinker R, Rohlmann A, Jensen HI (1996) Biomechanische Untersuchungen zur Dauerschwingbeanspruchung trochanterer Femurosteosynthesen. In: Langendorff H-U, Wolf L (Hrsg) Der Unfall im Alter. 4. Dortmunder Unfallchirurgie-Tagung, S 33–40
18. Linhardt W, Rueger JM, Sommerfeldt DW, Czerny F, Pannike A (1996) Instabile pertrochantäre Femurfrakturen des hochbetagten Menschen (...) In: Langendorff H-U, Wolf L (Hrsg) Der Unfall im Alter. 4. Dortmunder Unfallchirurgie-Tagung, S 50–55
19. Michelson JD, Myers A et al. (1995) Epidemiology of Hip Fractures in elderly. Clin Orthop Relat Res 311:129–135
20. Neer Ch S (1970) Displaced proximal humerus fractures-Part I. Classification and evaluation. J Bone Joint Surg (Am) 52:1077–1089
21. Noble PC, Box GG, Kamaric E et al. (1995) The Effect of Aging on the Shape of the Proximal Femur. Clin Orthop Relat Res 316:31–44
22. Porter RW, Miller CG et al. (1990) Prediction of hip fracture in elderly women: a prospective study. Br Med J 301:638–641
23. Roumen RM, Hesp WL et al. (1991) Unstable Colles Fractures in Elderly Patients. J Bone Joint Surg (Br) 73:307–11
24. Schick CH, Walther M, Wölfel R (1996) Spätergebnisse nach Versorgung trochantärer Femurfrakturen des alten Menschen mit der DHS und dem Gamma-Nagel. In: Langendorff H-U, Wolf L (Hrsg) Der Unfall im Alter. 4. Dortmunder Unfallchirurgie-Tagung, S 48–49
25. Schwab CW, Kauder DR (1992) Trauma in the Geriatric Patient. Arch Surg 127:701–706
26. Seif El Nasr, Berwarth H, Kuner EH (1995) Die Schenkelhalsfraktur beim alten Menschen Diagnostik-Therapie-Ergebnisse. OP-J 1/ 11:28–32
27. Siebler G, Edler S. Kuner EH (1988) Zur Totalendoprothese bei der Schenkelhalsfraktur des alten Menschen. Unfallchirurg 91:291–298
28. Silver JJ, Einhorn TA (1995) Osteoporosis and Aging. Clin Orthop Relat Res 316:10–20
29. Statistisches Bundesamt: Sterbefälle 1995 Nach Altersgruppen, Todesursachen und Geschlecht

30. Statistisches Bundesamt: Modellrechnungen zur Bevölkerungsentwickelung bis zum Jahr 2040. Dezember 1996
31. Tinetti ME, Speechley M (1995) Prevention of Falls Among the Elderly. NEJMl. 320/16 : 1055–1059
32. US Census Bureau: Aging America Poses Unprecedented Challenge, Aging Institute Report, May 20, 1996
33. Weise K, Smiszek F (1995) Per- und subtrochantäre Oberschenkelfrakturen beim alten Menschen. OP-J 1/11 : 33–42
34. Winkler H, Hochstein P (1995) Die distale Radiusfraktur des alten Menschen. OP-J 1/11 : 56–62
35. Wittner B, Holz U (1995) Der Oberarmkopfbruch beim alten Menschen. OP-J 1/11 : 63–70
36. Woltmann A, Fischer W, Bruch HP (1994) Letalität bei proximalen Femurfrakturen des alten Menschen. Unfallchirurgie 20/4 : 211–215
37. Ziegler JE, Capen DA et al. (1995) Spinal Disease in the Aged. Clin Orthop Relat Res 316 : 70–79

KAPITEL 19

Sporttraumatologie

P. Hertel

Problemstellung

Sportverletzungen – Sportschäden

Die Sporttraumatologie umfaßt die akuten Sportverletzungen und chronischen Sportschäden.

Die meisten Sportverletzungen (Prellungen, Zerrungen) werden von den Verletzten selbst beurteilt und zur Ausheilung gebracht. Naturgemäß werden schwerere akute Verletzungen primär von anwesenden Vereinsärzten oder anderen medizinischen Betreuern, in der überwiegenden Anzahl jedoch in den Notfallambulanzen der Krankenhäuser behandelt, dies gilt ganz besonders für die Versorgung an den Wochenenden. An der Unfallversorgung von Sportverletzungen sind Chirurgen und Unfallchirurgen, Orthopäden, Praktische Ärzte und Sportärzte aller Art beteiligt. Spezielle Verletzungen (z.B. Augenverletzungen, Nervenverletzungen, Rückenmarksverletzungen) werden Spezialisten vorgestellt, die primär keine Verbindung zum Sport haben müssen.

Sportschäden sind vorzeitige Gewebeveränderungen, die mit Wahrscheinlichkeit durch den Sport bedingt und durch wiederholte mittlere oder kleinere Verletzungen entstanden sind. Dies ist nicht immer eindeutig nachzuweisen und Gegenstand gezielter Forschung, die eine breite statistische Absicherung erfahren muß. Sehr oft werden bei Sportschäden Ursache und Wirkung verwechselt. Es kommt viel häufiger vor, daß spontan (durch Alterung oder Abnutzung) entstandene Schäden beim Sport früher und intensiver bemerkt werden, als daß sie durch den Sport verursacht werden.

Sportverletzungen sind ätiologisch keine besonderen Verletzungen, sondern ordnen sich in das breite Spektrum der Unfallverletzungen ein. Sie betreffen jedoch überwiegend die jüngere und aktivere Hälfte der Bevölkerung und in dieser bezüglich ihres sportlichen Engagements und ihrer körperlichen Verfassung höchst unterschiedlich ausgeprägte Individuen. Vom Arzt können die Sportverletzten erwarten, daß er ihre besondere Lebenssituation innerhalb des Sports (Profi, Amateur, Freizeitsportler) und im Beruf (Bindung an den Arbeitsplatz, körperliche Belastung) bei der Indikationsstellung in angemessener Weise berücksichtigt und aus seiner gesamten ärztlichen, wissenschaftlichen und persönlichen Erfahrung einen vernünftigen Ratschlag gibt. Der Arzt sollte eigene Erfahrungen im Sport haben, um die genannten Erfordernisse berücksichtigen zu können. Auch bei Verletzungen im Sport ist psychologische Führung ein großer Teil des Erfolges.

Sport in unserer Gesellschaft

Der Sport ist einer der bestimmenden Faktoren im täglichen Leben geworden, die Kommerzialisierung aller publikumswirksamen Sportarten hat große Dimensionen angenommen. Riesige Geldsummen werden umgesetzt und letzten Endes von jedem einzelnen aufgebracht, besonders aber von denen, die sich für den Sport interessieren und mit einzelnen Sportarten oder einzelnen Sportlern identifizieren.

Sport hat in unserer Freizeitwelt einen hohen Stellenwert. Etwa die Hälfte unserer Bevölkerung ist sportlich aktiv, ein Drittel unserer Bevölkerung ist in Sportvereinen organisiert. Die größten Sportvereinigungen sind der Deutsche Fußballbund (5,7 Millionen), der Deutsche Turnerbund (4,6 Millionen) und der Deutsche Tennisbund (2,3 Millionen). Viele Freizeitsportler sind jedoch nicht in Sportvereinen organisiert.

Gefährdung durch Sport

Von besonderer Bedeutung sind Häufigkeit von Sportverletzungen und ihre Kosten. In Deutschland sind etwa 20% aller Unfälle Sportunfälle. Etwa 1,5 Millionen Sportunfälle müssen jährlich ärztlich behandelt werden, dafür müssen ca. 2 Milliarden DM jährlich von den Versicherten aufgebracht werden, das sind jedoch nur etwa 1% der Gesamtausgaben der Krankenkassen.

Viele Sportler nehmen ein zunehmend erhöhtes Verletzungsrisiko in Kauf, um die Welt aus neuen Perspektiven und in neuen Dimensionen zu erfahren (Motorsport, Bodybuilding, Tracking, Free climbing, Snowboarder, Inlineskater, Gleitschirmfliegen, Fallschirmspringen, Downhill Mountainbiking).

Ob eine bestimmte Sportart besonders gefährlich ist, ist entgegen landläufiger Meinung nur schwierig zu beantworten. Keinesfalls ist aus der Häufigkeitsverteilung bestimmter Sportarten in der Ambulanz eines Krankenhauses oder einer bestimmten Region die Gefährdung herauszulesen, vielmehr muß diese Zahl bezogen werden auf die Intensität und die Expositionszeit bei einer umschriebenen Anzahl von genau beobachteten Sportlern. Bezugsgrößen wie Größe des Verbandes oder Anzahl der gemeldeten Sportler reichen hierfür nicht aus.

Historisches – Sport und Medizin

Nicht-zweckgebundener Wettstreit in spielerischen und körperlichen Fähigkeiten ist schon im Altertum dokumentiert. Der sportliche Wettkampf und die Körperertüchtigung als Wegbereiter allgemeiner menschlicher Tugenden außerhalb des kriegerisch-militärischen Bereiches hat erst im 19. Jahrhundert wieder Anhänger gefunden. Die Olympischen Spiele der Neuzeit begannen im Jahre 1896 eher als Endpunkt dieses neu entwickelten Sportgedankens und in einer Woge der Idealisierung der griechischen Klassik. In Deutschland nahm sich die Medizin frühzeitig des Sportgedankens an:

- 1910 erstes Lehrbuch der Sportmedizin (Weißbein),
- 1912 erster Sportärztekongreß in Oberhof,

- 1920 Gründung der Deutschen Hochschule für Leibesübungen in Berlin unter Leitung der Chirurgen Bier und später Sauerbruch,
- 1928 sportmedizinische Lehrstühle in Hamburg und Leipzig,
- 1950 Gründung der Deutschen Hochschule für Körperkultur in Leipzig, Wiedergründung des Deutschen Sportärztebundes in Hannover,
- 1963 Einführung des Facharztes für Sportmedizin in der DDR.

Die Ausbildung eines Facharztes für Sportmedizin versuchte, den internistisch-leistungsphysiologischen Anteil der Sportmedizin mit dem chirurgisch-traumatologisch-orthopädischen Bereich zu kombinieren. Die Sportmediziner der DDR wurden vorwiegend in den 20 Zentren des „Sportmedizinischen Dienstes" zur Betreuung der Spitzensportler und zur Auswahl der Nachwuchstalente eingesetzt und erfüllten einen gezielten staatspolitischen Auftrag. Ein ähnlicher Weg wurde in der Bundesrepublik nicht beschritten und auch nach dem Beitritt der Gesellschaft für Sportmedizin der DDR in den Deutschen Sportärztebund im Jahre 1991 nicht mehr gefördert. Die verschiedenen chirurgischen und orthopädischen Disziplinen erkannten die Notwendigkeit, den Aspekt der Verletzungen und Schädigungen im Bereich der Sportmedizin stärker zu betonen. Im europäischen, deutschsprachigen und nationalen Rahmen bildeten sich verschiedene Vereinigungen, die dies zum Ziel hatten: ESSKA (European Society of Sports Traumatology, Knee Surgery and Arthroscopy) – Gründung 1984, GOTS (Gesellschaft für Orthopädisch-Traumatologische Sportmedizin) – Gründung 1986 sowie EFORT (European Federation of National Associations of Orthopaedics and Traumatology) – Gründung 1992 sowie Arbeitsgemeinschaften für Sportverletzungen im Rahmen der Deutschen Gesellschaft für Chirurgie und im Rahmen der Deutschen Gesellschaft für Unfallchirurgie. Die Kongresse dieser Vereinigungen, insbesondere auch der Jahreskongreß der Deutschen Gesellschaft für Unfallchirurgie, befassen sich in regelmäßigen Abständen mit Sportverletzungen und deren Folgen.

Sportverletzungen im Rahmen von Schulunfällen und Unfällen bei Profisportlern sind berufsgenossenschaftlich abgesichert und unterliegen dem Durchgangsarztverfahren, in dem auch jeder Arbeitsunfallverletzte betreut wird. In diesem Verfahren werden die Verletzten von besonders fortgebildeten Ärzten (Durchgangsärzten) im Auftrag der Berufsgenossenschaften behandelt. Der weitaus größte Anteil der Durchgangsärzte sind Chirurgen/Unfallchirurgen.

Heutiger Stand

Sportverletzungen und Sportschäden bei Kindern

Kinder erleiden beim Sport relativ mehr Knochenverletzungen als Bandverletzungen und Muskelverletzungen – anders als Erwachsene, bei denen die Bandverletzungen und Muskelverletzungen relativ häufiger gegenüber Knochenverletzungen sind. Bänder und Muskeln reißen bei Kindern wegen ihrer Festigkeit bei guter Elastizität in der Regel mit den knöchernen Ansätzen ab (z. B. Apophysenabrisse am Becken, am Knie, knöcherne vordere und hintere Kreuzbandabrisse). Gefährdet durch Überlastungsschäden sind Kinder in Sportarten, in denen geringes Körpergewicht oder besonders günstiges spezifisches Gewicht eine Leistung leichter erreichen läßt. Hier besteht die Gefahr der Ernährungsverzögerung sowie der einseitigen Überlastung des wachsenden Skelettes. Zu nennen sind Wirbelkörperverschiebungen an der Lendenwirbelsäule durch Ermüdungsfrakturen der Wirbelbögen zwischen den Gelenkfortsätzen (Spondylolisthese). Gefährdet sind besonders Schwimmer (Delphin), Wasserspringer, Turner und Speerwerfer. Die wiederholten übermäßigen rückwärtigen Verbiegungen der Wirbelsäule sind die ursächlichen mechanischen Faktoren, sollten Trainern und betreuenden Ärzten bekannt sein und zu besonders vorsichtigem Trainingsaufbau und abwechslungsreicher Gestaltung Anlaß sein.

Eine spezifische Einschränkung müssen auch Kinder mit gerissenen und instabilen Kreuzbändern hinnehmen. Die Instabilität ist bei Dreh- und Sprungbelastung hinderlich und kann zu weiteren Verletzungen (Knorpel, Menisken) führen. Eine Lösung ist in einer zeitweiligen Abänderung der Sportart zu suchen, bis das Wachstum zum Stillstand kommt und eine Kreuzbandersatzoperation ohne Gefährdung der Epiphysenfugen durchgeführt werden kann. Neuere Operationsverfahren versuchen, dies Ziel auch bei wachsenden Kindern mit besonderen, die Epiphysenfugen schonenden Techniken zu erreichen, Spätergebnisse liegen jedoch noch nicht vor.

Sportverletzungen und Sportschäden im Alter

Bei Erwachsenen treten mit zunehmendem Lebensalter im Sport neben Knochenverletzungen gehäuft Muskelverletzungen auf. Eine Erklärung hierfür ist in der verminderten Gewebeelastizität zu suchen. Besonders häufig finden sich Frakturen der unteren Extremität sowie Muskelrisse im Bereich der Waden und des Oberschenkels.

Bedeutsam ist die Frage des Zusammenhanges zwischen chronischer Dauerbelastung von Knorpelflächen und der späteren Entstehung einer Arthrose. Die überwiegende Anzahl der Nachuntersuchungen stellt fest, daß durch Dauerbelastungen, z.B. beim Laufen, nicht vermehrt Abnutzungserscheinungen (Arthrosen) an Sprung-, Knie- oder Hüftgelenken entstehen. Auch werden bei sorgfältig ausgeübter Technik durch wiederholte Maximalbelastungen (z.B. beim Gewichtheben) keine Knorpelschäden gesetzt. Wichtig ist eine korrekte Ausführung: Zum Beispiel sollten keine halben Kniebeugen (Maximalbelastung des Knorpels bei 90 Grad Beugung und Umkehr der Bewegungsrichtung) durchgeführt werden. Die Wirbelsäule muß möglichst senkrecht gehalten werden. Eine genügende Regenerationszeit zwischen den einzelnen Übungen und zwischen den Übungstagen ist vorzusehen.

Wenn eine Gelenkabnutzung (Arthrose) bereits vorliegt, sollte dennoch regelmäßig ein leichtes Bewegungstraining (Heimfahrrad, Schwimmen, Rudern) etwa zweimal täglich für 10 Minuten bis 20 Minuten durchgeführt werden, um den noch vorhandenen Gelenkknorpel zu stabilisieren, eine regelmäßige Durchwalkung des Gelenkes zu erzielen und für den Abtransport von Abriebpartikeln zu sorgen. Diese Verschleißprophylaxe sollte nur dann abgeändert werden, wenn sich Entzündungs- und Reizerscheinungen manifestiert haben. Weiterhin geeignet für leichte sportliche Belastungen bei chronischen Gelenkschäden sind gymnastische

Übungen sowie Skilanglauf in gutem Gelände. Als weniger geeignet sind Joggen (und dann nur mit gut gepolsterten Schuhen und hoher Laufsohle) sowie alpiner Skilauf und auch Golfspielen anzusehen, als ungeeignet müssen alle Sportarten mit Stauchbelastungen und Rotationsbelastungen sowie die Überwindung größerer Höhenunterschiede betrachtet werden. Eine generelle Gefährdung der großen Gelenke der unteren Extremitäten geht von starkem Übergewicht aus, besonders wenn einmal ein Schaden vorliegt. Manchmal ist bei Sportlern etwa ab dem 50. Lebensjahr der Gelenkverschleiß so groß, daß eine größere Gelenkoperation notwendig ist. Wenn immer möglich, sollten zunächst Achsdeformitäten operativ korrigiert werden. Dies sichert in den meisten Fällen die körperliche Belastungsfähigkeit auch für Dreh- und Stauchbelastungen. Nur wenn diese Möglichkeiten ausgeschöpft sind, kommen künstliche Gelenke oder Oberflächenersatzoperationen (Knie, Hüfte) in Betracht. Mit künstlichen Gelenken können Sprung- und Ballsportarten nur sehr eingeschränkt betrieben werden.

Bzgl. der Entstehung von Verletzungen und nach dem Verletzungsrisiko können Sportarten differenziert werden in

- Kampfsportarten,
- Ballsportarten mit Gegnerkontakt,
- Ballsportarten ohne Gegnerkontakt,
- Ausdauersportarten,
- Technische Sportarten,
- Kraftsportarten.

Die Einteilung ist zum großen Teil willkürlich, die Grenzen sind fließend. So sind z. B. Rudern eine Ausdauersportart mit beträchtlicher Kraft- und Technikkomponente und Tennis eine Ballsportart ohne Gegnerkontakt mit hohen technischen Erfordernissen.

Im folgenden soll versucht werden, einzelne sportarttypische Verletzungen zu beschreiben und von verletzten Strukturen ausgehend eine Darstellung der häufigsten Probleme in der Sporttraumatologie zu geben. Eine Systematik ist wegen der Vielfältigkeit der Sportarten und der Verletzungen nur angedeutet möglich.

Handverletzungen

Handverletzungen sind für alle Sportarten von ähnlicher Bedeutung wie Fußverletzungen. Auch ein Fußballspieler kann nur unter bestimmten Bedingungen mit einer verletzten Hand spielen; er geht das Risiko ein, sich oder Mitspieler zusätzlich zu verletzen, wenn er einen Gipsverband tragen muß.

Skidaumen

Beim Skisturz wird der den Skistock umschließende Daumen im Grundgelenk von der Hand abgespreizt und zusätzlich durch den an der Spitze verhakten Skistock verdreht, das Resultat ist ein gerissenes Seitenband auf der Ellenseite des Grundgelenkes (Abb. 1). Es besteht ein starker Schmerz an der Basis des Daumens, verbunden mit einer Weichteilschwellung und einem Bluterguß. Der Daumen kann

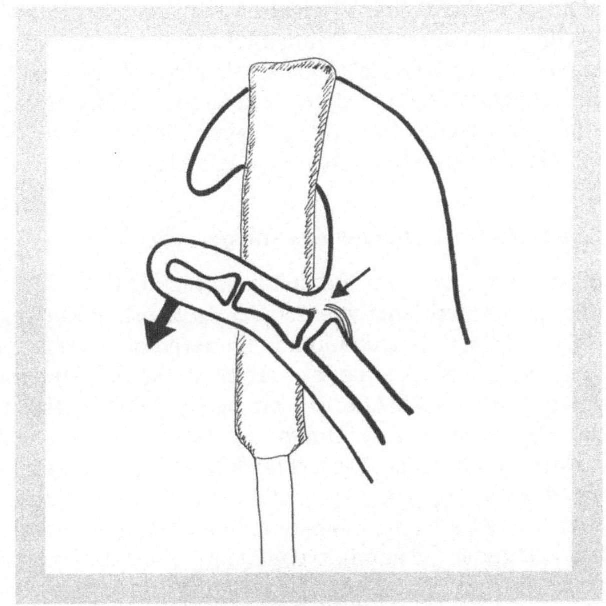

Abb. 1. Skidaumen: Beim Sturz wird der Daumen durch den sich verklemmenden Skistock gewaltsam von der übrigen Hand abgespreizt, die Folge ist ein Riß des ellenseitigen Bandes (Kollateralbandes) im Bereich des Grundgliedes (kleiner Pfeil)

zum festen Griff nicht mehr verwendet werden, da er schmerzt und das Band kein Widerlager mehr bildet. Das Seitenband ist meistens an der Basis des Grundgliedes des Daumens gerissen. Je nach Grad der Instabilität, die durch „gehaltene Röntgenaufnahmen" nachgewiesen wird, sind eine nicht-operative Behandlung mit einer Schiene im Gips oder eine Operation mit Bandnaht und anschließender Ruhigstellung notwendig. Die Bandnaht wird von der Streckseite der Hand aus durchgeführt.

Baseballfinger – Hammerfinger – Strecksehnenabriß

Bei axialen Stauchungen der Finger werden die Endgelenke passiv akut überbeugt (typisch durch Bälle, die senkrecht auf ausgestreckte Fingerspitzen prallen). Dadurch wird die Strecksehne sehr schnell gedehnt und reißt am Ansatzpunkt an der Basis des Endgliedes ab (Abb. 2). Der Finger hängt im Endgelenk herunter und

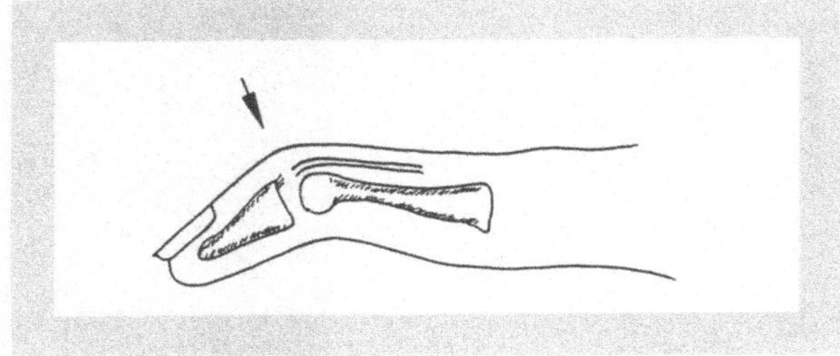

Abb. 2. Strecksehnenabriß im Bereich des Fingerendgelenkes. Durch schnelle gewaltsame Überbeugung reißt die zarte Sehne in Höhe des Endgelenkes ab, das Endgelenk hängt mehr oder minder stark herab und kann aktiv nicht mehr gestreckt werden

kann aktiv nicht mehr so wie die Nachbarfinger gestreckt werden. Eine solche Verletzung muß durch ein Röntgenbild von einer Gelenkverrenkung (Luxation) bzw. einer Fraktur der Gelenkbasis abgegrenzt werden. Kombinationsverletzungen sind möglich. Verrenkungen und Sehnenabrißverletzungen werden 6 Wochen in einer „Stackschen Schiene" ruhiggestellt, während Frakturen mit größeren Fragmenten der operativen Behandlung bedürfen.

Kapselbandverletzungen des Kniegelenkes

Beim Skifahren kann durch Ungeschicklichkeit oder Unfälle der Fuß verkantet werden, der Ski fährt von der Bewegungsrichtung des Körpers nach außen weg. Dabei reißt das Innenband mit kleineren oder größeren Faseranteilen am Ansatz des Oberschenkels ein oder es reißt ab. Bei der Untersuchung ist an der Rißstelle - dem „Skipunkt" (Abb. 3) - ein heftiger Druckschmerz auslösbar, bei Rissen ist das Kniegelenk auf der Innenseite leicht instabil. Solche Innenbandverletzungen werden heute weder operiert noch besonders lange ruhiggestellt, da man erkannt hat, daß die sogenannte rein „funktionelle Behandlung" den Sportler weniger belastet und gleich gute oder sogar bessere Ergebnisse als die operative Behandlung hat. Das gerissene Bandgewebe ist am „Skipunkt" gut von anderen Weichteilen bedeckt und gut durchblutet. Es vernarbt und festigt sich während der Heilungszeit auch unter Bewegung. Verbleibende leichte Lockerungen werden muskulär kompensiert.

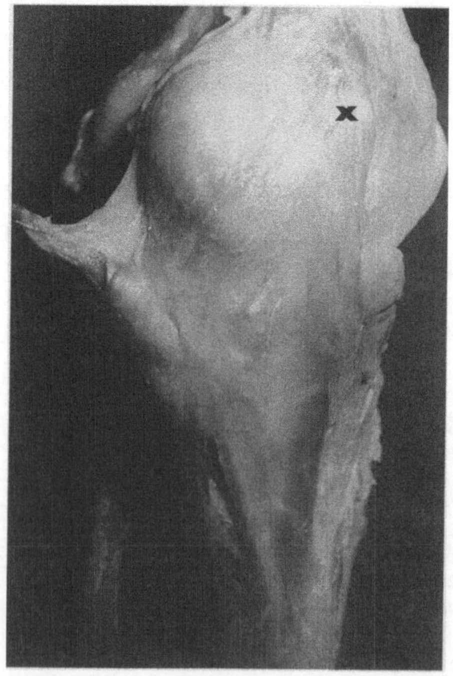

Abb. 3. Innenbandverletzung, dargestellt ist an einem anatomischen Präparat die Innenseite eines linken Kniegelenkes. Das Innenband läuft vom oberen bis zum unteren Bildrand. Am mit X markierten oberen Ansatz reißt häufig das Innenband ein oder ab, dieser Punkt wird als „Skipunkt" bezeichnet

Wird der oben beschriebene Mechanismus der Innenbandverletzung nicht durch Hilfe von außen oder durch eine Abfangbewegung des Skifahrers selbst unterbrochen, so reißt häufig als zweite Stufe das vordere Kreuzband. Dies ist mit einer größeren Instabilität verbunden und in der Regel ein Grund zur operativen Behandlung.

Wenn zwei oder mehr der vier Hauptbänder des Kniegelenkes (Innenband, Außenband, vorderes Kreuzband, hinteres Kreuzband) gerissen sind, spricht man von einer komplexen Bandverletzung des Kniegelenkes. Jede Komplexverletzung der Kniebänder kann zu mehr oder minder großen Verschiebungen des Oberschenkels gegen den Unterschenkel führen und auch als Kniegelenksverrenkung (Luxation) imponieren.

Die beiden zentralen Bänder des Kniegelenkes (vorderes oder hinteres Kreuzband) können auch isoliert zerreißen. Für das vordere Kreuzband sind Verletzungsmechanismen nachgewiesen, die sich in der Nähe der Streckstellung bei Innendrehung des Unterschenkels abspielen oder Abfangbewegungen bei gebeugtem Kniegelenk, bei denen durch kräftige Anspannung des Oberschenkelmuskels ein rückwärtiger Sturz (z.B. bei der angedeuteten Sitzhaltung während des Skifahrens) vermieden werden soll. Isolierte Verletzungen des hinteren Kreuzbandes treten im wesentlichen auf, wenn der Schienbeinkopf in gebeugter Stellung von vorn getroffen wird. In dieser Stellung ist das hintere Kreuzband straff angespannt und Verletzungen besonders ausgesetzt. Außenbandverletzungen sind eher selten und werden, wenn sie isoliert wie die Innenbandverletzungen auftreten, ebenso konservativ behandelt. Treten sie jedoch in Kombination mit einer vorderen oder hinteren Kreuzbandverletzung auf, so sind dies meist schwere Verletzungen, die operativ behandelt werden müssen.

Die Diagnose einer Kniebandverletzung wird auch heute im Zeitalter der hochentwickelten apparativen Diagnostik wesentlich durch eine genaue Befragung und körperliche Untersuchung bestimmt (Abb. 4). Generell ist es sinnvoll, bandverletzte Kniegelenke einer arthroskopischen Untersuchung (Gelenkspiegelung) im Rahmen der operativen Behandlung zuzuführen, um Begleitverletzungen an

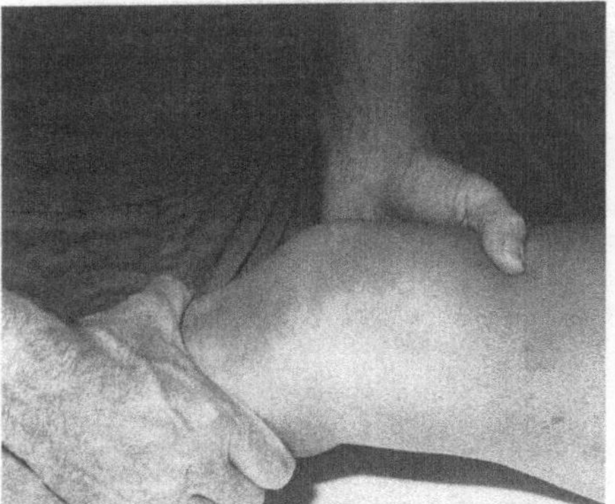

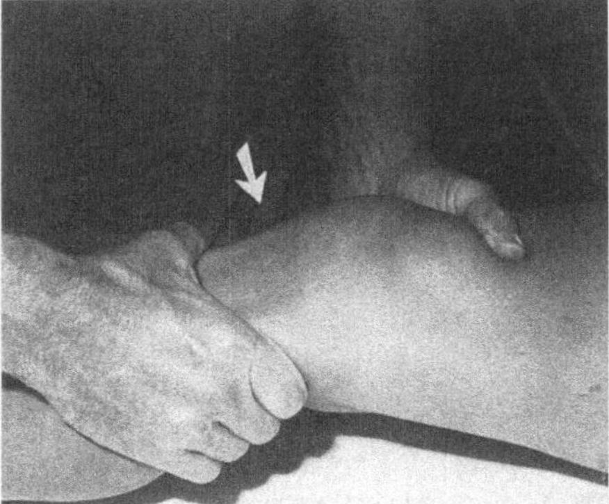

Abb. 4. Untersuchung zur Diagnose einer vorderen Kreuzbandruptur. Bei leichter Beugung wird der Schienbeinkopf nach vorn und hinten gegenüber dem Oberschenkel verschoben. Der Schienbeinkopf kann bei einer vorderen Kreuzbandruptur weiter nach vorne gezogen werden (Pfeil). Ein fester Bandanschlag ist nicht mehr fühlbar („Lachman-Test")

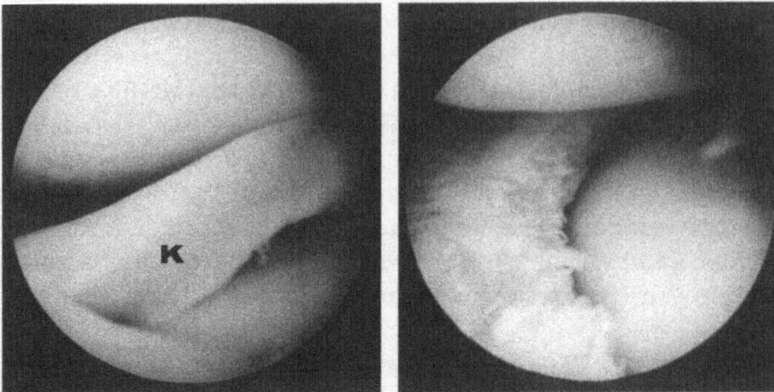

Abb. 5. Korbhenkelabriß eines Innenmeniskus, der sich wie der Henkelgriff eines Korbes im Gelenk verschoben hat (K, linke Bildhälfte). Dargestellt ist die erste arthroskopische Meniskusoperation in Deutschland im Jahre 1979. Auf der rechten Bildhälfte ist der abgerissene Meniskusanteil bereits entfernt

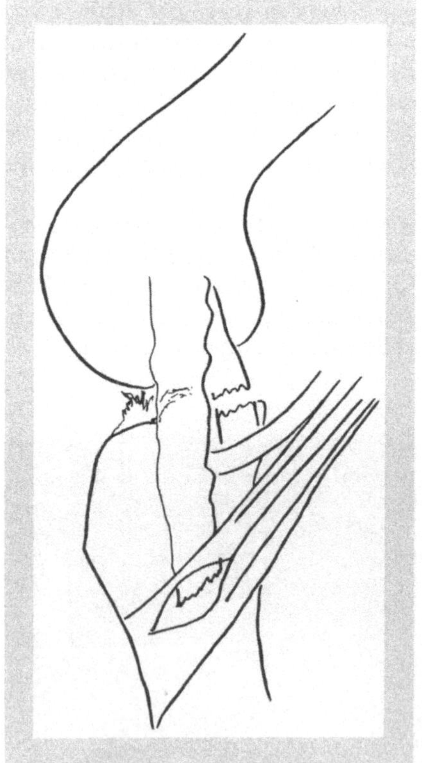

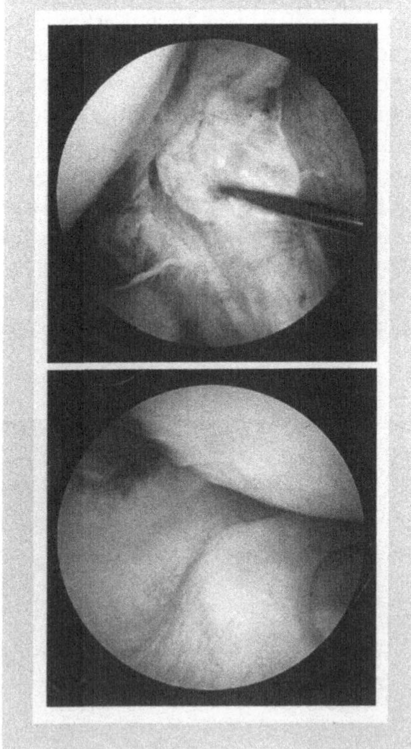

Abb. 6. Darstellung der Verletzungssituation bei vorderer Kreuzbandruptur und Innenbandruptur. Die beiden (runden) arthroskopischen Bilder zeigen rechts oben das gerissene vordere Kreuzband, rechts unten die eingeblutete Kapsel. Der Riß liegt jedoch 6–7 cm tiefer (s. Übersichtszeichnung)

Knorpel und Menisken (Abb. 5) festzustellen und zu behandeln und um den genauen Verletzungsort zu lokalisieren (Abb. 6). Davon wird der operative Zugangsweg bestimmt, der im Laufe der letzten Jahre immer kleiner und genauer geworden ist. In jedem Falle soll bei der konservativen und auch bei der operativen Behandlung sichergestellt sein, daß ein bandverletztes Kniegelenk nicht durch Gipsverbände oder Schienen über längere Zeit ruhiggestellt werden muß. Vielmehr sind von den ersten Tagen an eine Bewegungsbehandlung und nach Möglichkeit auch Belastung einzuplanen. Dementsprechend sicher müssen die Nähte bzw. die Verankerungen des Bandes gestaltet werden.

Der Zeitpunkt der operativen Behandlung von Kniebandverletzungen wird bestimmt von der Schwere des Verletzungsbildes und vom Zustand des Gelenkes. Bei sehr instabilen Gelenken ist man gezwungen, frühzeitig zu operieren, um spontane Verrenkungen zu vermeiden. Bei einfacheren Verletzungen wartet man in der Regel ab, bis die akute Phase der Verletzung vorübergegangen ist und das Kniegelenk nicht mehr schmerzt und wieder gut beweglich ist. Es hat sich gezeigt, daß Operationen in der akuten schmerzhaften Schwellungsphase häufig spätere Verwachsungen mit sich bringen.

Bei der operativen Behandlung von Kniebandverletzungen muß man je nach Art der Bandverletzung zwischen Nähten und Bandersatzoperationen wählen. Nähte werden dann durchgeführt, wenn es sich um Ansatzausrisse der Bandstrukturen handelt und keine Auffaserungen oder Dehnungen im Bandverlauf erkennbar sind. Ersatzplastiken, besonders im Bereich der Kreuzbänder, werden dann durchgeführt, wenn die Bandsubstanz zerfasert und eine Heilung wegen der weitgehenden Zerstörung der Struktur und schlechter Durchblutungsverhältnisse nicht mehr zu erwarten ist. In solchen Fällen wird das schwer geschädigte Band ohne jeden Versuch einer Naht entfernt und durch Gewebe aus Sehnenmaterial ersetzt. Hierzu wird am häufigsten ein Teil des Kniescheibenbandes (verläuft zwischen Kniescheibe und Schienbeinkopf) verwendet, aber auch Sehnen von der Innenseite des Kniegelenkes. Ein solcher Kreuzbandersatz muß möglichst genau entsprechend der individuellen Anatomie wieder eingepflanzt werden und im Ansatzgebiet verheilen. Zur Befestigung der Ersatzbänder können Knochennähte, Schrauben oder sich wieder auflösende Kunststoffe verwendet werden. Es kann auch eine sogenannte Pressfit-Verankerung im Knochen gewählt werden, die diese Fremdmaterialien nicht benötigt (Abb 7).

Nach der Operation wird frühzeitig eine Bewegungsbehandlung erlaubt, die das Kniegelenk zwischen kompletter Streckung und Beugung freigibt. Hierzu werden häufig elektromechanisch angetriebene Bewegungsschienen verwendet. Auch eine frühzeitige Belastung ist je nach subjektiven Beschwerden gestattet. Auf Gipsverbände oder Schienen wird mehr und mehr gänzlich verzichtet.

Für das Ergebnis einer solchen Operation ist es völlig gleichgültig, ob sie auf dem Wege über eine Gelenkspiegelung „arthroskopisch" oder „offen" über eine kleine Gelenkeröffnung von wenigen Zentimetern erfolgte. Wichtig sind eine anatomisch genaue Plazierung der Ansatzpunkte, eine sichere Nahtverankerung und ein gewebeschonendes schnelles Operationsverfahren.

Mit Hilfe der beschriebenen Operationen ist es in der Regel möglich, auch Sportarten mit hoher Dreh- und Sprungbelastung im Bereich der Kniegelenke wieder auszuüben.

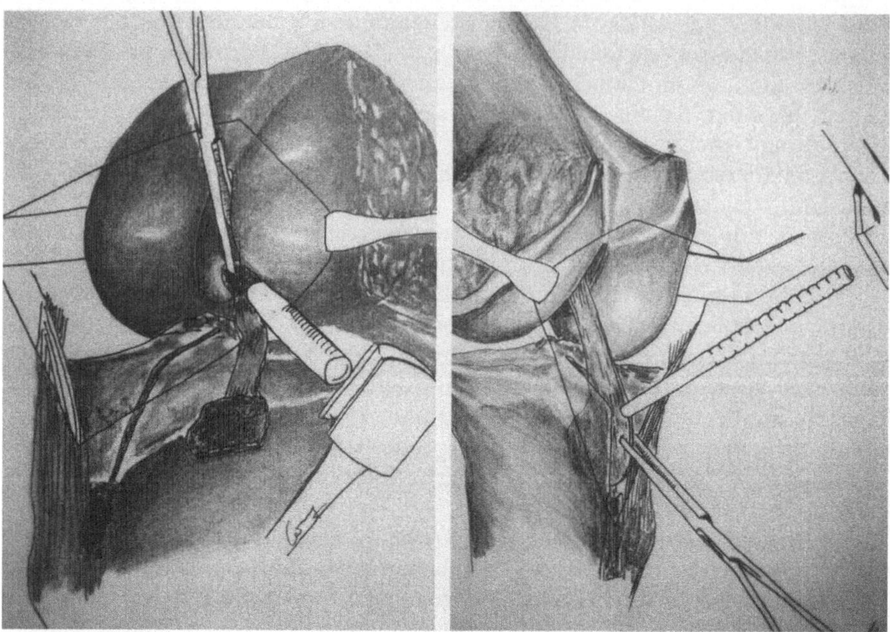

Abb. 7. Darstellung der sogenannten Pressfit-Technik für den Ersatz des vorderen Kreuzbandes. Das Ersatzband wird aus dem Kniescheibenband entnommen und mit anheftenden Knochenstücken im Knochen des Oberschenkels und des Schienbeins verklemmt, so daß wieder eine funktionstüchtige Bandverbindung entsteht

Aber nicht jedes gerissene Kreuzband muß operativ behandelt werden. Dies hängt ab vom Alter und der körperlichen Belastung im täglichen Leben und im Sport. Hierbei ist besonders auf hoch kniebelastende Sportarten (wie alle Ballspiele, Kampfsportarten, bestimmte technische Sportarten) hinzuweisen, während wenig belastende Sportarten (wie Schwimmen, Rudern, Radfahren, Dauerlaufen) durchaus auch mit einem gerissenen Kreuzband betrieben werden können, besonders wenn die Frequenz der sportlichen Aktivitäten gering und das Alter schon fortgeschritten ist. Bei veralteten Verletzungen des vorderen Kreuzbandes entwickelt sich manchmal eine Symptomatik, bei der der Patient im täglichen Leben oder bei sportlicher Belastung schon bei leichten Verdrehungen des Körpers eine plötzliche Verschiebung im Kniegelenk bemerkt und seinen Halt und seine Sicherheit verliert. Dies kann zum Sturz führen (sogenannte „giving-way"-Ereignisse). Gefolgt sind diese Ereignisse oft von blutigen Gelenkergüssen und Einrissen an Kapsel, Knorpelflächen und Menisken. Wiederholte derartige Ereignisse, die auch in minimierter Form auftreten können, sind die Ursache für die chronischen Abnutzungen, die sich nach Kreuzbandverletzungen einstellen können. Wenn solche Ereignisse beobachtet werden, sollte hieraus eine ernsthafte Überlegung zur Rekonstruktion des vorderen Kreuzbandes angestellt werden, auch wenn keine größeren Kniegelenksbelastungen mehr gewünscht werden.

Läuferknie

Bei Dauerläufern kommt es in der Kontaktphase des Fußes zu einer starken Anspannung des Tractus iliotibialis (kräftiger Sehnenstreifen an der Außenseite des Oberschenkels), der besonders über Knochenvorsprüngen des Oberschenkels in der Nähe des Trochanter major und über dem lateralen Femurcondylus in die Nähe des Knochens kommt. Durch wiederholte Reibevorgänge kann über dem Femurcondylus ein Schleimbeutel entstehen, der sich entzünden kann und Anlaß für Schmerzen ist. Es besteht dann seitlich über dem Kniegelenk in Kniescheibenhöhe ein Druckschmerz, der durch Injektion eines Lokalanästhetikums auch unter Belastung zum Verschwinden gebracht werden kann. Eine Abänderung des Laufpensums, Veränderungen des Auflagewinkels des Fußes (Schuhrandüberhöhung) und eine lokale Behandlung können diese Symptome bessern oder sogar beseitigen. Bei Versagen einer konservativen Therapie ist eine operative Behandlung (Entfernung des Schleimbeutels bzw. der Knochenvorsprünge notwendig).

Sehnenansatzerkrankungen – Insertionstendopathien

Springerknie – „Jumpers knee"

Mit diesem Begriff wird ein chronischer Überlastungsschaden im Bereich der Kniescheibenspitze von Sportlern mit hoher Sprungbelastung beschrieben. Es handelt sich um eine sogenannte „Insertionstendopathie". Eine Insertionstendopathie (Sehnenansatzerkrankung) ist dadurch gekennzeichnet, daß das Sehnengewebe in der Nähe seines Ansatzes durch Überlastung in einzelnen Fasern abstirbt und sich nicht genügend regenerieren kann. Beim Springerknie ist hiervon der Ansatz der Kniescheibensehne an der Spitze der Kniescheibe betroffen. In frühen Fällen findet man lediglich einen Schmerz in diesem Bereich, der durch lokalen Druck verstärkt werden kann. Ist dieser Druckschmerz auch bei Anspannung der Oberschenkelmuskulatur vorhanden, liegt die Läsion in der Mitte der Sehne. Wird dagegen der Schmerz durch Oberschenkelmuskelanspannung vermindert, so liegt die Schmerzursache eher unterhalb und hinter der Sehne im Bereich der Gelenkschleimhaut bzw. des Fettkörpers unter der Kniescheibensehne. Die Behandlung besteht in Reduktion der Leistung, in Anwendung von durchblutungsfördernden Maßnahmen wie Ultraschallbehandlung, aber auch in beruhigenden Maßnahmen wie Kälteanwendung und lokaler Anwendung von entzündungshemmenden Präparaten. Diese können auch als Tabletten eingenommen werden oder mit Spritzen in die Nähe des Verletzungbezirkes herangeführt werden. Auf mechanischem Wege läßt sich manchmal durch eine Bandagierung der Kniescheibensehne (Tape), durch Veränderung der Fußstatik (Einlagen) bzw. eine Verbesserung der Absprungbedingungen (Schwingboden, Fußsohlenunterpolsterung) eine Beschwerdelinderung erzielen. Manchmal muß operativ vorgegangen werden. Operationsverfahren können bestehen in einer Ausräumung des erkrankten Sehnengewebes an der Kniescheibenspitze oder in einer Reduktion des entzündeten Gewebes unter der Kniescheibensehne über eine Gelenkspiegelung.

Tennisellenbogen

Der Tennisellenbogen ist eine Ansatzerkrankung des seitlichen Muskelsehnenansatzgebietes auf der Außenseite des Ellenbogens, die meist durch besondere einseitige Belastung hervorgerufen wird. Die genaue Ursache ist nicht bekannt, auslösende Faktoren sind nicht nur im Sport, sondern auch in einseitiger beruflicher Arbeit oder Hausarbeit zu finden. Genau über dem Epicondylus radialis besteht ein Belastungsschmerz und lokaler Druckschmerz, der die Kraft des Faustschlusses und die Geschicklichkeit beim Sport, aber auch im täglichen Leben empfindlich stört. In der Regel ist die dominante Seite befallen, d. h. Rechtshänder erleiden diese Erkrankung nur auf der rechten Seite. Die Schmerzen beim Tennisellenbogen können bis zum Handgelenk und bis zur Schulter ausstrahlen und zu zusätzlichen Muskelverspannungen führen. Im Therapieplan sollten derartige Muskelverspannungen bekämpft und lokal eine Schmerzreduktion versucht werden. Hierzu können Lockerung der Muskulatur durch Wärme, lokale Behandlung des Hauptschmerzpunktes durch Kühlung und entzündungshemmende Salben, Röntgenentzündungsbestrahlung, Ultraschallbehandlung und vieles mehr erprobt werden. Zahlreiche Bandagen werden kommerziell angeboten, eine Veränderung der auslösenden Komponenten (z. B. Griffstärke oder Bespannung des Tennisschlägers) ist immer anzustreben. Beim Versagen aller nicht operativen Möglichkeiten bietet die Ablösungsoperation der Sehnenansätze, unter Umständen verbunden mit einer umschriebenen Ablösung der schmerzleitenden Nervenfasern, große Aussichten, diese Erkrankung dauerhaft zu beseitigen.

Schienbeinsyndrom

Eine besondere Form des Überlastungsschadens bei Muskelansätzen stellt das Schienbeinsyndrom („Shin Splints") der Dauerläufer dar. Hierbei kommt es zu Reizerscheinungen im Bereich des Schienbeinmuskels bzw. flächenhaften Schmerzen im Bereich seines Ansatzes am Schienbein. Erklärt werden können diese Schmerzen durch eine Erhöhung des Binnengewebsdrucks (Kompartmentdrucks) der Muskulatur infolge chronischer Überlastung beim Laufen oder durch eine Knochenhautentzündung des Schienbeines in diesem Gebiet oder auch durch Ermüdungsbrüche. Therapeutisch sind Schonung, eine Abänderung der Belastungssituation im Bereich der Laufschuhe und der Auftrittsfläche (Schuhranderhöhung) sinnvoll, operativ kommt eine Spaltung der Muskelumhüllung (Faszie) im Ansatzgebiet des Schienbeinmuskels infrage, wenn z. B. erhöhter Kompartmentdruck als Ursache gefunden wurde.

Zu weiteren Sehnenansatzerkrankungen gehören die Adduktorenschmerzen der Fußballer (chronische Überlastung der Muskelansätze im Bereich des Beckens, Innenseite Oberschenkel), der Golferellenbogen (Ansatzbeschwerden der Unterarmbeugemuskulatur auf der Innenseite des Ellenbogengelenkes) sowie die Ansatzbeschwerden im Bereich der Achillessehne am Fersenhöcker. Im weiteren Sinne ist hierzu auch die „Haglundferse" zu rechnen, bei der ein Knochenvorsprung am oberen Rand des Fersenhöckers in Kontakt mit der Vorderfläche der Achillessehne tritt und hier zu einer Sehnenreizung, der Ausbildung eines entzündlichen Schleimbeutels und eines Knochenspornes führt. Die Entfernung des

Schleimbeutels und des Knochenspornes führen hierbei regelmäßig zur Wiederherstellung der Belastbarkeit.

Werferschulter

Die Schulter wird im wesentlichen durch den großen Deltamuskel und die direkt am Schulterkopf ansetzenden Drehmuskeln (Rotatoren) bewegt. Die Rotatoren formen eine sogenannte Rotatorenmanschette, die über mehrere Zentimeter einen sehnigen Ansatz im Bereich des Schulterkopfes bildet. Dieser sehnige Ansatz ist bei Bewegungen über die Horizontale hinaus stärkerem Druck ausgesetzt und wenig durchblutet. Die Sehne wird unter dem Schulterdach zwischen Schulterkopf und Schulterdach eingeklemmt („Impingement") und verliert so allmählich ihre Festigkeit und ihre Struktur. Zwischen dem 50. und 60. Lebensjahr kommt es dann bei relativ einfachen Bewegungen zu Rissen der Rotatorenmanschette, die akute Schmerzen und Bewegungseinschränkungen auslösen können. Bei Sportlern, die wiederholte Überkopf- und Wurfbewegungen durchführen (Speerwerfer, Tennisspieler, Kugelstoßer) kommt zusätzlich zu der Kompression der Rotatorenmanschette noch eine Dehnung in der Dezelerationsphase der Wurfbewegung hinzu, die muskulär abgefangen werden muß. Eine große Rolle spielt dabei auch die lange Bizepssehne, die frei durch das Schultergelenk läuft und an der Steuerung der Stabilität des Schulterkopfes mitbeteiligt ist.

Bei Beschwerden im Schultergelenk muß zunächst eine sorgfältige körperliche Untersuchung durchgeführt werden, die durch apparative Diagnostik wie Ultraschall, Kernspintomographie und auch durch die Kontrastarthrographie ergänzt werden kann. Ein sinnvoller Test, Läsionen oberhalb und innerhalb des Schultergelenkes gegeneinander zu differenzieren, ist die Injektion eines lokalen Schmerzbetäubungsmittels in den oberen Schulterraum, wonach die dort lokalisierten Beschwerden verschwinden müßten. Partielle Sehnenrupturen im Bereich der Rotatorenmanschette können jedoch am ehesten invasiv durch eine Gelenkspiegelung (Arthroskopie) entdeckt und entsprechend behandelt werden.

Eine konservative Behandlung ist bei Beschwerden angezeigt, die keine eindeutige Verletzung erkennen lassen. Bei allen Rissen, bei starken mechanischen Einengungen des Schulterdaches und bei verletzungsbedingten Instabilitäten ist jedoch eine operative Behandlung notwendig, um die Sportfähigkeit wiederherzustellen. Die operativen Möglichkeiten bei intensiven Überkopfsportarten sind jedoch auch in den Händen von Spezialisten begrenzt.

Bandverletzungen des Sprunggelenkes

Die häufigsten Sportverletzungen sind die Verletzungen der Außenknöchelbänder im Bereich des Sprunggelenkes. Durch Umknickverletzungen (wobei der Fuß meist nach innen wegknickt – „Supinationstrauma") reißen einzelne oder mehrere der drei Außenbänder zusammen mit der Kapsel des Sprunggelenkes komplett durch und führen manchmal zu einer ausgedehnten Blutung in diesem Bereich. Nachweisen lassen sich diese Außenbandverletzungen durch Aufklapp- bzw. Schubladentests (Abb. 8) im Bereich des Sprunggelenkes oder wiederum durch gehaltene Aufnahmen in entsprechenden Belastungssituationen. Zu diffe-

Abb. 8. Untersuchung des oberen Sprunggelenkes nach Außenbandverletzung. Dargestellt ist die Prüfung der sogenannten „Schubladenverschieblichkeit". Der Fuß kann bei Riß der Außenbänder nach vorn aus der Knöchelgabel herausgezogen werden. Ein Seitenvergleich ist immer notwendig. Bei vorsichtigem Zug ist diese Untersuchung nahezu schmerzlos

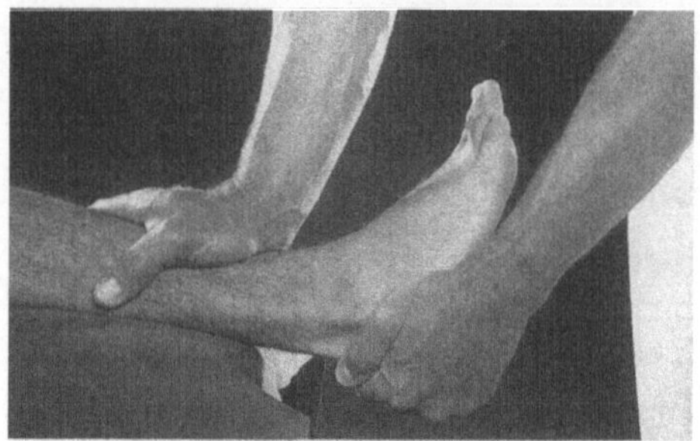

renzieren ist eine Außenbandverletzung in seltenen Fällen von einer Verrenkung der Peronealsehnen hinter dem Außenknöchel.

Durch mehrfache vergleichende Nachuntersuchungen wurde nachgewiesen, daß eine operative Behandlung dieser Bandverletzungen keine Vorteile bietet und ein operatives Vorgehen nur zur Entfernung ausgedehnter Hämatome oder bei knöchernen Bandausrissen (die sich in den Gelenkspalt einlagern) gerechtfertigt ist. Nur in wenigen Fällen stellt sich nach einer solchen akuten Bandverletzung eine chronische Instabilität ein, deren Rekonstruktion durch Bandnähte oder Bandersatzplastiken zudem noch sehr erfolgreich ist.

Die Knöchelregionen von Fußballern sind besonderen Belastungen ausgesetzt. Durch Zerrungen, Prellungen und Verdrehungen besonders im Bereich des oberen Sprunggelenkes kommt es zu Entzündungen und kapsulären Reaktionen, die sich häufig als freie Gelenkkörper bzw. Knochenwucherungen (Osteophyten) im Bereich der vorderen Schienbeinkante in Höhe des Sprunggelenkes bemerkbar machen. Diese Knochenwucherungen können an andere Gelenkanteile anstoßen, besonders wenn der Fuß nach oben bewegt oder nach oben gedrückt wird. Die Knorpelflächen des Sprunggelenkes sind trotz dieser kapsulären Veränderungen noch stabil und intakt, so daß hier keinesfalls von arthrotischen Veränderungen zu sprechen ist (Abb. 9).

Wenn sich derartige Veränderungen eingestellt haben, die im Röntgenbild eindeutig nachweisbar sind, so ist allein eine operative Behandlung sinnvoll, die in einer Entfernung des entzündeten Kapselgewebes, einer Ausräumung der freien Gelenkkörper und in einer Abtragung der Knochenwucherungen besteht. Danach tritt recht schnell eine Erholung der Belastungsfähigkeit des oberen Sprunggelenkes ein.

Muskelverletzungen

Muskelverletzungen sind bedeutsam sowohl im Spitzen- als auch im Breitensport. Es muß unterschieden werden zwischen Muskelprellungen (Kontusionen) mit Einblutungen in den Muskel und zwischen die Muskelschichten sowie Muskelzerrungen und Muskelrissen. Muskelrisse können teilweise oder komplett geschehen. Nahezu 90 % aller Muskelverletzungen sind Prellungen und Zerrungen.

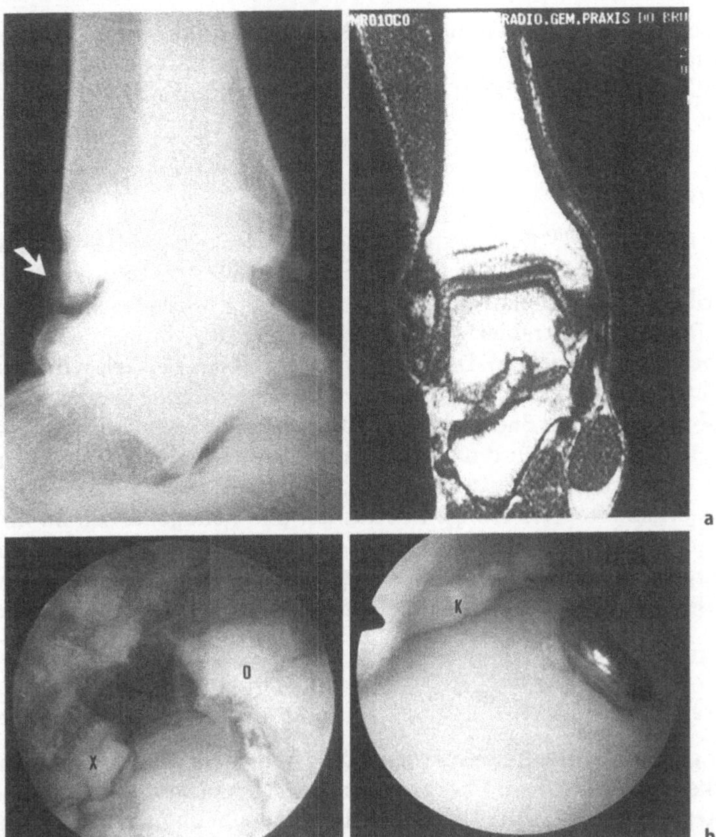

Abb. 9. a Knochenwucherungen im Bereich des vorderen oberen Sprunggelenkes (Pfeil) bei einem Profifußballer. Beide Knochenvorsprünge stoßen bei der Fußhebung aneinander. Die Kernspintomographieaufnahme zeigt eine normal hohe Knorpelschicht. **b** Die im Röntgenbild sichtbaren Knochenwucherungen können bei der Arthroskopie direkt dargestellt und entfernt werden. X Knochenwucherung am Sprungbein. O Knochenwucherung am Schienbein. In der unteren Darstellung streicht der Tasthaken über nahezu unveränderte Knorpelflächen, die Knorpelhöhe im Bereich der Schienbeingelenkfläche ist mit 3 mm normal. Eine Arthrose liegt nicht vor

Muskelprellungen

Auch bei Muskelprellungen entstehen kleinere Faserrupturen, Einblutungen und entzündliche Reaktionen. Die Belastbarkeit des Muskels ist vermindert. In den ersten Tagen sollte durch Ultraschalluntersuchung eine kompakte Blutansammlung innerhalb der Muskulatur von einer diffusen Einblutung differenziert werden. Die kompakte Muskeleinblutung sollte dann evtl. punktiert oder chirurgisch ausgeräumt werden. Kühlung und Belastungseinschränkung sind in jedem Falle sinnvoll. Die Bewegungstherapie sollte frühzeitig wieder aufgenommen werden, schmerzhafte Überdehnungen der kontusionierten Bereiche müssen dabei jedoch vermieden werden. Eine Spätfolge von massiven Hämatomen können Verkalkungen sein, die sich entweder in der Muskulatur oder in der Umgebung der Knochenhaut bilden. Eine Entfernung der Verkalkungen sollte auch bei größeren mechanisch tastbaren Vorwölbungen nur dann durchgeführt werden, wenn sie im Röntgenbild und bei der szintigraphischen Untersuchung ausgereift sind und Beschwerden verursachen.

Muskelzerrungen

Muskelzerrungen sind – feingeweblich gesehen – Muskelfaserrisse mit Einblutungen. Sie entstehen während kraftvoller exzentrischer Muskelbelastung. Exzentrisch wird eine Muskelbelastung genannt, wenn der Muskel sich während einer passiven Dehnung kontrahiert (Beispiel: Dehnung des vorderen Oberschenkelmuskels beim Treppabgehen). Die Kontraktionskraft des Muskels wird durch Zerrungen entscheidend vermindert, gleichzeitig nimmt seine Fähigkeit ab, Belastungen abzufangen und Energie zu absorbieren. In Tierversuchen ist die kritische Schwelle zur anatomisch und funktionell relevanten Muskelzerrung bei mehr als 20 % Dehnung der Muskelausgangslänge festgestellt worden. Muskelzerrungen sollten als ernsthafte Verletzungen betrachtet und genügend Zeit zu ihrer Ausheilung eingeräumt werden. Prophylaktisch sind Muskeldehnungsübungen zu empfehlen, um die Spannungsentwicklung bei akuter Überdehnung zu vermindern. Diese Dehnungsübungen sollten vor und nach der Belastung durchgeführt werden.

Muskelrisse

Auch hier gilt, daß Muskelrisse vorwiegend bei exzentrischen Belastungen entstehen. Muskelrisse sind oft am Übergang zur Sehne lokalisiert. Muskelrisse können in allen Regionen des Körpers auftreten, besonders häufig sind Oberarm, Oberschenkel und die Wade beteiligt. Meist handelt es sich um partielle Muskelrupturen, die mit schmerzhaften Schwellungen und Blutergüssen eingehen. Nur bei großen Muskelrupturen sind Defekte von außen zu tasten oder sonographisch bzw. kernspintomographisch darzustellen. Muskelrupturen werden durch Schonung, lokale und allgemeine Entzündungsbehandlung therapiert. Nur bei sehr großflächigen Muskelrissen ist eine chirurgische Naht sinnvoll und möglich. Muskelnähte müssen langfristig ausreichend ruhiggestellt werden, da es sonst zur Nahtlockerung bzw. zum Durchschneiden der Nähte kommt.

Sehnenrisse – Sehnendegenerationen

Sehnenrisse ereignen sich akut infolge unbewußter heftiger Muskelkontrakturen oder passiver Sehnenüberdehnung. Sehnendegenerationen sind Folge langjähriger Überlastung und Überbeanspruchung („over-use injuries“).

Bizepssehnenruptur

Es kommen Rupturen sowohl beider Bizepssehnenköpfe als auch im Bereich des Sehnenansatzes vor, am häufigsten reißt der lange Bizepssehnenanteil im Bereich des Schultergelenkes (meist bei älteren Sportlern auf degenerativer Basis).

Während die Wiederanheftung des Bizepssehnenansatzes am Ellenbogengelenk im Bereich der Tuberositas radii der Speiche immer notwendig ist, ist der Kraftverlust bei der Ruptur der langen Bizepssehne nur gering ausgeprägt, da ein Großteil der Bizepsfunktion über den kurzen Bizepssehnenkopf (der intakt geblieben ist) sowie die intakte Insertion am Ellenbogen erhalten bleibt. Die Hauptkraft der Beugung des Ellenbogengelenkes wird unabhängig von dem M. bizeps über den M. brachialis aufgebracht. Man wird sich daher nur bei jungen Sportlern mit einer Ruptur der langen Bizepssehne zur Refixation entschließen oder bei Sportlern, die in jedem Falle auf ihre komplette Armkraft angewiesen sind. Die operative Technik besteht vorzugsweise in der „Schlüssellochtechnik": Die lange Bizepssehne wird mit einem Knoten versehen, der in ein schlüssellochartiges Fenster des Oberarmknochens eingeführt und dort verhakt wird.

Achillessehnenrupturen

Achillessehnenrupturen ereignen sich entgegen verbreiteter Meinung zu 90% ohne jegliche Vorboten bei körperlich gesunden Sportlern in der zeitlichen Mitte der sportlichen Aktivität bei gut durchwärmten Muskeln und Sehnen. Der Sportler vermutet nicht selten, daß ihm ein Gegenspieler in die Sehne getreten hat, in Wahrheit handelt es sich jedoch um eine akute übermäßige gleichzeitige Anspannung aller Muskelfasern der Wade, der die Achillessehne dann nicht standhalten kann. Die Diagnose der Achillessehnenruptur ist überwiegend durch einfache körperliche Untersuchung möglich. Eine Delle im Sehnenverlauf ist tastbar, die aktive Fußbewegung ist in ihrer Kraft eingeschränkt, eine zunehmende lokale Schwellung ist zu beobachten. Die Behandlungskonzepte haben sich in den letzten Jahren verändert. Es konkurrieren die konservative (nicht-operative) Behandlung mit einer Operation durch transkutane Nähte und der offenen Nahtbehandlung (Abb. 10). Bei korrekter Technik ist kein Vorteil einer bestimmten Behandlungsart zu erkennen, jedoch verlangt die konservative Behandlung, daß unmittelbar eine

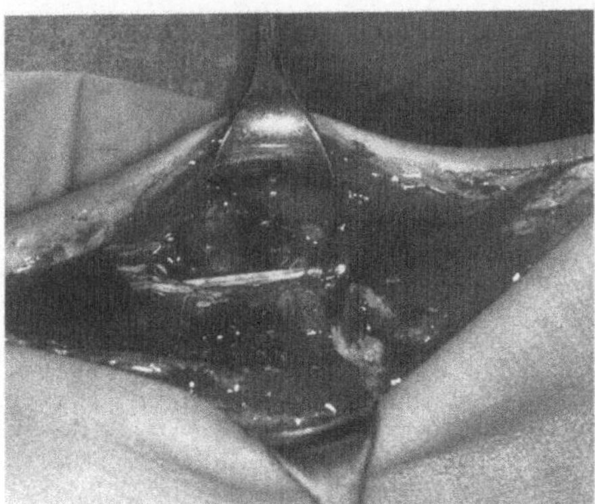

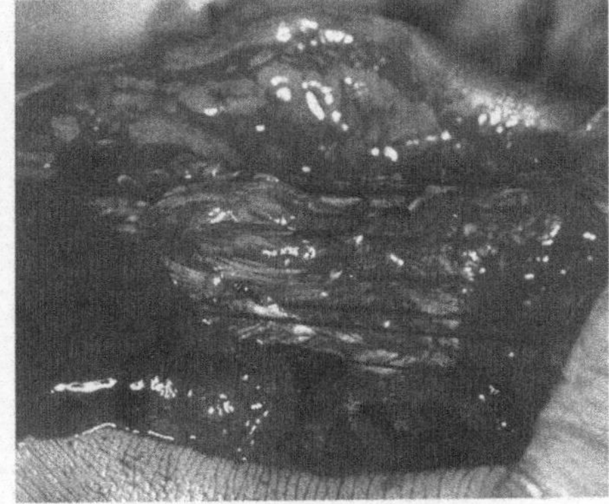

Abb. 10. Frische Achillessehnenruptur, die Ferse befindet sich rechts. Die im Zentrum des linken Bildes verlaufende Sehne ist die intakt gebliebene Plantaris longus-Sehne. Im rechten Bild ist die Achillessehne durch mehrere längsverlaufende Nähte readaptiert („Distanznähte"). Eine funktionelle Nachbehandlung mit Bewegung aus dem Gips heraus und mit frühzeitiger Belastung schließt sich an

gute Adaptation der Sehnenenden in der Ultraschalluntersuchung beobachtet werden kann (Fußbeugung) und daß eine genaue ambulante Nachkontrolle erfolgt. Sowohl bei operativen als auch bei konservativen Behandlungsverfahren ist die Rate der Rerupturen (Wiederholungsrisse) deutlich unter 3% gesenkt worden, Komplikationen sind aufgrund der Verbesserung des Nahtmaterials selten geworden. Bei operativer Behandlung und einwandfreier Sehnenadaptation ist eine frühfunktionelle Nachbehandlung möglich. Die Naht einer Achillessehne kann ohne Probleme auch in lokaler Betäubung durchgeführt werden.

Achillessehnendegeneration

Zu unterscheiden ist wie bei anderen Sehnen eine Erkrankung des Sehnenhüllgewebes (Peritendinitis) von einer Erkrankung der Sehnen selbst (Tendinose – Sehnenteilnekrose). Beide Erkrankungsformen können Folge von chronischer Überlastung oder Überbeanspruchung sein, die mikroskopisch kleine Verletzungen verursachen und nicht genügend ausheilen. Minderwertiges Narbengewebe, teilweise aufgelöstes, von der Durchblutung abgeschnittenes Verletzungsgewebe

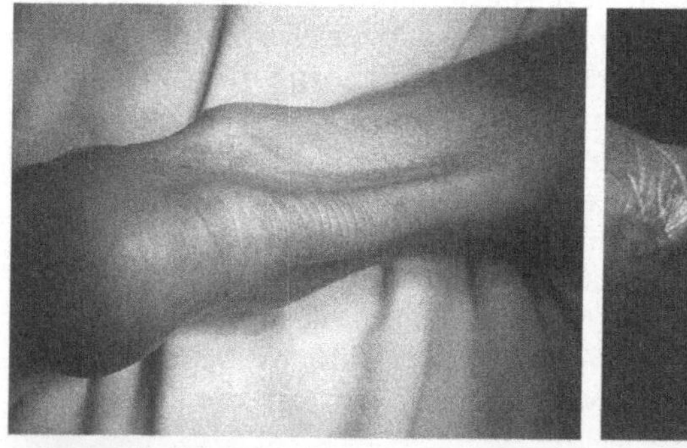

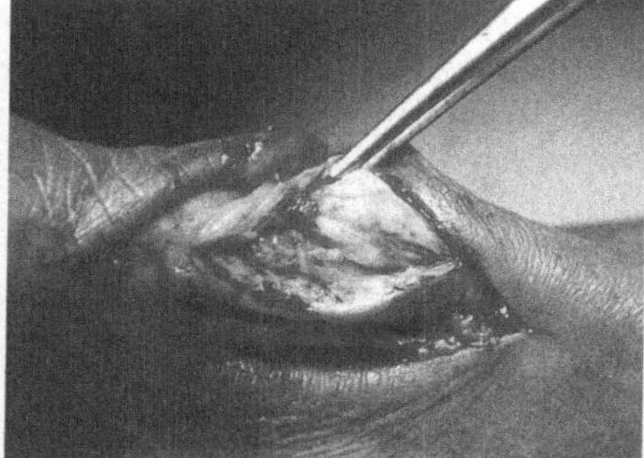

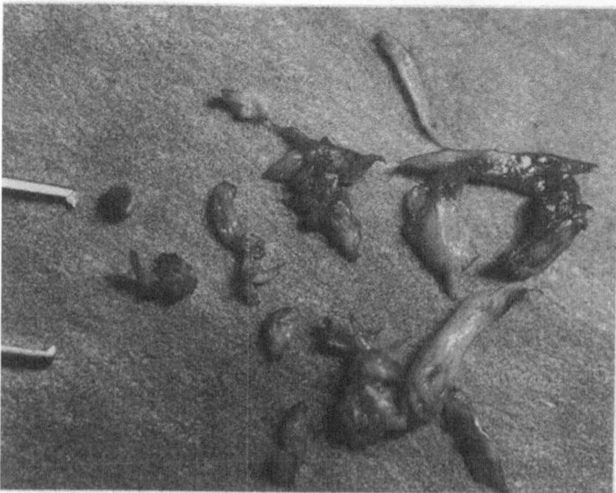

Abb. 11. Chronische Degeneration einer Achillessehne links (Tennisspielerin). Über der Vorwölbung an der Innenseite der Sehne besteht Spontanschmerz und Druckschmerz. Der Bereich wird eröffnet, die abgestorbenen Sehnenfaseranteile werden herausgeschnitten und die Sehne wieder vernäht

und Entzündungsreaktionen verursachen dabei Schmerzen und Schwellungen. In der Regel soll zunächst durch Ruhe und Schonung ein Heilvorgang eingeleitet werden, bei Versagen der konservativen Behandlung muß das erkrankte Gewebe ausgeschnitten und entfernt werden (Abb. 11).

Streßfrakturen

Sportler mit intensiven und lang anhaltenden Lauf- und Sprungbelastungen erleiden manchmal im Bereich lokalisierter Wechselbelastungen der Knochen sogenannte „Streßfrakturen", die nicht immer als akut empfunden werden und dann auch noch als Zerrungen mißdeutet werden können. Streßfrakturen kommen vor allem an den unteren Extremitäten vor, aber auch am Rumpf im Bereich der Wirbelsäule und an den Rippen. An den unteren Extremitäten sind Tibia, Kahnbein und Mittelfuß besonders beteiligt. Ein großer Anteil der Streßfrakturen wird verzögert erkannt und befindet sich dann bereits im Stadium der Pseudarthrose oder der spontanen Ausheilung. Die Diagnose einer Streßfraktur kann röntgenologisch besonders durch Zielaufnahmen und Computertomographie oder Kernspintomographie, mit frühzeitiger Sicherheit jedoch am besten durch eine Knochenszintigraphie gestellt werden. Bei Streßfrakturen im Bereich der Tibia muß die Differentialdiagnose zum chronischen Kompartmentsyndrom bzw. dem Schienbeinsyndrom („Shin Splints") gestellt werden. Streßfrakturen können mit hinreichender Sicherheit durch Belastungsreduzierung und Gipsruhigstellung behandelt werden. Terapieresistente Streßfrakturen werden am besten durch eine Stabilisierungsoperation des Knochens behandelt, dies gilt besonders für Frakturen im Stadium der pseudarthrotischen Heilung.

Bewährte Verfahren sind für die Tibia die Marknagelung, für den Mittelfuß und das Naviculare die Schrauben- bzw. Plattenosteosynthese unter Verwendung von körpereigenen Knochentransplantaten. Diese können auch lokal verschoben werden. Ob sich Stoßwellentherapie für diese Art der Verletzung eignet, wird zur Zeit an mehreren Zentren geprüft.

Frakturen und Luxationen (Verrenkungen)

Frakturen treten bei vielen Sportarten wie im täglichen Leben auf und unterscheiden sich im Prinzip nicht von „üblichen" Frakturen. Häufungen sind bei sturzgefährdeten Sportarten (z. B. Radsport, Reitsport) im Bereich der oberen Extremitäten zu finden.

Bei Kampfsportarten mit Handkontakt können Mittelhand- und Handwurzelknochenbrüche infolge direkter oder indirekter Stauchung auftreten. Erlebnissportarten (Fallschirmspringen, Gleitschirmfliegen) können Fußverletzungen und Sprunggelenkverrenkungen mit sich bringen (Abb.12).

Bei Stürzen im Rahmen des Sports oder bei gewaltsam abgebremster Bewegung (Gegnerkontakt) können an den Armen Gelenkverrenkungen hervorgerufen werden. Schultereckgelenkverrenkungen entstehen besonders bei seitlichen Stürzen auf den Arm, der sich dabei in der Regel am Körper befindet. Wenn das Schlüsselbein dabei vollständig aus dem Gelenk herausgedrängt wird, ist eine operative Behandlung notwendig. Die Diagnose wird mittels gehaltener Röntgenaufnahmen

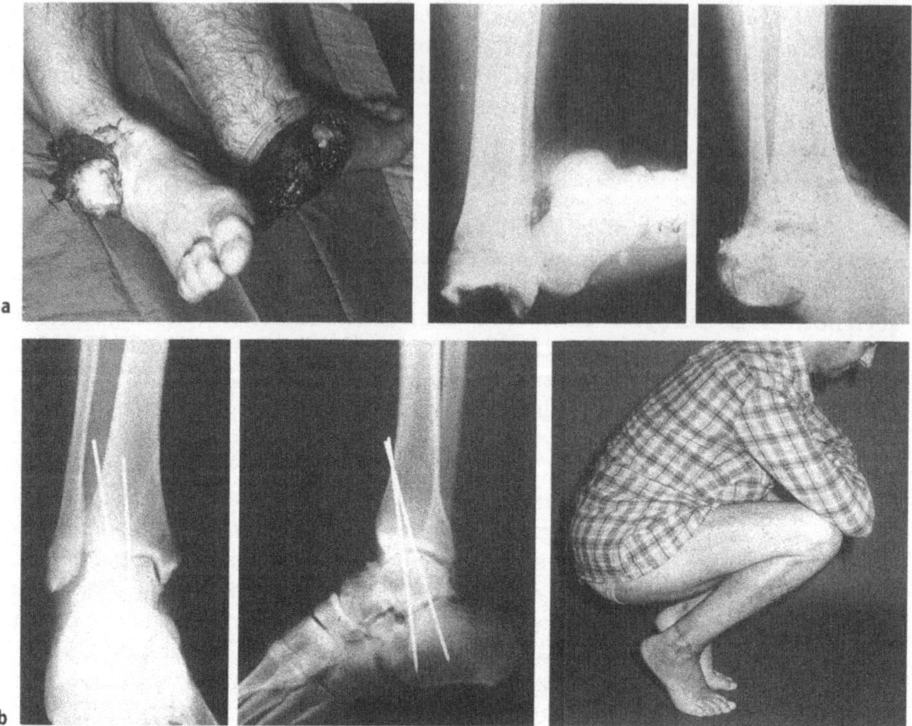

Abb. 12. **a** Offener Verrenkungsbruch beider Sprunggelenke bei einem Fallschirmspringer durch Landemanöver. Die Röntgenaufnahmen zeigen die komplette Verrenkung beider Sprunggelenke. **b** Die Verrenkung wurde notfallmäßig operativ beseitigt und durch gelenküberbrückende Drähte gestellt, die nach 3 Wochen wieder entfernt wurden. Bei der Funktionskontrolle nach einem Jahr normale Belastungsfähigkeit

im Seitenvergleich gestellt, wobei der Patient in jeder Hand ein Gewicht halten muß. Bei der operativen Behandlung wird das Gelenk offen wieder eingerichtet, die Stellung wird durch einen kräftigen Draht gehalten. Die Bänder werden genäht.

Schulterverrenkungen können durch ungeschickte Bewegungen bei spezieller Veranlagung (Banderschlaffung) ausgelöst oder durch echte Unfallereignisse verursacht werden. Dies ist bei Verrenkungen während des Sports in der Regel der Fall. Am häufigsten verrenkt der Schulterkopf nach vorn unten. Schulterverrenkungen sind sehr schmerzhaft und sollen so schnell wie möglich unter optimalen Bedingungen eingerichtet werden. Dazu gehört auch eine ausreichende Schmerzbetäubung. Die Schulter wird dann für 2–3 Wochen ruhiggestellt, um dem eingerissenen Kapselbandapparat Gelegenheit zur Heilung zu geben. Je jünger die Sportler bei der Erstluxation sind, desto häufiger ist eine erneute Luxation zu befürchten. Bei diesem Personenkreis ist dann zumindest bei der ersten Wiederholung der Verrenkung (Rezidivluxation) eine operative Stabilisierung anzuraten. Bei Sportlern, die während ihrer Sportausübung in Lebensgefahr geraten können (z.B. Klettern, Windsurfen) ist evtl. auch schon nach der Erstluxation eine opera-

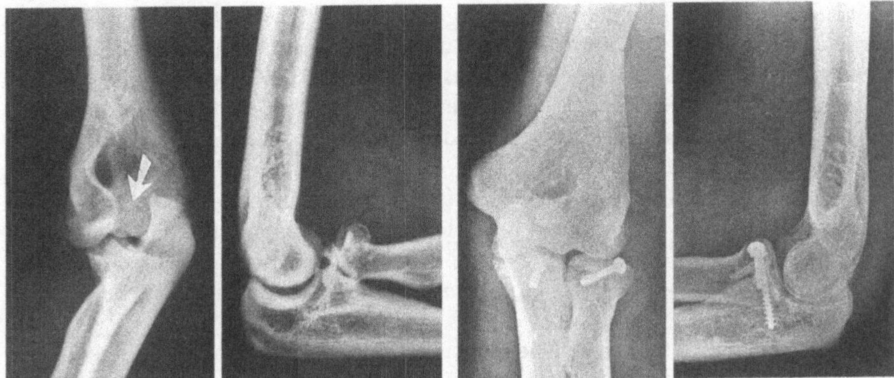

Abb. 13. Verrenkungsbruch des rechten Ellenbogens nach Fahrradsturz. In der schmerzbedingt nur unzureichend eingestellten Röntgenaufnahme nach dem Unfall wird ein Klaffen des Gelenkspaltes sichtbar (Pfeil). An Elle und Speiche liegen zusätzliche Frakturen vor, die zur Aufrechterhaltung der Stabilität durch Knochenschrauben rekonstruiert werden müssen

tive Stabilisierung sinnvoll. Bei der operativen Behandlung wird der auf der Vorderseite des Schultergelenkes abgerissene Kapselbandapparat in korrekter Länge am Knochen wieder angeheftet und die Schulter anschließend für mehrere Wochen ruhiggestellt. Schulterstabilisierungs-Operationen werden entweder offen oder auf arthroskopischem Wege vorgenommen. Die Reluxationsrate (Wiederholungsverrenkung) nach offenen Schulteroperationen ist dabei deutlich geringer als beim arthroskopischen Verfahren.

Ellenbogengelenkverrenkungen entstehen infolge Überstreckungsverletzung des Ellenbogens. In der Regel reißen beugeseitige Kapselbandstrukturen mit den Seitenbändern, zumindest einseitig auf der inneren oder äußeren Seite des Ellenbogengelenkes ab, recht häufig sind auch Frakturen mit beteiligt. Wenn Frakturen vorliegen, die die Instabilität begünstigen (an Speichenköpfchen oder Ellenbogenhaken), so müssen diese manchmal recht kleinen Fragmente auf operativem Wege wieder angeheftet werden, um eine erneute Verrenkung zu vermeiden (Abb. 13).

Ökonomische Bedingungen und soziale Fragen

Sportverletzungen und Sportschäden können im Bereich des bezahlten Sports weitreichende Einflüsse auf Verdienst und Karriere haben, denen sich ein Arzt auch dann nicht entziehen kann, wenn er nicht Angestellter eines Vereins ist, sondern nur dessen Sportler betreut. Beispielgebend ist die Frage, wie sich der Arzt bei einem Korbhenkelriß des Meniskus eines Professionals verhalten soll. Er muß Heilungschancen einer Nahtversorgung (50–80%) bei langfristigem Heilverlauf (3–9 Monate) gegen frühzeitige Belastungsfähigkeit (1–3 Wochen) und Arthrosegefahr im späteren Leben (50–80%) abwägen. Für den Profisportler fällt die Antwort leicht, für den Arzt ist es eine zweifelhafte Entscheidung. Ein junger Freizeitsportler wird die Empfehlung einer Meniskusnaht eher akzeptieren.

Weiterhin sind im Profisport die Fragen der Sportinvalidität von großer ökonomischer Bedeutung für den Sportler und die Vereine. Es sind hohe Versicherungssummen zu bewerten, die am ehesten zum Karriereende in Anspruch genommen werden, auch wenn bis zu dieser Zeit andauernde oder wiederkehrende Leistungsfähigkeit vorlag. Entsprechendes gilt hinsichtlich der Unfallrente für berufsgenossenschaftlich versicherte Professionalsportler. Wichtig ist zum Zeitpunkt des Karriereendes für die berufsgenossenschaftliche Versicherung, ob für den Sportler ein „besonderes berufliches Betroffensein" (in seinem Spezialberuf) vorliegt oder der „allgemeine Arbeitsmarkt" als Bezugsgröße der Minderung der Erwerbsfähigkeit und damit der Höhe der Renten zugrunde gelegt werden muß.

Im Breitensport ist eine versicherungsrelevante Frage, ob Sport im allgemeinen gesund oder schädlich ist (also in die Nähe von Alkoholismus oder Fettsucht zu rücken ist). Die Deutsche Herz-Kreislauf-Präventionsstudie konnte eine gesundheitsfördernde Wirkung des Sportes nachweisen, für Sportverletzungen und Sportschäden gibt es derartige vergleichende Erhebungen auf breiter Grundlage nicht. Die immer wieder diskutierte Frage, ob die gesetzlichen Krankenkassen für Unfälle bei sportlichen Aktivitäten Leistungsausschlüsse festlegen sollten, läßt sich insoweit nicht eindeutig beantworten.

Offene Fragen und zukünftige Entwicklung

Die Unfallchirurgie mit ihren zahlreichen wegweisenden Entwicklungen in der allgemeinen Traumatologie ist ein unverzichtbarer Helfer in fachlich korrekter und sportorientierter Wiederherstellung von jungen und alten Sportlern. Diese Rolle ist ihr nicht zugefallen, sondern durch Forschung in Kliniken und Forschungsinstituten sowie durch direkte praktische Sportbetreuung zuerkannt worden.

Die künftige Entwicklung geht in die Richtung, wie „Verschleißprophylaxe" wirksam betrieben und geschädigter Knorpel auf biologischem Wege (z.B. durch Knorpelzüchtung) ersetzt werden kann Gentechnische Verfahren zur örtlichen Verbesserung von Wachstums- und Heilungsvorgängen könnten gerade bei Sportverletzungen zu neuen Therapieansätzen führen. Ein wesentlicher, vielleicht der wichtigste Zweig ist eine oft unterschätzte Disziplin: die Epidemiologie. Bewertung und Verteilung von Sportverletzungen und ihre Auswirkungen auf den Sport müssen prospektiv und wissenschaftlich einwandfrei erforscht werden. Dieser Weg führt weg von der Klinik- oder Praxisstatistik hin zur vereinsorientierten Arbeit. Dies wird dem Sportarzt (genau wie sauber ausgearbeitete Langzeitergebnisse der Behandlungen von Sportverletzungen) eine wesentliche Hilfe in der Indikationsstellung zu einem bestimmten Behandlungsverfahren sein.

Zusammenfassung

Die Sporttraumatologie ist ein wichtiger Teil der Unfallchirurgie. Frische Verletzungen bedürfen der gleichen Aufmerksamkeit wie chronische Sportschäden. Die

Diagnostik und Therapie richtet sich nach der Maßgabe der allgemeinen Unfallchirurgie, bei Sportlern sind jedoch besondere Bedingungen hinsichtlich Gewebestruktur, Emotionalität und manchmal auch finanzieller Bedingungen durch den Arzt zu berücksichtigen. Häufige Sportverletzungen werden beschrieben, Therapieverfahren werden vorgestellt. Verletzungen und Schäden bei Kindern und Senioren werden besonders genannt. Die versicherungswirtschaftlichen Kosten der Sportverletzungen werden mit etwa 1% der Ausgaben der Krankenkassen geschätzt. Obwohl keine Kosten-Nutzen-Bewertung des Sportes vor dem Hintergrund von sportbedingten Verletzungen und Schäden möglich ist, ist es nicht gerechtfertigt, Sportverletzungen aus den allgemeinen Versicherungsleistungen zu streichen. Dies würde einen Vergleich zum Ausmaß von Schädigungen durch Genußgifte nach sich ziehen. Eine besondere Bedeutung zur Bewertung von Sportverletzungen und Sportschäden kommt wissenschaftlichen epidemiologischen Studien sowie langfristigen Nachuntersuchungen zu. Zukünftige Forschung wird sich mit der Knorpelregeneration und gentechnischen Beeinflussung von Heilungsvorgängen befassen.

Literatur

1. Bigliani L-U, Kimmel J, Mc Cann P D, Wolfe I (1992) Repair of rotator cuff tears in tennis players. Am J Sports Med 20 : 112
2. Engelhardt M, Hintermann B, Segesser B (1996) GOTS-Manual Sporttraumalogie. Deutscher Ärzte-Verlag, Köln
3. Fink C, Hoser C, Benedetto K P, Hackl W, Gabl M (1996) Langzeitergebnisse nach konservativer oder operativer Therapie der vorderen Kreuzbandruptur. Unfallchirurg 99 : 964–969
4. Franke K (1986) Traumatologie des Sports. Thieme, Stuttgart
5. Fritschy D, Wallensten R (1993) Surgical treatment of patellar tendinitis, Knee Surg Sports Traumatol Arthrosc 1 : 131
6. Geyer M, Sander-Beuermann A, Wegner U, Wirth CJ (1993) Streßreaktionen und Streßfrakturen beim Leistungssportler. Unfallchirurg 96 : 66–74
7. Hertel P, Cierpinski T (1994) Muskel- und Sehnenverletzungen beim Sportler. Chirurg 65 : 934–942
8. Hertel P, Bernard M (1994) Vordere Kreuzbandersatzplastik, Vorteile einer metallfreien offenen Press-Fit-Operationstechnik (Einschnittechnik) gegenüber einer arthroskopischen Unitunnel-Technik. In: Kohn D, Wirth CJ (Hrsg) Arthroskopische versus offene Operationen. Enke, Stuttgart
9. Järvinen M (1992) Epidemiology of tendon injuries in sports. Clin Sports Med 11 : 493
10. Krüger-Franke M, Trouillier HH, Lepping J (1996) Diagnostische und operative Möglichkeiten der Arthroskopie am oberen Sprunggelenk. Sportorthop Sporttraumatol 12/1 : 29–35
11. Krüger-Franke M, Thermann R, Refior HJ (1992) Die distale Bizepssehnenruptur-Diagnostik, Therapie, Ergebnisse. Z Orthop 130 : 31
12. Molnar TJ, Fox JM (1993) Overuse injuries of the knee in basketball. Clin Sports Med 12 : 349
13. Noonan TJ, Best TM, Seaber AV, Garrett WE (1994) Identification of a threshold for skeletal muscle injury. Am J Sports Med 22 : 257
14. Orthner E, Polcik J, Schabus R (1989) Die Luxation der Peroneussehnen. Unfallchirurg 92 : 589
15. Pedowitz RA, Hargens AR, Mubarak SJ (1990) Modified criteria for the objective diagnosis of chronic compartment syndrome of the leg. Am J Sports Med 18 : 35
16. Peterson L, Renström P (1987) Verletzungen im Sport. Deutscher Ärzte-Verlag, Köln
17. Renström P (1991) Sports traumatology today. Ann Chir Gynaecol 80 : 81
18. Sennerich Th, Ahlers J, Ritter G, Schneider C, Nix WA (1991) Diagnostik, Therapie und Ergebnisse – Bizepssehnenrupturen. Unfallchirurg 94 : 176

19. Shelbourne KD, Patel DV (1995) Timing of surgery in anterior cruciate ligament-injured knees. Knee Surg Sports Traumatol 3 : 148 – 156
20. Tiling Th, Bonk A, Höher J, Klein J (1994) Die akute Außenbandverletzung des Sprunggelenkes beim Sportler. Chirurg 65 : 920 – 933
21. Zwipp H, Thermann H, Tscherne H (1993) Kontra – Operative Behandlung der Achillessehnenruptur beim Sportler. 56. Jahrestagung der Deutschen Gesellschaft für Unfallchirurgie. Hefte Z Unfallchir 232 : 411

KAPITEL 20

Neurotraumatologie

O. Trentz, Th. Kossmann und R. Stocker

Problemstellung

Die Überlebenswahrscheinlichkeit für schwerverletzte Patienten hat sich in den letzten Jahrzehnten durch die in der präklinischen Phase beginnenden therapeutischen Maßnahmen, einen effizienten Patiententransport, verbesserte klinische Rahmenbedingungen und konsequente Behandlungskonzepte entscheidend verbessert. Trotzdem findet sich in der Gruppe der schwerverletzten Patienten mit Schädel-Hirn-Trauma (SHT) die höchste Letalität. Post-mortem-Studien zeigten, daß in bis zu 50% Verletzungen des Zentralen Nervensystems die Todesursache sind, gefolgt vom Blutungsschock und Multiorganversagen. Forschungsresultate der letzten Jahre haben einen Teil der pathophysiologischen Veränderungen nach einem SHT aufgeklärt und insbesondere die nach dem initialen Trauma auftretenden sekundären Schäden und deren Auswirkungen auf das spätere funktionelle Ergebnis nachgewiesen. Das Ziel der therapeutischen Maßnahmen ist die Vermeidung zusätzlicher Sekundärinsulte. Diese Erkenntnisse haben zur Entwicklung eines speziellen Neurotrauma-Monitoring geführt in Kombination mit differenzierten Behandlungskonzepten.

Historisches

Ausführlich beschäftigte sich im 19. Jahrhundert Prof. Krönlein in Zürich mit der Diagnostik und Therapie von Hirnverletzungen. Detailliert geht er in seinen Schriften auf verschiedene Operationsverfahren am Schädel ein. Während der beiden Weltkriege sowie im Korea- und Vietnamkrieg wurden wichtige neurotraumatologische Erkenntnisse gewonnen. So konnte Harvey Cushing im 1. Weltkrieg durch ein frühzeitiges Debridement bei schädelhirnverletzten Patienten die Letalität von 54% auf 29% senken. Die Einführung der Langzeitbeatmung und intensivmedizinische Behandlungsmethoden in den sechziger Jahren führten zu weiteren ermutigenden Ergebnissen. In den siebziger und achtziger Jahren wurde die früher häufig durchgeführte Probetrepanation durch die Verbreitung der Computertomographie verdrängt. Heute stehen noch sensitivere Untersuchungsmöglichkeiten in Form des Magnet Resonance Imaging (MRI), der Positron Emission Tomography (PET) und der Single Photon Emission Computed Tomography (SPECT) zur Verfügung. Neben dem Nutzen der neuen diagnostischen Möglichkeiten wird besonders an der Verbesserung des intensivmedizinischen Managements und der Entwicklung von Pharmaka, die in die pathophysiologischen Kaskaden eingreifen sollen, gearbeitet.

Heutiger Stand

Die posttraumatischen Veränderungen, die nach einem SHT auftreten, sind vielfältiger Natur und laufen parallel oder sequentiell ab. Bisher wurden nur teilweise die verletzungsbedingten Veränderungen innerhalb des Gehirnes sowie der zerebral-mediierte Einfluß auf andere Organsysteme untersucht. Generell lassen sich vorbestehende, d.h. patientenspezifische Faktoren von unfallbedingten und posttraumatischen Faktoren unterscheiden, welche das Behandlungsergebnis maßgeblich beeinflussen (Abb. 1).

Pathophysiologische Veränderungen nach Schädel-Hirn-Trauma

Die primären Traumafolgen am Zentralen Nervensystem werden durch die initiale Krafteinwirkung hervorgerufen. Diese imponieren als fokale Verletzungen (Frakturen, Gefäßzerreißungen, epi-, subdurale und intrazerebrale Hämatome) und/ oder diffuse Läsionen (sog. shearing injuries, diffuse axonal injury) und können weitere sogenannte sekundäre Schäden triggern. Während Fokalschäden durch ein direktes Trauma hervorgerufen werden und als Gehirnkontusionen, Lazerationen oder Blutungen imponieren, werden diffuse axonale Verletzungen durch Akzelerations- und Dezelerationsbewegungen hervorgerufen.

Sekundäre Schäden, auf die das bereits verletzte Gehirn besonders empfindlich reagiert, treten mit einer Zeitverzögerung auf und vergrößern die primären Verletzungen. Als Sekundärinsulte gelten vor allem die häufig nach einem Unfall auftretende Hypotonie und Hypoxie sowie ein gesteigerter intrakranieller Druck (ICP), Ischämie/Reperfusionssyndrome und intrakranielle Ödembildung.

Monitoring und Therapiekonzepte

Ein Behandlungskonzept für SHT-Patienten muß in erster Linie Sekundärinsulte vermeiden. Darüber hinaus soll es erlauben, optimale Bedingungen für die Erholung von nicht irreversibel geschädigtem Hirngewebe zu schaffen. Absolute Voraussetzung jeder erfolgreichen Behandlung ist die integrative Therapie des Gesamtorganismus durch ein eingespieltes Team vom Unfallort bis zur Neurorehabilitation. Es gibt eine Reihe von Therapiestrategien, die auf unterschiedliche Weise der Vermeidung von Sekundärinsulten entgegenwirken sollen. In dieser Arbeit wird das an der Klinik für Unfallchirurgie des Universitätsspitals Zürich entwickelte Therapiekonzept für Patienten mit SHT vorgestellt.

Die folgenden Richtlinien haben, den örtlichen Gegebenheiten entsprechend modifiziert, am Unfallplatz, im Schockraum (SR), im Operationssaal (OP) und in der Intensivbehandlungsstation (IPS) Gültigkeit.

Beurteilung

Die Beurteilung des Verletzten ist ein „kontinuierlicher Prozeß mit erheblichen Konsequenzen". Das Ziel ist

- den Schweregrad der Verletzung zu quantifizieren,
- die Art der Behandlung festzulegen,

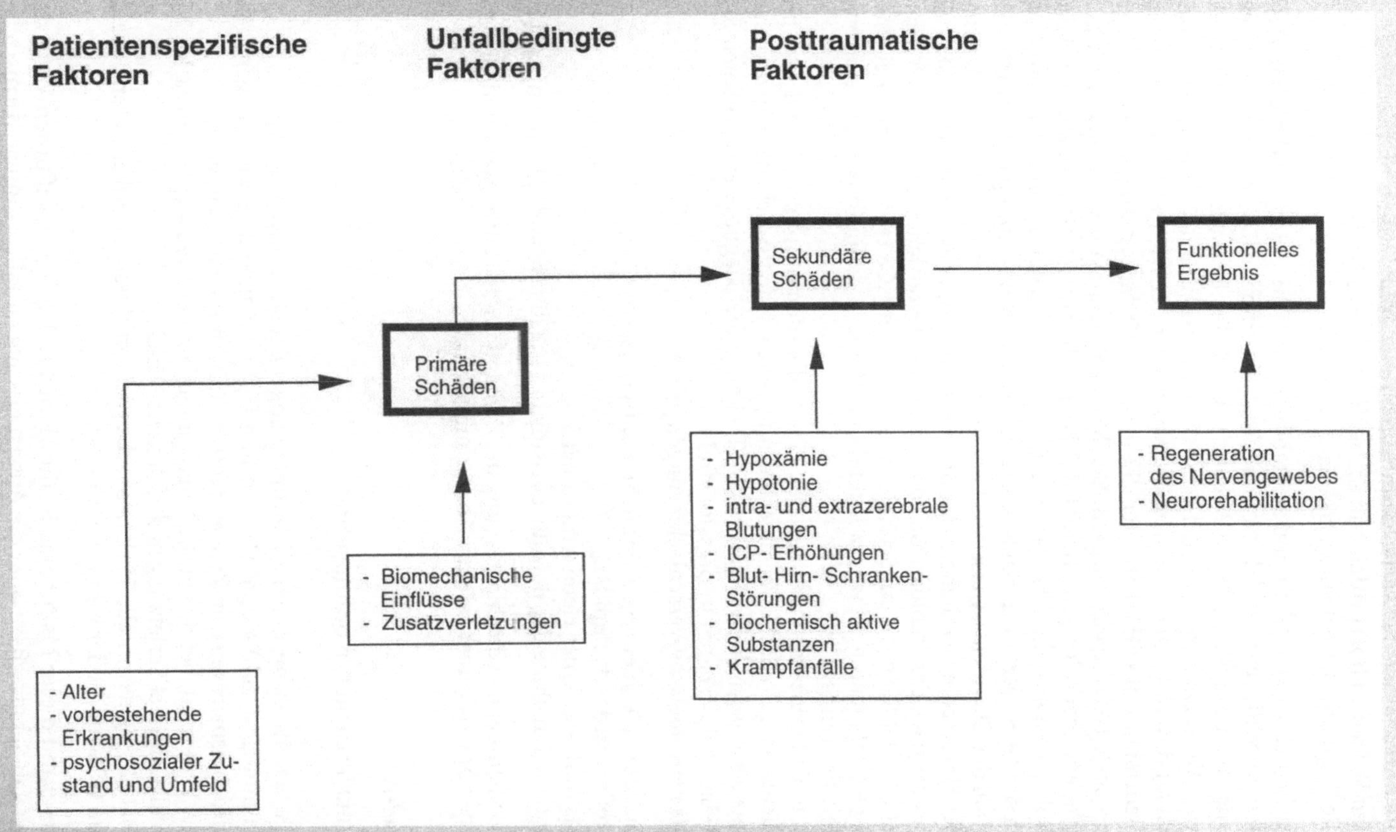

Abb. 1. Faktoren, die den klinischen Verlauf und das funktionelle Ergebnis Schädel-Hirn-verletzter Patienten beeinflussen

- die Ausgangslage für Verlaufskontrollen zu fixieren,
- den Verlauf zu überprüfen und schließlich
- die Prognose abschätzen zu können.

Vordringlich zu beurteilen und zu stabilisieren (siehe unten) sind die Vitalfunktionen. Anschließend wird der Kurzneurostatus erhoben. Dieser umfaßt die Beurteilung der Bewußtseinslage (Wachheit, Grad der Orientierung), der Pupillen (Form, Weite, Reaktion) und der Motorik der Extremitäten (fokale neurologische Ausfälle) des Verletzten. Die Bewußtseinslage ist der wichtigste Einzelfaktor für die Beurteilung des SHT-Patienten. Sie läßt sich mit der 1974 eingeführten Glasgow Coma Scale (GCS) quantifizieren. Der Maximal-Score von 15 bedeutet nicht, daß der Patient „neurologisch unauffällig" ist; psychisches Verändertsein oder fokale neurologische Ausfälle schlagen sich im GCS nicht nieder! Bei einem Bewußtlosen kann der GCS-Wert maximal 8 betragen. Für die Beschreibung der Bewußtseinslage soll der GCS idealerweise nicht nur aufsummiert werden; als Minimalvariante ist der Motorscore zu erheben. Quantifiziert wird der Schweregrad eines SHT aufgrund des nach der Stabilisation von Atmung und Kreislauf („post resuscitation") erhobenen GCS. So gilt ein SHT als mild, wenn der GCS 13–15 beträgt, bei einem GCS 9–12 als mäßig schwer, während ein GCS 3–8 definitionsgemäß Ausdruck eines schweren SHT ist.

Eine Differenz der Pupillenweite, eine Halbseitensymptomatik und eine progrediente neurologische Verschlechterung gelten, jede für sich allein genommen, bereits als Ausdruck des schweren SHT, ebenso die Diagnose eines offenen SHT und einer palpierbaren Impressionsfraktur.

Als neurologische Verschlechterungen gelten:

- zunehmende oder ungewöhnliche Kopfschmerzen,
- größer werdende Pupillen,
- das Auftreten einer Hemisymptomatik
- und die Zunahme der Bewußtseinsstörung (qualitativ und/oder quantitativ).

Eine zunehmende Verschlechterung des Zustandes weist auf ein progredientes Geschehen hin, das einer raschen Abklärung bedarf.

Prozedere

Zu intubieren und zu beatmen sind

- alle Verletzten, bei denen die Atmung ungenügend ist (Zyanose, Apnoe, $paO_2 <$ 60 mm Hg (7,8 kPa), $paCO_2 >$ 50 mm Hg) oder möglicherweise ungenügend wird, beispielsweise im Zusammenhang mit Thoraxverletzungen;
- alle Verletzten, bei denen die Durchgängigkeit der Atemwege bedroht ist, beispielsweise bei Verletzungen des Gesichtsschädels;
- unabhängig davon alle Verletzten, die nicht mindestens „lokalisieren", die einen GCS von 8 oder weniger aufweisen.

Hintergrund dieser Maßnahme ist die Tatsache, daß bei bewußtlosen Verletzten die vitalen Schutzreflexe oder die Atemsteuerung ausfallen kännen. Anzustreben ist eine Normoxämie, d.h. ein paO_2 von mindestens 100 mm Hg (13 kPa), sowie ein

$paCO_2$ von 40–45 mm Hg (4,8–5,5 kPa). Die prophylaktische Hyperventilation ist abzulehnen, weil die infolge Vasokonstriktion resultierende Minderung der zerebralen Durchblutung möglicherweise eine Ischämie zur Folge hat. Intubiert wird in der Regel primär oral. Die orale Intubation ist obligat, wenn eine schwere Schädelbasisfraktur, eine Liquorrhoe oder eine schwere maxillofaziale Verletzung vorliegt. Anzustreben ist die Intubation am Unfallort. Dies ermöglicht es, 60 % der Verunfallten innerhalb 30 Minuten nach dem Unfallereignis zu intubieren, gegenüber lediglich 17 % der nach dem Prinzip „Einladen und Losfahren“ direkt ins Zentrum eingewiesenen Patienten. Gleichzeitig mit der Atmung muß der Kreislauf optimiert werden. Anzustreben ist ein systolischer Blutdruck von mindestens 130 mm Hg (arterieller Mitteldruck (MAP) über 100 mm Hg). Keinesfalls soll ein erhöhter Blutdruck gesenkt werden, sofern der Verletzte adäquat sediert und analgesiert ist, weil die Blutdrucksteigerung meist einer Bedarfshypertonie bei gesteigertem ICP entspricht. Ziel ist die Normovolämie, wenn nötig zu erreichen durch aggressiven Volumenersatz, bevorzugt mit Ringerlaktat und/oder Kolloiden. Die Verwendung von hypoosmolarer Flüssigkeit ist wegen der Gefahr der Provokation/Exazerbation eines Hirnödems unbedingt zu vermeiden. Selbstverständlich sind äußere Blutungen zu stillen. Der Kreislauf ist bedeutend schwieriger zu normalisieren bzw. zu stabilisieren als die Atmung. Die Höhe des intrakraniellen Drucks kann an der Unfallstelle bzw. beim Eintreffen im Schockraum nur geschätzt werden. Er ist bei Patienten mit offenem SHT und Austritt von Hirngewebe praktisch nie gesteigert, weil sich das Gehirn selbst dekomprimiert. Auf einen progredienten Anstieg des ICP weisen Bradykardie, Hypertension und verlangsamte Atmung hin, ebenso langsam weiter werdende Pupille(n). Nur in dieser Situation ist die unkontrollierte ICP-Beeinflussung gerechtfertigt. Auch wenn die Hyperventilation den ICP senken kann, ist ihr prophylaktischer Einsatz ebenso abzulehnen wie die eine Hypovolämie provozierende prophylaktische Gabe von Diuretika oder Osmotherapeutika (z. B. Mannitol). Auch die „blinde“ Barbituratgabe ist bei diesen potentiell immer hypovolämen Verletzten wegen der negativ inotropen Wirkung außerordentlich gefährlich. Unter ICP-Registrierung richtet sich die Positionierung nach den gemessenen ICP-Werten bzw. nach dem Einfluß der Oberkörperhochlagerung auf den zerebralen Perfusionsdruck (CPP).

Hospitalisation

Ein Verunfallter mit mäßiggradigem oder schwerem SHT muß, auch wenn er voraussichtlich nicht kraniotomiert werden wird, in eine Klinik eingewiesen werden, die über einen permanenten neurotraumatologischen Dienst verfügt. Diese Verletzten benötigen wie die Kraniotomierten neben dem Monitoring der Vitalfunktionen ein aufwendiges Neuromonitoring.

Schockraum

Als erstes wird der Verletzte erneut bezüglich seiner vitalen und neurologischen Funktionen beurteilt. Sobald er kardiopulmonal stabil ist – möglicherweise sind hierzu chirurgische Eingriffe zur Blutstillung bzw. Sicherung der Lungenfunktion (z. B. Thoraxdrainagen) notwendig – werden weiterführende diagnostische Untersuchungen, in erster Linie die Computertomographie (CT) des Schädels, durchgeführt. Wenn die kardiopulmonale Situation oder ein rasch progredientes Mittelhirnsyndrom („Einklemmung") die Durchführung eines CT verbietet und die Wahrscheinlichkeit des Vorliegens eines intrakraniellen Hämatoms groß ist (älterer Patient, Sturz/Schlag, Bewußtseinsstörung, Fraktur, Anisokorie, Hemisymptomatik), ist die Probetrepanation indiziert.

Notfallsituation

Patienten mit leichtem SHT – sie weisen entweder eine Prellmarke am Kopf bei direkter oder eine passagere Hirn-Funktionsstörung (Bewußtseinsverlust, amnestische Lücke) bei indirekter Gewalteinwirkung auf – sind ebenfalls durch Sekundärinsulte gefährdet. Bei ihnen hat das Konzept, Sekundärinsulte zu verhüten, zum Ziel, aus der Vielzahl der Betroffenen die wenigen, die durch das Auftreten von Komplikationen gefährdet sind, möglichst zuverlässig herauszulesen. Bei diesen Komplikationen handelt es sich in erster Linie um intrakranielle extrazerebrale Hämatome. Dies läßt sich dadurch erreichen, daß bei allen Verletzten, die eine Erinnerungslücke aufweisen bzw. einen Bewußtseinsverlust erlitten haben, ebenso wie bei Verletzten mit erheblichen Prellmarken und/oder ausgedehnten Rißquetschwunden am Kopf Schädel-Leeraufnahmen (ap., seitlich, halbaxial) angefertigt werden. Findet sich eine Schädelfraktur, wird obligat ein CT durchgeführt, weil eine Schädelfraktur bei einem orientierten Patienten die Wahrscheinlichkeit des Vorliegens eines Hämatoms um das 200 fache steigert.

Operationsindikation

Zeigt das CT ein Hämatom (epi-, subdural oder intrazerebral), das die Strukturen der Mittellinie um mehr als 4 mm verlagert, wird es mittels Kraniotomie evakuiert. Ebenfalls operativ versorgt werden offene Verletzungen, um die Infektionsgefahr möglichst gering zu halten. Bei Patienten mit einem präoperativen GCS von 8 oder tiefer wird intraoperativ eine ICP-Meßsonde implantiert. Die Evakuation raumfordernder akuter intrakranieller Hämatome hat erste Priorität, d.h. sie wird als vitale Indikation notfallmäßig durchgeführt, sobald der Verletzte kreislaufstabil ist. Ist eine Probetrepanation indiziert, so können diese und die sich daraus allenfalls ergebende Hämatomevakuation mittels Erweiterung eines Bohrlochs gleichzeitig mit den Maßnahmen zur kardiopulmonalen Stabilisation durchgeführt werden. Das CT muß nach Beendigung der Eingriffe nachgeholt werden.

Die Implantation einer Sonde zur kontinuierlichen Messung des ICP ist indiziert bei

- Patienten, die sediert/relaxiert und beatmet im Schockraum eintreffen,
- Patienten mit einem GCS < 8; Voraussetzung ist, daß entweder das initiale Computertomogramm pathologisch ist, oder daß – bei initial unauffälligem CT – der Bewußtseinsverlust andauert (länger als sechs Stunden ab „Zeitpunkt Unfall"),
- Patienten, die im Anschluß an eine Kraniotomie kontrolliert beatmet werden,
- Patienten, deren Zustandsverschlechterung den GCS unter 9 absinken läßt und/oder die Aufnahme einer kontrollierten Beatmung notwendig macht,

- Mehrfachverletzten, die eines sofortigen langdauernden (extrakraniellen) Eingriffes bedürfen, vorausgesetzt, das initiale CT ist pathologisch.

Die ICP-Sonde der Wahl ist der Ventrikelkatheter, weil er sofort nach der Implantation zuverlässige Meßwerte liefert und es erlaubt, den intrakraniellen Druck nicht nur zu messen, sondern ihn über die Drainage von Liquor zu beeinflussen.

Wegen des Komplikationsrisikos wird bei folgenden Verletzten in der Regel anstelle des Ventrikelkatheters ein weniger invasives ICP-Meßsystem (Wilkinson-Cup Subduralsonde, Caminosonde) zum ICP-Monitoring implantiert:

- mehrfachverletzte Patienten mit geringen zerebralen Läsionen, die ein ICP-Monitoring nur benötigen, weil entweder ein langdauernder extrakranieller chirurgischer Eingriff geplant ist oder bei denen aus extrazerebralen Gründen eine neurologische Beurteilung über einen längeren Zeitpunkt nicht möglich ist (z. B. Beatmung mit notwendiger Sedation),
- Patienten, die eine wesentliche Gerinnungsstörung aufweisen,
- Patienten mit sehr engem oder verlagertem Ventrikelsystem (Punktion schwierig oder unmöglich, Kollaps des Ventrikelsystems, Blockierung des Ventrikelkatheters),
- Patienten mit offenen Schädel-Hirn-Verletzungen, die ein hohes Infektrisiko haben,
- Patienten mit einem Okklusivhydrocephalus infolge Kompression des Aquädukts oder des 4. Ventrikels durch ein raumforderndes Hämatom der hinteren Schädelgrube (Risiko der Aufwärtsherniation).

Statt dessen ist eine Druckmeßsonde in den Subduralraum oder ins Hirnparenchym einzulegen.

Intensivmedizinische Therapiekonzepte

Oberstes Prinzip der Intensivbehandlung ist die Vermeidung von Sekundärinsulten bzw. die Schaffung von Rahmenbedingungen, welche die Erholung nicht irreversibel geschädigter Hirnareale erlaubt. Beides ist an eine optimale Substratversorgung gebunden, insbesondere mit Sauerstoff, weshalb die Beurteilung und Optimierung der zerebralen Hämodynamik eine zentrale Rolle spielt. Da das Gehirn gleichzeitig Steuerorgan seiner eigenen Versorgung ist, hat nur eine Systemtherapie Aussicht auf Erfolg, d. h. der Gesamtorganismus muß in die Therapie einbezogen werden.

Monitoring

Die Überwachung und Beeinflußung des regionalen zerebralen Blutflusses (rCBF) bzw. der zerebralen metabolischen Sauerstoffrate ($CMRO_2$) aller Regionen des Gehirns wäre eine ideale Steuergröße der Therapie. Da dies in der klinischen Routine nicht möglich ist, müssen verschiedene regionale oder indirekte Größen integrativ monitorisiert werden. Dazu gehören heute:

- Kontinuierliche Registrierung des ICP bzw. des zerebralen Perfusionsdruckes (CPP), Registrierung der Liquordrainagemenge.

- Kontinuierliche Registrierung der gemischt venösen Sättigung im Bulbus venae jugularis ($SvjO_2$): Erlaubt unter Einbezug der arteriellen Sättigung und Bestimmung des Sauerstoffgehaltes die Abschätzung des globalen Verhältnisses zwischen Sauerstoffangebot und -verbrauch. Das Nebeneinander von minder- und luxusperfundierten Hirnarealen kann damit allerdings nicht erkannt werden. Zielgröße: $SvjO_2 > 65\%$.
- Sequentielle arteriobulbusvenöse Laktatdifferenzbestimmung (a–vj DL): Erlaubt das Erkennen einer zerebralen Ischämie; eine lokale Zuordnung ist damit aber nicht möglich. Zielgrösse: a–vj DL < 0,2 mmol/l.
- Transkranielle Doppleruntersuchung der zerebralen Gefäße. Über Messung der Blutflußgeschwindigkeiten können indirekte Perfusionshinweise gewonnen werden; dieses Verfahren erlaubt beispielsweise die Abschätzung des zerebrovaskulären Widerstandes, gibt Anhaltspunkte für die Beurteilung der zerebralen Perfusion und erlaubt das Erkennen von Vasospasmen. Eine direkte Messung des zerebralen Blutflusses ist aber nicht möglich.
- Gewebe-pO_2-Messung ($ptiO_2$): Erlaubt die direkte Messung des Gewebesauerstoffpartialdruckes in einem sehr begrenzten Gewebeareal. Zielgrössen: $ptiO_2$ > 15 mm Hg. Bei Werten unter 15 mm Hg besteht ein Ischämierisiko, bei Werten unter 5 mm Hg kommt es zu irreversiblen hypoxischen Zellschäden.

Liquordrainagetests sowie Manipulationen von Blutdruck und Ventilation geben über diese Monitoringmodalitäten hinaus zusätzlich Auskunft über die Compliance des zerebralen Kompartimentes (Pressure-Volume-Index = PVI) und über die CO_2-Reaktivität und Autoregulation. Zur Abschätzung der funktionellen Beeinträchtigung, zur Erkennung von epilepsiespezifischen Potentialen bzw. zum Monitoring während eines etwaig notwendigen Barbituratkomas werden darüber hinaus elektrophysiologische Untersuchungen wie repetitive oder auch kontinuierliche Elektroenzephalographie (EEG) und somatosensorisch evozierte Potentiale (SEP) vorgenommen.

Die systemische Überwachung erfolgt mit auch sonst allgemein üblichen Verfahren wie EKG, blutiger arterieller und venöser Druckmessung, sequentiellen oder kontinuierlichen Blutgasanalysen, Blasenkatheter, Kapnographie usw., wobei die Überwachung der Hämodynamik mittels sequentieller oder kontinuierlicher Herzzeitvolumenbestimmung eher großzügig, bei Barbituratapplikation jedoch obligatorisch eingesetzt wird.

Therapeutische Maßnahmen

Zur Verhinderung sekundärer Hirnschäden stehen folgende Maßnahmen zur Verfügung:

- Liquordrainage: Reduziert das Volumen des Liquorkompartementes zugunsten des Gewebevolumens.
- Osmotherapie: Reduziert Hirnödem, reduziert zerebrales Blutvolumen (CBV) über viskositätsbedingte Vasokonstriktion, Mannitol dient zudem als Radikalfänger. Cave: Elektrolytstörungen, Osmodiurese, Hyperosmolarität (Grenze: < 315 mOsm/l).

- Hyperventilation: Sofern die zerebrale CO_2-Reaktivität erhalten ist, führt die Senkung des arteriellen pCO_2 um 2–4 mm Hg über eine Vasokonstriktion mit konsekutiver Reduktion des CBV zu einer Senkung des ICP um 1 mm Hg. Unter ungünstigen Umständen kann damit allerdings eine zerebrale Ischämie induziert werden.
- Milde Hypothermie (33–34 °C): Reduziert ICP, CBF und $CMRO_2$. Zusätzlich gibt es Hinweise, daß die Exkretion der exzitatorischen Aminosäuren Glutamat und Aspartat erniedrigt und die Zellmembranen stabilisiert werden. Inwieweit das Infektrisiko erhöht wird, ist bis jetzt nicht abschließend geklärt.
- Barbiturate: Erniedrigen dosisabhängig $CMRO_2$ und CBF und erhöhen die intrazellulären Energiespeicher. Sie erhöhen den zerebrovaskulären Widerstand und reduzieren damit CBV und ICP. Postuliert werden zudem Effekte auf ischämische Penumbrazonen, auf die Stabilisierung von lysosomalen Membranen, auf die Freisetzung von exzitatorischen Aminosäuren und den intrazellulären Kalziumeinstrom sowie auf die Reduktion von freien Radikalen. Eine Reihe von Risiken begleitet allerdings die Anwendung hochdosierter Barbiturate, da sie kreislauf- und immundepressorische Nebenwirkungen haben. Ein Barbituratkoma verlangt deshalb nach unserer Auffassung ein hämodynamisches Monitoring mittels Swan-Ganz-Katheter sowie eine kontinuierliche EEG-Überwachung, um eine optimale Dosiswirkung zu erzielen.

Therapeutisches Stufenschema

Grundbehandlung

- Aggressive hämodynamische Stabilisierung (primär Volumen-/Flüssigkeitszufuhr, Katecholamine nur, wenn unbedingt notwendig) mit dem Ziel einer
- Normo- bis leichten Hypervolämie, CPP > 70 mmHg, MAP > 80 mm Hg, Hämatokrit > 30 %. Keine Routine-Oberkörperhochlagerung (reduziert CPP, erhöht Volumensequestration). Keine Blutdrucksenkung bis MAP 130 mm Hg (Bereich der Autoregulation).
- Normoxämie (paO_2 >100 mm Hg [13 kPa]), Normokapnie, keine prophylaktische Hyperventilation (Ischämierisiko).
- Adäquate Sedation, Relaxation, Analgesie.
- Normothermie, Verhinderung von Hyperglykämien.
- Bei jedem unklaren ICP-Anstieg CT-Kontrolle zum Ausschluß einer interventionsbedürftigen intrakraniellen Raumforderung.

Therapeutisches Stufenschema bei ICP-Anstieg

(Interventionsschwelle ICP > 15 mm Hg) bzw. bei ungenügendem CPP (Interventionsschwelle CPP < 70 mm Hg)

- Vertiefung der Sedation und Analgesie, Volumenersatz, Kreislaufstützung (ggf. mit Katecholaminen).
- Liquordrainage, sofern möglich.

- Einlage eines Bulbus venae jugularis-Katheters auf der Seite der Läsion oder rechts (kortikaler Abfluß).
- Hyperventilation, solange $SvjO_2 > 65\%$, a–vj DL < 0,2 mmol/l und ICP durch Hyperventilation gesenkt werden kann.
- Osmotherapie: Mannitol 25–50–100 ml langsam (25 ml pro 15 min) i. v. solange wirksam und Serumosmolarität < 315 mOsm/L.
- Milde Hypothermie (33–34 °C).
- Barbituratkoma unter kontinuierlicher EEG-Registrierung. Ziel: Burst-Suppression-Muster mit 6 Bursts/min. Beginn mit Thiopental 10 mg/kgKG/h unter Kreislaufüberwachung (Pulmonaliskatheter). Dauer mindestens 5 Tage. Endpunkt: Stabilisierung des ICP unter 15 mm Hg.
- Erhalt einer suffizienten zerebralen Hämodynamik (CPP, $SvjO_2$, a–vj DL, Dopplerflußmuster) durch Manipulation von MAP, HZV, Hämatokrit, $paCO_2$.

Aufwachversuch

Beim Aufwachversuch wird die Sedation und Muskelrelaxation abgebrochen und der Patient baldmöglichst auf unterstützte Spontanatmung umgestellt. Die Bedingungen für diesen Schritt sind:

- Keine therapiebedürftigen ICP-Anstiege > 15 mm Hg während 24 Stunden unter Normothermie und Normoventilation,
- Liquordrainagemenge < 80 ml/24 h,
- unverdächtiger CT-Befund (Ödem, Raumforderung),
- $SvjO_2$ und a–vj DL im Normbereich,
- PVI > 18 ml.

Der Aufwachversuch wird abgebrochen und die Therapie wieder aufgenommen, wenn erneut ICP- Anstiege über 15 mm Hg während mehr als 5 Minuten auftreten.

Entfernung des Monitorings

- sofern klinisch-neurologische Evaluation möglich,
- wenn während der vorangegangenen 24 Stunden keine Interventionen mehr notwendig waren.

Wesentliche Erkenntnisse

- ICP-Anstiege sind häufig, auch bei komatösen Patienten mit primär unauffälligem CT.
- Venöse Entsättigung und Zunahme der a–vj DL sind häufig während Hyperventilation; die unkontrollierte, prophylaktische Hyperventilation ist deshalb abzulehnen.
- Oberkörperhochlagerung führt zum Abfall des zerebralen Perfusionsdruckes und zur gesteigerten Volumensequestration und begünstigt damit eine hämodynamische Instabilität.
- Eine multimodale Therapie senkt die Mortalität (1995: 26%), ohne den Anteil an Patienten in persistierendem vegetativem Koma zu erhöhen (1995: 4%).

Ökonomische Bedingungen und soziale Folgen für den einzelnen und die Gemeinschaft

Die Bedeutung der Folgen von Verletzungen des Zentralen Nervensystems wird ersichtlich aus der Tatsache, daß das SHT mit Abstand die häufigste Todesursache oder der Grund für körperliche oder geistige Behinderung für Patienten vor dem 45. Lebensjahr ist. In den industrialisierten Nationen wird von einer Inzidenz des Schädel-Hirn-Trauma von 200–220 Patienten pro 100 000 Einwohner pro Jahr ausgegangen. Dabei erleiden 80 % ein leichtes, 10 % ein mäßiges und weitere 10 % ein schweres Schädel-Hirn-Trauma. Überlebt ein Patient seine schweren Schädel-Hirn-Verletzungen, sind die medizinischen wie psychischen Folgen für den Patienten selbst wie auch für die Angehörigen meistens sehr schwerwiegend und erfordern eine langwierige Neuro-Rehabilitation bzw. eine Dauerpflege. Neben der Akutversorgung fallen vor allem die Kosten für die aufwendige Rehabilitation und die lebenslange Dauerpflege an.

Offene Fragen und zukünftige Entwicklung

Die medizinische und sozioökonomische Bedeutung des SHT wird häufig unterschätzt, z. T. wegen fehlender „Lobby". Die früher oft frustrierende Behandlung von Patienten mit schwerem SHT wurde durch neue Erkenntnisse der pathophysiologischen Abläufe nach einem SHT und differenzierte Therapieansätze deutlich verbessert.

Die zunehmende Kenntnis der pathophysiologischen und neurochemischen Veränderungen nach akutem SHT erlaubt die Entwicklung und Prüfung verschiedener Substanzen, welche in die neurotoxische Kaskade eingreifen könnten. In verschiedenen experimentellen sowie klinischen Prüfungsstadien stehen Substanzen wie N-methyl-D-Aspartat-(NMDA-)Rezeptorantagonisten, Kalziumantagonisten, Radikalfänger, Antioxidantien, Modulatoren des Arachnoidonsäuremetabolismus, Opioid-Rezeptorantagonisten und eine Reihe andere Mediatoren. Die Zukunft wird zeigen, ob diese pharamakologischen Ansätze tatsächlich mit dazu beitragen können, die immer noch hohe Morbidität und Letalität von Patienten mit Schädel-Hirn-Tauma weiter zu senken.

Zusammenfassung

In den industrialisierten Ländern werden jährlich 200–220/100 000 Einwohner wegen eines Schädel-Hirn-Traumas (SHT) hospitalisiert, davon erleiden etwa 80 % ein leichtes, 10 % ein mittelschweres und 10 % ein schweres SHT. Wichtig ist die Identifizierung derjenigen Patienten mit einem leichten SHT, bei denen im weiteren Verlauf intrakranielle Komplikationen auftreten. Polytraumatisierte Patienten weisen in bis zu 65 % eine Schädel-Hirn-Verletzung auf. Die Patienten mit schwerem SHT müssen mit einem klar definierten diagnostischen und therapeutischen Konzept behandelt werden, um Sekundärschäden zu vermeiden und dem traumatisierten Gehirngewebe eine Erholungschance zu bieten. Neuere pathophysiologische Erkenntnisse, Verbesserung in der bildgebenden Diagnostik und im physiologischen Monitoring erlauben differenzierte Therapiekonzepte. Diese logistisch und personell aufwendige Intensivtherapie führt sowohl zu einer Senkung der Sterblichkeit als auch zu einem besseren funktionellen Endergebnis mit höherer Lebensqualität als noch vor wenigen Jahren. Durch die Entwicklung neuer Medikamente zur Hirnprotektion wird eine weitere Reduktion der Morbidität und Letalität dieser Patientengruppe erwartet.

Literatur

1. The Brain Trauma Foundation (1995) Guidelines for the management of severe head injury. American Association of Neurological Surgeons, New York
2. Cooper PR (1993) Head injury. Williams & Wilkins, Baltimore
3. Imhof HG, Pomaroli A (1997) Gehirnschädel. In: Platzer W, Trentz O (Hrsg) Posttraumatische Defekt- und Infektsanierung. Schädel, Wirbelsäule, Becken. Thieme, Stuttgart
4. Narayan RK, Wilberger JE, Povlishock JT (1995) Neurotrauma. MacGraw-Hill, New York
5. Rüter A, Trentz O, Wagner M (1995) Unfallchirurgie. Urban & Schwarzenberg, München Wien Baltimore
6. Stocker R, Kossmann T, Imhof HG (1996) Das Neurotrauma – Aktuelles Behandlungskonzept. Unfallchirurg 10 : 806 – 810

Plastische und Wiederherstellungschirurgie

H. Rudolph und V. Studtmann

Einführung

Der Begriff „Plastische und Wiederherstellungschirurgie" löst in der Öffentlichkeit, und hier ganz besonders bei den Medien, automatisch das vermeintliche Synonym „Schönheitschirurgie" aus.

Dies gilt aber nicht nur für die Laien, sondern auch für viele ärztliche und nichtärztliche Angehörige operativer Disziplinen. So war es auch nicht sehr überraschend, als selbst der Nestor der modernen Handchirurgie bei einem Vorgespräch zu seiner beabsichtigten Ehrung durch eine wissenschaftliche Gesellschaft die Plastische und Wiederherstellungschirurgie ebenfalls mit der kosmetischen Chirurgie gleichsetzte.

Eine der wesentlichen Ursachen dafür ist einerseits die Schwierigkeit einer exakten Definition der Plastischen und Wiederherstellungschirurgie und andererseits die Unmöglichkeit, dieses weitgespannte Gebiet nur einer operativen Disziplin zuzuordnen, obwohl immer wieder von einigen Fachgebieten ein Alleinvertretungsanspruch erhoben wird. Ein weiterer Anhaltspunkt für diese Schwierigkeit ist der lange Weg von den historischen, schon antiken Anfängen dieses Gebietes bis zur Gründung einer wissenschaftlichen Gesellschaft.

Es ist nur wenig bekannt, daß bereits vor etwa 3300 Jahren in Ägypten wiederherstellende Operationen im Gesichtsbereich durchgeführt wurden [21].

Obwohl Zeis bereits vor über 130 Jahren die deutsche Bezeichnung „Wiederherstellungschirurgie" kreiert hatte [10], kam es erst im Jahre 1955 während der 72. Jahrestagung der Deutschen Gesellschaft für Chirurgie in München unter dem damaligen Präsidenten Bürkle de la Camp zur Gründung der „Arbeitsgemeinschaft für Plastische, Ästhetische und Wiederherstellungschirurgie". 1961 entstand daraus die „Sektion für Plastische und Wiederherstellungschirurgie der Deutschen Gesellschaft für Chirurgie".

Hans von Seemen, der eigentliche Promotor dieser Entwicklung, führte damals aus: „Es soll erstrebt werden, daß die sich teilweise abzeichnende Absplitterung von Spezialgebieten der Plastischen und Wiederherstellungschirurgie vermieden wird. Aber darüber hinaus wäre es erwünscht, und wir erstreben zu erreichen, daß sich der Sektion für Plastische und Wiederherstellungschirurgie auch Mitglieder anderer operativer Fachgebiete (so u. a. der Gynäkologie, der Kiefer- und Gesichtschirurgie, der Ophthalmologie, der Orthopädie, der Urologie), in denen entsprechende Plastische und Wiederherstellungschirurgie gepflegt wird, anschließen" [10]. Wir sehen, daß bereits damals versucht wurde, die negativen

Folgen einer Aufteilung der Chirurgie in zu viele, zu kleine und damit oft kaum überlebensfähige Fachrichtungen zu vermeiden.

Folgerichtig fand 1963 die Gründung der „Deutschen Gesellschaft für Plastische und Wiederherstellungschirurgie", deren erste Jahrestagung zusammen mit dem Jahreskongreß der Deutschen Gesellschaft für Chirurgie in München durchgeführt wurde, statt.

Das Ziel, die operativen Fächer zu einer interdisziplinären Zusammenarbeit auf diesem Gebiet zusammenzufassen und ein zentrales Kongreßthema jeweils aus der Sicht der verschiedenen Fachrichtungen zu bearbeiten, wurde zum charakteristischen Merkmal dieser Jahrestagungen.

Die Interdisziplinarität kommt seither auch in den jährlich von Fach zu Fach wechselnden Präsidenten und gleichermaßen in der interdisziplinären Programmgestaltung zum Ausdruck. Daß trotz der zahlreichen wissenschaftlichen Informationen durch Kongresse, Fachbücher und -zeitschriften selbst unter zahlreichen Ärzten die Plastische und Wiederherstellungschirurgie vielfach noch mit der Schönheitschirurgie gleichgestellt wird, liegt auch an den höchst unterschiedlichen Definitionen dieses Arbeitsgebietes.

Claude Verdan formulierte 1980 das Ziel der plastisch-rekonstruktiven Chirurgie:

„Ziel ist, fehlendes Gewebe zu rekonstruieren oder zu ersetzen und einer zerstörten Region wieder ihre ursprüngliche anatomische Form zu verleihen. Der Plastische Chirurg ist somit genötigt, seine Fähigkeiten auf zahlreichen Gebieten und nicht nur auf die Abdeckung mit Integument auszuweiten". Und weiter: „Dies verlangt bei bestimmten Körperstellen ein wahres künstlerisches Integument."

Eine sehr klare Beschreibung der Aufgaben und Ziele sowie eine ausgezeichnete Definition der unterschiedlichen Aufgabengliederungen enthält die Satzung des Berufsverbandes Plastische und Rekonstruktive Chirurgie:

I) Plastische und Rekonstruktive Chirurgie ist die operative Neu- oder Umbildung sowie Rekonstruktion von Körperteilen oder Organen zur Herstellung adäquater Form und Funktion.
   Zu unterscheiden sind:
   a) die *Konstruktive* Plastische Chirurgie zur Beseitigung angeborener Fehlbildungen und ihrer Folgen;
   b) die *Rekonstruktive* Plastische Chirurgie zur Wiederherstellung von Körperteilen oder Organen, die durch Unfall, Krankheit oder Eingriffe beeinträchtigt sind;
   c) die *Ästhetische* Plastische Chirurgie zur Verbesserung konstitutions-, wachstums- oder altersbedingter Beeinträchtigungen des Erscheinungsbildes.
   Als Ergänzung gehört nach unserem Dafürhalten noch dazu die Definition der Kosmetischen Chirurgie:
   d) die *Kosmetische* Chirurgie zur „Verschönerung" eines an und für sich normalen Äußeren bei gesunden Menschen.
II) Im Hinblick auf den Gesamtorganismus erfordern diese Aufgaben der Plastischen und Rekonstruktiven Chirurgie wegen der spezifischen Probleme aller Körperregionen den interdisziplinären Zusammenschluß der differenten operativen Gebiete.

Eingriffe der ersten beiden Gruppen a) und b) sind medizinisch indiziert. Dem wird durch vollständige Kostenübernahme durch die Kostenträger Rechnung getragen. In der Ästhetischen und Kosmetischen Chirurgie ist die Indikationsstellung in der Regel besonders verantwortungsvoll, da es sich hierbei meist um gesunde Menschen und nicht – zumindest präoperativ nicht – um „Patienten" handelt, weil sie lediglich eine Änderung ihres an und für sich normalen Äußeren wünschen. Dabei darf man sicher unterstellen, daß auch Altersveränderungen normale Vorgänge sind. Das ist auch der Grund, weshalb Operationswillige dieser Kategorie die Kosten für derartige Eingriffe selbst übernehmen müssen.

Historische Entwicklung

Nach Tabouis [21] haben sich bereits vor 3300 Jahren ägyptische Chirurgen in der Epoche der 18. Dynastie zu Beginn des Neuen Reiches in Ägypten mit plastisch-rekonstruktiven Eingriffen an den Ohren beschäftigt. Es würde zu weit führen, aus der von der Antike bis heute reichenden großen Zahl alle bedeutenden Wegbereiter der Plastischen und Wiederherstellungschirurgie vollständig aufzuzählen.

Deshalb seien nur einige der bedeutendsten Geburtshelfer und Paten dieser Entwicklung erwähnt.

Wenn für die Chirurgen im allgemeinen der schreckliche Spruch des Heraklit vom „Krieg, der der Vater aller Dinge sei" zutrifft, so gilt dies ganz besonders für die Entwicklung der plastisch-rekonstruktiven Chirurgie. Hinzu kam als weiteres wichtiges Stimulans die besonders im Altertum, in bestimmten Weltregionen aber bis in die Neuzeit hinein geübte Bestrafung von Verbrechern durch Abschneiden von Nasen, Ohren, Fingern und Händen.

So ist es auch nicht verwunderlich, daß bereits in Indien zwischen 1200 und 700 vor Chr. in der Ayorweda u.a. als ein Routineeingriff Rhinoplastiken bzw. sogar noch weiter differenzierend Otoplastiken und Cheiloplastiken erwähnt wurden, um die so gestraften Verbrecher wieder gesellschaftsfähig zu machen [21].

Die Kenntnisse über die Rekonstruktion der vielzitierten „Indischen Nase" – es wird allerdings vermutet, daß diese Technik ursprünglich aus China eingeführt wurde – kamen auf Handelswegen gegen Ende des 14. Jahrhunderts nach Sizilien zur Familie Branca (Abb. 1). Der Vater gab seine Kenntnisse an seinen Sohn Antonio Branca weiter, der diese Technik sogar mit Hautübertragung vom Arm modifizierte. Diese Kunst der Nasenrekonstruktion gelangte anschließend in die Hände der Familie Bojani de Tropaea in Kalabrien, die dadurch im Neapel des 15. Jahrhunderts berühmt wurde [21].

Bekannter noch wurde Tagliacocci (1546–1599), der die Verfahren der Rhinoplastik von Branca und Bojani 1587 und 1597 publizierte.

Diese Verfahren fanden besonders wegen der verstümmelnden Kriegs- und Bestrafungsverletzungen im Gesicht zunehmend mehr Operateure, und dies trotz der desolaten hygienischen und anästhesiologischen Verhältnisse zugleich mit einer bewundernswerten Entwicklung der Hauttransplantationen.

E. Zeis aus Dresden, ein Schüler Dieffenbachs, veröffentlichte 1838 sein Handbuch der Plastischen Chirurgie, in dem er erstmalig die Bezeichnung „Wiederherstellungschirurgie" verwendete.

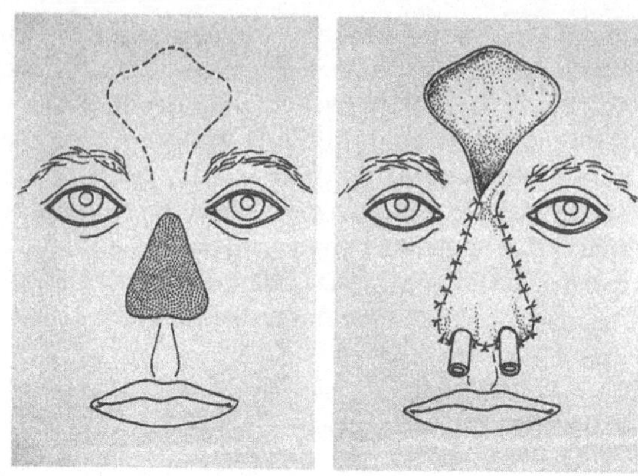

Abb. 1 a, b. „Indische" Nase nach Suschruta (400 n. Chr.). Rekonstruktion mit Stirnstiellappen, **a** präoperative Planung; **b** postoperative Skizze. (Aus Albert S. Lyons. Die Geschichte der Medizin im Spiegel der Kunst)

Erst eine akzeptable Anästhesie ermöglichte der gesamten Chirurgie, besonders aber der Plastischen Chirurgie, eine ungeahnte Weiterentwicklung [21].

In Leipzig brachte Karl Thiersch 1886 sein grundlegendes Werk über Hautverpflanzungen heraus. In Glasgow folgte 1875 der Augenarzt Reisberg-Wolfe mit der Transplantation eines Vollhautlappens, einer Methode, die der Chirurg Fedor Krause 1893 mit seiner Veröffentlichung über Vollhautlappentransplantationen ergänzte. Später ging das Verfahren als Wolfe-Krause-Lappen in die Terminologie ein. In Deutschland waren es am Anfang des 20. Jahrhunderts Lexer, Joseph und E. Rehn, die die Plastische Chirurgie weiterentwickelten.

Padgett und Hood erfanden 1939 das erste klinisch brauchbare mechanische Dermatom (Abb. 2), welches über zahlreiche Modifikationen zum heute elektrisch bzw. pneumatisch betriebenen Dermatom mit auswechselbaren Klingen und einer präzisen Seiten- und Höheneinstellung für die Stärke der zu transplantierenden Hautlappen weiterentwickelt wurde.

Ganz wesentliche Schritte waren auch die Verbesserung der Aseptik sowie später die Einführung der Antibiotika und Sulfonamide.

Ein weiterer ganz wesentlicher Schub für die plastisch-rekonstruktive Chirurgie war die Entwicklung mikrochirurgischer Operationstechniken, die die freie

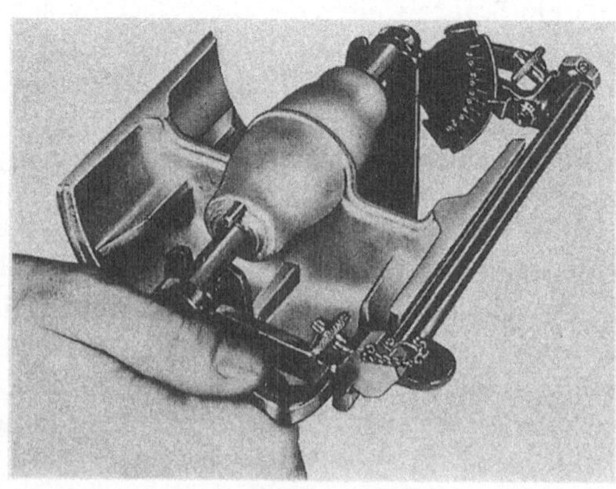

Abb. 2. Padgett-Hood Dermatom 1939

Transplantation von mikrovasculären bis hin zu neurovasculär-gestielten Transplantaten ermöglichten.

Diese Erfolge gipfelten in der Transplantation von Zehen als Fingerersatz sowie in der Replantation von Teilen der oberen und unteren Extremitäten unter einem sehr großen organisatorischen und personellen Aufwand, aber mit aufsehenerregenden Ergebnissen, die zum Teil den grundlegenden Arbeiten von Marc Iselin, Sterling Bunnell und Jörg Böhler mit ihren Veröffentlichungen über moderne Handchirurgie im allgemeinen und die Sehnenchirurgie im besonderen zu verdanken sind.

Spezielle Techniken, Instrumente und Hilfsmittel in der Plastischen und Wiederherstellungschirurgie: Entwicklung und Status quo

Mikrochirurgie

Die Mikrochirurgie ist eine spezielle Operationstechnik, die inzwischen in vielen Fachdisziplinen Eingang gefunden hat.

Grundvoraussetzung für unter mikroskopischer Sicht durchgeführte Operationen war die Entwicklung entsprechender Vergrößerungsoptiken. Eine erste wurde 1912 von Rohr für die Firma Carl Zeiss, Jena, als Lupenbrille mit 2facher Vergrößerung entworfen und vornehmlich in der Ophthalmologie eingesetzt. Das erste von Nylon und Holmgren 1922 entwickelte binokulare Operationsmikroskop fand erst 20 Jahre später Anwender in der Augen- und HNO-Heilkunde [22].

Das erste Operationsmikroskop mit Beleuchtung des OP-Gebietes durch das Objektiv, das OPMI I, wurde 1953 von H. Littmann entwickelt.

Die operationstechnischen Grundlagen der heutigen Mikrochirurgie wurden in den 60er Jahren entwickelt. Die spezielle Technik mikrochirurgischer Gefäßnähte (Abb. 3) ist mit den Namen Jacobsen und Suarez (1960), die der mikrochirurgischen Nervenchirurgie (Abb. 4) mit den Namen Smith, Chaffee, Numoto und Samii verbunden.

Mikrochirurgische Operationstechniken werden in der Plastischen und Wiederherstellungschirurgie insbesondere bei der Transplantation gefäßgestielter

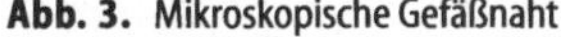
Abb. 3. Mikroskopische Gefäßnaht

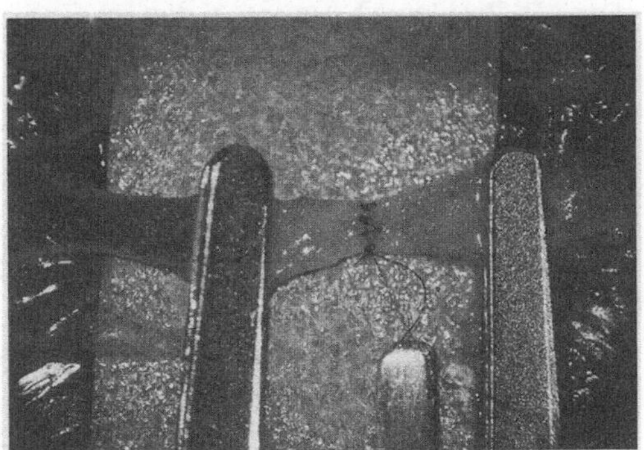

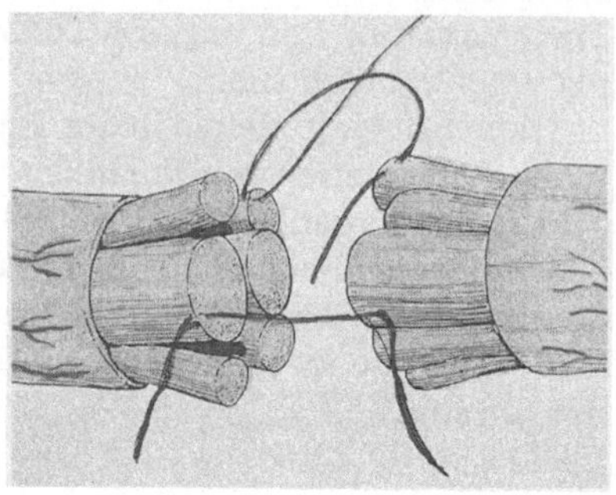

Abb. 4. Mikroskopische Nervennaht (perineural)

Lappen aus Muskulatur, Haut oder Knochen oder auch einer Kombination von 2 oder 3 Gewebestrukturen zur Deckung von durch Unfall oder Erkrankung erworbenen Gewebedefekte eingesetzt. Diese Technik erlaubt aber auch freie Lappenverpflanzungen mit mikrochirurgischer Reanastomosierung von Gefäß- und ggf. sogar von Gefäß-Nerven-Bündeln.

Dies gilt ebenso für die Deckung von Weichteil- und Knochendefekten wie für die Rekonstruktion längerstreckiger Nervendefekte. Abgetrennte Gliedmaßen können bei entsprechenden Wundverhältnissen mikrochirurgisch replantiert oder sekundär durch Gewebetransfer mit funktionell ansprechenden Ergebnissen wiederaufgebaut werden. Aber auch bei Läsionen besonders im Gesicht mit größeren oder großen Defekten ist die mikrochirurgische freie Lappentransplantation die Therapie der Wahl.

Instrumentarium

Mit der Entwicklung mikrochirurgischer Operationstechniken wurde ein entsprechendes Instrumentarium der Plastischen und Wiederherstellungschirurgie erforderlich.

Neben der konventionellen offenen Chirurgie setzen sich seit 20–30 Jahren mehr und mehr die endoskopischen bzw. minimal-invasiven Operationstechniken mit einer revolutionären Neuentwicklung von Endoskopen und speziellen Instrumenten durch. Technisch ist heute nahezu jede Körperregion endoskopisch zugänglich, Probleme bestehen in diesem Bereich aber noch von seiten der Hygiene. Die hochempfindlichen Instrumente und Geräte mit langen dünnen Röhren und verwinkelter Mechanik sind nur schwer oder gar nicht zu säubern, damit auch nicht einwandfrei zu desinfizieren und zu sterilisieren, da die Grundvoraussetzung einer einwandfreien Desinfektion und Sterilisation der Zugang zu allen inneren und äußeren Oberflächen ist. Ein meist sehr teurer Ausweg sind Einmalinstrumente, die zunehmend angeboten werden [16].

Nahtmaterial

Beim Nahtmaterial haben Catgut und ähnliche Naturmaterialien ausgedient. Sowohl beim resorbierbaren als auch beim nichtresorbierbaren Nahtmaterial haben sich Kunststoffe durchgesetzt. Seit 1970 wird Polyglykolsäure (Dexon®), seit 1974 Polyglactin 910 (Vicryl®) als resorbierbares synthetisches Nahtmaterial angeboten. Wegen seiner deutlich verzögerten Resorption werden Fäden aus Poly-(p)-dioxanone (PDS®) vornehmlich für Band- und Sehnennähte verwandt.

Beim nichtresorbierbaren Nahtmaterial führte die Entwicklung über Nylon (1936), Perlon (1938) und Polyester (1950) zum monofilen Polypropylen (Natta 1956, Prolene®), welches heute in verschiedenen Modifikationen für Hautnähte verwendet wird. Hautnahtverschlüsse mit Klammern aus Metall verkürzen den Zeitbedarf für den Wundverschluß erheblich.

In der Sehnenchirurgie werden weiter Nähte aus Metall mit deutlich größerer Reißfestigkeit gegenüber dem übrigen Nahtmaterial verwendet [4].

Transplantationschirurgie

In der Transplantationschirurgie ist es seit 12 Jahren sowohl durch die HIV-Infektionen als auch durch andere über Blut übertragbare Erreger zu erheblichen Problemen gekommen. Es dürfen keine infizierten Organe oder Gewebe transplantiert werden. Bei HIV-negativen Spendern bleibt bei jeder Transplantation jedoch ein gewisses Restrisiko, da HIV-Infektionen erst 3–12 Monate nach Infektion serologisch nachgewiesen werden können. Dieses Risiko ist zwar bei vitaler Indikation für Organempfänger akzeptabel, nicht jedoch bei nicht-vitaler Indikation.

Bei allen anderen allogenen Transplantaten muß die HIV-Problematik deshalb sorgfältig bedacht werden. Dies gilt insbesondere auch für die Knochenbank. Bei mindestens −70° tiefgefrorener Knochen muß innerhalb eines Zeitraumes von 9 Monaten verwendet, danach verworfen werden. Neben anderen Kontrollen muß eine Überprüfung des HIV-Status des Spenders vor der Spende und 6 Monate danach durchgeführt werden, bevor der Knochen zur Transplantation freigegeben werden kann. Wegen eines nicht zu vernachlässigenden Restrisikos einer HIV-Übertragung muß die Indikation zur allogenen Knochentransplantation sehr sorgfältig abgewogen und, wenn immer möglich, auf autogenen Knochen zurückgegriffen werden [11]. Dies gilt selbstverständlich auch für alle anderen Gewebe. Synthetische, xenogene Materialien haben Gewebe von menschlichen Spendern noch nicht befriedigend ersetzen können. Es besteht aber kein Zweifel, daß die Zukunft den xenogenen Implantaten gehören wird.

Verbrennungsmedizin

Die Verbesserung intensivmedizinischer Therapiemöglichkeiten hat zu einer deutlichen Erhöhung der Überlebenschancen nach schwerer Verbrennung geführt. Während vor 50 Jahren jeder 2. Patient mit einer Verbrennung von mehr als 50% Körperoberfläche verstarb, hat heute ein junger Patient mit einer Verbrennung von 70% der Körperoberfläche eine Überlebenschance von ebenfalls 50% [5].

Infolgedessen bestehen auch sehr hohe Anforderungen an die Wiederherstellung nach Verbrennungsschäden. Dies gilt nicht nur für Defekte an der Körperoberfläche, sondern auch für Folgeschäden wie ausgedehnte Narbenbildungen, Gelenkkontrakturen und andere Schäden an den Extremitäten [9].

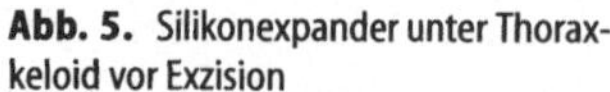
Abb. 5. Silikonexpander unter Thoraxkeloid vor Exzision

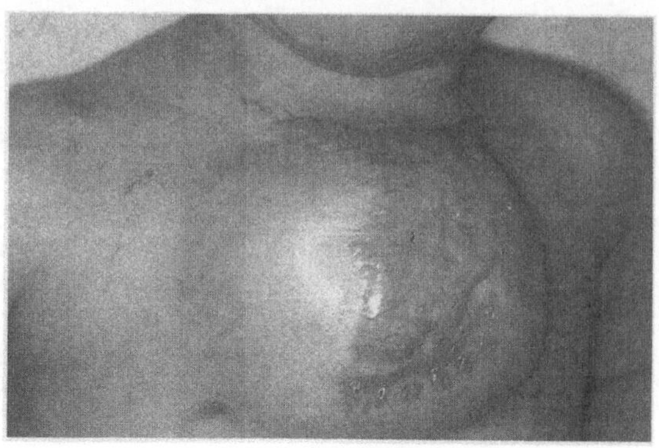

Das Hauptproblem ist die Wiederherstellung einer intakten Körperoberfläche. Bei Verbrennungen bis zu 50% der Körperoberfläche kann mit autogener Spalthaut mit einer Meshrate (Maschenaufweitung) von bis zu 1:3 gedeckt werden, nachdem die Nekrektomie bis in ausreichend durchblutetes Gewebe erfolgte.

Begleitende Frakturen sollen primär versorgt werden, wenn eine konservative Therapie nicht möglich ist. Verzögerte Frakturversorgung oder Verfahrenswechsel sind bei den hochkontaminierten Brandwunden wegen der Infektgefahr in der Regel nicht möglich. Da Schwerstbrandverletzte wegen des schlechten Allgemeinzustandes nicht immer primär versorgt werden können, besteht die Notwendigkeit, Fehlheilungen, Defekte oder Gelenkkontrakturen erst nach Abheilung aller Wunden zu korrigieren.

Noch Jahre nach dem Verbrennungsunfall können schrumpfende oder exulzerierende Narben weitere wiederherstellende Maßnahmen erfordern. Sind die angrenzenden Hautareale intakt, können diese nach vorheriger Expanderaufdehnung zum Verschluß der Defekte nach Narbenexzision verwendet werden (Abb. 5). Auch Verschiebelappen oder gefäßgestielte Lappen werden zur Defektdeckung eingesetzt (Abb. 6).

Implantate

Implantate sind heute in der Plastischen und Wiederherstellungschirurgie unverzichtbar geworden. Allerdings muß wegen der allgemeinen Zunahme von Allergien in zunehmendem Maße bei der Wahl der Implantate die allergische Disposition des Patienten berücksichtigt werden. Allergien gegen Metallimplantate, zumeist eine Nickelallergie, können die Ursache einer frühzeitigen Lockerung oder eines schleichenden Spätinfektes sein. In solchen Fällen muß auf Implantate aus Titan oder solche mit Titanbeschichtung ausgewichen werden. Bei der Implantation muß aber die geringere Festigkeit und Elastizität reiner Titanimplantate berücksichtigt werden.

In der Gelenkendoprothetik finden zementierte und zementfrei implantierte Prothesen zunehmende Verbreitung. Bei zementfreier Implantation entfällt die schädigende Wirkung des Knochenzementes auf den Knochen und eventuell erforderliche Wechseloperationen werden wesentlich erleichtert.

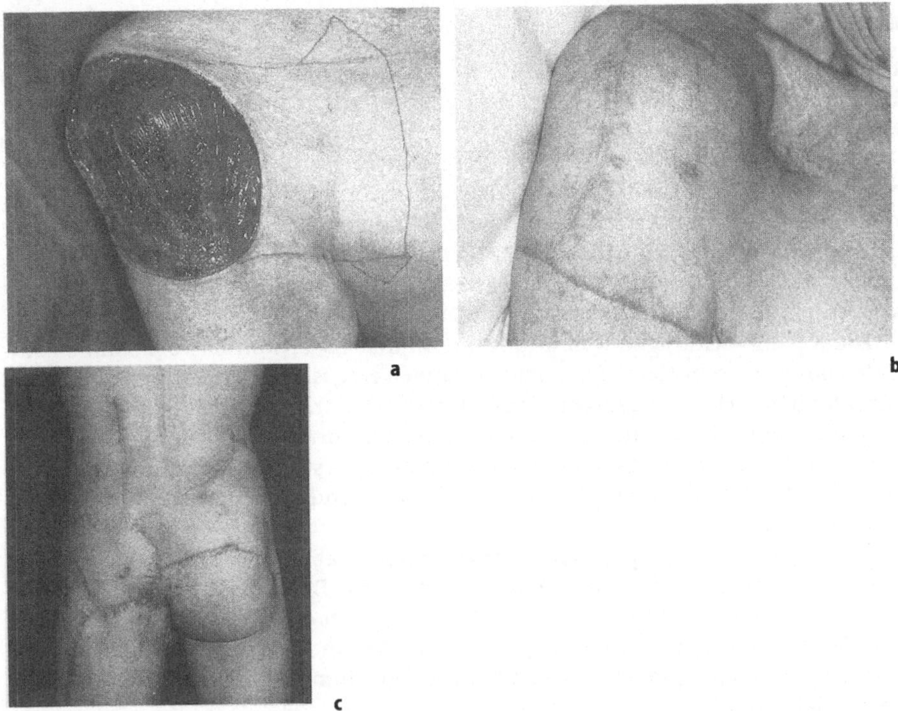

Abb. 6. **a** Hauttumorexzision vor Lappenplastik. **b** Hauttumorexzision, Lappenplastik; Ausheilung 6 Wochen postoperativ. **c** Multiple Lappenplastiken nach schwersten Weichteildefekten (Pkw gegen Fahrrad)

Die Oberflächenersatzprothesen des Kniegelenkes sind ein wesentlicher Fortschritt gegenüber den starren Scharnierprothesen. Zementfreie Implantationstechniken haben hier aber gegenüber dem Hüftgelenk noch erhebliche Defizite bezüglich der Lockerungsrate und Spätfolgen.

Die Endoprothetik an anderen Gelenken wie Schulter, Ellbogen oder Finger bleibt bei mäßigen Ergebnissen weiterhin auf ausgesuchte Einzelfälle beschränkt.

Silikon fand millionenfach sowohl in injizierbarer Form als auch als silikongelgefülltes oder solides Implantat bis 1992 weltweit uneingeschränkt Verwendung.

1992 hat die amerikanische Gesundheitsbehörde Food and Drug Administration (FDA), 1993 auch das deutsche Bundesgesundheitsamt die medizinisch indizierte Verwendung silicongelgefüllter Implantate unter eine strenge Kontrolle gestellt, die Verwendung aus kosmetischer Indikation verboten bzw. dringend davon abgeraten und diese Restriktionen bis heute unverändert aufrecht erhalten [14]. Die Gründe für diese Restriktionen sind die große Zahl von Patienten mit z. T. erheblichen, schweren Nebenwirkungen nach Implantation von Silikonimplantaten. Ersatzimplantate aus Polyurethan scheiden wegen der bekannten karzinogenen Wirkung aus.

Laserchirurgie

Die Laserchirurgie in ihren vielfältigen Modifikationen ist zu einer wertvollen Ergänzung des Instrumentariums in der Plastischen und Wiederherstellungschirurgie geworden.

Für den CO_2-Laser wurden computergestützte Handstücke entwickelt, die einen ultrakurz gepulsten Laserstrahl gleichmäßig über eine bestimmte Fläche führen und so eine schonende Gewebeabtragung mit einer Schichtdicke von 0,1 mm und weniger ohne thermische Schädigung des verbleibenden Gewebes ermöglichen. Hypertrophe Narben, Narbenkeloide oder störende Faltenbildungen können präzise abgetragen bzw. geglättet werden [17, 23].

Die Neuentwicklungen Rubin- und Alexandrit-Laser werden vornehmlich zur Entfernung von sehr tiefen Laientätowierungen eingesetzt. In mehreren Sitzungen wird der in die Haut eingebrachte Farbstoff durch kurze, hochenergetische Strahlung zerstört und anschließend vom Organismus abtransportiert. Die Hautoberfläche wird dabei nicht geschädigt. Eine sekundäre erst- und zweitgradige thermische Schädigung heilt im weiteren Verlauf weitgehend folgenlos aus, so daß keine Narben verbleiben.

In der periarthroskopischen Gelenkchirurgie haben sich der 1320 nm Neodym:YAG- und der Holmium:YAG-Laser etabliert. Bei einer Strahlführung mit einer 0,2–0,6 mm dünnen „bare fibre" können auch enge Abschnitte selbst kleiner Gelenke mühelos erreicht und Druckschäden an Meniskus und Knorpel, die von der Verwendung mechanischen Instrumentariums her bekannt sind, können vermieden werden.

Im Gegensatz zur Synovialektomie mit dem Shaver unter Gefahr von Nachblutungen koaguliert der 1320 nm Neodym:YAG-Laser Blutgefäße bis zu einem Durchmesser von 1 mm problemlos. Die nach mechanischer Synovialektomie oft schmerzhafte Mobilisation des behandelten Gelenkes mit Krankengymnastik und Übungen auf der elektrischen Bewegungschiene, um frühe Verklebungen zu vermeiden, gestaltet sich nach Lasersynovialektomie deutlich einfacher. Kontrollarthroskopien 6 Monate nach Lasersynovialektomie zeigen eine reizlos verheilte Synovialis ohne störende Narbenbildungen [15].

Die Glättung degenerativ geschädigten Gelenkknorpels mit dem Laser erscheint makroskopisch wie eine Versiegelung. 1994 stellten wir mit Lehmann vom Anatomischen Institut der Universität Münster die ersten elektronenmikroskopischen Nachuntersuchungen unserer Patienten 9 Monate nach Laserbehandlung vor [13]. Nach anfänglichem Zelluntergang hatte sich 9 Monate später ein proliferierender hyaliner Knorpel, dessen Regenerationsprozeß noch nicht abgeschlossen war, wieder aufgebaut. Diese Wirkung auf degenerativ geschädigten Gelenkknorpel konnte bisher mit keinem anderen Verfahren erzielt werden.

Computertechnologie

Bier stellte 1996 ein computerunterstütztes Navigationssystem aus der MKG-Chirurgie (Mund-, Kiefer- und Gesichtschirurgie) vor, bei dem eine dreidimensionale CT- oder MRT-Darstellung des Schädels über ein Kamerasystem intraoperativ mit dem Situs synchronisiert und mit einem speziellen Zeiger die Lage eines Instrumentes in Echtzeit auf dem dreidimensionalen Bild dargestellt wird. Bei präoperativer Festlegung zum Beispiel einer Osteotomielinie in der 3D-Darstellung wird intraoperativ ein robotergeführtes Instrument exakt an der festgelegten Position die Osteotomie durchführen. Dies ist um ein vielfaches genauer als mit einer freihand vom Operateur geführten Säge [2]. Als praktikabel erwiesen hat sich bereits das allerdings nicht ganz so aufwendige ROBODOC System zur Auffräsung des Femur in der Hüftendoprothetik.

Bei der Planung von formverändernden Eingriffen insbesondere im Gesichtsbereich und zur Verlaufskontrolle des Behandlungsergebnisses wird von Kakoschke et al. aus Essen ein Computerprogramm zur Herstellung dreidimensionaler Oberflächendarstellung erarbeitet, das genaue Messungen der Oberflächen und möglicher Asymmetrien zur präoperativen Planung oder postoperativen Verlaufskontrolle erlaubt [7].

Die unten noch einmal zusammengefaßten Grundlagen für die Ausübung der Plastischen und Wiederherstellungschirurgie heute haben wesentlich zu der rasanten Entwicklung beigetragen:

- räumliche Gegebenheiten (Ausstattung und Anlage der Operationssäle, Intensiveinheiten, Anästhesie etc.),
- die moderne Aseptik, von der sterilen Bekleidung über Reinraumtechniken, Einwegartikel bis hin zu den verschiedenen Möglichkeiten der Desinfektion und Sterilisation,
- Antibiotika, Sulfonamide, Antiseptika,
- feinstes und hochspezialisiertes Instrumentarium,
- feinstes atraumatisches Nahtmaterial, zuverlässige Klebetechnik,
- ausgefeilte moderne Hilfsmittel wie Lupenbrille, Operationsmikroskop, computergesteuerte Geräte zur Diagnostik und Therapie, bildgebende Verfahren zur prä- und intraoperativen Rekonstruktionshilfe,
- ausgefeilte gewebeschonende Operationstechniken,
- Implantate aus Silikon und anderen Elastomeren,
- Epithesen,
- fachliche Kompetenz aufgrund entsprechender Aus-, Fort- und Weiterbildung.

Hinzu kommt speziell im Hinblick auf die ästhetisch-kosmetische Chirurgie in den Überflußländern eine Epoche mit monetärem und wissenschaftlichem Reichtum [12].

Diskussion

Unter Berücksichtigung der nahezu unbegrenzten technischen Möglichkeiten und einer unübersehbaren Zahl von z. T. hochspezialisierten Operationsmethoden in allen Bereichen des menschlichen Körpers ist es klar, daß die Ausübung dieses großen Gebietes unmöglich nur auf ein Fach beschränkt sein kann.

Verdan formulierte dies 1980: „Das Gebiet der Plastischen und Wiederherstellenden Chirurgie ist tatsächlich so groß, daß heute kein Chirurg mehr fähig ist, es ganz zu beherrschen."

Die Bemühungen einiger Plastischer Chirurgen, den gesamten Bereich plastisch-rekonstruktiver Maßnahmen exclusiv für sich zu beanspruchen und dies den anderen Fachgebieten unter Hinweis auf ihre nur „loco-regionäre" Schmalspur abzusprechen, sind nicht sachgerecht und daher zurückzuweisen.

Nur die intensive interdisziplinäre Zusammenarbeit aller operativen Fächer gewährleistet optimale Behandlungsergebnisse bei der Anwendung der zahlreichen verschiedenen diagnostischen und therapeutischen Methoden.

Zur verantwortungsvollen Ausübung einer modernen Plastischen und Wiederherstellungschirurgie im jeweiligen Fachgebiet gehören selbstverständlich eine entsprechende Aus-, Fort- und Weiterbildung. Dem wird heute durch die fachspezifischen Weiterbildungsordnungen, aber auch durch zahlreiche wissenschaftliche Tagungen, Operationskurse und Veröffentlichungen Rechnung getragen.

Trotzdem ist es für eine heute in unserem Beruf essentielle Öffentlichkeitsarbeit unverzichtbar, darauf hinzuweisen, daß die auf dem sehr schmalen Grat der Seriösität wandelnde und dabei häufig auch strauchelnde Schönheitschirurgie nur einen kleinen Teilbereich auf dem großen Gebiet der Plastischen und Wiederherstellungschirurgie darstellt.

Die Rechtsprechung verlangt von den Schönheitschirurgen deshalb eine ganz besondere Sorgfalt bei Aufklärung, Diagnostik, Indikation und Therapie. Dies erfolgt immer unter dem Aspekt, daß hier gesunde Menschen operiert werden, bei denen nur, wie Gelbke [3] es ausdrückte, durch den Verlust des „Artenschemas", das Herausfallen aus der Norm, der Wunsch nach dem „corriger la nature" ausgelöst wird.

Aus der historischen Entwicklung, insbesondere aber aus ihrer stürmischen Entwicklung im 20. Jahrhundert der Welt- und zahlreichen Nachfolgekriege mit Hunderten von Millionen Opfern geht eindeutig hervor, daß die Plastische und Wiederherstellungschirurgie essentieller Bestandteil einer modernen Unfallchirurgie ist. Dieser Forderung muß daher auch bei der notwendigerweise umfassenden Ausbildung zum Unfallchirurgen Rechnung getragen werden, da moderne Unfallchirurgie mehr beinhalten muß als nur Implantate an den verschiedenen ossären Strukturen des Körpers zu befestigen, Endoprothesen einzusetzen oder kleine und große Gelenke zu arthroskopieren.

Zusammenfassung

Die Plastische und Wiederherstellungschirurgie hat sich zu einem unverzichtbaren Bestandteil aller chirurgischen Fachgebiete entwickelt. Dem wurde 1963 auf Initiative von Hans von Seemen Rechnung getragen durch die Gründung der Deutschen Gesellschaft für Plastische und Wiederherstellungschirurgie, die aus einer interdisziplinären Arbeitsgemeinschaft für Plastische, Ästhetische und Wiederherstellungschirurgie der Deutschen Gesellschaft für Chirurgie hervorgegangen ist. In dieser interdisziplinären Gesellschaft sind alle chirurgischen Fachgebiete vertreten, und sie dient der fachübergreifenden Diskussion und Zusammenarbeit sowie der Fortentwicklung plastisch-rekonstruktiver Maßnahmen.

Der rasante wissenschaftlich-technische Fortschritt in den vergangenen 50 Jahren bei gleichzeitig allgemein wachsendem Wohlstand hat zu einer explosionsartigen Weiter- und Neuentwicklung in allen Teilbereichen der Medizin geführt und damit auch spektakuläre Erfolge auf dem Gebiet der Plastischen und Wiederherstellungschirurgie ermöglicht.

Die Plastische und Wiederherstellungschirurgie ist jedoch kein Arbeitsbereich eines einzigen Fachgebietes, sondern unverzichtbarer Bestandteil aller operativer Fachgebiete.

Literatur

1. Berufsverband Plastische und rekonstruktive Chirurgie e. V. 1989 Satzung, § 2
2. Bier J (1996) Robotertechnik und Navigation in der plastisch-rekonstruktiven Chirurgie – Utopie oder realitätsbezogene Visionen. In: Rudolph H (Hrsg) Plastische und Wiederherstellungschirurgie – Qualitätssicherung, Komplikationen, Innovationen. Einhorn, Reinbek, S589–593
3. Gelbke H (1970) Die Bedeutung des Ästhetischen im Bereich des Lebens und der Medizin. Dtsch Ärztebl 47 : 3526 – 3529
4. Geldmacher J, Köckerling F (1992) Sehnenchirurgie. Urban & Schwarzenberg, München Wien Baltimore, S 9 – 14
5. Heppert V, Hochstein P, Winkler H, Wentzensen A, Gennann G (1995) Die Priorität der Frakturversorgung beim Brandverletzten. In: Schmelzle R, Bschorer R (Hrsg) Plastische und Wiederherstellungschirurgie. Ein Jahrbuch. UniMed, Lorch Bremen, S 312 – 318
6. Jungbluth KH (1987) Entwicklung und heutiger Stand der Plastischen und Wiederherstellungschirurgie in der Chirurgie. In: Pannike A, Rudolph H (Hrsg) Entwicklung und heutiger Stand der Plastischen und Wiederherstellungschirurgie. Sasse, Rotenburg (Wümme), S 24 – 27 (Hefte zur Unfallchirurgie, Plastischen und Wiederherstellungschirurgie)
7. Kakoschke D, Gäbel H, Moersler M, Schettler D (1995) Photogrammetrische Objektivierung und Quantifizierung von Weichteilveränderungen. In: Rudolph H (Hrsg) Plastische und Wiederherstellungschirurgie – Qualitätssicherung, Komplikationen, Innovationen. Einhorn, Reinbek, S 203 – 206
8. Padgett EC (1939) Calibrated intermediat Skin Grafts. Padgett or Padget Hood Dermatom. Surg Gynecol Obstet 69 : 799
9. Partecke B, Pitzler D (1995) Sekundäre Rekonstruktion brandverletzter Hände. In: Schmelzle R, Bschorer R (Hrsg) Plastische und Wiederherstellungschirurgie – Ein Jahrbuch. UniMed, Lorch Bremen, S 300 – 304
10. Probst J (1987) Die Deutsche Gesellschaft für Plastische und Wiederherstellungschirurgie 1963 – 1987. Festrede zur 25. Jahrestagung der Deutschen Gesellschaft für Plastische und Wiederherstellungschirurgie. In: Pannike A, Rudolph H (Hrsg) Entwicklung und heutiger Stand der Plastischen und Wiederherstellungschirurgie. Sasse, Rotenburg (Wümme), S 6 – 11 (Hefte zur Unfallchirurgie, Plastischen und Wiederherstellungschirurgie)
11. Rudolph H (1992) Deutschsprachiger Arbeitskreis für Krankenhaushygiene 1990: Empfehlungen zur Durchführung allogener Knochentransplantate. In: Rahmanzadeh R, Meißner A (Hrsg) Störung der Frakturheilung. Springer, Berlin Heidelberg New York Tokyo, S 42 – 45
12. Rudolph H (1984) Aspekte der Ästhetik in der Chirurgie. In: Pfeiffer G (Hrsg) Die Ästhetik in Form und Funktion in der Plastischen und Wiederherstellungschirurgie. Springer, Berlin Heidelberg New York, S 56 – 59
13. Rudolph H, Lehmann RR, Studtmann V, Schlichting C (1994) Elektronenmikroskopische Untersuchungen nach Behandlung degenerativer Knorpelschäden mit dem 1320 nm Neodym:YAG-Laser. Hefte Z Unfallchir 249 : 505 – 507
14. Rudolph H, Luitjens KD (1992) Gegenwärtige Bedingungen für Silikon-Implantationen. Demeter, Gräfelfing, April 93, S 16 – 19 (Mitteilungen der Deutschen Gesellschaft für Plastische und Wiederherstellungschirurgie Nr. 5)
15. Rudolph H, Studtmann V (1992) Der 1320 nm Nd:YAG-Laser bei periarthroskopischen Eingriffen am Schultergelenk. In: Rahmanzadeh R, Meißner A (Hrsg) Unfall-und Wiederherstellungschirurgie des Schultergürtels. Springer, Berlin Heidelberg New York Tokyo, S 420 – 423

16. Rudolph H, Studtmann V (1993) Infektionsprophylaxe in der Minimal Invasiven Chirurgie (MIC). Acta Chir Austr 25 (Suppl)/101 : 50
17. Studtmann V, Rudolph H (1996) Operatives Vorgehen und intraoperative Komplikationen beim Skin Resurfacing. In: Rudolph H (Hrsg) Plastische und Wiederherstellungschirurgie – Qualitätssicherung, Komplikationen, Innovationen. Einhorn, Reinbek, S 601–605
18. Studtmann V, Rudolph H, Schefe F, Foitzik H (1988) Erfahrungen mit der Eigenbluttransfusion. Hefte Unfallheilkd 207 : 376–379
19. Tabouis GR (1928) Le Pharaon Tout Ank Amon, sa vie et son temps. Payot, Paris
20. Tagliacocci G: De curtorum chirurgia per insitionem. Gasparis Tagliacotii bononiensis, philosophi et medici praeclarissimi; ... De cortorum chirurgia per insitionem, libri duo ... Additis cutis traducis instrumentorum omnium, atque deligationumiconibus, et tabulis, Estudio: Fernando Ortis Monasterio, Mexico: M. Perrua, 1972, Pag. Mult. (Faksimile der Ausgabe v. V., Venedig 1957)
21. Verdan C (1980) Die Geschichte der Plastischen und Wiederherstellenden Chirurgie. In: Sournia, Poulet, Martiny (Hrsg) Illustrierte Geschichte der Medizin. Andreas & Andreas, Salzburg, S 2911–2932
22. Weber U, Greulich M, Sparmann M (1993) Orthopädische Mikrochirurgie. Thieme, Stuttgart New York, S 1–3
23. Westermann U, Osterhaus A, Merker HJ (1996) UltraPuls-Skin Resurfacing – Postoperative Behandlung und Komplikationsmanagement. In: Rudolph H (Hrsg) Plastische und Wiederherstellungschirurgie – Qualitätssicherung, Komplikationen, Innovationen. Einhorn, Reinbek, S 606–609
24. Zeis E (1838) Handbuch der plastischen Chirurgie. Vorw: Dieffenbach JF, Reimer G, Berlin 1838

KAPITEL 22

Gelenkersatz – Entwicklung und derzeitiger Stand

U. Holz

Einführung

Tantalus, in der griechischen Mythologie König von Lydien, Sohn des Zeus, lud in Vermessenheit die Götter zum Mahl ein und setzte ihnen, um ihre Allwissenheit zu prüfen, den von ihm getöteten eigenen Sohn Pelops vor. Nur Demeter aß von der Schulter des Pelops. Die Götter aber erkannten den Frevel, stürzten Tantalus in die Unterwelt, und er mußte dort fortwährend qualvollen Hunger und Durst leiden. Den zerstückelten Leib des Pelops ließ die Parze Klotho, Spinnerin des Lebensfadens, in neuer Schönheit entstehen, und die verzehrte Schulter wurde durch ein Ebenbild, geformt aus Elfenbein, ersetzt.

Die mythologische Vorstellung des Gelenkersatzes aus Elfenbein wurde Wirklichkeit. Der Chirurg Fritz König hat am 16. Juni 1911 bei einem sechzehnjährigen Patienten mit einem bösartigen Tumor (Sarkom) das obere Ende des Humerus reseziert und ein nachgebildetes, 15 cm langes Elfenbeinersatzstück eingesetzt. Im März 1912 operierte er ein sechsundzwanzigjähriges Mädchen wegen eines ähnlichen Tumors am körperfernen Oberarm, und er ersetzte den resezierten, krankhaften Knochenanteil durch ein 8 bis 10 cm langes Elfenbeinstück, welches die Gelenkfläche am Ellenbogen bildete. Diese Patientin wurde vierundzwanzig Jahre später untersucht. Der Elfenbeingelenkanteil lag noch an alter Stelle. In der Umgebung hatten sich Knochenumbauvorgänge entwickelt. Der Ellenbogen zeigte immer noch eine Beweglichkeit, so daß die Frau ihre Hausarbeit ausführen konnte.

Schon zuvor hatte Themistokles Gluck 1890 Patienten vorgestellt, bei denen er Kniegelenke wegen Tuberkulose reseziert und die Gelenkanteile durch Elfenbein-Scharnierprothesen ersetzt hatte. Die Erfolge waren von kurzer Dauer. In allen Fällen kam es zur Bildung einer Fistel und Abstoßung. Gluck erklärte 1891, daß man von der Elfenbeingelenkimplantation bei der Tuberkulose Abstand nehmen müsse.

Heute noch gibt es einzelne Mitteilungen über die Verwendung von Elfenbein als Ersatz des hüftnahen Oberschenkels, allerdings nicht, um ein durch Tuberkulose zerstörtes Gelenk zu ersetzen, sondern um unter aseptischen Bedingungen posttraumatische, arthrotische und durch Gewebsuntergang (Nekrosen) verursachte Gelenkschäden zu behandeln. Probleme des Materials Elfenbein und der Ressourcen waren schon früh Anlaß, nach anderen, gewebeverträglichen Materialien zu suchen, die einer dauerhaften Belastung gewachsen sind und möglichst lange Zeit stabil im Knochen verankert bleiben. Als geeignet erwiesen sich metallische, keramische und Kunststoffwerkstoffe. Die größten Erfahrungen liegen mit dem Ersatz des Hüftgelenkes vor, von dem zur Zeit weltweit pro Jahr etwa 730 000 implantiert werden.

Die künstlichen Gelenke werden statisch und dynamisch hoch belastet. Sie sind circa ein bis zwei Millionen Lastwechseln pro Jahr ausgesetzt und werden je nach Bewegungsart und Laufgeschwindigkeit mit dem drei- bis maximal zehnfachen des Körpergewichtes belastet. Die eingesetzten künstlichen Gelenke verändern den Kraftfluß im Knochen. Innerhalb nicht zu starker Variation der Größe und Richtung der Kräfte geschieht eine Anpassung der Knochenstruktur, außerhalb dieser Grenzen ein Abbau und schließlich die Auslockerung des Implantates. Um die Bedingungen des Kraftflusses zu optimieren, wurden zahlreiche Modifikationen einer Grundform der Hüftpfanne und des Prothesenstiels im Oberschenkel erprobt. Eine dauerhafte Verankerung ist bislang mit keinem Design erreicht worden. Für die Auslockerung der künstlichen Gelenke spielt neben der veränderten Biomechanik auch der Abrieb zwischen den Gelenkpartnern eine Rolle. Auf lange Sicht wirken sich besonders ungünstig die Verschleißpartikel des ultrahochmolekularen Polyethylens aus. Dies ist der Grund, warum heute wieder die Gelenkpaarung Metall-Metall erprobt wird, die sich in den Anfängen der Hüftendoprothetik in kleinen Untersuchungsserien bewährt haben soll. Noch weniger Abrieb wird von den Keramik-Keramik-Gelenkpaarungen erwartet.

Neben den offenen Fragen des Gelenkverschleißes wird die Art der Verankerung der Endoprothese mit oder ohne Knochenzement (Polymethylmetacrylat) diskutiert.

Das Problem der dauerhaften Verankerung und des Abriebs betrifft alle derzeit klinisch erprobten Gelenke. Diese sind, in der Reihenfolge der Häufigkeit ihrer Implantation, das künstliche Hüftgelenk, Kniegelenk, Schultergelenk, Ellenbogengelenk, Finger- und Zehengelenke sowie Hand- und obere Sprunggelenke.

Wegen der breiten Anwendung und der umfangreichen Erfahrung wird in diesen Ausführungen der Schwerpunkt auf das künstliche Hüftgelenk gelegt. Die Bemerkungen zu Werkstoff- und Verankerungsproblemen gelten analog für alle Endoprothesen.

Entwicklung der künstlichen Gelenke

Hüftgelenk

Den Versuchen, bei zerstörten Gelenken eine verbesserte Funktion und Belastbarkeit durch Interposition von organischen und anorganischen Materialien zu erreichen, blieb kein Erfolg beschieden, ähnlich den Versuchen Glucks mit seiner Elfenbein-Knieprothese. Auch mit der Transplantation von Gelenken Verstorbener konnte kein langfristig befriedigender Erfolg erzielt werden (Lexer und Axhausen 1908), und bis heute sind die Probleme der allogenen Knochen- und Knorpeltransplantation nicht gelöst. Anders als bei den immer erfolgreicher werdenden Transplantationen von Niere, Herz, Leber und Bauchspeicheldrüse sind die Abstoßungsreaktionen bei Knorpel-Knochen-Transplantationen noch nicht zuverlässig zu vermeiden, und die immunologischen Vorgänge der Knorpel-Knochen-Transplantation sind nur zum Teil bekannt.

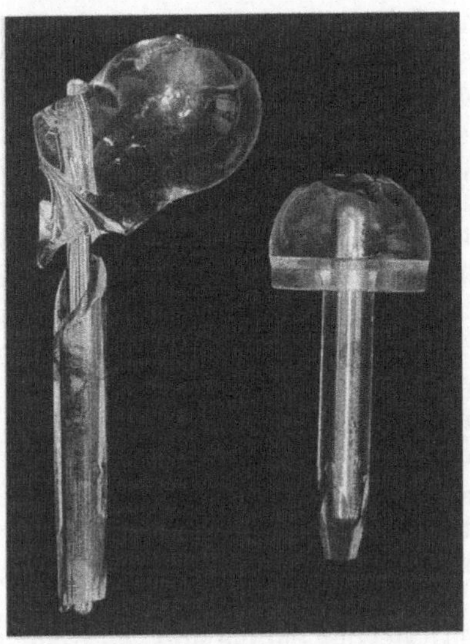

Abb. 1. Hüftkopfprothesen aus Plexiglas mit Stahlarmierung (Judet 1950)

Als Ausweg aus diesem Dilemma bot sich für den künstlichen Gelenkersatz die Verwendung von biokompatiblen Werkstoffen an, unter denen Kobalt-Chrom- und Kobalt-Chrom-Molybdänlegierungen alsbald einen führenden Platz einnahmen.

1923 hat Smith-Petersen bei zerstörten Hüftgelenken eine Zwischenscheibe aus Glas implantiert. Seine Technik der Interpositionsplastik wurde aber erst erfolgreich, als er statt Glas eine Metallschale (Smith-Petersen-Cup) verwendete.

1946 wurde Plexiglas als Kugelkopfmaterial eingesetzt (Judet). Der kugelige Hüftkopf wurde über einen dünnen Stiel im Schenkelhals und später im oberen Anteil des Oberschenkels verankert. Dieses Material und auch andere Kunststoffe bei späteren Versuchen, z. B. Polyamid, High Density Polyethylen oder Polytetrafluorethylen (Teflon), waren zum Ersatz des Hüftkopfes nicht geeignet. Auch die Verankerung der Plexiglasprothese über einen dünnen Stiel trug zum frühen Scheitern des Verfahrens bei (Abb. 1).

Der Ersatz des zerstörten Hüftkopfes nach Schenkelhalsfrakturen durch eine Metallprothese, die im Oberschenkelschaft verankert wurde (Thompson und Moore) ist seit 1952 bis heute ein relativ erfolgreiches Konzept geblieben. Ein Problem dieser Kopfendoprothesen besteht darin, daß es bei ungenauer Passung zwischen Metallkopf und natürlicher, knorpeltragender Hüftpfanne zur Zerstörung des Knorpels und der Hüftpfanne und dann zur schmerzhaften Funktionseinschränkung kommt.

Zur Behandlung von schmerzhaften Hüftgelenken, bei denen Hüftpfanne und Hüftkopf betroffen waren, mußten Totalendoprothesen entwickelt werden. Erste Versuche mit einer Metallpfanne und einem Metallhüftkopf wurden von Ph. Wiles 1938 und 1957 unternommen. Eine Kontrolle der ersten Serie war kriegsbedingt nicht möglich, und die zweite Serie blieb wegen Lockerung und Knochenresorption eine Enttäuschung.

1951 hat E. Haboush in New York eine Kobalt-Chrom-Metallprothese eingesetzt und die Prothesenkomponenten mit Knochenzement (Methylmetacrylat) fixiert. Methylmetacrylat wurde zu dieser Zeit hauptsächlich zur Deckung von Schädeldefekten verwendet. Haboushs Versuch blieb ebenfalls erfolglos. Es kam zur Verrenkung des Gelenkes bei ungünstiger Stellung der Prothesenkomponenten.

Zwischen 1956 und 1960 hat McKee in England sechsundzwanzig Kobalt-Chrom-Molybdän-Metallendoprothesen eingesetzt. Der Prothesenschaft entsprach im Design der Thompson-Prothese, und als Pfanne wurde eine eingeschraubte Metallschale mit kleeblattförmig gelappten Rändern verwendet. Der Prothesenstiel wurde ohne Zement im Oberschenkel verankert. Nach sieben Jahren war das Ergebnis bei fünfzehn dieser Patienten noch zufriedenstellend. Bei zehn mußte eine Revision durchgeführt werden. Ein Patient ist bereits postoperativ verstoben.

McKee hatte in Zusammenarbeit mit Watson-Farrar bis 1972 verschiedene Designabänderungen dieses Prothesentyps vorgenommen. Einige dieser Endoprothesen blieben mehr als fünfundzwanzig Jahre stabil verankert. Zwischen 1956 und 1960 hat K.M. Sivash in Moskau eine Hüfttotalendoprothese entwickelt und implantiert, bei der Pfanne und Oberschenkelteil gekoppelt waren. Die Verankerung geschah ohne Knochenzement. Die Pfanne wies an der Verankerungsoberfläche mehrere zahnradartig gestaltete Ringe auf, die sich beim Einschlagen in der natürlichen Hüftpfanne im Knochen verankern sollten. Die Stielkomponente im Oberschenkelschaft war relativ lang und fast rund. Bei einer hohen Komplikationsrate hat diese Prothese außerhalb der damaligen Sowjetunion keine weite Verbreitung gefunden.

1964 entwickelte P. Ring in England eine hemisphärische Metallpfanne, die über eine lange und dicke Schraube im Becken oberhalb der Hüftpfanne verankert wurde. Als Prothesenschaft benutzte er die Moore-Prothese mit einem Hüftkopfdurchmesser von 40 mm.

Diese zementfrei eingebrachten Kobalt-Chrom-Metallendoprothesen zeigten elf bis vierzehn Jahre nach der Implantation eine Lockerungsrate von 38%. Eine Verbesserung der Ergebnisse hat Ring dadurch erreicht, daß er den Schenkelhalswinkel der Oberschenkelprothesenkomponente auf 150° vergrößerte (Valgusstellung). Dieser steile Schenkelhalswinkel führte aber zu Störungen des Gangbildes und zu einer sekundären Valgusabweichung des Kniegelenkes, so daß er 1971 sein Modell wieder auf einen Schenkelhals-Schaftwinkel von 135° abänderte. Als er 1979 statt der Metallpfannen Polyethylenpfannen einsetzte, wurden die Ergebnisse schlechter, verursacht durch den erheblichen Abrieb des relativ großen Metallkopfes in der Kunststoffpfanne.

Weitere Modifikationen der Metall-Metallhüftendoprothesen wurden von J. Scales und J.N. Wilson in Stanmore zwischen 1956 und 1963 sowie von McKee und Merle d'Aubigné (1960 bis 1971) entwickelt. Die relativ hohe Mißerfolgsquote dieser Endoprothesen wurde auf operativtechnische Probleme, mangelhafte Oberflächenbearbeitung und hohe Reibungswiderstände zurückgeführt.

1965 haben A. Huggler und später M. Müller eine Kobalt-Chrom-Metallprothese entwickelt, bei der in die glatte Oberfläche der Hüftpfanne drei Plastikauflagen integriert waren. Diese Konstruktion sollte die Gleitfähigkeit der Prothesenpartner verbessern. Auch wenn die Kunststoffnoppen in der Pfanne relativ

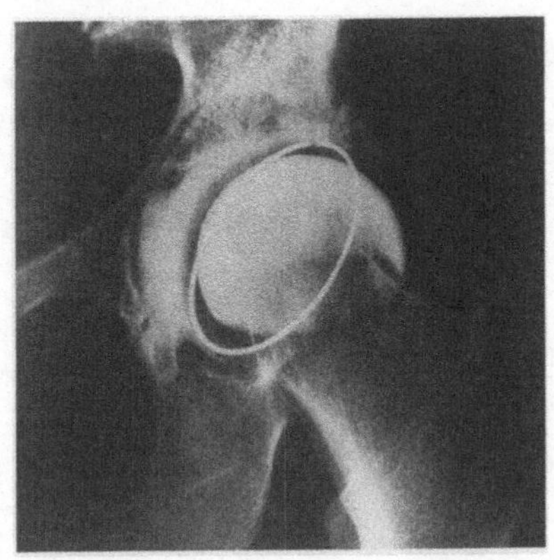

Abb. 2. „Schalenprothese". Zementierte Polyethylenpfanne und einzementierte Metallschale auf dem Hüftkopf

rasch abgenutzt waren, blieben die Frühergebnisse dieser Prothesen sehr gut. In diese Entwicklungsphase fällt auch eine zementfreie Oberflächenprothese des Hüftgelenkes, wobei auf den beschädigten Hüftkopf eine glatte Metallschale aufgesetzt wurde, die in einer Metallhüftpfanne gleiten konnte. Trotz guter Frühergebnisse wurde diese Konzeption zunächst nicht weiter verfolgt. Erst etwa zehn Jahre später haben Amstutz (1977), Capello und Mitarbeiter (1978), Furuya und Mitarbeiter (1978), Trentani und Vaccarino (1978) und Wagner (1978) dieses Prinzip weiter verfolgt und verschiedene Designmodifikationen vorgestellt. Die anfängliche Begeisterung für dieses Verfahren, das vor allem seinen Vorteil darin hatte, daß wenig Knochensubstanz bei der Verankerung der Endoprothese verloren ging, wurde dadurch gedämpft, daß es früh zu Lockerungen der Pfannen sowie der Hüftkopfschalen gekommen ist. Außerdem wurden vermehrt Schenkelhalsbrüche am Rand der Schale beobachtet. Diese Schenkelhalsbrüche können auf die Kerbwirkung am Rand der Hüftkopfschale zurückgeführt werden. Trotz dieser Erfahrungen wird dieser Oberflächenersatz am Hüftgelenk mit leichten Veränderungen der Oberflächenbeschaffenheit der Prothesenkomponenten und mit präziser Operationstechnik bei jüngeren Patienten mit unterschiedlichem Erfolg angewendet (Abb. 2).

Eine sprunghafte Veränderung in der Hüfttotalendoprothetik wurde durch John Charnley induziert. Mit der Einführung der Polyethylenpfanne und einer Oberschenkelkopfprothese mit einem Durchmesser von 22 mm und der Verankerung dieser Endoprothesenkomponenten mit Polymethylmetacrylat hatte er die bis dato erfolgreichste Hüftendoprothesenkonzeption 1959 vorgestellt. Die Paarung einer Polyethylenpfanne mit einem Metallhüftkopf des Durchmessers 22 mm ist als „Low friction arthroplasty" in die Erfolgsgeschichte des künstlichen Gelenkersatzes eingegangen (Abb. 3).

Die Implantation dieses Endoprothesensystems nach genauer Vorschrift des Autors, die Reduktion der Infektionsgefahr durch die Einführung der Reinraumtechnik in den Operationssälen und die wissenschaftliche Aufarbeitung der Ergebnisse haben zu einer raschen weltweiten Verbreitung dieses Endoprothesensystems geführt. Viele Chirurgen und Orthopäden aus aller Welt haben Jahr für Jahr die Wirkungsstätte von Charnley in Wrightington besucht. Bis 1970 durften

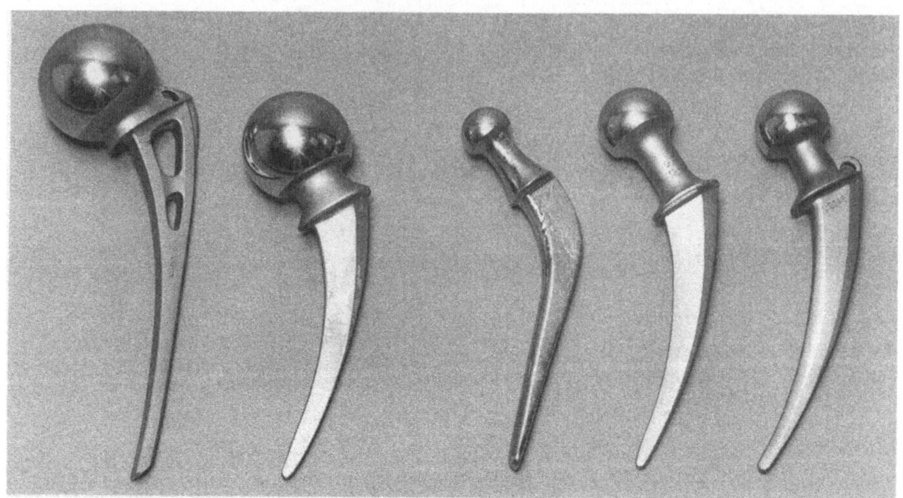

Abb. 3. Hüftkopfprothesen: Moore, Thompson. Hüftendoprothesen: Charnley, Müller, Weller

nur von Charnley persönlich ausgewählte Chirurgen dieses System implantieren. Später wurde es für alle freigegeben. Mit dieser zunächst restriktiven Taktik sollte vermieden werden, daß das System durch Mißerfolge von Ungeschulten in Mißkredit geriete.

Die Kombination der einzementierten Polyethylenpfanne und des einzementierten Hüftprothesenstiels hat in den folgenden Jahren eine große Zahl von Designvariationen erfahren. In Deutschland hat H.W. Buchholz im Anschluß an seine Besuche in Wrightington 1964 als erster ein solches Prothesensystem implantiert. Auf der Basis dieses Prothesenprinzips hat er seine eigene Konzeption des Hüftprothesenersatzes durch klinische Analysen und Forschung vorangetrieben. Auf ihn geht auch die Idee zurück, dem Knochenzement ein Antibiotikum beizumengen, um dadurch die Infektionsrate zu vermindern.

Inzwischen werden allein in Deutschland weit über hundert verschiedene Hüftendoprothesen implantiert, die auf dieser Grundkonzeption beruhen. Eine Zusammenstellung der Designvariationen hat Bläsius 1989 vorgenommen (Abb. 4).

Relativ kurze Nachuntersuchungszeiten und kleine Nachuntersuchungsserien machen den Vergleich zur Güte der unterschiedlichen Designs schwer. Die bisher umfangreichste prospektive Studie zur Hüftgelenksendoprothetik wurde am 1. Januar 1979 in Schweden begonnen. Es handelte sich um eine Multicenterstudie. Als Grundlage der Analyse dienten 92 675 primäre Hüftgelenksoperationen und die aus dieser Serie erfaßten 4858 Erstrevisionen (erste Wechseloperation). Häufigster Anlaß für die Revision war die aseptische Lockerung (79 %). Infektionen und technische Probleme haben als Ursache der Revision an Bedeutung verloren. Bei der Ermittlung der „Überlebensquote" einer Prothese wurde eine modifizierte Methode angewandt, die Kaplan-Meier 1958 angegeben hat. Unter den neun verschiedenen einzementierten Hüftendoprothesen lag die aseptische Lockerungsrate nach zehn Jahren bei den meisten Designs zwischen 8 % und 10 % und bei einem ungünstigen Design bei 42 %.

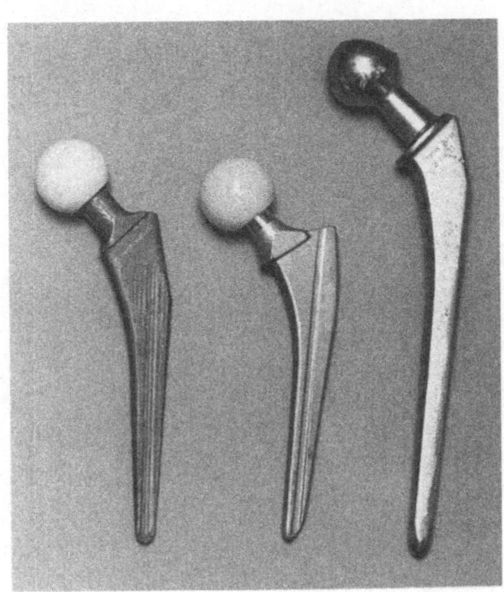

Abb. 4. Geradschaftprothesen mit aufsteckbaren Hüftköpfen (Keramik oder Metall). Langschaftendoprothese

In dieser Studie wurden auch in geringerer Zahl Hüftendoprothesen berücksichtigt, die ohne Knochenzement implantiert wurden. Die Beobachtungszeit dieser prospektiven Studie für nichtzementierte Endoprothesen ist aber zu kurz, um einen beweiskräftigen Schluß auf die Vorteile der einen oder anderen Verankerungsmethode zu erlauben. Allerdings zeigen die seither ermittelten Daten, daß sowohl die zementierte als auch die zementfreie Implantation bei jüngeren Patienten eine hohe Revisionsfrequenz mit sich bringt.

Die zementfreie Verankerung von Hüftendoprothesen ist eine noch nicht abgeschlossene Entwicklung. Stimuliert wurden diese Bemühungen zur zementfreien Verankerung durch Komplikationen bei der Zementimplantation und durch Veränderungen des Knochenzements im Laufe der Zeit. Intraoperativ kann der Zement Atmungs- und Kreislaufreaktionen verursachen, die auf den Monomeranteil des Methylmetacrylats und auf Fettembolien zurückgeführt werden, die durch Erhöhung des Drucks im Markraum des Oberschenkels beim Einpressen des Zements zustande kommen. Die mechanischen Eigenschaften des Zements werden durch Beimengungen von Röntgenkontrastmittel, Antibiotika sowie durch Einschlüsse von Blut, Luft und Fett verschlechtert. Ein Teil dieser Faktoren kann durch eine sorgfältige Zementiertechnik eliminiert werden.

Mit dem Ziel, einen möglichst guten Kontakt zwischen Implantat und Knochen – im Idealfall ein Verwachsen zwischen Implantat und Knochen – zu erreichen, wurden zahlreiche zementfreie Hüfttotalendoprothesen entwickelt (Abb. 5, Abb. 6).

Für die Optimierung der Grundform dienten seit 1977 (H. Röhrle und Mitarbeiter) die in diesem Bereich angewandten Spannungsanalysen mit Hilfe der Methode der finiten Elemente. Als Prothesenwerkstoff zur zementfreien Verankerung setzten sich mehr und mehr Legierungen auf Titanbasis durch, und die Oberflächen wurden durch Bearbeitung oder Beschichtung mit einer Oberflächenstruktur versehen, die eine primäre oder sekundäre Verankerung im Kno-

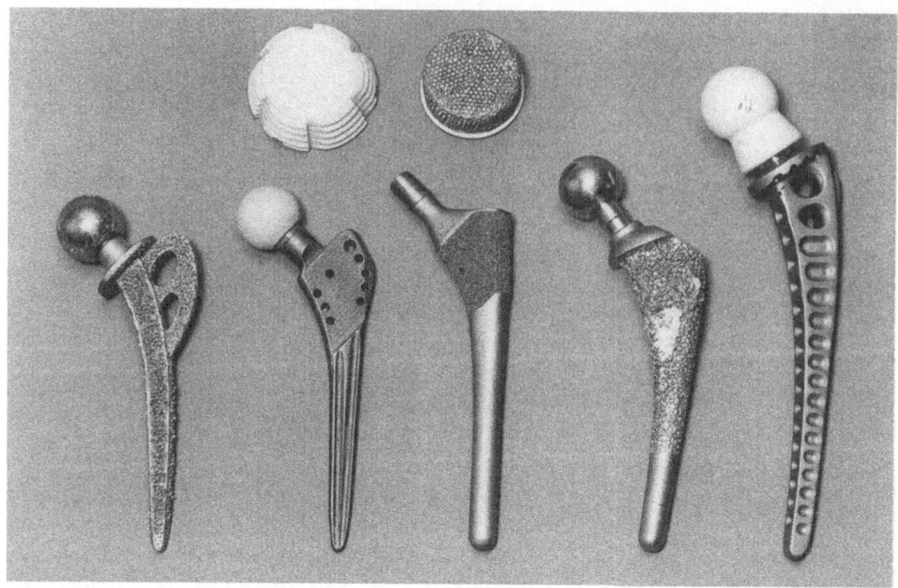

Abb. 5. Zementfreie Hüftendoprothesen mit aufsteckbaren Hüftköpfen: Judet (1963), Zweymüller (1979), PCA (1982), S+G-Hüftsystem (1980), Mittelmeier (1974). Zementfreie Pfannen nach Mittelmeier (Keramik) und Judet (Metall und Polyethyleninlay)

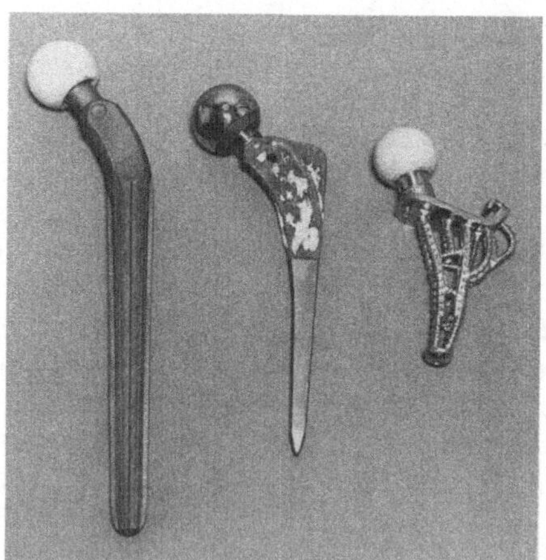

Abb. 6. Zementfreie Hüftendoprothesen mit Krafteinleitung im Femurschaft, im proximalen Femur und Femurschaft sowie fast ausschließlich im proximalen Femur

chen gewährleistet. Am ursprünglichen Prinzip der Prothesenverankerung im Oberschenkel über einen dauerbelastbaren, relativ dicken Stiel hat sich im Lauf der Entwicklung kaum etwas geändert. Durch diese Stielverankerung wird ein Großteil der spongiösen Knochensubstanz im hüftnahen Oberschenkel eliminiert oder verdrängt und es treten erhebliche Veränderungen des Kraftflusses und der Steifigkeit am hüftnahen Oberschenkel auf. In der Vorstellung, den biomechani-

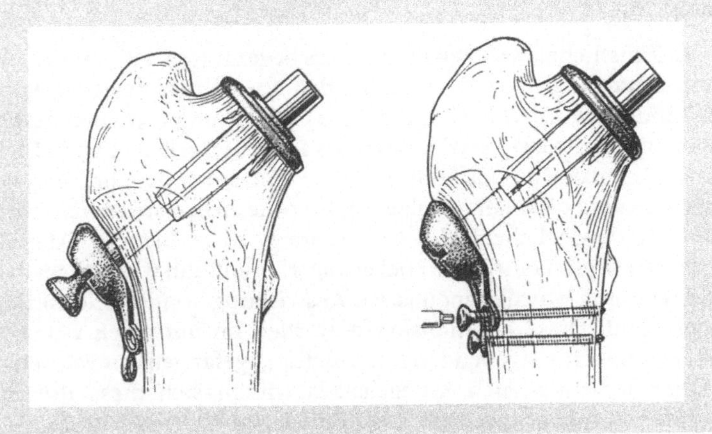

Abb. 7. „Druckscheibenprothese" mit fester Kragenauflage am Schenkelhals. Die Zuggurtungslasche reduziert die Längsspannungen in der lateralen Kortikalis

schen Eigenschaften des Knochens näherzukommen, wurde von R. Mathys eine sogenannte „isoelastische Hüftprothese" zur zementfreien Verankerung entwickelt. Der Prothesenstiel besteht aus einem Metallkern aus Titan oder rostfreiem Stahl und wird von Polyacetalharz umschlossen. Die Ergebnisse dieser Konzeption waren ungünstig. Die über zwei Zapfen verankerte sphärische Pfannenkomponente dieses Systems wird heute als titanbeschichtetes Implantat noch erfolgreich verwendet.

Der direkte Kontakt zwischen Kunststoff und Knochen bei einem belasteten Implantat hat sich auch bei anderen Pfannenmodellen nicht bewährt.

Die Verwendung sogenannter „Individualprothesen", die auf der Grundlage computertechnisch gewonnener, dreidimensionaler Daten des individuellen Oberschenkels patientengerecht gefertigt werden, beschränkt sich nach anfänglicher Euphorie heute überwiegend auf Problemfälle bei anatomischen Besonderheiten.

Um die Funktion des Knochens mit Zug- und Druckstrukturen am hüftnahen Oberschenkel nachzuvollziehen, haben Ritter und Grünert (1976) einen kurzen Prothesenstiel mit einer Zugschraube im Trochantermassiv kombiniert. Druckkräfte wurden über den Prothesenkragen, Biegekräfte durch die Zugschraube abgefangen. Ein ähnliches Prinzip ohne Prothesenstiel findet sich in der Druckscheibenprothese von Huggler (1983) (Abb. 7).

Ein weiterer Schritt in Richtung einer möglichst physiologischen Kraftübertragung ist in der trabekulär orientierten Hüftendoprothese zu sehen (Copf, Holz 1983). Die massive Stielform des Prothesenschaftes ist dort zugunsten einer Leichtbauweise verlassen worden, um die natürlichen Knochenstrukturen nicht zu verdrängen. Die spongiösen, auf Druck und Zug ausgerichteten Knochentrabekel dienen der großflächigen Verankerung des Implantates.

Kniegelenk

Die Ära des künstlichen Kniegelenksersatzes begann 1953, als Walldius in Skandinavien ein Scharniergelenk entwickelte, das über einen Bolzen gekoppelt war. Ähnliche Modelle wurden von Shiers (1954) und Young (1963) vorgestellt. Unter zahlreichen weiteren Designvariationen des Scharniergelenkes ist in Deutschland zunächst das Guepar-Knie aus Frankreich bekannt geworden. Im Vergleich zu den Vorgängern dieses Scharniergelenkes lag hier die Achse etwas höher und weiter dorsal, um die Beweglichkeit des Kniegelenkes zu verbessern. Alle Scharnier-Endoprothesen wiesen eine hohe Lockerungsrate auf. Ein wesentlicher Grund für diese Auslockerung war die ungünstige Auswirkung von Rotationskräften beim Bewegungsablauf. Diese Rotationskräfte werden im normalen Gelenkspiel von den Bändern und der umgebenden Muskulatur abgefangen. Im Falle eines gekoppelten, scharniergebundenen Kniegelenkes wirken sich diese Rotationskräfte direkt auf das Verankerungslager des künstlichen Gelenkes im Markraum des Ober- und Unterschenkels aus. Die Kopplung der Gelenkpartner über ein Kugelgelenk hat die Ergebnisse dieser verbundenen Knieprothesen verbessert, auch wenn das erste Design dieses Prothesentyps, eingeführt von Herbert (1973), noch erhebliche Konstruktionsschwächen und deshalb schlechte Ergebnisse aufwies. Gekoppelte Kniegelenke werden auch heute noch bei ungünstigen Verankerungsbedingungen, starker Instabilität und bei Tumoren implantiert. Über die Blauth-Prothese wurden zuletzt 1992 gute mittelfristige und zum Teil auch gute langfristige Ergebnisse publiziert (Abb. 8a und b).

Die erste Interpositionsplastik am Kniegelenk wurde 1954 durch MacIntosh ausgeführt. Das Interponat bestand aus einer Halbscheibe aus Acryl.

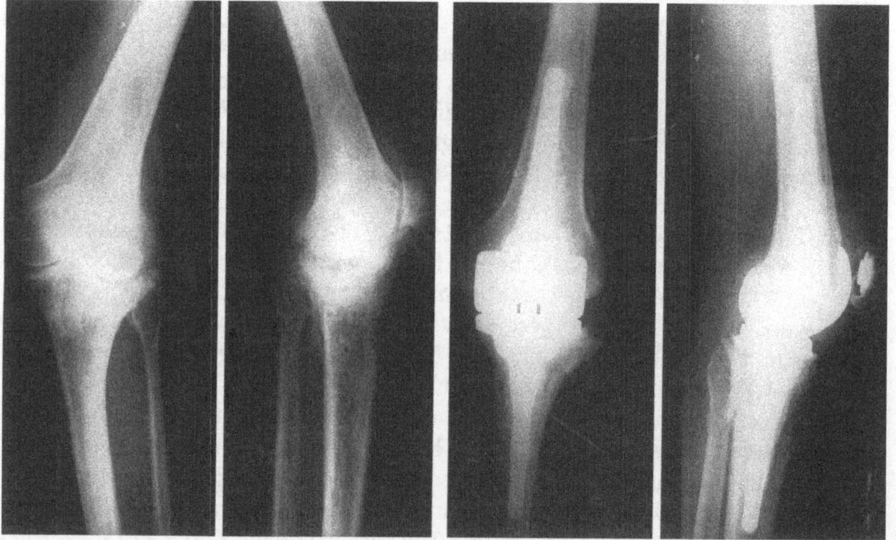

Abb. 8. Valgusgonarthrose nach Schienbeinkopffraktur. Beinachsenabweichung 30° (**a**), gekoppelte Knieendoprothese mit zementverankerten Stielen im Femur und in der Tibia (**b**)

Nicht gekoppelte, aber durch Oberflächenformgebung geführte Gelenke hatten zunächst den Vorteil, daß bei der Verankerung weniger Knochen entfernt werden mußte. Durch die Führung des Gelenkes in einer Rinne wirkten sich aber Rotationsbewegungen im Gelenk ebenfalls ungünstig auf das knöcherne Verankerungslager der Prothese aus. Verstärkter Abrieb und eine unphysiologische Gelenkform führten zu zahlreichen Mißerfolgen (Gunston 1968).

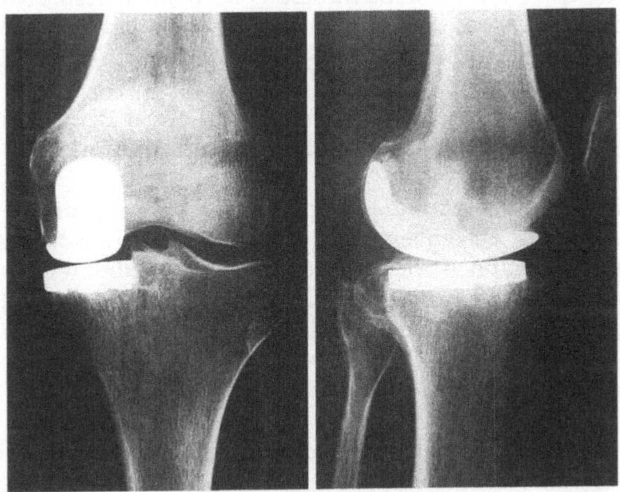

Abb. 9. Schlittenprothese im medialen Kompartment des Kniegelenkes

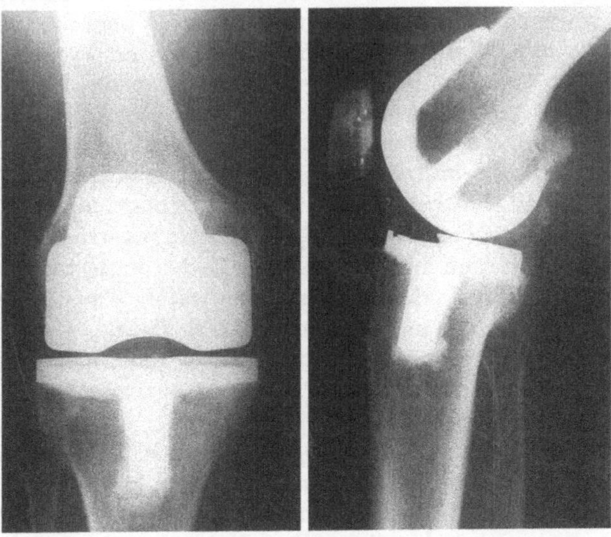

Abb. 10. Knieoberflächenprothese und Ersatz der Gelenkfläche an der Kniescheibe

Ungekoppelte Oberflächenprothesen des Kniegelenkes, die der natürlichen Form weitgehend angepaßt sind, existieren seit 1969. Diese Prothesen ersetzen nur die beschädigte Gelenkoberfläche. Sie können als Teilprothese nur das innere oder äußere Kompartment des Kniegelenkes ersetzen oder aber auch die gesamte Oberfläche des Gelenkes bedecken. Solche Oberflächenprothesen benötigen stabile Bänder und gut ausgerichtete Beinachsen. Durch die Nachahmung anatomischer Oberflächen, welche den physiologischen Bewegungsablauf zulassen, konnten die mittel- und langfristigen Ergebnisse verbessert werden. Als erste Teilprothese mit einer Metallkufe (Schlitten) an der Oberschenkelrolle und einem Polyäthylenblock als Auflage am Schienbeinplateau ist in Deutschland seit 1969 die St.Georg-Prothese bekannt geworden.

Inzwischen gibt es zahlreiche Designvariationen dieser Oberflächenprothesen (Marmor 1973, Insall L.N., Laskin R.S., Hungerford S., Freeman M.A.R.) (Abb. 9 und 10).

Wie beim Hüftgelenk werden die Langzeitergebnisse durch den Verschleiß der Polyethylenauflage am Schienbeinplateau beeinträchtigt. Die übrigen bekannt gewordenen Komplikationen wie Luxation der Kniescheibe, Nekrose der Kniescheibe, Achsenfehler und Bandlockerungen können durch eine präzise Operationstechnik weitgehend vermieden werden.

Schultergelenk

Erst seit etwa 1980 wird das künstliche Schultergelenk entweder als Hemiarthroplastik (Ersatz des Oberarmkopfes) oder als ungekoppeltes Gelenk mit Pfanne und Oberarmkopf in breiterem Umfang als Behandlungsmaßnahme für nicht rekonstruierbare Oberarmkopffrakturen, Oberarmkopfnekrosen, Arthrosen und rheumatische Erkrankungen akzeptiert. Bis vor wenigen Jahren war die von Charles Neer in New York entwickelte Schulterprothese aus Metall die Standardprothese. Sie wurde seit 1974 auch in Europa implantiert. In einer Übersichtsstudie von 1459 Schulterprothesen, die zwischen 1982 und 1992 implantiert wurden, konnten bei 90% der Patienten gute und sehr gute Resultate verzeichnet werden (Cofield 1994). Der Stiel der Oberarmkopfprothese wird in der Regel mit Knochenzement im Markraum des Humerus verankert. Nicht zementierte Prothesen wiesen schlechtere Ergebnisse bei mittelfristigen Nachuntersuchungen auf (50% Lockerung; Torchia M.E. und Mitarbeiter 1994). Die Schulterpfannenkomponente zeigte bei längerfristigen Kontrollen röntgenologisch Lockerungszeichen in 35 bis über 80%. Reoperationen wurden nur bei klinischer Lockerungssymptomatik durchgeführt. Die ursprünglichen Pfannen bestanden lediglich aus Polyethylen. Seit 1984 existieren Metallpfannen mit einer Polyethylenauflage.

Neben der Neer-Metallprothese wird bei nicht rekonstruierbaren Oberarmkopffrakturen und Tumoren am Oberarm auch eine sogenannte isoelastische Prothese aus Polyacetalharz implantiert (R. Mathys).

Seit 1988 existieren modulare Schultergelenksysteme. Die Grundform basiert auf der Neer-Prothese. Auf den zementverankerten Prothesenschaft können unterschiedlich große und unterschiedlich dicke Kopfsegmente aufgesetzt werden, die sich an der anatomischen Form des individuellen Humeruskopfes orientieren (Abb. 11, Abb. 12a und b).

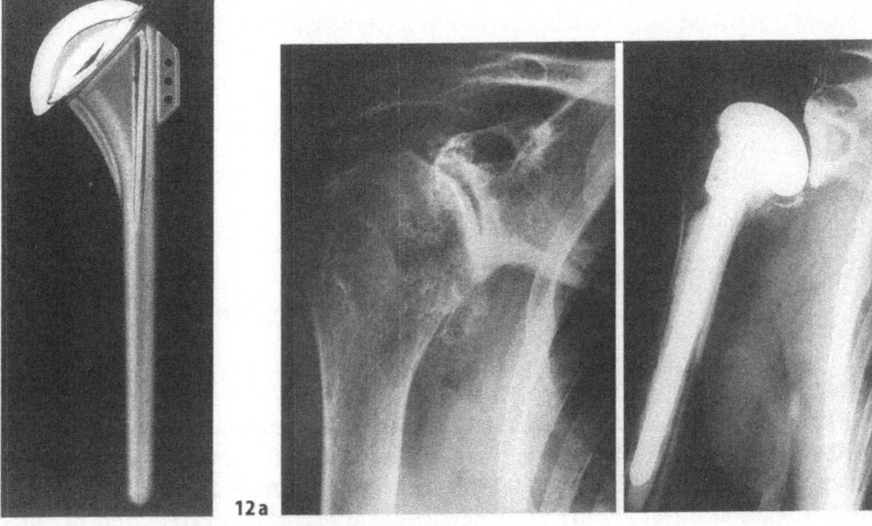

Abb. 11. Oberarmkopfprothese mit aufsteckbarem Kopfsegment

Abb. 12. Schwere Schulterarthrose (**a**). Schultertotalendoprothese (**b**). Einzementierter Stiel am Oberarm und einzementierte Schulterpfanne

Die Ergebnisse der Schulterendoprothetik unterscheiden sich bei den verschiedenen Indikationsbereichen deutlich. Die Beweglichkeit der Schulter nach der Operation einer Arthrose ist besser als nach der Operation einer rheumatischen Arthritis und beim Schulterersatz nach Frakturen hängen die Ergebnisse von der Beschaffenheit der Rotatorenmanschette ab. Große Defekte der Rotatorenmanschette weisen die schlechtesten Resultate auf.

Die derzeit entwickelten Designvariationen bedürfen einer sorgfältigen prospektiven Kontrolle, denn wie bei der Endoprothetik des Hüft- und Kniegelenkes sind auch beim Schultergelenk erst zehn- und mehrjährige Nachuntersuchungen aussagekräftig für die Güte und Haltbarkeit des Implantats. Die kontinuierliche Qualitätskontrolle sollte integraler Bestandteil eines verantwortungsvollen Gesundheitssystems sein.

Stand der Technik

Materialien

Die Implantatwerkstoffe müssen den statischen und dynamischen Belastungen gewachsen sein, um die Funktion des Gelenkes auf Dauer zu gewährleisten. Dies gilt in erster Linie für das Implantat, aber auch für seine Oberfläche, die unter der Verankerung ebenfalls keinen Schaden nehmen darf.

Die Gleitpartner im Gelenkspalt sind so beschaffen, daß möglichst wenig Verschleiß auftritt. Die Prothesenwerkstoffe müssen biokompatibel sein, das heißt,

Tabelle 1. Die wichtigsten Werkstoffpaarungen für künstliche Hüftgelenke

Prothesenschaft	Gelenkkugel	Pfanne	Autor
Metall	Metall	UHMWEPE	Charnley 1959
Metall	Keramik	Keramik	Boutin 1970
Metall	Metall	UHMWPE mit Metallfassung	Judet 1971
Metall	Keramik	UHMWPE	Müller 1977

sie dürfen im direkten und indirekten Kontakt mit lebendem Gewebe oder Körperflüssigkeiten durch chemische oder biochemische Prozesse nicht verändert werden. Der biokompatible Werkstoff darf keine immunologischen Reaktionen und Allergien auslösen, keine außergewöhnliche Fremdkörperreaktion hervorrufen, keine gewebstoxische Wirkung zeigen, keinen unerwünschten Einfluß auf das Zellwachstum und die Zellspezialisierung nehmen, keine kanzerogene oder mutagene Wirkung zeigen und vom Körper nicht unerwünscht verändert werden (Biodegradation). Darüber hinaus muß der biokompatible Werkstoff mit gängigen Methoden sterilisierbar und pyrogenfrei zu verarbeiten sein (Tabelle 1).

Metallische Prothesenwerkstoffe

Die heute verwendeten metallischen Prothesenwerkstoffe sind Kobaltbasislegierungen. Häufig verwendet wurde die Kobalt-Chrom-Molybdänlegierung (‚HS 21'). Dieser Werkstoff konnte zunächst nur gegossen werden. Dabei traten gußtypische Fehler wie Lunker, Poren und Gasblasen auf. Außerdem weist ein Gußwerkstoff geringere Festigkeitseigenschaften als eine Schmiedelegierung auf. Es wurden deshalb alternativ eine Kobalt-Chrom-Wolfram-Nickel-Legierung (CoCrWNi) und eine Kobalt-Nickel-Chrom-Molybdän-Legierung (CoNiCrMo) eingesetzt. Die Verschleißbeständigkeit dieser Legierungen war aber geringer, und nachdem es gelungen ist, die CoCrMo-Legierung HS 21 durch geringe Modifikationen auch schmiedetechnisch zu verarbeiten, wurde dieser Legierung wieder der Vorzug gegeben.

Beste Gewebsverträglichkeit wird dem Titan und den Titanlegierungen beigemessen. Reintitan besitzt eine begrenzte Festigkeit. Deshalb wurden für die Endoprothetik Titan-Aluminium-Vanadium ($Ti\text{-}Al_6\text{-}V_4$) und Titan-Aluminium-Eisen ($Ti\text{-}Al_5Fe_{2,5}$) und Titan-Aluminium-Niob-Legierungen ($Ti\text{-}Al_6\text{-}Nb_7$) eingeführt. Letztere hat sich am breitesten etabliert.

Ungeeignet ist Titan als Gleitpartner an der Gelenkoberfläche. Bei allen Titanhüftprothesen werden deshalb künstliche Hüftköpfe aus Aluminiumoxidkeramik oder aus Kobalt-Chrom-Molybdän-Legierungen aufgesetzt.

Keramische Prothesenwerkstoffe

Keramiken sind nichtmetallische, anorganische Werkstoffe. Seit mehr als zwanzig Jahren werden Hüftköpfe aus Aluminiumoxidkeramik (Al_2O_3) implantiert (Boutin 1970, Mittelmeier 1974).

Keramikhüftköpfe sind verschleißfest und können an der Oberfläche so glatt geschliffen und poliert werden, daß sie als Gelenkpartner mit einer Kunststoffpfanne aus Polyethylen geringen Abrieb verursachen. Die Gleitpaarung Keramikhüftkopf mit Keramikpfanne sorgt für noch bessere tribologische Eigenschaften und wird nach den Pionierarbeiten von Mittelmeier heute wieder vermehrt in Betracht gezogen. Vorwiegend werden dabei Titan- oder titanbeschichtete Gelenkpfannen verwendet, in denen ein Keramikinlay untergebracht ist. Für diese Gleitpaarung ist nur Aluminiumoxid geeignet.

Der Keramikkugelkopf benötigt eine exakte Passung auf einen Konus der Oberschenkelprothese, um Spannungen in der Keramik zu vermeiden. Die früher gelegentlich aufgetretenen Brüche des Keramikkopfes sind aufgrund von Verbesserungen der Herstellungsverfahren über Sintertechniken und der Verwendung von Zirkonoxidkeramik heute kaum noch zu beobachten. Zirkonoxidkomponenten haben sich allerdings nur in der Gleitpaarung mit Polyethylen bewährt.

Kunststoffe

Beim künstlichen Gelenkersatz kommen vorzugsweise die Kunststoffe Polymethylmetacrylat (PMMA) und ultrahochmolekulares Polyethylen (UHMWPE = Ultra High Molecular Weight Poly Ethylene) vor.

PMMA dient der Verankerung der Endoprothesenkomponenten und besteht aus einem Pulver (Polymer, feinste Kügelchen) und Flüssigkeit (Monomer). Durch Mischung etwa im Verhältnis 2:1 entsteht unter Einwirkung eines Katalysators eine rasch aushärtende Substanz. Dieser Polymerisationsvorgang geschieht unter Wärmeentwicklung. Abhängig von der Art des Anrührens der Mischkomponenten entsteht ein unterschiedlich poröser Knochenzement. Von der Porosität hängen die mechanischen Eigenschaften, z. B. die Ermüdungsfestigkeit, ab. Auch Blut- und Flüssigkeitseinschlüsse sowie Beimengung von Antibiotika oder Röntgenkontrastmittel vermindern die Zug- und Biegefestigkeit.

Anrührtechniken im Vakuum wie das Vakuum-Mischverfahren oder das Zentrifugieren und die Zementapplikation über eine Spritze verbessern die Zementqualität. Weitere Verbesserungen durch Beimengung von Tricalciumphosphat oder Hydroxylapatit werden experimentell erprobt.

Über den Knochenzement erfährt die Endoprothese zunächst eine gute Verankerung im Knochen. Im Falle der Endoprothesenlockerung durch mechanische Instabilität, Zementalterung und Ermüdung sowie durch abriebinduzierte Knochenzerstörung an der Verankerungsgrenzschicht wird die Entfernung des Zementes zum Problem. Die Zerstörung des Knochenbettes nach Zementauslockerung erschwert außerdem die erneute Verankerung einer Endoprothese.

UHMWPE dient als Gleitpartner z. B. in der Hüft- oder Schulterpfanne sowie als Auflage der Knieprothesenkomponente am Schienbeinkopf. Dieser Kunststoff wird aus Blockmaterial durch Fräsen und Drehen hergestellt. Das Blockmaterial

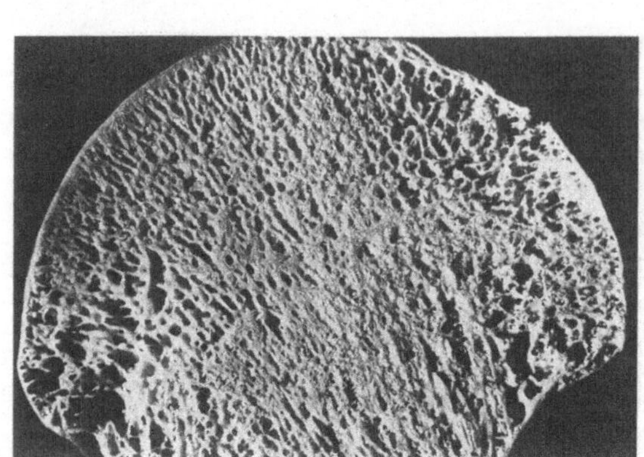

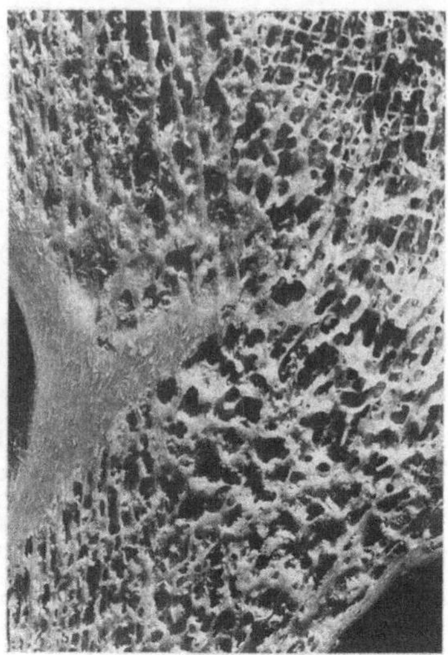

Abb. 13. Struktur des spongiösen Knochens im Hüftkopf (**a**) und am proximalen Oberschenkel (**b**). Zwischen dem Gerüstwerk des Knochens befinden sich Blut und Fett

wird durch Sintern aus UHMWPE-Pulver gewonnen. Nachteile dieses Werkstoffs sind das Kriechverhalten und der Abrieb. Verbesserungen dieses Werkstoffs sind durch Verstärkungen mit Kohlefasern und durch Metallumschalungen möglich. Die Faserverstärkung dieses Kunststoffs darf aber nicht an die Gleitoberfläche gelangen, weil sonst der Materialabrieb zu groß wird.

Krafteinleitung und Verankerungstechnik bei künstlichen Gelenken

Knochenstrukturen sind der Funktion angepaßt. Die Feinstruktur ist derart aufgebaut, daß sie der örtlichen Beanspruchung optimal gerecht wird und der Knochen enthält nur so viel Material, wie für die höchste Belastung unter Normalbedingungen notwendig ist. Am hüftnahen Oberschenkel treten Druck- und Zugkräfte auf. Entsprechend zeigt die Spongiosastruktur ein räumlich angeordnetes Fachwerk aus Bälkchen, Plättchen und Schalen mit einer Ausrichtung entlang den Hauptspannungstrajektorien (Abb. 13).

Die Anpassung an die Belastung geschieht darüber hinaus durch inhomogene und anisotrope Eigenschaften des Knochens. Diese komplexe, funktionell angepaßte Struktur wird durch den Einbau einer Endoprothese erheblich verändert. Die Prothesenkomponenten verdrängen in unterschiedlichem Ausmaß natürliche Strukturen. Mit Methoden der finiten Elemente werden heute dreidimensionale Spannungsanalysen zur Beurteilung des Knochen-Endoprothesenverbundes durchgeführt (Abb. 14a, b, c).

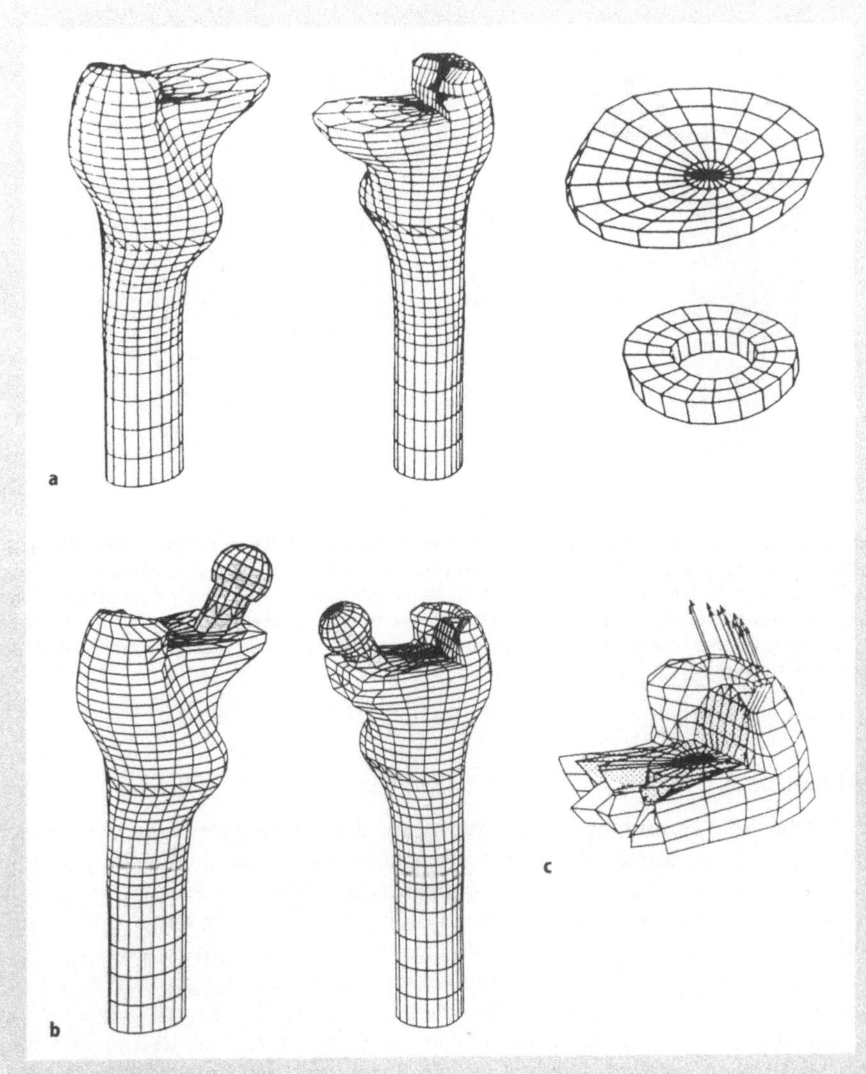

Abb. 14. Finite Element – Modell des proximalen Femur nach horizontaler Resektion des Schenkelhalses. Schichtweiser Aufbau des Modells aufgrund computertomographisch gewonnener Daten (**a**). Knochen-Endoprothesenverbund (**b**). Region des großen Trochanters, an dem Zugkräfte des Glutaealmuskels angreifen (**c**). (Nach Laxander 1989)

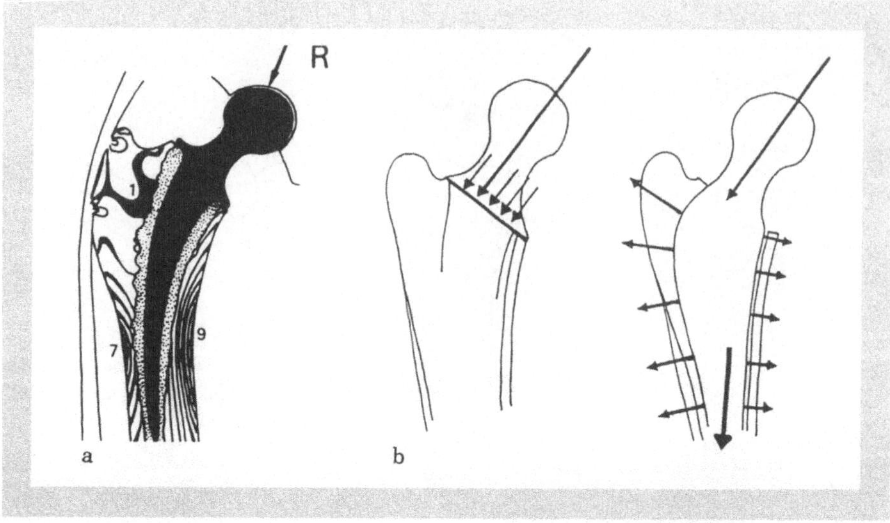

Abb. 15. Spannungsverteilung Femurkunststoffmodell bei einzementierter Hüftendoprothese. Bei fester Verankerung des Stiels der Prothese kommt es zur Entlastung des Knochens im oberen Abschnitt und zur Erhöhung der Spannung in der Kortikalis des Femurschaftes (nach Kummer 1986) (**a**). Hüftprothese mit und ohne Kragenauflage. Bei breitem Kragen wird die Kraft in Pfeilrichtung auf den Knochen am proximalen Femur übertragen. Der Kragenauflagewinkel spielt dabei eine wichtige Rolle. Ohne Kragen ist der Kraftfluß vorwiegend in radiärer Richtung auf die Kortikalis des Oberschenkels ausgerichtet (**b**)

Prothesenschaft

Am Hüftgelenk kommt es nach Entfernung des Hüftkopfes zum Verlust der Kraftübertragung durch die dort normalerweise vorhandenen knöchernen Gerüststrukturen. Die Prothesenstiele mit unterschiedlichen Formen werden in der Markhöhle des proximalen Oberschenkels verankert. Nachdem die Standardgrößen der Implantate in der individuellen Markhöhle keine zuverlässige Verankerung fanden, wurde Polymethylmetacrylat als Knochenzement und Kittsubstanz zwischen Implantat und Knochen eingefügt. Der Knochenzement hat zur Vergrößerung der Kontaktoberflächen und damit zur Reduktion örtlicher Überbelastungen geführt. Unter strenger Beachtung der Vorschriften der Zementapplikation kann ein sehr inniger Schluß zwischen Knochen und Zement sowie zwischen Zement und Endoprothese hergestellt werden (Abb. 15a und b). Die so verankerte Endoprothese ist von Anfang an belastbar. Lange Zeit wurde auf die vollständige Ummantelung der Prothese mit Knochenzement Wert gelegt (Abb. 16). Zwischenzeitlich bestand die Auffassung, daß die Prothese durchaus direkten Kontakt mit dem Knochen haben und daß der Zement nur Kontaktlücken schließen und die Rotationsstabilität gewährleisten soll. In längerer Beobachtungszeit erweist sich aber der unvollständige oder zu dünne Zementmantel eher anfällig für Endoprothesenlockerungen, so daß heute wieder ein Trend zur Endoprothesenverankerung mit voller Zementummantelung zu erkennen ist. Auf eine gute Zementiertechnik wird viel Wert gelegt.

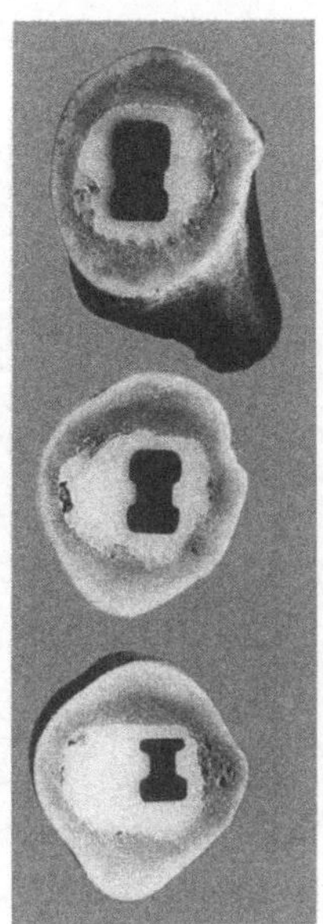

Abb. 16. Vollständige Zementummantelung des Prothesenstiels auf ganzer Länge

Nachteile des Knochenzementes sind die nicht quantifizierbaren Gewebeschädigungen durch Toxizität der Monomere und durch Hitzeentwicklung während der Polymerisation. Der Zement zeigt auch einen Qualitätsverlust durch Alterung. Im Fall der Auslockerung von zementverankerten Endoprothesen werden zum Teil große Knochendefekte im Verankerungslager der Prothese gefunden. Die Entfernung des Knochenzementes bei Prothesenwechseloperationen ist oft mit erheblichem Aufwand verbunden, und nach der Zemententfernung verbleiben glatte Knochenoberflächen, die eine Neuverankerung einer einzementierten Endoprothese kaum zulassen. Bei Patienten mit längerer Lebenserwartung wird deshalb nach Möglichkeit eine Endoprothesenverankerung ohne Knochenzement angestrebt.

Auch bei der zementfreien Endoprothesenverankerung ist die Krafteinleitung in den Oberschenkel unphysiologisch. Dies wird allgemein anerkannt. Die Auffassungen darüber, wie eine stabile und dauerhafte Verankerung der zementfreien Endoprothese am besten gewährleistet werden kann, gehen aber weit auseinander. Dies wird besonders deutlich bei der großen Variation der Hüftendoprothesenschäfte mit unterschiedlichen Oberflächengestaltungen, für die in allen Fällen eine stabile Fixation des Implantates und oftmals sogar eine biologische Fixation in Anspruch genommen wird.

Nach der Geometrie des Implantates und seinem Verankerungsmodus lassen sich drei grundsätzliche Verankerungskonzepte unterscheiden:

- Eine Richtung verfolgt die distale Fixation der Endoprothese, wobei sich der lange, schmale und meist gerade Prothesenschaft in der Markhöhle verklemmen soll („Pressfit"). Damit auch im entlasteten Zustand eine feste Verankerung gewährleistet ist, wird der Endoprothesenschaft in den Knochenmarks-

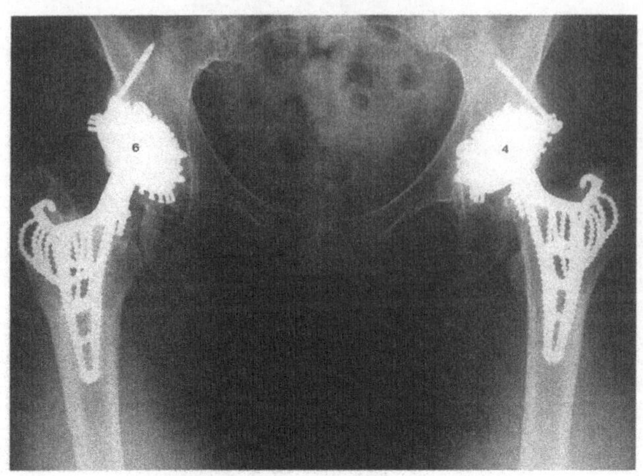

17

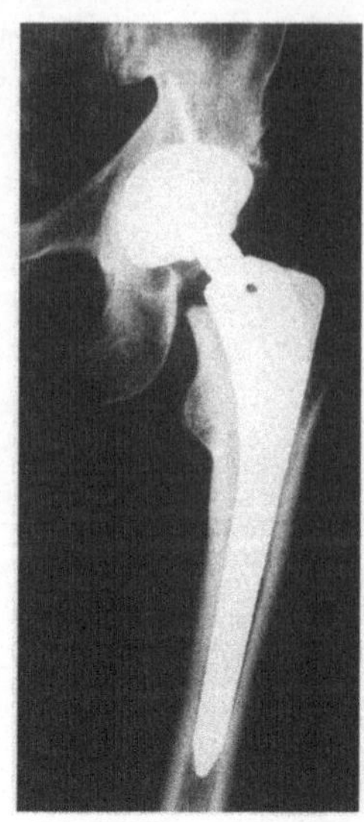

18

Abb. 17. Prothesenverankerung im proximalen Femur durch breite Kragenauflage und große Verankerungsoberfläche. Vier und sechs Jahre nach Implantation

Abb. 18. Proximale und distale Verankerung des Prothesenstiels

kanal eingepreßt. Bei dieser Verankerungsmodalität wird der zuvor nur auf Biegung belastete Knochen nun zusätzlich durch Schubkräfte und radial nach außen wirkende Druckkräfte beansprucht.

- Die zweite Konzeption sieht eine Verankerung im proximalen Femur vor. Die entsprechenden Prothesenmodelle sind kürzer und weisen eine ausgeprägte Oberflächenstruktur auf. Zum Teil sind diese Prothesen mit einem Kragen versehen, der zur Abstützung und Einleitung von Druckkräften in die Kortikalis dient (Abb. 17).
- Die dritte Richtung der Verankerung ist eine Mischung aus beiden beschriebenen Konzepten. Durch eine individuell angepaßte Formgebung (Formschluß mit dem Knochen) soll eine günstige Oberflächenvergrößerung erreicht werden und ein langer, der Markhöhle des Oberschenkels angepaßter Stiel soll eine solide Fixation gewährleisten (Abb. 18).

Die proximale Verankerung erscheint insbesondere dann sinnvoll, wenn die auftretenden Biegemomente durch Zuggurtungssysteme ausgeglichen werden. Für alle Verankerungsformen ist es wichtig, daß das Implantat gegen Rotationskräfte gesichert ist.

Oberflächenstrukturen und bioaktive Beschichtungen zur Verbesserung des Kontaktes können helfen, Scherspannungen an der Knochen-Implantatgrenze zu reduzieren.

Für alle Verankerungskonzepte ist die primärstabile Fixation wichtig. Ohne primär festen Sitz verursachen die Relativbewegungen unter der Belastung einen bindegewebigen Saum im Prothesenlager, und es droht die Prothesenlockerung.

Pfannen

Die Knochenzementverankerung von Polyethylenpfannen ist seit Charnley (1959) nach wie vor ein Standardverfahren, welches die anfänglich versuchte direkte Verankerung der Metallpfannen verdrängt hat. Allerdings hat der exponentielle Anstieg der Spätlockerungen solcher zementierten Pfannen die Aufmerksamkeit wieder auf zementfreie Pfannendesigns gelenkt.

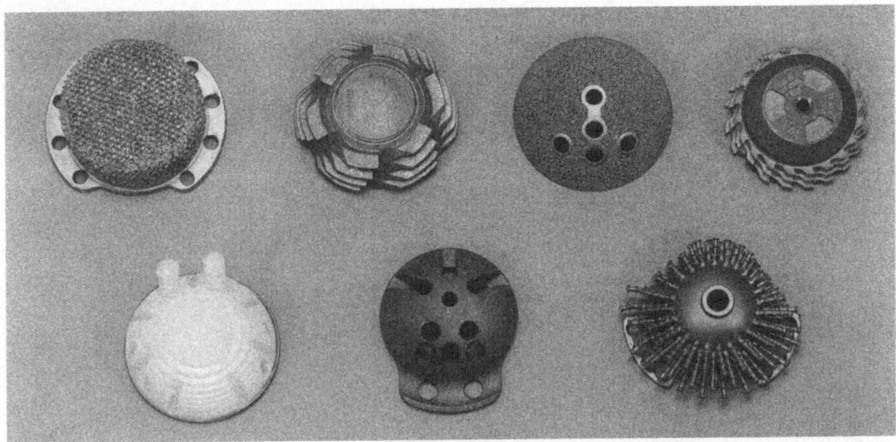

Abb. 19. Zementfreie Hüftpfannen: Zylindrische Paßform mit Oberflächenvergrößerung und Randabstützung. Schraubpfanne mit tiefen Gewindegängen. Sphärische Pfanne mit Oberflächenstrukturierung und Schraubverankerung. Schraubpfanne mit flacheren Gewindegängen. Isoelastische Pfanne mit Verankerungshöckern. Pfanne mit Abstützlasche und Möglichkeit der Schraubverankerung. Trabekulär orientierte, sphärisch gestaltete Pfanne mit Oberflächenvergrößerung durch zahlreiche Pfeiler

Abb. 20. „Hybridsystem". Zementfreie Schraubpfanne und einzementierte Geradschaftprothese

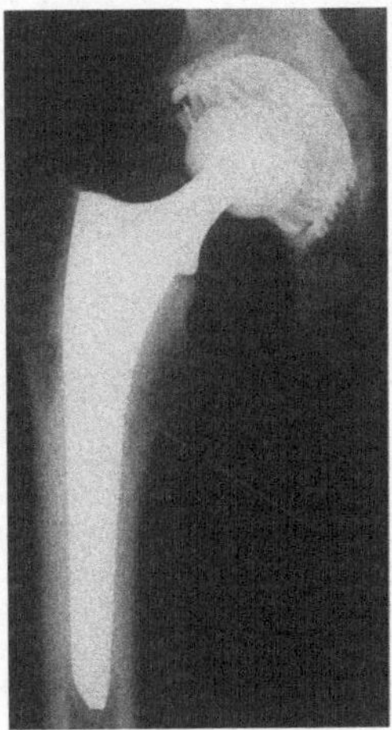

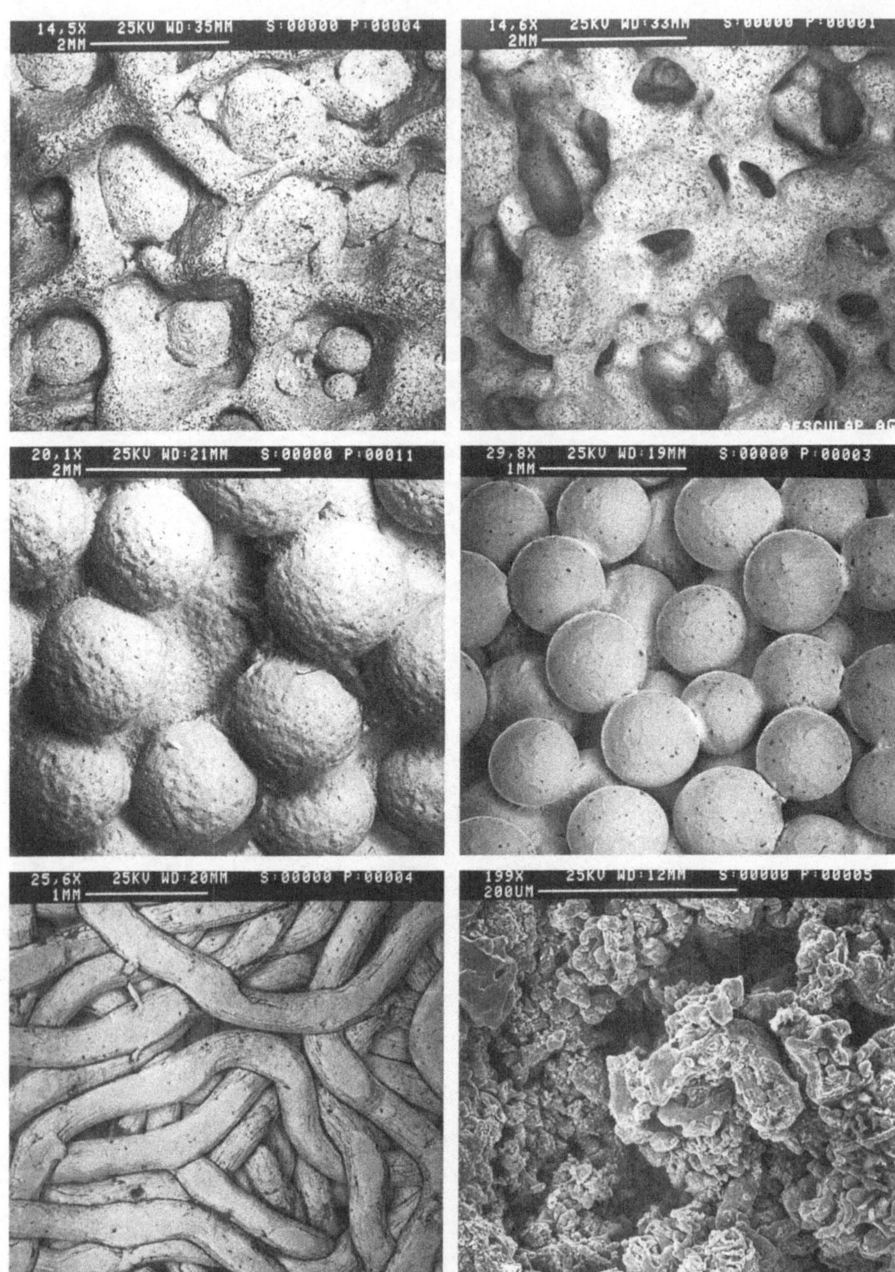

Abb. 21. Beispiele metallischer Implantatoberflächen im Elektronenmikroskop. (**a**) Von links nach rechts: Porometall, Spongiosametall, Madrepore-Makro, Madrepore-Mini, Fasergeflecht, Plasmapore.

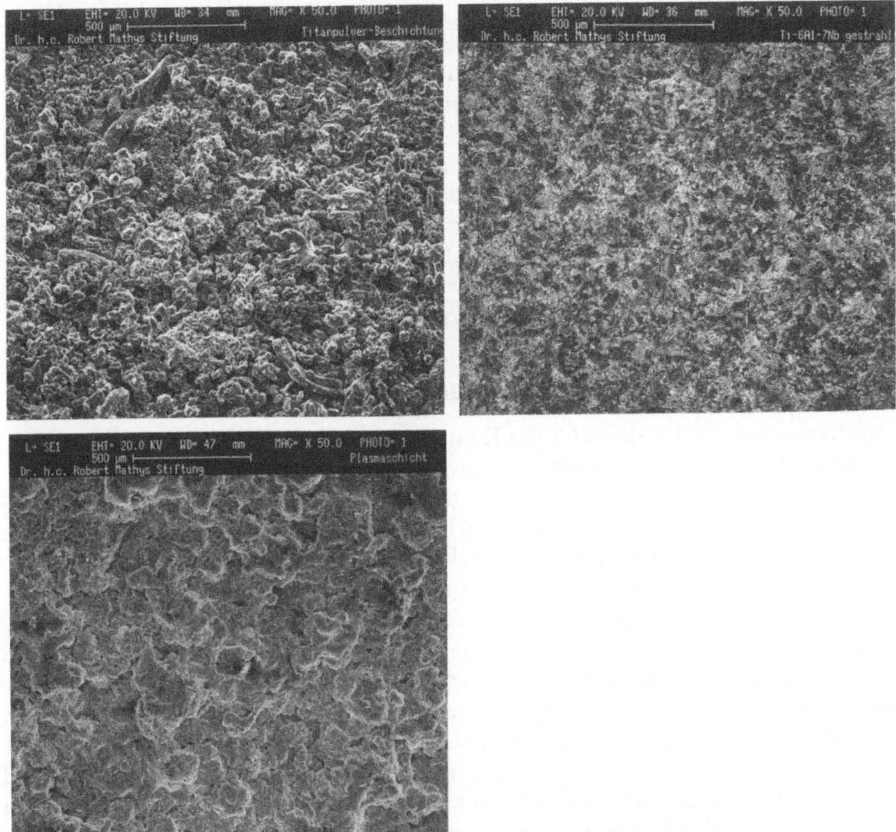

Abb. 21 b. Von links nach rechts: Titanpulverbeschichtung auf Polyethylen, hergestellt im Sinterverfahren. Titan-Aluminium-Niob-Hüftschaft. Korundgestrahlte Oberfläche. Kobalt-Chrom-Molybdän-Plasmaspritzschicht

Zwei Verankerungskonzeptionen der zementfreien Pfannenverankerung werden unterschieden:

- Schraubpfannen mit sphärischer, konischer oder polygonaler Außenform.
- Pfannen, die nach ihrer Geometrie und Oberflächengestalt unter „Pressfit" im Pfannenlager eingesetzt und zum Teil über Zapfen oder Schrauben stabilisiert werden. In diese Kategorie gehören auch sogenannte Spreizpfannen.

Diese Grundformen ermöglichen eine mechanisch feste Verankerung im vorbereiteten Beckenknochen. Über die primärstabile Fixation wird die dauerhafte Integration angestrebt, die vorwiegend über rauhe Oberflächenstrukturen gewährleistet werden soll (Abb. 19).

Für die Primärverankerung ist die Geometrie des Schraubgewindes von größerer Bedeutung als die konische bzw. sphärische Außenform. Die selbstschneidenden Gewindegänge sind bei fast allen Designvariationen nutenartig unterbrochen, um das Eindrehen zu erleichtern. Dadurch wird aber die kraftübertragende Oberfläche verkleinert. Zur Verbesserung des Kontaktes zwischen Pfanne und

Knochen wird die Oberflächenstruktur der Pfanne beschichtet. Dazu eignet sich plasmagespritztes Reintitan oder auch Hydroxylapatit. Auch gitterartige (Mesh-) Oberflächenstrukturen kommen zur Anwendung.

Nicht bewährt haben sich Polyethylenpfannen in direktem, zementfreiem Kontakt zum Knochen.

Der Kraftschluß zwischen Pfannenimplantat und Beckenknochen gelingt besser als zwischen dem Prothesenstiel und dem Oberschenkelknochen. In der klinischen Anwendung finden sich daher oft bessere Resultate für die zementfreie Pfanne im Vergleich zum Prothesenschaft. Dies erklärt den derzeitigen Trend zum sogenannten „Hybridverfahren", bei dem eine zementfreie Hüftpfanne mit einem einzementierten Hüftprothesenschaft kombiniert wird (Abb. 20).

Oberflächenstrukturierung von künstlichen Gelenken

Zur Verbesserung des dauerhaften Kontaktes zwischen Knochen und zementfrei eingebrachtem Implantat werden die metallischen Oberflächen strukturiert.

Kugelförmige, schwammartige und gitterförmige Oberflächenstrukturen können über gießtechnische Verfahren und bei Titanlegierungen über das Schmieden bewerkstelligt werden. Oberflächenstrukturen können aber auch durch Beschichtung erreicht werden. Dabei werden die gewünschten Strukturen durch Sinterprozesse oder durch Plasmaspritzen aufgebracht (Abb. 21a und b).

Da unter dynamischer Belastung eine Biegung der Prothese stattfindet, kommt es bei unterschiedlichem Elastizitätsmodul von Knochen und Implantat zu Schubspannungen und Scherbewegungen an der Knochen-Prothesengrenze. Störungen der Einheilung des oberflächenstrukturierten künstlichen Gelenkes können resultieren. Wächst die Prothese nur in einem Teil des Oberschenkelschaftes ein und bleibt in anderen Bereichen locker, so kann es zu Beschwerden und gelegentlich zum Ermüdungsbruch der Prothese kommen. Die Entfernung des festgewachsenen Prothesenstiels bereitet Probleme.

Die Kristallstruktur von Hydroxylapatitkeramik (HAK) entspricht im wesentlichen dem Mineralbestandteil des Knochens, und die gute Einheilung von HAK hat dazu geführt, diesen Werkstoff als bioaktive Keramik zu bezeichnen. Aus Gründen der begrenzten Festigkeit ist dieses Material nur zur Beschichtung der Prothesenoberfläche geeignet. In einem thermischen Spritzverfahren (Plasmaspritzverfahren) wird Hydroxylapatit in Granulatform in einer Schichtstärke von 50 bis 200 µm aufgebracht. Die Porenstruktur der Schicht ähnelt derjenigen der Spongiosa. Die offenen „Makroporen" haben einen Durchmesser von 50 bis 100 µm. Solche Schichten sind zwar schlagempfindlich, sie halten aber offenbar der Biegeverformung der Prothese stand.

Probleme und Komplikationen bei künstlichen Gelenken

Infektionen und Auslockerung beim künstlichen Gelenk sind die folgenschwersten Komplikationen. Daneben beeinträchtigen Verknöcherungen und seltener Luxationen das funktionelle Ergebnis.

Hohe hygienische Ansprüche an das Operationspersonal und -umfeld bis hin zum sogenannten Reinraum haben das Infektionsrisiko auf 0,5 bis 2% gesenkt.

Tabelle 2. Studien zur Bewährung des künstlichen Hüftgelenkes. Zementierte Prothesen

Autor	Jahr	Prothese	Verlaufszeit	Fallzahl	Ergebnis
Wejkner	1988	Charnley	10		11% Lockerungen
Salvati	1989	Charnley	15	100	91% Überlebensrate
Ritter	1990	Charnley	10		9% Lockerungen
Jacobson	1990	Charnley	11,5	70	10,5% Lockerungen
Buchholz	1988	St. Georg A	15	3566	30% Versagen
Lachiewicz	1986	Harris	11,5	38	34% radiologische Lockerungen
Jacobson	1990	McKee-Farrar	11,5	107	23% Versagen
Ritter	1990	Müller-Standard	10		20% Versagen
Pavlov	1987	Müller-Standard	15		40% Versagen
Ahnfelt	1990	15 Modelle	10	4664	8%–72%

Auch die Beimengung von Antibiotika zum Knochenzement wird als Beitrag zur Infektionsprophylaxe angesehen. Die meisten Infektionen entstehen in unmittelbarem Zusammenhang mit der Operation. Selten kommt es zum Spätinfekt nach mehreren Jahren. Die Infektion als folgenschwerste Komplikation erfordert den Ausbau des künstlichen Gelenkes. Nach unterschiedlich langem Intervall ist oftmals eine erneute Implantation möglich; ohne Reimplantation verbleibt eine erhebliche Behinderung.

Die postoperative Verknöcherung beim künstlichen Hüftgelenk wird mit sehr unterschiedlichen Raten zwischen 5 und 90% angegeben. Verschiedene Ausprägungsgrade der Verknöcherung (I bis IV nach Brooker) werden beobachtet. Nur die Verknöcherungen vom Grad III und IV verursachen eine deutliche Funktionseinbuße. Die unmittelbare postoperative Röntgenbestrahlung stellt eine wirksame Prophylaxe dar, die allerdings nur dann eingesetzt werden soll, wenn Risikofaktoren für die Ausbildung solcher Verknöcherungen existieren. Mit nichtsteroidalen Antiphlogistika wird eine medikamentöse Prophylaxe versucht.

Die häufigste Komplikation ist die Prothesenauslockerung. Die Lockerungsrate steigt bei zementierten und nichtzementierten Endoprothesen im Laufe der Jahre an. Über die zementierten Endoprothesen existieren etliche Langzeitstudien. Die dort ermittelten Lockerungsraten sind in Tabelle 2 aufgeführt.

In einer umfangreichen Studie wurden 1993 die Ergebnisse aus dem schwedischen Nationalregister zusammengefaßt. Die „Überlebensrate" der zementierten Prothesen ist in Abbildung 22 dargestellt. Bei aktiven, jungen Patienten kommt es früher zur Lockerung als bei älteren (Abb. 23).

Die zementfreien Hüftendoprothesenschäfte wurden anfangs vorwiegend im Oberschenkelschaft verankert. Bei dieser Form der Krafteinleitung klagten die Patienten häufiger über Oberschenkelschmerzen. Die aseptische Lockerungsrate war zum Teil höher als bei zementierten Endoprothesen. Die später entwickelten Prothesen zielten auf eine Verankerung in der dichten Spongiosa des proximalen Femur ab. Die mittelfristigen Ergebnisse sind zum Teil mit denjenigen zementierter Endoprothesen zu vergleichen (Tabelle 3).

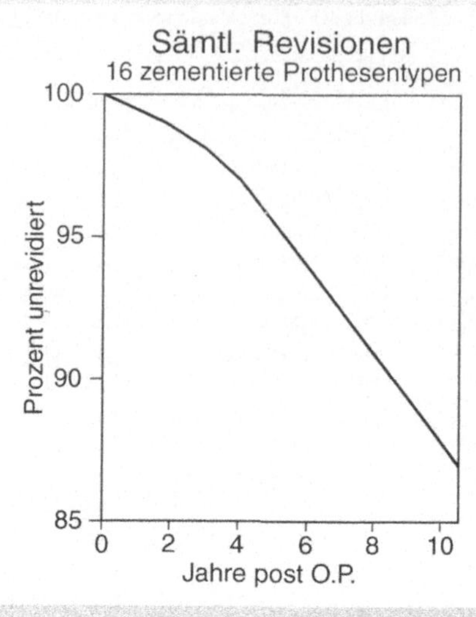

Abb. 22. Überlebensfrequenz von 71 142 primären, zementierten Hüftarthroplastiken. Ergebnisse des schwedischen Nationalregisters zwischen 1979 und 1990 (H. Malchau et al. 1993)

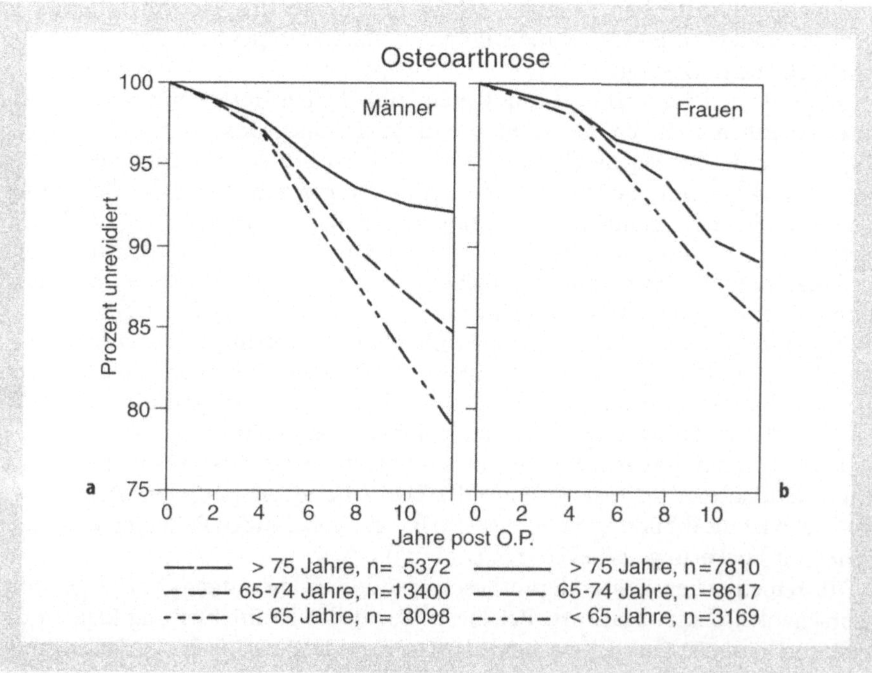

Abb. 23. Überlebensfrequenz der Hüftarthroplastik bei Osteoarthrose. Die Lockerungsrate bei Männern (**a**) liegt höher als bei Frauen (**b**) und ist jeweils bei jüngeren Patienten deutlich höher als bei älteren (H. Malchau et al. 1993)

Tabelle 3. Langzeitstudien zur Bewährung des künstlichen Hüftgelenkes. Zementfrei implantierte Prothesen

Autor	Jahr	Prothese	Verlaufszeit	Fallzahl	Ergebnis	
Stahl	1986	Lord	4,5		5%	Lockerung
Mittelmeier	1988	Autophor III	5	270	12,2%	Reoperationen
Higgs	1989	Autophor	9	377		
(Schaft)					4,1%	Lockerung
(Pfanne)					0,6%	Lockerung
O'Leary	1988	Mittelmeier	3,1	62	22%	Lockerung
Friedrich	1990	Zweymüller	6	355	12%	Lockerung
Jani	1996	CLS	7–10	207	2,2%	Lockerung

Erst Langzeitergebnisse nach zwanzig Jahren werden zeigen, ob die zementfreie Verankerung besser ist.

Zur Verminderung der Lockerungsrate sind noch offene Fragen zur bestmöglichen Kraftübertragung von der Endoprothese in den Knochen zu lösen. Unter physiologischen und biomechanischen Gesichtspunkten erscheint es sinnvoll, die heute vorgegebenen Formen der Endoprothese zu überdenken und nach Lösungen zu suchen, die das biologische Gleichgewicht weniger stören und damit eine bessere Chance zur Langzeitverankerung haben. Gemeinsame Anstrengungen von Medizinern, Biomechanikern, Biologen und Physikern sind hier sicher erfolgreicher als Einzelunternehmungen, die letztlich – wie in der Vergangenheit – nur zu einer Designvariation einer längst bekannten Konzeption führen.

Daneben spielen für die Lockerung auch der Verschleiß und der Abrieb an den Oberflächen des künstlichen Gelenkes eine Rolle.

Verschleiß und Abrieb an den Oberflächen des künstlichen Gelenkes

Biomaterialien produzieren Abriebpartikel an den Oberflächen der künstlichen Gelenke und an den Verankerungsflächen, wenn es zu Bewegungen zwischen Endoprothese und Verankerungslager kommt. Die freien Partikel gelangen in das umgebende Gewebe und werden dort von phagozytierenden Zellen aufgenommen. Eine Fremdkörperreaktion entsteht. Kleinste Partikel werden von mononukleären Histiozyten, größere von mehrkernigen Riesenzellen eingeschlossen. Die meisten Abriebpartikel von Polyethylen und Metall sind kleiner als 0,5 µm und entziehen sich daher der lichtmikroskopischen Untersuchung. Die partikeleinschließenden Zellen bilden Granulome (Gewebswucherungen), die den Knochen angreifen können und zur Knochenresorption führen.

Inwieweit diese Knochenresorption zusätzlich von toxischen Substanzen, die aus den phagozytierenden Zellen und den Abriebpartikeln stammen, beeinflußt wird, ist noch unklar.

Die partikelinduzierten Granulome dringen ins Verankerungslager der Endoprothese ein, entweder zwischen Knochen und Knochenzement oder bei zementfreier Verankerung zwischen Knochen und Implantat. Die Resorptionszonen sind am Hüftgelenk zuerst in der Nähe des Prothesenkragens, also im gelenknahen Abschnitt des Oberschenkels, und im unteren Anteil des künstlichen Hüftpfannenlagers zu erkennen. Nach und nach führt diese Knochenresorption zur Lockerung der Endoprothese. An diesem Prozeß sind vor allem die Abriebpartikel des Polyethylens maßgeblich beteiligt.

Der Abrieb hängt von den Werkstoffen der Gelenkpaarung ab. Zwischen Polyethylen und Keramik resultiert ein geringerer Abrieb als zwischen Polyethylen und Metall. Treffen genau zueinander geschliffene Metalloberflächen aufeinander, so scheint auch hier der Abrieb gering zu sein. Dies wird vor allem aus einzelnen Beobachtungen der früher implantierten Metall-Metall-Prothesen geschlossen (z. B. McKee-Farrar, Ring).

Größere Serienbeobachtungen aus dieser Anfangszeit der implantierten Metall-Metall-Endoprothesen existieren aber nicht. Als metallische Werkstoffe für die Oberflächen der künstlichen Gelenke eignen sich Kobaltbasislegierungen. Ungeeignet sind Titanwerkstoffe.

Auf der Suche nach verschleißarmen Gelenkpartnern hat sich in experimentellen Untersuchungen die Gelenkpaarung Keramik-Keramik bewährt. Hüftendoprothesen mit keramischen Gelenkpfannen und keramischen Hüftköpfen wurden bereits 1970 von Boutin und 1974 von Mittelmeier verwendet.

Die Reibungseigenschaften solcher Gelenkpartner werden in einem Hüftsimulator in langer Laufzeit überprüft.

Ökonomische Bedeutung und zukünftige Entwicklung der Chirurgie des künstlichen Gelenkersatzes

Die steigende Zahl älterer Patienten mit Gelenkverletzungen und -erkrankungen sowie die technische Verbesserung der Implantate hat zur ständigen Zunahme der Kunstgelenkoperationen geführt. Für 1996 wurde weltweit folgender Absatz mit einem Gesamtmarktwert von circa 3 500 000 Dollar geschätzt:

- Künstliche Hüftgelenke: 730 000,
- Künstliche Kniegelenke: 410 000,
- Künstliche Schultergelenke: 24 000,
- Künstliche Ellenbogengelenke: 3500,
- Künstliche Fußgelenke (oberes Sprunggelenk): 3000.

Ein großer Bedarf existiert für Finger- und Zehengelenke, vor allem bei rheumatischer Gelenkzerstörung.

Die technisch hochwertigen Produkte werden auch weiterhin teuer bleiben. Die Verwendung von billigem Material und dürftiger Technologie kommt für diesen wichtigen Sektor des Gesundheitswesens nicht in Betracht. Im Falle des frühen

Versagens ist neben dem individuellen Leid und der resultierenden Behinderung auch der Schaden für die Gemeinschaft zu betrachten, der durch die Invalidität des Patienten entsteht.

Bei gelockerten Endoprothesen ist die Revisionsoperation stets mit einem höheren Risiko und mit geringeren Chancen für eine dauerhafte Bewahrung der Gelenkfunktion verbunden. Revisionseingriffe sind schwieriger und wegen der notwendigen speziellen Implantate und eines längeren Krankenhausaufenthalts auch mit höheren Kosten verbunden. Beides sind Gründe, weitere Verbesserungen anzustreben.

In unserer Gesellschaft ist die Erhaltung der Mobilität und der Selbstversorgung wichtiger denn je geworden, um den Anforderungen der Umwelt gerecht zu werden. Gesundheitspolitische Regulierungen und Ressourcenbeschränkungen dürfen deshalb nicht dazu führen, daß die Segnungen des künstlichen Gelenkersatzes dem betagten Patienten vorenthalten werden; denn gerade bei ihm kann mit einer hohen Erfolgsquote dieses Eingriffs gerechnet werden, weil die Langzeitkomplikation der aseptischen Lockerung dort selten zum Tragen kommt.

Keine andere Operationsmethode hat die weit verbreitete Behinderung durch Gelenkschäden so grundlegend verbessert wie der künstliche Gelenkersatz. Bis zur zuverlässigen Beherrschung der Gelenktransplantation sind noch viele offene Fragen der Immunologie in der Grundlagenforschung zu beantworten. Auf Jahre hinaus werden demnach mit bislang bewährten Werkstoffen Designentwicklungen für künstliche Gelenke ihre Faszination behalten. Gelenkschäden des Jüngeren wie posttraumatische, idiopathische oder medikamentös induzierte Nekrosen, aber auch entzündliche Gelenkzerstörungen erfordern großen Einfallsreichtum bei der Konstruktion dauerhaft zu verankernder Implantate. Diese Entwicklung bedarf mehr denn je einer engen Zusammenarbeit von Klinikern, werkstoffkundigen Ingenieuren und Physikern.

Offene Fragen betreffen zum Beispiel

- Langzeitanalysen der Grenzschicht zwischen Knochen und Kunstgelenk und der Knochenstrukturen in der Umgebung des künstlichen Gelenkes,
- Verbesserungen des Kraftflusses vom Implantat in den Knochen durch Gestaltung von Form und Oberfläche,
- Minderung des Abriebs durch Auswahl der bestmöglichen Gleitpaarungen an der Oberfläche der künstlichen Gelenke,
- die Suche nach weiteren geeigneten Prothesenmaterialien,
- Vereinheitlichung der Paßformen für auswechselbare Inlays, z. B. in den unterschiedlichen Hüftgelenkspfannenmodellen,
- statistisch abgesicherte, vergleichende Langzeituntersuchungen der klinischen Ergebnisse,
- Verbesserungen in der Revisionsarthroplastik
- und die Entwicklung weiterer Kunstgelenke.

Die seitherige Erfahrung auf dem Gebiet der Endoprothetik ist dabei zu berücksichtigen; sie darf aber nicht zur intoleranten Doktrin werden und neue Wege verstellen. Die Beachtung biologischer Gesetzmäßigkeiten sollte dabei mindestens den gleichen Stellenwert haben wie die technischen Vorgaben zur Erfüllung der Produkthaftungsgesetze.

Zusammenfassung

Seit etwa 40 Jahren gelingt es mit großer Zuverlässigkeit, zerstörte Gelenke durch Kunstgelenke zu ersetzen. Die Ausgangsmodelle der Hüft-, Knie- und Schultergelenke wurden im Laufe der Entwicklung kontinuierlich verändert. Wesentliche Impule zur Designvariation gingen von Berechnungen der physiologischen und veränderten Kraftübertragung vom Implantat auf den Knochen aus. Die mathematisch gewonnenen Erkenntnisse stellen aber nur grobe Annäherungswerte dar, weil die Komplexität der Knochenstruktur in solchen Berechnungen nach wie vor noch ungenügend erfaßt ist. Auch Beobachtungen der sich auslockernden Endoprothesen trugen zur Entwicklung bei. Die verwendeten Werkstoffe wie Metalle, Keramiken und Kunststoffe, in Sonderheit ihr Abriebverhalten an den Gleitpartnern, haben die Form und Zusammensetzung der Endoprothesenteile stimuliert.

Die wichtigsten Anforderungen an künstliche Gelenke sind Biokompatibilität, Dauerfestigkeit und eine Formgebung, die eine solide Verankerung und günstige Lastübertragung von der Endoprothese in den Knochen ermöglicht. Polymethylmetacrylat dient als Verbindungselement zwischen den unregelmäßigen Oberflächen des Knochens und der Endoprothese. Nachdem auf lange Sicht der Knochenzement auch Schwächen und Nachteile aufweist, sind Wege zur zementfreien Endoprothesenverankerung beschritten worden. Das Problem der dauerhaften Verankerung der Endoprothese ist noch nicht gelöst. Dennoch zählt die Gelenkersatzchirurgie zu den erfolgreichsten Operationsverfahren dieses Jahrhunderts. Die Zahl der jährlichen Hüftgelenksimplantationen scheint sich einem Kulminationspunkt zu nähern. Die Endoprothetik des Kniegelenkes hat erst in den letzten Jahren dynamisch zugenommen. Andere Kunstgelenke finden langsam Verbreitung. Die weitere Entwicklung des künstlichen Gelenkersatzes bedarf mehr denn je einer engen Zusammenarbeit von Klinikern, werkstoffkundigen Ingenieuren und Physikern. Die Gelenkersatzchirurgie verlangt höchste Qualitätsnormen.

Literatur

1. Schneider R (1982) Aktuelle Probleme in Chirurgie und Orthopädie, Bd 24. Huber, Bern
2. Willert HG (1987) Aktuelle Probleme in Chirurgie und Orthopädie, Bd 31. Huber, Bern
3. Clinical Orthopaedics and Related Research (1994) Nr. 307. Lippincott Raven, Philadelphia
4. Clinical Orthopaedics and Related Research (1996) Supplement Nr. 329 S. Lippincott-Raven, Philadelphia
5. Clinical Orthopaedics and Related Research (1996) Nr. 333. Lippincott-Raven, Philadelphia
6. Ling RSM (1984) Complications of total hip replacement. Churchill Livingstone, Edinburgh
7. Puhl W (Hrsg) (1996) Die Keramikpaarung BIOLOX in der Hüftendoprothetik. Enke, Stuttgart
8. Morscher E (Hrsg) (1983) Die zementlose Fixation von Hüftendoprothesen. Springer, Berlin Heidelberg New York
9. Hipp E, Gradinger R, Ascherl R (1992) Die zementlose Hüftendoprothese. Demeter Verlag
10. Bläsius K, Schneider E (1989) Endoprothesen-Atlas Hüfte. Thieme, Stuttgart
11. Coombs R, Gristina A, Hungerford D (1990) Joint Replacement – State of the Art. Orthotext

12. Jani L (1996) Hüftendoprothetik. Zuckschwerdt Verlag
13. Copf F, Holz U (1994) Knochen als dynamisches Prinzip. Thieme, Stuttgart
14. Planck H (1993) Kunststoffe und Elastomere in der Medizin. Kohlhammer, Stuttgart
15. Charnley J (1979) Low Friction Arthroplasty of the Hip. Springer, Berlin Heidelberg New York
16. Turner RH, Scheller AD (eds) (1982) Revision Total Hip Arthroplasty. Grune & Stratton, London
17. Kölber R, Helbig B, Blauth W (1987) Schulterendoprothetik. Springer, Berlin Heidelberg New York Tokyo
18. Insall JN (1984) Surgery of the Knee. Churchill Livingstone, Edinburgh

KAPITEL 23

Knochenersatz
Aktueller Stand und Perspektiven

L. Gotzen, T. v. Garrel u. Ch. Hofmann

Problemstellung

Größere Knochendefekte stellen ein häufiges und nach wie vor schwieriges Therapieproblem dar. Es ist davon auszugehen, daß bei ca. 15% aller Operationen am Skelettsystem ein Knochenersatz notwendig ist [155]. Die Indikation zur Auffüllung und Überbrückung von ossären Defekten stellt sich in der Frakturchirugie insbesondere bei Mehrfragment- und Trümmerbrüchen sowie bei Kompressions- und Berstungsbrüchen im spongiösen Bereich, in der posttraumatischen Wiederherstellungschirurgie bei Pseudarthrosen, infektbedingten Substanzverlusten und bei der Korrektur von Fehlstellungen. Auch in der Wirbelsäulenchirurgie sowie in der Tumor- und Endoprothesenchirurgie ist der Knochenersatz unverzichtbar.

Unabhängig vom verwendeten Knochenersatzmaterial kommt für die Einheilungs- und Integrationsprozesse der Qualität des Transplantatlagers größte Bedeutung zu.

Nach Lexer [90] werden drei Arten von Transplantatlager unterschieden:

- Ersatzstarkes Lager,
- Ersatzschwaches Lager,
- Ersatzunfähiges Lager.

Das ersatzstarke Lager zeichnet sich aus durch gute Gewebevaskularisation, während beim ersatzunfähigen Lager das Gewebe im Defektbereich weitgehend avital ist oder eine erheblich verminderte Durchblutung aufweist, häufig kombiniert mit einer Instabilität. Bei solch ungünstigen biologischen und biomechanischen Verhältnissen sind zur Verbesserung der Einheilungsbedingungen des Knochenersatzmaterials vorbereitende chirurgische Maßnahmen wie Weichteil- und Knochendebridement, Osteosynthesen und Weichteilrekonstruktionen erforderlich [61].

Auch bei der Auswahl des Ersatzmaterials sind die Lagerqualitäten zu berücksichtigen. Je ersatzschwächer das Lager ist, desto höhere Anforderungen sind an die biologische Potenz des Knochenersatzes zu stellen [59, 61].

Das Schriftum weist eine nahezu unüberschaubare Vielzahl von Publikationen zum Knochenersatz auf. Die Beurteilung der verschiedenen tierexperimentell und am Patienten getesteten Materialien hinsichtlich ihrer biologischen Wertigkeit war und ist je nach Versuchsmethode und klinischem Einsatzgebiet häufig kontrovers. Ein typisches Beispiel hiefür ist der xenogene Knochenersatz mit mazeriertem Rinderknochen, der in den 60er Jahren Verbreitung fand und anfänglich positiv

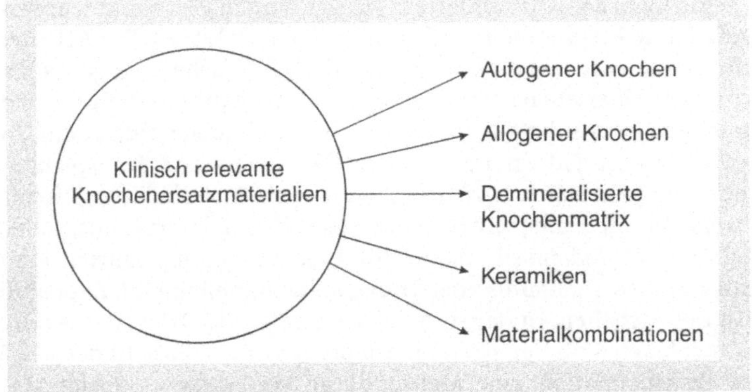

Abb. 1. Klinisch relevante Knochenersatzmaterialien

bewertet wurde, bis erneute experimentelle Untersuchungen die Minderwertigkeit dieses Materials nachwiesen und die mehrheitlich enttäuschenden klinischen Resultate bestätigten [9, 95, 124].

Theoretisch lassen sich folgende Eigenschaften eines „idealen" Knochenersatzes formulieren:

- Keine immunologischen Abstoßungsreaktionen,
- Frei von toxischen oder mutagenen Nebenwirkungen,
- Sterilität,
- Vollständiger knöcherner Ein-und Umbau,
- Hohe biologische Eigenpotenz:
  - osteogenetische Wirkung durch Knocheneigensynthese
  - osteoinduktive Wirkung durch Freisetzung von Knochenwachstumsfaktoren
  - osteokonduktive Wirkung durch Leitschienenfunktion,
- Festigkeit entsprechend den jeweiligen Erfordernissen,
- Keine Mengen- und Lagerungsprobleme,
- Freie Auswahl in Form und Größe,
- Einfache Bearbeitbarkeit,
- Niedrige Kosten.

Kein Ersatzmaterial, das sich in der klinischen Anwendung oder Entwicklung befindet, ist in der Lage, sämtliche oben genannten Qualitäten auf sich zu vereinigen. Wegen der großen medizinischen und sozioökonomischen Bedeutung des Knochenersatzes muß es aber das Ziel weiterer Forschung sein, zu neuen Substanzen oder Substanzkombinationen zu gelangen, die in weiten Teilen diese Idealforderungen erfüllen (Abb. 1).

Autogener Knochenersatz

1821 fand die erste im Schrifttum belegte autogene Knochentransplantation durch V. Walter statt [147]. Zu einer breiteren klinischen Anwendung gelangte sie aber erst mit Beginn des 20. Jahrhunderts [156]. Zu diesem Zeitpunkt wurde auch begonnen, die Einheilungsvorgänge wissenschaftlich zu klären. Die Arbeiten von G. Axhausen [6] und Lexer [89] haben gezeigt, daß ein frisches autogenes Transplantat aufgrund des Überlebens von Osteoblasten sowie mittels der osteoinduktiven Wirkung seiner Grundsubstanz neuen Knochen zu bilden vermag. Ein Überleben der Osteoblasten ist jedoch nur an der Oberfläche der Transplantate durch ernährende Diffusion aus dem Wirtslager und raschen vaskulären Anschluß möglich, während sie im Transplantatinnern absterben. Die experimentellen Untersuchungen von W. Axhausen, einem Sohn G. Axhausens, führten erstmals zu einem umfassenden Verständnis der Transplantateinheilung [7]. Er postulierte ein zweiphasiges Geschehen. In der Initialphase erfolgt die Osteogenese durch überlebende Osteoblasten. In der zweiten, osteoinduktiven Phase findet 3–4 Wochen nach der Transplantation eine Umwandlung von mesenchymalen Zellen des Lagergewebes in osteoproduktive Zellen statt. Die Induktion dieser Ausdifferenzierung ist eng an den Abbau und die Resorption des Transplantates gekoppelt. Diese Ergebnisse decken sich mit späteren tierexperimentellen und klinischen Studien anderer Autoren [24, 125].

Schon 1931 konnte Matti zeigen, daß der Struktur und Form des Transplantates ein großer Stellenwert für die Einheilungsvorgänge zukommt [99]. Während man zuvor hauptsächlich massive Kortikalistransplantate bevorzugte, die in zimmermannsartiger Technik als Bolzen und Späne, z. B. „Lexer-Prügel" [89] und Phemister-Span [113], verwendet wurden, wies Matti die überlegene Einheilungsdynamik von Spongiosa nach [98]. Durch ihre poröse Struktur wird sie beschleunigt vaskularisiert und hat eine starke osteokonduktive Wirkung, so daß sie bis zu 10fach schneller in das Wirtslager integriert wird als Kortikalistransplantate.

Vor allem beim Vorliegen eines ersatzschwachen Lagers, wie es oftmals nach fehlgeschlagenen Osteosynthesen, bei verzögerter Bruchheilung und Pseudarthrosen sowie bei debridementbedingten Substanzdefekten zu finden ist, sollte auf das autogene Spongiosatransplantat zurückgegriffen werden [61].

Die ergiebigsten Stellen für die Spongiosaentnahme sind die dorsalen und ventralen Beckenkämme. Hier können neben reiner Spongiosa auch mono-, bi- oder tricortikale Spongiosablocktransplantate gewonnen werden. Andere Entnahmestellen für kleinere Spongiosamengen stellen der Tibiakopf, die distale Tibia, das Trochantermassiv sowie der distale Radius dar [91].

Neben der Verwendung reiner Spongiosa oder kortikospongiöser Blöcke gibt es Sonderformen des autogenen Knochenersatzes. So können größere Defekte langer Röhrenknochen durch freie Rippentransplantate überbrückt werden [39]. Die Fibula sollte wegen ihrer überwiegend kortikalen Struktur immer in Verbindung mit Spongiosa transplantiert werden [123]. Günstigere Einheilungsergebnisse lassen sich mit vaskulär gestielten und mikrochirurgisch an das Gefäßnetz im Empfängergebiet angeschlossenen Knochentransplantate erzielen (z. B. Fibula, Beckenkamm) [131, 149].

Wenn große Defekte aufzufüllen und zu überbrücken sind, stößt der autogene Knochenersatz wegen der begrenzten Verfügbarkeit an seine Grenzen. Darüberhinaus gibt es weitere Limitierungen. Bei Kindern, Schwerverletzten und Patienten in schlechtem Allgemeinzustand stellt die Entnahme von großen Transplantaten wegen der damit verbundenen Ausweitung des Operations-und Gewebetraumas einen oftmals nicht vertretbaren Zweiteingriff dar. Die Entnahmeoperationen gehen auch mit einer relativ hohen Komplikationsrate einher [54]. So wird die Hämatomrate mit bis zu 67% angegeben [120]. Häufig sind auch Nervenläsionen und Infektionen [47]. Nicht selten kommt es als Folge der Entnahme großer Transplantate zu Frakturen. Selbst über Organverletzungen und Eingeweideherniationen wird im Zusammenhang mit der Beckenspanentnahme berichtet [16].

Zusammenfasssend ist festzustellen, daß die autogene Spongiosa zur Zeit allen anderen Knochenersatzmaterialien hinsichtlich ihrer biologischen Wertigkeit überlegen ist und daher als Goldstandard gilt. Eingeschränkt werden die Anwendungsmöglichkeiten des autogenen Knochenersatzes jedoch durch die begrenzte Verfügbarkeit sowie die Zumutbarkeit eines Zweiteingriffes. Darüberhinaus geht die Transplantatentnahme mit einer nicht zu vernachlässigenden Komplikationsrate einher.

Allogener Knochenersatz

1867 wurde erstmals von Macewen über eine allogene Knochentransplantation berichtet [96]. Vermehrt durchgeführt wurde sie aber erst mit Einführung der Tiefkühlkonservierung des allogenen Knochens durch Bush, Garber und Inclan in den 40er Jahren [26, 68]. Sie prägten den Begriff des Bone Banking, der sämtliche Schritte von der Transplantatgewinnung bis zur Transplantatfreigabe beinhaltet.

Sehr früh hat man sich mit den Einheilungs- und den Umbauvorgängen des allogenen Knochentransplantates beschäftigt [12]. Barth [8] und Curtis [34] fanden bei frischer Transplantation unabhängig voneinander ein Absterben der zellulären Knochenelemente und formulierten, daß der allogene Knochen eine Leitschienenfunktion (Osteokonduktion) besitzt, wobei es durch Resorption und Knochenneubildung vom Wirtslager aus zu einem schleichenden Ersatz (creeping substitution) des Transplantates kommt. Es wurde vermutet, daß spezifische osteoinduktive Faktoren bei der Transplantatresorption aus dessen Grundsubstanz freigesetzt werden und zu einer Aktivierung von knochenbildenden Zellen im Transplantatlager beitragen [108]. Anhand von Versuchen mit Knochenextrakten konnten Autoren wie Levander [88], Annersten [3] und Oberdalhoff [105] die Existenz einer solchen Substanz beweisen. Dieses osteoinduktive Prinzip wurde ebenfalls in Versuchen mit Millipore-Kammern durch Goldhaber [52] und Segmüller [126] bestätigt. M. Urist gelang es 1965, aus menschlichem und tierischem Knochen durch weitere Reinigungsverfahren eine säurefeste und wasserunlösliche Proteinfraktion zu gewinnen [140]. Diese als Bone Morphologic Protein (BMP) bezeichnete Substanz ist in der Lage, bei Applikation in die Muskulatur artfremder Versuchstiere dosisabhängig eine heterotope Ossifikation hervorzurufen [142].

Die gebräuchlichste Konservierungstechnik von allogenem Knochen stellt die Tiefkühllagerung bei Temperaturen zwischen −30 bis −80 °C dar [5, 134]. Der eutektische Punkt des Knochens, d.h. die Temperatur, bei der alle Gewebskomponenten in gefrorenem Zustand vorliegen, wird bereits bei −28 °C erreicht [4]. Untersuchungen von Ascherl [5] und Ehrlich [42] zeigten allerdings, daß erst bei einer Lagerungstemperatur von −80 °C das proteolytische Enzymsystem der Zellen, z.B. Kollagenasen, zum Stillstand kommt. Auch die Antigenität allogenen Knochens, welche zu Abstoßungsreaktionen führen kann, wird durch eine Konservierung bei solch tiefen Temperaturen stark reduziert [23]. Daher sollte die Transplantatkonservierung nur bei einer Temperatur von -80 °C erfolgen. Wie zahlreiche Untersuchungen zeigten, kommt es bei dieser Tieffrierung zu keinem Festigkeitsverlust des Knochens [5, 112].

Alternative Konservierungstechniken wie die Tiefkühlung in Flüssigstickstoff bei -196 °C oder die Gefriertrocknung (Lyophilisation) haben sich nicht durchsetzen können [136]. Auch chemische Konservierungsverfahren wie die Einbettung in Kunstoffe oder Lagerung in Cialit, Merthiolat oder Formaldehyd fanden aufgrund der komplizierteren Verfahrenstechnik sowie toxischer und kanzerogener Nebenwirkungen keine Verbreitung [32, 57].

Inzwischen liegt eine Vielzahl von Publikationen über den erfolgreichen klinischen Einsatz von kryokonserviertem allogenem Knochen vor [15, 33, 53, 84, 116]. Die Erfolgsrate wird je nach Indikation und Größe der Transplantate mit 60 bis 95% angegeben [97, 116, 130].

Erkrankungsrisiko durch allogene kryokonservierte Knochentransplantate

Derzeit werden in den USA jährlich über 150000 allogene Knochentransplantate verwendet [133]. In Deutschland beträgt der Umfang pro Jahr zwischen 15000-25000 Transplantaten [70, 78]. Während sich in den USA große, überregionale Gewebebanken gebildet haben, die eine Transplantatbereitstellung zumeist auf kommerzieller Basis betreiben, gibt es in Deutschland bislang keine derartigen Organisationsstrukturen. Vielmehr werden in fast allen größeren unfallchirurgischen und orthopädischen Kliniken eigene Knochenbanken betrieben. Bei den Transplantaten handelt es sich meist um Hüftköpfe, welche beim endoprothetischen Gelenkersatz anfallen, oder um Knochen von Organ- und Gewebespendern.

Mit der zunehmenden Verbreitung der allogenen Knochentransplantation (Tabelle 1) wurde man sich der damit verbundenen Gefahr der Übertragung bakterieller und viraler Infektionen bewußt [71, 151].

Tabelle 1. Krankheitserreger, die bei der allogenen Knochentransplantation übertragbar sind

Bakterien	Alle Erreger können übertragen werden. Am häufigsten sind vegetative Bakterien (Staphylokokken, Streptokokken).
Viren	Hepatitis-A-Virus, Hepatitis-B-Virus, Hepatitis-C-Virus, Hepatitis-Delta-Virus, Cytomegalievirus, Eppstein-Barr-Virus, HIV I + II, Parvovirus, Rabiesvirus
Andere	Treponema pallidum, Trypanosomen, Malariaplasmodien, Mikrofilaria, Babesia microti
Prionen	Creutzfeldt-Jacob-Erreger

In der Literatur wird über eine bakterielle Besiedlungsrate von allogenen, unter sterilen Bedingungen entnommenen Knochentransplantaten von 5% bis 80% berichtet [30, 94, 135, 143]. Dabei wurden Staphylokokken- und Streptokokkenspezies in allen Arbeiten als häufigste Kontaminanten angegeben. Diese große Streuung läßt sich durch die unterschiedlichen Verfahren der Materialgewinnung für die mikrobiologische Untersuchung erklären [143]. Dabei zeigten eigene Versuche, daß Watteträgerabstriche keine geeignete Nachweismethode einer möglichen bakteriellen Besiedlung darstellen. Weitaus sicherer ist es, die Transplantate intensiv zu spülen und die Spülflüssigkeit bakteriologisch zu untersuchen [50].

Neben dem bakteriellen Erkrankungsrisiko besteht die Gefahr der Übertragung von Virusinfektionen [71]. Über Einzelfälle von Hepatitis und Tollwut als Folge einer allogenen Knochentransplantation ist berichtet worden [40, 67]. Analog zum Infektionsrisiko bei Bluttransfusionen und Gabe von Blutderivaten wird heute das Übertragungsrisiko von Hepatitiden bei der allogenen Knochentransplantation mit 1:10000–50000 für Hepatitis C und 1:100000 für Hepatitis B angegeben [55]. Übertragungen der Creutzfeldt-Jakob-Erkrankung sind zwar bei allogenen Dura mater-Transplantaten [29] bekannt; über eine solche Infektion durch Knochentransplantate wurde bislang nicht berichtet.

1988 veröffentlichte das Center for Disease Control (CDC) in den USA den ersten Fall einer HIV-Infektion durch ein tiefkühlkonserviertes, allogenes Knochentransplantat [28]. 1990 konnte Buck [21] HIV in Sehnen- und Knochenmaterial verstorbener AIDS-Patienten nachweisen und außerdem zeigen, daß durch Tiefkühlung oder Gefriertrocknung von Knochen und Bindewebe die Infektiösität nur graduell reduziert wird. Er berechnete das HIV-Infektionsrisiko für die allogene Knochentransplantation bei strenger Spenderauswahl und serologischer Testung mit 1:1000000 [20]. Weitere Berichte über HIV-Infektionen durch allogene Knochentransplantate haben das Risikobewußtsein erheblich geschärft [128]. Eigene Umfragen 1988 und 1992 ergaben, daß in Deutschland ca. 25% der Knochenbanken aufgrund der HIV-Problematik geschlossen wurden [80]. Viele Kliniken verwenden zur Zeit daher ausschließlich autogene Transplantate und keramische Knochenersatzmaterialien.

Ein weiteres Risiko stellt die immunologische Reaktion des Empfängers auf blutgruppeninkompatible Knochentransplantate dar [76]. Vor allem bei Rhesusinkompatibilität kann es zur Antikörperbildung beim Empfänger kommen. So wird in der Literatur über das Auftreten des Morbus haemolyticus neonatorum nach erfolgter rhesusinkompatibler Knochentransplantation bei der Mutter berichtet [69].

Richtlinien zum Führen einer Knochenbank

Aufgrund der heterogenen Handhabung der allogenen Knochentransplantate und des großen Übertragungsrisikos von Bakterien und Viren wurden schon früh von einzelnen Autoren Empfehlungen und Richtlinien zum Führen einer Knochenbank ausgesprochen [13, 84]. In den USA wurden 1976 die American Association of Tissue Banks (AATB) als Dachorganisation großer überregionaler Gewebebanken gegründet und erstmals mit den Standards for Tissue Banking verbindliche Richtlinien zum Umgang mit allogenen Gewebetransplantaten erlassen, welche

Tabelle 2. Richtlinien zum Führen einer Knochenbank, 2. Fassung des wissenschaftlichen Beirats der Bundesärztekammer 1996 [155]

I. Kriterien für die Auswahl allogener Spender

Bei allen Knochenspendern ist die Spendetauglichkeit durch Anamnese, Untersuchungs- und Laboratoriumsbefunde ärztlich zu beurteilen.

Von der Knochenspende auf Dauer auszuschließen sind Spender,

- die an einer Protozoonose: Babesiose, Trypanosomiasis (Chagas-Schlafkrankheit), Leishmaniasis oder an Malaria erkrankt sind oder waren oder in einem Malaria-Endemiegebiet geboren oder aufgewachsen sind,
- die an Syphilis, Brucellose, Ricekttsiose oder Rückfallfieber erkrankt sind oder waren,
- bei denen eine HCV- oder HIV-Infektion nachgewiesen wurde, unabhängig davon, ob Krankheitserscheinungen aufgetreten sind,
- die einer Gruppe mit einem gegenüber der Allgemeinbevölkerung deutlich erhöhten Risiko für eine HBV-, HCV- oder HIV-Infektion angehören, angehörten oder dieser zugeordnet werden müssen (homo- und bisexuelle Männer, intravenös Drogenabhängige, männliche und weibliche Prostituierte, Strafgefangene, Asylbewerber aus entsprechend epidemiologisch belasteten Ländern),
- die an einer infektiösen Hepatitis unklarer Ätiologie erkrankt sind oder waren,
- die jemals mit Hypophysenhormonen (zum Beispiel Wachstumshormon) humanen Ursprungs behandelt worden sind,
- bei denen in der Familie die Creutzfeldt-Jakob-Krankheit aufgetreten ist,
- die Dura-mater- oder Korneatransplantate erhalten haben,
- die an bösartigen Neoplasien leiden oder litten (Ausnahmen: Plattenepithelkarzinome der Haut und Basaliome),
- die alkoholkrank, medikamentenabhängig oder rauschgiftsüchtig oder dessen begründet verdächtig sind,
- die ständig mit Arzneimitteln behandelt werden, nach individueller Entscheidung durch den Arzt.

Von der Knochenspende zeitlich begrenzt zurückzustellen sind Personen,

- bei denen eine HBV-Infektion nachgewiesen wurde bzw. die eine Hepatitis B durchgemacht haben, für **fünf Jahre**; solche Personen sind nur dann für eine Knochenspende geeignet, wenn virologische Kriterien sicher eine erloschene Kontagiosität anzeigen,
- nach Besuch von Malaria-Endemiegebieten und Auftreten von Fieberschüben: solche Personen sind nur dann für eine Knochenspende geeignet, wenn **12 Monate** keine Fieberschübe mehr aufgetreten sind und der Nachweis von Plasmodien-Antikörpern negativ ausfällt,
- die intimen Kontakt mit Personen hatten, die einer Gruppe mit erhöhtem Infektionsrisiko für HBV, HCV und HIV angehören, für **12 Monate**,
- die aus einem Staat eingereist sind, in dem sich eine HBV-, HCV- oder HIV-Infektion vergleichsweise stark ausgebreitet hat: zum Beispiel Afrika südlich der Sahara, Karibik, Südostasien, Südamerika, für **12 Monate** nach dem letzten Aufenthalt,
- nach Impfung gegen Tollwut (als Prophylaxe nach Exposition) für **12 Monate**,
- nach Besuch von Malaria-Endemiegebieten für mindestens **sechs Monate**, wenn während und nach dem Aufenthalt keine Fieberschübe aufgetreten oder sonstige Hinweise für eine Malaria beobachtet worden sind,
- die Blutkomponenten, Plasmaderivate und Hyperimmunglobuline (ausgenommen Humanalbumin und Eigenblut) in den letzten **sechs Monaten** erhalten haben,
- nach Stichverletzungen mit durch Blut kontaminierten Injektionsnadeln für **sechs Monate**,
- die sich einer Akupunktur unterzogen haben, falls diese nicht von einem Arzt durchgeführt wurde, für **sechs Monate**,

Tabelle 2 (Fortsetzung)

Von der Knochenspende zeitlich begrenzt zurückzustellen sind Personen,

- die sich Tätowierungen unterzogen oder bei denen Durchbohrungen der Haut zur Befestigung von Schmuck durchgeführt wurden, soweit nicht glaubhaft nachgewiesen werden kann, daß sterile Bedingungen eingehalten wurden, für **sechs Monate**,
- nach Verabreichung von Sera tierischen Ursprungs für **sechs Monate**,
- nach Verabreichung von Lebendimpfstoffen (zum Beispiel gegen Poliomyelitis, Gelbfieber, Röteln, Masern, Mumps, Typhus, Cholera) für **vier Wochen**,
- nach anderen als den erwähnten Infektionskrankheiten (mit Ausnahme unkomplizierter Infekte) für mindestens **vier Wochen** nach Abklingen der Symptome,
- nach Applikation von Tot- bzw. Toxoidimpfstoffen oder gentechnisch hergestellten Impfstoffen (Poliomyelitis inaktiviert, Typhus inaktiviert, Fleckfieber, Diphtherie, Influenza, Cholera inaktiviert, Tetanus, FSME, Hepatitis A) ist keine Zurückstellung erforderlich, wenn der Spender ohne klinische Symptome und bei Wohlbefinden ist.

II. Zusätzliche Ausschluß-Kriterien bei Verstorbenen

- Tod durch Vergiftung.
- Eintritt des Todes länger als 24 Stunden zurückliegend, wenn der Spender nicht innerhalb von sechs Stunden nach Eintritt des Todes gekühlt wurde. In allen anderen Fällen keine Entnahme später als 12 Stunden nach Eintritt des Todes.
- Dauer der künstlichen Beatmung länger als drei Tage vor Feststellung des Todes.
- Die Entnahme von Knochen oder Knochenteilen von dem Verstorbenen setzt dessen vorliegendes Einverständnis bzw. die Einwilligung der Angehörigen voraus.

III. Laboruntersuchungen

Die Blutentnahmen für die Laboruntersuchungen haben unmittelbar vor oder nach der Knochenentnahme zu erfolgen. Die Ergebnisse nachstehender Untersuchungen müssen negativ sein.

- Hepatius-V-VIrus-Antigen (HBsAG),
- Hepatitisvirus-B-core-Antikörper (HBcAK),
- Hepatitis-C-Virus-Antikörper (HCV-AK),
- Antikörper [HIV 1/2],
- Syphilis-Serologie (TPHA-Test),
- Sechs Monate nach Entnahme des zur Transplantation vorgesehenen Knochens ist eine zweite Testung auf HIV-Antikörper durchzuführen.
- Da bei Mädchen und bei Frauen im gebärfähigen Alter rhesuskompatibel (Faktor D) transplantiert werden muß, ist der Rhesusfaktor des Knochenspenders ebenso wie die ABO-Blutgruppe zu dokumentieren.

IV. Untersuchung des Explantates

Das Explantat muß bei bakteriologischer Untersuchung steril sein. Dies ist durch Entnahme geeigneter Proben und deren bakteriologische Untersuchung sicherzustellen.

Tabelle 2 (Fortsetzung)

V. Verarbeitung und Lagerung der Explantate

Unmittelbar nach ihrer Entnahme sollen die Knochen hygienisch einwandfrei verpackt werden. Dies geschieht mit einer Dreifach-Weichverpackung oder mit einer Einfach-Hartverpackung. Eine adäquate Kryokonservierung ist bei einer Lagerungstemperatur von – 70 °C und tiefer gewährleistet. Die Kontrolle einer permanenten Kühlung ist sicherzustellen. Die Lagerungszeit sollte fünf Jahre nicht überschreiten.

IV. Dokumentation

Für die Transplantation von Knochen und Knochenteilen ist eine Dokumentation anzulegen, diese soll folgendes umfassen:

- Unterschriebene Einverständniserklärung von Spender und Empfänger,
- unterschriebener Anamnesebogen vom Lebendspender,
- ärztliche Bestätigung über die Berücksichtigung der zusätzlichen Ausschlußkriterien bei Knochenentnahme von Verstorbenen,
- Dokumentationsbögen über die Laboruntersuchungen,
- Dokumentationsbögen über bakteriologische Untersuchungen,
- Blutgruppen von Spender und Empfänger,
- Datum und Uhrzeit der Knochenentnahme und der -transplantation,
- Einverständniserklärung des Spenders bzw. Empfängers zur Durchführung eines HIV-Antikörper-Tests sechs Monate nach Knochenentnahme,
- Die Kennzeichnung des Knochentransplantates und der dazugehörigen Begleitdokumente zur späteren Identifikation ist sicherzustellen.

nun jährlich aktualisiert werden [2]. In Europa wurden solche Richtlinien erst 1990 und 1991 mit der Gründung der European Association of Tissue Banks (EATB) und der European Association of Musculosceletal Transplantation (EAMST) formuliert [44, 45]. Für Deutschland wurden entsprechende Richtlinien erstmals 1990 durch den wissenschaftlichen Beirat der Bundesärztekammer erlassen [154]. Ein zentraler Punkt dieser Empfehlungen ist die HIV-Zweittestung des Knochenspenders nach drei Monaten, um so bei einer möglichen HIV-Infektion die diagnostische Lücke zu schließen [66]. In einer aktualisierten Fassung der Richtlinien von 1996 wurde festgelegt, daß der zweite HIV-Test statt 3 Monate erst ein halbes Jahr nach der Transplantatentnahme zu erfolgen hat oder alternativ hierzu eine sterilisierende bzw. desinfizierende Transplantatbehandlung vorgenommen werden kann [155] (Tabelle 2).

Verfahren zur Sterilisation und Desinfektion von Knochen

Um die viralen und bakteriellen Infektionsrisiken bei der allogenen Knochentransplantation auszuschalten, wurden zahlreiche Verfahren zur Sterilisation und Desinfektion experimentell und klinisch erprobt [36, 144]. Grundsätzlich stehen hierfür thermische, chemische und Bestrahlungsverfahren zur Verfügung. Ziel ist es, bei möglichst weitgehender Erhaltung der biologischen und biomechanischen Qualitäten ein bakterien- und virenfreies Transplantat zu erhalten.

- Sterilisation: Abtötung aller Mikroorganismen sowie Inaktivierung aller Viren.
- Desinfektion: Abtötung aller pathogener Mikroorganismen sowie Inaktivierung aller pathogenen Viren.

Sterilisation durch ionisierende Bestrahlung

Die sterilisierende Bestrahlungswirkung beruht vor allem auf einer Schädigung der DNA und RNA [10]. Um einen ausreichenden bakteriziden und viruziden Effekt zu erhalten, ist eine Mindeststrahlendosis von 2,5 Megarad erforderlich [146]. Bei dieser Dosisleistung konnte in zahlreichen Versuchen eine deutliche Reduktion der biologischen Transplantatqualitäten, vor allem durch die Zerstörung des BMP, und eine erhebliche Festigkeitsabnahme des Knochens nachgewiesen werden [150]. Außerdem wird die Entstehung freier Radikale mit potentiell mutagenen Eigenschaften diskutiert [111]. Dennoch findet die Strahlensterilisation vor allem in den USA praktische Anwendung, wobei allerdings nur 1,5 Megarad zur Einwirkung gelangen [133].

Chemische Sterilisation und Desinfektion

Zahlreiche Chemikalien wurden zur Desinfektion oder Sterilisation allogener Knochentransplantate erprobt [93, 114, 117, 144]. Bis auf Äthylenoxid, das auch Kortikalis zu durchdringen vermag, zeigen alle anderen Substanzen (z.B. Propriolacton, Formaldehyde, Glutaraldehyde, Alkohol, Peressigsäure, NTP = Niedrig-Temperatur-Plasmasterilsation) eine unzureichende Penetration in den Knochen von nur wenigen Millimetern, so daß eine längere, aggressive Vorbehandlung des Knochens durch mechanische oder chemische Reinigung sowie Entfettung nötig ist [144, 146]. Neben der z.T. unvollständigen mikrobiziden Wirkung (Alkohol), weisen zahlreiche Agentien toxische (Formaldehyd, Äthylenoxid, Peressigsäure) oder potentiell kanzerogene und mutagene (Formaldehyd, Äthylenoxid, Beta-Propriolactone) Nebenwirkungen auf, so daß ihre Verwendung höchst bedenklich und z.T. in Deutschland nicht zugelassen ist [22].

Thermische Sterilisation und Desinfektion

Hitze führt zur Proteinkoagulation und Zerstörung der Nukleinsäuren. Die Verwendung thermischer Verfahren zur Sterilisation oder Desinfektion allogener Knochentransplantate wurde breit untersucht [81, 82, 148]. Dabei zeigten autoklavierte, d.h. mit Temperaturen von über 100 °C unter gespanntem Wasserdampf behandelte spongiöse Transplantate einen extremen Festigkeitsverlust, der bis zu 85% beträgt [77]. Außerdem geht die osteoinduktive Potenz durch das Autoklavieren fast vollständig verloren [82]. Die signifikante Unterlegenheit des autoklavierten gegenüber unbehandeltem Knochen wird dabei übereinstimmend auf die Zerstörung kollagener Strukturen und die Inaktivierung osteoinduktiver Proteine (z.B. BMP) zurückgeführt [81]. Urist hat bereits 1967 den völligen Wirk-

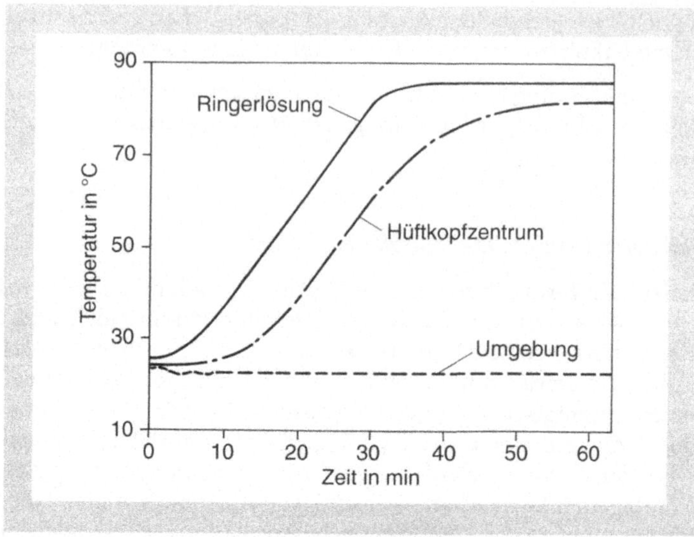

Abb. 2. Temperaturentwicklung im Zentrum eines humanen Hüftkopfes (Durchmesser 53 mm) bei der Erwärmung im Lobator SD-1.

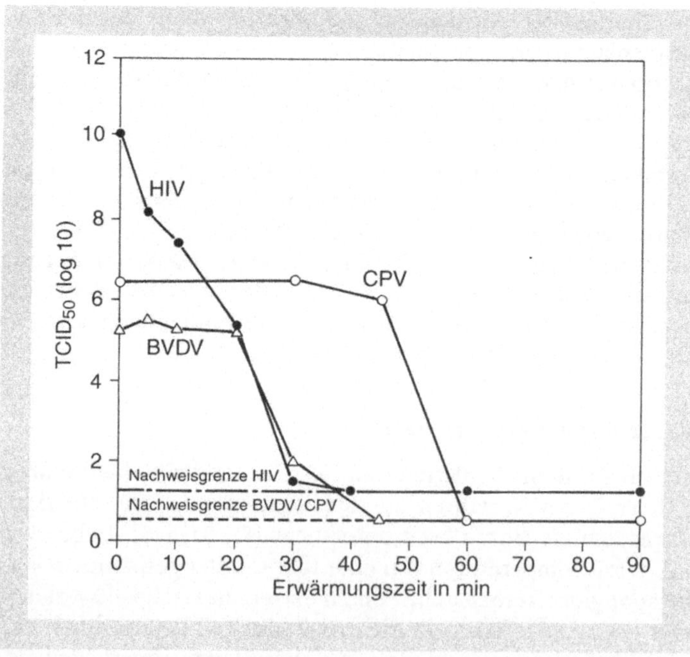

Abb. 3. Inaktivierungskinetiken für BVDV, CPV und HIV bei der Thermodesinfektion von zentral kontaminierten, allogenen Hüftkopftransplantaten im Lobator SD-1

verlust von BMP bei Temperaturen von über 100 °C beschrieben [142]. Auch bei der klinischen Anwendung zeigte sich die Minderwertigkeit des autoklavierten Knochens [60, 79, 145]. Hinzu kommt, daß die Arbeitsgruppe um Ascherl in thermophysikalischen Untersuchungen nachgewiesen hat, daß die kliniksübliche Autoklavierung (121 °C für 20 min. oder 134 °C für 5 min) keine ausreichende Hitzedurchdringung von größeren Transplantaten wie Hüftköpfen erbringt [100].

Durch Wärmebehandlung wird die Antigenität allogener Knochentransplantate deutlich vermindert. So konnte Llyod-Robert 1952 keine Immunreaktionen bei Verwendung autoklavierter Transplantate nachweisen [92]. Zu den gleichen Ergebnissen gelangten Burwell und Gowland [25]. T-Antigene der Zelloberflächen werden nach Billingham [11] bereits bei einer Temperatur von 50 °C zerstört.

Die thermische Inaktivierung des wärmelabilen HIV kann schon bei einer Temperatur von 57 °C in 30 Minuten erreicht werden [129]. Daher hat sich die Wärmebehandlung in Form der Pasteurisation bei 60 °C über 10 Stunden bei der Herstellung von Blutprodukten etabliert [62]. Dieses Verfahren hat sich für alle Viren, die eine Proteinhülle besitzen, als wirksam erwiesen [87]. Eine Inaktivierung zahlreicher vegetativer Keime ist mit dieser Methode ebenfalls gegeben [102],

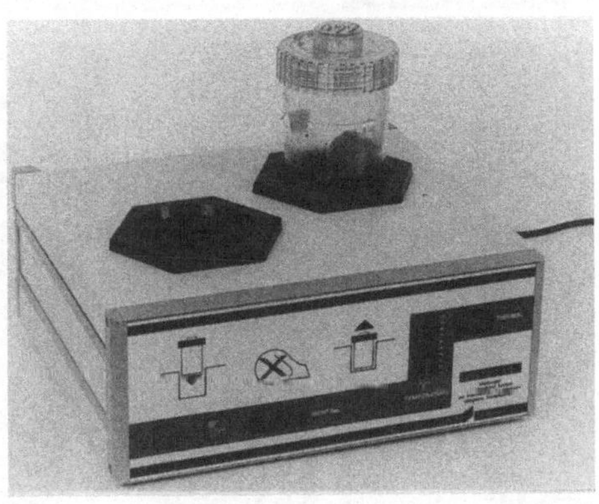

Abb. 4. Marburger Knochenbanksystem Lobator SD-1 (Fa. Telos, Hungen) zur Desinfektion allogener Hüftkopftransplantate

Tabelle 3. Vor- und Nachteile des kryokonservierten und 80 °C thermodesinfizierten allogenen Knochentransplantates

kryokonserviertes Transplantat	80 °C thermodesinfiziertes Transplantat
erhaltene biologische Eigenpotenz	herabgesetzte biologische Eigenpotenz
kein Festigkeitsverlust	Festigkeitsverlust von 10–15%
2. HIV-Test erforderlich	kein 2. HIV-Test erforderlich
keine virale Sicherheit	virale Sicherheit
keine bakterielle Sicherheit	bakterielle Sicherheit
Rhesusantigenität vorhanden	keine Rhesusantigenität

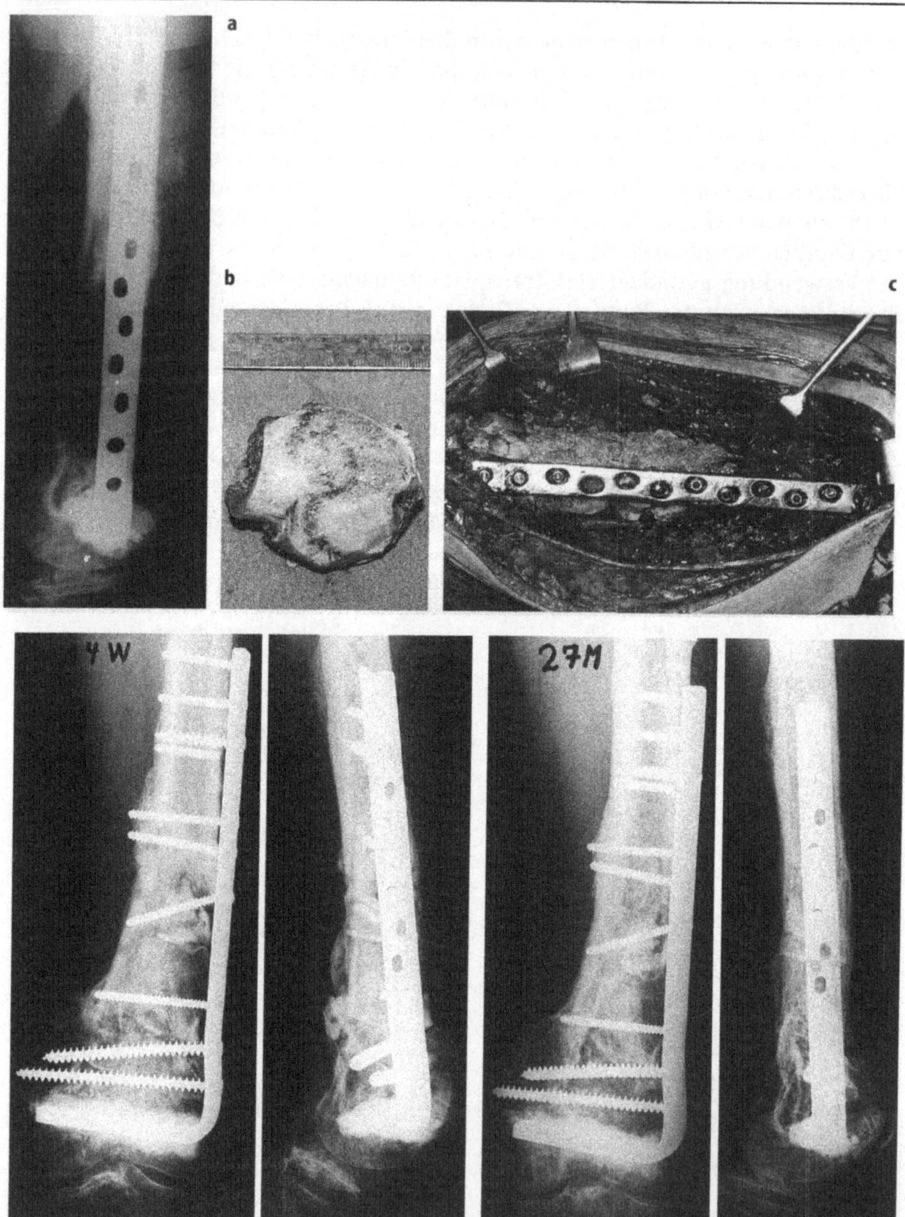

Abb. 5a–e. Reosteosynthese und langstreckiger Knochenersatz bei Instabilität, Fehlstellung und ausgedehnter Fragmentnekrose einer 6 Monate zuvor auswärts operierten C 3-Fraktur des distalen Femurs links. **a** Kurzes, dystrophes und ausgehöhltes Condylenfragment, in das zur besseren Verankerung die Klinge der Kondylenplatte einzementiert wurde. **b** Allogenes, thermodesinfiziertes Hüftkopftransplantat zum Knochenersatz. **c** Intraoperatives Bild nach Reosteosynthese und Defektauffüllung mit zwei zurechtgeschnittenen und unter axialer Kompression gesetzten Hüftkopftransplantaten, Auffüllung kleiner Restdefekte mit Chips und gemahlener Spongiosa. **d** Röntgenstatus 14 Wochen nach dem Rekonstruktions-und Restabilisierungseingriff. Keine Instabilitäts- und Lysezeichen, beginnende Transplantatintegration. **e** Radiologisches Ergebnis nach 27 Monaten. Guter Transplantateinbau, schmerzfreie Belastbarkeit des Beines bei uneingeschränkter Kniefunktion

jedoch zeigen einige humanpathogene Erreger (z.B. Clostridien) in diesem Temperaturbereich ein ungehindertes Wachstum [27]. Ein Festigkeitsverlust des Knochens tritt bei der Pasteurisation nicht auf [38, 77]. Über positive klinische Erfahrungen mit pasteurisierten allogenen Knochentransplantaten haben Nakanishi [104] und TOMA [132] berichtet.

Die Anwendung einer Temperatur von 80 °C zur Desinfektion allogener Knochentransplantate wurde von v. Garrel und Knaepler eingehend untersucht [77]. Auf der Basis einer umfangreichen Analyse der zeitlichen und örtlichen Wärmeausdehnung in humanen Hüftköpfen von unterschiedlicher Größe und Knochendichte wurde die Transplantatbehandlungszeit in einem innerhalb von 30 Minuten auf 80 °C erhitzten Wasserbad ermittelt, die auch im Hüftkopfzentrum zu dieser Temperatur für mindestens 10 Minuten führt (Abb. 2).

Die bakterielle Desinfektionswirkung der 80 °C-Wärmebehandlung auf humane Hüftköpfe wurde durch Inaktivierungsversuche mit Bakteriensuspensionen, die in das Hüftkopfzentrum eingebracht wurden, nachgewiesen [77]. In ähnlicher Weise wurde die virale Desinfektionswirkung bestätigt, wobei HIV sowie als Modellvirus für Hepatitis C das BVDV (bovine viral diarrhoea virus) und für Hepatitis-B das CPV (canine parvovirus) verwendet wurden [31, 49] (Abb. 3).

Die 80 °C-Wärmebehandlung führt nicht zu einem wesentlichen Festigkeitsverlust des Knochens [77]. Tierexperimentell wies der unter 80 °C thermodesinfizierte Knochen gegenüber autoklaviertem Knochen ein deutlich besseres Einheilungsverhalten auf [77]. Die höhere biologische Wertigkeit beruht zum einen auf der erhaltenen osteokonduktiven Wirkung, zum anderen auf dem osteoinduktiven Effekt. Wie verschiedene Untersucher zeigen konnten, besitzt das mit 80 °C behandelte Transplantat noch ca. 50 % seiner osteoinduktiven Kapazität [109].

Auf der Grundlage dieser Ergebnisse wurde in der eigenen Klinik zusammen mit der Firma Telos ein einfach zu bedienendes Knochendesinfektionssystem für den kliniksinternen Einsatz entwickelt, das mittlerweile in über 200 Kliniken verwendet wird (Abb. 4). In einer prospektiven klinischen Studie konnte der gute Einbau des 80°C-thermodesinfizierten allogenen Knochens nachgewiesen werden (Abb. 5). Die Komplikationsrate entspricht weitgehend der, die bei Verwendung unbehandelter allogener Transplantate erhoben wurde [48] (Tabelle 3).

Knochenersatz mit demineralisierter Knochenmatrix (DKM)

Wie bereits zuvor ausgeführt, vermutete man schon früh in der extrazellulären Grundsubstanz des Knochens die Existenz knochenwachstumfördernder Faktoren, die in der Lage sind, chemotaktisch unspezifische Bindegewebszellen anzulocken, deren Vermehrung und schließlich Ausdifferenzierung zu spezifischen, knochenbildenden Zellen zu bewirken [108]. Durch zahlreiche tierexperimentelle Versuche mit Alkohol- und Salzsäure-Alkohol-Extrakten aus Knochengewebe konnten Annersten [3], Levander [88], Lacroix [85] und Oberdalhoff [105] die Existenz solcher osteoinduktiv wirkender Faktoren beweisen. Bei extraossärer Implantation (z.B. in Muskulatur) sind diese Extrakte in der Lage, eine reproduzierbare heterotope Ossifikation auszulösen. Da die im organischen Teil des Knochens enthaltenen osteoinduktiven Proteine nur zu 25 % frei in der amorphen

Grundsubstanz vorliegen und der größte Anteil entweder an mineral-organische Komplexe (15%) gebunden oder mit dem Knochenkollagen (60%) assoziiert ist [120], wurde durch schonende Demineralisation und darüber hinaus Denaturierung des Typ-1-Kollagens eine Konzentrationsanreicherung dieser Faktoren vorgenommen [139]. Diese als demineralisierte Knochenmatrix (DKM) bezeichneten Substanzen zeigten tierexperimentell eine starke Osteoinduktivität bei gleichzeitig erheblich verminderter Antigenität [14, 115] und führten im Vergleich zu unbehandelten allogenen und xenogenen Transplantaten zu deutlich schnellerer Knochenneubildung [56]. Einige Untersucher ermittelten bei der DKM eine höhere Osteoinduktivität als bei autogenen Transplantaten [115].

Die erste klinische Verwendung von demineralisiertem allogenen Knochen wurde bereits 1889 durch Senn zur Behandlung von Knochenzysten mit positiven Ergebnissen vorgenommen [127]. Trotz Bestätigung dieser Resultate durch andere Autoren kam es nicht zum weiteren routinemäßigen Einsatz [101]. M. Urist verwendete oberflächendemineralisierte, antigenextrahierte, lyophilisierte allogene Transplantate (AAA-Bone) bei Arthrodesen-Operationen und konnte dabei ähnlich gute Erfolge wie bei Verwendung autogener Knochentransplantate erzielen [141]. Weitere positive Erfahrungen mit der DKM wurden in der Kieferchirurgie gewonnen [103]. Eine breitere Anwendung der DKM ist bis zum heutigen Tage nicht erfolgt, obwohl sie als Knochenersatzmittel tauglich ist. Dies beruht zum einen auf der fehlenden Festigkeit, da sie in gemahlener oder gelartiger Form vorliegt, zum anderen auf dem schwierigen Herstellungsprozeß und nicht zuletzt darauf, daß sie sterilisiert werden muß und dadurch ihre osteoinduktive Potenz reduziert wird [58].

Knochenersatz mit Keramiken

Die in der Medizin verwendeten Keramiken bestehen in der Regel aus Kalziumphosphaten. Dabei handelt es sich fast ausschließlich um Hydroxylapatit-(HA-)keramiken [$Ca_{10}(PO_4)_6(OH)_2$] und monokristalline α- und β-Trikalziumphosphatkeramiken [$Ca_3(PO_4)_2$] [17]. Diese können als feste Formkörper oder als Granulat hergestellt werden. In zahlreichen Versuchen erwiesen sich die Keramiken als sehr gewebeverträglich und zeigten einen direkten Kontakt zu neugebildetem Knochen [64, 83].

Man unterscheidet nach der Herkunft zwischen biologischen und synthetischen Keramiken. Beide Gruppen können entweder porös oder weitgehend dicht sein. Poröse Keramiken werden hauptsächlich in der Knochenchirurgie,dichte Keramiken häufiger in der Zahn- und Kieferchirurgie angewendet [138].

Das Einwachsverhalten von Knochengewebe in ein keramisches Implantat ist wesentlich von dessen Makroporosität, Porengröße und der Poreninterkonnektion abhängig. Die Größe der Poren wird unterschiedlich bewertet. Nach Rahn ist ein Porendurchmesser von 80–160 µm bei hoher Gesamtporosität besonders förderlich für eine schnelle Vaskularisation und knöcherne Durchbauung [120]. Zu einem ähnlichen Ergebnis kam auch Klawitter [75], der bei einer Porengröße von 150 µm einen optimalen knöchernen Einbau beobachtete. Buchholz [18] empfiehlt eine Porengröße von 200–250 µm, während Flately 500 µm als günstigste Poren-

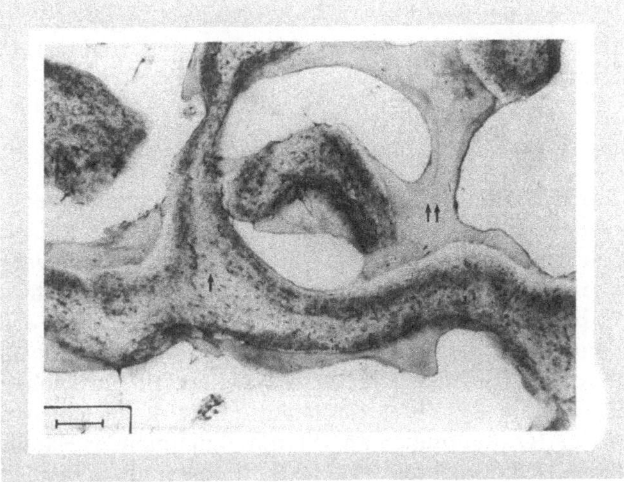

Abb. 6. Grenzschichtfreie, knöcherne Integration einer bovinen HA-Keramik (Endobon). ↑ = Endobon, ↑↑ = neugebildeter Knochen, HE-Färbung, 100x (zur Verfügung gestellt von Prof. Dr. Dr. R. Schnettler, Gießen)

größe angibt [46]. Nur bei einem interkonnektierenden Porensystem, wie es bei Keramiken biologischen Ursprungs vorliegt, kann ein Durchwachsen mit neugebildetem Knochen erfolgen. Dadurch, daß sich Kollagenfibrillen und Knochenbälkchen direkt an die Primärkristallide der Keramiken anlagern, entsteht ein fester Knochen-Keramik-Verbund (Abb. 6).

Im Gegensatz zum Knochen sind Keramiken ausgesprochen spröde. Ihre Festigkeit ist stark abhängig von der Grundsubstanz und dem Herstellungsverfahren. Mit Zunahme der Porosität nimmt ihre Festigkeit ab [110].

Ein weiteres wichtiges Kriterium für den Einsatz von Keramiken zum Knochenersatz ist deren biologische Ab- und Umbaubarkeit. Nach Implantation in den Knochen unterliegen sie einem chemisch-physikalischen Abbau, der von ihrer Materialbeschaffenheit und Struktur abhängig ist [120]. Inwieweit ein direkter zellulärer Abbau erfolgt, ist nicht vollständig geklärt.

Coraline HA-Keramiken

Das Exoskelett bestimmter Korallenarten (z. B. Geniopora) ist hinsichtlich Makroporosität und Poreninterkonnektion ähnlich strukturiert wie die menschliche Spongiosa [119]. Aus Korallenskeletten läßt sich durch einen hydrothermalen Umwandlungsprozeß nach chemischer Umsetzung phasenreines Hydroxylapatit bzw. Hydroxylapatit-Whitlockit erhalten [73]. Tierexperimentell ist nachgewiesen worden, daß coraline HA-Keramiken bei einem Porendurchmesser von 200–600 μm rasch knöchern durchbaut werden [107]. Zudem weisen sie eine bessere Abbaubarkeit als andere HA-Keramiken auf [17, 19]. Holmes [65], Buchholz [19] u. a. berichteten über gute Erfolge mit der coralinen Keramik bei der Osteosynthese metaphysärer Frakturen, bei denen sie zur Defektauffüllung verwendet wurde. Zur Zeit werden coraline HA-Keramiken mit unterschiedlicher Porengröße (z.B. Interpore 200 und 600, Fa. Interpore International, USA) für den klinischen Einsatz angeboten.

Bovine HA-Keramiken

Im Rahmen des Herstellungsprozesses wird bovine Spongiosa bei 900 °C pyrolisiert und in einem weiteren Sinterungsprozeß bei 1200 °C über mehrere Stunden zu einer HA-Keramik gebrannt [138]. Der Porendurchmesser liegt bei 100 bis 1500 µm, wobei eine vollständige Poreninterkonnektion besteht. Die Primärkristallidgröße beträgt, bedingt durch die Sinterung, zwischen 1–4 µm und übersteigt damit die Größe der Apatitkristallide des humanen Knochens um den Faktor 100. Aus diesem Grund ist die bovine HA-Keramik nicht abbaubar und verbleibt unverändert am Ort ihrer Implantation [120]. Verschiedene Hersteller bieten z.Z. bovine HA-Keramiken an, die mit zunehmender Häufigkeit klinisch eingesetzt werden (z.B. Endobone, Fa. Merck Biomaterialien, Darmstadt (Abb. 7); Pyrost, Fa. Osteo AG, Schweiz; Lubboc, Fa. Transphyto S.A., Frankreich). Für diese HA-Keramiken wurde tierexperimentell bei metaphysärer Implantation und unter mechanischen Ruhebedingungen ein vollständiger knöcherner Durchbau nachgewiesen [37, 41, 153]. Während über den klinischen Einsatz bei metaphysärer Defektauffüllung positiv berichtet wird, gibt es vergleichbare Publikationen zum diaphysären Bereich bislang nicht [86, 122]. Die Hersteller boviner HA-Keramiken schränken daher ihre Verwendungsempfehlungen auf metaphysäre Frakturen, TEP-Wechsel, Knochenzysten, benigne Knochentumoren und Entnahmedefekte am Beckenkamm ein.

Synthetische HA-Keramiken

Synthetische HA-Keramiken werden aus einem pulverförmigen Ausgangsmaterial durch Sinterung zu festen Werkstoffen gebrannt. Dabei können je nach Herstellungsverfahren dichte oder poröse Keramiken hergestellt werden [152]. Da sie kein interkonnektiertes Porensystem aufweisen, werden sie nur an der Oberfläche knöchern eingebaut [106]. Synthetisch hergestellte HA-Keramiken haben daher als

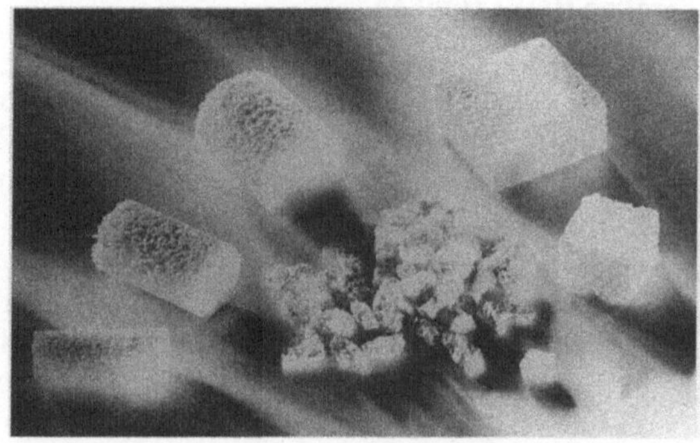

Abb. 7. Endobon (bovine HA-Keramik) in Block- und Chipform der Fa. Merck-Biomaterialien

Knochenersatzmaterial kaum Bedeutung. Herangezogen werden sie jedoch zur Beschichtung von metallischen Implantaten (z. B. Endoprothesen), da ihre hohe Oberflächenkonduktivität zu einem schlüssigen Knochen-Implantat-Verbund führt [43].

Trikalziumphosphatkeramiken

Der Herstellungsprozeß der Trikalziumphosphatkeramiken entspricht weitgehend dem synthetischer HA-Keramiken. Wie diese besitzen sie kein durchgehend interkonnektiertes Porensystem [106]. Im Gegensatz zu HA-Keramiken unterliegen sie jedoch einem chemisch-physikalischen Abbauprozeß mit anschließender zellulärer Resorption und werden entsprechend einer creeping substitution knöchern ersetzt [43]. Ein direkter zellulärer Abbau konnte bislang nicht bewiesen werden. Nur eine Trikalziumphosphatkeramik ist bislang zur klinischen Anwendung zugelassen (Biobase, Fa. Biovision, Ilmenau). Die empfohlenen Anwendungsindikationen entsprechen denen, wie sie für bovine HA-Keramiken angegeben sind.

Zusammenfassend ist zu bemerken, daß synthetische Hydroxylapatit- und Trikalziumphosphatkeramiken sowie Hydroxylapatitkeramiken biologischen Ursprungs viele ähnliche Eigenschaften aufweisen. Sie zeigen eine hohe Gewebeverträglichkeit und Osteokonduktivität. Das Einwachsverhalten des Knochengewebes in die Keramiken ist weitgehend abhängig von der Porosität des Materials. Eine Osteoinduktion geht von ihnen nicht aus. Aufgrund der Hochtemperaturbearbeitung sind sie frei von organischen Stoffen. Sie besitzen keine immunogenen, kanzerogenen oder toxischen Nebenwirkungen. Sterilität wird von den Herstellern gewährleistet. Nachteilig sind die spröden Materialeigenschaften, die die Bearbeitbarkeit zu einem passenden Blocktransplantat und ihre Verwendung in hochbelasteten Skelettabschnitten einschränken. Klinisch bewährt haben sich Keramiken vor allem im metaphysären Bereich (Abb. 8) [86, 122]. Sehr zurückhaltend ist man bisher mit der Verwendung von Keramiken im diaphysären Bereich. Dies gilt insbesondere für die bovinen HA-Keramiken, während in einzelnen Publikationen über die diaphysäre Implantation von coralinen HA- und Trikalzium-

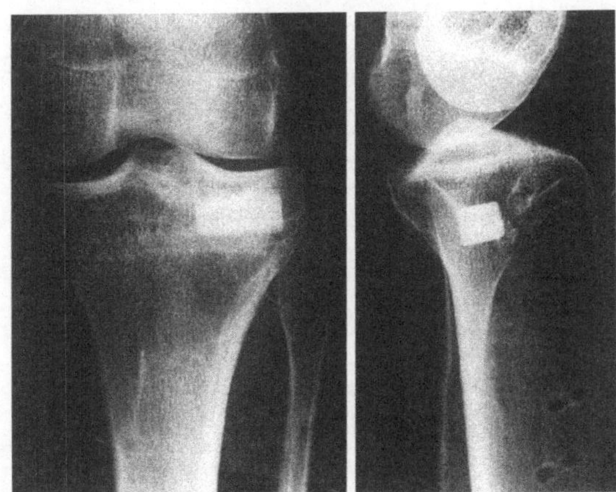

Abb. 8. Defektfüllung und Gelenkflächenabstützung mit Endobon bei der Osteosynthese einer lateralen Tibiakopffraktur. Radiologischer Zustand ein Jahr nach der Operation. (zur Verfügung gestellt von Prof. Dr. Dr. R. Schnettler, Gießen)

phophatkeramiken berichtet wird. Obwohl diese Keramiken biodegradabel sind, müssen Langzeitergebnisse zeigen, ob ein reguläres knöchernes Remodelling im Sinne des Wolfschen Transformationsgesetzes stattfindet [121].

Ökonomische Aspekte des Knochenersatzes

Unter dem zunehmenden Kostenbewußtseins im Gesundheitswesen gewinnen beim Knochenersatz neben medizinischen auch wirtschaftliche Aspekte an Bedeutung. Jeder größere Knochendefekt, den es aufzufüllen oder zu überbrücken gilt, steigert die Therapiekosten. Dabei muß zwischen den Kosten für das Kno-

Tabelle 4. Kostenanalyse

Laborkosten	247,34 DM	58,26%
Materialkosten	95,50 DM	22,49%
Gerätekosten	24,28 DM	5,72%
Personalkosten	28,85 DM	6,80%
Transportkosten	22,79 DM	5,37%
Laufende Kosten	5,79 DM	1,36%
Gesamt	424,55 DM	100,00%

Tabelle 5. Kosten für die HA-Keramik

Femurkopf (50 cm^3)	Unfallchirurgie Philipps-Universität Marburg	425,– DM
Femurkopf (50 cm^3)	BIS (Niederlande)	850,– DM
Femurkopf (50 cm^3)	Georgia Tissue Bank (USA)	1250,– DM
Femurkopf (50 cm^3)	Tissue International (USA)	1450,– DM
Femurkopf (50 cm^3)	Pacific Coast Tissue Bank (USA)	1200,– DM
Endobon® (50 cm^3)	Merck (Deutschland)	3600,– DM
Biobase® (50 cm^3)	Biovision (Deutschland)	1800,– DM

chenersatzmaterial und den finanziellen Aufwendungen für die Gesamtbehandlung unterschieden werden.

Grundsätzlich gilt, daß der Knochenersatz, der am raschesten und sichersten das angestrebte Therapieziel, Wiedererlangung von Stabilität und Belastbarkeit des betroffenen Skelettabschnitts, erbringt und damit die kürzeste Krankheitsdauer benötigt, der kostengünstigste ist. Eine Kosten-Nutzen-Analyse unter diesen Gesichtspunkten gibt es nicht.

Wenn man die alleinigen Kosten für das allogene und keramische Knochenersatzmaterial heranzieht, ohne Bewertung der biologischen und biomechanischen Leistungsfähigkeit, so lassen sich erhebliche Unterschiede feststellen.

In einer eigenen Kostenanalyse wurde für das 80 °C-thermodesinfizierte Hüftkopftransplantat ein Betrag von 425,– DM errechnet. Dabei stellen die Laborkosten mit 58% und die Materialkosten mit 22% den Hauptanteil dar. Die Personal- und Gerätekosten sind mit ca. 13% relativ niedrig [63] (Tabelle 4).

In einer von Torwesten veröffentlichten Analyse wurde für das kryokonservierte, klinikseigene Hüftkopftransplantat ein Betrag von 327 DM angegeben [137]. Da nach seinen Angaben 20–30% der Hüftköpfe wegen fehlender HIV-Zweittestung verworfen werden mußten, erhöhen sich die Transplantatkosten auf 413–484 DM.

Vergleicht man den finanziellen Aufwand für ein Hüftkopftransplantat aus der klinikeigenen Knochenbank mit dem für ein kommerziell angebotenes Transplantat, so wird ein enormer Kostenunterschied evident. Für ein von der Pacific Coast Tissue Bank (USA) auch in Europa angebotenes Hüftkopftransplantat müssen etwa 1200,– DM bezahlt werden.

Ein noch gravierenderer Unterschied besteht zum keramischen Knochenersatzmaterial. So belaufen sich die Kosten für eine mit dem humanen Hüftkopf vergleichbare Menge an boviner HA-Keramik auf ca. 3600,– DM (Tabelle 5).

Schlußfolgerungen und Perspektiven

Trotz intensiver Forschungs- und Entwicklungsaktivitäten gibt es bis heute keine Substanz, die den anspruchsvollen und umfangreichen Anforderungen an einen idealen Knochenersatz gerecht wird. Noch immer stellt der autogene Knochenersatz den Goldstandard dar, an dessen ausgezeichneter Biokompatibilität andere Materialien gemessen werden müssen.

Der allogene Knochenersatz ist heute biologisch die zuverlässigste und wirtschaftlich die konstengünstigste Alternative zum autogenen Knochenersatz. Allogene Knochentransplantate stehen als Hüftköpfe meist in genügender Menge zur Verfügung und lassen sich intraoperativ ausgezeichnet verarbeiten. Sie erfüllen auch die biomechanischen Anforderungen an einen Knochenersatzstoff. Das kryokonservierte Transplantat erfordert zur Freigabe einen zweiten HIV-Test beim Spender 6 Monate nach der Entnahme. Dies bedeutet eine erhebliche Erschwernis im Knochenbankmanagement. Die Thermodesinfektion des allogenen Knochens bei 80 °C trägt ganz wesentlich zur bakteriellen und viralen Transplantatsicherheit bei, da sich trotz strikter Beachtung der Richtlinien zum Führen einer Knochenbank die Infektionsproblematik nicht gänzlich beherrschen läßt.

Durch die Wärmebehandlung wird die osteoinduktive Potenz des Transplantates um etwa 50 % reduziert. Der Festigkeitsverlust des Knochens ist gering.

Demineralisierte Knochenmatrix (DKM) hat als Ersatzmaterial trotz guter tierexperimenteller Ergebnisse kaum Eingang in die klinische Praxis gefunden.

Keramiken gewinnen zum Knochenersatz zunehmend an Bedeutung. Sie weisen eine gute Gewebeverträglichkeit sowie bei entsprechender Porosität und Poreninterkonnektion eine hohe Osteokonduktivität auf. Eine osteoinduktive Wirkung geht von ihnen nicht aus. Bewährt haben sie sich zur Defektauffüllung im metaphysären Bereich, während über den Einsatz im diaphysären Bereich die Erfahrungen noch gering sind. Nachteilig sind die Sprödigkeit des Materials, die schlechte intraoperative Verarbeitbarkeit sowie der fehlende oder sich nur langsam vollziehende biologische Abbau.

Mit dem wachsenden Verständnis der biochemischen und zellulären Regulationsprozesse bei der Knochenneubildung und deren Beeinflußbarkeit durch Mediatoren und osteoinduktive Faktoren eröffnen sich für den Knochenersatz erfolgversprechende Therapiemöglichkeiten [35, 51, 74]. Der Arbeitsgruppe um Wozney (Genetics Institute, USA) [157] gelang es 1990 BMP-2 (rhBMP-2) und zur selben Zeit der Arbeitsgruppe um Oppermann (CreativeBioMolecules, USA) [1] BMP-7 (rhOP-1) gentechnisch herzustellen. Beide Proteine haben eine starke osteoinduktive Aktivität und sind in der Lage, auch bei heterotoper Applikation die vollständige Kaskade der Osteogenese auszulösen [74]. Derzeit befindet sich rhBMP-2 mit bovinen Kollagenschwämmen als Trägersubstanz in der klinischen Erprobung.

Neben den klinisch bereits verwendeten Keramiken sind eine Reihe weiterer Materialien (z. B. Polylaktide, Biogläser und andere Keramiken) zum Knochenersatz in Entwicklung. Ausgehend von guter Gewebeverträglichkeit und Osteokonduktivität gilt es vor allem die Probleme bei der zu fordernden Festigkeit sowie biologischen Abbaubarkeit und Ersetzbarkeit durch Knochengewebe materialtechnisch zu lösen [35, 118]. Auch die Trägerfunktion für Knochenwachstumsfaktoren und deren graduelle Freisetzung nach der Implantation gewinnt zunehmend an Bedeutung [72, 118].

Die Knochenersatzmaterialien der Zukunft werden voraussichtlich aus gut bearbeitbaren, belastungsfähigen, osteokonduktiv wirkenden und abbaubaren Substanzen, die durch Anreicherung mit gentechnisch hergestellten Knochenwachstumsfaktoren auch eine hohe Osteoinduktivität entfalten (Composite), bestehen.

Zusammenfassung

Dem Knochenersatz kommt in der Unfallchirurgie und Orthopädie große Bedeutung zu. Nach wie vor stellt das autogene Transplantat den Goldstandard dar. Insbesondere bei ersatzschwachem Lager soll zur Defektfüllung körpereigene Spongiosa herangezogen werden. Einschränkungen zum autogenen Knochenersatz ergeben sich aus der begrenzten Verfügbarkeit und Zumutbarkeit eines Zweiteingriffs. Nicht zu vernachlässigen ist auch die hohe, mit der Transplantatentnahme assoziierte Komplikationsrate.

Das allogene Knochentransplantat stellt z. Zt. biologisch die sicherste und wirtschaftlich die kostengünstigste Alternative zum autogenen Ersatz dar. Um das trotz strikter Beachtung der Richtlinien zum Führen einer Knochenbank bei alleiniger Transplantatkonservierung vorhandene Risiko der bakteriellen und viralen Infektionsübertragung zu minimieren, wurde für das am häufigsten verwendete Transplantat, den Hüftkopf, ein kliniksintern einsetzbares Desinfektionssystem entwickelt. Unter der Wärmebehandlung mit 80 °C werden alle pathogenen Bakterien abgetötet und Viren inaktiviert, während die osteoinduktive Potenz des Knochens um etwa 50 % und die Festigkeit nur gering reduziert wird. Das thermodesinfizierte Transplantat hat sich in der klinischen Anwendung dem kryokonservierten Transplantat als ebenbürtig erwiesen.

Zunehmend an Bedeutung zum Knochenersatz gewinnen poröse Keramiken. Sie zeigen eine hohe Osteokonduktivität und damit gute ossäre Integration, während eine osteoinduktive Wirkung von ihnen nicht ausgeht. Klinisch bewährt haben sie sich vor allem zur Defektauffüllung im metaphysären Bereich, während ihre Einsatzfähigkeit im höher belasteten diaphysären Bereich noch nicht abschließend zu beurteilen ist.

Gentechnisch herstellbare Knochenwachstumsfaktoren stellen einen weiteren Fortschritt in der Entwicklung von leistungsfähigen Knochenersatzmaterialien dar. Benötigt werden dazu geeignete Trägersubstanzen, die nach der Implantation eine graduelle Freisetzung der Knochenwachstumsfaktoren gewährleisten. Die Knochenersatzmaterialien der Zukunft werden vorraussichtlich sogenannte Composite sein, d.h. gut bearbeitbare, belastungsfähige, osteokonduktiv wirkende und abbaubare Trägermaterialien, die durch Anreicherung mit gentechnisch hergestellten Knochenwachstumsfaktoren auch eine hohe Osteoinduktivität entfalten.

Literatur

1. Alper J (1994) Boning up: Newly isolated proteins heal bad breaks. Science 263 : 324 – 235
2. American Association of Tissue Banks (1976) Guidelines for the banking of musculoskeletal tissues. AATB Newslett 3,2 McLean
3. Annersten S (1940) Experimentelle Untersuchungen über die Osteogenese und die Biochemie des Frakturkallus. Acta Chir Scand 84 : 60
4. Ascherl R (1986) Konservierte Transplantate in der Chirurgie von Knochen und Gelenken. Habilitationsschrift, München TU
5. Ascherl R, Morgalla M, Geißdörfer K, Schmeller ML, Langhammer H, Lechner F, Blümel G (1986) Experimentelle Untersuchungen und klinische Aspekte zur Kältekonservierung allogener Spongiosa. Orthopäde 15 : 22 – 29
6. Axhausen G (1907) Histologische Untersuchungen bei Knochentransplantationen am Menschen. Dtsch Z Chir 91 : 388
7. Axhausen W (1952) Die Knochenregeneration, ein zweiphasiges Geschehen. Zbl Chir 77 : 435
8. Barth A (1893) Über histologische Befunde nach Knochenimplantationen. Arch Klin Chir 46 : 409
9. Bauermeister A (1961) Die Behandlung von Zysten, Tumoren und entzündlichen Prozessen des Knochens mit dem ‚Kieler Knochenspan'. Bruns' Beitr Klin Chir 203 : 289 – 310
10. Beck EG, Schmidt P (1988) Verhütung und Bekämpfung von Infektionen und Kontaminationen. In: Beck EG, Schmidt P (Hrsg) Hygiene, Präventivmedizin. Enke, Stuttgart
11. Billingham RE, Brent L, Medawar PB (1958) Extraction of antigens causing transplantation immunity. Transplant Bull 5 : 377

12. Boer de H (1989) Early research on bone transplantation. In: Aebi M, Regazzoni P (eds) Bone transplantation. Springer, Berlin Heidelberg New York Tokyo, pp 7–19
13. Böhler J (1950) Die Knochenbank des Wiener Unfallkrankenhauses. Wien Klin Wochenschr 62:390–391
14. Bolander M, Balian G (1986) The use od demineralized bone matrix in the repair of segmental defects. J Bone Joint Surg (Am) 68/8:1264–1274
15. Börner M (1985) Experimentelle Grundlagen und klinische Erfahrungen bei der Anwendung allogener Spongiosa. Akt Traumatol 15:210–218
16. Bosworth DM (1955) Repair of hernia through iliac-crest defects. J Bone J Surg 37A(5):1069–1073
17. Buchholz R, Carlton A, Holmes R (1987) Hydroxylapatite and tricalcium phosphate bone graft substitutes. Orthop Clin North Am 18(2):323–334
18. Buchholz R, Carlton A, Holmes R (1989) Interporous hydroxyapatite as a bone graft in tibial plateau fractures. Clin Orth Rel Res 240:53–62
19. Buchholz R, Carlton A, Holmes R (1987) Hydroxyapatide and tricalcium phosphate bonegraft substitutes. Orthop Clin North Am 18 (2):323–334
20. Buck BE, Malinin TI, Brown MD (1989) Bone transplantation and human immunodeficiency virus: an estimate of risk of acquired immunodeficiency syndrome (AIDS). Clin Orth Rel Res 240:129–135
21. Buck BE, Resnick L, Shan SM, Malinin TI (1990) Human immunodificiency virus cultured from bone. Clin Orthop 251:249–253
22. Bundesgesundheitsamt BGA (1986) Empfehlungen des Bundesgesundheitsamtes 29 Nr. 1 BGBL. 359:21–22
23. Burwell RG (1963) Studies in the transplantation of bone.V The capacity of fresh and treated homografts of bone to evoke transplantation immunity. J Bone Jt Surg Br 45:386–401
24. Burwell RG (1963) The fate of bone grafts. Acta Orthop Scand 33:380–381
25. Burwell RG, Gowland G (1962) Studies in the transplantation of bone III. J Bone Jt Surg Br 44:131–148
26. Bush LF, Garber CZ (1948) The bone bank. JAMA 588–594
27. Cato EP, George WL, Finegold SM (1986) Genus Clostridium. In: Bergey´s Manual of Systematic Bacteriology, vol 2. Williams & Williams, Baltimore
28. CDC (1988) Transmission of HIV through bone transplantation: case report and public health recommendations. MMWR 37:597–599
29. CDC (1989) Creutzfeldt-Jacob disease in a second patient who received a cadeveric dura mater graft. JAMA 261 (8):1118
30. Chapman PG, Villar RN (1992) The bacteriology of bone allografts. J Bone Jt Surg 74-B (3):398–399
31. CLB Savety Services, (1996) Final Reports FR3201 FR3202, Central Laboratory of the Netherlands Red Cross Blood Transfusion Service
32. Concalves RJ, Valdrighi L, Abreu EM (1977) Repair of postextraction sockets: Influence of homogenous bone implants preserved by formaldehyde. Oral Surg 43:25–28
33. Contzen H (1989) Knochentransplantation – Indikation und Technik. Unfallchirurg 15: 184–188
34. Curtis BF (1893) Cases of bone implantation and transplantation for cyst of tibia osteomyelitis cavities and ununited fractures. Am J Med 106:30
35. Damien CJ, Parsons J, Benedict J, Weisman (1990) Investigations of a hydroxylapatide and sulfate composite supplemented with an osteoinductive factor. J Biomed Mater Res 24:639–554
36. De Vries PH, Badgley CE, Hartmann Jt (1958) Radiation sterilization of homogenous bone transplants utilizing radioactive cobalt. A preliminary report. J Bone Jt Surg A 40:187–203
37. Dingeldein E, Donath K, Wahlig H, Bauer HJ (1994) Einheilung einer porösen Hydroxylapatid-Keramik biologischer Herkunft im spongiösen Knochenlager vom Kaninchen. Osteo Int 2/94:112–116
38. Eastlund T, Zimmerman R, Bechthold J (1992) Effect of pasteurization on the mechanical properties of human cancellous bone. AATB 16th Annual Metting 24.–26.8.1992, San-Diego – USA

39. Ecke H, Kunze K, Voss RM (1987) Wertigkeit und Anwendung von autologen Rippen- und Beckenkammtransplantaten. Hefte Unfallheilk 185 162–165
40. Eggen BM, Norbo SA (1992) Hepatitis C and bone transplantation. N Engl J Med 326:411
41. Eggli PS, Müller W, Schenk RK (1988) Porous hydroxylapatite and tricalcium phophate cylinders with two different pore size ranges implanted in the cancellous bone of rabbits. Clin Orthop Rel Res 232:127–138
42. Ehrlich MG, Lorenz J, Tomford WW, Mankin HJ (1983) Collagenase in banked bone. In: Tomford WW, Doppelt SH, Mankin HJ, Friedlaender GE (eds) Bone bank procedure. Clin Orthop Rel Res 174:15–21
43. Eitenmüller J, Schmickal T, David A, Muhr G (1990) Vergleichende Untersuchung über das Anwachsverhalten und die Knochenhaftung verschiedener Implantatwerkstoffe. Unfallchirurg 93:405–411
44. European Association of Musculo Skeletal Transplantation (1994) Standards for tissue banking. EAMST, Brüssel – Belgien
45. European Association of Tissue Banks (1993) General standards for tissue banking. EATB, Berlin
46. Flately T, Lynch K, Benson M (1983) Tissue response to implants of calciumphosphate ceramic in the rabbit spine. Clin Orthop Rel Res 179:246–252
47. Garlipp M (1979) Spongiosaentnnahme am Beckenkamm und Meralgia paraesthetica. Zentralbl Chir 104(10):658–660
48. Garrel T, Hofmann C, Wagner N, Knaepler H, Gotzen L (1994) Klinisch prospektive Studie zur Anwendung thermisch desinfizierter allogenerKnochentransplantate. 58. Jahrestagung 11/94 – Berlin
49. Garrel T, Knaepler H, Gürtler L (1997) Untersuchungen zur Inaktivierung von HIV-1 in humanen Femurköpfen durch Verwendung eines thermischen Desinfektionssystems Lobator SD-1. Unfallchirurg 100 (im Druck)
50. Garrel v T, Garbas J, Knaepler H, Mutters R (1993) Optimierung des mikrobiologischen Keimnachweises bei der allogenen Knochentransplantation. In: Becker, Beger, Hartel (Hrsg) Chirurgisches Forum 93. Springer, Berlin Heidelberg New York Tokyo
51. Gerhardt T, Kirker-Head C, Kriz M, Holtrop M, Hennig G, Hipp J, Schelling S, Wang E (1993) Healing segmental femoral defects in sheep using recombinant human bone morphogenetic protein. Clin Orthop Rel Res 293:317–326
52. Goldhaber P (1961) Osteogenic induction across millipore filters in vivo. Science 133:2065
53. Gollwitzer M (1986) Homologe Spongiosatransplantation. Akt Traumatol 16:153–157
54. Grob D (1989) Autologous bone grafts: problems at the donator site. In: Aebi M, Regazzoni P (Hrsg) Bone transplantation. Springer, Berlin Heidelberg New York
55. Gürtler L (1994) Blood-borne viral infections. Blood Cooagulation and Fibrinolysis 5(3):5–10
56. Habal MB, Reddi AH (1992) Bone grafts and bone substitutes. Saunders, Philadelphia London Toronto
57. Haike J (1961) Erfahrungen mit der Knochenkonservierung in Palacos. Langenbecks Arch Chir 298:254–257
58. Hallfeldt KK, Kessler JS, Puhlmann M, Mandelkow H, Schweiberer L (1992) Der Einfluß verschiedener Sterilisationsverfahren auf die osteoinduktiven Eigenschaften demineralisierter Knochenmatrix. Unfallchirugie 95:313–318
59. Hanslik L (1971) Der klinische Wert des Knochentransplantates. Langenbecks Arch Chir 329:996–1003
60. Harrington KD, Johnston JC, Kaufer H, Luck JV, Moore TM (1986) Limb salvage and prosthetic joint reconstruction for low-grade and selected high-grade sarcomas of bone after wide resection and replacement by autoclaved autogenic grafts. Gen Orthopaedics 211:180–214
61. Hierholzer G, Zilch H (1980) Transplantatlager und Implantatlager bei verschiedenen Operationsverfahren. Springer, Berlin Heidelberg New York
62. Hilfenhaus J, Gregersen JP, Mehdi S, Volk R (1990) Inactivation of HIV-1 and HIV-2 by various manufacturing procedures for human plasma proteins. Cancer Detection and Prevention 14 (3):369–376
63. Hofmann C, Garrel T, Gotzen L (1996) Knochenbankmanagement bei Verwendung eines thermischen Desinfektionssystems (Lobator SD-1). Unfallchirurg 99:498–508

64. Holmes R, Mooney V, Buchholz R (1984) Porous hydroxylapatite as a bone graft substitute in metaphyseal defects: a histometric study. Clin Orthop Rel Res 188 : 252 – 262
65. Holmes RE, Mooney V, Buchholz R,Tencer A (1984) A coraline hydroxylapatite bone graft substitute. Preliminary report. Clin Orthop 188 : 252 – 262
66. Hornsburgh CR (1989) Duration of human immunodeficiency virus infection before detection of antibody. Lancet 2 : 637 – 640
67. Houff SA, Burton RC, Wilson RW, Henson TE, London WT, Baer GM, Anderson LJ, Winkler WG, Madden DL, Sever JL, (1979) Human-to-human transmission of rabies virus by corneal transplant. New Engl J Med 300 : 603
68. Inclan A (1942) The use of preserved bone graft in orthopaedic surgery. J Bone Jt Surg A 24 : 81
69. Jensen TT (1987) Rhesus immunization after bone allografting. A case report. Acta Orthop Scand 58 : 584
70. Jerosch J, Castro WH, Granroth M, Rosin H (1990) Knochenbanken in der BRD-Ergebnisse einer Befragung. Unfallchirurg 93 : 334 – 338
71. Kakaiya R, Müller WV, Gudino M (1991) Tissue transplant-transmitted infections. Transfusion 31 (3) : 277 – 284
72. Katoh T, Sato K, Kawamura M, Iwata H, Miura T (1991) Osteogenesis in sintered bone combined with bovine bone morphologic protein. Clin Orthop Rel Res 287 : 266 – 275
73. Katthagen BD (1986) Knochenregeneration mit Knochenersatzmaterialien. Hefte zur Unfallh 178 : 1 – 166
74. Katthagen BD (1987) Knocheninduktion mit Bone Morphologic Protein (BMP). Z Orthop 125 : 559 – 569
75. Klawitter J, Hulbert S (1970) Application of porous ceramics for attachement of load bearing orthopeadic applications. J Biomed Mater Res 2 : 161
76. Knaepler H, Ascherl R, Kretschmer V (1990) Immunisierung gegen Blutgruppenantigene durch allogene Knochentransplantation. Chirurg 61 : 830 – 832
77. Knaepler H, Garrel T, Gotzen L (1994) Untersuchungen zur Desinfektion und Sterilisation allogener Knochentransplantate. Heft Unfallheilk 235 : 1 – 101
78. Knaepler H, Laubach S, Gotzen L (1990) Die Knochenbank – ein standardisiertes Verfahren. Chirurg 61 : 833 – 835
79. Knaepler H, v Garrel T, Seipp HM, Ascherl R, Gotzen L (1992) Autoklavierung von allogenen Knochentransplantaten als Alternative zur konventionellen Knochenbank? Orthop Praxis 1/92 : 18 – 22
80. Knaepler H, v. Garrel T, Gürtler L (1994) Die Allogene Knochentransplantation – Eine aktuelle Standortbestimmung. Deutsches Ärzteblatt 15 : 1052 – 1057
81. Köhler P, Kreicbergs A (1987) Incorporation of autoclaved autogenic bone supplement with allogenic demineralized bone matrix. Clin Orth Rel Res 218 : 247 – 258
82. Köhler P, Kreicbergs A, Strömberg L (1986) Physical properties of autoclaved bone. Acta Orthop Scand 58 : 141 – 145
83. Köster K., Karbe E., Heide H, König R (1976) Experimenteller Knochenersatz durch resorbierbare Calciumphosphatkeramik. Langenbecks Arch Chir 341 : 77 – 86
84. Kuner E, Hendrich U (1984) Allogene Knochentransplantation. Indikation – Konservierung – Ergebnisse. Chirurg 55 : 704 – 709
85. Lacroix P (1947) Organizers and the growth of bone. J Bone Jt Surg 29 : 292
86. Langendorff HU, Kaivers P, Schöntag H (1994) Die Auffüllung knöcherner Defekte mit bovinen Hydroxylapatit-Formkörpern bei Frakturen. Osteo Int 2/94 : 171 – 176
87. Lelie PN, Reesink HW, Lucas CJ (1987) Inactivation of 12 viruses by heating steps applied during manufacture of a hepatitis B vaccine. J Med Virology 23 : 297 – 301
88. Levander G (1934) On the formation of new bone in bone transplantation. Acta Chir Scand 74 : 425 – 426
89. Lexer E (1911) Über freie Transplantationen. Langenbecks Arch klin Chir 95 : 827
90. Lexer E (1924) Die freien Transplantationen. Neue dtsch Chir 26 b Ferdinand Enke, Stuttgart
91. Lindner JE, Henry SL (1992) Autogenous corticocancellous bone grafting: The standard technique. In: Dorr LD (Hrsg) Techniques in Orthopaedics – Bone Grafting Techniques. Vol. 7 2 : 7 – 16 Aspen Pup
92. Lloyd-Robert GC (1952) Experiences with boiled cadaveric bone. J Bone Jt Surg 34 B : 428

93. Lo Grippo GA, Burgess B, Teodoro R, Fleming JL (1957) Procedure for bone sterilization with beta-propriolactone. J Bone Jt Surg A 39 : 1356 – 1364
94. Lord F, Gebhardt M, Tomford WW, Mankin H (1988) Infection in Bone Allografts. J Bone Jt Surg 70-A (3) : 369 – 376
95. Maatz R (1957) Der Tierspan in der Knochenbank. Dtsch med J 8 : 190
96. Macewen W (1881) Observations concerning transplantation on bone. Proc R Soc Lond 32 : 232
97. Ankin HJ, Doppelt SH, Sullivan TR (1982) Osteoarticular und intercalary allograft transplantation in the management of malignant tumors of bone. Cancer 50 : 613
98. Matti H (1919) Über die Behandlung von Pseudarthrosen mit Spongiosatransplantation. Schweiz Med Wochenschr 49 : 1254 – 1258
99. Matti H (1931) Über freie Transplantation von Knochenspongiosa. Langenbecks Arch klin Chir 168 : 236
100. Metak G, Reeg S, Ascherl R, Gradinger R, Blümel G (1994) Nicht erreichte Sterilisationstemperatur in großen Knochentransplantaten – eine Warnung bei der Verwendung autoklavierter Knochen. Zentraleuropäischer Unfallkongreß 5. 94 Budapest
101. Miller AG (1890) A case of bone grafting with decalcified bone chips. Remarks Lancet II: 618
102. Mitscherlich E, Marth EH (1984) Microbial survival in the environment. Springer-Verlag
103. Mulliken JB, Glowacki J, Kaban LB, Folkman J, Murray JE (1981) Use of demineralized allogeneic bone implants for the correction of facillocranial deformities. Ann Surg 194 : 366 – 370
104. Nakanishi K, Sato T, Tkahashi M, Sato K, Miura T (1990) Überprüfung der Erhitzungsbedingungen von autogenen Knochentransplantaten zur Erhaltung von Extremitäten bei Knochentumoren. (Übersetzt aus dem Japanischen) J Jpn Orthop Assoc 64 (8)
105. Oberdalhoff H (1947) Zur Frage der Knochenneubildung. Chirurg 17/18 : 123
106. Ochsner PE (1987) Trikalziumphosphat- und Hydroxylapatidkeramik. Heft Unfallheilk 185 : 129 – 134
107. Ohgushi H, Okumura M, Yoshikawa T, Inoue K (1992) Bone formation process in porous calcium carbonate and hydroxylapatite. Biomed Mater Res 26 : 885 – 895
108. Ollier L (1867) Traité experimental et clinique de la régénération des os. Victor Mason et Fils, Paris
109. Ooura K, Ikenaga M, Kotoura Y, Yamamuro T (1990) Die Fähigkeit zur Osteokonduktion des erhitzten Knochens. (Übersetzung aus dem Japanischen). J Jpn Orthop Assoc 64 (8)
110. Osborn JE, (1985) Immplantatwerkstoff Hydroxylapatitkeramik – Grundlagen und klinische Anwendung. Quintessenzverlag Berlin
111. Ostrowski K (1969) Free radicals in bone grafts sterilized by ionizing radiation. Univ Sb Ved Pr Lek Fak Karlovy Suppl: 561
112. Pelker RR, Friedlaender GE, Markham TC (1984) Effects of freezing and freeze-drying on the biomechanical properties of rat bone. J Orthop Res 1 : 405 – 411
113. Phemister D B (1935) Treatment of ununited fractures by onlay bone grafts without screw or tie fixation and without breaking down of the fibrous union. J Bone Jt Surg A 33 : 946
114. Prolo DJ, Pedrotti PW, White DH (1980) Ethylene oxide sterilization of bone, dura mater and fascia lata for human transplantation. Neurosurg 6 : 529 – 539
115. Reddi AH, Wientroub S, Muthukumaran N (1987) Biological principles of bone induction. Orthop Clin North America 18 (2) : 207 – 212
116. Regel G, Südkamp NP, Illgner A, Buchenau A, Tscherne H (1992) 15 Jahre allogene Knochentransplantation. Unfallchirurg 95 : 1 – 8
117. Reynolds FC, Oliver DR (1949) Clinical evaluation of the merthiolate bone bank. J Bone Jt Surg A 31 : 792
118. Ripamonti U, Shu-Shan M, Cunningham N, Yeaters L, Reddi AH (1993) Reconstruction of the bone-bone marrow organ by osteogenin, a bone morphologic protein, and demineralized bone matrix in calvarial defects of adult primates. Plast Reconstr Surg 91(1) : 27 – 36
119. Roy D, Linnehan S (1977) Hydroxylapatite formed from coral skeletal carbonate by hydrothermal exchange. Nature 247 : 220
120. Rueger JM (1995) Allogener Knochen und Knochenersatzmittel In: Rüter A, Trentz O, Wagner M (Hrsg) Unfallchirurgie. Urban & Schwarzenberg, München Wien Baltimore
121. Rueger JM (1996) Knochenersatzmittel. Unfallchirurgie 99 : 228 – 236

122. Schaller P (1994) Spongiöses Hydroxylapatit (Endobon) zur Auffütterung von Knochenhöhlen am Hand- und Fußskelett. Osteo Int 2/94 : 177–185
123. Schmit-Neuerburg KP, Wilde CD (1973) Defektüberbrückung an den langen Röhrenknochen. Hefte Unfallheilk 113 : 1–112
124. Schweiberer L (1970) Experimentelle Untersuchungen von Knochentransplantationen mit veränderter und mit denaturierter Knochengrundsubstanz. Hefte zur Unfallh 103 : 1–70
125. Schweiberer L, Hallfeldt K, Mandelkow H (1986): Osteoinduktion. Orthopäde 15 : 3–9
126. Segmüller G (1967) Spongiosaregeneration in der Milliporekammer. Helv chir Acta 34 : 5
127. Senn N (1889) On the healing of aseptic bone cavities by implantation of antiseptic decalcified bone. Am J Med Sci 98 : 219–243
128. Simonds RJ, Holmberg SD, Hurwitz RL (1992) Transmission of human immunodeficiency virus type 1 from a seronegative organ and tissue donor. N Engl J Med 326 : 726–732
129. Spire B, Dormont D, Barré-Sinoussi F, Montagnier L, Chermann JC (1985) Inactivation of lymphadenopathy-associated virus by heat, gamma rays, and ultraviolet light. Lancet I I : 188–190
130. Südkamp N, Haas N, Tempka A, Veuskens A, Kirchhoff A, Tscherne H (1993) Indikationen und Häufigkeiten von Spongiosatransplantationen bei offenen Frakturen: Analyse von 470 offenen Frakturen. Akt Traumatol 23 : 169–177
131. Taylor GJ, Miller GDH, Ham FJ (1975) The free vascularised bone graft. Plast Reconstr Surg 55 : 533
132. Toma de G, Kühne JH, Refior HJ, Verpoorten V (1992) Klinische Ergebnisse mit wärmebehandelten homologen Knochentransplantaten. Osteologie 1 Suppl: 77
133. Tomford WW (1995) Survey of Muskuloskeletal Tissue Banks 1990–1991. Tissue and Cell Report 2 : 12–13
134. Tomford WW, Ploetz JE, Mankin HJ (1986) Bone allografts of femoral heads: procurement and storage. J Bone Jt Surg A 68 : 534–537
135. Tomford WW, Starkweather R, Goldman M (1981) A study of clinical incidence of infection in the use of banked allograft bone. J Bone Jt Surg 63-A2 : 244–248
136. Tomfort WW (1993) Surgical bone banking. In: Tomford WW (Hrsg) Musculoskeletal Tissue Banking. Raven Press, New York
137. Torwesten G, Braun M (1993) Kostenanalyse einer Knochenbank. Z Orthop 131 : 51–56
138. Troester SD (1993) Die Hydroxylapatitkeramik Endobon – Eine alternative Therapiemöglichkeit für Knochendefekte. In: Venbrocks R, v. Salis-Soglio G (Hrsg) Jahrbuch der Orthopädie 1993 : 231–246 Biermann Verlag Zürich FRG
139. Tuli SM, Singh AD (1978) The osteoinductive property of decalcified bone matrix. J Bone Jt Surg B 60 : 116–123
140. Urist M, Mikulski A, Lietze A (1979) Solubilized and unsolubilized bone morphogenetic protein. Proc Natl Acad Sci Vol 76 4 : 1828–1832
141. Urist MR, Mikulski A, Boyd SD (1975) Chemosterilized antigenextracted autodigested alloimplant for bone banks. Arch Surg 110 : 416–428
142. Urist MR, Silvermann BF, Büring K, Dubuc FL, Rosenberg JM (1967) The bone induction principle. Clin Orthop Rel Res 53 : 243
143. Veen MR, Bloem RM, Petit PL (1994) Sensitivity and negative predictive value of swab cultures in musculoskeletal allograft procurement. Clin Orthop Rel Res 300 : 259–263
144. von Versen R, Starke R (1989) The peracetic acid/low pressure cold sterilization – A new method to sterilize corticocancellous bone and soft tissue. Z exp Chir Transpl künstl Organe 22 : 18–21
145. Wagner M, Pesch HJ (1989) Autoklavierte Knochenspäne beim Prothesenwechsel an der Hüfte. Orthopäde 18 : 463–467
146. Wallhäuser G (1987) Praxis der Sterilisation – Desinfektion – Konservierung. Georg Thieme-Verlag Stuttgart
147. Walter Ph v (1821) Wiedereinheilung der bei der Trepanation ausgebohrten Knochenscheibe. J Chir Augenheilk 2 : 571
148. Wangerin K, Ewers R, Kestel M (1985) Interactions of bone resorption and bone synthesis using an autoclaved bone graft. Prog-Clin Biol Res: 343–351
149. Weiland AJ, Moore JR, Daniel RK (1983) Vascularised bone autografts: experience with 41 cases. Clin Orthop 174 : 87

150. Wientroub S, Reddi AH (1988) Influence of irradiation on the osteoinductive potential. Calcif Tissue Int 42 : 255 – 260
151. Wilmes E, Gürtler L, Wolw H (1987) Zur Übertragung von HIV-Infektionen durch allogene Transplantate. Laryngol Rhinol Otol 66 : 332 – 334
152. Winter M, Griss P, de Groot K, Tagai H, Heimke G Dijk H, Sawai K (1981) Comparative histocompatibility testing of seven calcium phosphate ceramics. Biomaterials 2 : 159 – 160
153. Wippermann BW (1996) Hydroxylapatitkeramik als Knochenersatzstoff. Hefte z. Unfallheilkunde 260 : 1 – 98
154. Wissenschaftlicher Beirat der Bundesärztekammer, (1990) Richtlinien zum Führen einer Knochenbank. Dtsch. Ärztebl. 87 : 41 – 45
155. Wissenschaftlicher Beirat der Bundesärztekammer, (1996) Richtlinien zum Führen einer Knochenbank. Dtsch. Ärztebl. 93, 43/35 : 1715 – 1719
156. Wolter D (1987) Historischer Überblick der Knochentransplantation unter besonderer Berücksichtigung des autologen Spongiosatransplantats. Hefte z. Unfallheilkunde 185 : 1 – 5
157. Wozney JM (1989) Bone Morphogenetic Proteins. Progress in Growth Factor Research, Vol 1: 67 – 280

KAPITEL 24

Fortschritte in der Behandlung pathologischer Frakturen

W. Mutschler

Problemstellung

Der Knochen ist ein hochdifferenziertes Gewebe, das neben der Speicherfunktion für Kalzium und Phosphat die Stabilität des Körperbaus garantiert. Diese lebenswichtige Stützfunktion kann nur von einem intakten, qualitativ und quantitativ regelrecht aufgebautem Knochengewebe bewältigt werden. Jede Veränderung der Knochenstruktur, die über den lebenslang stattfindenden kontinuierlichen Umbau hinausgeht, führt zu einer Minderung der Knochenqualität und erhöht dessen Verletzlichkeit. Tritt eine Fraktur an dem krankhaft vorgeschädigten und mechanisch vermindert belastbaren Knochen ein, nennen wir dies eine pathologische Fraktur. Dabei genügen oft minimale Krafteinwirkungen, die weit unter der biologischen Belastbarkeit des gesunden Knochens liegen, um die Fraktur auszulösen.

Als Ursachen kommt eine Fülle ganz unterschiedlicher Entitäten in Betracht, von denen die häufigeren in Tabelle 1 zusammengefaßt sind. Zweckmäßigerweise

Tabelle 1. Häufigere Ursachen der pathologischen Fraktur

1. Systemische Ursachen
Entwicklungsstörungen, z. B. Osteogenesis imperfecta Erhöhter Knochenabbau, z. B. Osteoporose Verstärkter Knochenanbau, z. B. Osteopetrose Mineralisationsstörungen, z. B. Osteomalazie Überschießender Knochenumbau, z. B. M. Paget
2. Lokale Ursachen
Knochendestruktion bei – tumorähnlichen Veränderungen – benignen Knochentumoren – primär malignen Knochentumoren – Metastasen – posttraumatischer Osteitis Lokale Knochenumbaustörung nach Fraktur (Refraktur) Knochenversprödung nach Bestrahlung

Tabelle 2. Häufigkeiten von pathologischen Frakturen bei ausgewählten Krankheitsbildern

1. Systemische Ursachen	
Osteogenesis imperfecta	fast immer
Osteoporose	5–25%
Osteopetrosis tarda	sehr oft
M. Paget	1–20%
2. Lokale Ursachen	
tumorähnliche Veränderungen	2–80%
benigne Knochentumoren	5– 8%
maligne Knochentumoren	2– 5%
Knochenmetastasen	10–25%
Osteitis	1– 2%
Refraktur	1–2%

werden systemische von lokalen Ursachen unterschieden. Bei einer systemischen Qualitätsminderung des Knochengewebes führen Entwicklungsstörungen, eine globale Reduktion der Knochenmasse oder ein gestörter Regelmechanismus der Knochenspeicherfunktion für Kalzium und Phosphat zur allgemeinen Knochenbrüchigkeit, bei den lokalen Ursachen dominiert die begrenzte Knochenzerstörung unterschiedlicher Genese.

Die Häufigkeitsangaben für pathologische Frakturen differieren beträchtlich, was angesichts der Vielfalt der zugrundeliegenden Erkrankungen und der Patientenselektion einzelner Studien nicht verwunderlich ist. Ohne Berücksichtigung der Osteoporose, die an anderer Stelle betrachtet wird, dürfte ihre Rate generell etwa bei 1% aller operierten Knochenbrüche liegen. Einige orientierende Häufigkeitsangaben sind in Tabelle 2 enthalten.

Der Unfallchirurg wird häufiger als andere Berufsgruppen mit pathologischen Frakturen konfrontiert. Denn wie bei jeder anderen Fraktur auch, verspürt der Patient das Eintreten einer pathologischen Fraktur als ein akutes Ereignis mit schmerzhafter Funktionseinbuße und wird meist als Notfallpatient zum Arzt gebracht. Dieser wird anhand der klinischen Untersuchung und der orientierenden Röntgenuntersuchung die Diagnose einer Fraktur stellen. Die entscheidende Weichenstellung für eine adäquate Therapie der pathologischen Fraktur erfolgt jetzt: Werden die Zeichen der pathologischen Fraktur erkannt oder nicht?

Wichtige anamnestische Hinweise auf eine pathologische Fraktur sind das inadäquate frakturauslösende Trauma, frühere Frakturen und frühere Knochenoperationen, vorbestehende längeranhaltende Schmerzperioden, metabolische oder tumoröse Vorerkrankungen und Knochenerkrankungen in der Familie. Ein klinisches Indiz ist die geringgradige oder fehlende Mitverletzung der umgebenden Weichteile. Die Standardröntgenaufnahmen müssen sorgfältig analysiert werden. Meist lassen sich schon auf der Übersichtsaufnahme systemische von umschriebenen Skelettveränderungen abgrenzen. Viele der in Tabelle 1 genannten

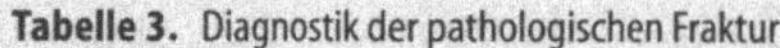

Tabelle 3. Diagnostik der pathologischen Fraktur

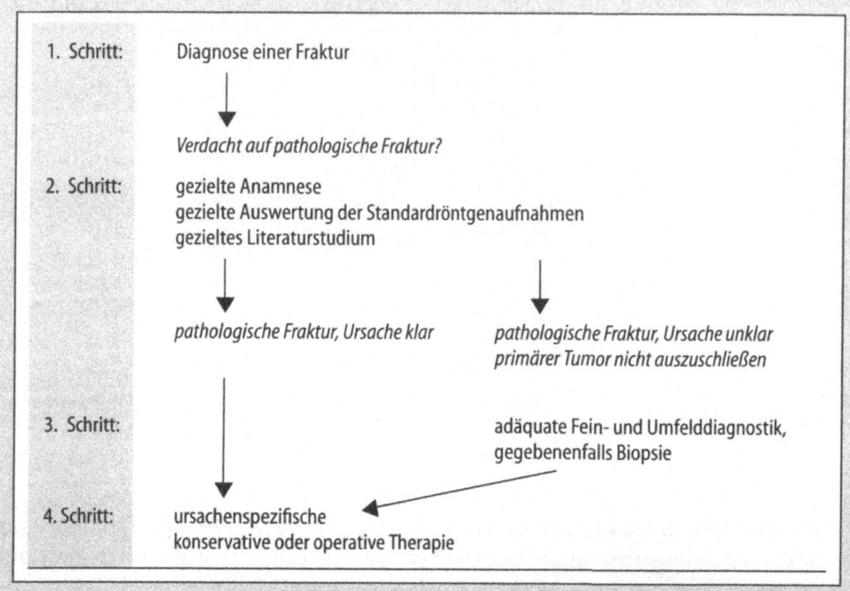

Ursachen der pathologischen Fraktur weisen charakteristische Veränderungen im Röntgenbild auf, die eine „Anhiebsdiagnose" erlauben. Falls dies nicht gelingt, helfen 4 Schlüsselfragen, wenigstens die Art der zugrundeliegenden Erkrankung zu definieren. Die 4 Fragen beziehen sich auf die Lokalisation der Läsion, auf das Destruktionsmuster des Knochens, auf die knöcherne und Weichteil-Reaktion in der Umgebung und auf die charakteristische Morphologie des Gewebes in der Knochenläsion selbst. Werden diese 4 röntgenologischen Kategorien zur Anamnese und zum Alter in Bezug gesetzt und mit Hilfe der einschlägigen Literatur überprüft, ist das differentialdiagnostische Spektrum schon stark einzuengen.

Nur bei dem Verdacht auf einen primären Knochentumor (Tabelle 3) ist trotz des Vorliegens einer pathologischen Fraktur eine sorgfältige lokale und Umfelddiagnostik z.B. mit CT und MRI und mit Biopsie notwendig, da die compartmentgerechte Entfernung solcher Tumoren und die aufwendigen Methoden der Überbrückung entstandener Knochenund Weichteildefekte eine genaue Kenntnis des Tumorstadiums und der örtlich befallenen Strukturen notwendig machen. In allen anderen Fällen reichen Untersuchungen aus, die den Patienten mit seiner noch unversorgten Fraktur nicht übermäßig belasten und zur Festlegung der definitiven Therapie notwendig erscheinen. Dies können z.B. Laboruntersuchungen, Röntgenaufnahmen anderer Skelettregionen oder eine Beckenkammbiopsie sein, wenn eine systemische Erkrankung vermutet wird.

Auch bei pathologischen Frakturen gilt das Therapieziel jeglicher Frakturbehandlung, nämlich durch konservative oder operative Maßnahmen die Fraktur einzurichten und zu stabilisieren und die volle Funktion und Belastbarkeit des betroffenen Körperabschnittes wieder herzustellen. Dies gelingt aber nur, wenn die Natur der zugrundeliegenden Knochenaffektion zweifelsfrei erkannt und deren spezifischen Gegebenheiten Rechnung getragen wird.

Historisches

Die Behandlung pathologischer Frakturen ist eine interdisziplinäre Aufgabe. Insofern partizipierten die betroffenen Patienten an den jeweiligen Fortschritten in Diagnostik und Therapie so unterschiedlicher Disziplinen wie Pädiatrie, Innere Medizin, Chirurgie/Orthopädie, Radiologie und Pathologie.

Beispielhaft soll dies an den primären malignen Knochentumoren verdeutlicht werden. Noch in den frühen 60er Jahren kam die Diagnose eines Osteosarkoms fast einem Todesurteil gleich: Die mittlere 5-Jahresüberlebensrate betrug nur ca. 10%, als Operation kam überwiegend die verstümmelnde Amputation zum Einsatz. Heute beträgt die mittlere 5-Jahresüberlebenszeit mehr als 70%, und der Prozentsatz gliedmaßenerhaltender Operationen nähert sich 80%. Dies ist zunächst der Einführung und Weiterentwicklung der neoadjuvanten multimodalen Chemotherapie nach standardisierten und kontrollierten Therapieprotokollen seit Ende der 60er Jahre zu verdanken, die von der Errichtung nationaler und internationaler Knochentumorregister und sorgfältigen histopathologischen Studien flankiert wurden. Durch moderne bildgebende Verfahren wie 3-Phasenszintigraphie, CT und MRI gelang es seit den 70er Jahren, die Tumoren in ihrer lokalen Ausdehnung präzise zu erfassen und so eine millimetergenaue Operationsplanung zu ermöglichen. Die interventionelle Radiologie verbesserte darüberhinaus die Operabilität z.B. durch die selektive Embolisation von Tumorgefäßen.

Moderne Anästhesieverfahren, potente Antibiotika, die ständige Verfügbarkeit von Blutkonserven und die Etablierung der Intensivmedizin schufen die Bedingungen dafür, daß langwierige Tumorresektionen möglich wurden und so die Weiterentwicklungen in Chirurgie und Orthopädie auch für die Tumorpatienten zum Tragen kamen. Hier ist in erster Linie vom künstlichen Gelenkersatz zu sprechen. Bereits in den 50er Jahren wurden die damals zur Verfügung stehenden Hemialloarthroplastiken von Hüftgelenk und Schultergelenk vereinzelt nach Tumorresektionen implantiert. Die weltweite Verbreitung der Hüftgelenkstotalendoprothese nach den bahnbrechenden Arbeiten von Charnley (seit 1959) führte zur Konstruktion von Tumorprothesen für Hüft-, Knie- und Schultergelenk bis hin zum (seit den 70er Jahren verfügbaren) totalen Femur-, Humerus- und Beckenersatz. Der erste internationale Workshop über Tumorprothesen fand 1983 statt; seither werden zweijährlich von der ISOLS (International Society on limb salvage) bewährte Implantate und Innovationen wie z.B. die sog. Wachstumsprothesen im Kindesalter sorgfältig bewertet.

Die Entwicklung, Verbreitung und Dokumentation der Osteosyntheseverfahren durch die AO seit 1958 machte den Einsatz von Platten und Nägeln in ihren vielfältigen Modifikationen in der Tumorchirurgie möglich vor allem nach der Propagierung der Verbundosteosynthese, der Kombination von Knochenzement und Metallimplantat, durch Müller im Jahre 1962. Ursprünglich für die Frakturversorgung konzipierte Wirbelsäulenplatten (Roy-Camille 1963), der Fixateur interne (Magerl/Dick 1982) und die Implantate zum Ersatz von Wirbelkörpern erlauben heute weiträumige Tumorausräumungen und langstreckige bewegungsstabile Spondylodesen, wo in der Aera zuvor lediglich die Tumorreduktion und die Entlastung des Rückenmarks durch die Laminektomie und wenig stabile dorsale Verankerungssysteme zur Verfügung standen. Gliedmaßenerhaltung wäre ohne die Fortschritte in der Plastischen und Mikrochirurgie nicht denkbar. Zum Rüstzeug des onkologisch tätigen Chirurgen gehören heute Verfahren wie die Wiederherstellung peripherer Nerven, der Ersatz großer Arterien und Venen und die mikrovaskuläre Chirurgie als Grundlage zur freien Übertragung von komplexen Geweben bis hin zum osteo-musculo-cutanen Transplantat. Die Grundlagen für diese Verfahren, ohne die die Überbrückung langstreckiger Weichteil- und Knochendefekte und die Bedeckung großer Tumorprothesen nicht möglich wäre, wurden in den 70er Jahren gelegt (erste klinische Replantation 1967 Kumatsu und Tamai; 1973 O'Brien freie mikrovaskuläre Lappenplastiken, 1974 Taylor freie gefäßgestielte Knochentransplantate).

Heutiger Stand

Die heutigen Möglichkeiten der ursachenspezifischen Therapie pathologischer Frakturen sollen an den häufigsten Formen, den pathologischen Frakturen lokaler Ursache, dargestellt werden. Aus den allgemeinen Parametern, die die Therapie beeinflussen müssen (Tabelle 4), leiten sich die Therapiekonzepte ab, wie sie in Tabelle 5 zusammengefaßt sind. Es handelt sich dabei um globale Therapieempfehlungen, die nur als allgemeine Richtlinien aufgefaßt und im Einzelfall entsprechend modifiziert werden müssen. Unter konservativer Behandlung sind hier alle Formen der äußeren Ruhigstellung mit Gips, Schienen, Verbänden, Orthesen und

Tabelle 4. Allgemeine Parameter, die die Therapiewahl beeinflussen müssen

1. Ursache
   - systemisches Geschehen, medikamentös beeinflußbar
   - systemisches Geschehen, medikamentös nicht beeinflußbar
   - lokales Geschehen, kein Tumor – Tumor
2. Mechanische Auswirkung der Erkrankung auf den Knochen
3. Zu erwartender Ablauf der Frakturheilung – gestört oder nicht gestört
4. Lokalisation – unbelasteter oder belasteter Körperabschnitt
5. Prognose der Erkrankung
6. Risiko und Morbidität der Therapie
7. Alter und Compliance des Patienten

Tabelle 5. Synopsis der Therapie von pathologischen Frakturen mit lokaler Ursache

Erkrankung	Art der Therapie		Operationstechnik		Systemische Therapie
Tumorähnliche Veränderungen	eher konservativ: eher operativ:	obere Extremität untere Extremität	Ausräumung oder marginale Resektion	Osteosythese + Knochentransplantat	–
benigne Knochentumoren	operativ		marginale/weite Resektion	extremitäten- und gelenkerhaltende Osteosynthesen + Knochen-transplantation, selten Gelenkersatz/ Arthrodese	
maligne Knochentumoren	operativ		weite oder radikale Resektion Amputation	Gelenkersatz durch Tumorprothese, selten Arthrodese	+ multimodal
Knochenmetastasen	eher operativ:	Wirbelsäule + Extremitäten	intraläsionale Ausräumung oder marginale Resektion	Belastungsstabilität durch Verbund-osteosynthese, Spondylodese, Endoprothese	+ je nach Primärtumor
Osteitis	operativ		Ausräumung	externe/interne Stabilisierung ± sek. Knochentransplantation	–
Bestrahlungsfolge	operativ			Osteosynthese ± Knochentransplantation	–
Refraktur	eher operativ			Reosteosynthese ± Knochentransplantation	–
posttraumatischer Knochen-defekt	operativ			Osteosynthese + Knochentrans-plantation oder andere Methode der Defektüberbrückung	–

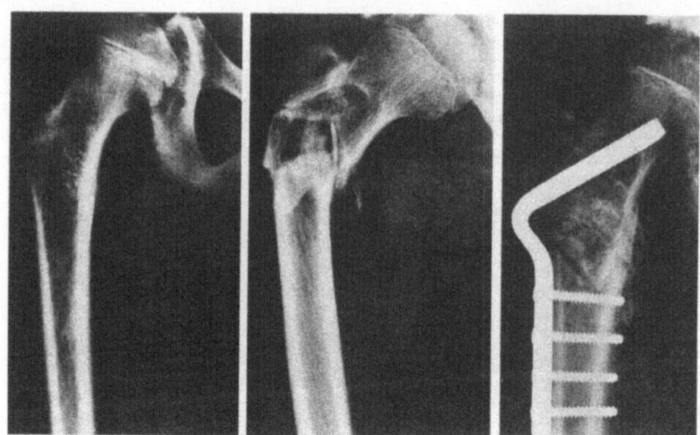

Abb. 1. Pathologische Fraktur der intertrochantären Region bei juveniler Knochenzyste. Ausräumung und Stabilisierung mit allogener Spongiosa und Winkelplatte

die funktionelle Behandlung subsumiert. Die operative Therapie umfaßt die gängigen Formen der intra- und extramedullären Osteosynthesen und Gelenkprothesen, gegebenenfalls kombiniert mit den verschiedenen Arten der Knochentransplantation.

Tumorähnliche oder tumorsimulierende Knochenveränderungen sind Läsionen, die durch ein reizunabhängiges überschießendes Gewebewachstum charakterisiert sind und die durch ihr Wachstum eine beträchtliche Knochenzerstörung hervorrufen können. Die Hauptvertreter dieser Gruppe sind die juvenile und aneurysmale Knochenzyste, das nicht ossifizierende Fibrom, das intraossäre Ganglion, das solitäre eosinophile Granulom und die lokalisierte fibröse Dysplasie. Bei pathologischen Frakturen an der unteren Extremität wird man aus Gründen der Diagnosesicherung, vor allem aber wegen der Möglichkeit der sofortigen Bewegungs- und frühen Belastungsstabilität zur Ausräumung des Prozesses und zur Osteosynthese in Kombination mit einer autogenen oder allogenen Spongiosatransplantation raten (Abb. 1). An der oberen Extremität konkurriert bei der juvenilen Knochenzyste die bloße Ruhigstellung mit der Schraubendekompression oder der en bloc-Resektion mit Überbrückung durch Knochen und Metallimplantat im Falle des mehrfachen Rezidivs. Die aneurysmale Knochenzyste soll stets en bloc reseziert und der Knochendefekt stabil überbrückt werden.

Benigne Knochentumoren (z. B. der Riesenzelltumor, das Chondroblastom und das Chondromyxoidfibrom) wachsen lokal destruierend und müssen daher auch im Falle einer pathologischen Fraktur vollständig entfernt werden. Ob dazu eine marginale oder weite Resektion notwendig wird, richtet sich nach dem Aktivitätsgrad des Tumors. Da häufig die Dignität präoperativ nicht abzuschätzen ist, empfiehlt sich hier die Probebiopsie, danach die externe Ruhigstellung der gebrochenen Extremität und die geplante sekundäre, tumoradäquate Resektion und Defektüberbrückung. Dabei ist es oberstes Gebot, alle befallenen Knochenareale mit einem ausreichenden Sicherheitsabstand und ohne Rücksicht auf entstehende Knochen- und Weichteildefekte zu entfernen und danach die Defektüberbrückung

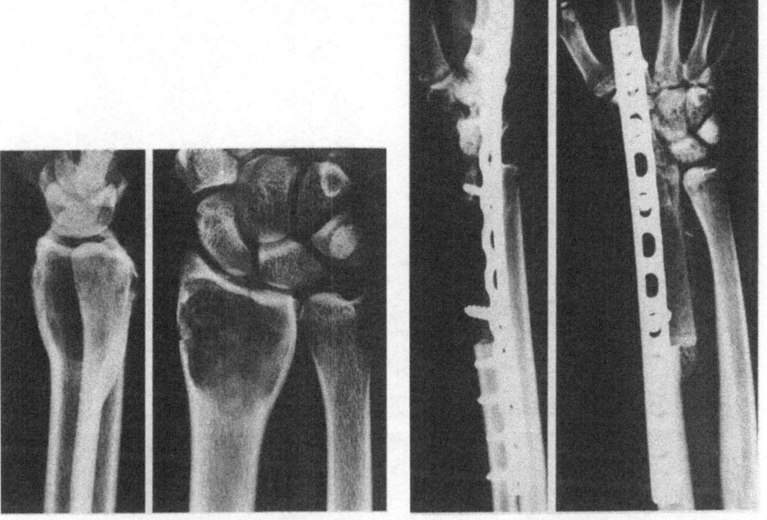

Abb. 2. Pathologische Fraktur bei Riesenzelltumor am distalen Radius. Distale Radiusresektion und Handgelenksarthrodese mit corticospongiösem Span und Platte

mit Knochentransplantaten, langstreckigen Osteosynthesen, mit Endoprothesen oder selbst unter Inkaufnahme einer Arthrodese vorzunehmen (Abb. 2).

Dies gilt auch für die primär malignen Knochentumoren (z.B. das Osteosarkom, das Ewing-Sarkom, das Chondrosarkom), bei denen die Operation in ein multimodales Therapiekonzept mit Chemotherapie und/oder Strahlentherapie eingepaßt werden muß. Ein „Anoperieren" eines primären Knochenmalignoms mit einer ungenügenden Tumorentfernung verschlechtert durch lokale Tumoraussaat die Prognose und zwingt häufig zur sekundären Amputation. Wird aber zunächst durch die Biopsie der maligne Charakter der pathologischen Fraktur gesichert und nach der Erfassung der Tumorausdehnung eine compartmentgerechte Tumorresektion unter Einschluß der Frakturzone, des Frakturhaematoms und der angrenzenden Weichteile durchgeführt, verschlechtert sich die Prognose gegenüber Patienten ohne pathologische Frakturen nicht. Beispiele für ausgedehnte Resektionen und die Erhaltung von Gelenken durch Implantation von sog. Megaprothesen zeigen die Abb. 3 und 4.

Die Therapie von Skelettmetastasen ist praktisch immer eine palliative Therapie. Es soll daher mit den am wenigsten eingreifenden Maßnahmen der größtmögliche Effekt erzielt werden. Das vorrangige Ziel der Therapie ist nicht die radikale Tumorentfernung, sondern die Schmerzlinderung, die Erhaltung oder die Wiederherstellung der Stabilität des betroffenen Skelettabschnittes und damit die Erhaltung seiner Funktion, eine Verbesserung der Lebensqualität oder wenigstens eine Erleichterung der Pflege. Bei pathologischen Frakturen der langen Röhrenknochen, des Beckens und der Wirbelsäule sehen wir eine absolute Operationsindikation, denn pathologische Frakturen heilen wegen des Weiterwachsens

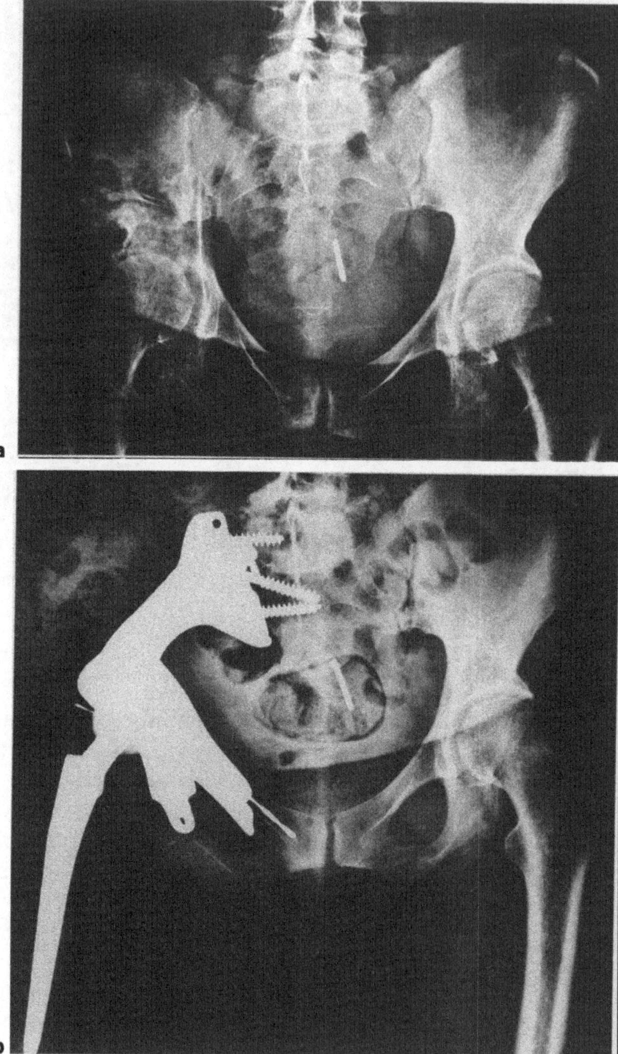

Abb. 3. Pathologische Fraktur bei malignem fibrösem Histiozytom des re. Acetabulum. Becken- und beinerhaltende Tumorresektion (innere Hemipelvektomie) und Implantation eines halbseitigen Beckenersatzes

des Tumors unter konservativer Therapie mit Gips oder Korsett nicht aus und werden in Abhängigkeit von der Zeit weitere Schmerzen, Immobilität und sekundäre Komplikationen verursachen.

Es ist demjenigen Operationsverfahren der Vorzug zu geben, das „schnell, sicher, simpel" ist und das eine rasche Mobilisation unter voller Belastung erlaubt. Das Operationsrisiko und die postoperative Morbidität müssen bei Carcinomträgern mit meist fortgeschrittener Erkrankung besonders sorgfältig bedacht wer-

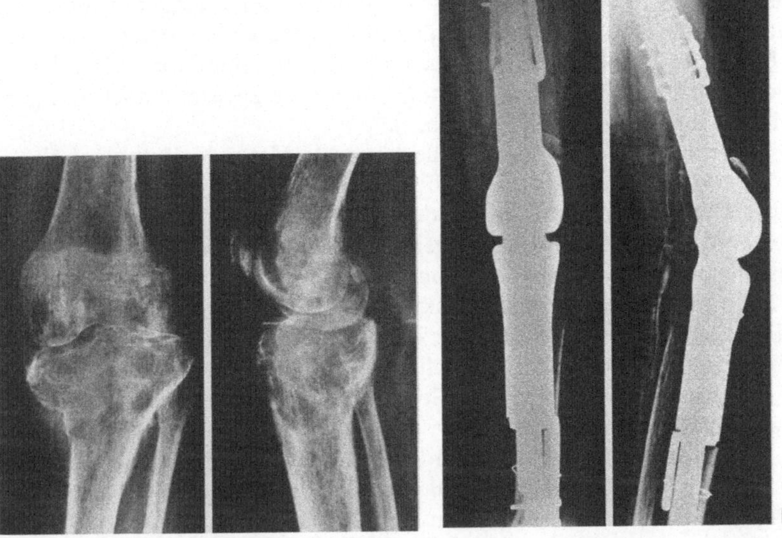

Abb. 4. Pathologische Fraktur bei malignem Chondroblastom der proximalen Tibia. Resektion der proximalen Tibia und des Kniegelenkes unter Einschluß des distalen Femur, Implantation einer modularen Tumorendoprothese

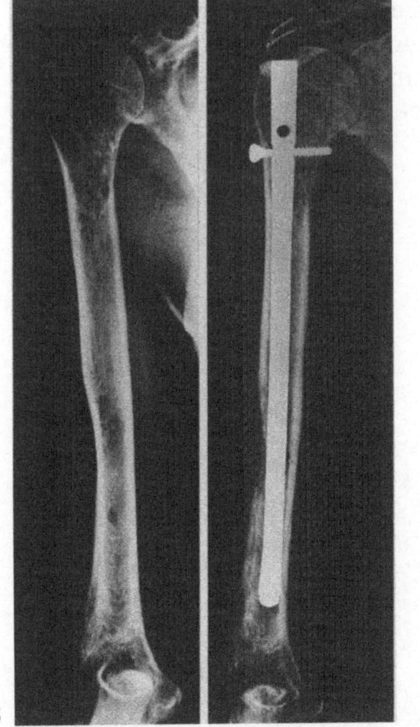

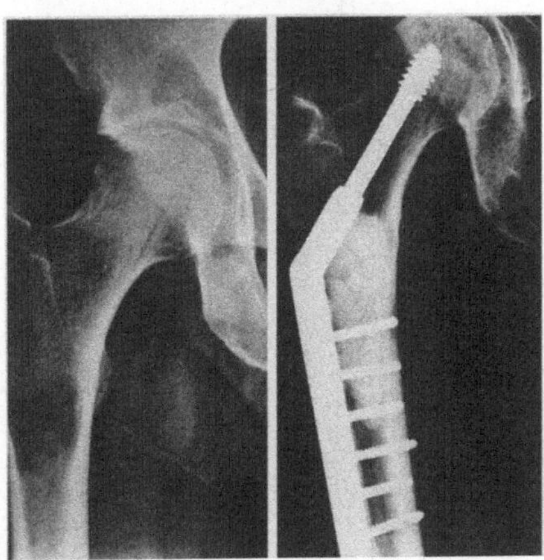

Abb. 5. Multipel metastasierendes Mammacaracinom mit pathologischer Fraktur am proximalen Humerus und ausgedehntem Markraumbefall. Stabilisierung mit Verriegelungsnagel, postoperative Strahlentherapie

Abb. 6. Drohende pathologische Fraktur durch einen Plasmozytomherd am proximalen Femur. Ausräumung und Stabilisierung durch Verbundosteosynthese (Knochenzement und dynamische Hüftschraube)

den. Von den gebräuchlichen Osteosyntheseverfahren kommt zur Stabilisierung ohne Tumorentfernung nur eine intramedulläre Schienung mit Marknägeln in Frage. Indiziert sind die intramedullären Kraftträger bei Metastasen mit Sitz in den Diaphysen von Humerus, Femur und Tibia und nur dann, wenn dem Patienten kein größerer Eingriff zur Tumorreduzierung zuzumuten ist und genügend Stabilität erreicht werden kann (Abb. 5).

Die Verbundosteosynthese ist die häufigste Methode, pathologische Schaftfrakturen zu stabilisieren. Als Knochenzement werden Polymethylmetacrylate verwendet, die nach Inkorporation durch Polymerisation aushärten und als Füll-, Abstütz- und stabiles Verankerungsmaterial für Metallimplantate dienen. Polymethylmetacrylat hat eine der Knochenkortikalis vergleichbare Druckfestigkeit und nimmt überwiegend die Druckkräfte bei Belastung auf. Der Knochenzement wird meist mit Platten kombiniert, die die Kompensation von Zug- und Biegekräften leisten bzw. den Knochen schienen (Abb. 6).

Metastasen, die im Bereich von Gelenken oder gelenknah lokalisiert sind, werden am günstigsten mit Endoprothesen behandelt (Abb. 7). Die Resektion muß so angelegt werden, daß der oft vorhandene große Weichteilanteil der Metastase mitentfernt wird und daß eine Verankerung der Prothese in gesundem Knochen ermöglicht wird. Im Unterschied zur radikalen Tumorentfernung bei primären Knochentumoren versuchen wir dabei Hauptnerven, Hauptgefäße, Muskeln und Muskelansätze zu erhalten. Je nach Ausdehnung der Tumorresektion werden zum Gelenkaufbau die entsprechenden Standardprothesen verwendet oder spezielle Tumorprothesen eingesetzt. Meist wird die Prothese mit Knochenzement implantiert, um eine Sofortbelastung möglich zu machen.

Wirbelsäulenmetastasen sind überwiegend im Wirbelkörper und in den Bogenwurzeln lokalisiert. Durch die Operation an der Wirbelsäule sollen 2 Probleme

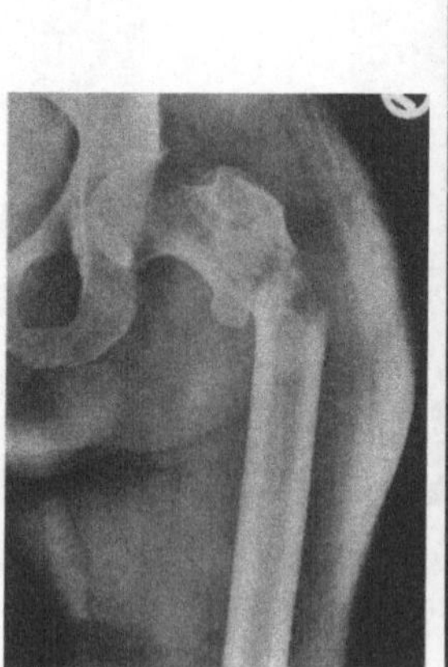

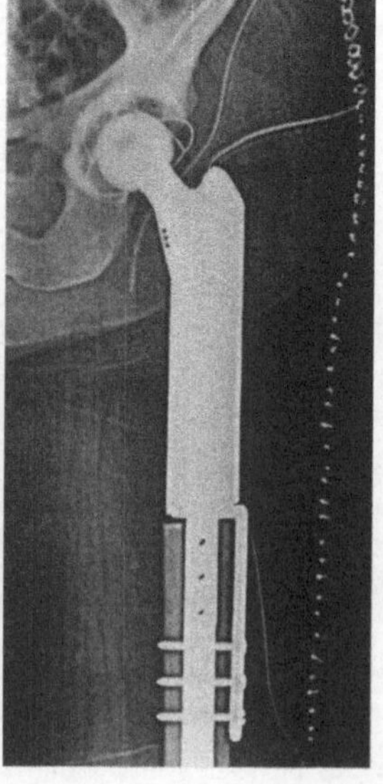

Abb. 7. Pathologische Fraktur des proximalen Femur bei isolierter Skelettmetastase eines Mammacarcinoms (35jährige Patientin). Weite Tumorresektion und Implantation einer proximalen Femur-Tumorprothese (Modularsystem)

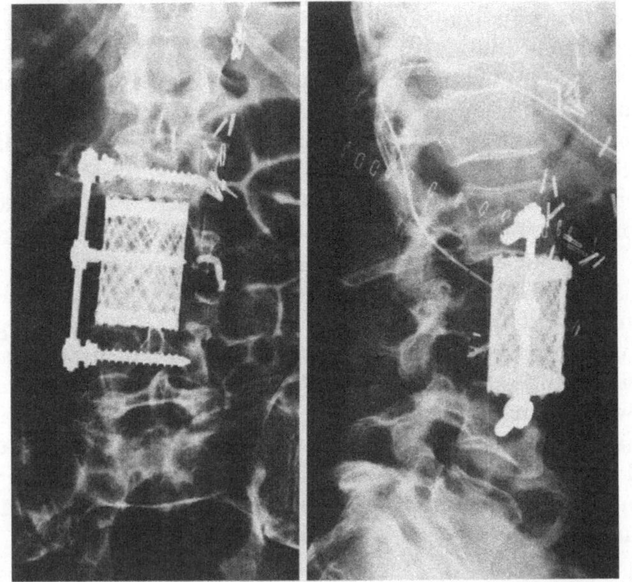

Abb. 8. Status nach Ausräumung einer Hypernephrommetastase im 3. Lendenwirbelkörper mit pathologischer Fraktur. Implantation eines Titankorbes als Wirbelkörperersatz, Sicherung durch Fixateur interne

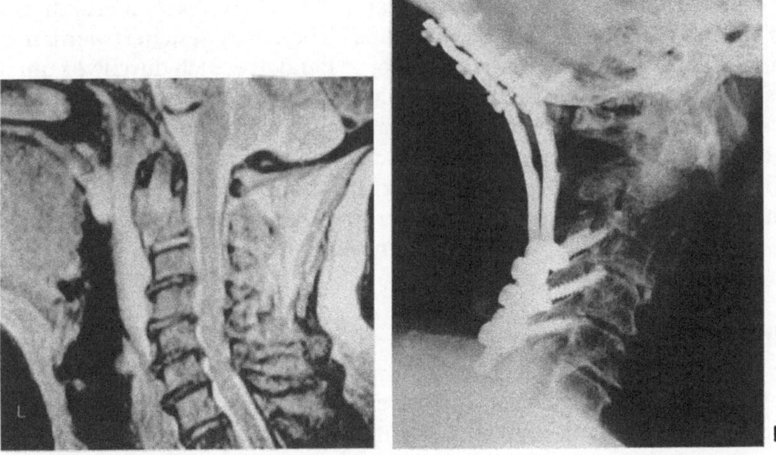

Abb. 9. Pathologische Fraktur des Dens axis bei multipel metastasiertem Mammacarcinom. Palliative occipitocervicale Plattenstabilisierung, Nachbestrahlung

gelöst werden: Der Spinalkanal und die Nervenwurzeln sind von der Tumorkompression zu befreien und die tumorbedingte Instabilität durch Tumorresektion und Stabilisation zu beseitigen. Eine Dekompression wird von dorsal durch eine Laminektomie über mehrere Segmente oder von ventral durch die vollständige Wirbelkörperententfernung mit Einschluß der benachbarten Bandscheiben erreicht. Als Stabilisierungsverfahren wird heute die kurzstreckige, belastungsstabile Spondylodese angestrebt. Diese kann von ventral mit Wirbelkörperersatz, Knochenzement und Platte (Abb. 8), von dorsal mit Platten (Abb. 9), dem Fixateur interne oder kombiniert ventro-dorsal vorgenommen werden.

Pathologische Frakturen bei der posttraumatischen Osteitis werden nach den Grundsätzen der Osteitistherapie (Herdausräumung, Stabilisierung, lokale Infektbehandlung, Weichteildeckung und sekundäre Knochentransplantation) behandelt. Bei Strahlenschäden ist die Regenerationskraft von Knochen- und Weichteilgewebe so herabgesetzt, daß neben der Osteosynthese eine autologe Spongiosaplastik zur Osteoinduktion hinzukommen muß. Refrakturen verlangen in der Regel eine Reosteosynthese, wobei meist ein Wechsel auf ein intramedulläres Implantat sinnvoll ist und dieses je nach Knochenqualität und Knochendefekt mit einer Spongiosaplastik kombiniert wird.

Soziale Folgen

Pathologische Frakturen sind insgesamt so selten, daß es nicht sinnvoll ist, globale ökonomische und soziale Überlegungen anzustellen. Für das betroffene Individuum ist es aber von erheblicher, im Falle des malignen Tumors von lebenswichtiger Bedeutung, ob eine adäquate Therapie der pathologischen Fraktur durchgeführt wird und die Körperfunktion und das Überleben gesichert werden können. Sieht man von den Metastasenträgern ab, so handelt es sich durchweg um jüngere Menschen, denen die Stabilisierung frakturierter Knochen und die Rekonstruktion von Gelenken, Knochendefekten und Weichteilen Lebensqualität zurückgibt und die berufliche, soziale und psychische Eingliederung in unsere Gesellschaft ermöglicht. Dem alten Menschen lindert die Stabilisierung pathologischer Frakturen unerträgliche Schmerzen, sie verhindert langdauernde Immobilität und trägt zu einem würdigen, altersgerechten Leben bei.

Zukünftige Entwicklungen

Patienten mit pathologischen Frakturen waren, wie oben gezeigt, nicht nur Nutznießer des medizinischen Fortschritts, sondern stets auch Motivation für die Chirurgen, die Grenzen der jeweils verfügbaren Verfahren auszuloten. Die langstreckige Knochen- und Weichteilresektion und/oder der Ersatz ganzer Skelettabschnitte einschließlich benachbarter Gelenke durch Endoprothesen war gerechtfertigt, weil die Alternative die verstümmelnde Amputation darstellt. Die Erfahrungen, die dann bezüglich Langzeitstabilität, Funktion und Früh- und Spätkomplikationen gewonnen wurden und werden, gingen und gehen als Grenzerfahrungen wieder in die beteiligten Fachrichtungen mit ein. Stichworte, die die

Entwicklung in der Zukunft charakterisieren könnten, sind auf diagnostischem Gebiet die molekularbiologische Aufklärung hereditärer Ursachen pathologischer Frakturen, die verbesserte Früherkennung von Knochentumoren und insgesamt die präzisere Vorhersage des Risikos, eine pathologische Fraktur zu erleiden. Chirurgisch suchen wir vor allem nach Verfahren, die die Verankerung von Implantaten und Prothesen im Knochen dauerhaft gewährleisten und die Bewegungsfunktion über Weichteilverankerungen und Weichteilersatz verbessern. Schließlich stellt sich die Aufgabe, im Zeichen des zunehmenden Kostendrucks und im Interesse der Qualitätssicherung und Qualitätsverbesserung Patienten mit primären Knochentumoren und mit ausgedehnten Resektionen an ausgewiesenen Zentren zu behandeln und die Dokumentation der Behandlungsrisiken und -erfolge fortzuschreiben.

Zusammenfassung

Frakturen treten an krankhaft vorgeschädigten und mechanisch vermindert belastbaren Knochen ein. Wichtigste diagnostische Aufgabe ist das Erkennen der pathologischen Fraktur und die Einleitung einer (interdiszipliären) ursachenspezifischen Therapie. Die heutigen Operationskonzepte umfassen alle modernen Verfahren zur Knochen- und Weichteilüberbrückung wie (Verbund-) Osteosynthesen, Knochentransplantationen und Tumorprothesen. Dies wird bei Patienten mit tumorähnlichen Läsionen, benignen und malignen Knochentumoren sowie Metastasen demonstriert.

Literatur

1. Adler CP (1983) Knochenkrankheiten. Thieme, Stuttgart New York
2. Campanacci M (1990) Bone and soft tissue tumors. Springer, Wien
3. Chao E, Ivins IC (eds) (1983) Tumor prothesis for bone and joint reconstruction. Thieme-Stratton, New York
4. Enneking WF (1987) Musculoskeletal tumor surgery. Churchill Livingstone, New York
5. Freyschmidt J (1993) Skeletterkrankungen. Springer, Berlin Heidelberg New York
6. Galasko CSB (1986) Skeletal metastases. Butterworths, London
7. Goudarzi YM, Sautmann F (1987) Pathologische Frakturen im Kindes- und jugendlichen Alter. Akt Traumatol 17:73–79
8. Hoffmann C, Jabar S, Ahrens S, Rode R, Rube C, Winkelmann W, Dunst J, Jürgens H (1995) Prognose bei Ewing-Sarkom-Patienten mit initialen pathologischen Frakturen. Klin Pädiatr 207:151
9. Weller S, Hierholzer G (Hrsg) (1991): Pathologische Frakturen OP J 7/3

Teil III
Spezielle Behandlungsgebiete

KAPITEL 25

Fortschritte in der Beckenchirurgie

D. Havemann, H.-J. Egbers und F. Draijer

Einleitung

Bis heute muß die mit einem Anteil von 5–8% an allen Knochenbrüchen auftretende Beckenringfraktur wegen der häufigen Komplexität des Verletzungsbildes und der damit verknüpften Schwere der Gesamtverletzung, besonders durch in etwa 60% der Verletzungsfälle vorhandene Polytraumatisation, als „Problemfraktur" angesehen werden [12, 13]. Das gilt besonders für die mit Verlust der Beckenringform und -stabilität verbundenen Brüche. Bis zum Ende des 19. Jahrhunderts dienten fast ausschließlich kasuistische Mitteilungen über den Beckenbruch, den Verlauf der stets konservativen Therapie und des Ausganges als sogenannte „Therapieleitlinien". Erst von der Mitte des 20. Jahrhunderts ab, d.h. etwa 100 Jahre nach der ersten präzisen Beschreibung der instabilen, doppelten, vertikalverlaufenden Beckenringfraktur durch Malgaigne folgte der Gruppeneinteilung in Beckenrand- und Beckenringverletzungen durch Rieger [14] die Erkennung der für die Schäden am Beckenring entscheidenden Abhängigkeit von Richtung und Größe der einwirkenden Kraft, die nach Bruchlastuntersuchungen am Beckenring zwischen 4000–7500 N beträgt [5].

Die Beckenringfraktur

Die heute allgemein verwendete, weil systematisch analysierte und in der Praxis einfach anzuwendende Klassifikation der Beckenfrakturen veröffentlichten Pennal und Tile [11], deren Grundlage die Differenzierung der als traumatogene Hauptkraftvektoren erkannten antero-posterioren, lateralen und schrägen bzw. scherenden Krafteinleitung ist, die zur Desintegration des dorsalen Beckenringsegmentes mit oder ohne Vertikaldislokation eines Hemipelvis führt.

Erst mit der biomechanisch-pathophysiologischen Aufklärung der Bedeutung der Beckenringsegmentstrukturen vor allem durch Pauwels [10] und der Erkennung der Bruchlastverhältnisse der ventralen und mehr noch der dorsalen straffen Gelenkverbindungen für die Stabilität des Beckenringes ergaben sich die für das therapeutische Procedere zielgerichteten und effektiven Retentions- und Fixationsprozeduren, deren Vermögen zur Aufnahme von Druck- und Scherkräften unter wiedereinsetzender Funktion ihre Qualität bestimmt.

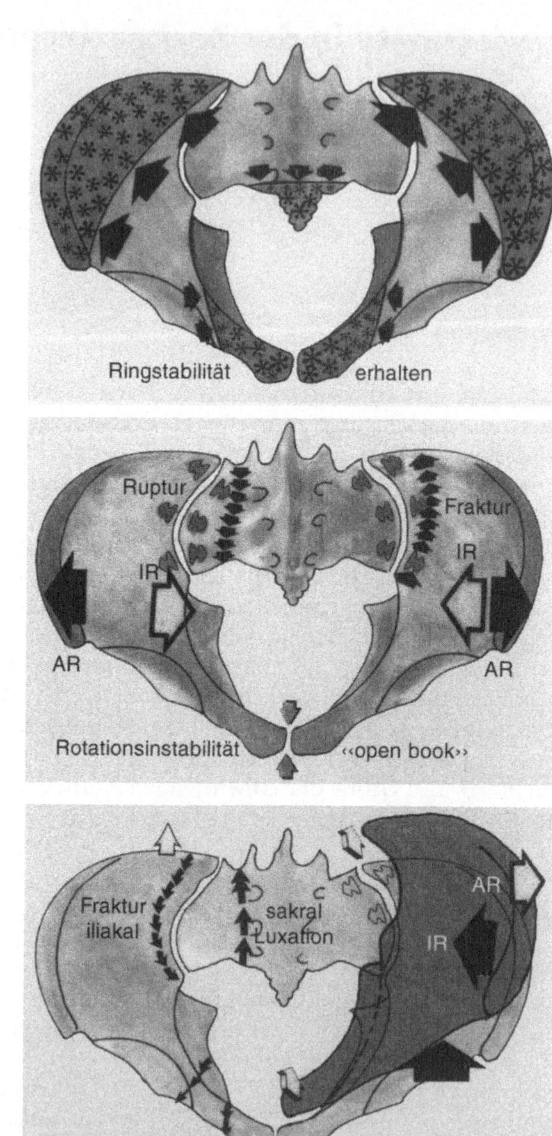

Abb. 1a–c. Klassifikation der Beckenfrakturen. **a** Beckenrand- oder -flügelbrüche ohne Stabilitätsverlust des Beckenringes-Typ A. **b** Drehinstabile Brüche mit ventraler und dorsaler Beckenringläsion-Typ B („open book"). **c** Drehinstabile und vertikal dislozierte Beckenhalbseiten nach Abscherung („vertical shear")

Klassifikation der Beckenringfrakturen

Für die dreistufige Einteilung der Brüche am Becken wird überwiegend das von Tile [15] stammende Schema verwendet, das sich an die in der Klassifikation der Frakturen der Arbeitsgemeinschaft für Osteosynthesefragen [9] verwirklichten Prinzipien anlehnt (Abb. 1).

Frakturen vom Typ A vermindern in der Regel die Ringstabilität des Beckens nicht und schließen Beckenflügel- und -randbrüche ein.

Frakturen vom Typ B sind Brüche mit drehungsinstabilen (Innen-/Außenrotation) Beckenhälften und partiellen ligamentären Schäden der Sakroiliakal-Syndesmosen.

Frakturen vom Typ C sind Beckenringfrakturen mit Zerreißung der Beckenbodenstrukturen und Ruptur der sakroiliakalen Bandverbindungen bzw. Frakturen im dorsalen Segment an Sacrum und Os ilium. Die ventrale Verletzung kann die Symphyse, den oberen und unteren Schambeinast oder eine Kombination aller vorderen Strukturen beinhalten. Zusätzlich zu den Drehinstabilitäten sind die Brüche auch vertikal instabil.

Der Schlüssel für die Wahl des Behandlungsverfahrens ist unter den aktuellen Therapiebedingungen in der Praxis der Nachweis oder Ausschluß einer Verletzung artikulärer und ossärer dorsaler Beckenringanteile mit und ohne Dislokation an den Sakroiliakalfugen oder den sakralen bzw. iliakalen dorsalen Knochenstrukturen. Zahlreiche Untersuchungen, insbesondere die in das Gebiet der Biomechanik und funktionellen Anatomie gehörenden Analysen zeigen, welche Bedeutung die dorsalen straffen Gelenkverbindungen für die Lasteinleitung in das Achsenorgan haben.

Diagnostik

Für die Indikationsstellung zur Einleitung eines geeigneten Behandlungsverfahrens ist ein schlüssiger Nachweis der Verletzungen der segmentalen Abschnitte des Beckenringes erforderlich. Dieser ist erst nach der in größerer Verbreitung anwendbar gewordenen computertomographischen Röntgendiagnostik möglich geworden (Abb. 2, 3). Die von Pennal [11] angegebene „in-/outlet-" Aufnahmetechnik mit im Winkel von 40° von kranial resp. kaudal in das Becken einfallendem Zentralstrahl in konventioneller Röntgendiagnostiktechnik erwies sich demgegenüber als Methode mit niedrigerer Aussagesicherheit.

Für die klinische Praxis muß vorausgesetzt werden, daß die Erkennung, Klassifikation und Behandlung der Beckenringfraktur in der Regel nicht nur eine Frage der Auswahl einer Osteosynthese aus einem „Methodensortiment" ist, sondern

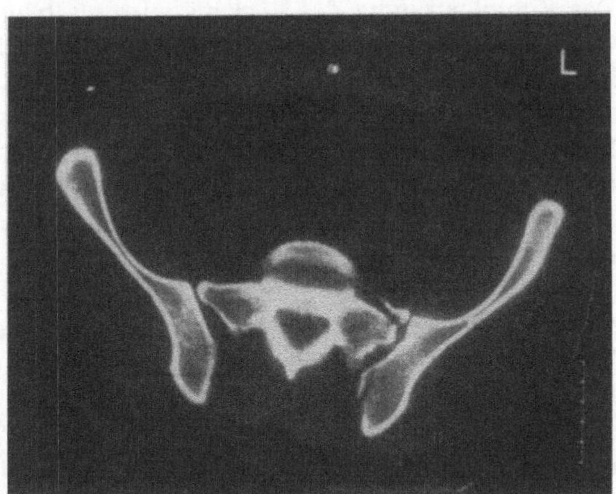

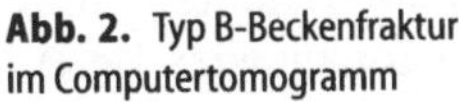
Abb. 2. Typ B-Beckenfraktur im Computertomogramm

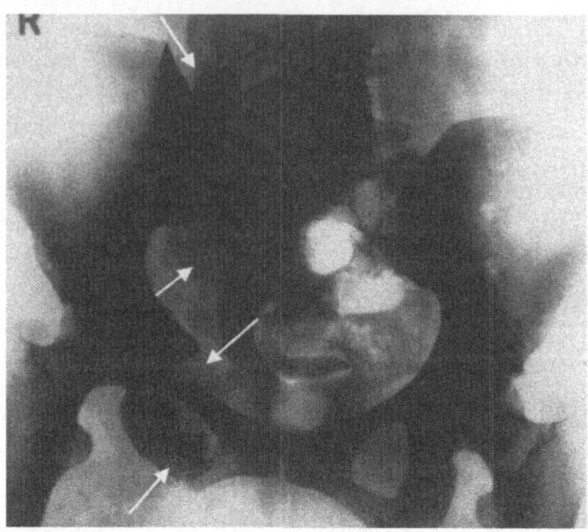

Abb. 3. Typ C-Beckenfraktur, Beckenübersicht

einer kritischen und im engeren Sinn allgemeinmedizinischen Prüfung bedarf. Als Standard der Diagnostik bei Verdacht auf Beckenringfraktur gilt:

- klinische Untersuchung,
- Röntgendiagnostik:
  - konventionell (Beckenübersicht),
  - Computertomographie,
- Sonographie des Abdomens.

Spezielle diagnostische Maßnahmen wie Ausscheidungsurogramm, Urethro-Zystogramm oder Angiographie der Beckenstrombahn sind bei klinischem Verdacht auf Mitverletzung der harnableitenden Wege oder des Gefäßsystems angezeigt.

Fraktur und Weichteiltrauma

Das Komplextrauma des Beckens wird als begleitende pelvine Weichteil- und Organläsion definiert. Etwa $^{1}/_{10}$ aller vorderen Beckenringläsionen wies Beteiligungen des Urogenitalapparates auf [12, 13]. Es war zu erwarten und ist inzwischen nachgewiesen, daß mit zunehmender Instabilität des Beckenringes eine höhere Rate von Begleitverletzungen auftritt. Blasenrupturen werden nach Mitteilungen in der Literatur mit einer Häufigkeit von ca. 1% bei Typ A- und mit ca. 12% bei Typ C-Verletzungen beobachtet, das Verhältnis betrug bei Urethrarupturen 1:6.

Betrachtet man die aufgrund der multizentrischen Großzahlanalyse an über 1700 Beckenverletzten gewonnenen Erkenntnisse, so zeigt sich, daß männliche Patienten überwiegend im zweiten und fünften Lebensjahrzehnt verletzt werden. Frauen weisen einenVerletzungsgipfel um das 8. Lebensjahrzehnt auf [12]. Etwa ein Viertel der Verletzten wies zusätzliche Verletzungen an den oberen und unteren Extremitäten auf, gut 15% hatten ein Schädel-Hirn-Trauma, Verletzungen am Thorax und Abdomen und an den oberen und unteren Gliedmaßen.

Aus derselben Untersuchung, die weltweit die größte Gruppe von Verletzten repräsentiert, ergibt sich, daß, nur auf die knöchernen Verhältnisse am Beckenring bezogen, 63% eine Verletzung vom Typ A, 21% vom Typ B und 15,5% vom Typ C erlitten. Kindliche Beckenfrakturen waren in der Untersuchungsgruppe insgesamt sehr selten und erreichten eine Häufigkeit von ca. 3%.

Therapie der Beckenverletzung

Die Frakturklassifikation als Indikationsleitlinie bestimmt nicht nur die Wahl des Operationsverfahrens, sondern liefert auch die Aus- bzw. Einschlußkriterien, d.h. sie beantwortet vor dem Hintergrund der biomechanischen Instabilität die Häufigkeit und Schwere der Neben- bzw. Begleitverletzungen und deren Komplikationen. Das Frakturbehandlungsverfahren selbst hat auf diese verletzungsbedingten, den Gesamtzustand des Unfallopfers aber wesentlich mitbestimmenden Faktoren Rücksicht zu nehmen.

Konservative Behandlung

Bettruhe zur Immobilisation bei Belastungsunfähigkeit des stabilen und instabilen Beckens. Analgetische Behandlung ist nahezu immer erforderlich. Die Anlage einer Beckenschwebe und einer Extension des vertikal dislozierten Beckenteiles ist nur bei Frakturen, die inoperabel sind und auch nicht mit einem Fixateur externe stabilisiert werden können, angezeigt (Abb. 4).

Weiterführende frühfunktionelle Behandlungsmaßnahmen durch Anwendung von Motorschienen im Rahmen der kontinuierlich passiven Bewegung sind nicht in jedem Fall möglich. Domäne der konservativen Behandlung sind in der Regel

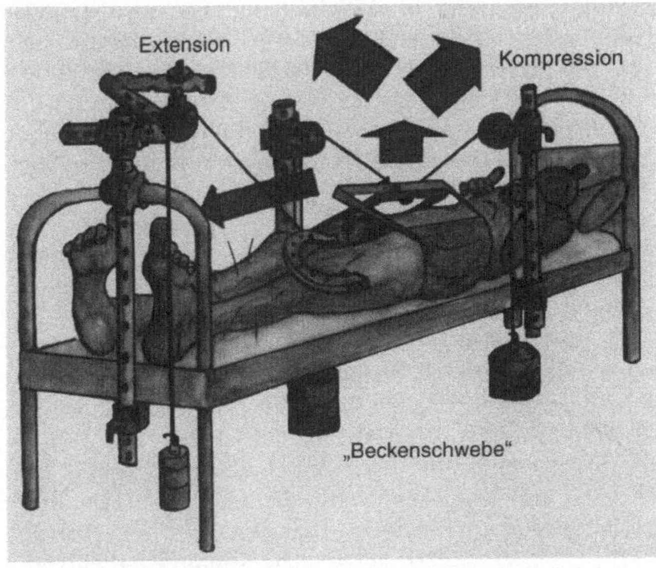

Abb. 4. Schwebelagerung des Beckens und Extension. Schematische Darstellung

Verletzte mit Typ A-Beckenringverletzungen und in der Altersunfallchirurgie polymorbide Unfallverletzte mit höchstem Operationsrisiko.

Die seltenen Kinderbeckenfrakturen werden nach heutigem Stand überwiegend konservativ behandelt. Operative Stabilisation wird nur bei simultaner Laparotomie in Fällen mit hoher Vertikaldislokation (Typ C-Verletzung) in Erwägung zu ziehen sein.

Operative Behandlung

Der aktuelle Stand für die operative Stabilisation des rotatorisch (Typ B-Verletzung) und des vertikal instabilen Beckens (Typ C-Verletzung) ist aufgrund des biomechanischen und pathophysiologischen Substrates bei instabilen Beckenringverhältnissen soweit geklärt, daß der Stabilisationseffekt extern erzeugter Kompression und Fixation in der Regel nicht ausreicht. Dies gilt insbesondere dann, wenn vertikale Abscherungen zur Luxation bzw. Luxationsfraktur geführt haben, die horizontale, d.h. kraniale Verschiebungen induzieren.

Externe Stabilisation

Als Sofortmaßnahme mit operativem Minimaltrauma zur Sicherstellung der intensivmedizinischen Pflegemaßnahmen und zur Behandlung der primär nicht definitiv versorgbaren Beckenringinstabilität der Verletzungstypen B und C ist der Fixateur externe analog dem Anwendungsbereich der Beckenzwinge nach Ganz eine wirkungsvolle, temporär anwendbare Alternative zur konservativen Behandlung. Die größere, experimentell und klinisch kontrollierte Stabilität des rotationsinstabilen oder auch vertikal dislozierten Hemipelvis durch eine in der Beckeneingangsebene liegende, von latero-ventral beiderseits her aufgebaute, vorgespannte Rohrstangenmontage zeigt im Vergleich mit den an den Beckenkämmen inserierenden Fixateur-Systemen höhere Druckleistung im dorsalen Beckenringsegment [2, 3]. Von dieser experimentell nachgewiesenen Erkenntnis ausgehend, kann der in der Montage abgewandelte Fixateur externe auch für die definitive Behandlung von Beckenringfrakturen des Typs B und C – hier insbesondere bei sakralen, nicht transforaminalen bzw. iliakalen Frakturen – angewandt werden [5].

Technik der Anlage des Fixateur externe. Rohrmontage mit AO-Fixateur. Inzisionen rechts/links unterhalb Spina iliaca anterior superior, Darstellung des N. cutaneus femoralis lateralis, Darstellung der Spina iliaca anterior. Anlage eines direkt supraacetabulär und eines ca. zwei Querfinger weiter proximal liegenden transkortikalen Bohrloches mit Gewebeschutz durch 3,2 mm-Bohrer. In die unverschobene Beckenhälfte werden zwei Schanz-Schrauben in 30° zur frontalen und 70° zur sagittalen Ebene geneigt eingeschraubt. Die Gewinde suchen sich den Weg in Richtung auf das Iliosacralgelenk durch die Basis des Os ilium selbsttätig. Der Rohrstangenverbund wird erst einseitig fertiggestellt, dann kontralaterale Montage und Rohrstangenverbund über Querstangen. Hier wird zunächst Distraktion körperfern aufgebracht (Abb. 5), danach körpernahe Kompression entsprechend der experimentell als effektiv nachgewiesenen Montageprozedur [2].

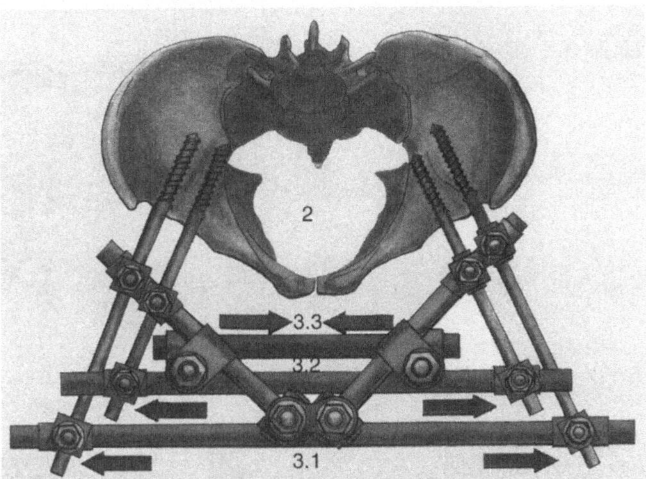

Abb. 5. Aufbaudarstellung der Montage der externen Fixation mit Insertion der Schanz-Schrauben supraacetabulär nach Egbers [2] mit der Reihenfolge der Distraktions- und Kompressionsschritte (3.1–3.3)

Interne Stabilisation

Die Rate der operativen Stabilisierungen durch Schrauben, Platten oder Zuggurtungen ist allein von der Qualität der Beckenringfestigkeit abhängig. Aus der bereits mehrfach zitierten Multicenterstudie [13] ergibt sich, daß bei Typ A-Verletzungen ca. 3%, bei Typ B ca. 70% und bei Typ C etwa 50% der Frakturen operativ stabilisiert wurden, d.h. etwa ein Drittel der Beckenverletzten operativ behandelt wurde und z.B. instabile, aber nicht wesentlich dislozierte Frakturen in den schwersten Verletzungsformen ohne lebensbedrohende Blutung oder intraabdominale Verletzung mit absoluter Belastungsunfähigkeit und umfassendem posttraumatischen Funktionsverlust konservativ behandelt werden. Längere Immobilisation und drohende Komplikationen müssen in Beziehung gesetzt werden zu den Risiken der prinzipiell indizierten operativen Intervention.

Technik der internen Stabilisation. Zum Einsatz gelangen bei ventralen symphysären und parasymphysären bzw. transpubischen Frakturen DC-Platten oder lange 3,5-Titan-Spongiosa-Schrauben, die auch in der Frontalebene von antero-lateral-ventral eingeschraubt werden können. Aktuell [15] sind nach querem, suprapubischem Zugang (sog. „kleiner Pfannenstiel") weiterhin auch 2-Loch-Halbrohrplatten und Rekonstruktionsplatten, die bei Schambeinastfrakturen mit ilioinguinalem Zugang auch asymmetrisch die Symphyse überbrücken können (Abb. 6).

Bei *dorsaler Instabilität* kann eine praesakral liegende Gewindestabkompressionsschraube mit transversaler Bohrung durch die Spinae iliacae dorsales bei einer sakralen, lateralen Fraktur und einer Luxationsverletzung der Sakroiliakalfuge sicher von einem kleinen Zugang nach rechts-/linksseitiger dorso-lateraler Incision transgluteal angelegt werden.

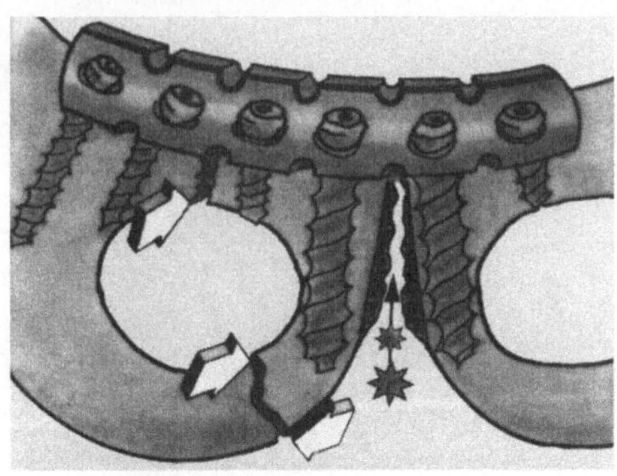

Abb. 6. Stabilisation der Symphysenläsion und Schambeinastfraktur mit Rekonstruktionsplatte [15]

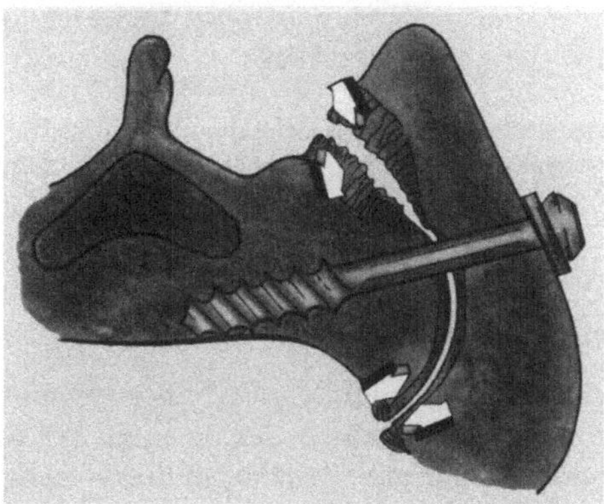

Abb. 7. Verschraubung des instabilen Iliosakralgelenkes mit Spongiosaschrauben: Darstellung der Schraubenlage

Die Fixation der dislozierten Fraktur des Kreuzbeines mit transforaminalem Frakturverlauf wird in der Regel durch eine doppelt liegende Spongiosazugschraubenosteosynthese – bevorzugt kanülierte Schrauben – mit unterlegten Scheiben von dorsal vorgenommen (Abb. 7).

Bei ventralem Zugang zum Sakroiliakalgelenk wird ein etwa einen Querfinger oberhalb der Crista iliaca angelegter bogenförmiger Zugang gewählt und der Musculus iliacus bis zur Darstellung der Sakroiliakalfuge abgeschoben. Die Überbrückung des sakroiliakalen Gelenkspaltes erfolgt mit zwei kurzen 2-Loch-DC-Platten. Obwohl nur eine Schraube das Kreuzbein fassen kann, wird hohe Festigkeit erzeugt, die die vertikale Hemipelvis-Dislokation verhindert.

Röntgenergebnisse nach operativer Behandlung

Die Bewertung eines Therapieresultates zur Wiederherstellung der Beckenringform und -stabilität wird in der Regel innerhalb des Beurteilungsrahmens zwischen „anatomischer", d.h. idealer Rekonstruktion und „geringer Dislokation" (weniger als 1 cm) und stärkerer Verschiebung (mehr als 1 cm) liegen.

Es konnte nachgewiesen werden [12, 13], daß bei etwa 3/4 aller operierten Patienten anatomische Rekonstruktionen des vorderen und hinteren Beckenringes erzielt werden konnten. Verbliebene ventrale Dislokationen wurden gehäuft bei externer Fixation bei Frakturen des Typs B 3.2 (bilaterale Lokalisation!) und bei horizontaler Dislokation eines Hemipelvis nachgewiesen. Auch wenn das Röntgenergebnis allein für die Qualität des Gesamtergebnisses - wie aus der klinischen Erfahrung seit langem bekannt ist - nicht maßgebend ist, so findet der Leistungsbereich der mit äußerer Fixation versorgten, dorsal instabilen Frakturen mit vertikaler Abscherung nach vorausgegangener Fraktur oder Luxation im Sakroiliakalgelenk seine Grenze.

Azetabulumfraktur und Beckenringbruch

Die Übersicht des älteren Schrifttums zeigt, daß die Azetabulumfrakturen sehr oft als eine Verletzungsform eigener Art und Problematik angesehen und so auch abgehandelt werden, obwohl bei Beckenringbrüchen mit transpubischem Frakturverlauf im ventralen Beckenringsegment Frakturen des Azetabulums als Bestandteil des Beckenringbruches häufig auftreten. Sicher ist es gerechtfertigt, bei den isolierten Azetabulumfrakturen von einer speziellen Behandlungsmethodik und auch von anderen Indikationsparametern der Behandlung zu sprechen.

Werden die präzise ermittelten, kontrollierten und eindeutig klassifizierten und damit vergleichbaren Erkenntnisse der 10-Partner-Multicenterstudie von 1990-1996 [12, 13] für die hier gesondert vorgenommene Betrachtung der Mitbeteiligung des Azetabulums bei Beckenfrakturen zugrunde gelegt, so zeigt sich bereits bei der Altersverteilung des Vorkommens, daß der Häufigkeitsgipfel für die Azetabulumverletzung mit und ohne Beckenringbeteiligung bei 530 Unfallverletzten anders als bei den Beckenbrüchen zwischen dem 20. und 30. Lebensjahr liegt. Pathomechanisch waren diese Verletzungen als isolierte Frakturen am häufigsten nach Verkehrsunfällen mit Personenkraftwagen. Das kombinierte Vorkommen weist als zweithäufigste Ursache den Sturz des Fußgängers bei einem Verkehrsunfall und aus größeren Höhen nach.

Klassifikation der Azetabulumfraktur

Die in der Vergangenheit vielfach vorgenommenen Versuche, die außerordentliche Variabilität der Bruchformen der Hüftpfanne in ein praktikables Klassifikationsschema einzuordnen, zeigen die Schwierigkeiten, der nahezu in jedem Fall als Komplexfraktur einzuschätzenden Verletzung einen Platz in der der Prognose und Therapie dienenden Ordnung zuzuweisen.

Die von Letournel [8] und anderen modifizierte Einteilung unterscheidet die Typen A (einer der 2 Pfeiler der Hüftpfanne betroffen), Typ B (transversale Pfannenbodenfraktur) und Typ C (Bruch des vorderen und hinteren Pfeilers stets mit Beteiligung des Pfannendaches) und ist als die methodisch und in der Praxis am besten anwendbare Klassifikation aktuell (Abb. 8).

Diagnostik der Azetabulumfraktur

Von der exakten Frakturlageanalyse, vom Allgemeinzustand des Unfallverletzten, von dem Nachweis oder Ausschluß von Begleitverletzungen bei Beckenring-

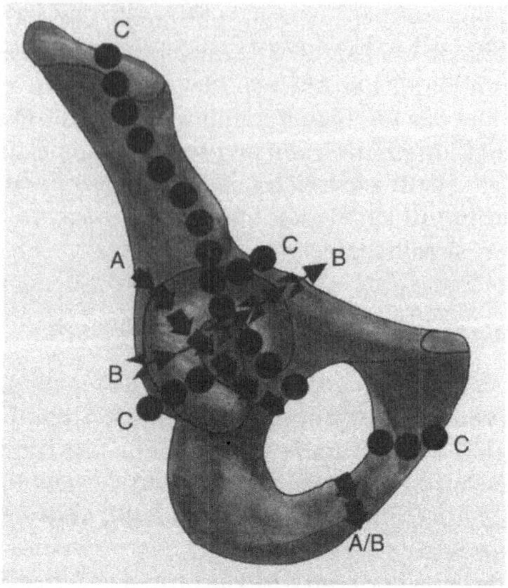

Abb. 8. Synopsis der Klassifikation der Azetabulumfrakturen nach Letournel [8]. *A* 1-Pfeilerfraktur (Typ A) – entweder ventraler oder dorsaler Pfeiler mit Pfannenrandbeteiligung. *B* Transversalfraktur (-Typ B)-Pfannendach muß teilweise intakt bleiben. Varianten: Pfannengrundbruch (B 1), „T-Fraktur" der Pfanne (B 2). *C* 2-Pfeilerfraktur (Typ C) alle Gelenkfragmente vom Os ilium getrennt

beteiligung an den pelvinen Weichteilorgangebilden und von den spezifischen Mitverletzungen bei Hüftpfannenbruch – Ischiadikusläsion, Hüftkopfdislokation, intraartikuläre Fragmentinterposition, drohende Hüftkopfnekrose, Blutung ins kleine Becken – hängt die Planung der Therapiemaßnahmen, insbesondere die Festlegung des Zuganges zur Läsion auf ilioinguinalem, lateralem oder dorsalem Weg und die Art der Osteosynthese ab.

Gefordert werden muß die

- konventionelle a.p.-Aufnahme der Hüfte,
- sog. Ala- und Obturator-Aufnahme (45° Projektion des gehobenen bzw. gesenkten Hemipelvis),
- CT und 3D-Visualisation,
- Sonographie zum Ausschluß von intrapelvinen Blutungen,
- Einschätzung des Allgemeinzustandes unter Einschluß eines urologischen und neurologischen Befundstatus.

Therapie der Azetabulumfraktur

Es gibt keinen bei allen Frakturformen anzuwendenden „Universalzugang", jedoch kann in vielen Fällen ein einfacher latero-dorsaler Zugang wie der von Kocher und v. Langenbeck genügen, die besonders häufigen dorsalen Frakturen mit Pfannenabbrüchen nach oder bei Luxation des Hüftkopfes vom Typ A erfolgreich zu rekonstruieren und den Lageverhältnissen des N. ischiadicus zu den retroazetabulären pelvinen Fragmenten nachzugehen, den Zustand zu dokumentieren und ggf. zu regulieren (Typ A 1, A 2, B 1).

Der ilioinguinale Zugang legt den vorderen Pfeiler frei und kann die suprapubische und parasymphysäre Plattenstabilisation ermöglichen. Der Zugang ist geeignet für Azetabulumfrakturen des Typs B 2, B 3, C 1. Die Anwendung des „ausgedehnten" iliofemoralen Zuganges sollte den schwer reponierbaren und ggf. auch osteotomiebedürftigen Frakturen vorbehalten bleiben. Der Zugang ist geeignet für Frakturen vom Typ C2 und C3 [8].

Die Osteosynthesemittel sind nach der unter Verwendung von Repositionszangen (Beckenzange nach Jungbluth) und Repositionsfixationsinstrumenten (gekörnte Zangen, Kugelspieße etc.) zur internen Fixation 3,5 und 4,5 mm messende gebogene und gerade Rekonstruktionsplatten. Zunehmend empfohlen werden aus Titan gefertigte, extra lange 3,5 mm, 4,5 mm und 6,5 mm messende Schrauben. Von 1722 Unfallverletzten mit Beckenringverletzungen wiesen 530 (= 30%) Frakturen am Azetabulum auf, davon waren 360 isolierte Hüftpfannenfrakturen (= 68%), und bei 170 (= 32%) war die Azetabulumfraktur Bestandteil der Beckenringinstabilität [12, 13].

Resultate nach operativer Azetabulumfrakturbehandlung

Die oft sehr aufwendigen und mit einer Letalität von ca. 2% belasteten Azetabulum-Osteosynthesen erreichen in etwa 3/4 aller Fälle eine der anatomischen Ursprungskonfiguration nahekommende Rekonstruktion mit einer maximalen Restfehlstellung der Fragmente von nur 1 mm, die als Effekt der möglichst frühzeitigen Versorgung, der Verbesserung der Operationsbedingungen durch regelhaft benutzte Zugänge und Verbesserung der Instrumente und der Implantate anzusehen ist.

Dennoch sind die Spätergebnisse durch heterotope Ossifikationen, früher oder später auftretende Arthrosen und meist partielle Hüftkopfnekrosen beeinträchtigt [16]. Schmerzen gaben 35% an, mittlere bis schwere Nervenschäden erlitten 10%, und 6,2% der isoliert am Azetabulum verletzten Patienten klagten über urologische Spätschäden.

Das gleichzeitig eingetretene Beckenringtrauma erhöht in Abhängigkeit vom Instabilitätsgrad die Häufigkeit von Spätfolgen [13]. Bisher mitgeteilte Ergebnisse der Behandlung aus vergangenen Jahren [7 u.v.a.] zeigen im Vergleich hierzu keine wesentlich zu nennenden positiven Zahlen.

Fortschritte der Beckenchirurgie und Lebensqualität

Das Ergebnis einer Behandlung zu bewerten und damit Stagnation oder Fortschritt nachzuweisen, stößt bereits bei der Zuordnung der subjektiven und objektiven Evaluationsparameter auf den Untersuchten und den Untersuchenden auf große Schwierigkeiten. Während das „outcome", d.h. die zusammenfassende Ergebnisbeurteilung aus einem Behandlungsverfahren wie dem der Beckenringfrakturen und der Hüftpfannenbrüche, am Ende eines präzise abgefaßten und diszipliniert eingehaltenen Studienplanes signalisiert, daß in sehr hohem Anteil morphologisch außerordentlich befriedigende Ergebnisse an den Beckenring- und Hüftgelenkspfannenverletzungen zu verzeichnen waren, wird der „Fortschritt" relativiert durch unbestechliche, ernüchternde und viele Erwartungen enttäuschende Ergebnisse.

In diesem Zusammenhang kann unter Fortschritt die höchstmögliche Rehabilitation nach Unfallereignis verstanden werden, die als akzeptierte Lebensqualität vom Verletzten empfunden wird. Nicht die meßbare Funktion, die morphologisch perfekte Rekonstruktion oder die Letalität sind die Parameter des Heilungsresultates, sondern die Befindlichkeit des Kranken [1, 6]. Werden schließlich auch die durch den Unfall hervorgerufenen objektiven und subjektiven kausalen Zuordnungen und deren psychische Reaktionen mit Auswirkung auf Heilung und Behandlung, Bewältigung und Anpassung als Inhalte der posttraumatischen Lebensqualität bezeichnet [4], so müssen nach der Therapie mehr als nur rein medizinische Informationen die Nützlichkeit und Tolerabilität des Verfahrens durch den Unfallverletzten belegen können.

An den die Lebensqualität entscheidend mitbestimmenden Kriterien soll auch die im Thema enthaltene Fragestellung nach den Fortschritten in der Behandlung der Beckenfrakturen beantwortet werden.

Die wichtigste Becken-outcome-Aussage „Schmerz" zeigt, daß stabile Beckenverletzungen vom Typ A in ca. 10% [13] vergleichsweise selten Schmerzen hinterlassen, jedoch steigen sie bei Vorliegen einer kombinierten Azetabulumfraktur auf 30% an. Bei Beckenbrüchen vom Typ B ist bei etwa 1/5 aller Verletzungen und mit zusätzlichem Komplextrauma gar mit 2/5 Häufigkeit mit mittleren und starken Schmerzen zu rechnen. Bemerkenswerterweise hatten bei diesem Verletzungstyp Azetabulumfrakturen keinen Einfluß auf die Häufigkeit der geäußerten Schmerzen. 37% aller Verletzten mit Typ C-Instabilitäten jedoch hatten Schmerzen vermehrt nach Komplextrauma, in Kombination mit einer C-Verletzung nahezu jeder zweite (47%).

Dieser Befund zeigt, daß der posttraumatische Schmerzzustand nach Beckenfraktur eindeutig mit dem Grad der Instabilität und der Schwere der Verletzung, d.h. dem Umfang des Komplextraumas und der Zusatzverletzung am Azetabulum zusammenhängt. Dieser unabhängig von der Art der Behandlung nachgewiesene Folgezustand ist nicht in Einklang mit den röntgenmorphologisch objektiv nachgewiesenen günstigen Rekonstruktionsergebnissen in 90% nach Typ B- und in 70% nach Typ C-Verletzungen zu bringen.

Neurologische Schäden werden ebenso in ihrer Häufigkeit in Abhängigkeit vom Instabilitätsgrad der Beckenverletzung beobachtet. Dabei sind etwa 1/4 bei isolierten Beckenringverletzungen vom Typ C und etwa 1/3 der Typ C-Verletzungen vergesellschaftet mit einem Komplextrauma und nachfolgenden Nervenschäden.

Urologische Unfallfolgen als Begleitverletzungen bei Beckenfrakturen aller Art sind Harnröhrenverletzungen, die nach Literaturangaben mit einer Häufigkeit von 5–25% [1, 6] auftreten und sehr oft (Angaben zur Inzidenz zwischen 36 und 100%) die Ursache für posttraumatische Harnröhrenstrikturen sind. Nach Beckenfrakturen gehört die erektile Impotenz mit einer Inzidenz zwischen 20 und ca. 90% zu den sehr häufigen und, angesichts der stärksten Verletztengruppe im zweiten und dritten Lebensjahrzehnt, besonders die Lebensqualität dieser Gruppe beeinträchtigenden Unfallfolgen. In der Multicenterstudie wiesen von 1722 Patienten 243 (entsprechend 14,1%) pelvine Zusatzverletzungen besonders bei Typ B3-Instabilitäten auf, davon in 3,8% Blasenrupturen und in 1,9% Urethraverletzungen. Inkontinent blieben ca. 10% überwiegend als Folge einer neurogenen Läsion. Potenzstörungen erreichten eine Häufigkeit von 11,6% (N = 302). Bei Frauen waren nur bei 2,2% sexuelle Dysfunktionen zu beklagen.

Neurologische Störungen werden in der Literatur mit einer Häufigkeitsrate zwischen 3,5–13% angegeben [1]. Es ist davon auszugehen, daß sie am häufigsten übersehen werden, weil sie durch die Schwere der anderen Verletzungen überdeckt werden. Sie bestimmten aber wie kaum eine andere Begleitverletzung die Prognose und damit dauerhafte Minderung der Lebensqualität, da Schäden des Truncus lumbosacralis, Conus- und Cauda-Läsionen sowie periphere Nervenschäden zu erheblichen Funktionsdefiziten führen. So erreichen Verletzungen des Plexus lumbosacralis in der Multicenterstudie eine Häufigkeit von 4,5% bei einseitigem bzw. 0,6% bei beidseitigem Vorkommen. Sie sind überwiegend Folge von C3-Instabilitäten, treten aber mit etwa 20% Häufung auch bei beidseitiger Rotationsinstabilität (Verletzungen vom Typ B3) auf. Periphere Nervenläsionen werden in der Multicenterstudie in 22% aller Fälle beobachtet und korrelieren mit der Schwere der Beckeninstabilität (Typ A = 7%, Typ B = 16%, Typ C = 35%). Einzige Einflußmöglichkeit, den überwiegend bei dorsaler Dislokation und Instabilität eintretenden Dehnungs- oder Kompressionsschaden (transforaminale Sakrumfraktur!) zu mindern, scheint die frühzeitige Reposition und Stabilisation des Beckenringes zu sein. Bisher ist jedoch die Meinung [6] nicht widerlegt, daß die Prognose für Schäden dieser Art durch das Unfallereignis bestimmt wird. Über die Resultate von Dekompressionen des Spinalkanals und der Foramina sacralia durch Laminektomie, die teilweise ebenfalls empfohlen wird, gibt es bis heute keine eindeutigen Erkenntnisse.

Die soziale Reintegration korreliert mit den unfallbedingten Einschränkungen einerseits und andererseits mit der vor und nach dem Unfall präsenten psychosozialen Situation.Es ist an dieser Stelle daran zu erinnern, daß Bouillon u.a. [6] einen Anteil von 63% Schwerverletzter aller Art fanden, die zwar den Unfall überlebten, aber das Behandlungsergebnis nur mäßig befriedigend oder gar unzureichend befanden. Nach Behandlung der Beckenfrakturen gaben etwa 50% der Typ A- und B-Verletzten, nur ca. 26% nach C-Beckenfraktur und 21% nach Komplextraumen eine im Vergleich zu der Zeit vor dem Unfall unveränderte Lebensführung an, aber überraschenderweise berichteten 31% nach erlittener A-Verletzung über Probleme bei der Wiedereingliederung in das berufliche und private Leben.

Zusammenfassend ist das Gesamtergebnis der 1996 abgeschlossenen Multicenterstudie im Hinblick auf das „outcome-Becken" äußerst aufschlußreich. Sehr guten Ergebnissen in 42% nach Typ A-Fraktur und mit Komplextrauma verbunden bei 9,6%, stehen sehr gute Ergebnisse bei Typ B-Frakturen in 38% und mit 20% bei Typ C-Verletzung gegenüber. Azetabulumverletzungen kombiniert mit einer Beckenringfraktur erreichen mit ca. 70% die höchste Rate schlechter Ergebnisse, unabhängig von der Art der gewählten Behandlung. Es ist als sicher anzunehmen, daß die größere Zahl der Patienten mit einem schlechten Gesamtergebnis diejenige ist, die eine instabile Beckenringverletzung mit vertikaler Dislokation und Komplextrauma erlitten und urologische und neurologische Spätfolgen hatte.

Schlußbemerkungen

Fortschritte der Beckenchirurgie wurden in der zweiten Hälfte des 20. Jahrhunderts vor allem auf dem Gebiet des Trauma-Managements der in etwa 2/3 aller Fälle die Beckenfraktur begleitenden Komplexproblematik erzielt. Die Stabilisation des Beckenringes möglichst nach anatomischer Rekonstruktion der Form – ob mit dem fallweise applizierbaren und geringe Traumatisation induzierenden Fixateur externe oder mit einer internen Osteosynthese – ist als Voraussetzung für die Einleitung intensiver Maximalversorgung unverzichtbar. Blutstillung auf direktem Weg in den retroperitonealen Großräumen oder durch Embolisation geeigneter Gefäßstämme und zuverlässige Stabilisation haben sich als wesentliche Fortschritte des vergangenen halben Jahrhunderts herausgestellt. Trotz einer sehr hohen Inzidenz morphologisch-qualitativ hochwertiger anatomischer Rekonstruktionen am Beckenring ist die Rehabilitation der Unfallverletzten mit nachweislich geminderter Lebensqualität wegen in erheblichem Umfang vitale und psychisch-existentielle Bereiche betreffender Spätfolgen nicht befriedigend. Sie steht in subjektivem Widerspruch zu den medizinischen und materiellen Aufwendungen, die durch das zu sozialer Leistung verpflichtete öffentliche Gesundheitswesen aufgebracht werden müssen. Kaum eine Verletzung einer anderen Körperregion, wenn vom Schädel-Hirn- und dem großen Körperhöhlentrauma einmal abgesehen wird, ist so wenig geeignet, ein Gegenstand „marktwirtschaftlicher" hospitalbezogener Rentabilitätskalkulationen zu werden wie die Beckenfraktur. Ihre Behandlung und das Resultat können weder im kostenabhängigen Produktionsbereich noch im „Verkauf" nach Kostenvoranschlag angeboten werden.

Lebensqualität und Fortschritt in der Behandlung der in der Mehrheit der Fälle lebensbedrohten und hilfsbedürftigen Kranken haben sich aufgrund der im Vorhergehenden dargestellten Fakten nachweislich grundlegend gewandelt, aber nur teilweise verbessert. Weitere intensive klinische Forschungsarbeit ist erforderlich, um bis heute ungeklärte Problemkomplexe bei den Spätfolgen des Beckenbruchpatienten zu klären.

Zusammenfassung

Die Fortschritte in der Beckenchirurgie wurden überwiegend in der zweiten Hälfte dieses Jahrhunderts mit der wachsenden Erkenntnis biomechanischer Funktionsbedingungen am Becken, mit der effizienten Schaffung eines Managements der Mehrfachverletzungen und des Polytraumas und den Fortschritten, die sich auf dem Gebiet der Intensivmedizin ergaben, erzielt. Die Stabilisation des Beckenringes ist prinzipiell durch interne Osteosynthese und externe Fixation möglich. Ein wesentlicher Fortschritt in der Indikationsstellung zur Wahl des Behandlungsverfahrens ist die gut praktikable, auf exakten Analysen beruhende Klassifikation der Beckenringverletzung in drei Schweregradstufen, abhängig von dem Sitz und den Auswirkungen der Instabilität durch Trauma. Wesentlich und bis heute nicht endgültig befriedigend gelöst sind die Probleme, die aus der Existenz von Begleitverletzungen herrühren. Eine die Beckenringinstabilität begleitende Azetabulumfraktur führt in der Regel zur Erhöhung des Schweregrades der Verletzung, weil mit der Komplexität des Traumas und der Schwere der Instabilität im dorsalen Beckenringsegment die Traumawirkung sich vergrößert. Eine hohe Zahl von Spätfolgen, insbesondere verbleibende Schmerzen im Bereich der dorsalen Beckenringabschnitte („low back pain"), Spätfolgen nach Verletzungen der harnableitenden Wege und Nervenstörungen beeinträchtigen das Gesamtresultat. Neue Erkenntnisse auf dem Gebiet der Beckenchirurgie beruhen überwiegend auf der durch die Deutsche Gesellschaft für Unfallchirurgie und die Arbeitsgemeinschaft für Osteosynthesefragen international durchgeführten multizentrischen Studie.

Literatur

1. Draijer F (1996) Urologische und neurologische Langzeitfolgen bei Beckenverletzungen. Vortrag zur 60. Jahrestagung der DGU in Berlin, 20.–23.11.96, persönl. Mitteilung
2. Egbers HJ (1992) Stabilisierung des Beckenrings mit Fixateur externe. Orthopädie 21:363–372
3. Egbers HJ (1993) Kräfteverteilung im ventralen und dorsalen Beckenring bei äußerer Fixation und Körperlast. Habilitationsschrift, Kiel
4. Havemann D, Rogner O, Frey D (1984) Sozialpsychologische Aspekte der Genesung von Unfallpatienten. Hefte zur Unfallheilkunde 162:311–312
5. Havemann D, Egbers HJ (1989) Der Fixateur externe bei der Behandlung schwerer Beckenfrakturen. Langenbecks Arch Chir Suppl II (Kongreßbericht): 445–449
6. Havemann D, Egbers HJ, Draijer F, Zimmermann M (1996) Die Bedeutung der primären und sekundären Wiederherstellung nach pelvinen Verletzungen für die Erhaltung der Lebensqualität. Mitteilungen und Nachrichten Deutsche Gesellschaft für Unfallchirurgie, Suppl 1, „Unfallchirurgie – Lebensqualität", 34:62–67
7. Jungbluth KH, Sauer HD, Schöttle H (1979): Ergebnisse der operativen Rekonstruktion verschobener Azetabulumfrakturen – AO-Sammelstatistik. Hefte zur Unfallheilkunde 140: 154–156
8. Matta JM, Cockin J, Letournel E (1991). In: Müller ME, Allgöwer M, Schneider R, Willenegger H (Eds) Manual of internal fixation. Springer, Berlin Heidelberg New York, pp 501–518
9. Müller ME, Nazarian S, Koch P, Schatzker J (1990) The Comprehensive Classification of Fractures of Long Bones. Springer, Berlin Heidelberg New York
10. Pauwels F (1965) Gesammelte Abhandlungen zur funktionellen Anatomie des Bewegungsapparates. Springer, Berlin Heidelberg New York, S 183–196
11. Pennal GF, Tile M, Waddel JP, Garside H (1980) Pelvic disruption: Assessment and ossification. Clin Orthop. 151:12–21
12. Pohlemann T (1995) Beckenstudie der Arbeitsgruppe Becken der Deutschen Gesellschaft für Unfallchirurgie und AO-International. Hefte zu Der Unfallchirurg 257:446–459
13. Pohlemann T, Tscherne H, Baumgärtel F, Egbers H-J, Euler E, Maurer F, Fell M, Mayr E, Quirini WW, Schlickewei W, Weinberg A (1996) Beckenverletzungen: Epidemiologie, Therapie und Langzeitverlauf. Unfallchirurg 99:160–167
14. Rieger H (1993) Die instabile Beckenringverletzung. Habilitationsschrift, Münster
15. Tile M, Burri C, Poigenfürst J (1991). In: Müller ME, Allgöwer M, Schneider R, Willenegger H (eds) Manual of internal fixation. Springer, Berlin Heidelberg New York, pp 485–500
16. Tscherne H, Pohlemann T (1996) Beckenverletzungen: niedrige Inzidenz, aber unbefriedigende Ergebnisse. (Editorial) Unfallchirurg 99:159

KAPITEL 26

Unfallchirurgie der Hand

E. Markgraf, R. Friedel, C. Dorow und I. Schmidt

Problemstellung

Wegen der außerordentlich großen Leistungsvielfalt hat man die menschliche Hand als Organ der Superlative bezeichnet. Das aus 27 Knochen mit einer großen Zahl von Gelenken bestehende Skelett der Hand wird von 40 Muskeln und entsprechenden Sehnen und Bandstrukturen bewegt. Das ermöglicht die 4 Hauptverrichtungen: Zugreifen, Festhalten, Bewegen und Loslassen. Der Spielraum reicht von der feinsten Betätigung, etwa des Uhrmachers, bis hin zur großen Kraftentfaltung, die ein Schmied aufbringen muß. Die Abb. 1 zeigt einen Teil des

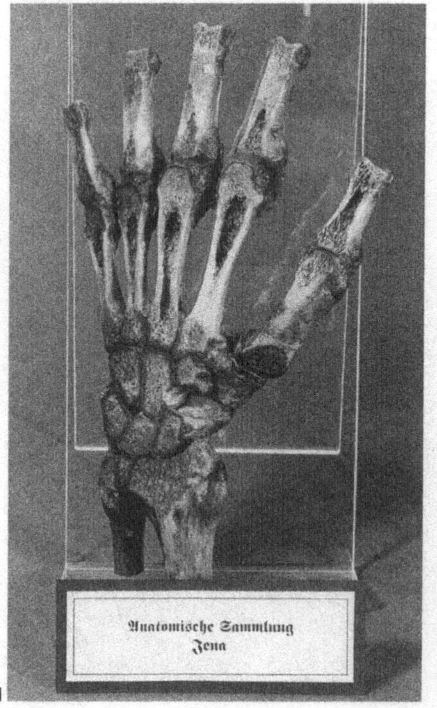

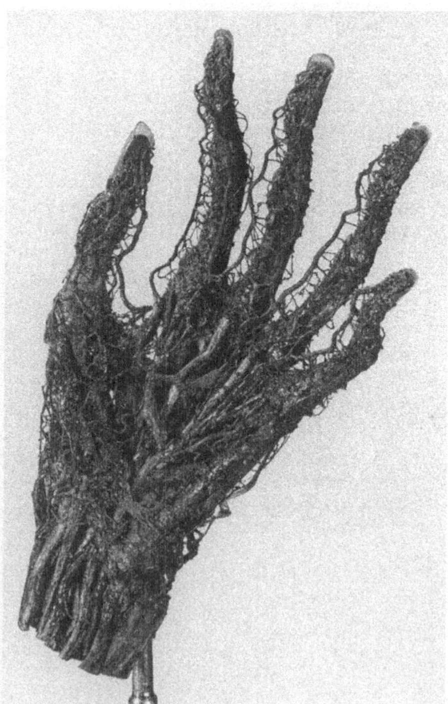

Abb. 1. Mazerationspräparat des knöchernen Handskeletts. Anatomische Sammlung Jena

Abb. 2. Präparation der Gefäßnetze der Hand. Anatomische Sammlung Jena

Beide Abbildungen wurden dankenswerterweise von Frau Dr. Fröber zur Verfügung gestellt

knöchernen Handskeletts in einem Mazerationspräparat aus der anatomischen Sammlung in Jena. Die Hand besitzt eine Vielzahl von Nerven unterschiedlichster Funktionen. Die Gebrauchsfähigkeit hängt natürlich von der Intaktheit der gesamten Nervenbahnen vom Austritt aus dem Rückenmark bis in die Spitzen der Hand ab. Das intensive Netz von Blutgefäßen ist in der Abb. 2 dargestellt. Form und Gestik der Hand verraten viel vom Charakter ihres Trägers. Deshalb ist die Erfahrung von Verletzungen immer ein sehr persönliches Problem des Betroffenen. Denn gerade die Hand als unser universalstes Werkzeug mit einer großen Bewegungsfreiheit durch die vorgeschalteten Gelenke hat eine sehr hohe Verletzungsexposition. Die Folgen sind diverse isolierte Schäden von Haut und Weichteilen, Knochen und Sehnen, aber auch schwere komplexe Strukturzerstörungen einschließlich Amputationen der ganzen oder von Teilen der Hand. Etwa 30% der Unfallfolgen betreffen die Hand. Die meisten Unfälle ereignen sich bei der Berufsausübung, ein Drittel aller entstehen durch häusliche Betätigung oder bei der Freizeitbeschäftigung. Die gewerblichen Berufsgenossenschaften geben im Verzeichnis der meldepflichtigen Unfälle am Arbeitsplatz den Anteil von Handverletzungen mit über 40% an. Die schweren Handverletzungen machen dabei 14,5% aus, stellen aber mit 25,5% aller erstmals entschädigten Fälle berufsgenossenschaftlicher Rentenzahlungen die Mehrzahl dar. Die schwerste Verletzung, die Amputation, ereignete sich zum Beispiel 1993 in Deutschland nahezu 3000mal. Verletzungsfolgen an der Hand haben eine erhebliche volkswirtschaftliche Bedeutung. Bei klarer Indikationsstellung sind die Ergebnisse der Replantationschirurgie trotz des großen Aufwandes in volkswirtschaftlicher Hinsicht eine bessere Variante gegenüber einer lebenslangen Rentenzahlung nach Amputation.

Die komplexe Versorgung von Knochen, Sehnen, Gefäßen, Nerven und des Weichteilmantels mit der Haut setzt die Beherrschung verschiedenartiger operativer Techniken und klarer Indikationsprinzipien voraus und führt nur bei ständiger Übung des Operateurs zum Erfolg. Verständlicherweise haben diese hohen Anforderungen, zu denen noch Erfahrungen in der rekonstruktiven Chirurgie gehören, zur Bildung von Zentren geführt. Für die Ausübung der Unfallchirurgie der Hand ist nicht die Zugehörigkeit zu bestimmten Fachgebieten oder unterschiedlichen Fachgesellschaften entscheidend, sondern das Können und die tatsächliche Hilfe, die dem Patienten zuteil wird.

An vielen Kliniken aller Strukturen gibt es deshalb Kollegen, die sich besonders der Behandlung von schweren Handverletzungen verschrieben haben. Sie stehen in der Regel im engen kollegialen Kontakt und gestalten wichtige Kongresse, Foren oder führen Workshops durch. Zahlreiche Periodika und wertvolle Bücher, aber auch Videos und Operationsanleitungen beschäftigen sich mit der Handchirurgie. Die Industrie bietet sehr differenzierte Implantate und andere Produkte für diese speziellen Behandlungsaufgaben an. Der hohe Leistungsstand bei der Wiederherstellung der verletzten Hand setzt aber auch notwendige Ausrüstungen und eine intensive postoperative Nachbehandlung voraus. Was die Kompetenz betrifft, werden die meisten Handverletzungen durch Chirurgen, insbesondere Unfallchirurgen, versorgt. Letzteres ist besonders ein Resultat berufsgenossenschaftlicher Aufgabenstellungen. Aber auch Vertreter anderer Gebiete, Orthopäden oder Plastische Chirurgen, beschäftigen sich mit Handverletzungen. Der breite Erfahrungsaustausch dieser ist immer besser als ein Kompetenzstreit. In den letzten

Jahren hat die Deutsche Gesellschaft für Unfallchirurgie diesem wichtigen Aufgabenkomplex mit der Schaffung einer eigenen Sektion Rechnung getragen. Diese Sektion, die aus einer früheren Arbeitsgemeinschaft hervorgegangen ist, möchte einen Beitrag zur Entwicklung und Verbreitung moderner Behandlungsmethoden der verletzten Hand leisten.

Geschichte der Handchirurgie

Wegen der Bedeutung der Hand und ihrer Exposition für schädigende Gewalteinwirkungen bei vielen Tätigkeiten hat ihre Verletzung in der Geschichte der Menschheit immer eine besondere Rolle gespielt. Hippokrates (460 bis 375 v. Chr.) warnte vor Gefahren von Sehnen- und Nervenverletzungen. „Jeder Knochen, Knorpel oder Nerv, welcher im Inneren des Körpers einen Substanzverlust erlitten hat, wächst weder nach, noch zusammen". Celsus (30 n. Chr.) bemerkt in seinem Werk „De medicina", Buch V., Kapitel 26, daß vor allem solche Wunden ernst zu nehmen seien, die sich an den Fingern befänden oder die ... einen Muskel, eine Sehne, eine Arterie, einen Knochen oder Knorpel verletzt" haben. Galen von Pergamon (129 bis 199 n. Chr.) gibt erstmals in seiner „Anatomie der Hand" eine Vielzahl von Gelenken und Sehnen an und beschreibt auch die Funktion von Beuge- und Strecksehnen. Ambrois Paré (1510 bis 1590), auch als Vater der neuzeitlichen Chirurgie bezeichnet, empfahl nach Durchtrennung der Strecksehne des Daumens eine Daumenkapsel zur Verhinderung oder Behandlung einer Kontraktur. Damit wurden erste Vorstellungen der Hand- und Fingerschienen entwickelt. Heister (1683 bis 1758) beschrieb in seinem 1719 erschienen Buch „Chirurgie" Sehnennähte und wies auf die Bedeutung von bestimmten Lokalisationen von Handverletzungen hin. Die zweite Hälfte des 19. Jahrhunderts, auch als „Goldenes Zeitalter der Chirurgie" bezeichnet, profitierte von grundsätzlichen neuen Entdeckungen wie Asepsis und Antisepsis und Möglichkeiten der Schmerzausschaltung. Die erste Narkose wurde 1846 durchgeführt. Die weitere Entwicklung der Sehnenchirurgie und der Behandlung von Handverletzungen im 20. Jahrhundert ist unter anderem mit den Namen Lexer (1867 bis 1937) und L. Böhler (1885 bis 1973) verbunden. Die Entwicklung der Mikrochirurgie, mikrochirurgischer Nahttechniken und die ständige Verbesserung der Nahtmaterialien, aber auch der zunehmende Einsatz von Lupen oder Mikroskopen führten in der Mitte des 20. Jahrhunderts zu einer kontinuierlichen Verbesserung der Ergebnisse rekonstruktiver Eingriffe nach Verletzungen. Förderlich war auch die systematische Entwicklung von Kleinfragment-Implantaten unter Federführung der Internationalen Arbeitsgemeinschaft für Osteosynthesefragen (AO). Mit der Gründung der deutschsprachigen Arbeitsgemeinschaft Handchirurgie 1959 und der Bildung von ersten Replantationszentren in München 1973 und Hamburg 1975 wurde eine spezielle Logistik entwickelt und durch systematisches Training mikrochirurgischer Methoden eine wesentliche Steigerung der Effizienz von Eingriffen mit Revaskularisation oder Replantation erzielt. Die zunehmende Erfahrung, ein systematisches Training mikrochirurgischer Methoden und spezielle Nachsorgeprotokolle haben die Möglichkeiten der Wiederherstellung nach schweren Handverletzungen erweitert. Inzwischen gibt es an mehreren Standorten spezielle Replantationszentren, die rund um die Uhr einen entsprechenden Bereitschaftsdienst unterhalten, eng mit dem ärztlichen Notdienst verbunden sind und gegenwärtig Leitlinien im Sinne der Qualitätssicherung erarbeiten.

Einzelverletzungen der Hand

Allgemeines

Der Vielfalt an funktionellen Elementen, die bei Verletzungen der Hand betroffen sein können, muß das Diagnostik- und Behandlungsregime entsprechen. Dabei geht es um solide anatomische Kenntnisse und funktionelles Verständnis, um Erfassung aller geschädigten Elemente. Es geht um den Zeitpunkt der Versorgung, das Nebeneinander oder Nacheinander bei der Wiederherstellung verschiedener Strukturen, natürlich auch um bestimmte Implantate, die eingebracht werden, um Nahtmaterial, um Nachsorge und Übungen zur Wiedererlangung einer möglichst umfangreichen Funktion.

Brüche und Verrenkungen des Handskeletts

Die Behandlung von Brüchen der Mittelhandknochen und der Finger richtet sich nach dem Bruchtyp, der bestehenden Stabilität und danach, wie weit die einzelnen Bruchstücke gegeneinander verschoben sind. Wichtig ist, ob eine offene oder geschlossene Verletzung vorliegt, wie sehr die Weichteile und die Haut geschädigt sind und ob besondere Verschmutzungen vorliegen. Die gleichzeitige Schädigung von Nerven und Gefäßen sowie Muskeln und Bandstrukturen bestimmt das operative Vorgehen wesentlich mit. Unverschobene knöcherne Verletzungen bei geschlossenem Weichteilmantel können mit konservativen Verfahren, also ohne Operation, behandelt werden. Dazu verwendet man u.a. bestimmte Schienen zur Ruhigstellung, die im Falle von Brüchen der Langfinger eine sogenannte Sicherheitsposition (intrinsic plus) mit Longuetten sichern, oder Schienen, die auf der Rückseite der Finger angelegt werden. Eine solche ist in der Abb. 3 dargestellt.

Das Behandlungsziel nicht-operativer als auch operativer Verfahren besteht ganz allgemein darin, die Mittelhandknochen und die Finger in ihrer korrekten

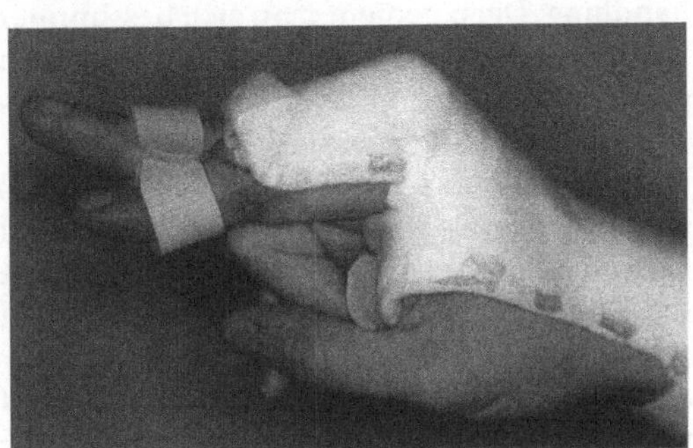

Abb. 3. Immobilisation der Finger: intrinsic plus-Stellung (Sicherheitsposition)

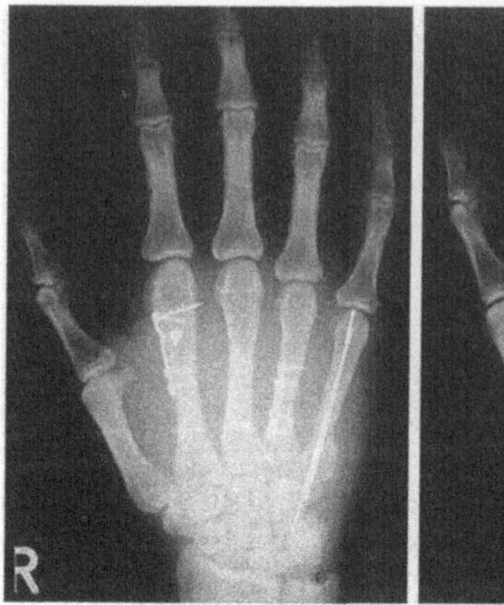

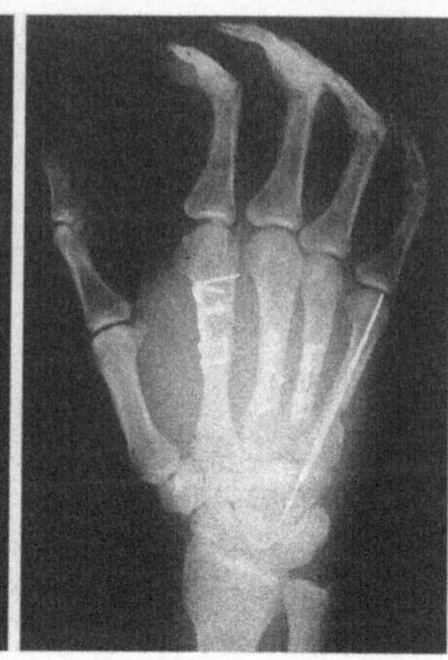

Abb. 4. Osteosynthesen von Mittelhandbrüchen. Röntgenbilder

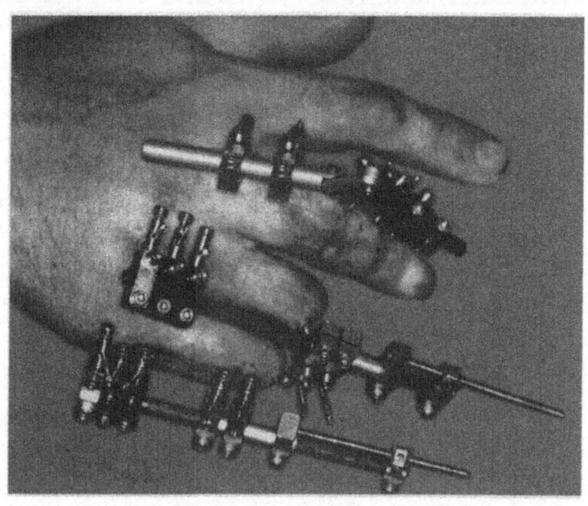

Abb. 5. Verschiedene implantierte äußere Halter (Fixateur externe). An den Stümpfen des 4. und 5. Fingers werden die Geräte für die Verlängerung der Fingerknochen verwendet

Länge wiederherzustellen und Drehfehler einzelner Finger bzw. Seitabweichungen zu vermeiden. Diese Forderung steht im Dienste des späteren korrekten Faustschlusses und der regelrechten Funktion. Gehen die knöchernen Verletzungen der Hand mit Verschiebungen einher, so empfiehlt sich in der Regel die operative Behandlung. Dazu bedient man sich bestimmter Implantate wie Metallstifte, Platten und Schrauben in der Dimension der kleinen Handknochen, die sich individuell an die Konfiguration des jeweiligen Knochenabschnittes anlegen lassen. In der Abb. 4 sind Röntgenaufnahmen dargestellt, die die Osteosynthese von Mittelhandknochen des 2. bis 5. Strahles darstellen. In den letzten Jahren werden mit gutem Erfolg auch äußere Halter zur Fixierung der Bruchstücke eingesetzt. Es existieren verschiedene Modifikationen dieses sogenannten Fixateur externe. In der Abb. 5 sieht man die Anlage eines solchen äußeren Festhalters am ehemals schwerverletzten Mittelfinger. Die Montagen am 4. und 5. Finger zeigen, daß man solche Geräte ebenso zur schrittweisen Verlängerung von Fingerstümpfen nach unfallbedingtem Verlust verwenden kann.

Abb. 6. Eingeheilter Fernlappen am Daumen bei einem 51jährigen Patienten

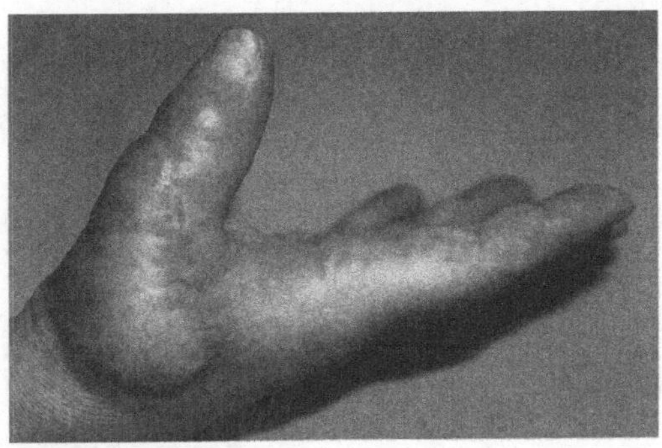

Von besonderer Bedeutung ist auch der vorliegende Weichteilschaden. Es gibt heute zahlreiche Verfahren, Gewebedefekte zu decken. Das geschieht durch Verschiebungen eines Hautweichteillappens aus der Umgebung oder Transfer eines Lappens von einem entfernteren Körperabschnitt. In der Abb. 6 ist eine Hand zu sehen, an der ein Defekt am Daumen durch einen Lappen gedeckt wurde, der aus der Bauchhaut entnommen worden war.

Häufig führen die Unfallereignisse zur Verletzung der Gelenkkapseln und damit zur Verrenkung der Finger. In solchem Falle muß das Gelenk sofort wieder eingerichtet werden. Häufig sind auch rekonstruktive operative Maßnahmen an der Gelenkkapsel erforderlich.

Sehr anspruchsvoll ist die Wiederherstellung durchtrennter Beugesehnen. Es gibt bei der Erstversorgung eine Reihe von Nahttechniken, die die ständige Adaptation der Sehnenstümpfe gewährleisten. Es ist aber auch möglich, daß die Beugesehnen erst in einer späteren Phase wiederhergestellt werden. In der Regel geschieht dies durch eine Sehneninterposition, wobei der Verletzte sich die Sehne aus einer anderen Region selbst spendet. Wenn die Sehnennaht nicht hält und ein erneuter Riß auftritt, hat sich eine „zweizeitige Beugesehnenplastik" bewährt. Das Prinzip besteht darin, daß für 10 bis 12 Wochen ein synthetischer Platzhalter aus Silikon eingelegt wird, mit dem sich die Ausbildung eines neuen Sehnengleitlagers erreichen läßt. In einer 2. Sitzung erfolgt dann die Einpflanzung einer definitiven körpereigenen Ersatzsehne. Das Einlegen des temporären Platzhalters während der Operation ist in der Abb. 7 dargestellt.

Verletzungen der Strecksehnen erfordern ebenfalls operative Maßnahmen. Auch hierbei sind für die Nachbehandlung bestimmte Schienen erforderlich. Die Abb. 8 zeigt eine solche Schiene, die die Strecksehnen entlastet und das Gleiten durch aktives Beugen der Finger ermöglicht.

Die Verletzungen der Nerven können in verschiedenen Schweregraden vorliegen. Die Wiederherstellung der Nervenkontinuität nach Durchtrennung ist deshalb so wichtig, weil die Gebrauchsfähigkeit der Hand von ihrer Sensibilität abhängt. Sie kann primär im Rahmen der Erstversorgung der Handverletzung durch direkte Naht oder durch eine spätere Operation wiederhergestellt werden. Wenn man die Stümpfe der Nerven nicht spannungsfrei vereinigen kann, empfiehlt sich die Zwischenschaltung (Interposition) von einem oder mehreren Nervenabschnitten aus einer anderen Körperregion des Verletzten.

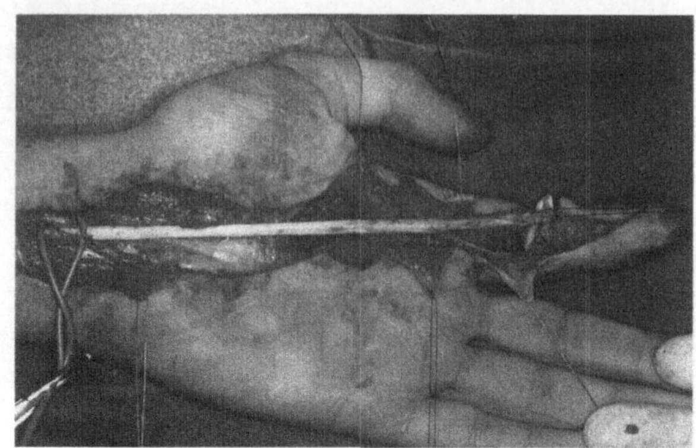

Abb. 7. 1. Sitzung einer Beugesehnenplastik mit Einlegung eines Platzhalters bei einem 15jährigen Patienten. Intraoperatives Bild

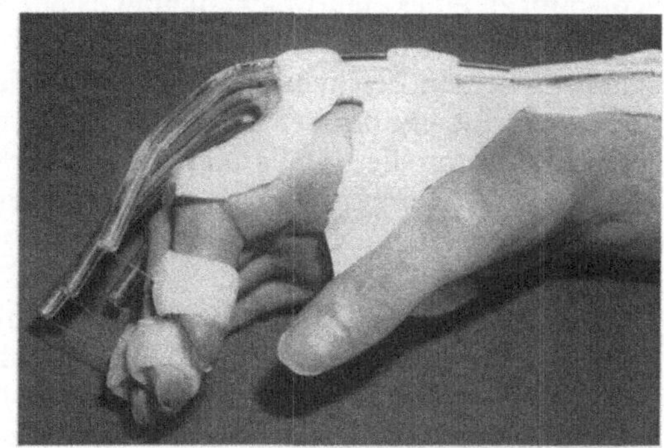

Abb. 8. Dynamische Bewegungsschiene zur funktionellen Nachbehandlung nach Operation von Strecksehnenrissen

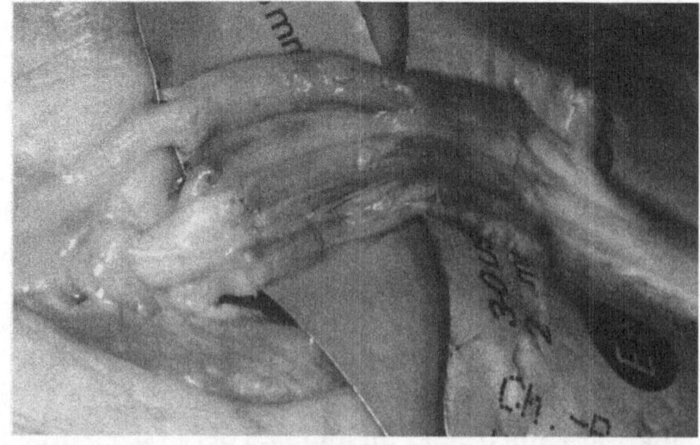

Abb. 9. Intraoperative Abbildung nach Zwischenschaltung von Nervenfaszikeln zur Wiederherstellung eines Handnerven. Bild mit Operationsmikroskop. Die zwischengeschalteten Nervenfaszikel wurden dem Unterschenkel des Patienten entnommen

Die Abb. 9 zeigt auf einem intraoperativen Bild mit Lupenvergrößerung die fertiggestellte Zwischenschaltung solcher Nervenfaszikel.

Die schwere Handverletzung

Definitionen

Unter komplexen Handverletzungen versteht man die gleichzeitige Zerstörung mehrerer anatomischer Strukturen mit der Gefahr erheblicher Dauerschäden. Glatte und stumpfe Gewalteinwirkungen führen zu offenen oder geschlossenen komplexen Verletzungsmustern. Das Ziel der Therapie ist die annähernde Wiederherstellung der Funktion der Hand für die Verrichtung täglicher privater und beruflicher Aufgaben. Leider ist die komplette Rückgewinnung der Funktion (Restitutio ad integrum), abhängig vom Schweregrad der Verletzung, nur in seltenen Fällen zu erreichen. In aller Regel ist die Prognose vom Lebensalter und der Mitarbeit (Compliance) des Patienten abhängig. So können bei Kindern oft sehr gute Ergebnisse erzielt werden, die bei vergleichbarer Verletzungsschwere beim Erwachsenen illusorisch sind. Die Begriffe „Amputationsverletzung", „Revaskularisation" und „Replantation" werden heute allgemein verwendet.

Definitionsgemäß versteht man unter Amputationsverletzungen eine Durchtrennung aller anatomischen Strukturen. Bei der Totalamputation besteht eine vollständige Abtrennung des Extremitätenabschnittes. Das Kriterium der subtotalen, unvollständigen Amputation ist die Durchtrennung der wichtigsten anatomischen Strukturen, insbesondere der Hauptgefäßverbindungen. Es darf maximal ein Viertel der Zirkumferenz des Weichteilmantels ohne Nachweis einer Restdurchblutung erhalten sein. Liegen diese beiden Kriterien nicht vor, so wird von einer schweren kombinierten Verletzung mit Gefäßbeteiligung gesprochen. Der Begriff „Revaskularisation" beinhaltet die Wiederherstellung der unterbrochenen Hauptgefäßbahnen bei noch vorhandener, aber unzureichender Restdurchblutung. Unter dem Begriff „Replantation" versteht man den zirkulatorischen Wiederanschluß und die operative Wiederherstellung aller für die Funktion des Amputates wichtigen Strukturen nach einer Amputationsverletzung. Liegt die Amputation körperwärts vom Handgelenk, so spricht man von einer Makroreplantation. Die Rekonstruktion von körperfern des Handgelenks erfolgten Amputationen bezeichnet man als Mikroreplantation. Die Zeitspanne zwischen Amputation und Gefäßanschluß ist die Anoxämiezeit oder totale Ischämiezeit, in der der abgetrennte Handteil nicht durchblutet wird. Diese Zeit ist für die Indikationsstellung zur Replantation von ausschlaggebender Bedeutung. Während eine warme Anoxämiezeit (ungekühltes Amputat) von sechs Stunden bei Makroamputationen nicht überschritten werden darf, ist diese bei Mikroreplantationen von untergeordneter Bedeutung. Es sind beispielsweise in der Literatur erfolgreiche Mikroreplantationen bis 72 Stunden nach der Verletzung beschrieben worden.

Nach dem Amputationsmechanismus unterscheidet man

- Schnittverletzungen (meist durch Kreissägen),
- Abquetschungen,

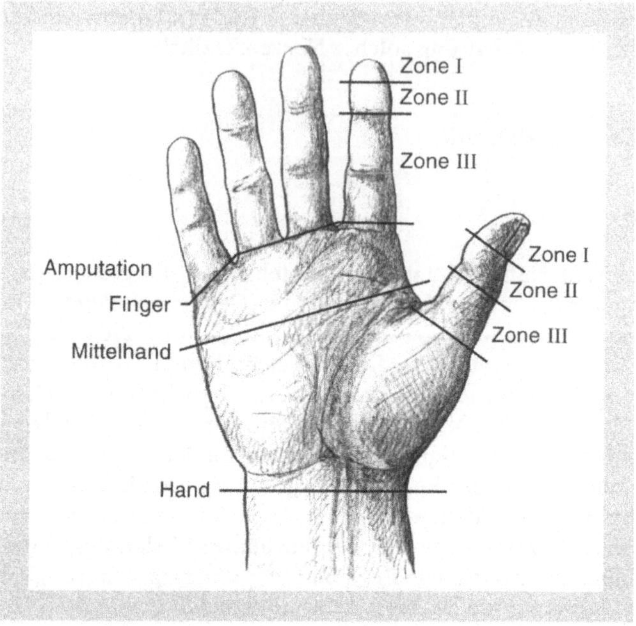

Abb. 10. Einteilung der Amputationshöhen an der Hand in entsprechende Zonen

- Ausrisse,
- kombinierte Amputationen,
- Skelettierung (beispielsweise Sprengverletzungen).

Neben der Ischämiezeit gibt der Amputationsmechanismus wichtige Hinweise über das Ausmaß der Gewebezerstörung und die Prognose der Verletzung.

Die Amputationshöhe an der Hand wird, wie Abb. 10 zeigt, in 5 Zonen angegeben.

Voraussetzungen zur Versorgung komplexer Handverletzungen

In Deutschland hat sich die Replantationschirurgie seit dem Jahr 1975 zu einer klinischen Reife entwickelt. Aufbauend auf wachsenden Erfahrungen konnten im Laufe der Jahre international gültige Definitionen und Empfehlungen erarbeitet werden.

Die fachgerechte Versorgung komplexer Handverletzungen stellt hohe personelle und instrumentelle Anforderungen an die entsprechende Einrichtung. Eine lückenlose Versorgungskette zwischen Erstbehandlung am Unfallort, Transport, operativer Versorgung und Nachbehandlung sowie eine ausgewogene interdisziplinäre Zusammenarbeit sind unabdingbare Voraussetzungen für gute Spätergebnisse. Sämtliche notwendigen Sekundär- und Korrektureingriffe müssen in der erstbehandelnden Einrichtung möglich sein. Der Vorstand der Deutschen Arbeitsgemeinschaft für Mikrochirurgie (DAM) definierte ein Replantationszentrum folgendermaßen:

- Es muß ein 24-Stunden-Bereitschaftsdienst bestehen.
- Der Institutsleiter sollte ordentliches Mitglied der DAM sein.
- Im Regelfall nehmen mindestens 3 Chirurgen mit hand-und mikrochirurgischer Ausbildung am Bereitschaftsdienst teil.
- Für handchirurgische Notfälle und insbesondere Replantationen muß ein verfügbarer Operationssaal mit medizinischem Hilfspersonal und Anästhesie vorhanden sein.
- Eine Mitbehandlung durch Krankengymnastik und Ergotherapie muß sichergestellt sein.
- Zu Trainingszwecken muß ein Mikrolabor zur Verfügung stehen.
- An einem Replantationszentrum müssen alle eventuellen Folgeeingriffe möglich sein.

Replantationszentren in Deutschland
Hamburg
Hannover
Berlin
Magdeburg
Gelsenkirchen
Bochum
Wuppertal
Siegen
Aachen
Jena
Frankfurt/M.
Neustadt/S.
Ludwigshafen
Saarbrücken
Heidelberg
Würzburg
Freiburg/Br.
München

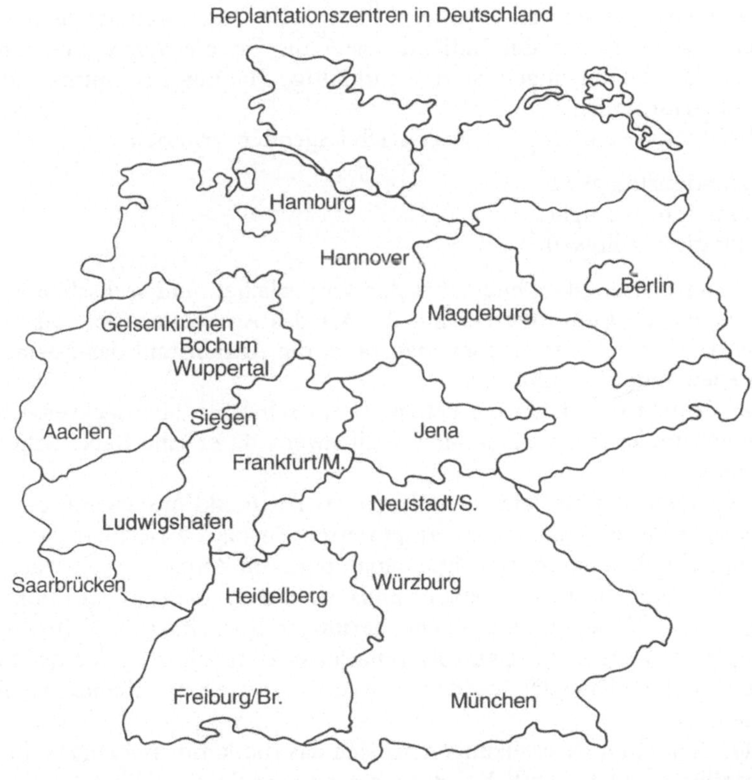

Abb. 11. Lokalisation der Replantationszentren in Deutschland. Stand: 4/96

Replantationsdienste bestehen demgegenüber in kleineren chirurgischen Abteilungen. Hier werden Replantationen gelegentlich durch ausgebildete Chirurgen im Rahmen des Bereitschaftsdienstes durchgeführt. Replantationen können nur nach vorheriger Anfrage erfolgen, da ein „Rund um die Uhr"-Bereitschaftsdienst auf Grund der personellen Situation nicht durchführbar ist. Ein mikrochirurgisches Trainingslabor steht nicht immer zur Verfügung. Auf Grund notwendiger finanzieller und personeller Einsparungen sind viele Zentren kaum noch in der Lage, einen 24stündigen Replantationsdienst aufrechtzuerhalten. In den westlichen Ländern weisen die Replantationszahlen in den letzten Jahren eine abnehmende Tendenz auf. Gründe hierfür sind sowohl in der strengeren Indikationsstellung als auch in personellen Problemen zu suchen.

Die Verteilung der Replantationszentren in Deutschland ist aus der Abb. 11 ersichtlich (Stand 4/96).

Indikationen

Nach einer euphorischen Phase der „Replantation um jeden Preis" haben sich durch sorgfältige Analyse der erreichten funktionellen Ergebnisse heute Indikationen herausgebildet, die als Empfehlungen gelten. Die Indikationen zur Replantation werden in erster Linie unter funktionellen und weniger ästhetischen Kriterien gestellt. Neben der Indikationsstellung für die Versorgung schwerer komplexer Handverletzungen ist eine sorgfältige Planung zur Optimierung der Ergebnisse erforderlich.

Die Indikationsstellung richtet sich nach folgenden Kriterien:

- Replantationsfähigkeit,
- Replantationswürdigkeit,
- Replantationswilligkeit.

Die Replantationsfähigkeit beinhaltet den körperlichen und seelischen Zustand des Patienten, die Anoxämiezeit und die Art des Amputates. Der Zustand des Patienten wird durch den Allgemeinzustand, die Anzahl und das Ausmaß von Begleitverletzungen beeinflußt.

Dieser Gesichtspunkt hat bei Patienten mit schweren Mehrfachverletzungen oder Polytraumata einen besonderen Stellenwert, da er eine Replantation verbieten kann.

Die Replantationswürdigkeit repräsentiert den Funktionsgewinn, der durch eine Replantation gegenüber dem amputierten Zustand erreichbar ist. Die Replantationswilligkeit hängt vom Patienten und dessen Wünschen selbst ab.

Hier gibt es bei gleichen Verletzungsmustern Unterschiede in der Indikationsstellung durch individuelle Ansprüche, berufliche Bedürfnisse und Hobbys. Für die komplexen Verletzungen und Amputationsverletzungen ist vor der Indikationsstellung eine Bilanz der Schäden erforderlich, um einen Behandlungsplan zu erarbeiten.

Bei den Amputationsverletzungen hat sich das Indikationsschema von Biemer (hier modifiziert) im wesentlichen durchgesetzt (Tabelle 1).

Tabelle 1. Indikationsschema zur Replantation (nach Biemer)

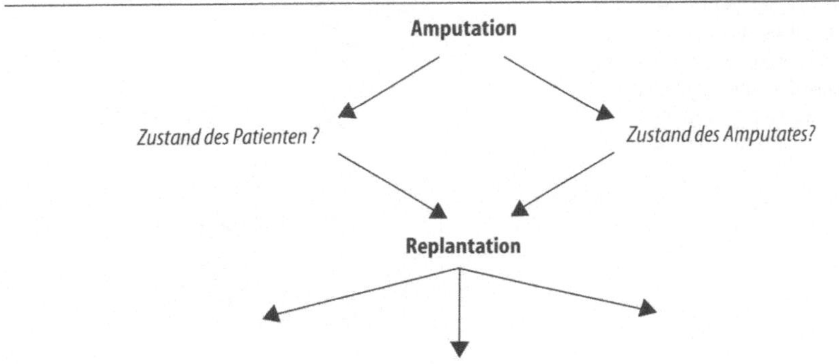

Amputation	Absolute Indikation	Relative Indikation	Keine Indikation
Hand	immer	–	–
Mittelhand	immer	–	–
Kindesalter	immer	–	–
Einzelfinger:			
– Daumen	immer	–	–
– Zeigefinger	– bei fehlendem Mittelfinger	– bei erhaltenem Mittelfinger – bei Endgliedamputation	– bei zerstörtem Grundgelenk
– Mittelfinger	– bei fehlendem Zeigefinger	– bei zerstörtem Mittelgelenk	– bei zerstörtem Grundgelenk
– Ring- und Kleinfinger	– bei Mehrfachamputationen	– bei erhaltenem Zeige- und Mittelfinger	– bei zerstörtem Grundgelenk – bei Endgliedamputation
		Wunsch des Patienten nach ausführlicher Aufklärung	

Strategie der Erstversorgung

Das Amputat sollte auf schnellstem Wege, möglichst mit dem Patienten, in das Replantationszentrum gebracht werden. Reinigungsversuche am Amputat sind zu vermeiden. Auch vermeintlich nicht replantierbare Amputate sollten zur möglichen „Ersatzteilgewinnung“ asserviert werden. In den meisten Fällen lassen sich Blutungen durch lokale Kompression und Hochlagerung der Extremität beherrschen. Das Amputat sollte in sterile Kompressen eingeschlagen und in eine wasserdichte Plastiktüte gepackt werden. Erst jetzt darf dieser Beutel in einem zweiten Beutel mit Eiswasser oder Eiswürfel aufbewahrt werden (Abb. 12)

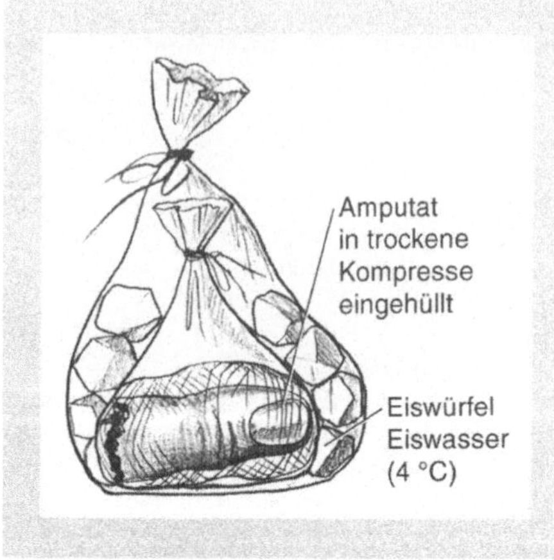

Abb. 12. Transport eines abgetrennten Fingerteils. Das Amputat liegt mit einer Kompresse umgeben in einem Plastikbeutel. Dieser Plastikbeutel wird in einen weiteren gelegt, der mit Eiswürfeln gefüllt ist. Ein Kontakt des Amputates mit dem Eis ist nicht gegeben. Angestrebt wird eine Temperatur von 4 °C.

In den letzten Jahren sind auch konfektionierte Replantationsbeutel erhältlich. Ein direkter Kontakt des Amputates mit Eiswasser oder Eis ist zu vermeiden, da Erfrierungen der Strukturen eine Replantation erschweren oder verhindern können. Eine absolute Kontraindikation zur Replantation stellen eingefrorene Mikroamputate aber nicht dar. Nach vorsichtigem Auftauen sollte der Versuch der Rekonstruktion, vor allem des Daumens, unternommen werden. In unserem Krankengut konnte ein eingefrorener Daumen noch erfolgreich replantiert werden. Bei subtotalen Amputationen reicht ein steriler Kompressionsverband mit Schienung des verletzten Extremitätenabschnittes zur Vermeidung einer Einschränkung der Restzirkulation aus. Eine Kühlung ist in solchen Fällen nicht sinnvoll, da die minimale Restdurchblutung noch eingeschränkt würde. Verbliebene Hautbrücken müssen unbedingt belassen werden, da sie noch Gefäße oder Nerven enthalten könnten.

Makroamputate können durch extern angebrachte Kühlelemente bei 10 °C transportiert werden. Bei schwerem Weichteilschaden des Stumpfes kann in seltenen Fällen eine primär ektope (ortsfremde) Replantation zum Erhalt des Amputates durchgeführt werden.

Durch korrekte Kühlmaßnahmen läßt sich die Ischämietoleranzzeit der Amputate deutlich verlängern. So können Mikroamputate bei entsprechender Kühlung noch nach über 24 Stunden erfolgreich replantiert werden. Bei Makroamputaten beträgt die warme Ischämiezeit ca. 4–5 Stunden, durch Kühlung kann diese Frist auf 8–10 Stunden gesteigert werden. Werden diese Fristen wesentlich überschritten, so kommt es bei Mikroreplantationen nach Wiederanschluß der Gefäße zum sogenannten „no reflow-Phänomen" mit Verlust des Replantates. Bei Makroreplantationen ist zusätzlich noch mit einer vitalen Bedrohung des Patienten zu rechnen. Hier gilt immer der Grundsatz „life before limb". Neben der korrekten Asservation der Amputate muß bereits am Unfallort eine aggressive Schocktherapie durchgeführt werden. Antibiotika werden in den meisten Zentren mit Beginn der definitiven Versorgung gegeben.

Strategie der definitiven Versorgung

Die Operationstechnik ist bei Mikro- und Makroreplantationen grundsätzlich identisch. Bei allen komplexen Verletzungen mit Gefäßbeteiligung hat immer die rasche suffiziente Wiederherstellung der Blutzirkulation das Primat. Eine optimale Durchblutung ist die unbedingte Voraussetzung zur Heilung der funktionellen Strukturen und stellt die beste Infektionsprophylaxe dar. Bei ausreichender Revaskularisation (arteriell, venös) sind postoperative Ödembildung und Kälteempfindlichkeit deutlich geringer ausgeprägt. Eine angepaßte Vergrößerung (Mikroskop) garantiert das Erkennen von Läsionen an der Innenwand der Blutgefäße. Die geschädigten Gefäße müssen kompromißlos reseziert und durch Veneninterponate ersetzt werden. Dadurch lassen sich spätere Thrombosen vermeiden. Ein radikales primäres Entfernen (Debridement) aller abgestorbenen Gewebestrukturen ist unbedingt erforderlich. Besondere Sorgfalt ist der Versorgung der Venen zu widmen, da Abflußstörungen rasch zur Thrombose mit Verlust des Replantates führen. Bei Mehrfachamputationen von Fingern hat sich die sequentielle Replantation gegenüber der strukturell orientierten Versorgung allgemein durchgesetzt.

Größere Weichteilschäden sollten entweder primär oder innerhalb einer Woche frühsekundär durch vaskularisierte Plastiken gedeckt werden. Jede einzelne Verletzung der funktionellen Strukturen hat ihre exakten Behandlungsprinzipien und Probleme. Deshalb ist die Koordination der Behandlung von komplexen Verletzungen schwierig und kann oft nur durch Kompromisse gelöst werden. Ein dynamischer Behandlungsplan mit interdisziplinärer Zusammenarbeit und Einverständnis des Patienten ist für den Erfolg unerläßlich.

Operationstechnik und Nachbehandlung

Die Einrichtung und Stabilisierung zerstörter knöcherner Strukturen (Osteosynthese) steht am Anfang der operativen Versorgung. Sie muß eine frühfunktionelle Behandlung erlauben, darf aber keine zusätzliche Traumatisierung der Weichteile erzeugen. Den teilweise widersprüchlichen Anforderungen werden Stahlstifte oder Drahtnähte am besten gerecht. Dem Aufbau zerstörter Gelenke ist besondere Aufmerksamkeit zu schenken. Bei Einzelamputationen sind Minischrauben oder Plattenosteosynthesen unter Ausnutzung der durch die Gewalteinwirkung geschaffenen Wunde gerechtfertigt. Gelenke sollten nicht länger als 6 Wochen durch Stifte überbrückt werden. Zerstörte Gelenke werden durch eine Versteifung (Arthrodese) versorgt.

Knochendefekte können ohne wesentliche Pobleme mit passageren Distanzhaltern (synthetischer Knochenersatz, Antibiotikaketten, Knochen nicht verwendbarer Amputate) unter Erhalt der Länge und der regelrechten Stellung ausgefüllt und später durch körpereigene Knochensubstanz (Spongiosa) ersetzt werden. Je schwerer der Weichteilschaden ist, um so schonender sollte die Osteosynthese durchgeführt werden. Nach der Osteosynthese erfolgt die Versorgung der Sehnen. Im Gegensatz zum Knochen erlauben die Sehnen keine Kompromisse. An den Fingern werden nach Möglichkeit beide Beugesehnen versorgt. Verletzte Ringbänder werden rekonstruiert oder ersetzt. Defektverletzungen der Sehnen werden sekundär rekonstruiert. Wenn eine ausreichende Weichteildeckung möglich ist, können Sehnenplatzhalter eingelegt werden. Nach der Beugesehnennaht werden die Arterien mit den begleitenden Nerven versorgt. Die Nerven werden primär koaptiert, wenn dies ohne Spannung gelingt. Aus nicht verwendbaren Amputaten können primär Nerveninterponate gewonnen werden. Ist dies nicht möglich, so ist die sekundäre Rekonstruktion des Nerven unter optimalen Bedingungen anzustreben. Die Versorgung der Strecksehnen und von wenigstens zwei Venen der Handrückenseite schließen sich an. Die meisten Wunden lassen sich primär spannungsfrei verschließen. Unter Spannung verschlossene Wunden führen zu Nekrosen und Infektionen. Meshgraftplastiken zum Ersatz fehlender Haut bezeichnen an anderer Stelle vom Verletzten entnommene Spalthaut, die durch Schlitzung gitterförmig vergrößert wird. Diese heilen auf sauberem Wundgrund gut ein. Das kosmetische Ergebnis ist aber nicht selten ungenügend. Liegen funktionelle anatomische Strukturen frei, so kann man diese durch primäre konventionelle Haut-Weichteillappen, die aus der Umgebung der verletzten Hand eingeschwenkt werden, bedecken. Solche Lappen können auch aus der Leistenbeuge oder der Bauchwand entnommen und nach Vereinigung der Blutgefäße der Empfänger- und Spenderregion (mikrovaskulär angeschlossene Fernlappenplastik) zum deckenden Verschluß der offenen Region genutzt werden. Eine lückenlose postoperative Kontrolle der Durchblutung ist unbedingt durchzuführen, um vaskuläre Komplikationen, etwa den erneuten Verlust der Durchblutung, rasch zu erkennen. Bei insgesamt 25% der Operierten mit Amputationsverletzungen wurden frühe Gefäßverschlüsse beobachtet. Abhängig vom Verletzungsmuster erfolgen nach einigen Tagen Ruhe vorsichtige aktive und passive Bewegungsübungen. Das Ziel einer konsequenten physio- und ergotherapeutischen Mitbetreuung ist die Wiederherstellung der Funktion, das Training der Selbständigkeit sowie eine Mitwirkung bei der Berufsfindung.

Sekundäre Korrektureingriffe

Ziel der funktionsverbessernden Operationen nach komplexen Handverletzungen ist die Wiederherstellung einer gebrauchsfähigen Hand.

Bei 40–50% der Patienten sind funktionsverbessernde Folgeoperationen indiziert. Die häufigsten Korrekturoperationen nach Versorgung komplexer Handverletzungen stellen Narbenkorrekturen und Sehnenverletzungen zu je einem Viertel der Fälle dar. Flächenhafte Narben, etwa in den Belastungszonen der Hand, erfordern eine radikale Entfernung der Narben mit nachfolgender plastischer Deckung. Als Hautersatz stehen freie Hauttransplantate, gestielte lokale und ferne Hautplastiken und freie mikrovaskulär angeschlossene Hautlappen zur Verfügung. Gerade an der Hand ist in den letzten Jahren eine Vielzahl von verwendbaren lokoregionären Lappen beschrieben worden, die je nach Lokalisation des Weichteildefektes einsetzbar sind.

Besondere Probleme der Heilung nach Naht einer durchtrennten Sehne ergeben sich, wenn diese im Sehnenscheidengleitkanal, insbesondere in Zone 2 der Langfinger liegt. Tenolysen, also Lösung narbiger Fixationen von Sehnen, gehören deshalb zu den häufigsten, aber auch schwierigen Korrekturoperationen und sollten nur von erfahrenen Operateuren durchgeführt werden. Voraussetzung für diesen Eingriff sind abgeheilte Wunden mit weichen Narben. Die Heilung von Knochenund Gelenkbrüchen sollte abgeschlossen und die Gelenke frei beweglich sein. Die Durchblutung sowie die intakte Funktion der zugehörigen Muskeln sind vorher zu prüfen. Unter diesen Voraussetzungen werden durch Tenolysen gute bis sehr gute Ergebnisse erzielt. Der günstigste Zeitpunkt einer Tenolyse beginnt etwa 3 Monate nach der Verletzung.

Zur Überbrückung von Sehnendefekten oder für den Ersatz von Sehnen stehen verschiedene Methoden zur Verfügung:

- die einzeitige klassische Sehnentransplantation,
- die zweizeitige Sehnentransplantation,
- die zweizeitig gestielte Sehnentransplantation,
- Brückentransplantation mit kurzen Interponaten.

Bestehen nur geringe Verwachsungen des Sehnengleitlagers, kann eine primäre Sehnenplastik ausgeführt werden. Nach komplexen Verletzungen liegen aber häufig erhebliche Vernarbungen vor. Oft sind zweizeitige Sehnenplastiken mit langen Transplantaten erforderlich. In der ersten Phase werden Verwachsungen gelöst, Narben korrigiert und gegebenenfalls Nervenverletzungen versorgt. Um die eingelegte Sehnenprothese bildet sich eine Pseudosehnenscheide aus, die als Gleitmedium für das Transplantat dient. Die definitive Sehnentransplantation sollte frühestens nach 6 Wochen durchgeführt werden. Nach der 2. Sitzung ist mit einer aktiven Übungsbehandlung zu beginnen. Eine dynamische Schienung ist im Gegensatz zur primären Sehnennaht nicht erforderlich.

Die sekundärplastischen Eingriffe an den Nerven kann man in 3 Kategorien einteilen:

- geplante frühe Sekundärversorgung,
- sekundäre Maßnahmen beim Ausbleiben des Erfolges der Primärversorgung,
- späte Sekundärversorgung bei übersehenen Nervenverletzungen.

Eine glatte Durchtrennung eines Nerven ist selbstverständlich eine gute Indikation für die Primärversorgung. Die Transplantation von an anderer Stelle entnommenen Nervenanteilen anläßlich der primären Operation von komplexen Verletzungen ist zwar möglich, bei postoperativen Komplikationen kann jedoch das Transplantat zugrunde gehen. Da die Anzahl der Spendernerven begrenzt ist, wird die frühsekundäre Versorgung unter optimalen Bedingungen empfohlen. Auch bei unsicherem Verschluß der Hautwunden ist eine frühe Sekundärversorgung anzuraten. Nach 3–6 Wochen sollte die sekundäre Nerventransplantation erfolgen. Gleich gute Ergebnisse werden allerdings auch nach mehreren Monaten beobachtet, wobei die sensiblen Fingernerven ohnehin eine gute Prognose aufweisen. Operationstechnisch muß der Nerv immer vom Gesunden her auf die Verletzungsstelle freigelegt werden. Transplantate werden durch Gewebetunnel eingebracht, um eine Separation zu anderen Strukturen zu erreichen.

Bei Ausbleiben des Erfolges einer Primärversorgung des verletzten Nerven sinkt die Prognose, und die Aussicht auf eine befriedigende Rückkehr der Muskelfunktion ist nach 6 Monaten gering. Deshalb sollte nach erfolgloser primärer Nervennaht innerhalb eines halben Jahres die Entscheidung zum Reeingriff getroffen werden. Bei sensiblen Nerven kann auch noch nach längeren Zeitintervallen ein befriedigendes Ergebnis erzielt werden. Findet man bereits Veränderungen am körpernahen Stumpf des Nerven, so sollte die Transplantation wiederholt werden.

Bei übersehenen Nervenverletzungen ist oft viel kostbare Zeit verstrichen, so daß die Erfolgsaussichten schlechter sind. Es lohnt sich aber immer der Versuch einer Rekonstruktion zur Klärung der Situation.

Nachamputationen

Störende asensible und unbewegliche Replantate können unter Umständen eine erhebliche Funktionseinschränkung bedingen, welche eine Nachamputation erforderlich machen. So kann zum Beispiel die Entfernung eines versteiften 2. Fingers eine deutliche Verbesserung der Gebrauchsfähigkeit der Hand bedeuten.

Rekonstruktive Maßnahmen nach Fingerverlust

Das Ziel der Rekonstruktionsmaßnahmen nach Fingerverlust besteht in der Wiederherstellung der Greiffunktion der Hand. Als Minimalforderung wird die „basic hand“ angegeben. Darunter versteht man die Wiederherstellung eines beweglichen sensiblen Fingerstrahls, der mit einem unbeweglichen Finger den Spitzgriff ausführen kann.

Der Daumen hat von allen Fingern die größte funktionelle Wertigkeit. Deshalb stellt der Verlust des ersten Fingers eine besondere Herausforderung an den Handchirurgen dar. Folgende Verfahren zur Rekonstruktion bei Daumenverlust kommen in Betracht:

- Verlängerung des Daumenstumpfes durch kontinuierlichen Zug nach operativer Durchtrennung des knöchernen Stumpfes (Kallusdistraktion),
- Fingerversetzung (2. oder 3. Finger als Daumen),
- Verpflanzung der 2. Zehe eines Fußes auf die Hand.

Ohne Zweifel ist die Kallusdistraktion, die eine Knochenneubildung durch Dehnung darstellt, die einfachste und für den Patienten die Methode mit den geringsten Komplikationsmöglichkeiten. Ihre Nachteile liegen in Stumpfproblemen und möglichen Infektionen. Die besten funktionellen und ästhetischen Resultate werden mit der Umsetzung des 2. oder 3. Fingers als Daumen (Pollicisation) erreicht. Bei Amputationsverletzungen mehrerer Finger kommt jedoch die Pollicisation nicht in Betracht. Bei Verlust mehrerer Finger, aber auch bei angeborenem Fehlen des Daumens und weiterer Langfinger, kommt der Zweizehentransfer, Versetzung der 2. Zehe auf den Daumenstumpf, zur Anwendung.

Durch die zur Verfügung stehenden mikrochirurgischen Rekonstruktionsmöglichkeiten nach Amputationsverletzungen können bei strenger Indikationsstellung und ausreichender Mitarbeit des Patienten gute funktionelle Resultate erzielt werden.

Nachbehandlung

Die Wiederherstellung einer geschädigten Hand, insbesondere nach komplexen Verletzungen, mißlingt ohne eine kompetente oder qualifizierte Nachbehandlung, die in der Regel durch den erstbehandelnden Arzt übernommen werden sollte. Die Indikationsstellungen einschließlich notwendiger Nachoperationen erfordern hohe Erfahrungen. Entscheidend für die Nachbehandlung ist der rechtzeitige Einsatz der Krankengymnastik, viel mehr aber die Anwendung der Methoden der Ergotherapie. Die funktionelle Ergotherapie ist ein Heilmittel mit betonter Einbeziehung des verletzten Patienten durch sinnvolle und aktive Beschäftigung in den Wiederherstellungsprozeß. Die Zielsetzung ist im optimalen Falle die völlige Wiederherstellung der Funktion und in Fällen, in denen das nicht gelingt, die Kompensation von Funktionsverlusten. Dazu gehört auch das Training von Ersatzfunktionen. Das Behandlungsziel ist die Herstellung der Selbständigkeit und der Unabhängigkeit von fremder Hilfe. Die Ergotherapie bedient sich verschiedener Techniken, z. B. handwerklicher Arbeiten, aber auch technischer Hilfen. Zu diesen gehören verschiedene Handschienen und körperferne Hilfsmittel. Verwendete Gegenstände können durch funktionsadaptierte Griffe für den Patienten nutzbar gemacht werden. Die Ergotherapeuten sprechen den Übungs- und Behandlungsplan regelmäßig mit den behandelnden Ärzten ab und führen eine exakte Dokumentation funktioneller Parameter der verletzten Hand durch. Ergotherapie bewahrt den Patienten vor mechanischen und monotonen Übungsabläufen. Durch die kreative Mitarbeit des Verletzten bei der Herstellung und Anfertigung von Gegenständen wird ein guter Übungseffekt erzielt. Für eine effektive Rehabilitation nach Handverletzungen bedarf es eines Bedingungsgefüges. Dazu gehören

- Qualität und Logistik der Handchirurgie und das Image der Klinik,
- der Trainingsgrad des Chirurgen,
- die Qualität der Ergotherapie und Krankengymnastik,
- die Motivation und Mitarbeit des Patienten und seiner Angehörigen,
- das soziale Umfeld, auch die Chancen zur beruflichen Wiedereingliederung.

Voraussetzung einer weitgehenden Rehabilitation von handverletzten Patienten ist die enge und verantwortungsvolle Zusammenarbeit aller Therapieträger und ein vertrauensvolles und motivierendes Verhältnis zum Patienten.

Zusammenfassung

Die Hand ist unser wichtigstes und universellstes Werkzeug. Sie ist aber auch durch ihre hohe Exposition ständig von Verletzungen bedroht. Die Wiederherstellung von Unfallfolgen an der Hand verlangt große Erfahrungen, eine klare Konzeption und eine gute Logistik. Für schwere Verletzungen der Hand haben sich in Schwerpunktkliniken Zentren entwickelt, die von Spezialisten betrieben werden. Indikationen, Taktik der Versorgung und die Nachbehandlung werden in diesem Beitrag dargestellt.

Literatur

1. Buck-Gramcko D., Hoffmann R, Neumann R (1983) Der handchirurgische Notfall. Hippokrates, Stuttgart
2. Friedel R, Dorow C, Schmidt I, Fährmann M (1995) Prinzipien der Osteosynthesen an der Hand. Zentralbl Chir 120 : 934–939

3. Geldmacher J, Köckerling F (1991) Sehnenchirurgie. Urban & Schwarzenberg, München Wien Baltimore
4. Millesi H (1992) Chirurgie peripherer Nerven. Urban & Schwarzenberg, München Wien Baltimore
5. Rudigier J (1990) Kurzgefaßte Handchirurgie. Hippokrates, Stuttgart
6. Schmidt I, Markgraf E, Friedel R, Biedermann F, Dönicke T (1995) Indikationen für einen neuen gelenküberschreitenden Minifixateur externe in der Primär- und Sekundärversorgung komplexer Handverletzungen. Zentralbl Chir 120 : 945 – 951
7. Tsuge K (1990) Atlas der Handchirurgie. Hippokrates, Stuttgart
8. Wanske (1995): Komplexe Handverletzungen. Handchir Mikrochir Plast Chir 27 : 2 – 10

KAPITEL 27

Entwicklungen in der Fußchirurgie

H. Zwipp

Problemstellung

Der Fuß ist ein vielfach vergessener Skelettabschnitt des menschlichen Körpers: sowohl vom Arzt, Chirurgen oder Orthopäden, als auch oft vom Patienten selbst. Warum? Weil er manchmal schwitzt? Weil er nicht lebensnotwendig ist? Weil er so kompliziert und leicht entzündlich ist? Oder weil wir uns zu ihm hinunter bücken müssen? Wir wissen es nicht! Vielleicht sind wir uns seiner noch gar nicht so recht bewußt, da er evolutionsgeschichtlich das jüngste Organ unseres Körpers ist, das uns zum aufrechten Gang verholfen hat und uns von allen am meisten vom Tier unterscheidet. Wie tief unser Fuß noch im Unterbewußten verhaftet ist, haben neuere verhaltenspsychologische Untersuchungen von Morris (1985) gezeigt: Das Spiel der Füße signalisiert unsere interaktiven Emotionen. In der Antike sagte man, der rechte Fuß sei von Gott gelenkt, während der linke des Teufels sei. Ist ein Mensch verstimmt, heißt es im Volksmund, ist er mit dem „linken Fuß aus dem Bett gestiegen". Volkstümlich gibt es noch heute bei den Schotten den Brauch des „1. Fußes", den ein Fremder kurz nach Anbruch eines neuen Jahres in ein Haus setzen soll. Um Glück zu bringen, darf der Mann keine Plattfüße haben, muß Geschenke überreichen und das Haus mit dem rechten Fuß voran betreten.

So tief der Fuß in unserem Unterbewußten noch verwurzelt ist, so wenig hat er anscheinend in unserem kritischen Bewußtsein „Fuß gefaßt". Diese Vernachlässigung in unserem Bewußtsein ist nahezu unerklärbar, wenn nicht sogar grotesk; denn laut Statistiken der gewerblichen Berufsgenossenschaften von 1990 ist er nach einer Analyse von 131 582 Unfällen von allen Verletzungen des menschlichen Körpers die meistbetroffene Problemregion. Mit 18,4% aller notwendigen stationären Behandlungsfälle rangieren Verletzungen an Knöchel und Fuß an erster Stelle. Von allen Komplikationen steht mit 19,3% diese Körperregion an der Spitze. Auch für den Umfang rehabilitativer Maßnahmen nehmen Knöchel- und Fußverletzungen mit 21,2% den ersten Platz ein. In derselben Statistik weist von allen Brüchen des menschlichen Körpers der Fersenbeinbruch den höchsten MdE-(Minderung der Erwerbsfähigkeit)Index auf. Das heißt, 72,3% aller Patienten, die jemals einen Fersenbeinbruch erleiden, sind dauergeschädigt in einer Höhe von 25,5% MdE im Mittel.

Angesichts dieser erschreckenden Zahlen bleibt es unverständlich, warum sich unter anderem die Autoindustrie noch nicht oder nur im unzureichenden Umfang der Prävention schwerer Unfallverletzungen des Fußes zugewandt hat. Selbst bei den hohen Sicherheitsmaßnahmen in Formel I-Rennwagen sind die Probleme im Fußbereich nicht gelöst. Piquet raste mit Tempo 341 km/h im Mai 1992 gegen eine

Streckenbegrenzung. Er erlitt keine lebensgefährlichen Verletzungen, aber schwerste Fußbrüche beidseits. Durch Gurt, Airbag und Seitenaufprallschutz werden in den meisten Fällen lebensgefährliche Verletzungen der Körperhöhlen vermieden, schwere Fußverletzungen, insbesondere beim Offset-Crash durch Intrusion des Fußraumes und Verwringung der Füße zwischen den Pedalen, jedoch nicht. Im Zeitalter elektronischer Steuerung und computergestützter Systeme ist es unbegreiflich, warum die mechanische Pedalerie seit Carl Benz 1886 noch nicht abgelöst ist z.B. durch fein steuerbare Sensoren mit gleichzeitiger mechanischer Verstärkung des Fußraumes. Erste Lösungsansätze werden bei Opel darin erkennbar, die Pedale bei einem Frontalzusammenstoß von den Füßen wegzuziehen.

Historisches und Heutiges

Knöchelbrüche und Knöchelbänderrisse

Historisches

Aus dem Blickwinkel des Anthropologen, Philosophen und Soziologen ist der Fuß als erster lokomotorischer Skelettabschnitt Symbol für „Freiheit, Macht und Fortschritt". Phylogenetisch gesehen ist die ursprüngliche Amphibienhinterhand über den Greiffuß evolutionär auf dem Wege zum beidfüßigen Gang des Homo sapiens durch Pliozän und Pleistozän zum neuzeitlichen Bewegungssegment geworden, das uns im sozialen Umfeld jagen, treten oder aufeinander zugehen läßt.

Kulturhistorisch belegen die altorientalische Sitte der Fußwaschung als Geste der Gastfreundschaft, der morgenländische Fußkuß als Ausdruck der Unterwerfung gegenüber Herrschern, das Abschlagen von Zehen und Füßen fernöstlicher Richtbarkeit, das kaiserlich-chinesische „Binden der Füße" oder das Auffußen des spanischen Toreros über den besiegten Toro beispielhaft die imaginäre und reale Bedeutung des Fußes innerhalb unserer menschlichen Gesellschaft.

In der Literatur der Antike gibt es keine bessere Parabel zur zentralen Kraftübertragung unserer mächtigsten Sehne am Hebelarm Fuß als durch die etymologisch bedeutsame Überlieferung des Begriffes Achillessehne: Achill, Held des hellenistischen Zeitalters, Sohn des Peleus und der Thetis aus Phtia in Thessalien, wurde mit dem Ziel, ihn unverwundbar zu machen, in den Unterweltfluß Styx getaucht. An der Ferse, an der ihn seine Mutter hielt, blieb er verwundbar.

Der Hochgesang auf den Fuß des berühmten Galenos von Pergamon zeugt noch heute von der Ästhetik, der ehrfürchtigen Betrachtung und der teleologischen Bedeutung dieser bemerkenswerten funktionellen Einheit Fuß.

Leonardo da Vinci zeichnete und bewunderte ihn als „Miraculum technicum naturae".

Johann Wolfgang von Goethe brachte den ästhetischen Aspekt wörtlich zur Geltung: „Ein schöner Fuß ist ein großes Geschenk der Natur."

Auch heute noch finden Ästhetik, Kraft und Bewegung des Fußes Ausdruck in der darstellenden Kunst, im Sport, beim Spiel und Tanz sowie die Individualität des Fußes in der forensischen Kriminalistik bis hin zur ganzheitlichen therapeutischen Fußreflexzonenmassage.

Aus weltanschaulicher Sicht ist der Fuß unverändert das menschliche Glied, das uns mit der gemeinsamen Mutter Natur verbindet, das uns „erdet". Selbst der Sprachgenius bringt mit „fußen", „freien Fußes", „auf Kriegsfuß" nicht zuletzt die integrative Bedeutung des Fußes zum Ausdruck.

Medizinhistorisch sind Mißbildungen und Traumen des Fußes bereits in der Heilkunst der Babylonier, Ägypter und Griechen bekannt.

Hippokrates (460–375 v. Chr.) beschrieb im neunten Buch seines umfassenden Werkes anschaulich Frakturen und Verrenkungen im Sprunggelenks- und Fußbereich. Er überlieferte uns als erster klare Richtlinien zum Einrenken von Brüchen und Verrenkungen des Fußes über einer Radnabe (Scamnum-Hippocratis) mit Zug und Gegenzug (Abb. 1). Die Begriffe Sprungbein und Fersenbein werden bei ihm kaum erwähnt, jedoch Spezialverbände zur Vermeidung des meist tödlichen Fersenbrandes exakt beschrieben.

Galen (129–199 n. Chr.), Leibarzt Kaiser Marc Aurels, warnt in seinem Medicus vor offenen, lebensbedrohlichen Sprunggelenksbrüchen und hält vollständige Verrenkungen für kaum heilbar. Abu l-Quasim, der berühmteste arabische Chirurg (1013 n. Chr.), empfiehlt bei der Verrenkung einzelner Fußknochen, daß der Chirurg mit seinen eigenen Füßen einen kräftigen Druck auf den abnormen Vorsprung an dem auf den Boden gesetzten Fuße des Patienten ausübt. Für alle Brüche des Sprunggelenk- und Fußbereiches sind fünf Perioden der Behandlung bekannt: eine klinische, eine experimentelle, eine röntgenologisch-klinische, eine konservativ-genetische und eine operative Periode.

Dem wichtigsten Vertreter der klinischen Periode, Hippokrates, war bereits bekannt, daß eine Verrenkung des Fußes gegenüber dem Unterschenkel mit Abbrüchen der Knöchel verbunden ist.

In der experimentellen Periode erzeugte erstmals im Jahre 1819 der Franzose Dupuytren Verrenkungsbrüche an Sprunggelenken von Leichen, um die Frakturpathologie besser zu verstehen.

Zu Beginn des 20. Jahrhunderts in der folgenden röntgenologisch-klinischen und konservativ-genetischen Periode ist neben vielen anderen der Skandinavier Lauge-Hansen einer der wichtigsten Repräsentanten, der eine Klassifikation der Knöchelbrüche nach dem Unfallmechanismus vornahm.

Die heutige operative Periode, die 1912 durch den Briten Lane und 1913 durch den Belgier Lambotte vorangetrieben wurde, erfuhr 1968 durch die schweizerische AO (Arbeitsgemeinschaft für Osteosynthesefragen) allgemeine Richtlinien:

- biomechanisch korrekte Wiederherstellung von Innen- und Außenknöchel in Länge, Achse und Rotation,
- anatomische, stabile Rekonstruktion aller beteiligten Gelenkflächen,
- physiologische, frühfunktionelle Nachbehandlung zur Optimierung der Gelenktrophik und Propriozeption bei stabiler Osteosynthese.

Heutiges

Um diese Ziele der AO mit einem Minimum an Komplikationen zu erreichen, haben sich in den 80er und 90er Jahren durch Neuerungen in der Diagnostik (Computertomografie, Magnetresonanztomografie, Sonografie), Verbesserung

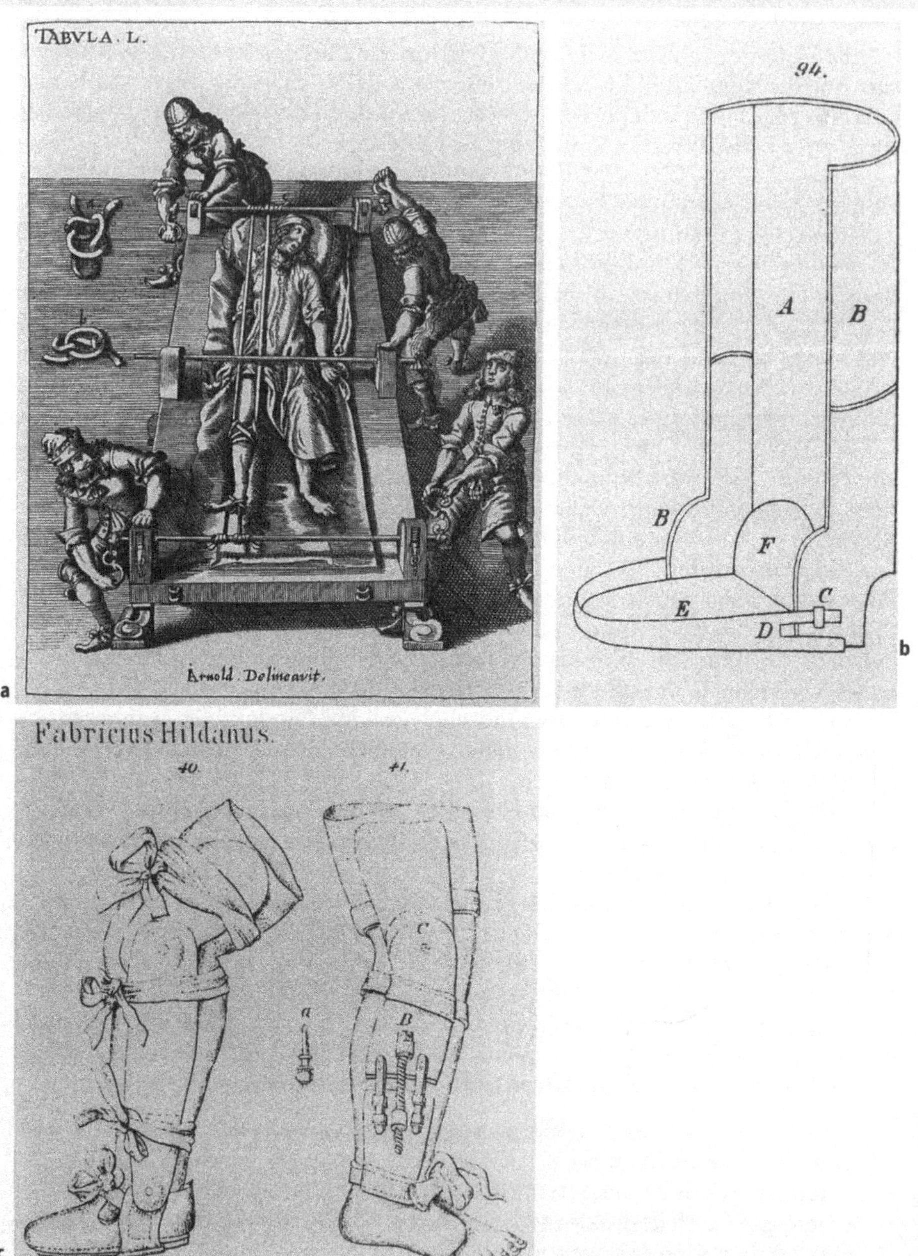

früher

Abb. 1. Historische Accessoires zur Sprunggelenks- und Fußchirurgie: **a** Scamnum hippocratis zur Einrichtung von Fußbrüchen, **b** Cassole du Paré (1573): Lagerungsschiene mit Rechtwinkelstellung des Fußes und Fersenaussparung (F), **c** Apparat zur Klumpfußbehandlung nach Guilhelmus Fabricius Hildanus (1560–1636)

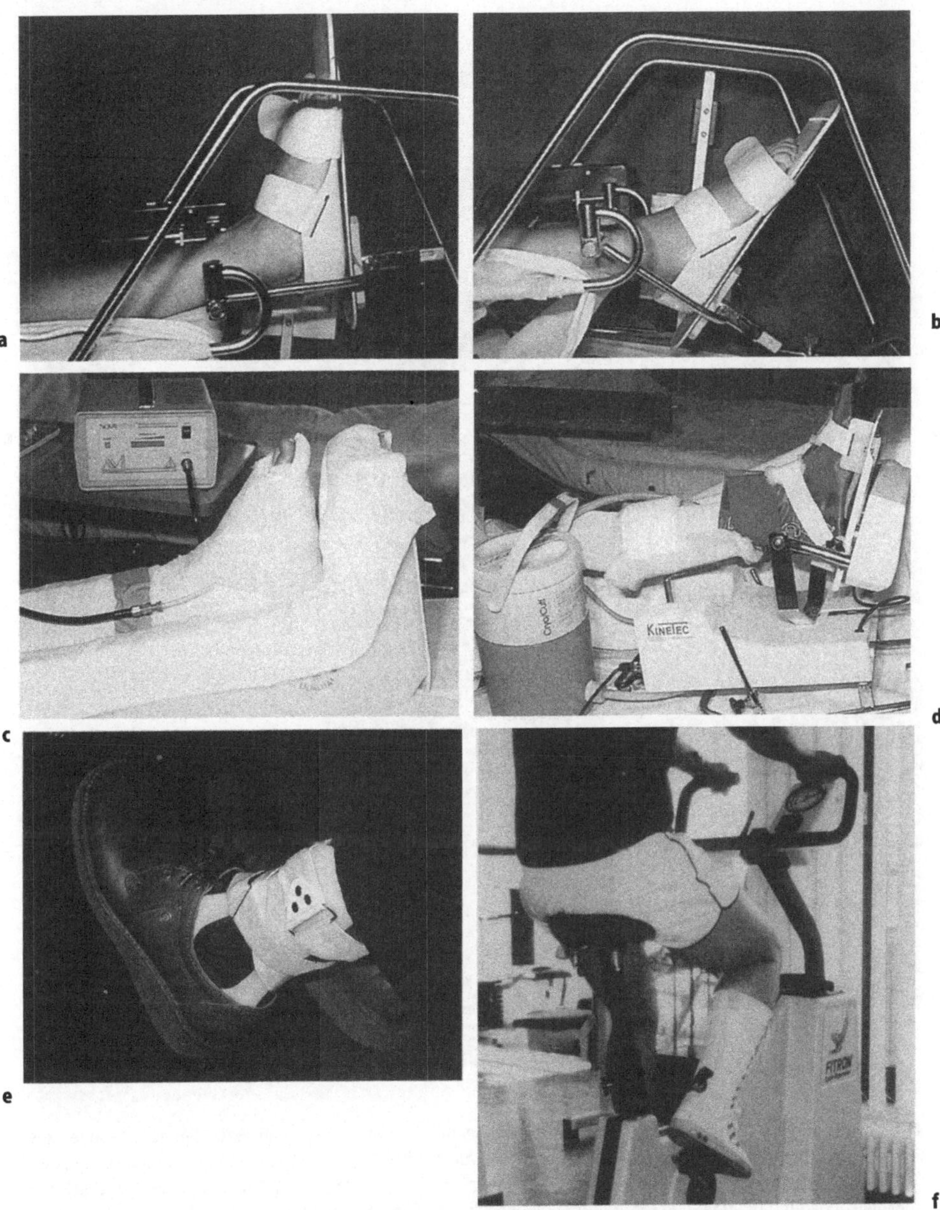

heute

Abb. 1 (Fortsetzung) Heutige Behandlungskonzepte zur Sprunggelenks- und Fußchirurgie: **a, b** CPM (continuoues passive motion) des oberen Sprunggelenkes nach Gelenkeingriff, **c** Einsatz der venösen Fußpumpe (venoues pump) mit mechanischer Entleerung der venösen Fußsohlenplexus zur schnelleren Abschwellung und Thromboseprophylaxe, **d** Kryo-Cuff (Eiskühlung) in der Kombination mit CPM in der Fersenbeinchirurgie, **e** funktionelle Knöchelschienenbehandlung beim frischen Knöchelbänderriß unter Verzicht auf eine Operation, **f** funktionelle, nicht-operative Behandlung mit einem Spezialstiefel bei frischem Achillessehnenriß mit Physiotherapie auf dem isokinetischen Fahrrad bereits nach 3 Wochen

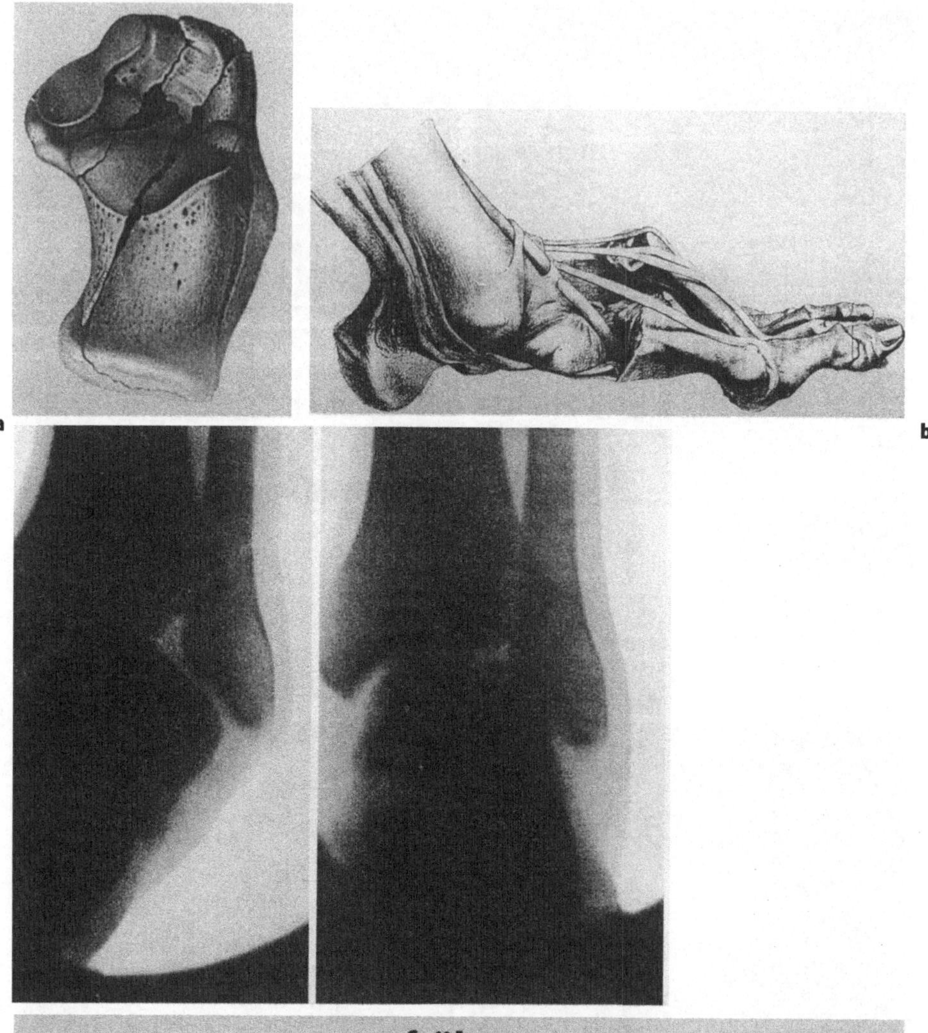

Abb. 2. Historische Diagnostik: **a** Malgaigne Fersenbeinfraktur von 1843: Kadaverstudie zur Analyse des Fersenbeinbruches, **b** Verrenkungsbruch der vorderen Fußwurzelreihe: descriptive Kadaverstudie von Quenu und Küss (1909), **c** gehaltene Aufnahme des oberen Sprunggelenkes, Möhring (1916): Innovative Dokumentation durch die Knochenbildgebung (Röntgen). *Rechts:* Heutige Diagnostik: **a, b** Die Computertomografie im Längs- (a) und Querschnitt (b) zeigt die Beteiligung der betroffenen Gelenke beim Fersenbeinbruch und die Stellung der einzelnen Fragmente zueinander. **c** Die dreidimensionale Computertomografie erleichtert die operative Planung. **d** Vor der Operation erstelltes 1:1-Knochenmodell für eine 19jährige Patientin mit komplexer Fußfehlstellung, die wegen schlechter Weichteilsituation nur von der Innenseite des Fußes aus korrigiert werden kann. Am Modell kann voroperiert werden. Die roten Blöcke zeigen die notwendige Größe von Knochenspänen aus dem Beckenkamm. **e** Die Magnetresonanztomografie zeigt eine alte Knorpelabscherung am Sprungbein, welche im normalen Röntgenbild kaum erkennbar ist (siehe Pfeile). **f** Die sonografische Längsschnittuntersuchung in einem standardisierten Haltegerät zeigt bei Rechtwinkelstellung des Fußes die große Lücke zwischen den gerissenen Achillessehnenstümpfen (oben). Bei 20° Spitzfußstellung ist eine gute Adaptation der Sehnenstümpfe erkennbar (unten)

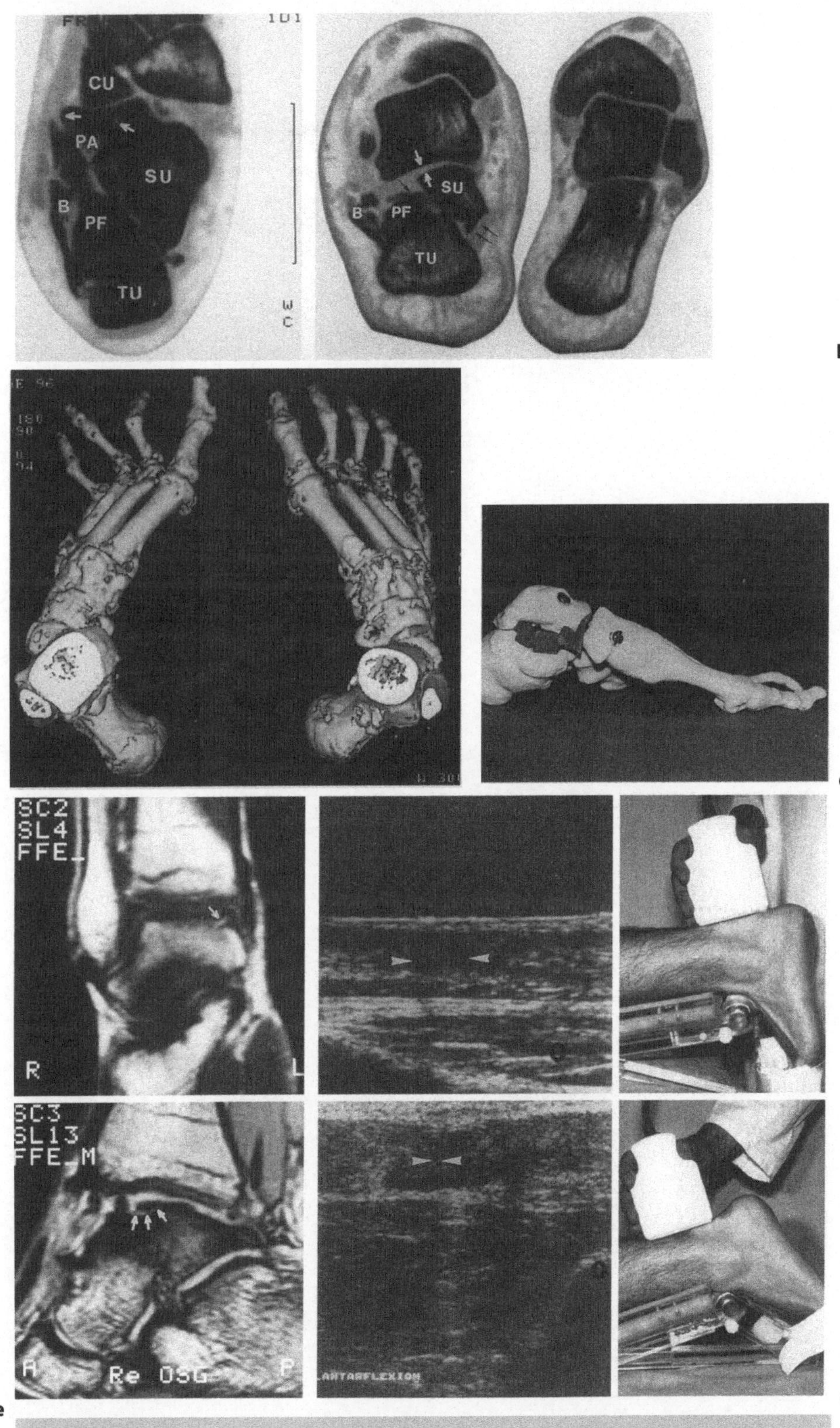

heute

Abb. 2 (Fortsetzung)

Sprungbein-Brüche

Historisches

Eingedenk der Geschichtsschreibung, die uns überlieferte, daß römische Soldaten beim Würfelspiel meist das Sprungbein eines Pferdes wegen seiner zahlreichen Facetten benutzten, sind Wortspiel und Allegorie des caesarischen Ausspruchs: „iacta alea est“ noch heute lebendig, wenn es zum Bruch dieses essentiellen menschlichen Knochens kommt. So berichtete Syme 1844 über eine erschreckende Mortalitätsrate von 84% bei offenem Sprungbeinbruch. Um solche schwerwiegenden Folgen zu vermeiden, empfahl bereits Cooper im Jahre 1822 die sofortige Entfernung des Sprungbeines. Ernst von Bergmann war der erste, der im Jahre 1892 eine offene Einrichtung beim Sprungbeinverrenkungsbruch durchführte. Bei diesen schweren Verrenkungsbrüchen wird von einigen Autoren noch in jüngster Zeit eine partielle oder totale Durchblutungsstörung des Sprungbeines mit einer Rate von 50–100% angegeben.

Heutiges

Nach Analyse Hunderter von Fußfrakturen bei Piloten und Fallschirmspringern des 1. und 2. Weltkrieges durch Anderson (1919) und Coltart (1952) und nach Etablierung der Behandlungsrichtlinien bereits 1950 durch Bonnin gelten heute folgende Prinzipien:

- Operative Sofortversorgung innerhalb der ersten 6 Stunden in einem Krankenhaus der Maximalversorgung. Da diese komplizierten Brüche selbst an großen Zentren im Mittel nur etwa 10 Fälle pro Jahr ausmachen, sollten sie sehr erfahrenen Operateuren vorbehalten bleiben.
- Offene, schonende Einrichtung mit möglichst stabiler Schraubenosteosynthese, die eine sofortige Bewegung im oberen Sprunggelenk gestattet.
- Verwendung von Titanimplantaten, um im weiteren Verlauf mittels Kernspintomografie die Sprungbeindurchblutung kontrollieren zu können.

Unter diesen Prämissen kann die für das Sprungbein gefürchtete Durchblutungsstörung bis auf ein Drittel gesenkt und der zu erwartende schwere Gelenkverschleiß im oberen und unteren Sprunggelenk auf 15% reduziert werden [Zwipp 1994].

Als obsolet gilt heute die Entfernung des gebrochenen Sprungbeines. Selbst ein aus der Sprunggelenksgabel herausgerenktes und z.B. am Unfallort verlorenes und verschmutztes Sprungbein sollte nach mechanischer Reinigung in Antibiotikalösung unter allgemeinem Antibiotikaschutz rekonstruiert und wieder rückverpflanzt werden. Dies geschieht aus biomechanischen Gründen, auch wenn in hohem Maße mit einer totalen Durchblutungsstörung gerechnet werden muß. In Fällen eines unwiederbringlichen Verlustes des Sprungbeines sollte die Transplantation eines geeigneten menschlichen Spendersprungbeines erfolgen. Hierbei wird es allerdings notwendig sein, das obere und untere Sprunggelenk einzusteifen, damit eine Teildurchblutung des Sprungbeines vom Schienbein, Wadenbein und Fersenbein aus ermöglicht wird und eine kompensatorische Fußbeweglichkeit zwischen Rückfuß und Mittelfuß erzielt werden kann.

Bei schicksalhafter partieller oder totaler Durchblutungsstörung eines Sprungbeinverrenkungsbruches kann mittels zahlreicher Knochenbohrungen oder durch Verpflanzung eines mikrovaskulär gestielten Knochenspanes die Durchblutung verbessert werden.

Fersenbeinbruch

Historisches

Die konservative Phase von Hippokrates über Lisfranc, Malgaigne bis hin zu Hoffa und anderen namhaften Chirurgen zum Ende des 19. Jahrhunderts bestand bei fehlender radiologischer Diagnostik in der klinischen Erkennung mit therapeutischen Empfehlungen, den Fuß hochzulagern, feuchte Verbände anzuwenden und 3 Wochen Bettruhe zu halten. Bei offenen Fersenbeinbrüchen sägte Pott noch 1768 den Rückfuß ab, um dem gefürchteten Tetanus vorzubeugen. Cooper empfahl 1822 Eiweißverbände mit Baumwoll-Charpie und die Amputation, falls darunter die Ferse gangränös würde.

Der amerikanische Chirurg Clark inaugurierte 1855 als erster einen Fersenbeinstreckverband zur Aufrichtung des kollabierten Rückfußes. Der schottische Chirurg Bell gilt als Pionier der ersten offenen Einrichtung eines Fersenbeinbruches im Jahre 1882. Mit Beginn des 20. Jahrhunderts setzte nach radiologischer Erkennung der Frakturpathologie ein operativer Boom ein. So beschrieb Goff im Jahre 1938 nach Durchsicht von 156 Beiträgen zur Behandlung des Fersenbeinbruches aus der Zeit von 1720 bis 1936 allein 41 verschiedene halboffene bis offene Verfahren, die in der Zeit zwischen 1905 und 1936 propagiert wurden. Diese Empfehlungen reichten vom Einbringen einer Känguruhsehne oder eines Silberdrahtes über das Einbolzen einer Knochenplatte bis zur Sprungbeinentfernung, vollständigen Fersenbeinausräumung oder dem Flachklopfen des Fersenbeines mit einem Hammer sowie verschiedenen Versteifungsoperationen als primäres Vorgehen bei frischem Bruch. L. Böhler (1885–1973), der Vater der heutigen Unfallchirurgie, favorisierte bis in die 50er Jahre die geschlossene Einrichtung und Stabilisierung des Bruches mit Metallstiften, die unter Röntgenkontrolle durch die Haut in das Fersenbein vorgetrieben wurden. Pioniere des heute gültigen offenen Vorgehens mit Einrichtung, Verschraubung oder Stabilisierung mit Plättchen kommen aus der französischen Chirurgie und Orthopädie wie Leriche (1929), Merle d'Aubigné (1937), Judet (1954) und Bèzes (1984).

Heutiges

Während noch vor gut 10 Jahren die meisten Fersenbeinbrüche wegen der zu Recht gefürchteten Osteomyelitis konservativ behandelt wurden und enttäuschenderweise in zwei Drittel der Fälle zu nur befriedigenden und schlechten Ergebnissen führten, setzte ab Mitte der 80er Jahre ein radikales Umdenken in bezug auf die Behandlung dieser Brüche ein. Während für Hüft- und Schienbeinkopfbrüche seit Jahrzehnten die operative Gelenkrekonstruktion selbstverständlich war, galt dies für Fersenbeinbrüche erst jetzt. Grundlegende Voraussetzung für diesen Wandel war ein neues Verständnis der Frakturpathologie durch die Kenntniserweiterung

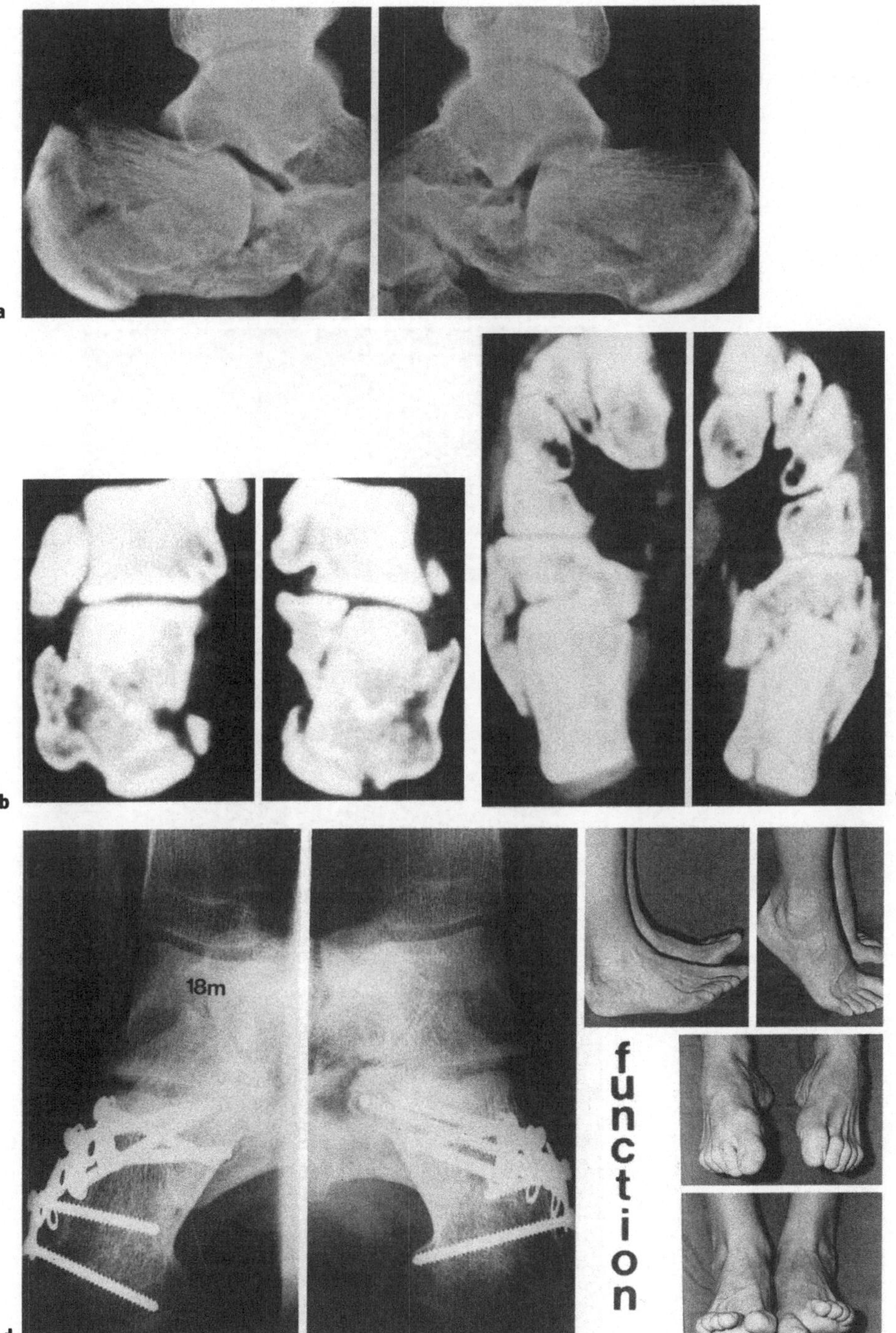

Abb. 3 a – h. Beidseitiger Fersenbeinbruch eines 20jährigen Marathonathleten nach Sturz von einer Treppe. **a** Die seitlichen Fersenbeinaufnahmen zeigen den vollständigen Rückfußkollaps mit Abkippung der Gelenkfläche zum Sprungbein um fast 90°. **b, c** Das präoperative CT zeigt die Gelenkverwerfung, die Rückfußverbreiterung, Höhenverlust und Verkürzung des Fersenbeines. **d, e** 18 Monate nach der operativen Versorgung besteht ein völlig normaler Rückfuß mit nahezu uneingeschränkter Bewegung in allen Gelenken. **f, g, h** Nach Implantatentfernung zeigen sich beide Fersenbeine mit völlig normal strukturierten Knochenbälkchen. Höhe, Länge und Breite sowie die Gelenke des Fersenbeines sind wiederhergestellt. Der Patient arbeitet schmerzfrei und ist voll sportfähig

Abb. 3 (Fortsetzung)

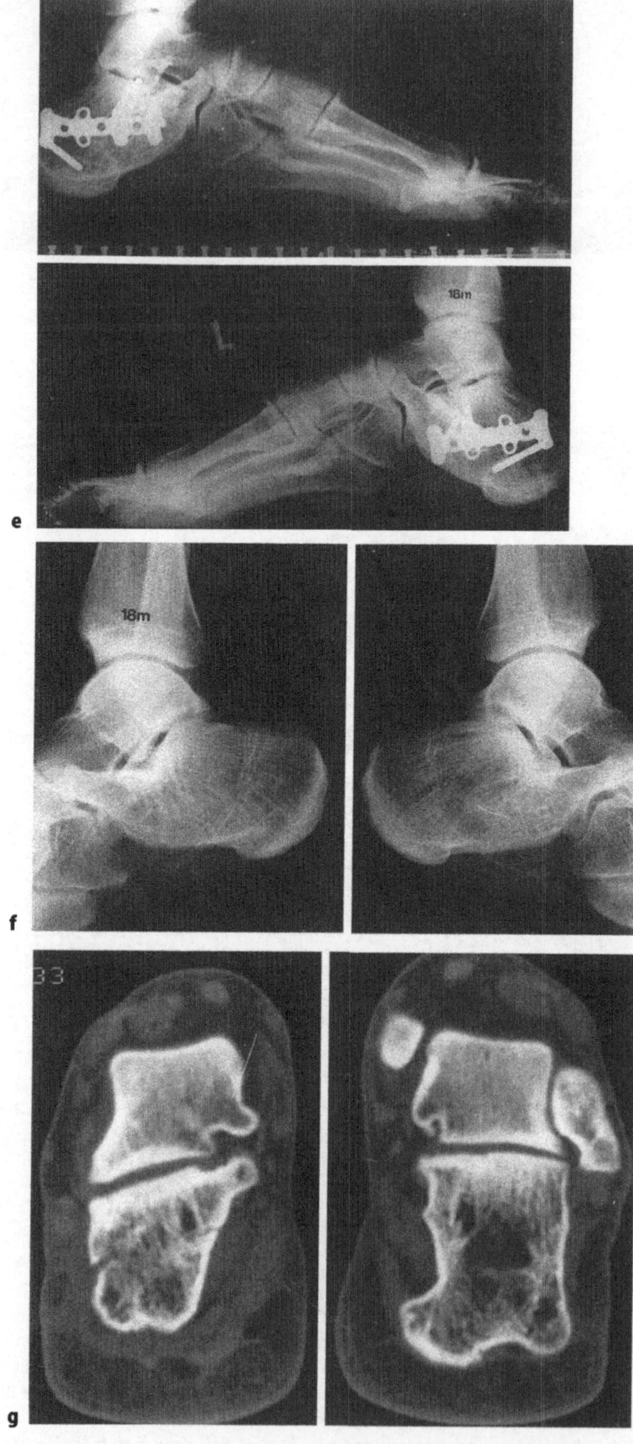

Abb. 3 (Fortsetzung)

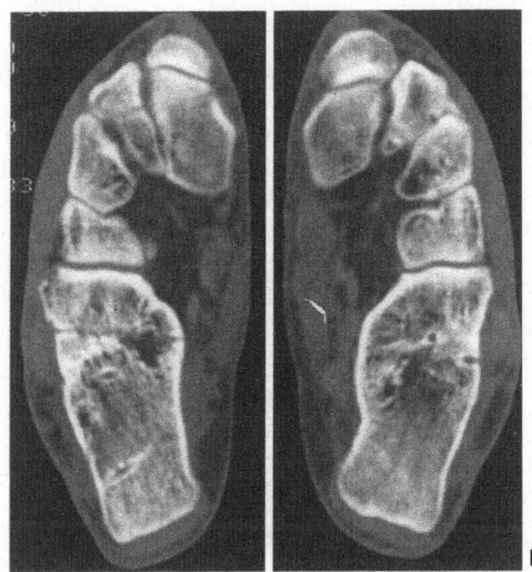

aufgrund der systematischen Einführung der Computertomografie, ohne die ein folgerichtiger operativer Zugang zu diesen komplizierten Brüchen nicht möglich geworden wäre. Erst diese neue Methode der räumlichen Diagnostik hat den Operateuren eine dreidimensionale Vorstellung vermittelt. Es wurde klar, daß in den meisten Fällen vier bis fünf Hauptbruchstücke vorliegen, die in wechselnder Position zueinander stehen und durch bestimmte innere oder äußere operative Zugangswege einen vollständigen Wiederaufbau des Fersenbeines möglich erscheinen lassen. Bei diesen schwierigen Brüchen gilt es, nicht nur die Rückfußhöhe und die drei wichtigen Gelenkflächen wieder aufzubauen, sondern durch die Operation auch eine so stabile Fixation des Fersenbeines in sich selbst zu erreichen, daß unmittelbar postoperativ eine Bewegung nicht nur in dem oberen, sondern auch in den unteren Sprunggelenken möglich wird. Dies gilt als Voraussetzung für die Wiedererlangung der vollen Gebrauchsfähigkeit des Fußes. Diese heute nahezu standardisierte Operationstechnik wäre nicht möglich geworden, wenn nicht zwischenzeitlich durch Fortschritte in der Plastischen Chirurgie mikrovaskuläre Lappenplastiken für Komplikationen in der Weichteilbedeckung eines offen liegenden Fersenbeinbruches zur Verfügung ständen. Kaum ein anderer menschlicher Knochen ist so wenig von gut durchbluteten Weichteilen bedeckt wie das Fersenbein. Nur bei kritischer Weichteilsituation, hohem Patientenalter, bei insulinpflichtigem Diabetes mellitus, arterieller Verschlußkrankheit, Immunschwäche und/oder Drogenabhängigkeit verbietet sich ein offen-operatives Vorgehen. Etwa 90% aller Patienten mit Fersenbeinbruch, meist junge, im Arbeitsprozeß stehende Menschen, profitieren heute von den Vorteilen einer möglichen nicht-gelenkübergreifenden, offenen Stabilisierung des Bruches (Abb. 3). Die Minderung der Erwerbsfähigkeit kann von früher 25,5% auf heute 18% deutlich gesenkt und die Wiedererlangung der vollen Sportfähigkeit in den meisten Fällen erreicht werden.

Brüche der Fußwurzel und des Vorfußes

Brüche des Kahnbeines, Würfelbeines, der Keilbeine und Mittelfußknochen werden heute, insbesondere bei Gelenkzerstörung, wie ein Fersenbeinbruch eher offen operativ rekonstruiert, um die biomechanisch bedeutsamen Längs- und Quergewölbe des Fußes sowie die innere und äußere Fußsäule in ihrer speziellen Architektur zu erhalten. Jede traumatisch bedingte, nicht rekonstruierte Veränderung der Fußstatik und -dynamik führt zur Funktionseinbuße, zur Gehbehinderung, zum intermittierenden oder permanenten Schmerz mit vielleicht einschneidender Minderung der Lebensqualität. Hippokrates hat dies ca. 400 v. Chr. anschaulich beschrieben: „Oft mahnt sie ein Schmerz daran, daß der Fuß das gesamte Gewicht des Körpers zu tragen hat."

Komplexes Fußtrauma

Gerade bei der augenfälligen Zunahme von Rasanztraumen ist insbesondere bei Mehrfachverletzten der Fuß ein häufig mitbetroffener Skelettabschnitt, der dabei nicht allzu selten vernachlässigt wird. Komplexverletzungen wie offene Fußverrenkungsbrüche, Quetschtraumen, Muskellogensyndrom und Teilamputationen zwingen zum sofortigen Vorgehen, wobei heute Debridement, Minimalosteosynthese mit Unterschenkel- Fuß-Transfixation, Muskellogenspaltung mit vorübergehender Kunsthautdeckung und/oder die kunstgerechte Nachamputation über den funktionellen Erfolg entscheiden. So ist der Zugang zu den komplexen Fußwurzelverrenkungsbrüchen heute viel aggressiver geworden, d.h. er ist gekennzeichnet durch ein eher offenes Vorgehen mit primär übungsstabiler passagerer Fixation der Fußwurzelgelenke mittels Stellschrauben anstatt der früher geübten, anatomisch meist unsicheren Einrichtung und Fixation mittels durch die Haut eingebrachter Drähte. Darüber hinaus haben neue chirurgische Techniken wie die freie mikrovaskuläre Hautmuskeltransplantation zu neuen Dimensionen in der Traumatologie des Fußes sowie auch in der rekonstruktiven Fußchirurgie geführt.

Auch neuere diagnostische Verfahren wie die Ultraschalldiagnostik, die Computertomografie und die Magnetresonanztomografie (Kernspintomografie), spezielle röntgenologische Streßaufnahmen und Belastungsaufnahmen des Fußes haben das Spektrum der präoperativen Diagnostik erweitert und neue Möglichkeiten in der rekonstruktiven Fußchirurgie eröffnet. So können wir beispielsweise nach einem ausgedehnten Unterschenkellogensyndrom oder Postischämie-Syndrom nach Gefäßverletzung im Kniekehlenbereich im Ultraschallbild und besser noch in der kernspintomografischen Darstellung die ausgedehnten Narben in den verschiedenen Unterschenkelmuskellogen, besonders der tiefen Beugersehnenloge, beobachten. Weil heute mehr Patienten eine schwere Mehrfachverletzung überleben und gefäßverletzte untere Extremitäten durch eine rasche gefäßchirurgische Versorgung einschließlich früher Logenspaltung fast immer erhalten werden können, sehen wir heute mehr posttraumatische, schwere Fußdeformitäten aufgrund der extremen Kontrakturen vor allem im Bereich der tiefen Beugersehnen des Unterschenkels. Ein Beispiel ist ein 15jähriger mehrfachverletzter Patient, der zusätzlich zum Unterschenkelbruch noch eine Gefäßzerreißung der Kniekehlenarterie erlitt. Nach erfolgreicher Rekonstruktion des Gefäßes kam es jedoch im Gefolge davon zu einer extremen Klumpfußfehlstellung, die ihn selbst mit zwei Unterarmgehstützen gehunfähig machte (Abb. 4).

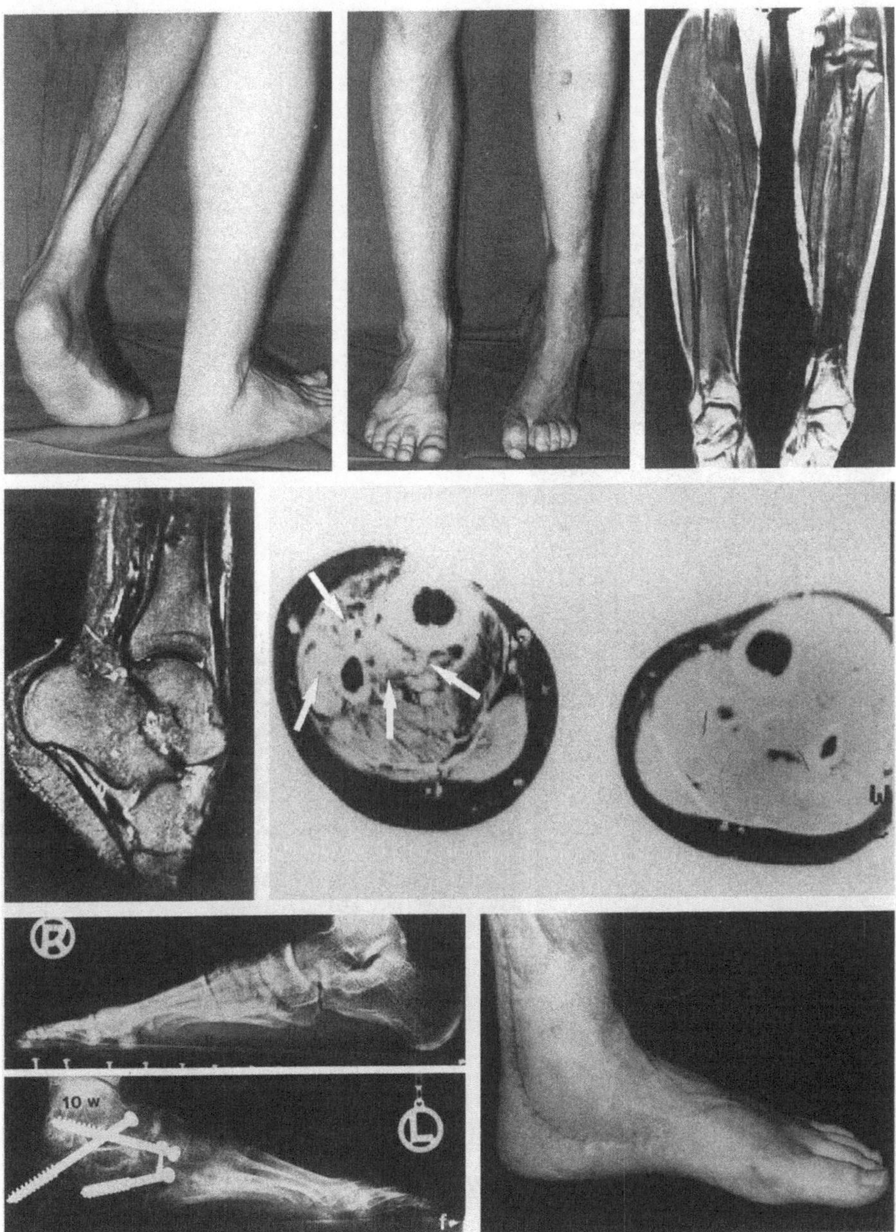

Abb. 4. Beispiel der heutigen Möglichkeiten zur Fußkorrektur vor und nach dem Eingriff (siehe Text)

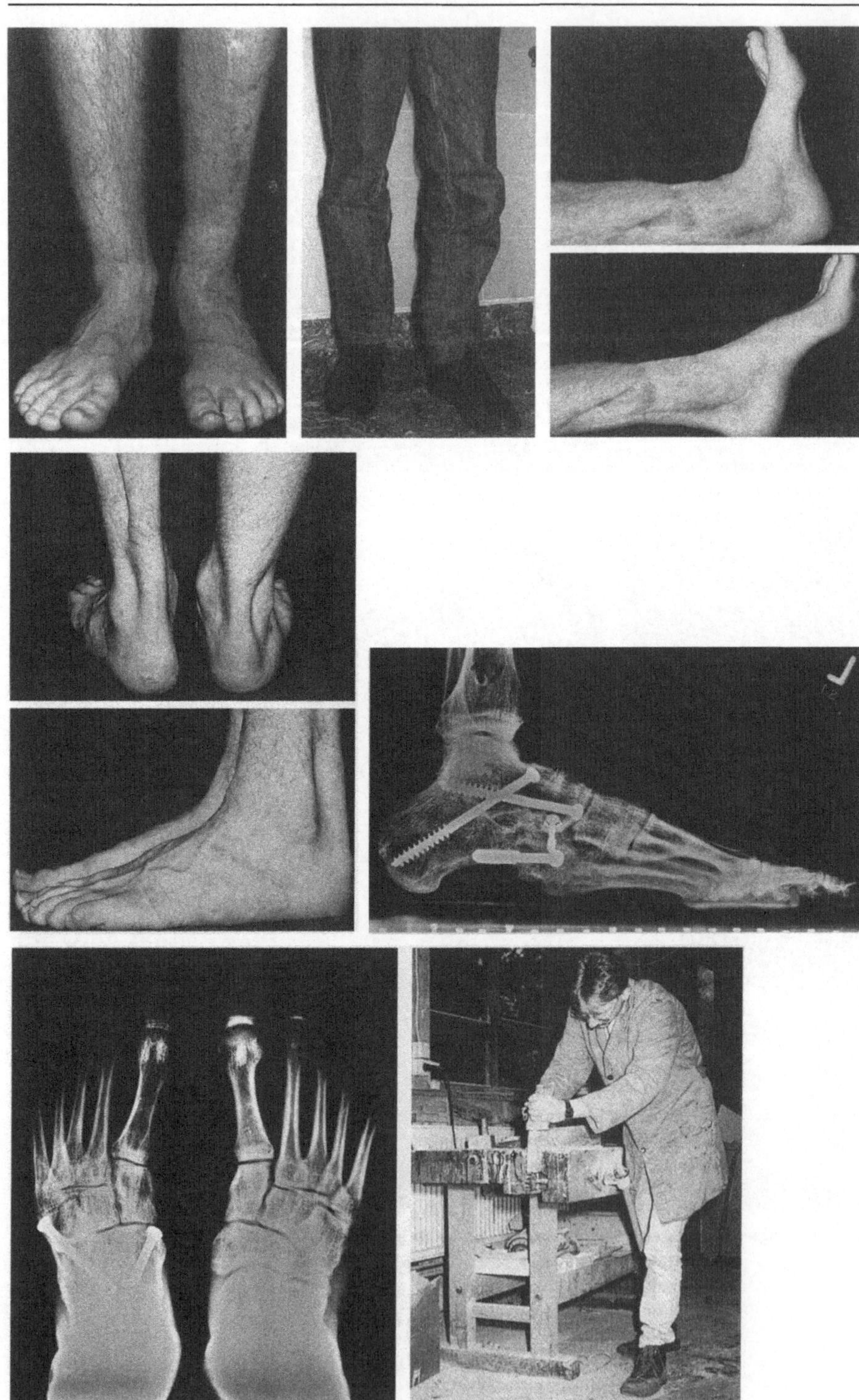

Abb. 4 (Fortsetzung)

Fortschritte in der rekonstruktiven Fußchirurgie machen es möglich, einen solchen schwer deformierten Fuß wieder in eine normale Position zu bekommen, wodurch das Tragen konfektionierter Schuhe möglich wird. Die Abbildung zeigt diesen Patienten vor der operativen Fusion der unteren Sprunggelenke und zwei Jahre nach der Versorgung in seiner Ausbildung als Möbelschreiner.

Ein weiteres Fallbeispiel moderner Fußchirurgie zeigt, wie wichtig eine frühe primäre plastische Deckung z. B. durch einen vom Rücken entnommenen Muskel-

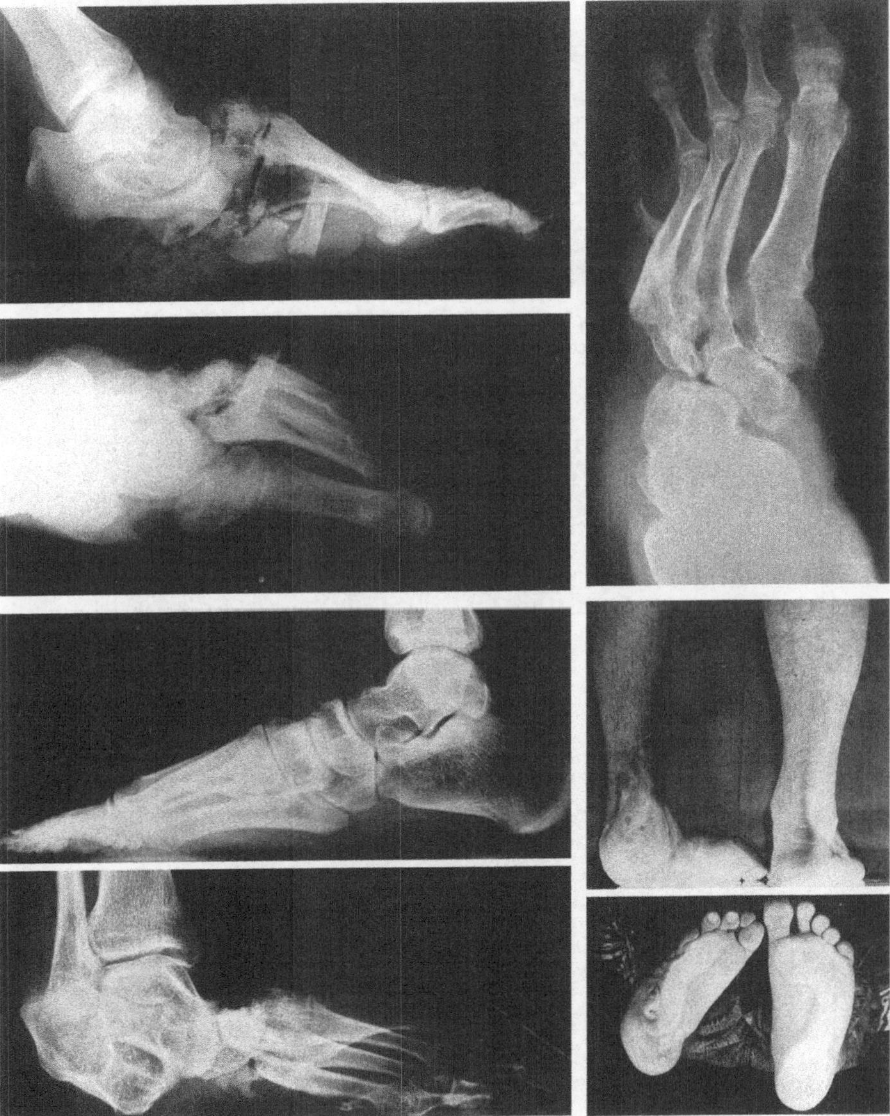

Abb. 5. Beispiel einer heute möglichen komplexen Weichteil- und Knochenrekonstruktion am Fuß unter Zuhilfenahme von 1:1-Knochenmodellen präoperativ (siehe Text)

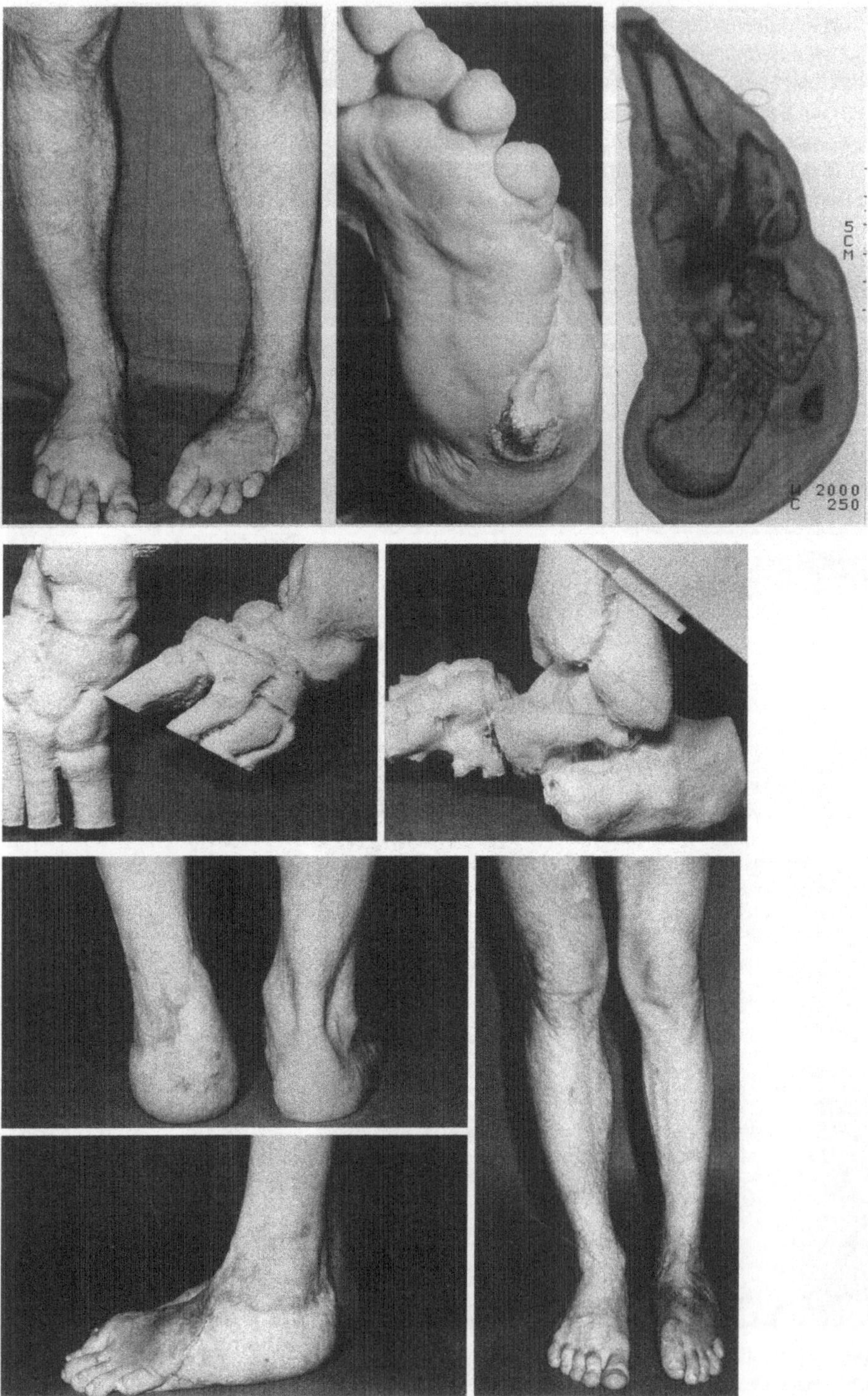

Abb. 5 (Fortsetzung)

lappen mit mikrovaskulärem Gefäßanschluß zum Fuß ist, um einen völlig weichteilzerstörten Fuß nicht amputieren zu müssen. Patient war mit seinem linken Fuß in eine Walze gekommen und erhielt bei fast vollständiger Amputation zunächst eine freie Muskellappenplastik. Trotz sehr guter orthopädischer Schuhversorgung wurde der Patient nicht mehr arbeitsfähig. Das abgebildete dreidimensionale Knochenmodell, das speziell für diesen Patienten anhand feiner CT-Schichten

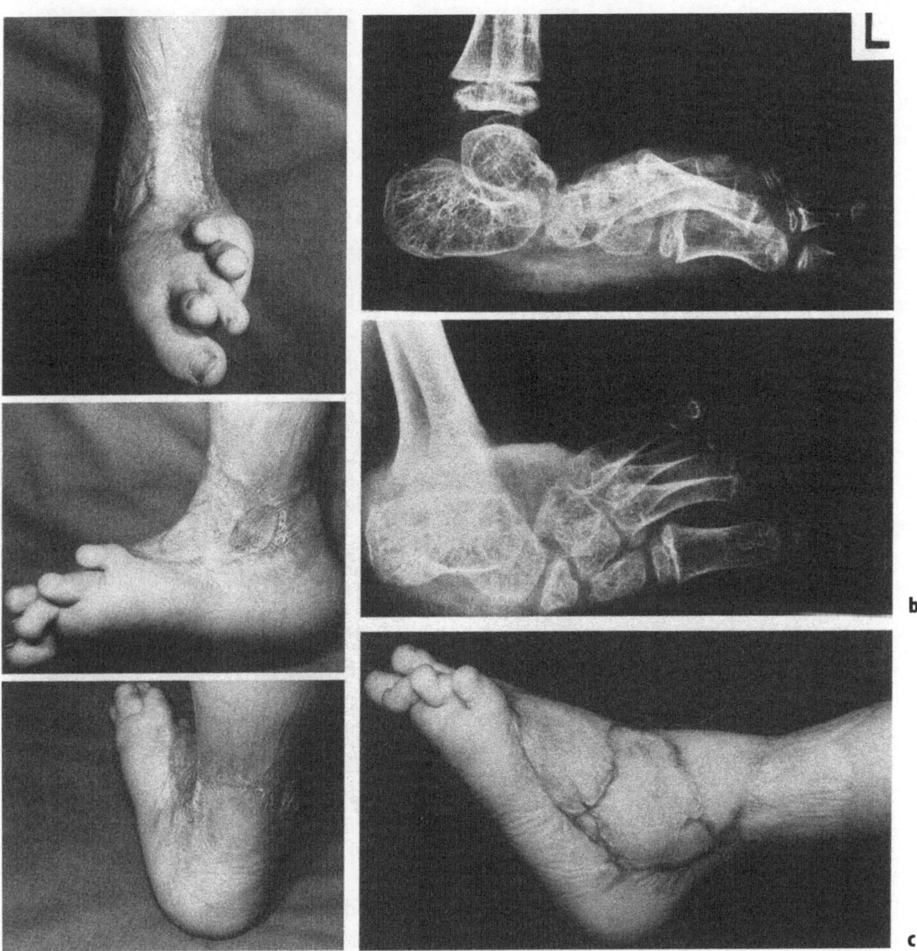

Abb. 6a–f. Beispiel zur Bedeutung der plastischen Chirurgie in der erweiterten Fußchirurgie. **a, b** Komplexe Fußdeformität nach indirektem und direktem Trauma eines seinerzeit sechsjährigen türkischen Knaben, der im Rahmen eines Erdbebens eine schwere Quetschverletzung des linken Fußes sowie Verbrennungen der Haut erlitt. **c, d** Bei dem jetzt zehnjährigen Knaben werden die kontrakten Narben im Sprunggelenks- und Fußbereich entfernt und vitales Gewebe mittels freien Gewebetransfers ersetzt, knöcherne Korrektur im Fußwurzelbereich in gleicher Sitzung. Deutliche Verbesserung der Weichteile und des Fußwurzelskelettes bei der Dreimonatskontrolle. Zehen- und Vorfußkorrekturen sollten in 2. Sitzung erfolgen. **e, f** Fünf Jahre später zeigt der jetzt 15jährige Patient einen mehr oder weniger normalen Fuß ohne notwendige Nachkorrektur des Vorfußes, d.h. spontane Normalentwicklung des Fußes nach plastischer Deckung und Fußwurzelkorrektur. Der Junge ist voll sportfähig und kann normales Schuhwerk tragen

Abb. 6d (Fortsetzung)

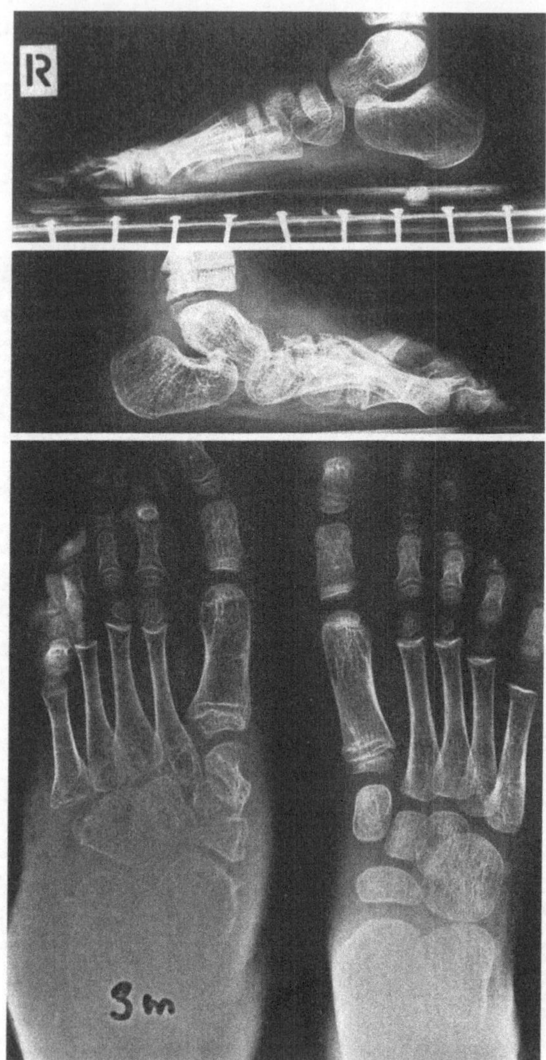

direkt anatomisch 1:1 rekonstruiert wurde, zeigt die schwere Fehlstellung im Bereich des oberen Fußwurzelgelenkes mit grober Außenrotation des gesamten Fußes und zusätzlicher Fehlstellung nach fußrückenwärts. Das präoperative Modell hilft bei der Planung dieser schwierigen Weichteil- und Knochenoperation, so daß durch das „Voroperieren" der Erfolg der komplizierten Operation gesichert werden kann. Die Abb. 5 zeigt den jungen Patienten vor und nach der rekonstruktiven Fußoperation.

Den Patienten wieder auf die Füße bringen heißt nicht nur, ihn wieder gehfähig zu machen, sondern möglichst schmerzfrei, voll arbeits- und sportfähig mit normalem Schuhwerk und normalem Aussehen des Fußes (Abb. 6).

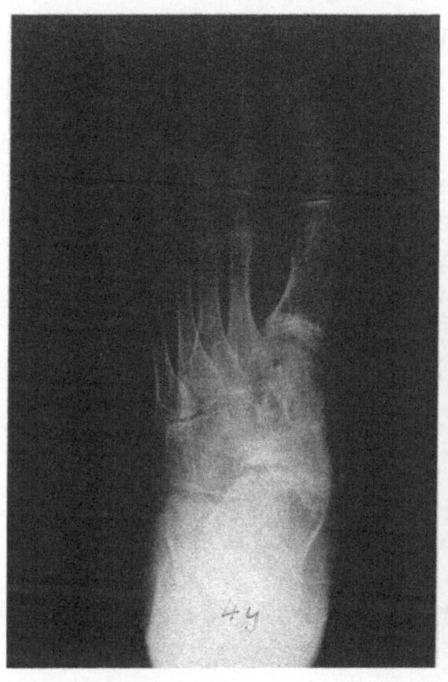

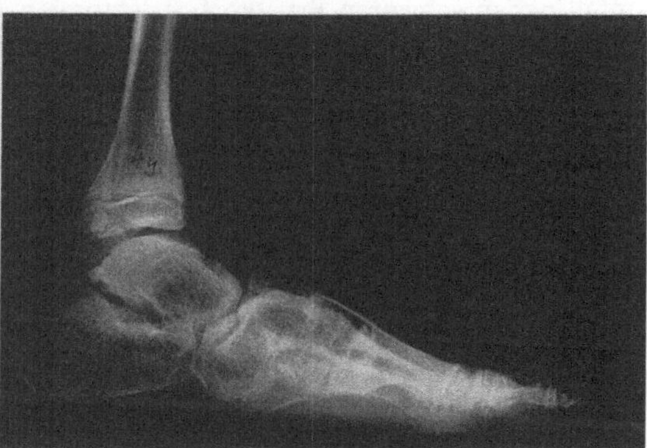

Abb. 6e (Fortsetzung)

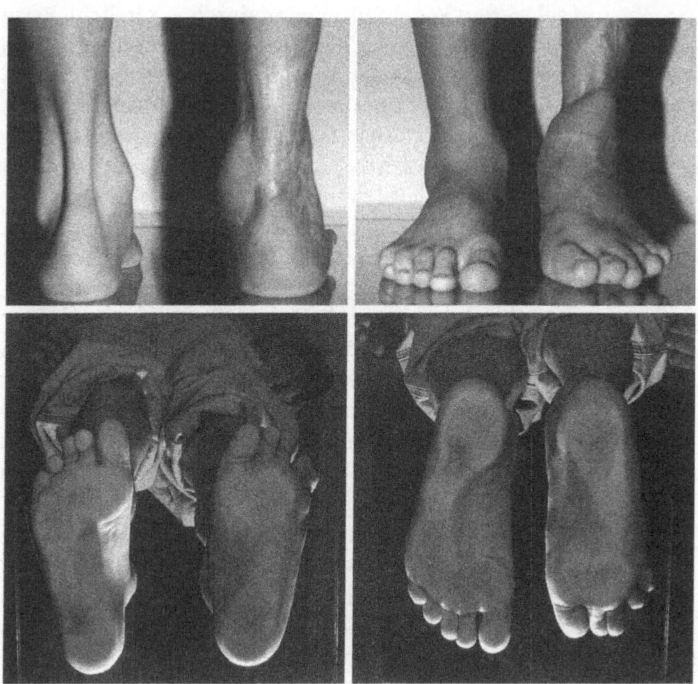

Abb. 6f (Fortsetzung)

Ökonomische Bedingungen und soziale Folgen

Prävention

Wenn eine 31jährige Ärztin als schwer Mehrfachverletzte nach einem Verkehrsunfall neben schweren Brustkorbverletzungen, Becken- und Beinbrüchen sowie komplexen Fußfrakturen beidseits ein Jahr nach dem Unfall ausschließlich fußbedingt eine Minderung der Erwerbsfähigkeit auf dem allgemeinen Arbeitsmarkt von 50 % hat, und dies nach wissenschaftlichen Untersuchungen [Regel 1993] nur ein Beispiel von vielen ist, so läßt dies mehrere Überlegungen zu:

- Fußfrakturen werden bei Mehrfachverletzten leicht übersehen, zu spät erkannt, unzureichend initial behandelt und/oder sind sekundär schwer korrigierbar.
- Fußfrakturen haben, weil ihnen viele Jahre wenig Beachtung geschenkt wurde, in Diagnostik und Therapie nicht den etablierten Ausbildungsstandard erreicht wie andere Frakturen.
- Fußfrakturen sind aufgrund der komplizierten Anatomie, des komplexen kybernetischen Systems und der schlechten Weichteildeckung schwierig zu behandeln, so daß der Prävention von schweren Fußverletzungen ein höherer Stellenwert beigemessen werden muß.

Ergebnisse der interdisziplinären Unfallforschung an der Medizinischen Hochschule Hannover haben gezeigt, daß besonders der PKW- Fahrer beim Offset-Crash durch Intrusion des Fußraumes schwere Fußverletzungen davonträgt, wobei offene Brüche mit schwerem Weichteilschaden durch zusätzliche Verwringung und Einklemmung zwischen den Pedalen entstehen [von Rheinbaben 1993].

Hier könnten durch Neuerungen in der Automobilindustrie, z. B. durch mechanische Verstärkung des Fußraumes und Alternativen zur Pedalerie, enormer Individualschaden und gigantische Krankenkassen-, berufsgenossenschaftliche und volkswirtschaftliche Kosten vermieden werden. Die Ignoranz der Automobilindustrie zur ungelösten Problematik bleibt daher wenig verständlich.

Ein anderes weites Feld der Prävention betrifft den Breitensport. So kann nach neuesten wissenschaftlichen Erkenntnissen eine der häufigsten Verletzungen im Freizeitsport, der Knöchelbänderriß, nicht durch Bandagen (passiver Schutz), wie bisher geglaubt, sondern durch ein gezieltes Eigenreflextraining (aktiver Schutz) wirksamer vermieden werden [Heinz 1996]. Dies erfordert aber ein Umdenken bei Sportlern, Trainern und Sporttherapeuten. Bei jährlich ca. 20 000 Knöchelbänderrissen allein im Freizeitsport und einer schätzungsweisen Reduktion durch eine erfolgreiche Prävention auf 10 000 Fälle könnten bei mittleren Behandlungskosten von 2000 DM pro Fall immerhin neben Abwendung des Individualschadens mindestens 20 Millionen DM eingespart werden.

Ähnliches gilt sicher für die Prävention von Sportunfällen durch die Entwicklung „sicherer Sportschuhe" entsprechend den Sportarten und Sportfeldern. Von Seiten der Konfektionsschuhindustrie sollte die wissenschaftliche Zusammenarbeit mit Fußspezialisten angestrebt werden, um schuhbedingte sekundäre Fußdeformitäten durch Verbesserung der anatomisch-biomechanischen Prinzipien mittels Optimierung des Schuhwerkes zu minimieren.

Minderung der Unfallfolgen

Zur Vermeidung von Nachteilen für den Patienten und zur Minimierung der Unkosten von Krankenkassen und Berufsgenossenschaften gibt es kein besseres Beispiel als den wissenschaftlichen Wandel der Behandlung des Knöchelbänderrisses Mitte der 80er Jahre. Es konnte bewiesen werden, daß eine Operation, wie bis dahin geglaubt, beim erstmaligen Knöchelbänderriß gar nicht notwendig ist [Zwipp 1986]. Im Jahre 1985 wurden nach Statistiken der gewerblichen Berufsgenossenschaften allein auf Kosten dieser Versicherungsträger 13554 Patienten im Mittel 12,6 Tage zwecks Operation stationär behandelt. Bei Hochrechnung der stationären Behandlungskosten gegenüber der ambulanten Behandlung durch Verordnung einer MHH-Knöchelschiene ergäbe sich allein für die Berufsgenossenschaften und den Gemeindeunfallversicherungsverband nur aufgrund der geänderten Behandlungsform eine Kostenersparnis von 36,8 Millionen für das Jahr 1985. Kosten der Rehabilitation nach operativer Behandlung blieben hierbei gänzlich unberücksichtigt. Nicht einbezogen in diese Hochrechnung sind eine vergleichbar hohe Anzahl von Knöchelbänderrissen, die sich als Freizeit-/ Sportunfälle ereigneten sowie die zusätzlichen Einsparungen der Kostenträger und Arbeitgeber bei auf 3 Wochen verkürzter Arbeitsunfähigkeitsperiode gegenüber 8 Wochen bei Operation. Da aber viele Chirurgen von den Vorteilen der primär-funktionellen Behandlung erst einmal überzeugt werden mußten, ist es in den vergangenen 12 Jahren erst sukzessive zur Reduktion von früher 90% auf heute 20–30% der Operationsindikation dieser Verletzungen gekommen.

Ähnliche Verbesserungen für den einzelnen Patienten und große ökonomische Sparmaßnahmen betreffen die Behandlung des Achillessehnenrisses. Wissenschaftliche Studien [Zwipp 1990, Thermann 1995] haben bewiesen, daß ca. 90% aller Fälle einer frischen Achillessehnenzerreißung nicht operativ behandelt werden müssen, sondern erfolgreich ambulant in einem Spezialstiefel therapiert werden können. Die einzigen, die solche Innovationen rasch aufgreifen, sind die Patienten selbst, die für sich in einer solchen nicht-operativen Methode einen klaren Vorteil sehen. Bedauerlicherweise müssen nicht nur Chirurgen, Orthopäden und andere Ärzte von dieser neuen Methode über Jahre hinweg überzeugt werden, sondern auch Versicherungsträger, die in der Initialphase nicht bereit sind, die Kosten für solche Spezialstiefel zu übernehmen, obwohl eine stationäre Behandlung mit Operation ca. das Zehnfache kostet.

Hier bleibt ein Unverständnis dafür, daß weder von Seiten der Industrie noch der Kostenträger Interesse an gemeinsamen Untersuchungen besteht oder finanzielle Mittel für wissenschaftliche Evaluationen solcher Art angeboten werden, um volkswirtschaftlich kostenrelevanten Problemen gezielt nachgehen zu können.

Offene Fragen und zukünftige Entwicklung

Neben notwendigen Verbesserungen in der Prävention und in der Schulung der heute zu fordernden Leistungen in Diagnostik und Therapie komplexer Fußverletzungen und -rekonstruktionen muß die Basisforschung deutliche Lücken schließen: Dies betrifft sowohl die chirurgische Anatomie als auch die Biomechanik und Funktion des komplexen kybernetischen Systems Fuß, z. B. Fragen zur Knochendurchblutung, Molekularbiologie, 3-D-kinematischen Gelenkfunktion, Finite-Element-Gelenkdruckmessung, Ganganalyse etc. Noch offene, klinisch ungelöste Probleme sind der Gelenkersatz mit anatomischen, zementfreien Prothesen nicht nur des oberen, sondern auch der unteren Sprunggelenke und der problemfreie Ersatz von Knochen, Knorpel, Bändern und Sehnen im Sprunggelenks- und Fußbereich.

Zusammenfassung

Die Evolution der Fußchirurgie hat sich in abhängiger Funktion der Diagnostik seit der Knochenbildgebung durch Röntgen um die Jahrhundertwende exponentiell entwickelt. Durch neuere diagnostische Verfahren wie die Computertomografie einschließlich 3-D-Modellen, Magnetresonanztomografie, digitales Röntgen und Sonografie hat die Fußchirurgie mit Beginn der 80er Jahre einen neuen Schub erfahren. So ist beispielsweise die hochspezialisierte Fersenbeinchirurgie nur durch die Computertomografie möglich geworden. Umgekehrt hat die Sonografie als bildgebendes Verfahren einer früher undenkbaren, funktionellen, nichtoperativen Behandlung der Achillessehnenzerreißung in einem Spezialstiefel erst zur Durchführbarkeit verholfen. Die individuellen und sozio-ökonomischen Vorteile dieses Wandels spiegeln sich auch in der Versorgung der ca. 30 000 frischen Knöchelbänderrisse/Jahr in den alten und neuen Bundesländern wider, die heute primär-funktionell mit Hilfe einer Orthese erfolgreich geheilt werden können. Dies ergibt eine effektive Kostenersparnis von ca. 20 Millionen DM/Jahr allein für stationäre Behandlungskosten, da heute nur noch jeder 3. Patient operiert wird.

Zur Prävention von schweren Unfallfolgeschäden ist die Industrie gefordert, den Fußraum im PKW mechanisch zu stabilisieren und die 100 Jahre alte, extrem fußverletzungsgefährdende Pedalerie z. B. durch plane Drucksensoren zu ersetzen.

Noch ungelöste Probleme in der Fußchirurgie sind der anatomische, zementfreie Ersatz von Sprung- und Fußgelenken und Möglichkeiten des gewebeverträglichen Knorpel-, Knochen-, Band- und Sehnenersatzes, die neben elementarer Basisforschung zur Kybernetik des Fußes umfangreiche Evaluationen chirurgisch brauchbarer Biomaterialien erfordern.

Literatur

1. Anderson HG (1919) The medical and surgical aspects of aviation. Henry Frowde, Oxford University Press, London
2. Abu l' Quasim (1013 n. Chr.). Zitat nach Gurlt (1898)
3. Bell C (1882) Compound fractures of the os calcis. Edinburgh M J, 27 : 1100
4. Bergmann, E von (1892) Reposition des luxierten Talus von einem Schnitt aus. Langenbecks Arch Chir XLIII: 1–12
5. Bézes H (1984) Die Osteosynthese der Calcaneus-Impressionsfraktur. Hefte zur Unfallheilkunde 87 : 363–368
6. Böhler L (1957) Die Technik der Knochenbruchbehandlung, Band II/2. Maudrich, Wien
7. Bonnin JG (1950) Injuries to the ankle. Facsimile of the 1950 edition. Hafner, Darien, Conn 1970

8. Clark G (1855) Fracture of os calcis. Lancet 1 : 403
9. Coltart WD (1952) Aviator's astragalus. J Bone Joint Surg (Br) 34 : 545–566
10. Cooper AP (1822) A treatise on dislocations and fractures of the joints. B. Cooper's Ed., 1842, London, p 252
11. Dupuytren G (1847) On „diseases and injuries of bones". Trans. Sydenham Soc. F. le Gros Clarke, London
12. Galen (1821–33) De usu partium. Lib III, c 10–11, Vol III. Edition Kühn, pp 234 ff, 242 ff
13. Goff CW (1938) Fresh fractures of the os calcis. Arch Surg 36 : 744–765
14. Gurlt E (1898) Geschichte der Chirurgie und ihre Ausübung. Nachdruck der Ausgabe Berlin 1898, Ohms, Hildesheim 1964, Band 1, pp 251, 836
15. Heinz P (1996) The effects of proprioceptive training for the prevention of ankle injuries in higher class basketball players. Foot and Ankle Surgery 2 : 52–53
16. Hippokrates (460 bis 375 v. Chr.) De fracturis. Kap. 9. Zitiert nach Gurlt (1898)
17. Judet R, Judet J, Lagrange J (1954) Traitement des fractures du calcanéum compartant et disjunction astragalo-calcanéenne. Mem Acad Chir 80 : 158–160
18. Lambotte A (1948) Chirurgie opératoire des fractures. Société franco-belge d'éditions scientifiques, réédition 1913
19. Lane WA (1893) On the advantage of the steel screw in ununited fractures. Lancet 2 : 1500–1501
20. Lauge-Hansen N (1948) Fractures of the ankle. Analytic-historic survey as the basis of new experimental, roentgenologic and clinical investignations. Arch Surg 56 : 259–317
21. Leriche R (1929) Traitement chirurgical des fractures du calcaneum. Bull Mem Soc Nat Chir 55 : 8–9
22. Merle D'Aubigne R (1937) Deux cas de fractures du calcanéum traitées par boulonnage aprés réduction au moyen de deux broches de Kirschner. Bull Mem Soc Nat Chir 63 : 784–787
23. Möhring P (1916) Ein Fall von habitueller Luxatio pedis. Monatsschr Unfallheilkd 23 : 41–43
24. Morris D (1985) Body watching. Crown, New York
25. Paré A (1678) „Surgical Works". Johnston's Translation. London
26. Pott P (1768) Some few general remarks on fractures and dislocations. London, p 59
27. Regel G (1993) Ergebnisse in der Behandlung Polytraumatisierter. Eine vergleichende Analyse von 3406 Fällen zwischen 1972 und 1991. Unfallchirurg 96 : 350–362
28. Rheinbaben v. M (1993) Fußfrakturen bei PKW-Insassen. Dissertation, Med. Hochschule Hannover
29. Syme (1848) Contributions to the pathology and practice of surgery. Sutherland and Knox, Edinburgh
30. Thermann H (1995) Funktionelles Behandlungskonzept der frischen Achillessehnenruptur. Zweijahresergebnisse einer prospektiv-randomisierten Studie. Unfallchirurg 98 : 21–32
31. Zwipp H (1986) Therapie der frischen fibularen Bandruptur. Orthopädie 15 : 446–453
32. Zwipp H (1990) Ein innovatives Konzept zur primär-funktionellen Behandlung der Achillessehnenruptur. Sportverletzungen – Sportschaden 4 : 29–35
33. Zwipp H (1994) Chirurgie des Fußes. Springer, Wien New York
34. Reha (1990) Rehabilitation und Rehabilitationsstatistik in der Gesetzlichen Unfallversicherung 1990. Hrsg. Hauptverband der Gewerblichen Berufsgenossenschaften e.V., Berufsverband der Unfallversicherungsträger der Öffentlichen Hand e.V., Berufsverband der Landwirtschaftlichen Berufsgenossenschaften e.V.

KAPITEL 28

Korrektureingriffe bei posttraumatischen Fehlstellungen am Skelettsystem

A. Rüter

Problemstellung

Posttraumatische Fehlstellungen am Skelettsystem können aus unterschiedlichen Gründen behandlungsbedürftig sein (Tabelle 1).

Die Fehlstellung eines Knochens führt, zumindest oberhalb eines bestimmten Ausmaßes, zu einer Fehlbelastung der benachbarten Gelenke, die die Ursache eines vorzeitigen Gelenkverschleißes werden kann. Hierbei sind die höher belasteten Gelenke der unteren Extremität weitaus stärker gefährdet als die vergleichsweise geringer belasteten der oberen Extremität. Dies bedeutet umgekehrt, daß an die noch zu tolerierenden posttraumatischen Winkelfehler am Bein viel engere Grenzen gesetzt werden müssen als am Arm. So ist bekanntermaßen bei Varusfehlern an der unteren Extremität, vor allem im Hinblick auf einen vorzeitigen Knieverschleiß, die Grenze bereits bei 10°, bei Valgusfehlern bei 15° zu ziehen, während an der oberen Extremität solche exakt definierten und

Tabelle 1. Indikationen

- Prophylaktisch zur Vorbeugung eines Gelenkverschleißes
- Therapeutisch zur Normalisierung der Gelenkbelastung, evtl.
- mit Überkorrektur zur Verschiebung der Restbeweglichkeit in den funktionell günstigsten Bereich
- zur Verbesserung der Kosmetik

anerkannten Grenzwerte nicht bekannt sind. Dagegen gibt es wiederum genaue Richtwerte für die Wirbelsäule: Überschreitet hier die Fehlstellung im Sinne der Kyphosierung 20°, muß eine Hpyerlordosierung in den erhaltenen Bewegungssegmenten erfolgen, um den Thorax bzw. den Kopf lotrecht führen zu können. Diese löst auf Dauer dort, also fernab des eigentlichen Primärgeschehens, Sekundärbeschwerden, wenn nicht degenerative Veränderungen aus.

Eine weitere Indikation für eine Korrekturosteotomie ist gegeben, wenn bei einer posttraumatischen Einschränkung der Beweglichkeit eines Gelenkes die verbleibende Beweglichkeit des Bewegungssegmentes in einem funktionell ungünstigen Sektor liegt. Als Beispiel sei ein Streckausfall am Kniegelenk von über 10° bei weitgehend freier Beugung genannt. Wird hier dieses Bewegungssegment so eingestellt, daß die volle Streckung erreicht wird, dafür aber endgradig 20° Beugung verloren gehen, hat der Patient funktionell einen erheblichen Gewinn und ein in den meisten Fällen unauffälliges Gangbild erreicht.

Eine andere Indikation, solche Fehlstellungen operativ zu korrigieren, kann in ihrer kosmetischen Auswirkung liegen. Hier jedoch sind an der weniger oder seltener bekleideten oberen Extremität die vom Patienten und seiner Umgebung tolerierten Grenzen viel enger als an dem häufiger vollständig verdeckten Bein.

Nicht selten finden sich komplexe Probleme: Zusätzliche Narbenbildungen, Nervenirritationen etc., nicht nur in Ausnahmefällen vergesellschaftet mit verzögerten oder ausgebliebenen Bruchheilungen, müssen in ihrer Gesamtheit sorgfältig eruiert und dann auch gesamthaft, wenn möglich einzeitig, therapiert werden.

Das tatsächliche Ausmaß der posttraumatischen Fehlstellung, d.h. die Änderung der Achsen gegenüber dem Zustand vor dem Unfall, läßt sich an den „paarigen Organen" – Arm und Bein – in aller Regel individiumgerecht dadurch feststellen, daß die Situation vor dem Unfall den aktuellen Gegebenheiten an der unverletzten Gegenextremität gleichgesetzt wird, die Befunde des unverletzten Beines oder Armes somit als „Schnittmuster" des Korrektureingriffes dienen. Diese Vereinfachung hat bezüglich Achsenfehler in der Frontal- und Sagittalebene ohne Zweifel ihre Berechtigung, da in diesen beiden Ebenen intraindividuelle Schwankungen zwar möglich, aber wohl selten und ggf. nur von geringstem Ausmaß sind.

Anders ist die Situation bezüglich der Rotation. Hier bestehen offensichtlich erhebliche intraindividuelle Schwankungen, die an der besser erforschten unteren Extremität 30° und mehr betragen können. Aufgrund dieser Unsicherheit in der Zuordnung eines durch bildgebende Maßnahmen gesicherten Drehfehlers zur Situation vor dem Unfall ist es unabdingbar erforderlich, das persönliche Empfinden des Patienten bezüglich seiner aktuellen Beinstellung in die Entscheidung mit einzubeziehen.

Dasselbe gilt für Längenunterschiede. Auch hier haben zahlreiche Untersuchungen des letzten Jahrzehntes ergeben, daß die intraindividuellen Unterschiede 2 cm und mehr betragen können. Zwar gibt das Röntgenbild meist sicheren Aufschluß darüber, ob die gefundene Extremitätenverkürzung in einem Übereinandergleiten von Fragmenten ihre Ursache hat, bei unklaren Situationen jedoch oder bei allen Befunden, für die diese Fragmentverschiebung zur Erklärung allein nicht ausreicht, muß an ein solches Phänomen gedacht werden.

Auch hier wird der Patient sagen können, wann er nach schrittweiser Schuherhöhung zur Probe die frühere Situation wieder als gegeben empfindet.

Während die Indikation zur Korrekturosteotomie aus kosmetischen Gründen allein bei dem Patienten liegt, ist es bei Fehlstellungen, die eine sog. präarthrotische Deformität darstellen, Aufgabe des Arztes, den vielleicht aktuell noch beschwerdefreien Patienten auf diese Gefahr aufmerksam zu machen und ihm die Korrektur dringend anzuraten, bevor dieser Verschleiß in Gang gekommen ist. Entsprechend hoch sind die Anforderungen an die Treffsicherheit, aber auch an die präoperative Aufklärung bei einem Eingriff, zu dem der Patient quasi überredet werden muß.

Historisches

Ziel einer Korrekturosteotomie ist, die angestrebte Achse sicher zu erreichen und so lange in dieser Stellung halten zu können, bis der durchtrennte Knochen wieder fest verheilt ist. Vor diesem Hintergrund – früher Wunsch, heute conditio sino qua non – ist die historische Entwicklung solcher Operationen zu sehen.

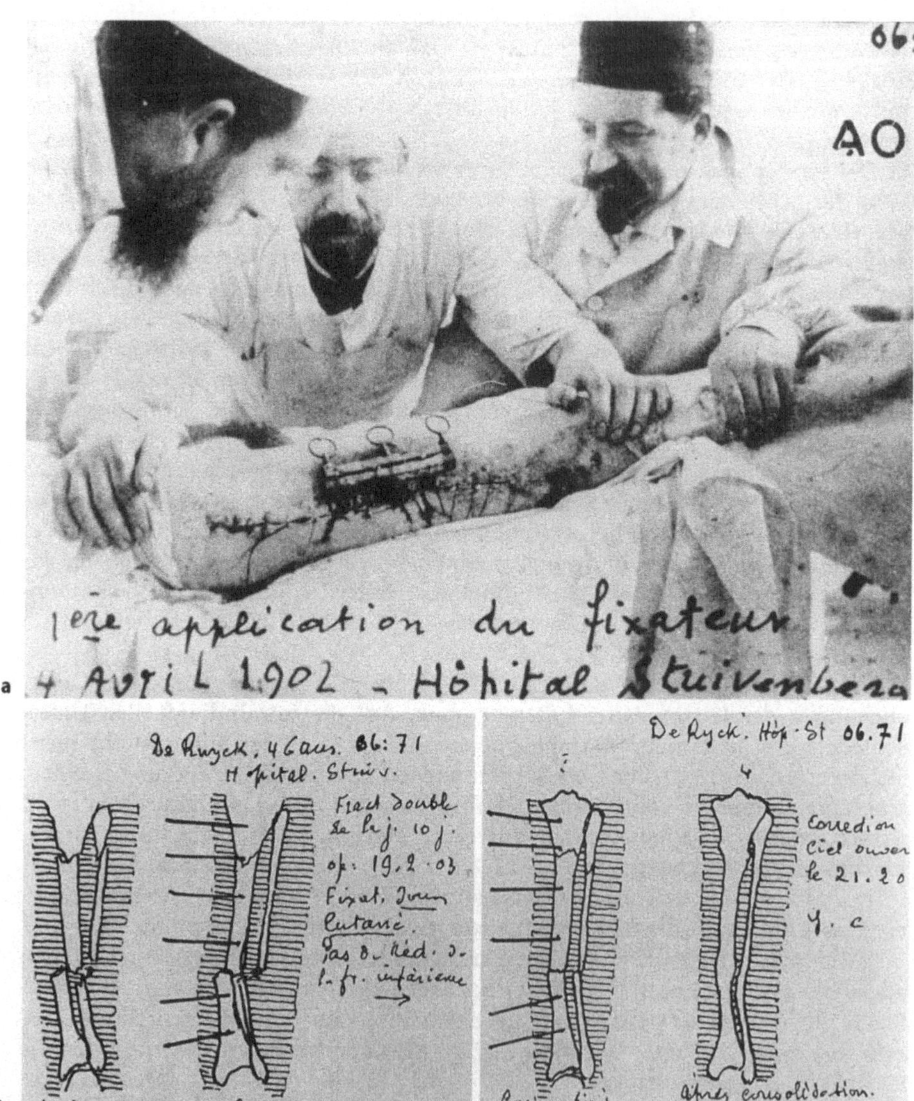

Abb. 1. **a** Korrektur einer in Fehlstellung fixierten Unterschenkelpseudarthrose durch A. Lambotte 1902, **b** A. Lambottes exakte zeichnerische Planung eines solchen Eingriffes

Die exakte Bestimmung des tatsächlichen Fehlwinkels war vor der Entwicklung der Radiographie nicht möglich. Zur Fixierung der gewünschten Stellung standen bis vor wenigen Jahrzehnten nur die auch in der Knochenbruchbehandlung üblichen Techniken, nämlich Zug- oder Gipsverbände, zur Verfügung. Mit beiden ließ sich die neue Achse nicht mit hoher Sicherheit halten. Außerdem ging diese Art der Ruhigstellung mit dem unliebsamen Begleiteffekt einher, daß auch die benachbarten Gelenke sowie die Muskulatur, wenn nicht der gesamte Patient, immobilisiert werden mußten.

Durch die Möglichkeiten der modernen Osteosynthesen, die, zumindest in der Hand des Erfahrenen, eine zuverlässige Fixierung des durchtrennten Knochens in den angestrebten Achsen gewährleisten, haben Technik und Erfolgssicherheit solcher Eingriffe ein völlig anderes Ausmaß erreicht.

Die Weiterentwicklung der Bildgebung mittels Computertomographie, aber auch durch MRT- oder Ultraschall in manchen Fragestellungen, hat der präoperativen Planung neue Dimensionen eröffnet. Diese sichere Beurteilbarkeit der Situation gilt auch für die Bewertung der postoperativen Verhältnisse. Hierdurch wird die Qualität der Operation zumindest unter dem mechanischen Aspekt meßbar und bewertbar.

Schon zu Beginn dieser Entwicklung wurden diese Chancen für Korrektureingriffe genutzt. Abb. 1 zeigt einen der Väter der modernen Osteosynthese, Albin Lambotte, bei der Korrektur einer Pseudarthrose in Fehlstellung. Besondere Beachtung verdient seine exakte zeichnerische Planung, die auch heute noch grundlegende Voraussetzung einer erfolgreichen Korrektur ist.

Heutiger Stand

Indikationsstellung

Die heute gültigen Grundlagen der Indikationsstellung sind vorn bereits angesprochen und in Tabelle 1 zusammengefaßt.

Zum definitiven Korrekturentschluß ist im einzelnen die Kenntis der in Tabelle 2 aufgelisteten Fakten unabdingbar.

Tabelle 2. Grundlagen der Planung

- Anamnese
- Subjektive Klagen des Patienten
- Objektiver klinischer Befund, speziell der Gelenke der betroffenen Extremität und der Achsen im Seitenvergleich
- Ausreichende Bildgebung
- Persönliche Erfahrungen und technische Möglichkeiten des Operateurs
- Aufklärung und Zustimmung des Patienten

Anamnese

Bei der Erhebung der Vorgeschichte ist von Interesse, worauf der Schaden zurückzuführen ist und ob bereits früher operative Eingriffe zur Behandlung der primären Verletzung oder eines Folgeschadens durchgeführt wurden. Hierbei ist auch zu fragen, ob in der Vorgeschichte Infektionen aufgetreten sind und wie lange ggf. der letzte Infektionsschub zurückliegt. Weiterhin ist von Interesse, wieweit konservative Maßnahmen wie physikalische Therapie, Muskelaufbau, Schuheinlagen, Pufferabsätze etc. ausgeschöpft sind.

Von besonderer Wichtigkeit ist bei Jugendlichen die Feststellung, ob das Wachstum bereits abgeschlossen ist.

Subjektive Klagen

Aus den Schilderungen des Patienten sollte deutlich werden, ob er mehr durch Schmerzen oder durch Bewegungseinschränkungen gestört ist. Häufig liegt eine Kombination von beidem vor. Sehr sorgfältig ist zu eruieren, welcher Stellenwert der rein kosmetischen Beeinträchtigung zukommt.

Objektiver Befund

Die klinische Voruntersuchung erfordert Sorgfalt und Zeit. Gerade letztere ist häufig in der Routinesprechstunde nicht ausreichend gegeben. Es empfiehlt sich, diese Patienten zur definitiven Indikationsstellung und das hierfür zusätzlich erforderliche eingehende Gespräch zu einem gesonderten Termin nochmals einzubestellen.

Die Befunderhebung beginnt mit der Beobachtung des Patienten beim Gehen und Entkleiden. Die Inspektion erfaßt weiterhin Muskelminderungen, trophische Störungen sowie Lage, Größe und Beschaffenheit von Narben.

Die Beweglichkeit und Stabilität der betroffenen sowie der gegenseitigen Extremität müssen aktiv und passiv geprüft werden. Dasselbe gilt für die Kraftentwicklung einzelner Muskelgruppen.

Besondere Sorgfalt erfordert die Erhebung des neurologischen Status.

Nicht außer Acht zu lassen sind die arterielle und venöse Durchblutung sowie, wie bereits erwähnt, trophische Störungen in der Peripherie, aber auch im voraussichtlichen Operationsgebiet.

Bildgebende Verfahren

Die Bedeutung ausssagefähiger Röntgenbilder sowohl der verletzten wie der kontralateralen Extremität ist evident. Fehlstellungen außerhalb der Standardebenen ap und seitlich führen leicht zu Fehlinterpretationen. Lage und Ausmaß des tatsächlichen Fehlwinkels können sicher mit der von Pfeil angegebenen Technik bestimmt werden. Hierbei werden in einfacher Weise in einem Vektordiagramm die beiden Fehlwinkel in den Standardebenen rechtwinklig zueinander aufgetragen und hieraus graphisch Richtung und Größe des Hauptvektors der Deformität ermittelt (Abb. 2).

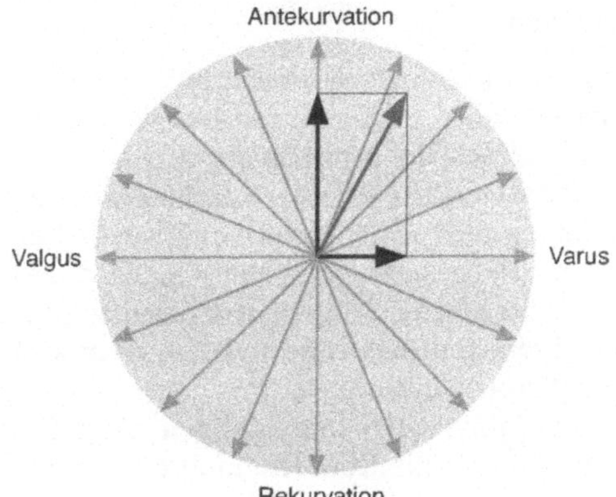

Abb. 2. Vektordiagramm zur Bestimmung von Lage und Ausmaß des tatsächlichen Fehlwinkels bei Fehlstellungen außerhalb der Standardebenen ap und seitlich (nach Pfeil)

Vergleichsaufnahmen der unteren Extremität, aber auch Meßaufnahmen an der Wirbelsäule sollten immer unter Belastung, also im Stehen, erfolgen.

Eine zusätzliche Magnetresonanztomographie kann angezeigt sein, wenn aufgrund der Beschwerden der Verdacht auf verborgene Knorpelschäden oder Knochennekrosen gegeben ist und die Frage zusätzlicher intraarticulärer Eingriffe oder einer belastungsverschiebenden Überkorrektur im Raume steht.

Persönliche Erfahrung und technische Möglichkeiten des Operateurs

Patienten, die sich zu einem Korrektureingriff entschließen, haben meist eine längere Leidensgeschichte hinter sich und entsprechend hohe Erwartungen an den Erfolg einer erneuten Operation. Da es sich hierbei um einen Wahleingriff handelt, muß auch von einer sehr kritischen forensischen Beurteilung von Indikation, Technik und Erfolg ausgegangen werden. Für den Operateur bedeutet dies, daß er sich äußerst selbstkritisch mit seinen Erfahrungen bzgl. des geplanten Eingriffes und den aktuellen technischen Möglichkeiten seines Hauses auseinandersetzen muß.

Aufklärung und Zustimmung des Patienten

Wird aus den obengenannten Faktoren die Indikation zu einem Korrektureingriff gestellt, muß der Patient neben den allgemeinen und speziellen Risiken vor allem über die zu erwartende Funktion und die Langzeitprognose unterrichtet werden. Zur geforderten Aufklärung gehören heute auch Informationen über Lage und Größe neuer Narben sowie die Zeiten einer notwendigen Schonung, Teilbelastung und physikalischen Begleittherapie. Zustimmung ist weiterhin einzuholen für evtl. notwendige Zusatzeingriffe wie die Entnahme autogener Spongiosa oder Weichteilkorrekturen.

Die heutige Rechtsprechung verlangt auch, daß mit dem Patient verständich über therapeutische Alternativen gesprochen wurde.

Planung

Zu Beginn der eigentlichen Planung muß geklärt sein, ob die Korrektur „zum Normalen" oder „in unanatomische Verhältnisse" erfolgen soll. Wie erwähnt, werden als „normal" die Verhältnisse an der unverletzten Gegenextremität gewertet.

Werden Korrekturen in „unanatomische Verhältnisse" angestrebt (z. B. bei bereits manifester medialer Gonarthrose bei Varusfehlstellungen eines Beines, bei denen die Lastachse nun über das Normale hinaus nach lateral verschoben werden soll oder z. B. bei Schenkelhalspseudarthrosen, bei denen eine Horizontalisierung der Pseudarthrose angestrebt wird) sind die hierfür erforderlichen Winkel sehr sorgfältig zu evaluieren.

Bezüglich eines notwendigen Längenausgleiches ist zu beachten, daß allein schon durch die Geradstellung eines verkrümmten Knochens ein funktioneller Längengewinn erzielt wird.

Jede Achsenkorrektur kann durch die Entnahme oder durch das Einfügen eines entsprechend dimensionierten Keiles erfolgen. Das erstere Verfahren wird zuklappend oder subtraktiv, das letztere aufklappend oder additiv genannt. Hierbei geht – abgesehen vom oben erwähnten Effekt der Geradstellung – die zuklappende Technik mit einem Längenverlust, die aufklappende mit einem Längengewinn einher.

Ist eine Verkürzung unerwünscht, kann ersterer Effekt durch sog. Halbschaft-Keile verringert werden.

Häufig läßt sich der erforderliche Längenausgleich, wie erwähnt, bereits durch die Geradstellung erreichen. Um die oben erwähnten Effekte einer Keilosteotomie zu vermeiden, empfehlen sich in diesen Situationen sog. „Pendel-Osteotomien", die allerdings nur Korrekturen in einer Ebene erlauben. Bei diesen wird der Knochen bogenförmig mit dem Meißel durchtrennt, so daß eine konkave und eine konvexe Fläche entsteht, die nun in einer Pendelbewegung gegeneinander bis zum Achsenausgleich geschwenkt werden können.

Die Techniken der Callusdistraktion erlauben heute nicht nur eine Knochen- und Extremitätenverlängerung, sondern auch gleichzeitige schrittweise Achsenkorrekturen.

Im Rahmen der Planung ist auch nochmals zu berücksichtigen, ob neben der reinen Skelettkorrektur zusätzliche Weichteileingriffe wie Neurolysen, Tenolysen, Sehnenverlängerungen, Narbenkorrekturen oder offene Gelenkmobilisationen angezeigt sind.

Besondere Überlegungen erfordert die Planung von Korrektureingriffen am noch wachsenden Skelett, sofern partielle Schädigungen der Wachstumsfuge ursächlich sind. Die Darstellung der Probleme im einzelnen würde den Rahmen dieser Übersicht sprengen. Daher sei auf die entsprechende Literatur verwiesen.

Der abschließende Plan jeder Korrektur muß in einer sorgfältigen Zeichnung niedergelegt werden. Aus dieser müssen Lage und Art der Osteotomie, Keilwinkel und Keilhöhen sowie die Art und Lage des zu verwendenden Implantates hervorgehen. Abb. 3 zeigt die Planung einer supracondylären Femurosteotomie wegen Fehlwachstum nach konservativ behandelter Aitken-III-Verletzung im Alter von 5 Jahren.

Abb. 3. a Röntgenbild des geschädigten Beines und der Gegenseite, **b** Berechnung des Winkelfehlers durch Übereinander-Projektion der Röntgenskizzen der beiden Seiten, **c** Plannungsskizze für den Korrektureingriff. Aus dieser gehen unter Berücksichtigung der vorgesehen Korrektur von 25°-Valgisation hervor: Lage des Klingensitzes bei Verwendung einer 90°-Winkelplatte, Lage der Osteotomie, Winkel und Höhe des benötigten Keiles bei aufklappender Osteotomie, **d** Röntgenkontrolle nach Korrektur

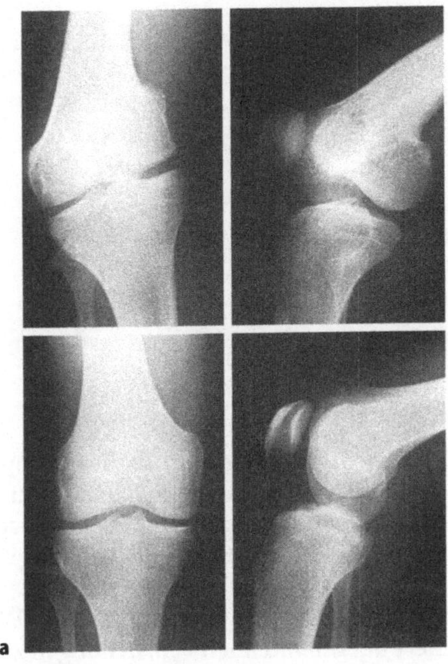

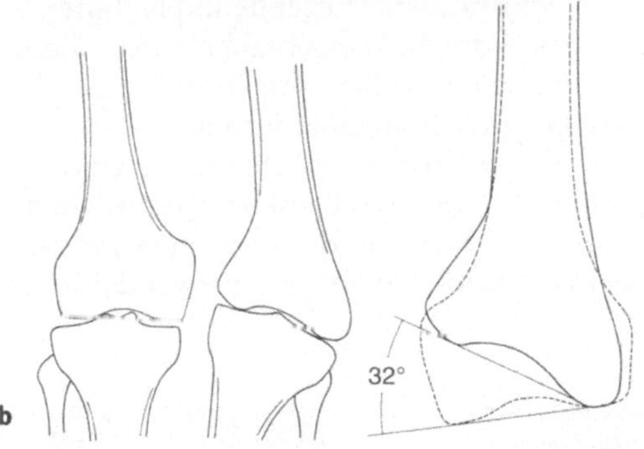

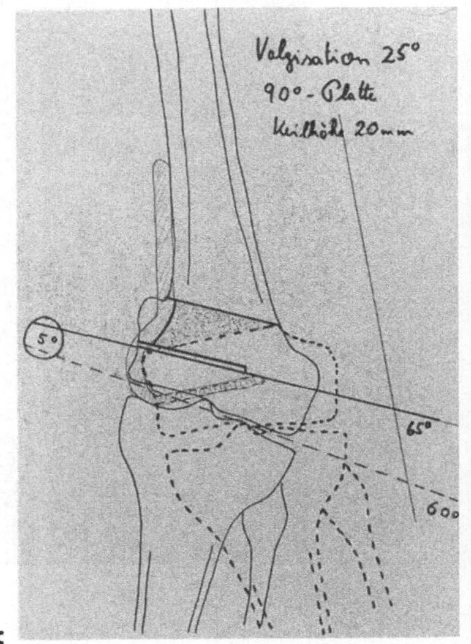

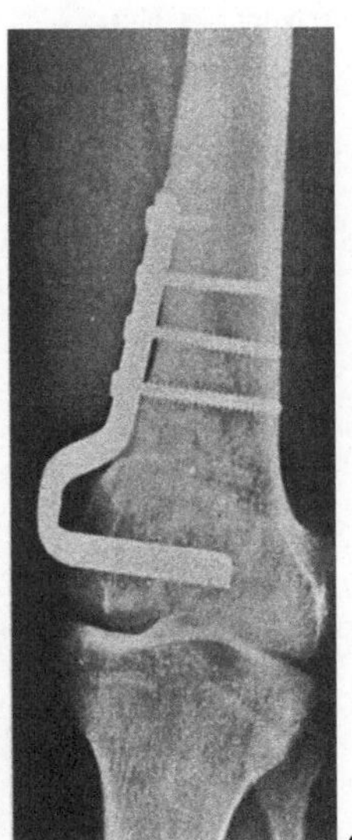

Tabelle 3. Technische Voraussetzungen

- Röntgenbilder
- Korrekturskizze
- Vorgesehenes Implantat
- Kirschnerdrähte
- Metallwinkel
- Säge und/oder Meißel
- Ggf. Spongiosalager

Technische Durchführung

Da mit den heutigen Osteosynthesetechniken die intraoperativ erreichten Korrekturen außer bei der Verwendung äußerer Spanner definitiv sind, müssen diese ebenso exakt wie die präoperative Planung und entsprechend dieser durchgeführt werden. Die hierfür erforderlichen Prärequisiten sind in Tabelle 3 zusammengestellt.

Die Verwendung winkelstabiler Implantate wie Winkelplatten, Condylenschrauben etc. sichert bei gelenknahen Fehlstellungen zuverlässig die angestrebte Korrektur, wenn der intraossär liegende Implantatteil winkelgenau entsprechend der zeichnerischen Vorgabe eingebracht wird. Dieser Schritt des Korrektureingriffes erfordert daher größte Sorgfalt und Geduld des Operateurs sowie aussagefähige intraoperative Röntgenkontrollen.

Zur Korrektur diaphysärer Fehlstellungen an Ober- und Unterschenkel hat sich der Marknagel bewährt und durchgesetzt. Hierbei werden zur größeren Sicherheit bezüglich der exakten Führung des corticalen Rohres meist die voluminöseren Standardnägel in aufgebohrter Technik verwendet.

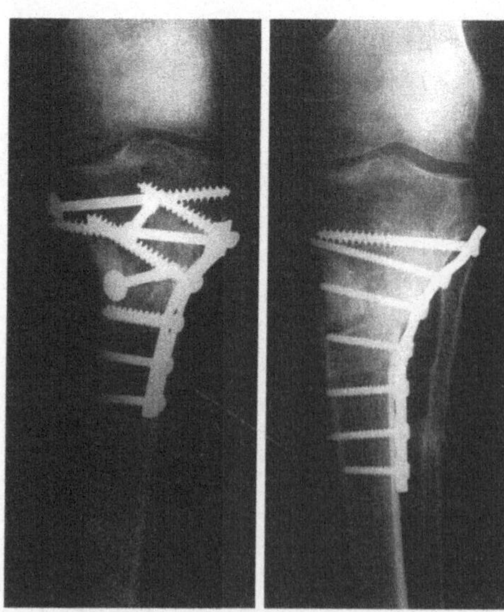

Abb. 4. Pendel-Osteotomie wegen posttraumatischer Varusfehlstellung der proximalen Tibia

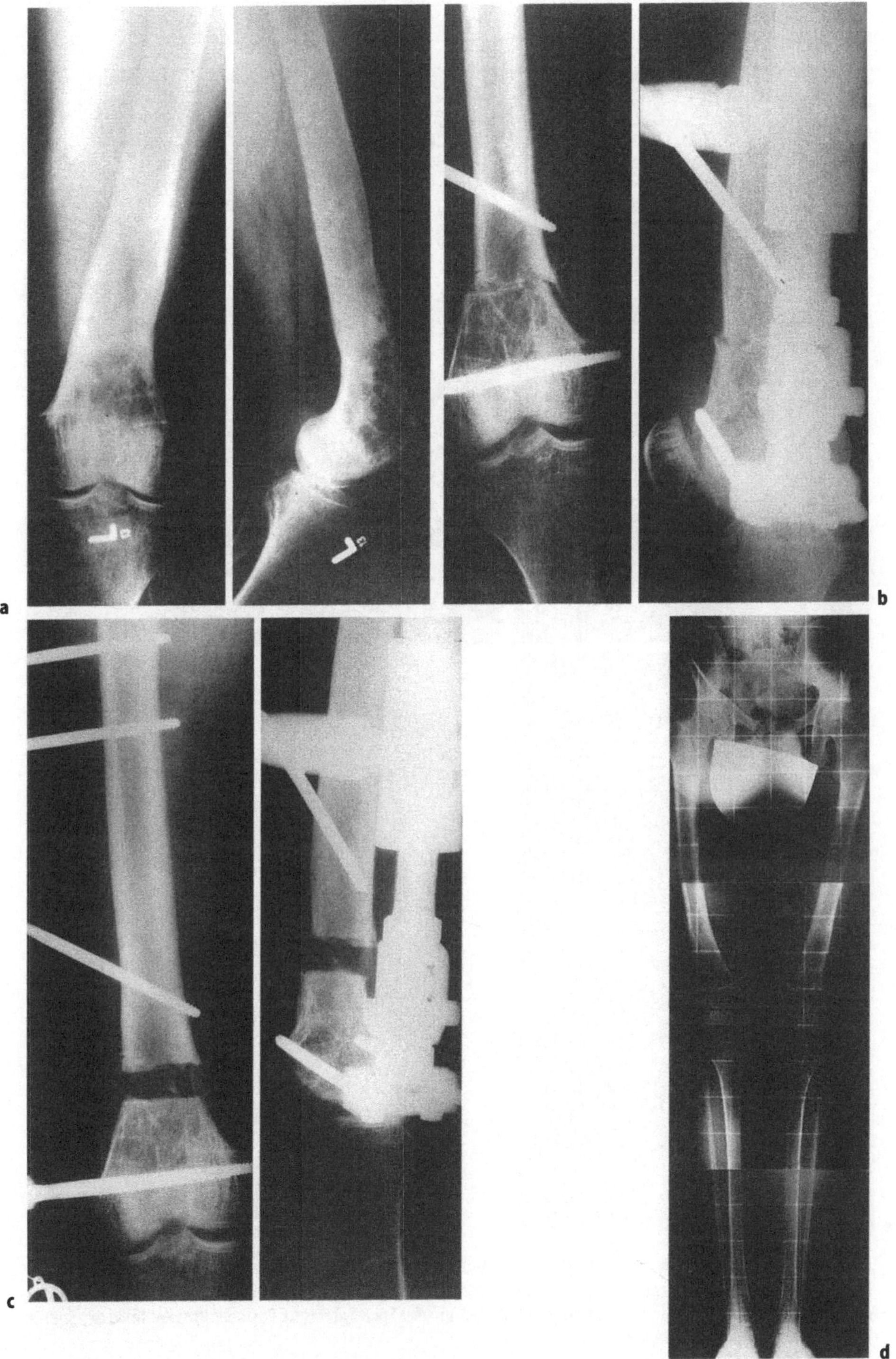

Abb. 5 a – d. Korrektur einer Kombination von Varusfehlstellung und Verkürzung nach Epiphysenverletzung im Kindesalter mittels Callusdistraktion. **a** Ausgangssituation Varus 15°, Verkürzung 25 mm, **b** Kontrolle nach Einbringen des Distraktionsapparates, **c** Kontrolle nach erfolgter Achsenkorrektur, Verlängerung noch nicht abgeschlossen, **d** 2-Jahres-Kontrolle

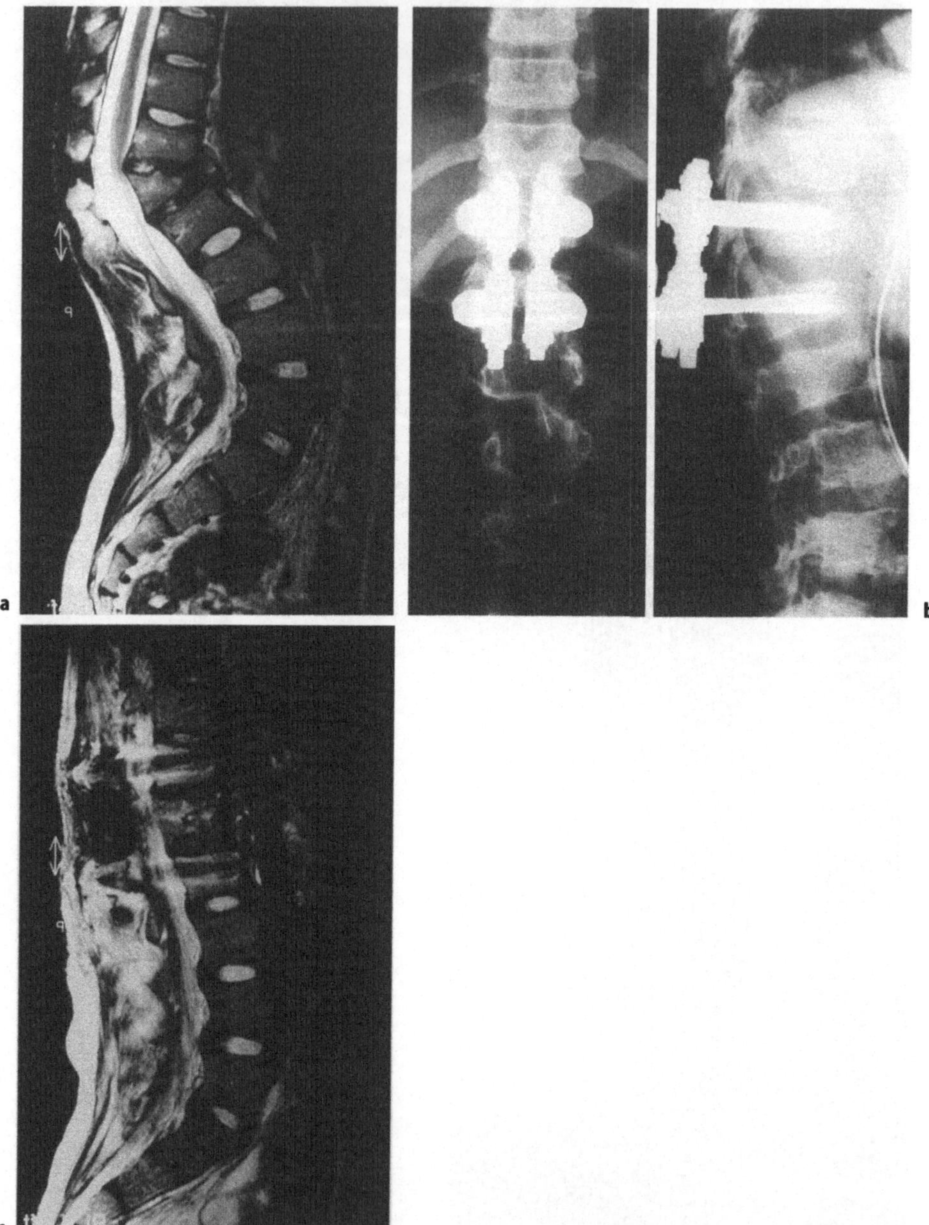

Abb. 6a–c. Korrektur einer posttraumatischen Kyphose mit Einengung des Spinalkanals nach Th 12-Fraktur bei einem Jugendlichen. **a** Kernspintomographie der Ausgangssituation, **b** Standard-Röntgen nach erfolgter Korrektur dorsal/ventral/dorsal mit ventraler Spaninterposition und dorsaler Spondylodese, **c** Postoperative Kontrolle des Spinalkanals durch Kernspintomographie

Während des Eingriffes werden die zur Markierung der angestrebten Korrektur erforderlichen Kirschnerdrähte vorteilhaft so eingebracht, daß sie am Ende und nicht am Anfang der Korrektur parallel liegen. Hierdurch kann der Erfolg während des gesamten Eingriffes mit dem bloßen Auge kontrolliert werden.

Bei allen Osteotomien, die nicht rechtwinklig zur Schaftachse angelegt werden, ist bei geplanter Veränderung der Rotation daran zu denken, daß hierbei als „Nebenprodukt" Winkelveränderungen in anderen Ebenen auftreten. Diese müssen in Rechnung gestellt oder durch entsprechende Zusatzkorrekturen neutralisiert werden.

Beispiele solcher Korrekturosteotomien in verschiedenen Techniken sind in Abb. 3 bis 6 widergegeben.

Ökonomische und soziale Folgen für den Einzelnen und die Gemeinschaft

Da solche Operationen eine Verbesserung der Gebrauchsfähigkeit der geschädigten Extremität und damit eine Erhöhung der Leistungsfähigkeit und „Lebensqualität" des Verletzten zum Ziele haben oder der Vorbeugung späterer Leiden dienen, kommt ihnen sowohl bezüglich der ökonomischen und sozialen Folgen für den Einzelnen wie für die Gemeinschaft große Bedeutung zu. Versicherungsrechtlich gesehen sind diese Eingriffe jedoch nicht duldungspflichtig.

Offene Fragen und zukünftige Entwicklungen

Inwieweit weniger invasive Techniken, wie Marknagelungen ohne vorheriges Aufbohren, Osteotomien mit der Innensäge und durchgeschobene Platten die Belastung des Patienten durch solche Eingriffe in Zukunft verringern, aber dennoch das angestrebte Ziel mit Sicherheit erreichen lassen, wird die nahe Zukunft zeigen.

Diese Eingriffe böten eine gute Indikation für computergesteuertes oder roboterunterstütztes Operieren. Der derzeit für solche Techniken jedoch noch erforderliche apparative, zeitliche und finanzielle Aufwand sowie die hierbei erheblich vermehrte Strahlenbelastung lassen bisher allenfalls Raum für erste experimentelle Ansätze.

Ob in absehbarer Zukunft Knochenersatzmaterialien oder gentechnisch gezüchteter Knochen die Verwendung autogener Spongiosatransplantate überflüssig machen, ist schwer abzuschätzen. Die bisher zur Verfügung stehenden xenogenen Füllmaterialien können nicht befriedigen.

Durch eine mechanische und/oder medikamentöse Beschleunigung der Knochenheilung ließen sich die Zeiten der Rekonvaleszenz und auch der Arbeitsunfähigkeit nach solchen Korrekturen verkürzen. Hier zeigen sich neben experimentellen Erfolgen auch erste positive klinische Erfahrungen.

Bei komplexen Funktionsschädigungen durch ossäre Fehlstellung, intraarticuläre Behinderungen und neurologische Störungen ist die vermehrte Nutzung von Spezialkenntnissen und Techniken durch interdisziplinär durchgeführte Korrekturen, z. B. in der Zusammenarbeit von Unfallchirurgen, Neurochirurgen und Plastischen Chirurgen, ein Gebot der Stunde.

Literatur

1. Beck A, Kundel K, Rüter A (1997) Significance of corrective growth of opposite epiphyses in the surgical correction of deformity following epiphyseal injury around the knee joint. Knee Surgery 5 (im Druck)
2. Hierholzer G, Müller KH (Hrsg) (1984) Korrekturosteotomien nach Traumen an der unteren Extremität. Springer, Berlin Heidelberg New York Tokyo
3. Ilizarov G A (1992) Transosseous Osteosynthesis. Springer, Berlin Heidelberg New York Tokyo
4. Müller M E (1971) Die hüftnahen Femurosteotomien, 2. Aufl. Thieme, Stuttgart
5. Pfeil J, Grill F, Graf R (1996) Extremitätenverlängerung, Deformitätenkorrektur, Pseudarthrosenbehandlung. Springer, Berlin Heidelberg New York Tokyo
6. Regazzoni P (1989) Das Ilizarov-Konzept mit einem modularen Rohrfixateursystem. Operat Orthop Traumatol 1/2 : 90
7. Rüter A, Burri C, Kreuzer U (1978) Korrektureingriffe nach Epiphysenverletzungen im Bereich des Kniegelenkes. Unfallheilkunde 81 : 649
8. Strecker W, Franzreb M, Pfeiffer T, Pokar S, Wikström M, Kinzl L (1994) Computertomographische Torsionswinkelbestimmung der unteren Extremitäten. Unfallchirurg 97 : 609
9. Wagner H (1976) Indikation und Technik der Korrekturosteotomien bei der posttraumatischen Kniegelenksarthrose. Hefte Unfallheilkd 128 : 155

KAPITEL 29

Wirbelsäulenverletzungen

L. Kinzl, M. Arand und E. Hartwig

Einleitung

Während der zurückliegenden fünf Jahrzehnte erfuhr die Behandlung der Wirbelsäulenverletzungen eine faszinierende und stürmische Entwicklung. Anfänglich war sie geprägt durch ausschließlich konservative Therapiekonzepte [6], wobei die funktionelle Behandlung nach Magnus [14] der Böhlerschen Frakturaufrichtung im ventralen Durchhang [2] mit anschließender Fixation im Gipskorsett gegenüberstand. Heute streben wir danach, primär die jeweilige Verletzungspathologie am geschädigten Wirbelsäulenabschnitt exakt zu erfassen, um danach differenziert durch Anwendung geeigneter Repositions- und Fixationstechniken zu reagieren.

Behandlungsziel ist die Wiederherstellung der normalen anatomischen Verhältnisse sowie die Stabilisierung des verletzten Bewegungssegmentes, um die Verletzten vor fatalen neurologischen Folgeschäden zu bewahren oder, falls diese bereits eingetreten sind, durch Dekompression von Rückenmark und Nervenwurzeln Voraussetzungen für deren Erholung zu schaffen.

Verletzungen der Wirbelsäule entstehen fast immer durch indirekte Gewalteinwirkungen und treten durchschnittlich bei 4% aller Verletzten auf [8]. Zumeist sind die Verunfallten polytraumatisiert und bieten je nach Verletzungsmechanismus, wie Sturz, Pkw-Frontalzusammenstoß oder suizidalem Sprung, spezifische Verletzungsmuster [17]. Begleitende sensomotorische Defizite weisen 1/4 aller Wirbelsäulenverletzten auf, wobei das Zusammentreffen von Wirbelfraktur und neurologischer Schädigung von zervikal mit fast 40% auf 15% für das thorakolumbale Übergangssegment abnimmt.

Traumatische Querschnittsläsionen erleiden in Deutschland jährlich mehr als 1000, zumeist junge Menschen mit einem Altersdurchschnitt von 34,4 Jahren. Dies läßt vermuten, welch sozioökonomische Bedeutung der Schädigung des zentralen Achsenorgans zukommt.

Die Frage, warum sich die operative Behandlung von Wirbelfrakturen deutlich langsamer entwickelte als die Osteosynthesetechniken am Extremitätenskelett mit ihrer Forderung nach anatomischer Reposition, optimaler Stabilisation und frühfunktioneller Mobilisation, läßt sich beantworten mit einem sich nur zögerlich entwickelnden Erkenntnisgewinn zur komplexen Anatomie und Funktion der Wirbelsäule. Erschwerend dürfte hinzugekommen sein, daß die operationstechnisch aufwendigen Zugangswege erst verspätet eine Standardisierung erfuhren, neue Verankerungsprinzipien am Wirbelkörper und spezielle Implantatsysteme lange auf sich warten ließen und sich letztlich das Verständnis für die komplizierten und vielfältigen Verletzungsmuster von Wirbelfrakturen erst nach einer von Widersprüchen geprägten Diskussion herauskristallisierten.

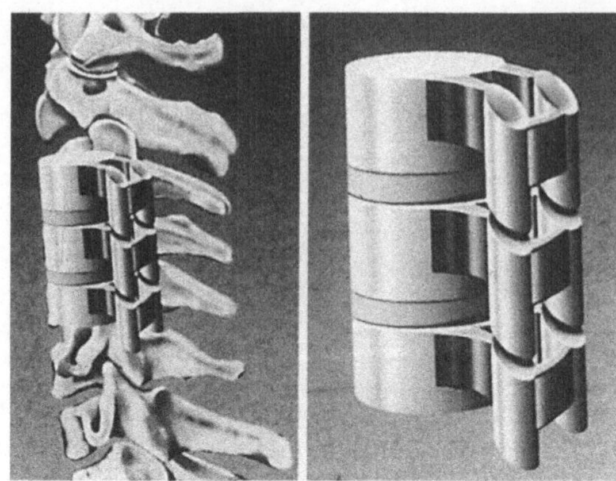

Abb. 1. Konstruktionsprinzip der Wirbelsäule (Schema): Drei mehrsegmental miteinander verbundene Säulen nach Louis

Biomechanik

Die konzeptionelle Entwicklung eines aussagekräftigen biomechanischen Wirbelsäulenmodells basiert auf den Arbeiten von Holdsworth [7] (hinterer Ligamentkomplex), Roy Camille [17] (Segment vertebral moyen) sowie den überzeugenden Überlegungen von Louis [11]. Sein Wirbelsäulenmodell bestehend aus drei segmental verbundenen Säulen, veranschaulicht in einfacher Weise die biomechanisch relevanten Strukturen des Achsenorgans (Abb. 1).

Die Intaktheit der Wirbelkörperhinterwand besitzt entscheidende Bedeutung für die Stabilität der einzelnen Bewegungssegmente.

Funktionseinbuße und Instabilität der traumatisch geschädigten Wirbelsäule sind abhängig von der Anzahl der geschädigten Säulenelemente einschließlich deren segmentaler Verbindungen und veranlaßten nahezu zwangsläufig die konzeptionelle Entwicklung von Verletzungsklassifikationen, die pathogenetische, pathomorphologische sowie prognostische Aspekte zu berücksichtigen haben.

Klassifikation

Basierend auf den Arbeiten von Mc Affee und Denis [4], die drei osteoligamentäre Wirbelsegmente definierten, berücksichtigt die Einteilung der Wirbelsäulenläsionen nach Wolter [19] ausschließlich pathomorphologische Kriterien im Hinblick auf die Instabilität und Spinalkanaleinengung.

Primär pathogenetische Merkmale stehen bei der heute allgemein akzeptierten Typisierung der Wirbelsäulenverletzungen nach Magerl et al. [12] im Vordergrund, wonach sich die Schädigungsmuster differenzieren nach Kompressions- (Typ A), Flexions-/Distraktions- (Typ B) sowie Rotationseinwirkungen (Typ C).

Pathomorphologische Merkmale ermöglichen innerhalb dieser Gruppierung weitergehende Einordnungen. Der Schwere- und Instabilitätsgrad der Verletzung nimmt in den Hauptgruppen von A bis C sowie innerhalb der Untergruppen von 1 bis 3 zu.

Die Klassifikation von Verletzungsmustern ermöglicht heute differenzierte Indikationsstellungen für das adäquate therapeutische Vorgehen und vermittelt zudem prognostische Hinweise:

a) Axiale Gewalteinwirkung im Sinne der Kompression schädigt vornehmlich den Wirbelkörper. Je nach Ausmaß der Zerstörung entstehen stabile Impressions-, Berstungsspalt- oder instabile Berstungsbrüche.

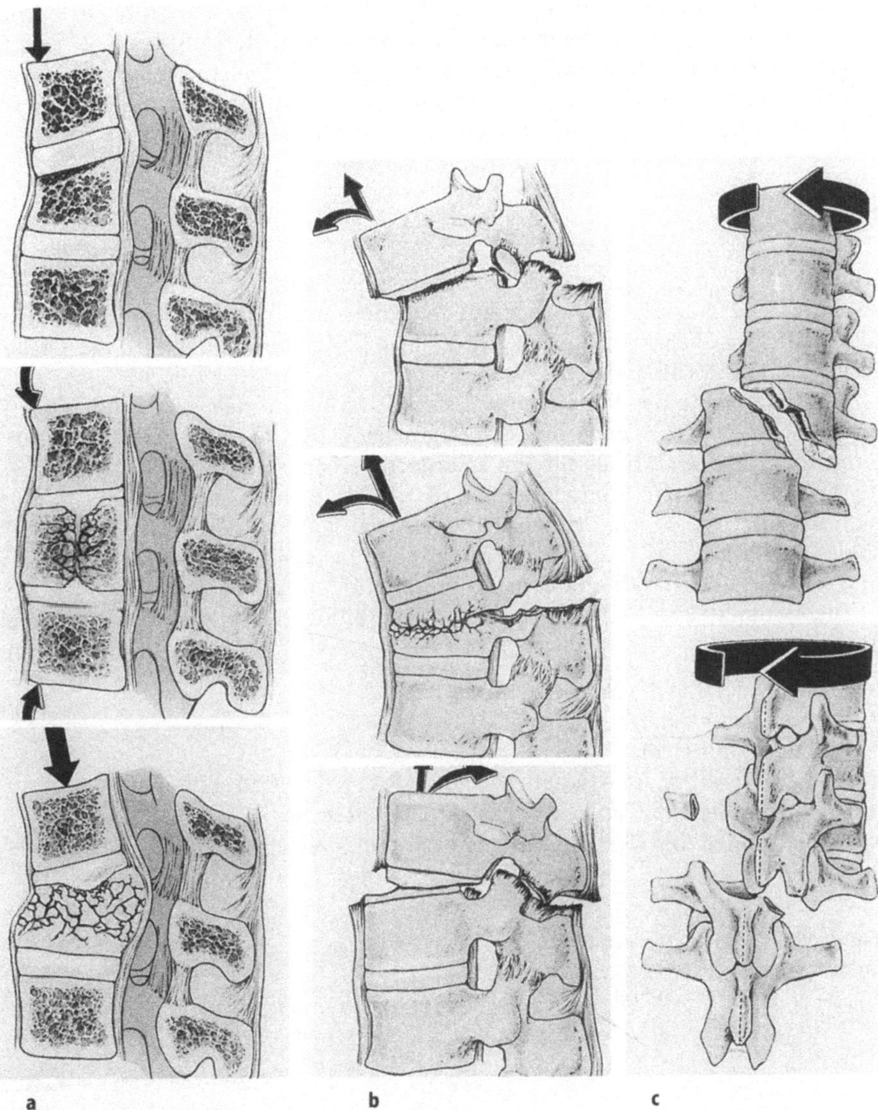

Abb. 2a–c. Schematische Darstellung der Wirbelsäulenverletzungstypen. **a** Kompressionsfrakturen (Typ A): stabiler Impressionsbruch (*oben*), Berstungsspaltbruch (*Mitte*), Berstungstrümmerbruch (*unten*); **b** Flexions-Distraktionsverletzung (Typ B): intraartikulärer Zerreißungstyp (*oben*), transossärer Typ (*Mitte*), Hyperextensionstyp (*unten*); **c** Rotationsverletzungen (Typ C)

b) Distraktionsmechanismen betreffen vorrangig das mittlere und hintere Wirbelsegment. Dabei resultieren rein ossäre, kombiniert ossär-ligamentäre oder ausschließlich ligamentäre Läsionen. Dementsprechend läßt sich ein transligamentärer Zerstörungstyp (B1) von einem transossären (B2) abgrenzen und wird durch einen dritten, höchst instabilen Distraktions-Extensionstyp (B3) ergänzt.
c) Die kombiniert einwirkende Kraft im Sinne der Kompression oder Flexion, verbunden mit Drehmomenten in der Horizontalebene (Torsion), führt insbesondere am mobilen thorakolumbalen Übergang zum Verletzungstyp C. Dieser ist gekennzeichnet durch ein- oder beidseitige Wirbelgelenksabbrüche, ausgeprägte translatorische Verschiebungen der Hauptfragmente und weist eine hohe Inzidenz neurologischer Begleitverletzungen auf (Abb. 2).

Diagnostik

Klinische Untersuchungsbefunde wie Schmerzen, Funktionsstörungen sowie sensomotorische Ausfälle haben lediglich einen auf Wirbelsäulenverletzungen hinweisenden Charakter, ebenso wie Weichteilhämatome oder tastbare Lücken zwischen den Dornfortsätzen.

Die Darstellung des Verletzungsmusters kann nur mittels Röntgendiagnostik erfolgen, wobei exakt zwischen Schädigungslokalisationen am vorderen, mittleren oder hinteren Wirbelsegment zu unterscheiden ist (Abb. 3).

Die konventionelle Röntgendiagnostik umfaßt großformatige Übersichtsaufnahmen in zwei Ebenen, evtl. zusätzliche Zielaufnahmen des verletzten Wirbelsäulenabschnittes sowie spezielle Projektionen in mehreren Ebenen an den kraniozervikalen, zervikothorakalen und thorakolumbalen Übergangsregionen.

Die systematische Beurteilung der Röntgenbilder erfolgt unter der Fragestellung:

- Achsabweichung der Wirbel zueinander,
- Verbreiterung der Wirbelkörper,
- Pedikelasymmetrie,
- Höhendifferenz zwischen den Wirbelkörpervorder- und -hinterkanten,
- Unregelmäßigkeiten an Deck- und Bodenplatten sowie
- Aufweitungen und Verschmälerungen der Intervertebralräume.

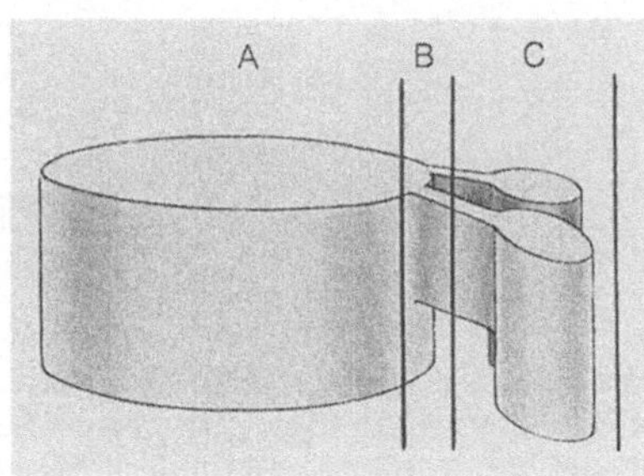

Abb. 3. Wirbelkörper in Seitenansicht (Schema): Einteilung in ein vorderes (*A*), mittleres (*B*) und hinteres (*C*) Wirbelsegment

Funktionsaufnahmen in Flexions- und Extensionsstellung ergänzen die Standardaufnahmen. Hierbei ausgelöste Wirbelkörperverschiebungen sind Ausdruck einer Instabilität aufgrund diskoligamentärer Läsionen.

Die Computertomographie ist Bestandteil der Standarddiagnostik und ergänzt gezielt die konventionellen Röntgenaufnahmen, da beispielsweise die veränderten geometrischen Verhältnisse des knöchernen Spinalkanals exakt erfaßt, im Spinalkanal liegende Einsprengungen oder Hämatome erkannt werden und durch Längsrekonstruktion die Abbildung der in konventioneller Technik schwer beurteilbaren Übergangsregionen leichter möglich wird.

Beim Vorliegen neurologischer Defizite verbessert die Applikation von Kontrastmittel (Myelon-CT) die Darstellbarkeit des Rückenmarks und der Wurzelabgänge.

Der direkte morphologische Nachweis von Schädigungen an der Bandscheibe, dem Ligamentkomplex sowie den neurogenen Strukturen von Rückenmark und Nervenwurzeln gelingt heute durch den technisch nicht mehr ganz so zeitaufwendigen Einsatz der Magnetresonanztomographie.

Behandlung von Wirbelsäulenverletzungen

Konservative Therapie

Etwa 70% der Wirbelsäulenverletzungen sind konventionell funktionell zu behandeln. Es handelt sich hierbei um die sog. „stabilen Frakturen", wie Vorderkantenabsprengungen, Querfortsatzfrakturen sowie Deck- und Grundplatteneinbrüche [10]. Die unmittelbar posttraumatisch verabreichte medikamentöse Analgesie ermöglicht bereits nach wenigen Tagen die Mobilisation unter Belastungsaufbau. Eine qualifizierte krankengymnastische Behandlung, nach Möglichkeit gerätegestützt, wird im weiteren Verlauf unabdingbare Voraussetzung für den „schmerzfreien" Therapieerfolg.

Orthetische Versorgungen bieten einen gewissen Schutz gegenüber schädigenden Drehmomenten, insbesondere bei Flexions- und Rotationsbewegungen. Sie vermögen aber kaum das Achsenorgan wirkungsvoll zu entlasten und behindern darüber hinaus bei längerer Anwendung die Retonisierung der traumatisch geschädigten Rückenmuskulatur. Die Anpassung eines „abstützenden" Korsetts hat deshalb stets unter kritischer Indikationsstellung zu erfolgen.

Operative Behandlung

Absolute Indikationen zur unverzüglichen operativen Intervention bestehen bei offenen Verletzungen sowie bei Wirbelsäulenläsionen mit zunehmendem oder nach freiem Intervall entstandenem neurologischem Defizit.

Relative Operationsindikationen liegen vor bei geschlossenen, irreponiblen Frakturen und Luxationen, Instabilität, prognostisch ungünstigen Verletzungen (z. B. discoligamentären Läsionen, Densfrakturen) sowie gravierenden Wirbeldeformitäten.

Eine weitgestellte Indikation zur internen Stabilisation in Abwägung gegen konservative, insbesondere orthetische Maßnahmen, ergibt sich bei polytraumatisierten, unkooperativen oder psychotischen Patienten. Bei ihnen wird durch offene Reposition und Stabilisation die intensivpflegerische Betreuung erleichtert oder überhaupt erst ermöglicht.

Auch bei relativer Indikationsstellung liegt eine nur aufgeschobene Dringlichkeit vor. Die Intervention hat früh, nach Möglichkeit innerhalb der ersten posttraumatischen Tage zu erfolgen, da die alsbald durchgeführte Reposition sich technisch einfacher und weniger komplikationsträchtig gestaltet als ein Späteingriff nach mehr als 2 Wochen.

Operationsprinzip

Ziele des operativen Eingriffes sind

- die geschlossene oder offene Reposition,
- die Dekompression neuraler Strukturen, evtl. unter Rekonstruktion des Spinalkanals und/oder durch Revision von Myelon und Nervenwurzeln sowie
- die Stabilisation des betroffenen Bewegungssegmentes durch kurzstreckige dorsal- oder ventralseitige bzw. kombiniert durchgeführte Spondylodese.

Oft führt schon die korrekte Reposition zur sicheren Dekompression der neuralen Strukturen. Diskusanteile, die den Spinalkanal einengen, werden entfernt und Hinterkantenfragmente des Wirbelkörpers nach Möglichkeit reponiert, andernfalls ausgeräumt, was je nach Zerstörungsgrad des Wirbelkörpers nur über eine partielle oder totale Spondylektomie gelingt.

Die Aufrichtung eines komprimierten Wirbels bzw. die Enttrümmerung eines ganzen Wirbelkörpers führen zu knöchernen Defekten, die vorzugsweise mit autogenem kortiko-spongiösen Material aufzufüllen sind. Auch nach Ausräumung einer zerstörten Bandscheibe ermöglicht die knöcherne Auffüllung des Intervertebralraumes langfristig die Fusion des geschädigten, instabilen Bewegungssegmentes.

Die zur Sicherung der knöchernen Ausheilung erforderliche primäre Stabilität wird durch eine kurzstreckige Instrumentierung gewährleistet, die nur das betroffene Bewegungssegment überbrücken sollte. Dabei wirkt die Verwendung winkelstabiler Implantatsysteme Sinterungsvorgängen während des Heilungsverlaufes entgegen [9].

Dorsalseitige Versorgungstechniken sind zu bevorzugen, wenn es sich um Schädigungen des hinteren Wirbelsegmentes mit seinen Bandverbindungen handelt oder isolierte, revisionsbedürftige Nervenwurzelkompressionen vorliegen.

Finden sich hingegen Zerstörungen des ventralen Pfeilers mit Defekten am Wirbelkörper und/oder der Bandscheibe und besteht gleichzeitig eine Instabilität oder Einengung des Spinalkanals, so ist dem ventralseitigen Vorgehen der Vorzug zu geben.

Dorsalseitige Instrumentationen an der Wirbelsäule nutzen die biomechanischen Prinzipien der Kompression, Zuggurtung, Abstützung und Distraktion; die ventralseitigen Interventionen die der Abstützung bzw. Kompression.

Angewandt wird die klassische Kompressionsosteosynthese nach dem Zugschraubenprinzip beispielsweise bei der Verschraubung frischer Densfrakturen. Vorgeschlagen wurde die Direktverschraubung ursprünglich von Magerl. J. Böhler

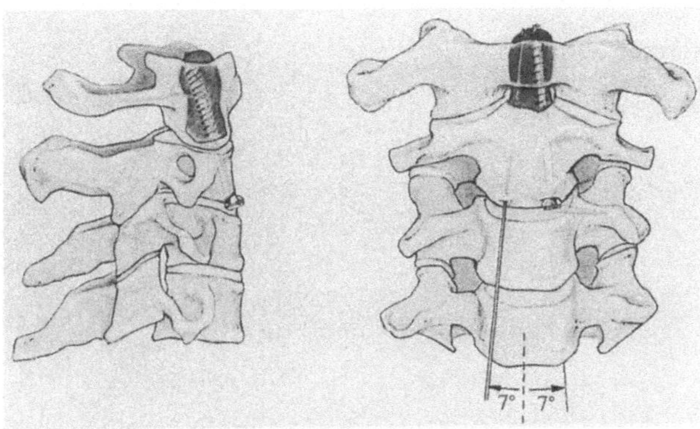

Abb. 4. Direktverschraubung einer Densfraktur (Schema): Lage der meist 45 mm langen komprimierenden Kleinfragment-Spongiosaschrauben

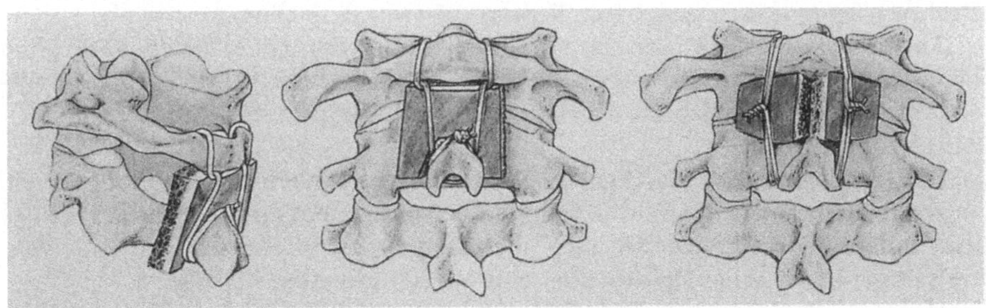

Abb. 5 a, b. Dorsalseitige Fusion zwischen C1 und C2 durch (**a**) cortico-spongiöse H-Span-Interposition und Zuggurtung (Gallie) bzw. (**b**) zwei keilförmig eingepaßte cortico-spongiöse Späne (Brooks)

hat die Operationstechnik im Detail ausgearbeitet und für ihre Verbreitung gesorgt [1]. Der Vorteil von Densverschraubungen (Abb. 4) liegt in dem Erhalt der Rotationsfähigkeit zwischen C1 und C2, der Ermöglichung einer äußerst einfachen Nachbehandlung sowie der Vermeidung posttraumatischer Pseudarthrosen.

Das Zuggurtungsprinzip unter Zuhilfenahme cerclierender Drahtmontagen findet Verwendung beispielsweise bei Gefügestörungen zwischen C1/C2 in der Technik von Gallie oder Brooks (Abb. 5) sowie zur Behandlung dorsalseitiger Ligamentzerreißungen.

Eine besonders effiziente Zuggurtung wird an der HWS mit Hakenplättchen erreicht. Magerl [13] hat dieses Implantat wegen der Nachteile komplikationsträchtiger, den Knochen durchschneidender Drahtcerclagen konzipiert. Die Fixation des kleinen, hakenförmigen Implantates wird erreicht durch Hakensitz unter der Lamina bei gleichzeitiger Schraubenverankerung im darüberliegenden Gelenkmassiv. Ein interspinöser Knochenspan vermittelt zusammen mit den die Gelenkpfeiler komprimierenden Plättchen eine hohe Stabilität (Abb. 6).

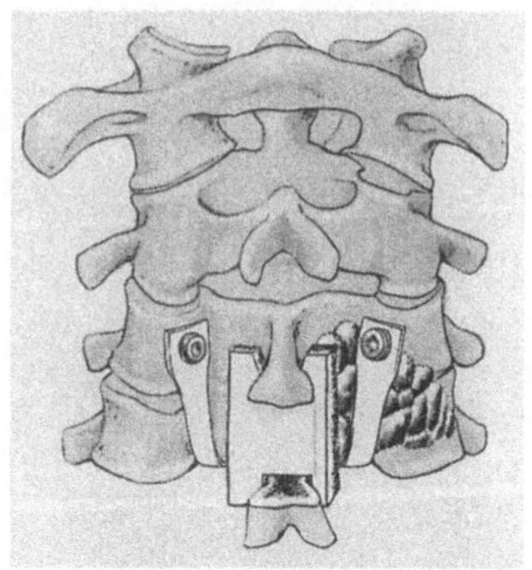

Abb. 6. Schematische Darstellung zweier Hakenplättchen an der unteren HWS in Kombination mit einem eingepaßten cortico-spongiösen H-Span

Ebenfalls für die HWS entwickelte unter Einbeziehung des postero-lateralen Pfeilers Roy Camille [17] eine Platteninstrumentation vor allem für diejenigen Situationen, bei denen wegen Frakturierung der Dornfortsätze sowie der Bögen Drahtcerclagen keinen gangbaren Versorgungsweg darstellen.

Auch die von ihm für den thorakolumbalen Bereich eingeführten, anfänglich nicht winkelstabil mit Schrauben in den Pedikeln [17] der Wirbelkörper zu verankernden Plattenimplantate arbeiten nach dem Zuggurtungs- bzw. Drei-Punkt-Abstützungsprinzip.

Der später von Magerl vorgeschlagene externe, winkelstabil zu montierende Wirbelfixateur sowie die modifizierten internen Fixateurvarianten nach Dick [5] und anderen wirken entweder auch über Zuggurtungseffekte oder im Falle ventralseitiger knöcherner Defekte über eine Vier-Punkt-Absicherung.

Heute gelingen mit einer Vielzahl [15/16] prinzipiell ähnlich gestalteter und von dorsal zu implantierender Fixationssysteme exakte Frakturrepositionen und Stabilisationen. Bei begleitenden Bandscheiben- oder knöchernen Läsionen mit postoperativer potentieller Sinterungstendenz muß die dorsalseitige Instrumentation stets mit einer interkorporellen Spondylodese entweder durch transpediküläres [3] oder direkt ventralseitiges Vorgehen kombiniert werden (Abb. 7 und 8).

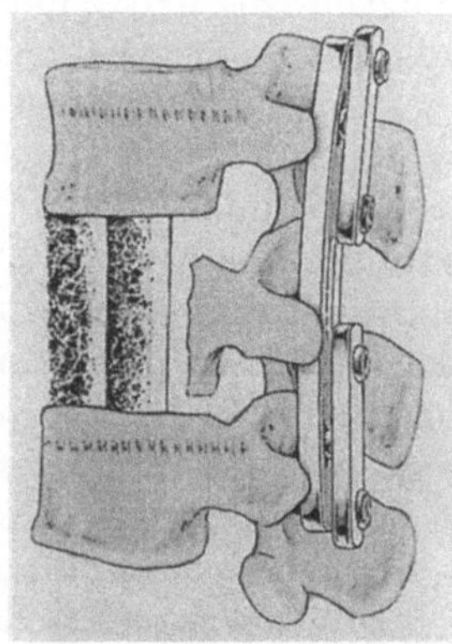

Abb. 7. Dorso-ventrales Therapiekonzept mit ventraler Spanabstützung und dorsalseitiger zuggurtender Maßnahme (Plattenfixateur)

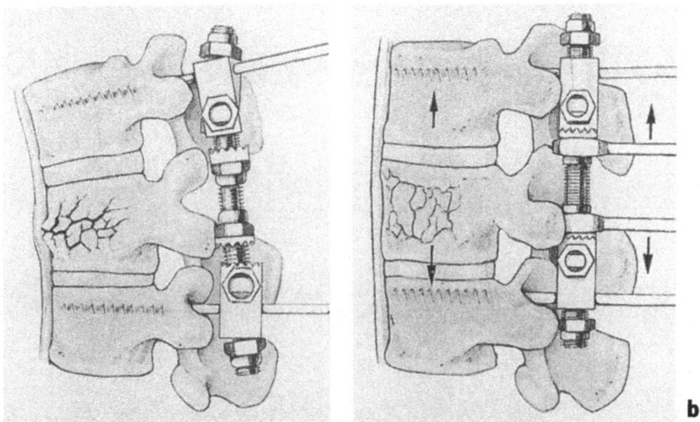

Abb. 8a, b. Technik der dorsalseitigen Fixateur interne-Stabilisation. **a** Die transpedikulär eingebrachten Schanzschen Schrauben werden mit Hilfe von Klemmbacken an zwei Längsträgern fixiert. **b** Bei zerstörter Wirbelkörperhinterwand erfolgt die Reposition durch vorsichtige Distraktion in Kombination mit dem Kyphoseausgleich

Die erforderlichen Zugangswege sind mittlerweile für alle Etagen der Wirbelsäule standardisiert und von uns an anderer Stelle wiedergegeben [9].

Für die Halswirbelsäule bevorzugt man den ventralseitigen Zugang. Dies trifft auch zu für die Reposition einer Dislokation mit Ausnahme einseitig verhakter Luxationen, die sich manchmal nur über eine direkte dorsalseitige Freilegung entblocken lassen. Zerrissene Bandscheibenanteile sowie dislozierte Knochenfragmente werden ausgeräumt bzw. bei kompletter Wirbelzertrümmerung die Spondylektomie unter Dekompression des Rückenmarks durchgeführt. Zwischen die angefrischten Grund- und Deckplatten der angrenzenden Wirbelkörper wird dann ein exakt dimensionierter kortikospongiöser Beckenkammspan druckfest eingepaßt, wobei die Spanhöhe das Ausmaß der zervikalen Lordosierung bestimmt. Die Spanverzapfung in den angrenzenden Wirbeln erübrigt sich, da das überbrückende Plattenimplantat ein Abgleiten verhindert und gleichzeitig die notwendige Primärstabilität für den knöchernen Spaneinbau garantiert. Standen früher auch für die ventralseitigen Montagen nur konventionelle Systeme mit losen Platten-Schraubenverbindungen zur Verfügung [16], so favorisieren wir heute winkelstabile Instrumentierungen, die bei hoher Eigenstabilität ein Auslockern der Fixationsschrauben erschweren bzw. verhindern [15].

Ähnliche Überlegungen zur operativen Vorgehensweise gelten grundsätzlich auch für die Instrumentierungstechniken an den relativ häufig operativ zu versorgenden Frakturen des thorakolumbalen Übergangs, die bei Zertrümmerung der abstützenden ventralen Säule (Berstungsbrüche) von ventral – das Rückenmark dekomprimierend – enttrümmert und stabilisiert werden [9].

Alternativ stand und steht für diese Wirbelsäulenregion die dorsalseitige Vorgehensweise unter Verwendung transpedikulär zu verankernder Längsträger zur Verfügung [17]. Diese internen Fixateure lassen sich auch nach vorangegangener Laminektomie gut plazieren. Sie sind mit wenigen Spezialinstrumenten einsetzbar und erfordern dank der erreichbaren Stabilität kein zusätzliches Korsett, vorausgesetzt die ventralseitige interkorporelle Abstützung wurde durch die Einbringung knöchernen Materials suffizient wiederhergestellt (Abb. 7 und 8).

Tabelle 1. Klassifikation der von uns während der zurückliegenden fünf Jahre operativ behandelten 365 frischen Wirbelsäulenverletzungen

Lokalisation	C_0-C_3			C_3-L_5		
	Jefferson	Anderson	Effendi	Typ A	Typ B	Typ C
Anzahl	2	32	14	179	108	30

Tabelle 2. Zusammenstellung der gewählten Versorgungswege in Abhängigkeit von der Verletzungslokalisation

	ventraler Zugang	dorsaler Zugang	kombiniert	Halo-Fixateur
obere HWS	26	4	0	18
untere HWS	69	13	3	
BWS	4	57	10	
LWS	17	103	41	
Anzahl	116	177	54	18

Die Anwendung dorsaler bzw. ventralseitiger Repositions- und Stabilisationstechniken setzt profunde Kenntnisse der Verletzungsmorphologie und Pathophysiologie der Wirbelsäule voraus; unter derartigen Voraussetzungen sind perioperative Komplikationen gering und zumeist beschränkt auf Implantatfehllagen.

Eigene operative Ergebnisse

Wir selbst haben in den zurückliegenden fünf Jahren 365 operative Versorgungen von frischen Wirbelsäulenverletzungen vorgenommen.

Frakturklassifikation und Vorgehen sind den Tabellen 1 und 2 zu entnehmen.

An der oberen HWS wurde mehrheitlich direkt mit Schrauben, an der unteren HWS mit Platten und an der BWS/LWS überwiegend mit dorsalseitig angebrachten Platten- und Stabsystemen versorgt.

Die perioperativen Komplikationen verteilten sich auf 15 tiefe und 10 oberflächliche Infekte, 10 Schraubenfehllagen, 3 direkt mit der Operation in Zusammenhang zu bringende manifeste neurologische Verschlechterungen sowie 2 persistierende Instabilitäten, die durch Reinterventionen ausgeheilt werden konnten.

Densfrakturen zeigten nach Direktverschraubungen gute funktionelle Resultate, wobei eine perioperative Komplikationsrate von 20% die technischen Schwierigkeiten dieses Verfahrens verdeutlicht.

Atlanto-axiale Fusionen führten zu eingreifenden Rotationsverlusten, was uns künftig veranlassen wird, diese Maßnahme nicht mehr anzuwenden.

Die traumatischen Luxationen von C2 heilten, behandelt mit Halofixateur (Effendi Typ 2) sowie ventralseitigen Spondylodesen C2/C3 (Effendi Typ 3), mit guten klinischen Ergebnissen aus.

An der unteren Halswirbelsäule führte der ventralseitige Zugang bei den von uns Behandelten hinsichtlich Beschwerden und Funktion zu besseren Langzeitergebnissen als das dorsalseitige Vorgehen. Bei knapp der Hälfte der von ventral her fusionierten Patienten zeichneten sich jedoch im weiteren Verlauf osteophytäre Randzacken im Bereich des vorderen Längsbandes ab, wobei diese sich auf das craniale Anschlußsegment konzentrierten.

Während die Behandlungsergebnisse an der Brustwirbelsäule bei den Typ B- und C-Verletzungen insgesamt zufriedenstellend waren, imponierte bei den Typ A-Verletzungen im Langzeitverlauf oft ein unbefriedigendes Aufrichtungsergebnis. Der sekundäre Korrekturverlust verstärkte die primär schon ungenügenden Aufrichtungen, was dann meist auch mit der Beschwerdeinzidenz korrelierte.

Nach dorsalen Spondylodesen ohne suffiziente ventralseitige Knochendefektauffüllung entwickelten sich vornehmlich lumbal postoperativ sowie insbesondere nach der Implantatentfernung signifikante Korrekturverluste (ossär/intervertebral) von durchschnittlich 12°. Die transpedikuläre Durchführung intra- und interkorporeller Spongiosaplastiken reduzierte diese sekundären Deformationsprozesse um die Hälfte, was sich lediglich durch die Anwendung operationstechnisch aufwendiger, kombinierter dorso-ventralseitiger Instrumentationen noch verbessern ließ.

Zusammenfassung

Bis in die achtziger Jahre stützte sich die operative Wirbelbruchbehandlung in erster Linie auf das Harrington-Verfahren und auf das von Ziehlke angegebene VDS-System. Beide Methoden waren primär für die Korrektur von Skoliosen entwickelt worden und vermochten dem Anspruch einer suffizienten Stabilisation von frakturierten Wirbeln nicht nachzukommen. Erst als es Roy Camille gelang, über transpedikulär eingebrachte Schrauben Wirbelfrakturen zu reponieren und zu fixieren und diese Schrauben dann auch noch winkelstabil durch einen vertikalen Kraftträger miteinander zu verbinden, war der entscheidende Fortschritt in der Behandlung von Wirbelfrakturen erreicht.

Durch die Möglichkeiten der modernen bildgebenden Verfahren, insbesondere des Computertomographen, erfuhr die Diagnostik von Wirbelfrakturen eine deutliche Verbesserung, was letztlich dem Verständnis des „Instabilitätsbegriffes" diente und die Erarbeitung einer indikationsentscheidenden Klassifikation für Wirbelsäulenläsionen ermöglichte.

Künftige Entwicklungen sind zu sehen in der Anwendung navigationsgestützter minimal-invasiver Zugangswege und Techniken, wodurch die biomechanisch sinnvollen kombinierten dorso-ventralen Interventionen an Akzeptanz gewinnen werden.

Literatur

1. Böhler J (1981) Schraubenosteosynthese bei Frakturen des Dens axis. Unfallheilkunde 84:221–223
2. Böhler L (1932) Die Behandlung der Wirbelbrüche. Arch klin Chir 173:842
3. Daniaux H (1986) Transpedikuläre Reposition und Spongiosaplastik bei Wirbelkörperbrüchen. Unfallchirurg 89:197
4. Denis F (1983) The three column spine. Spine 8:817
5. Dick W (1987) Innere Fixation von Brust- und Lendenwirbelfrakturen. Huber, Berlin Stuttgart
6. Guttmann L (1949) Surgical aspects of the treatment of traumatic paraplegia. J Bone Joint Surg (Br) 31:399
7. Holdsworth F (1970) Fractures, dislocations and fracture dislocations of the spine. J Bone Joint Surg (Am) 52:1534–1551
8. Illgner A, Reilmann H (1996) Verletzungen der HWS. Unfallchirurg 99:351–367
9. Kinzl L, Fleischmann W, Arand M (1993) Wirbelsäulenverletzungen. In: Breitnersche Operationslehre IX. Urban & Schwarzenberg, München
10. Kinzl L, Gebhard F (1996) Wirbelsäulenverletzungen. In: Trauma-Taschenbuch. Springer, Berlin Heidelberg New York Tokyo, S 241–254
11. Louis R (1977) Les théories de l'instabilité. Rev chir orthop 63:423
12. Magerl F, Aebi M, Gertzbein D, Harms J, Nazarin S (1994) A comprehensive classification of thoracic and lumbar injuries. Eur Spine J 3:184–201
13. Magerl F, Grob D, Seemann PS (1987) Stable dorsal fusion of the cervical spine using hook plates. In: Cervical spine. Springer, Wien New York
14. Magnus G (1930) Die Behandlung und Begutachtung des Wirbelbruches. Arch Orthop Unfall Chir 29:277
15. Morscher E, Sutter F, Jenny H, Olerud S (1986) Die vordere Verplattung der HWS mit dem Hohlschrauben-Plattensystem aus Titanium. Chirurg 57:702–707
16. Orozco R (1970) Osteosintesis on las fracturas del raquio cervical. Rev Orthop Traumatol 14:285
17. Roy-Camille R, Saillant G (1976) Osteosynthesis of thoraco-lumbar spine fractures. Reconstr Surg Traumatol 15:2
18. Ruchholtz S, Nast-Kolb D, Waydhas C, Schweiberer L (1996) Das Verletzungsmuster beim Polytrauma. Unfallchirurg 99:633–641
19. Wolter D (1985) Vorschlag für eine Einteilung von Wirbelsäulenverletzungen. Unfallchirurg 88:481

KAPITEL 30

Fortschritte in der Behandlung Querschnittgelähmter

U. Bötel

Einleitung

Blickt man auf der Suche nach Therapiekonzepten der Querschnittlähmung auch länger als 75 Jahre zurück, muß man feststellen, daß zwar bereits im medizinischen Papyrus Smith sowie bei Hippokrates Symptome der Querschnittlähmung durchaus zutreffend beschrieben wurden, eine Therapie jedoch nicht empfohlen werden konnte, so daß die Querschnittgelähmten ihrem Schicksal überlassen werden mußten. An dieser Auffassung änderte sich auch im Verlauf der nächsten Jahrhunderte und bis zum zweiten Weltkrieg praktisch nichts [13, 25], bis Sir Ludwig Guttmann in Stoke Mandeville seit 1944 ein umfassendes Behandlungskonzept, dessen Grundzüge auch heute noch unvermindert Gültigkeit haben, entwickeln konnte. Er erkannte die Ursachen für die tödliche Sepsis durch Harnwegskomplikationen und Druckgeschwüre, die innerhalb von zwei bis drei Jahren nahezu unweigerlich zum Tode der Verletzten führte, und fand Wege, die Komplikationen zu vermeiden und die vordem völlig inaktiven Querschnittgelähmten zu aktivieren und in die Gesellschaft zu reintegrieren.

Ätiologie und Epidemiologie der Querschnittlähmung

Pathophysiologie der Querschnittlähmung

Lange Zeit herrschte die Auffassung vor, daß die Querschnittlähmung überwiegend durch Druck von außen mit Einengung des Spinalkanals durch Knochenfragmente und Blutungen verursacht sei, tatsächlich zeigte sich jedoch bei näheren Untersuchungen, daß intramedulläre Veränderungen in Form nekrotischer Zerfallshöhlen und Einblutungen sowie eine erhebliche Beeinträchtigung der Blutzirkulation im Verletzungsgebiet einen wesentlicheren Anteil hatten [19]. Neben den unmittelbar traumatischen strukturellen Zerstörungen spielen jedoch auch sekundäre Zellverluste duch die Generierung von Sauerstoffradikalen und die Lipidperoxydation der Zellmembranen eine wesentliche Rolle bei zusätzlichen Folgeschädigungen des Gewebes [6, 28]. Inzwischen konnte auch geklärt werden, warum im Rückenmark die generelle Fähigkeit zur Axonregeneration nach einem Wachstum von wenigen Millimetern zum Erliegen kommt [34].

Epidemiologie der Querschnittlähmung

Zur Zahl der traumatischen Querschnittlähmungen vor 1980 gibt es keine verläßlichen Angaben, so daß noch bei der Abfassung der ersten Denkschrift des Hauptverbandes der gewerblichen Berufsgenossenschaften „Zur Neuordnung der Behandlungszentren für Querschnittgelähmte in der Bundesrepublik Deutschland" [17] 1972 die Zahl der in den alten Bundesländern auftretenden Querschnittlähmungen mit 1000 pro Jahr hochgerechnet werden mußte, eine Zahl, die sich als überraschend gut getroffen erwies, seit statistische Ergebnisse mit vollständiger Erfassung aus allen deutschen Querschnittzentren ab 1976 vorliegen. Heute ist unter Einbeziehung auch der neuen Bundesländer und unter Berücksichtigung der in den Querschnittgelähmtenzentren ebenfalls behandelten nichttraumatischen Querschnittlähmungen mit einer Zahl von 1500 Erstbehandlungen pro Jahr zu rechnen, wobei nach wie vor Dunkelziffern verbleiben, vor allem im Hinblick auf die nichttraumatischen Querschnittlähmungen, da die Zentren diese Patienten nur bei freien Bettenkapazitäten aufnehmen können und bisher aus der Entwicklung der Zentren heraus überwiegend traumatisch Querschnittgelähmte behandelten. Stellten nichttraumatische Querschnittlähmungen allenfalls Einzelfälle bei der Behandlung in der früher geringen Zahl der Querschnittzentren dar, beträgt heute der Anteil ein Drittel. Realistischer wird jedoch angenommen werden müssen, daß das Verhältnis traumatischer zu nichttraumatischen Querschnittlähmungen 1:1 beträgt. Sowohl die absolute Zahl der schweren Verkehrsunfälle als auch die der schweren Arbeitsunfälle hat den statistischen Erhebungen zufolge abgenommen, wodurch sich der Anteil der Verkehrsunfälle an der traumatischen Querschnittlähmung, der früher 50% betrug, deutlich reduziert hat, ebenso die Zahl der Arbeitsunfälle; gleichzeitig erhöht sich jedoch auch die Zahl der Freizeitunfälle und der Verletzungen im häuslichen Bereich. Unverkennbar ist, daß das Durchschnittsalter der in den Zentren behandelten Querschnittgelähmten deutlich angestiegen ist. Lag der Altersdurchschnitt in den 70er Jahren noch bei 25 Jahren, beträgt er heute etwa 40 Jahre, wobei eine wesentliche Rolle spielt, daß bei eingeschränkter Bettenkapazität in den früheren Jahren Patienten über 60 Jahre kaum Aufnahme fanden.

Steigende Zahlen sind auch bei den Wiederaufnahmen, die überwiegend zur Behandlung lähmungsspezifischer Komplikationen erforderlich werden, zu verzeichnen. Konstant beträgt das Verhältnis von stationären Erstbehandlungen zu Wiederaufnahmen 1:2. Noch größer ist die Zahl der ambulanten Untersuchungen und Behandlungen zur Komplikationsprophylaxe, die nochmals um 1/3 höher ist, obwohl nicht an allen Zentren eine Ambulanz betrieben wird, so daß das Verhältnis von frischen Fällen : stationären Wiederaufnahmen : Ambulanz 1:2:3 beträgt [10] (Abb. 1).

Entwicklung der Spezialzentren

Die Entwicklung der speziellen Behandlungszentren für Querschnittgelähmte reicht in Deutschland nicht weiter als ins Jahr 1952 zurück, als Bürkle de la Camp in Bochum alle querschnittgelähmten Opfer vor allem des Untertagebergbaus auf einer Station zusammenlegte. Wenig später wurden Behandlungseinheiten in

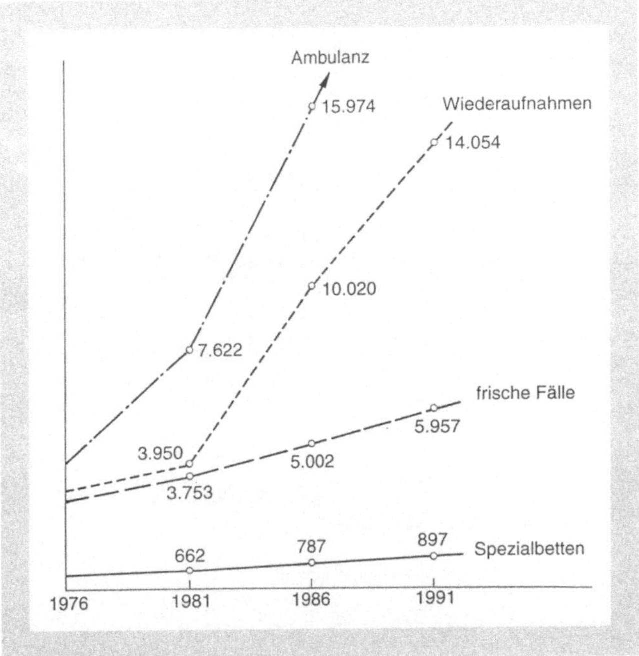

Abb. 1. Entwicklung der Aufnahmen für frische Querschnittlähmungen, Komplikationsbehandlung und ambulante Überwachung unter Berücksichtigung der Bettenkapazitäten in Fünfjahresschritten

Bayreuth und Koblenz gegründet, auch gab es schon frühzeitig eine kleine Behandlungseinheit für die Versorgung der Kriegsopfer in Bad Pyrmont sowie eine kleine Station in Hachmühlen bei Hannover. Erstmals wurde auf Anregung Sir Ludwig Guttmanns 1966 in Heidelberg ein speziell auf die Bedürfnisse Querschnittgelähmter zugeschnittenes Zentrum erbaut, von einem weiteren Neubauzentrum 1969 in Murnau gefolgt, dem 1975 erstmalig auch eine speziell ausgerichtete urologische Abteilung zur Seite gegeben wurde. 1972 standen insgesamt nur 374 Spezialbetten zur Behandlung Querschnittgelähmter zur Verfügung, in der damaligen DDR nur 30 in Berlin-Buch sowie zusätzlich bis zu 10 Betten in Leipzig. Schon sechs Jahre später hatte sich die Bettenzahl in der damaligen Bundesrepublik durch Ausbau vorhandener Zentren sowie Neugründungen auf 662 erhöht. Zur Zeit stehen in der Bundesrepublik 1071 Betten in 21 Zentren zur Verfügung. 1997 werden die neuerbauten Behandlungszentren in Berlin-Marzahn und Halle mit je 60 Betten ihre Arbeit aufnehmen, 1998 ein weiteres Behandlungszentrum in Greifswald mit 42 Betten. Die bestehenden Zentren in Berlin-Buch, Berlin-Zehlendorf und Sülzhayn werden jedoch gleichzeitig geschlossen, so daß auch 1998 nur 1103 Betten zur Verfügung stehen werden (Abb. 2).

Nach dem vorliegenden statistischen Material läßt sich berechnen, daß auf 41400 Einwohner ein Spezialbett zur Behandlung Querschnittgelähmter erforderlich ist. Bei einer Gesamteinwohnerzahl der Bundesrepublik von derzeit 78,9 Mio.

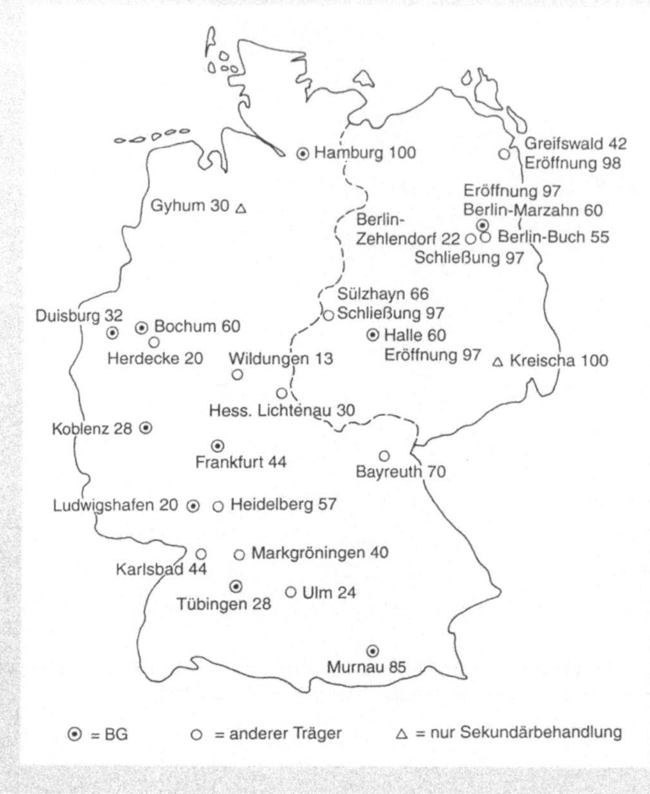

Abb. 2. Verteilung der Querschnittgelähmtenzentren in der Bundesrepublik Deutschland 1996 bis 1998

besteht somit ein Bettenbedarf von 1900 Betten. Hierbei ist noch zu berücksichtigen, daß konzeptionell nicht alle erfaßten Zentren zur uneingeschränkten Aufnahme jedes akut gelähmten Patienten geeignet sind, da sie nicht über die hierfür notwendige Infrastruktur verfügen. Entgegen der bewährten Behandlungstaktik, daß jeder Querschnittgelähmte unverzüglich nach Eintritt der Lähmung in einem Spezialzentrum zur vollständig umfassenden Behandlung Aufnahme finden soll, kann diese deshalb nach wie vor nicht vollständig angewandt werden, so daß die Akutbehandlungen häufig immer noch in großen Traumazentren erfolgen müssen. Dennoch sollte sofort nach Feststellung einer Querschnittlähmung Kontakt mit dem nächstgelegenen Zentrum aufgenommen werden.

Akutbehandlung

Den unmittelbar nach Eintritt einer Lähmung ergriffenen Maßnahmen kommt eine zentrale Bedeutung zu, da nur korrekt durchgeführte Erstbehandlungsmaßnahmen in der Lage sind, sekundäre Verschlechterungen der Lähmungssituation weitgehend zu verhindern. Versäumnisse direkt nach Eintritt der vollständigen oder teilweisen Lähmung, zu der am Anfang keine zuverlässige Prognose abgegeben werden kann, sind später nicht wiedergutzumachen. Das umfassende Behandlungskonzept betrifft deshalb auch schon bereits die Maßnahmen direkt am Unfallort.

Sofortmaßnahmen am Unfallort

Im Gegensatz zu früher hat sich in der Bundesrepublik ein außerordentlich wirksames und flächendeckendes Notarztwesen entwickelt, so daß in der Regel entsprechende ärztliche Hilfe 15 bis 30 Minuten nach Eintritt des Schadens durch das System von Notarztwagen und Rettungshubschraubern zur Verfügung steht. Schon bei Verdacht auf Vorliegen einer instabilen Wirbelsäulenverletzung aufgrund der Unfallmechanik müssen alle Maßnahmen ergriffen werden, mögliche sekundäre Abknickungen und Verlagerungen zu vermeiden. Dies erfordert bereits entsprechende Vorsicht bei der Bergung von Verletzten. Hierzu gibt es inzwischen einschlägige Richtlinien [13, 18, 27, 33, 40].

Die geschlossene Reposition der verrenkten Wirbelsäule bedeutet zwar eine zuverlässige Dekompression des Spinalkanals, kann jedoch unmittelbar nach Schadenseintritt am Unfallort nicht durchgeführt werden, da mangels Röntgenbefundes keine exakten Kenntnisse über das Verletzungsausmaß vorliegen.

Neben schonender Bergung kommt deshalb der Vermeidung von Sekundärschäden durch Lipidperoxidation der Zellmembranen nicht direkt geschädigter Nervenzellen eine zentrale Bedeutung zu. Eingriffe in die rasch ablaufenden pathophysiologischen Veränderungen im Rückenmark sind nur unmittelbar nach dem Trauma sinnvoll möglich. Aufgrund eingehender Untersuchungen ist dies zur Zeit nur durch Einsatz ultrahoch dosierter Glukokortikoide möglich, da nur 10 bis 25% der Plasmakonzentration im Liquor gefunden und damit wirksam werden können. Insbesondere die in den Vereinigten Staaten durchgeführte NASCIS II Studie hat eine signifikante Rückbildungstendenz bei traumatischen Querschnittlähmungen ergeben [5, 6, 11, 28]. Auch Ganglioside sollen eine neuroprotektive Wirkung entfalten, die Anwendungsmöglichkeit ist wegen möglicher medikamenteninduzierter Komplikationen jedoch deutlich eingeschränkt [12].

Sofortmaßnahmen in der Klinik

Erst nach Aufnahme in der Klinik, die entsprechend den schwerwiegenden Folgen einer Rückenmarkverletzung entweder ein Zentrum für die Behandlung Querschnittgelähmter, zumindestens jedoch ein Traumazentrum an einem Krankenhaus der Maximalversorgung sein soll, wird eine eingehende Diagnostik durchgeführt werden müssen. Zu den bildgebenden Verfahren gehören neben nativradiologischer Erstdiagnostik auch die Computertomographie sowie bei negativem Röntgenbefund die Kernspintomographie zur zuverlässigen Einschätzung der Rückenmarkverletzung oder eines nichttraumatischen Krankheitsbildes. Eine exakte Klassifikation der Wirbelsäulenverletzungen hat sich dabei im Hinblick auf die Beurteilung der Prognose sowie des therapeutischen Weges außerordentlich bewährt [23]. Auch die exakte Klassifikation der neurologischen Ausfallerscheinungen ist außerordentlich hilfreich, weil sie eine vorsichtige Prognose erlaubt [1].

Unmittelbar nach Klassifizierung der Wirbelsäulenveränderung muß mittels geschlossener Repositionsmanöver eine Dekompression des Spinalkanales angestrebt werden. Entsprechend dem Allgemeinzustand des Verletzten und ggf. nach Behandlung lebensbedrohender Zusatzverletzungen, nach Kompensierung des Schocks und unter Berücksichtigung allfälliger zusätzlicher, primärer oder frühsekundärer Lungenschäden ist zum frühestmöglichen Zeitpunkt die operative Dekompression und Stabilisierung vorzunehmen. Alleinige Laminektomien sind heute vollständig obsolet. Eine Vielzahl von Wirbelsäulenimplantaten, die die Forderung nach Kurzstreckigkeit und winkelstabiler Stabilisierung erfüllen, steht zur definitiven Spondylodese der verletzten Wirbelsäulensegmente zur Verfügung. Es kommen sowohl kombinierte dorsale und ventrale Eingriffe zur Anwendung als auch ausschließlich dorsale, die jedoch die Rekonstruktion der vorderen Wirbelkörpersäule beinhalten müssen [4, 8, 9, 20, 26, 27, 31, 41].

Geschlossene Repositionsmanöver, wie sie noch von L. Böhler gelehrt wurden, sind bei Querschnittgelähmten wegen der anschließend notwendigen Gipskorsettbehandlung nicht möglich, auch führt die alleinige Lagerungsbehandlung in der Regel zu keiner ausreichenden und zuverlässigen Dekompression des Spinalkanals und nicht zu einer stabilen Ausheilung [3, 15].

Bei der operativen Stabilisierung werden ein oder mehrere Bewegungssegmenten überbrückende Implantate angewandt. Eine der wenigen direkten Osteosynthesen wird durch die von Magerl initiierte und durch J. Böhler praktizierte vordere Dens-Verschraubung erzielt, ebenso die von Judet durchgeführte direkte Verschraubung der Bogenbrüche des 2. Halswirbels [2].

Kühlung des verletztenRückenmarks [29] oder hyperbare Sauerstoffzufuhr [39] haben keine Regeneration bewirken können. Lediglich die neueren Erkenntnisse zur Aussprossung von Leitungsbahnen lassen für die Zukunft Reparationsvorgänge von funktionellem Wert erhoffen [34].

Im Rahmen der klinischen Sofortmaßnahmen ist auch die Berücksichtigung des spinalen Schocks von entscheidender Bedeutung. Die regelmäßig in diesem Zustand zu beobachtenden Blutdruckdepressionen müssen gegenüber einem Volumenmangelschock abgegrenzt werden, um übermäßige Volumengaben und damit eine sonst unausweichliche Überwässerung und die Bildung eines Lungenödems insbesondere bei hohen Lähmungen zu vermeiden [40].

Galt früher, daß Lähmungen oberhalb C4 mit Lähmung des Zwerchfells mit dem Leben nicht zu vereinbaren seien, trifft dies heute im Zusammenhang mit der präklinischen Behandlung nicht mehr zu, so daß auch Querschnittlähmungen unterhalb C0 bei sofortiger Einleitung lebensrettender Maßnahmen überlebt werden können [13, 33].

Behandlung der Zusatzverletzungen

Besondere Bedeutung erlangen die Zusatzverletzungen im Schädelhirnbereich sowie des Thorax, durch die die folgenden Behandlungsschritte wesentlich beeinflußt werden. Es hat sich gezeigt, daß eine aggressive Wirbelsäulenchirurgie vor allem bei Vorliegen tiefgreifender Thoraxverletzungen mit Lungenkontusionen die Mortalitätsrate erheblich erhöht, so daß deswegen die an sich dringend wünschenswerte Dekompression und Stabilisierung der Wirbelsäule erst nach zuverlässiger Behandlung der pulmonalen Komplikationen erfolgen soll. Die Rate der Frühmortalität steigt deutlich, wenn diese Grundsätze nicht berücksichtigt werden [40].

Die Versorgung der begleitenden Zusatzverletzungen im Bereich von Becken und Extremitäten, die bei traumatischen Querschnittlähmungen etwa 50% ausmachen, folgt den Richtlinien der AO, da berücksichtigt werden muß, daß weder langfristige Behandlungen im Streckverband noch Behandlungen im Gipsverband beim Querschnittgelähmten durchgeführt werden können, da es hierdurch nahezu unvermeidlich zu Sekundärkomplikationen, insbesondere regelmäßig zur Ausbildung von Druckgeschwüren kommt. Bewährt hat sich dagegen die Ruhigstellung und Ausheilung begleitender Extremitätenfrakturen durch Fixateur externe, ungebohrte Marknagelung oder Verplattungen. Darüberhinaus ist bei Querschnittgelähmten die optimale Rekonstruktion der oberen Gliedmaßen zwingend erforderlich, um Selbsthilfefunktionen zu ermöglichen, zu verbessern und zu erhalten.

Die umfassende Erstbehandlung

Unter umfassender Erstbehandlung ist entsprechend den Richtlinien von Sir Ludwig Guttmann, die auch heute durchaus noch ihre vollständige Berechtigung haben, zu verstehen, daß die Behandlung des Querschnittgelähmten unmittelbar nach Eintritt des Schadens in einer Hand und unter einem Dach bis zur Reintegration in Familie, Gesellschaft und vorbereitend auf den Beruf erfolgt, wobei der ärztlichen und medizinischen Behandlung der absolute Vorrang vor rehabilitationstechnischen Maßnahmen eingeräumt werden muß. Eine Trennung von medizinischer Notfall- und Erstbehandlung und medizinischer Rehabilitation ist nachteilig, da vor allem in der Erstbehandlungszeit ständig Komplikationen drohen, die unmittelbar fachärztlicher Einflußnahme bedürfen. Grundsätzlich irrig ist die Auffassung, daß die Akutbehandlung mit der Durchführung einer wirbelsäulenstabilisierenden Operation abgeschlossen sei. Zutreffend ist vielmehr, daß die operative Behandlung lediglich einen Mosaikstein in der Gesamtkonzeption der Akutbehandlung Querschnittgelähmter darstellt, unabhängig davon, ob die Querschnittlähmung traumatisch oder nichttraumatisch entstanden ist, darstellt. Das Prinzip der umfassenden Behandlung hat sich seit Sir Ludwig Guttmann durchaus bewährt und ist in der Bundesrepublik Deutschland in den alten Bundesländern seit langem weitgehend umgesetzt. In den neuen Bundesländern werden die neuen Zentren dieses Prinzip nachvollziehen.

Funktionsverbesserung

Erstes Ziel ist es, verbliebene Funktionen zu erhalten und auszubauen, wobei vor allem bei hoch Gelähmten von Anfang an eine spezielle Lagerungsbehandlung die Entwicklung von schmerzhaften Schultergelenkskontrakturen vermeiden muß und spezielle Schienen oder Tape-Verbände die Funktionshand des Tetraplegikers zu entwickeln helfen. Neben der Kontrakturprophylaxe durch Dehnungsbehandlung haben sich krankengymnastische Behandlungen auf neurophysiologischer Basis (PNF, Vojta) vor allem bei nicht ganz vollständigen Lähmungen bewährt.

Wurden früher noch standardmäßig für alle Paraplegiker Schienenschellenapparate zwecks Durchführung von Gehübungen benutzt, ist diese Vorgehensweise jetzt nur noch auf besonders motivierte und geeignete Einzelfälle beschränkt, da mit diesen orthopädischen Hilfen ein funktionell nutzbarer Gang kaum erzielt wird. Neu entwickelte reziproke Schienenkonstruktionen (Para-Walker) zeigen in Einzelfällen bessere Ergebnisse, haben sich jedoch wegen der mangelhaften Praktikabilität bisher nicht umfassend durchgesetzt. Ergotherapeutisches Funktionstraining sowie die individuelle Anpassung und Anfertigung von kleineren Hilfsmitteln sind insbesondere bei der Behandlung von Tetraplegikern unentbehrlich. Die dem jeweiligen Gesundheitszustand und Lähmungsgrad angepaßte individuelle und ärztlich überwachte Behandlung läßt sich nur mit dem personellen und apparativen Aufwand einer Spezialabteilung bewerkstelligen [13, 26, 27].

In jüngerer Zeit ist zur Funktionsverbesserung die funktionelle Elektrostimulation (FES) hinzugetreten [36]. Mit Hilfe des Lokomotionstrainings auf dem Laufband lassen sich vor allem bei inkompletten Lähmungen erfolgversprechende Funktionsverbesserungen erzielen [38].

Neurogene Blase

Wesentliche Veränderungen und Fortschritte haben sich in der Behandlung der „neurogenen Blase" ergeben, indem die transurethrale initiale Dauerkatheterableitung durch suprapubische Stilettkatheterableitungen ersetzt und die frühere Philosophie der getriggerten Entleerung der Reflexblase verlassen wurde, so daß jetzt das Hauptaugenmerk darauf gerichtet ist, die druckfreie Blasenkapazität mit weitgehender Kontinenz zu erhalten und die Blase unter anticholinerger Medikation durch den intermittierenden Einmalkatheterismus zu entleeren; dessen Technik erlernen die Patienten selbst, sobald die Handfunktionen dies erlauben. Spätere Komplikationen lassen sich nur durch konsequente Erstbehandlung vermeiden [35].

Spastik

Bei allen Querschnittlähmungen oberhalb des Conus kommt es zwangsläufig nach Abklingen des spinalen Schocks zur Entwicklung einer teilweise heftigen spinalen Spastik, durch die sowohl die Selbsthilfefähigkeit der Patienten empfindlich gestört als auch Kontrakturen gefördert werden können. Neben physikalischen und krankengymnastischen Maßnahmen müssen häufig spasmussenkende Medikamente verabreicht werden. Läßt sich die Spastik durch diese Maßnahmen nicht hinreichend beeinflussen, hat sich in den letzten Jahren die intrathekale Gabe von Baclofen über implantierbare Medikamentenpumpen bewährt [14].

Komplikationsbehandlung

Neben der umfassenden Erstbehandlung gehört auch die stationäre Behandlung von lähmungsspezifischen Komplikationen zu den Aufgaben der Spezialzentren. Hierbei nehmen die Weichteilkomplikationen durch Druckgeschwüre einen breiten Raum ein (Abb. 3).

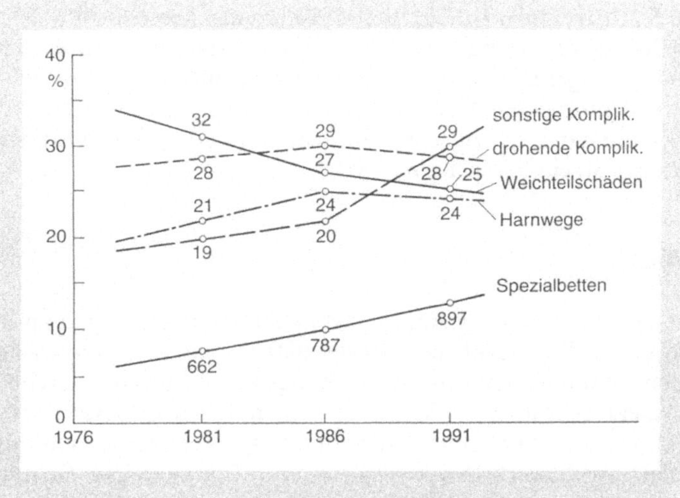

Abb. 3. Indikationen zur Wiederaufnahme im Querschnittgelähmtenzentrum in Fünfjahresschritten

Druckgeschwüre

Druckgeschwüre, vor allem über Kreuzbein, Sitzbein und Trochanter, lassen sich während einer konsequenten Erstbehandlung unter Anwendung einer entsprechenden Lagerung in der Regel vermeiden, führen jedoch im weiteren Verlauf nicht selten zu erneuter stationärer Aufnahme, bei manchen Patienten vielfach. Die frühere langwierige konservative Therapie wird nach Wundkonditionierung heute vor allem durch musculo-cutane gefäßgestielte Lappenplastiken ersetzt, wonach sich gut belastungsfähige Deckungen ergeben [24, 21].

Kontrakturen und Weichteilverknöcherungen

Kontrakturen behindern sowohl die Sitzfähigkeit als auch die Möglichkeiten der Selbsthilfe und sind nicht selten Ursache von Druckgeschwüren durch die Fehlbelastung, weshalb sie bei Versagen einer konservativen Therapie operativ beseitigt werden müssen. Eine lähmungsspezifische Komplikation stellt die Weichteilverknöcherung in der Umgebung von Gelenken, insbesondere des Hüftgelenkes, dar. Die Ursache ist nach wie vor unbekannt. Bei vollständigen Ankylosen mit Verhinderung der Sitzfähigkeit hilft nur die radikale Exstirpation nach Abklingen des floriden Stadiums, ggf. auch unter Einsatz von speziellen Endoprothesen [13, 26, 27].

Harnwegskomplikationen

Harnwegskomplikationen drohen vor allem bei hohen intravesikalen Drucken mit Blasenwandverdickung und Ausbildung von Pseudodivertikeln, in denen chronische Infektionen unterhalten werden. Aufgrund der Blasenwandverdickung kommt es zum Reflux in die Harnleiter und zur Infektion der oberen Harnwege mit drohender Niereninsuffizienz. Bei eingetretener Niereninsuffizienz werden heute auch bei Querschnittgelähmten Dialysebehandlungen und Nierentransplantationen durchgeführt. Um ein druckfreies Urinreservoir zu erzielen, sind verschiedene Methoden der Blasenaugmentation entwickelt worden. Völlig neue Wege wurden mit der sacralen sensiblen Deafferentierung sowie Elektrostimulation der Vorderwurzeln beschritten [7, 32].

Reintegration

Ziel der umfassenden Behandlung ist, die Patienten unabhängig von ihrer Lähmungshöhe in Familie, Beruf und Gesellschaft zu reintegrieren, was selbst bei extrem hohen Lähmungen mit Dauerbeatmungspflicht entweder durch Respirator oder durch Elektrostimulation des Zwerchfells möglich ist. Hierzu ist eine umfangreiche Organisation notwendig, die nur durch ein erfahrenes multidisziplinäres Behandlerteam bewerkstelligt werden kann. Umfangreiche Geldmittel sind erforderlich, um adaptierte Wohnungen, die notwendigen Hilfsmittel sowie die notwendige Pflege zu sichern, was im Hinblick auf die leeren Kassen zunehmend schwieriger wird.

Die Erfahrung der letzten Jahre zeigt, daß zwar weniger Querschnittgelähmte die Möglichkeiten einer institutionalisierten Umschulung in Berufsförderungswerken in Anspruch nehmen, trotzdem werden viele Querschnittgelähmte mittels betrieblicher Umsetzungen wieder erwerbstätig. Die Leistungen von Sportlern im Rollstuhl haben in der Bevölkerung zu einer deutlich besseren Akzeptanz von Behinderten geführt, unverändert bestehen jedoch immer noch für Rollstuhlfahrer erhebliche bauliche Barrieren, wodurch die an sich erzielte Selbständigkeit wieder eingeschränkt wird [30, 37].

Ausblick

Das Konzept der umfassenden Behandlung Querschnittgelähmter aus einer Hand und unter einem Dach unmittelbar vom Eintritt der Lähmung bis zur häuslichen Reintegration hat sich bewährt. Hierdurch lassen sich unnötig lange Behandlungszeiten ebenso vermeiden wie frühe Komplikationen. Nach wie vor reicht die Zahl der in der Bundesrepublik zur Verfügung stehenden Spezialbetten aber nicht aus, auch nicht nach Inbetriebnahme der drei in den neuen Bundesländern nach den Prinzipien der umfassenden Behandlung für 1997 und 1998 geplanten Zentren, da gleichzeitig bestehende Zentren geschlossen werden. Tatsächlich besteht für die Bundesrepublik ein Bedarf von etwa 1900 Spezialbetten. Unerfüllt ist unverändert der Traum einer medikamentösen oder operativen Behandlungsmethode, die die Lähmungserscheinungen beseitigen kann. Wichtige Untersuchungen in der Basisforschung lassen jedoch hoffen, daß es in nicht allzu ferner Zukunft möglich sein wird, auch geschädigtes Rückenmarksgewebe wieder zu regenerieren.

Die Ergebnisse der funktionellen Elektrostimulation sind zur Zeit noch unbefriedigend, da die verwendeten Ströme zu sehr abrupten Reizantworten führen und nur ungenügend moduliert werden können. Dies gilt sowohl für die Stimulation an Armen und Beinen als auch für die Zwerchfell- und Blasenstimulation.

Trotz des inzwischen außerordentlich hohen Standards der verschiedensten Hilfsmittel, die zur Kompensation der Ausfälle benötigt werden, sind weitere Entwicklungen erforderlich, um den Querschnittgelähmten ein mehr selbstbestimmtes Leben zu ermöglichen. Inzwischen sind Behandlungsstandards erreicht, an die vor 40 Jahren noch niemand glauben konnte, als eine Behandlung und Reintegration von Tetraplegikern kaum denkbar erschien, schon gar nicht an ein Überleben von Patienten, deren Schädigung oberhalb C 4 lag, gedacht werden konnte.

Zusammenfassung

Bis zur Entwicklung eines umfassenden Behandlungskonzepts durch Sir Ludwig Guttmann fand eine gezielte Behandlung von Querschnittgelähmten nicht statt, ihre Sterblichkeit an Lähmungskomplikationen führte zu einer 90 %igen Mortalitätsrate innerhalb von zwei bis drei Jahren. Seit Ende der 40er Jahre sind in der Behandlung so große Fortschritte erzielt worden, daß heute selbst Patienten mit extrem hohen Rückenmarkschäden trotz vollständiger Zwerchfellähmung und Dauerbeatmungspflicht überleben und sogar nach Hause reintegriert werden können. Dies ist nur im Zusammenhang mit den seither entwickelten besseren pathophysiologischen Kenntnissen von Schock und Atmung sowie der Entwicklung entsprechender Hilfsmittel möglich. War früher die Behandlung der Wirbelsäulenschäden rein konservativ, entwickelten sich seit Mitte der 70er Jahre Operations- und Stabilisationstechniken, die heute schon in erheblichem Ausmaß standardisiert sind. Die umfassende Behandlung Querschnittgelähmter beinhaltet, daß die Versorgung der Patienten unmittelbar vom Eintritt der Lähmung an und bis zur Reintegration nach Hause unter einem Dach aus einer Hand erfolgt, wodurch sich der Behandlungserfolg steigern und die Komplikationsrate senken läßt. Neue krankengymnastische und ergotherapeutische Techniken auf neurophysiologischer Basis haben zu deutlich besseren funktionellen Ergebnissen geführt. Wesentliche Entwicklungen zur Senkung der hohen Komplikationsrate erfolgten in der Behandlung der neurogenen Blase. Neue Entwicklungen führten auch dazu, die schwere und hindernde spinale Spastik zu bessern. Zahlreiche Hilfsmittel zum Ausgleich verlorener Funktionen wurden entwickelt, ohne daß diese Entwicklungen schon abgeschlossen wären. Trotz immer noch erheblicher baulicher Barrieren wird den Querschnittgelähmten heute ein mehr selbstbestimmtes Leben ermöglicht. Zahlreiche Rollstuhlfahrer können neben den institutionalisierten Berufsförderungsmaßnahmen durch betriebliche Anpassungen wieder in den Arbeitsprozeß eingegliedert werden. Trotz einiger wirkungsvoller Maßnahmen zur Prävention zusätzlicher Rückenmarkschäden gibt es nach wie vor keine Möglichkeiten, die zerstörte Rückenmarksfunktion wiederherzustellen, Ergebnisse aus der Basisforschung lassen jedoch erhoffen, daß in einigen Jahren auch die Regeneration im Rückenmarksbereich induziert werden kann. Manches ist erreicht, viele Aufgaben harren jedoch noch der Lösung.

Literatur

1. ASIA (1992) Standards for Neurological and Functional Classification of Spinal Cord Injury. American Spinal Injury Association, Atlanta
2. Böhler J (1981) Schraubenosteosynthese von Frakturen des Dens Axis. Unfallheilkunde 84:221
3. Böhler L (1951) Die Technik der Knochenbruchbehandlung, 13. Aufl. Maudrich, Wien
4. Bötel U (1987) Die Indikation zur primär operativen Behandlung der Wirbelsäulenverletzungen mit frischer Querschnittlähmung. Hefte Unfallheilkd 189/1:6–8
5. Bracken MB, Shepard MJ, Collins WF et al. (1990) A randomized, controlled trial of methylprednisolone or naloxone in the treatment of aute spinal cord injury. Results of the second national acute spinal cord injury study. N Engl J Med 322:1405–1411
6. Braughler JM, Hall ED (1983) Uptake and elimination of methylprednisolone from contused cat spinal cord following intravenous injection of the sodium succinate ester. J Neurosurg 58:538–542
7. Brindley GS, Rushton DN (1990) Long-term follow-up of patients with sacral anterior stimulator implants. Paraplegia 28:469–475
8. Dick W (1989) Innere Fixation von Brust- und Lendenwirbelfrakturen. Probleme in Chirurgie und Orthopädie, Bd 28. Huber, Bern
9. Daniaux H (1986) Transpedikuläre Reposition und Spongiosaplastik der unteren Brust- und Lendenwirbelsäule. Unfallchirurgie 89:197–213
10. Exner G, Meinecke FW (1993) Wie gut ist unser soziales Netz? – Erfahrungen mit der Vermittlung und Übernahme von Querschnittgelähmten in Deutschland. Akt Traumatol 23:332–336
11. Gäbler C, Meier R (1995) Klinische Erfahrungen und Ergebnisse der hochdosierten Methylprednisolontherapie bei Rückenmarktrauma von 1991–1993. Unfallchirurgie 21:20–29
12. Geisler FH, Dorsey FC, Coleman WP (1991) Recovery of motor function after spinal cord injury – a randomized, placebo-controlled trial with GM-1 ganglioside. N Engl J Med 324:1829–1838
13. Gerner HJ (1992) Die Querschnittlähmung: Erstversorgung, Behandlungsstrategie, Rehabilitation. Blackwell, Berlin
14. Grüninger W (1989) Spinale Spastik. Überreiter, Wien
15. Guttmann L (1976) Spinal cord injuries: comprehensive management and research. Blackwell, Oxford
16. Harms J (1988) Der Gebrauch des USI-Systems in der Behandlung von Wirbelsäulenfrakturen. In: Schulitz K, Winkelmann P (Hrsg) Die instrumentierte Fusion von Wirbelsäulenfrakturen und -erkrankungen. Hippokrates, Stuttgart
17. Hauptverband der gewerblichen Berufsgenossenschaften (1995) Zur Neuordnung der Behandlungszentren für Querschnittgelähmte in der Bundesrepublik Deutschland mit Planungsrichtwerten für Neubauten. St. Augustin
18. Jonas HP, Madersbacher H, Strubreither W. (Hrsg) (1995) Der polytraumatisierte Querschnittgelähmte. AUVA, Wien
19. Jellinger K (1978) Morphologie und Pathogenese traumatischer Rückenmarkschäden. Hefte Unfallheilkd 132:287–297
20. Kluger P, Gerner HJ (1986) Das mechanische Prinzip des Fixateur externe zur dorsalen Stabilisierung der Brust- und Lendenwirbelsäule. Unfallchirurgie 12:68–79
21. Lüscher NJ (1984) Dekubitalulcera der Beckenregion. Huber, Bern Stuttgart
22. Magerl F (1982) Stabilisierung der unteren Brust- und Lendenwirbelsäule mit dem Fixateur externe. Acta Chir Austria (Suppl 43):78
23. Magerl F, Aebi M, Gertzbein SD, Harms J, Nazarian S (1994) A comprehensive classification of thoracic and lumbar injuries. Eur Spine 3:184–201
24. Matthes St J, Nahai F (1982) Clinical Applications for Muscle and Musculocutaneous Flaps. Mosby, St. Louis
25. Meinecke FW (1988) Geschichte der Behandlung Querschnittgelähmter in der Bundesrepublik Deutschland. Unfallchirurgie 14:64–73
26. Meinecke FW (Hrsg) (1990) Querschnittlähmungen. Springer, Berlin Heidelberg New York Tokyo
27. Meinecke FW (1994) Querschnittlähmung. In: Witt AN, Rettig H, Schlegel KF (Hrsg) Orthopädie in Praxis und Klinik. Thieme, Stuttgart New York

28. Möllmann HW, Barth J, Bötel U, Hochhaus G, Derendorf H, Wagner T (1991) Ultrahigh doses of methylprednisolone in acute spinal cord injury. 20th Annual Metting of the American College of Clinical Pharmacology, Atlanta
29. Negrin J (1973) Spinal cord hypothermia in the neurosurgical management of the acute and chronic posttraumatic paraplegic patient. Paraplegia 10 : 336
30. Paeslack V (1996) Rehabilitation als biographischer Prozess. Springer, Berlin Heidelberg New York Tokyo
31. Roy-Camille R, Saillant G, Berteaux D, Salgado V (1976) Osteosynthesis of thoraco-lumbar spine fractures with metal plates screwed through the vertebral pedicles. Reconst Surg Traumatol 15 : 2
32. Sauerwein D, Bersch U (1990) Elektrostimulation zur Blasenentleerung in der Frühphase der Querschnittlähmung. In: Zäch G (Hrsg) Rehabilitation beginnt am Unfallort. Springer, Berlin Heidelberg New York Tokyo
33. Schirmer M (1985) Querschnittlähmungen. Springer, Berlin Heidelberg New York Tokyo
34. Schwab ME (1991) Regeneration of lesioned CNS axons by neutralisation of neurite growth inhibitors. Paraplegia 29 : 294–298
35. Stöhrer M, Palmtag H, Madersbacher H (1984) Blasenlähmung. Thieme, Stuttgart
36. Vossius G, Frech R (1988) Möglichkeiten und Grenzen der funktionellen Elektrostimulation. Prax Ergotherapie 1 : 69–72
37. Walker N (Hrsg) (1994) Langzeitverläufe und Spätresultate bei Querschnittlähmungen. Springer, Berlin Heidelberg New York Tokyo
38. Wernig A, Müller S (1992) Laufband locomotion with body weight support improved walking in persons with severe spinal cord injuries. Paraplegia 30 : 229–238
39. Yeo JD (1976) Treatment of paraplegic sheep with hyperbaric oxygen. Med J Aust 1 : 538
40. Zäch G (Hrsg) (1992) Rehabilitation beginnt am Unfallort. Springer, Berlin Heidelberg New York Tokyo
41. Zielke, K, Berthet A (1978) VDS-Ventrale Derotations Spondylodese. Beitr Orthop Traumatol 25 : 85

KAPITEL 31

Behandlung Schwerbrandverletzter

G. Germann, B. Hartmann und A. Wentzensen

Historisches

„Man pflegt anzunehmen, daß, wenn zwei Dritteile der Körperoberfläche auch nur im ersten Grade verbrannt sind, der Tod ziemlich schnell eintritt", schrieb Theodor Billroth 1876. Tatsächlich findet sich in der Literatur bis 1930 kein Bericht über eine tiefe (drittgradige) Verbrennung von mehr als 10% der Körperoberfläche, die überlebt wurde. Noch vor 30 Jahren endeten Verbrennungen von 50% der KOF (Körperoberfläche) in einer Patientenpopulation zwischen 15 und 35, also Patienten „in den besten Jahren", in circa 50% der Fälle tödlich. Das Überleben ausgedehnter schwerer Verbrennungen ist erst eine Errungenschaft der jüngsten Vergangenheit. Meilensteine der Entwicklung waren vor allem Verbesserungen auf den Gebieten der Antibiotikatherapie, Volumenersatztherapie, Ernährung, der chirurgischen Wundbehandlung, der Defektdeckung und des Hautersatzes.

Das thermische Trauma ist das häufigste Trauma überhaupt und trat in allen Epochen der Menschheitsgeschichte mit einer hohen Inzidenz auf. Historisch sind die unterschiedlichsten Behandlungsverfahren überliefert: Im ägyptischen Papyrus Ebers (1550 v. Chr.) wird ein Rezept aus schwarzem Schlamm und gekochtem Kuhdung zur Behandlung von Verbrennungen am ersten Tag beschrieben. Danach wurde die Behandlung mit verschiedenen Salben, die meist Tierdung und tierische Fette enthielten, fortgeführt. Aber auch die Verwendung einer paraffingetränkten Mullgaze, also einer unseren Verbandmitteln sehr ähnlichen Substanz, wird schon beschrieben. In China wurden Verbrennungen schon sehr früh mit konzentriertem Tee gegerbt, eine Behandlungsmethode, die sich prinzipiell bis in die Neuzeit erhalten hat, wobei jetzt andere Pharmaka (Tannin etc.) verwendet werden. Die Kälteanwendung nach Verbrennungen wurde schon früh in der arabischen Medizin beschrieben. Diese bis in die heutige Zeit angewandte Maßnahme wurde an der Schwelle zur Neuzeit durch den Engländer James Earle (1755–1817) wieder aufgegriffen. Andere Ärzte, wie Ambroise Paré, vertraten die Ansicht, Brandwunden müßten ausgebrannt werden („Öffnen der Poren durch Wärme, um die Hitze entweichen zu lassen"). Allerdings verdanken wir ihm auch die Vorreiterrolle einer aseptischen Chirurgie, die Eiter in der Wunde nicht mehr als günstig ansah.

Eine erste Einteilung der Verbrennungstiefe stammt von dem Portugiesen Valesco de Taranta von 1418. Er unterschied bereits zwischen „Dolor", „Vesicae" und „Ulcera". Die Verkohlung „Aechcera", die heute unter dem 3. Grad subsumiert wird, wurde durch den Italiener Francesca Pecetti 1616 als vierter Grad in die Literatur eingeführt.

Das erste Buch, das ausschließlich der Verbrennungsbehandlung gewidmet war, wurde unter dem Titel „De combustionibus“ von Fabricius Hildanus (1560–1634) veröffentlicht. In diesem Werk finden sich bereits interessante Zeichnungen zur Rekonstruktion einer narbig deformierten Kinderhand. Zusätzlich beschrieb er schon die Anwendung von fettenden Substanzen zur Narbenbehandlung sowie Verfahren zur Narbenexstirpation.

In den folgenden 200 Jahren wurden keine wesentlichen Fortschritte im Bereich der Verbrennungsbehandlung erreicht. In der wohl umfassendsten Untersuchung seiner Zeit beschreibt Georgi 1828 die Pathophysiologie des Verbrennungstraumas ungebrochen in der Tradition des antiken Koischen Modells der Humoralpathologie. Ganz nach diesem Modell, das Krankheiten durch Ungleichgewicht der Säfte erklärt, deutete Georgi die Eiterung nach Verbrennungen, wenn er schreibt: „Die Bösartigkeit des Eiters aber hängt größtenteils von dem Zustand der Kräfte und der Beschaffenheit und Mischung der Säfte des leidenden Körpers ab.“

Das erste Spital für Brandverletzte, das Burn-House der Royal Infirmary am Surgeons Square in Edinburgh wurde 1850 durch James Syme (1799–1870) eröffnet, wobei die Isolierung der Patienten mit stark infizierten Brandwunden im Vordergrund stand. Der kausale Zusammenhang zwischen der Ätiologie der Infektionen und ihrer Behandlung wurde erst durch seinen Schwiegersohn Joseph Lister (1827–1912) erkannt.

Auch bis zum Beginn dieses Jahrhunderts waren jedoch keine wirklichen Fortschritte in der Behandlung von Brandverletzten zu verzeichnen.

Erwähnenswert ist das vom Wiener Dermatologen Ferdinand von Hebra (1816–1880) eingeführte Dauerbad, das die heute bekannten Wundheilungsvorgänge im feuchten Milieu erstmalig nutzte.

Entscheidende Impulse im Bereich der Wundversorgung gingen von Jacques Louis Reverdin (1842–1929) aus, dem es 1869 in Paris gelang, einzelne Dermisinseln auf eine granulierende Wunde am Vorderarm frei zu transplantieren.

Als epochemachend muß danach die Arbeit von Karl Thiersch (1822–1895) bezeichnet werden, der seit seinem Vortrag auf dem 15. Kongreß der Deutschen Gesellschaft für Chirurgie (1887) über „Hautverpflanzungen“ zweifelsfrei als Vater der Spalthauttransplantation gilt.

Pioniere der systemischen Behandlung des Verbrennungsschocks waren Reiss 1880 und der italienische Dermatologe Thommasoli 1892, die erstmals ihren Patienten Infusionen von Kochsalzlösungen verabreichten. Die 1905 erschienene Arbeit „The Treatment of Burns and Skin grafting“ von Haldor Sneve aus St. Paul gilt mit Recht als die erste moderne Abhandlung über die Behandlung der Verbrennungskrankheit. Sie enthält bereits die wichtigsten therapeutischen Maßnahmen der Schockbehandlung, der Schmerzbekämpfung, des Sauberhaltens von Verbrennungswunden und der frühzeitigen Durchführung von Hauttransplantationen.

Entscheidende Fortschritte hinsichtlich des Überlebens der Patienten wurden jedoch erst in den letzten 50 Jahren erzielt. Noch vor 30 Jahren endeten Verbrennungen von 50% KOF in einer Patientenpopulation zwischen 15 und 35 Jahren in circa 50% der Fälle tödlich. Die Ergebnisse einer Vielzahl klinischer Studien und intensiver Grundlagenforschung haben die Letalität einer vergleichbaren Patientengruppe bis heute auf 15–20% senken können. Entscheidende Verbesserungen

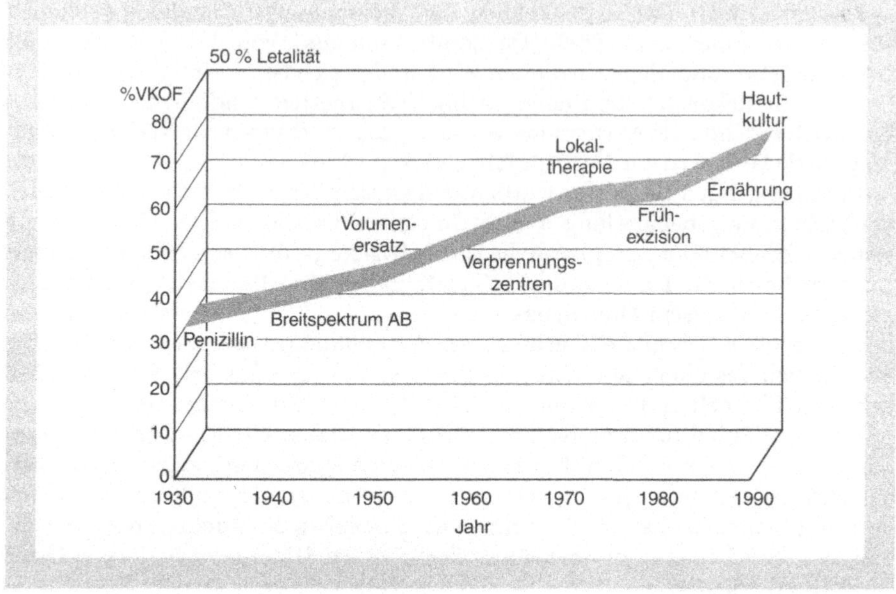

Abb. 1. Entwicklung der Verbrennungsbehandlung bezogen auf das Verhältnis von VKOF (verbrannter Körperoberfläche) zur 50% Letalität in den Jahren 1940–1990

wurden vor allem seit 1940 auf den Gebieten Antibiotikatherapie, Volumenersatztherapie, Ernährung, operative Therapie und Hautersatz erzielt (Abb. 1).

Einen wesentlichen Anteil an der Verbesserung der Prognose haben vor allem die, nach englischem Vorbild auch in Deutschland durch die Berufsgenossenschaften geschaffenen Zentren zur Behandlung Schwerbrandverletzter. Nach den Pionierprojekten in den BG-Kliniken Ludwigshafen und Bochum wurden in den letzten 15 Jahren flächendeckend Verbrennungszentren eingerichtet. Durch ein neues Zentrum in Berlin sowie geplante Zentren in Leipzig und Halle ist der Bedarf bei insgesamt rückläufigen Unfallzahlen auch für die neuen Bundesländer sichergestellt.

Heutiger Stand der Verbrennungsmedizin

Pathophysiologische Grundlagen

Prinzipiell kann die posttraumatische Periode nach Verbrennungen in vier Phasen eingeteilt werden:

1. Schockphase (Ebb-Phase)
2. Reabsorptions-/Stabilisierungsphase (Flow-Phase)
3. Versorgungsphase
4. Rehabilitationsphase

Typisch für jede dieser Phasen ist eine spezifische Reaktionslage des verletzten Organismus. Im Rahmen moderner Therapiekonzepte überlagern sich die beschriebenen Phasen immer mehr. Die operative Versorgungsphase reicht nun bis in die unmittelbare Post-Traumaphase, d.h. mit der frühen Nekrektomie wird im Einzelfall bereits am Unfalltag nach Kreislaufstabilisierung begonnen. Ebenso ist die Rehabilitationsphase keine abgetrennte Einheit am Ende der chirurgischen Therapie, sondern umfaßt den gesamten Behandlungszeitraum.

Bei Erwachsenen führt ein Verbrennungstrauma von >25% der Körperoberfläche zu einer schweren Störung der Herz-Kreislauffunktion, dem sogenannten Verbrennungsschock. Definitionsgemäß liegt jedem Schockgeschehen ein pathophysiologischer Zustand zugrunde, in dem der nutritive Blutfluß für die adäquate Sauerstoffversorgung der Gewebe auf kapillärer Ebene unzureichend ist.

Die Analyse der Vorgänge, die diesem Schockgeschehen zugrunde liegen, zeigt, daß lokale, die Bereiche der thermischen Gewebszerstörung betreffende Mechanismen von systemischen, über Mediatoren vermittelte Mechanismen unterschieden werden müssen.

Lokale Reaktionen im Bereich der Brandwunden

Bereits 10 Minuten nach einem thermischen Trauma kommt es im Bereich der Brandwunde zu einem raschen und ausgeprägten Anstieg des Wassergehaltes und des Gewebsvolumens. Diese Ödembildung ist vom Wundtyp sowie der Tiefe der Brandwunde abhängig. Tiefgradige Verbrennungen durch Flammen bzw. längeren Kontakt mit heißen Oberflächen führen in der Regel zu geringeren Ödemen und Exsudationen als die oberflächlicheren intradermalen Brandwunden. Dies wird mit einer Koagulationsnekrose und der Unterbrechung der Mikrozirkulation durch die tiefe Gewebszerstörung erklärt. Als stärkste Kraft der Ödembildung wird eine Reduktion des interstitiellen hydrostatischen Druckes auf Werte bis zu 150 mmHg gesehen. Dieser noch nicht komplett geklärte Mechanismus wird einer Denaturierung des Kollagens in den geschädigten Hautbezirken zugeschrieben.

Generalisierte Ödembildung

Die entstehende Hypoproteinämie sowie die systemische Wirkung zahlreicher aus dem verbrannten Gewebe freigesetzter Mediatoren führen zur Ödembildung auch in nicht geschädigten Geweben. Histamine, von hitzegeschädigten Mastzellen ausgeschüttet, öffnen endotheliale Spalten durch Kontraktion der kapillären Gefäßendothelzellen. Prostaglandine und Cytokine werden aus Arachidonsäuren über Lipo- und Cyclooxygenase-Wege in Makrophagen und neutrophilen Zellen synthetisiert und sind für Teile der „Inflammatory Response“ nach größflächigen Verbrennungen ursächlich. Die mikrovaskuläre Permeabilität wird durch PAF, Prostaglandine E2 (PGE2) sowie die Leukotriene LB4–LD4 erhöht. Kinine und Serotonin sowie pro-inflammatorische Cytokine wie Interleukin 1, 6 und 8 (IL1, IL6, IL8) erhöhen die kapilläre Durchlässigkeit im Bereich der Venolen. Weiterhin spielen wie in allen Formen des Schocks und des Reperfusionsschadens die freien Sauerstoffradikale eine wichtige Rolle. Durch Aktivierung der Adhaesionsmoleküle (ICAM, ELAM), die als Rezeptoren die Adhaesion von Granulozyten an Ge-

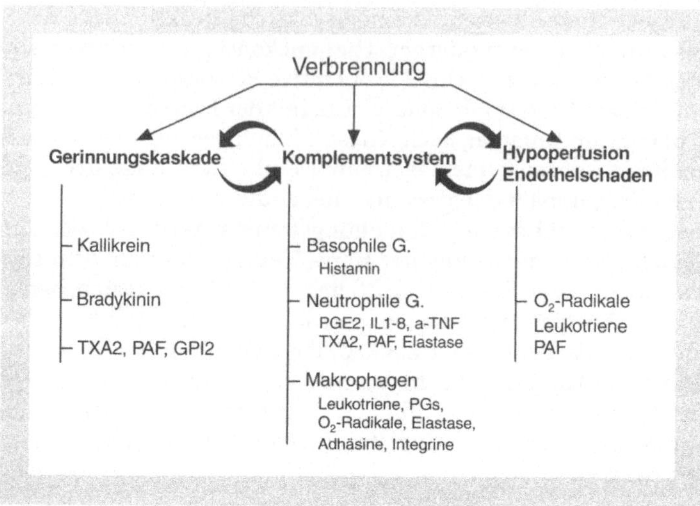

Abb. 2. Systemische Auswirkungen des Verbrennungstraumas auf physiologische Abwehrmechanismen („trauma response")

fäßendothelien vermitteln, kommt es zum „Leukozytensticking" mit der Aktivierung lytischer intrazellulärer Prozesse und der Freisetzung freier, hochaggressiver Sauerstoffradikale (Abb. 2).

Die oben erwähnten Veränderungen der Gefäßpermeabilität im Sinne einer reduzierten Barrierefunktion, ablesbar an einem deutlich verringerten osmotischen Reflektionsquotienten, führen zu einer stark vermehrten Durchlässigkeit des Gefäßsystems für Wasser und Protein. Im Rahmen dieses auch als „capillary leak" beschriebenen Vorgangs können Moleküle bis zu 900 000 Dalton die Kapillarwand durchdringen.

Herz- Kreislaufsystem

Unmittelbar nach dem Verbrennungstrauma kommt es zu einer Reduktion des Herzzeitvolumens bei noch nicht meßbarer Verminderung des Plasmavolumens. Diese rasche Reaktion wird über neuromurale Rezeptoren im zerstörten Gewebe vermittelt. Es kommt zur Ausschüttung von Katecholaminen, Vasopressin, Angiotensin II, Neuropeptin Y sowie weiterer vasokonstriktiver Mediatoren. Die Wirkung dieser Substanzen auf die Gefäßmuskulatur führt zu einer Vasokonstriktion im arteriellen Stromgebiet mit deutlicher Erhöhung des systemischen Gefäßwiderstandes. Dieser Prozeß wird im Rahmen schocktypischer Kompensationsvorgänge zum Ausgleich der nun einsetzenden Hypovolämie weiter verstärkt. Studien zeigen nach adäquater Volumensubstitution mit Normalisierung von Herzfrequenz und Urinausscheidung zwei mögliche Reaktionsformen. Zum einen kann eine Reduktion des Herzzeitvolumens bei hohem peripherem Widerstand weiter bestehen („low output – high resistance"), zum anderen wird eine Steigerung der Herzleistung („high output – low resistance") beobachtet. Dieser Umstand wird dem aus dem verbrannten Gewebe stammenden sogenannten „myocardial depressing factor“ zugeschrieben. Der Faktor konnte noch nicht identifiziert werden, viele experimentelle Daten sprechen jedoch für eine Verwandtschaft mit dem TNF-α (Tumornekrosefaktor). Injektionen dieses Faktors führten zu ähnlichen cardialen Reaktionen, wie sie nach einem schweren Verbrennungstrauma beobachtet werden. Zusätzlich kommt es durch freie Sauerstoffradikale zu einer Störung der myocardialen Zellintegrität und damit über einen noch nicht aufgeklärten Mechanismus zur Verminderung der Herzleistung.

Metabolismus

Entscheidend für die Fähigkeit des Verletzten, auf das Trauma zu reagieren, ist das Ausmaß der hypermetabolen, katabolen Stoffwechselsituation. Diese ist ebenfalls eine Folge der bereits oben beschriebenen Mediatorenausschüttung sowie einer weiteren Vielzahl hormoneller Veränderungen und setzt unmittelbar nach dem Trauma ein. Der Organismus des Brandverletzten hat einen deutlich erhöhten Energiebedarf, ist aber nicht in der Lage, die Gesamtmenge vor allem der parenteral zugeführten Kalorien zu verstoffwechseln. Durch Gluconeogenese und Synthese von Akut-Phase-Proteinen aus Muskelproteinen kommt es zu einem zunehmenden Verlust an Muskelmasse. Dabei kann der Patient trotz optimaler Ernährungskonzepte bis zu 50% seines Körpergewichtes verlieren.

Immunsystem

Die ausgedehnte Verbrennung führt zu einer ausgeprägten Störung des Immunsystems. Nach einer maximalen Stimulierung folgt eine Phase der Immunparalyse. Von zusätzlicher Wichtigkeit ist in diesem Zusammenhang die Tatsache, daß immunkompetente Zellen wie Monozyten und Makrophagen schrittweise aktiviert werden können. Einmal durch die Traumaantwort angeregt, reichen im Verhältnis schon geringe nachfolgende Schädigungen wie Mangelperfusion mit Gewebsischämien im Rahmen einer nicht ausreichenden Schocktherapie aus, das Vollbild einer überschießenden Entzündungsreaktion (SIRS) auszulösen. So kann ein Circulus vitiosus entstehen, in dessen Folge Organdysfunktion, Organversagen und Tod eintreten können.

Atmung

Durch Inhalation von heißen bzw. toxischen Verbrennungsprodukten kommt es zur Schädigung des Bronchialsystems und der Lunge. Neben Bronchialepithelzerstörungen steht hier vor allem das interstitielle Ödem der geschädigten Lunge im Vordergrund, aus dem sich ein akutes Lungenversagen (ARDS) entwickeln kann. Dieser Vorgang kann, wie experimentelle Arbeiten belegen, durch eine unzureichende Hämodynamik im Rahmen des Verbrennungsschocks mit einer konsekutiven nutritiven Minderperfusion deutlich verstärkt werden.

Diagnostik

Die Aufnahmediagnostik dient der Einschätzung der Schwere des Verbrennungstraumas. Sie gliedert sich in eine neuerliche Inspektion der Atemwege, eine Beurteilung der hämodynamischen Situation sowie der Einschätzung der Verbrennungstiefe und Ausdehnung. Zusätzlich müssen eventuelle Begleitverletzungen sowie die relevanten Vorerkrankungen eruiert werden. Wichtig ist hierbei vor allem die Suche nach Frakturen oder auch die Ultraschalluntersuchung der Bauchorgane bei dem geringsten Verdacht einer intraabdominellen Blutung.

Inspektion der Atemwege

Das diagnostische Vorgehen beim Inhalationstrauma umfaßt die klinisch-apparative und die laborchemische Diagnostik. Einerseits ist die Inspektion der Atemwege, Laryngoskopie, sowie eine endoskopische Bronchoskopie notwendig. Im Rahmen dieser Diagnostik sind Schwellungen im Kehlkopfbereich, Schleim- und Rußablagerungen in der Trachea und in den großen Bronchien sowie Schädigungen der Bronchialschleimhaut von Stadium I der Rötung bis zum Stadium III der kompletten Epithelzerstörung festzustellen. Des weiteren ist eine wiederholte Kontrolle des Blutsauerstoffgehaltes mittels Blutgasanalyse sowie die Bestimmung des COHb bei Aufnahme indiziert, um funktionelle Verlaufsparameter zu erhalten.

Hämodynamische Situation

Im Rahmen des Flüssigkeitsverlustes über die zerstörte Körperoberfläche sowie die bereits beschriebene lokale und generalisierte Ödembildung zeigen die Patienten eine mehr oder minder stark ausgeprägte Hypovolämie mit Zeichen des Kreislaufschocks. Diese mit Zentralisation einhergehende Reaktion wird durch eine oft ausgeprägte Hypothermie des Patienten kompliziert, wobei der Verbrennungspatient deutlich länger hämodynamisch kompensiert bleibt als der vergleichbar schwerverletzte Polytrauma-Patient.

Verbrennungstiefe

Im europäischen Raum wird eine Klassifikation der Verbrennungstiefe von Grad 1 bis Grad 4 benutzt, im anglo-amerikanischen Sprachraum hat sich die Einteilung in „superficial", „partial thickness" und „full thickness" durchgesetzt. Den einzelnen Schweregraden liegen definierte Schädigungstiefen des Gewebes zugrunde.

Erstgradige Verbrennung

Die thermische Schädigung betrifft nur die Epidermis. Es kommt zu einer schmerzhaften Rötung mit geringer Ödembildung. Die Abheilung erfolgt immer spontan und ohne Narbenbildung, oftmals jedoch unter späterer Abschuppung oberster Epithelschichten.

Zweitgradige Verbrennung

Die Schädigung bezieht sich auf Epidermis und Teile des Koriums. Man unterscheidet die oberflächlich zweitgradigen Verbrennungen Typ 2a von den tiefen zweitgradigen Verbrennungen Typ 2b.

Typ 2a. Hier sind nur die oberflächlichen Koriumschichten zerstört. Die meisten Hautanhangsgebilde bleiben erhalten und die Reepithelisierung geht von diesen Strukturen aus. Die Wunde weist typische, oft großflächige Blasenbildungen mit hyperämischem Wundgrund auf. Die Sensibilität ist im Bereich dieser Verbrennungen eher gesteigert als abgeschwächt.

Typ 2b. Die Schädigung reicht bis in die tiefen Schichten des Koriums. Die Reepithelisierung lediglich von sehr tief liegenden Hautanhangsgebilden erfolgt hier sehr verzögert und immer mit erheblicher Narbenbildung. Die Wundfläche wirkt weißlich und schlecht durchblutet, da die intradermalen Blutgefäße zerstört sind. Die Sensibilität ist reduziert.

Drittgradige Verbrennung

Die Dermis und alle Hautanhangsgebilde sind komplett zerstört. Die Wunden sind blaß bzw. mit einer deutlich sichtbaren bräunlichen Nekrose bedeckt. Die Hautdurchblutung ist gänzlich aufgehoben. Ein sicheres Zeichen sind oft thrombosierte, im Subcutangewebe liegende Venen. Durch Zerstörung der sensiblen Hautorgane ist die Sensibilität stark eingeschränkt.

Viertgradige Verbrennung

Es liegt eine extrem tiefe Verbrennung mit Verkohlung der Weichteile vor. Vielfach sind Sehnen, Muskulatur und sogar Knochen betroffen. Eine Sonderform der viertgradigen Verbrennung sind die Gewebezerstörungen nach Starkstromdurchfluß.

Berechnung der verbrannten Körperoberfläche

Eine weit verbreitete Methode zur Berechnung der verbrannten Körperoberfläche stellt die Formel von Wallace, die sogenannte Neuner-Regel dar (Abb. 3). Eine weitere Methode, die sich gerade in der Primäreinschätzung der Verbrennungsfläche bewährt hat, ist die sogenannte Handflächenregel. Dabei nutzt man die Tatsache, daß die Handfläche des Patienten einem Prozent seiner Körperoberfläche entspricht, zur Beurteilung (Abb. 4). Eine weitere Methode stellen die Lund-Browder-Tabellen (Abb. 5) dar, die in den meisten Verbrennungszentren zur exakten Bestimmung der verbrannten Körperoberfläche benutzt werden.

Da nach wie vor die meisten Infusionsprotokolle sich am Körpergewicht sowie verbrannter Körperoberfläche des Patienten orientieren, ist eine möglichst genaue Einschätzung der betroffenen Verbrennungsareale unabdingbar.

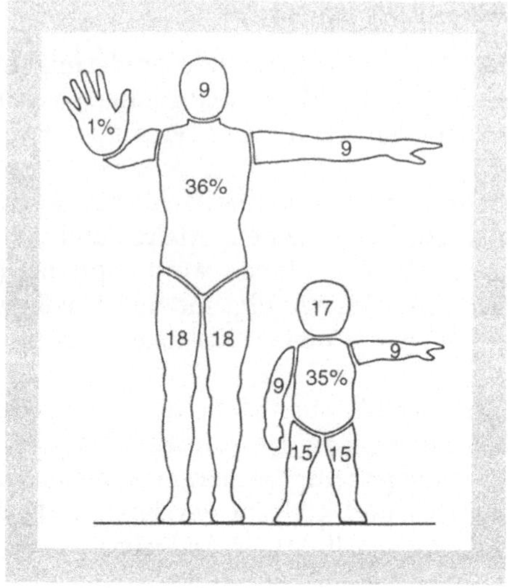

Abb. 3. Schematische Darstellung der sog. Neuner-Regel nach Wallace und ihrer Modifikation für Kleinkinder, bei denen der Kopf einen erheblich größeren Teil der Körperoberfläche ausmacht als beim Erwachsenen

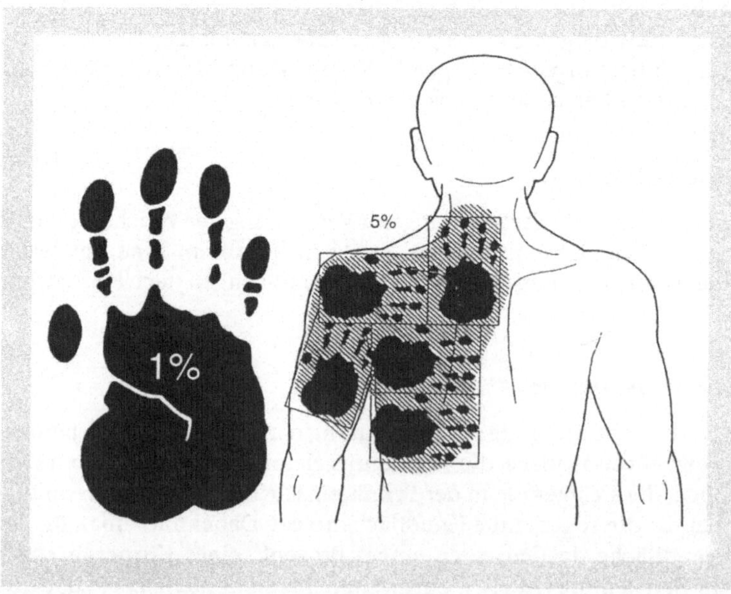

Abb. 4. Handflächenregel. Die Handfläche des Patienten entspricht ca. 1 % seiner Körperoberfläche. Die Ausdehnung der Verbrennung kann mit dieser Methode bei kleineren Verbrennungen relativ exakt abgeschätzt werden

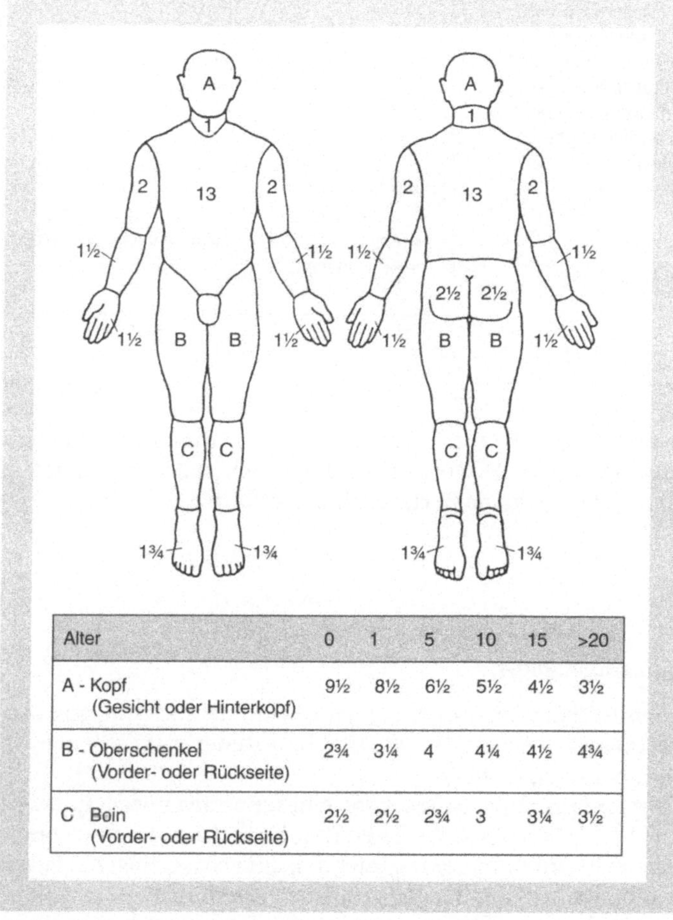

Alter	0	1	5	10	15	>20
A - Kopf (Gesicht oder Hinterkopf)	9½	8½	6½	5½	4½	3½
B - Oberschenkel (Vorder- oder Rückseite)	2¾	3¼	4	4¼	4½	4¾
C Bein (Vorder- oder Rückseite)	2½	2½	2¾	3	3¼	3½

Abb. 5. Lund-Browder-Chart zur Dokumentation der Verbrennungsausdehnung. Die Angaben (in Prozent) für die einzelnen Körperregionen sind nach Alter modifiziert

Prognose-Scores

Auch in der Verbrennungsmedizin werden zur Abschätzung der Verletzungsschwere und der Überlebensprognose Scoring-Systeme eingesetzt. Eine alte, jedoch nach wie vor verbreitete Einschätzung der Prognose stellt der sogenannte „Verbrennungsindex" nach Baux dar, bei dem Lebensalter und verbrannte Körperoberfläche addiert werden. Erhält man bei diesem Verbrennungsindex Werte größer 100, so liegt die Überlebenswahrscheinlichkeit des Patienten <10 %. Neuere, deutlich exaktere Scoring-Systeme wie der ABSI-Score nach Tobiasen sowie der Score nach Zawacki erfassen zusätzlich noch andere, die Prognose beeinflussende Faktoren wie Inhalationstrauma und operationspflichtige (drittgradige) Verbrennungsareale. In diesem Zusammenhang ist darauf hinzuweisen,

Tabelle 1. Im Rahmen der präklinischen Behandlung von Schwerbrandverletzten sind die frühzeitige Flüssigkeitssubstitution, die Sicherung der Atmung sowie eine ausreichende Schmerzbekämpfung besonders hervorzuheben

Klinische Initialmaßnahmen
• Zentralvenöser Katheter
• Peripherer Zugang (großlumig)
• Intraarterieller Katheter
• Urinkatheter
• Magensonde
• Bronchoskopie bei Verdacht auf Inhalationstrauma
• Bei Indikation: Pulmonalarterienkatheter

daß cardio-pulmonale Vorerkrankungen, Nikotin- bzw. Alkoholabusus die Prognose mit beeinflussende Faktoren sind, die jedoch in den genannten gebräuchlichen Scoring-Systemen keine Berücksichtigung finden.

Therapie

Klinische Initialmaßnahmen

Die klinischen Initialmaßnahmen dienen sowohl dem Monitoring des Patienten als auch der therapeutischen Intervention und stehen daher immer in unmittelbarem Zusammenhang (Tabelle 1).

Im Aufnahmeraum sollte die Insertion eines zentralvenösen Katheters erfolgen. Zu diesem frühen Zeitpunkt kann die Punktion durchaus durch verbranntes Areal, das zu diesem Zeitpunkt noch keine Infektion aufweist, erfolgen. Meist ist ein zentralvenöser Bilumenkatheter bei den großen zu verabreichenden Volumenmengen mit einem ausreichend großlumigen peripheren Zugang zu kombinieren.

Darüber hinaus sollte eine arterielle Verweilkanüle, die eine kontinuierliche arterielle Druckmessung erlaubt, plaziert werden. So können fortlaufend engmaschig arterielle Blutgasanalysen durchgeführt werden.

Bei Verbrennungen von mehr als 10 % der Körperoberfläche sollte zusätzlich ein Urinkatheter (möglichst als suprapubischer Katheter) zur Überwachung der Urinausscheidung gelegt werden. Neben den üblichen Kontrollparametern wie Blutdruck, Herzfrequenz und zentralem Venendruck gilt die Urinausscheidung als wichtiges klinisches Kriterium zur Überwachung der Infusionstherapie, auch wenn diese Werte an Präzision und Relevanz den Daten aus Messungen über den Pulmonalarterienkatheter unterlegen sind, eine schlechte Korrelation mit diesen aufweisen und so nur vage die tatsächlichen hämodynamischen Verhältnisse widerspiegeln.

Zusätzlich erhalten intubierte Schwerbrandverletzte eine zweilumige Magensonde, über die bereits in dieser Frühphase die enterale Ernährung begonnen werden soll. Eigene Untersuchungen belegen, daß so die gefürchtete Atonie des oberen Gastrointestinaltraktes vermieden werden kann.

Abb. 6. Ludwigshafener Formel. Berechnung des Flüssigkeitsbedarfs für die ersten 24 Stunden bei Patienten mit VKOF zwischen 20 % und 60 %

Ludwigshafener Formel

Infusionslösung: Ringerlaktat

% VKOF · kg KG = ml RL/Periode

I. und II. Periode jeweils 4 Stunden
III. und IV. Periode jeweils 8 Stunden

Intensivmedizinische Behandlung

Die intensivmedizinische Betreuung erfolgt durch den Plastischen Chirurgen, der die beiden lebenserhaltenden Therapiesäulen Intensivtherapie und konservative bzw. operative Wundbehandlung miteinander koordiniert. Im Zentrum der Therapiemaßnahmen steht zunächst die konsequente Behandlung des hypovolämischen Schocks. Nachdem in der Notfallsituation primär die Devise „viel und schnell" für die Flüssigkeitssubstitution galt, kann nun eine exakte Berechnung der benötigten Flüssigkeitsmenge erfolgen. Dabei bedient man sich in den verschiedenen Verbrennungszentren unterschiedlicher Behandlungsprotokolle, die sich sowohl in der Art der verwendeten Infusionslösung, als auch in den Infusionsmengen nicht unerheblich voneinander unterscheiden. Das bekannteste ist wohl die sogenannte Parkland-Formel (Baxter-Shires-Schema), in der ausschließlich kristalloide Lösungen (Ringerlaktat) Verwendung finden. Wir benützen an unserer Klinik die sogenannte Ludwigshafener-Formel, die eine Modifikation dieses Schemas darstellt (Abb. 6).

Andere Schemata verwenden Eiweiß-Plasmapräparationen in Kombination mit kristalloiden Lösungen (Evens, Barclay und Moore), die aber nur noch selten verwendet werden. Häufiger wird in letzter Zeit auf ein in den fünfziger Jahren von Monafo entwickeltes Schema zur Substitution mit hypertoner Kochsalzlösung „low volume resuscitation" zurückgegriffen. Hier scheinen sich Vorteile vor allem in der primären Posttraumaperiode abzuzeichnen.

Nach wie vor herrscht unter Verbrennungsspezialisten Uneinigkeit über den exakten Zeitpunkt, ab dem Eiweißlösungen und Kolloide in der Flüssigkeitssubstitution verwendet werden sollten. Die Anwendung dieser Präparate wurde lange als schädlich angesehen, da die ins Interstitium austretenden Makromoleküle angeblich der Entwicklung eines progredienten Lungenversagens (ARDS) Vorschub leisten. Allerdings stehen Beweise für diese Theorie bis heute aus. Im Gegenteil, es wurde eine höhere Inzidenz an ARDS bei haemodynamisch insuffizienten Patienten mit prolongierter Schockphase gefunden. Ein Intervall von 18 Stunden nach der Verbrennung wird heute als optimaler Zeitpunkt zur Substitution von Eiweißlösungen angesehen, da sich zu diesem Zeitpunkt das kapilläre Leck weitgehend geschlossen hat.

Gerade bei Vorliegen eines Inhalationstraumas sind die oben erwähnten Infusionsschemata nicht ausreichend, um eine optimale Haemodynamik zu sichern. Hier muß der schmale Grat zwischen ausreichender Haemodynamik und Perfusion und zu hoher Flüssigkeitsbelastung gefunden werden, die weithin als unerwünscht und komplikationsträchtig gilt. Eigene Untersuchungen zeigen jedoch, daß Patienten mit einer guten Haemodynamik und dementsprechend einer besseren Organperfusion eine geringere Mortalität aufweisen. Die Flüssigkeitsrestriktion auf Kosten der Organperfusion ist als schädlich anzusehen. In diesem Zusammenhang kommt dem Pulmonalarterienkatheter eine wichtige Bedeutung zu. Bei schweren Verbrennungstraumata mit ABSI-Scores > 8, Patienten mit instabilen Kreislaufverhältnissen sowie bei alten, cardial vorgeschädigten Patienten sehen wir hier eine Indikation, um die Therapie den individuellen Patientenbedürfnissen exakt anzupassen. Mit liegendem Pulmonalarterienkatheter werden Wedgedrucke um 15 mm Hg sowie ein Cardiac-Index um 5 Liter pro Minute angestrebt. Um diese vorgegebenen Ziele zu erreichen, wird neben einer ausreichenden Volumengabe auch der frühe Einsatz von Katecholaminen (Dobutamin) befürwortet.

Ziel dieser primären Behandlung ist die Stabilisierung des Patienten auf möglichst optimalem Niveau, um die weiteren operativen Therapieschritte in rascher Abfolge durchführen zu können.

Ernährung

In der Vergangenheit wurden die Patienten über einige Tage ohne die Zufuhr von Energieträgern belassen und nach dieser Phase meist parenteral ernährt. Inzwischen hat sich das Konzept der frühen posttraumatischen Ernährung durchgesetzt und ist heute essentieller Bestandteil der Intensivtherapie. Dabei ist eine enterale, also physiologische Ernährungsform auf jeden Fall anzustreben. Bei frühzeitigem Beginn (<18 Stunden) gelingt es in den meisten Fällen, den Patienten mittels intragastral verabreichter Sondennahrung die notwendigen Kalorien zuzuführen. Die früher angestrebten ultrahohen Kalorienmengen konnten von den schwerst traumatisierten Patienten nicht verstoffwechselt werden. Das zur Zeit gebräuchliche Ernährungsschema sieht eine 1,3–1,5fach über dem Ruhebedarf liegende Kalorienzufuhr vor. Neben der Energiemenge ist vor allem die substituierte Eiweißmenge entscheidend; hier werden mindestens 1,5 g pro Kilogramm Körpergewicht am Tag angestrebt (Tabelle 2).

Tabelle 2. Benötigter Energiebedarf sowie notwendige Eiweißgabe, Substitution von Spurenelementen, Vitaminen sowie Glutamin

Ernährung – Energiezufuhr
• Kalorien: 1,3–1,5facher Ruhebedarf
• Eiweiß: 1,5 g/kg KG/Tag
• Spurenelemente: Selen, Zink, Magnesium, Phosphor
• Aminosäuren: Glutamin
• Omega-3-Fettsäuren
• Vitamine

Atmung

Auf die Bedeutung der Aufrechterhaltung einer suffizienten Ventilation wurde bereits hingewiesen. Patienten, bei denen primär ein Inhalationstrauma diagnostiziert wurde bzw. Patienten, die im Rahmen von Organdysfunktionen ein Lungenversagen entwickeln, bedürfen der mechanischen Ventilation.

Die pathophysiologischen Mechanismen des Inhalationstraumas sind noch nicht endgültig geklärt. Offensichtlich spielen aber bei diesem Prozess sowohl die lokale Hypoperfusion als auch direkte zytotoxische Schädigungen durch freigesetzte Mediatoren und Sauerstoffradikale, als auch die Inhalation lokaltoxischer Substanzen eine Rolle.

Als gesicherte therapeutische Konzepte gelten:

- Schaffung einer suffizienten Hämodynamik, um eventuelle sekundäre Schäden durch Hypoperfusion zu vermeiden,
- Lagerungstherapie des Patienten, um eine Sekretmobilisation zu ermöglichen,
- häufige mechanische Reinigung der Atemwege, um Sekretstau, Minderbelüftungen und sich daraus entwickelnde Infektionen zu vermindern,
- frühzeitige kontrollierte Beatmung (mit PEEP bzw. „Jet-Ventilation"), um ein Abgleiten des primären Inhalationstraumas in ein therapierefraktäres ARDS zu verhindern.

Immunologie/Infektabwehr

Nach schweren Verbrennungen kommt es zu einer Immunsuppression mit Beeinträchtigung aller Abwehrsysteme. Auch im Zeitalter hochwirksamer Antibiotika ist die Sepsis als Hauptkomplikation noch immer für eine Vielzahl der Todesfälle auf Verbrennungsstationen verantwortlich. Neben der klassischen Sepsis ist heute in vielen Fällen eine Schocksymptomatik ohne Bakteriennachweis, aber mit der typischen Entwicklung eines Multiorganversagens zu beobachten, die durch mediatorinduzierte Reaktionskaskaden verursacht wird (Systemic Inflammatory Response Syndrome). Ursächlich hierfür sind sowohl Bakterientoxine als auch durch verbliebene Verbrennungsnekrosen freigesetzte Mediatoren. Die Letalität kann, abhängig von der Menge der Restnekrosen oder dem bakteriellen Spektrum und der Keimdichte der Infektion, bis zu 75% ansteigen, und die Schocksymptomatik wird in der Regel therapierefraktär, wenn mehr als drei Organsysteme versagen. Neue Therapiekonzepte mit spezifischen Immunglobulinen, monoklonalen Antikörpern, Proteasenblockern, Interleukinantagonisten oder γ-Interferon stellen eine interessante Entwicklung dar, waren jedoch in den ersten klinischen Erprobungen eher enttäuschend. Auch hochwirksame Antibiotika können die Letalität nur geringfügig senken, prophylaktische Antibiotika sind wegen des entstehenden Selektionsdruckes und des resultierenden Hospitalismusproblems kontraindiziert. Der aseptische Umgang mit dem Patienten sowie die frühzeitige Exzision aller verbrannten Areale und die rasche Deckung mit autologer Haut sind die wichtigsten Maßnahmen zur Infektvermeidung. Von zunehmender Bedeutung ist das Verfahren der selektiven Darmdekontamination (SDD) zur Reduzierung der gramnegativen Keime. Inwieweit hier positive Effekte beim Brandverletzten zu erwarten sind, ist noch Gegenstand klinischer Studien.

Tabelle 3. Oberflächliche Brandwunden heilen unter einer konservativen Therapie ab. Das Belassen der abpunktierten Blasen schafft ein günstiges Milieu für die Reepithelisierung der verbrannten Hautareale

Wundbehandlung – konservativ
Indikation: Schweregrad II a und kleinflächig II b: • Punktion der Blasen, Belassen des Epithels • Abtragen nach 4–7 Tagen (biologischer Verband) • Oberflächentherapeutika: – Silbersulfadiazin – PVP-Jod • Biologische Wundabdeckungen: – glycerolkonservierte Fremdhaut bzw. Amnion – synthetischer Hautersatz

Wundbehandlung

Die operative wie auch die konservative Wundbehandlung sind neben der Intensivtherapie eine absolut gleichberechtigte Säule der Verbrennungsbehandlung. Dabei stehen die frühe Entfernung allen verbrannten Gewebes sowie der rasche Wundverschluß im Vordergrund. Nur auf diese Weise läßt sich das Infektionsrisiko des Schwerbrandverletzten minimieren, und es gelingt, den Patienten aus der posttraumatischen katabolen Stoffwechselsituation herauszuführen.

Konservative Behandlung

Verbrennungen der Schweregrade I und II a werden konservativ behandelt (Tabelle 3). Dabei werden bereits eröffnete bzw. zerrissene Verbrennungsblasen vorsichtig debridiert. Geschlossene Blasen sollten lediglich eingeritzt bzw. abpunktiert werden, um das Epithel als biologischen Verband zu belassen. Grobe mechanische Reinigung (Bürsten) ist obsolet. Ausgehend von den verbliebenen Hautanhangsgebilden, erfolgt innerhalb der nächsten 14 Tage eine Epithelisierung der betroffenen Areale. Um Sekundärinfektionen vorzubeugen, werden antimikrobielle Oberflächentherapeutika eingesetzt. Diese Päparate sollen eine bakterielle Besiedelung der oberflächlichen Brandwunden möglichst verhindern, ohne durch allzu toxische Wirkung die Reepithelisierung zu verzögern. Gebräuchliche Präparate sind Polyvidon-Jod, Silbersulfadiazin, Cerium-Silbersulfadiazin sowie Mafenid-Acetat.

Gute Erfolge zeigen auch die Abdeckung der gründlich gereinigten II a°-Verbrennung mittels glycerolkonservierter Fremdhaut, glycerolkonservierten Amnions, autologer Keratinozyten beziehungsweise synthetischer Hautersatzmaterialien wie Biobrane®.

Verbrennungen vom Schweregrad II b° werden heute, ebenso wie alle III° Verbrennungen, in der Regel operativ behandelt (Tabelle 4). Nur kleinere zirkumskripte Areale oder fleckförmig tiefe Nekrosen in einer sonst oberflächlichen Verbrennung können noch konservativ behandelt werden. Dabei ist jedoch zu bedenken, daß die Zeitspanne bis zur endgültigen Epithelisierung entsprechend länger dauert sowie die Narbenbildung in diesen Arealen in kosmetischer wie auch in funktioneller Hinsicht ungünstiger verläuft.

Tabelle 4. Konzepte der chirurgischen Therapie von Brandwunden in Abhängigkeit von der Verbrennungstiefe sowie Techniken des Wundverschlusses

Wundbehandlung – operativ
Indikation: Schweregrad IIb und III:
• Tangentiale Exzision: – Schweregrad IIb, vertretbare Ausdehnung, Extremitäten
• Epifasziale Exzision: – Schweregrad III, große Ausdehnung, Stamm, vitale Bedrohung
• Fremdhauttranslantation: – Temporäre Deckung oder Basis für Kulturhaut
• Spalthauttransplantation: – „Sheet Graft": – Hände, Gesicht (wenn genügend autologe Haut verfügbar) – „Mesh Graft": – Expansion der Haut nach Verfügbarkeit 1 : 1,5 bis 1 : 4 – „Meek Technik": – Bei hohen Expansionsraten 1 : 4 bis 1 : 9 günstiger
• Kulturhaut: – Transplantation auf inkorporierte Fremddermis, ca. 3 Wochen nach Biopsieentnahme verfügbar

Operative Maßnahmen

Die Beschreibung des Verfahrens der frühen tangentialen Exzision durch Janzekovic im Jahre 1970 hat die Verbrennungschirurgie radikal verändert. Bis dahin wurden die Nekrosen erst nach Demarkierung und Ausbildung von Granulationsgewebe unter dem Brandschorf abgetragen. Dieses bei kleinflächigen Verbrennungen durchaus praktikable Verfahren führte jedoch bei großen Wundflächen zu oft fulminanten Infektionen, so daß ein deutlich erhöhtes Sepsisrisiko entstand. Außerdem hat sich inzwischen die Erkenntnis durchgesetzt, daß Granulationsgewebe ein in bezug auf die späteren funktionellen Ergebnisse ungünstiges Transplantatbett darstellt. Dies gilt ebenfalls für andere, nicht verbrennungsbedingte Wunden. Der hohe Anteil an nachweisbaren Myofibroblasten führt im späteren Heilungsverlauf zu einer deutlichen Kontraktur der betroffenen Areale und gerade über Gelenken zu ausgedehnten funktionellen Einschränkungen.

Das Konzept der Frühnekrektomie sieht in der Regel die erste Exzision von verbranntem Gewebe am 1. bzw. 2. Tag nach Trauma vor. Mit eintägigen Stabilisierungsphasen wird auf diese Weise innerhalb der ersten Behandlungswoche die gesamte Nekrosefläche entfernt.

Zwei verschiedene Arten der Exzision müssen unterschieden werden:

Bei der tangentialen Exzision wird der Brandschorf im Bereich der Dermis abgetragen, so daß ein mehr oder weniger dicker Koriumrest erhalten bleibt. Vorteile der tangentialen Exzision, die bei Verbrennungen des Typs IIb angewandt wird, sind die deutlich besseren kosmetischen und funktionellen Spätergebnisse.

Zu beachten ist jedoch der oft deutlich höhere Blutverlust aus den großen tangential exzidierten Wundflächen.

Bei sicher III °-Verbrennungen sowie bei nicht vertretbaren Blutverlusten durch tangentiale Exzision ist die Abtragung bis auf die Faszie als sicherste Methode der Nekrektomie anzusehen. Das Gleitgewebe über der Faszie ist als Transplantatgrund deutlich besser geeignet als das dazwischen liegende subcutane Fettgewebe. Daher sollten Exzisionen ins Fettgewebe lediglich kleinflächig sowie in begründeten Ausnahmen (Handrücken, Gesicht, im Bereich der Mammae usw.) durchgeführt werden.

Die Reihenfolge der zu nekrektomierenden Hautareale richtet sich nach dem individuellen Verbrennungsmuster des Patienten. Soweit vertretbar, sollten funktionell bzw. ästhetisch wichtige Areale, wie Hände und Gesicht, frühzeitig versorgt werden. Bei sehr ausgedehnter Verbrennungsfläche ist es jedoch von Vorteil, in den ersten operativen Sitzungen großflächig die Nekrosen am Rumpf zu entfernen, da hierdurch oft auch eine deutliche Verbesserung der pulmonalen Funktion (bessere Atemmechanik) zu erreichen ist.

Besonders die sorgfältige Planung der operativen Schritte und die intraoperative Abschätzung der Abtragungstiefe, gerade bei ausgedehnten Verbrennungen mit wechselnden Tiefegraden, sowie die Indikationsstellung zur epifaszialen Nekrektomie erfordern viel Erfahrung seitens des Plastischen Chirurgen. Ungenügend tiefes Debridement mit Belassen avitalen Gewebes führt zu sicherem Transplantatverlust und nachfolgender Infektionsneigung, zu tiefes Debridement kann überproportionalen Blutverlust sowie schlechte funktionelle und ästhetische Spätergebnisse nach sich ziehen. Daher wird in Verbrennungszentren gerade diese Phase der Operationen von den erfahrensten Chirurgen überwacht, da sie für den Patienten von vitaler Bedeutung ist.

Wundverschluß

In der Regel werden auch bei großflächig verbrannten Patienten alle Nekrosen im Rahmen des Frühexzisionskonzeptes in der ersten Behandlungswoche entfernt.

Die chirurgisch sauberen Wunden müssen postoperativ gedeckt werden, wobei die Spenderhaut des Patienten trotz verschiedener Expansionsverfahren bei ausgedehnten Wundflächen meist nicht zum kompletten, funktionell wie ästhetisch befriedigenden Wundverschluß ausreicht. Aus dieser Problematik heraus haben sich sehr verschiedene, oft mehrzeitige Verfahren des Wundverschlusses, deren gesamtes Spektrum dem in der Verbrennungschirurgie tätigen Operateur geläufig sein sollte, etabliert.

Temporärer Wundverschluß

Die Indikationen zum temporären Wundverschluß sind in Tabelle 5 zusammengefaßt. Dabei steht heute eine große Breite biologischer und synthetischer Materialien zur Verfügung. Für kurzzeitige Wundabdeckungen bis zu vier Tagen eignen sich sog. Xenografts, die in Form von kryokonservierter Schweinespalthaut verfügbar sind.

Tabelle 5. Indikationen zum temporären Wundverschluß

Temporärer Wundverschluß
• Exzision großer Flächen ohne ausreichende Areale zur Spalthautentnahme • Hoher Blutverlust bzw. kritischer Zustand des Patienten nach Exzision • Zweizeitiges Vorgehen zur Vermeidung von Transplantatverlusten durch Unterbluten (Sheet Grafts) • Konditionieren des Wundgrundes bei Exzisionen ins Fettgewebe

Große Bedeutung hat die glycerolkonservierte Fremdhaut in der Verbrennungsmedizin erlangt. Erstens scheint sich durch die Glycerolkonservierung die Gefahr von serologisch übertragbaren Krankheiten zu minimieren, und zweitens sind die so konservierten Transplantate lange Zeit gekühlt haltbar. Mit glycerolkonservierter Fremdhaut können frisch exzidierte Brandwunden bis zu 3 Wochen abgedeckt werden. Zusätzlich haben die Fremdhauttransplantate durch ihren oft vom Empfängerorganismus inkorporierten Dermisanteil für die Kulturhautverfahren eine große Bedeutung, wobei hier auf frische bzw. kryokonservierte Fremdhaut zurückgegriffen werden sollte. Synthetische Hautersatzstoffe, wie Biobrane® bzw. Dermagraft®, erfüllen ebenso wie die zuvor genannten biologischen Produkte die erforderten Funktionen. In erster Linie sollen ein Austrocknen des Wundbettes verhindert und damit eine Infektionsprophylaxe der Wunde sowie eine der Haut ähnliche Barrierefunktion für den Flüssigkeits- und Eiweißverlust geschaffen werden.

Definitiver Wundverschluß

Die autologe Spalthauttransplantation stellt nach wie vor das Regelverfahren dar. Soweit genügend Spenderhaut verfügbar ist, sollten gerade an kosmetisch exponierten Stellen wie im Gesicht bzw. am Handrücken die Transplantate als Sheet-Transplantate aufgebracht werden. Dies setzt jedoch ein sehr sorgfältiges Vorgehen voraus, um Unterblutungen der Transplantate mit der Gefahr des Transplantatverlustes zu vermeiden.

Die autologe Spalthaut wird in der Regel als Mesh-Transplantat in den Expansionsraten 1:1,5 bis zu 1:3 verpflanzt (Abb. 7 und 8). Zu bedenken ist jedoch, daß die angegebenen Expansionsraten bei Meshgraft-Transplantaten bei weitem nicht dem exakten Verhältnis von entnommener Hautfläche zur gedeckten Hautfläche entsprechen. So ist bei 1:3 Expansionsrate lediglich eine tatsächliche Expansion von 1:2 zu erwarten.

Sind die Spenderareale des Patienten limitiert, so muß auf höhere Expansionsraten zurückgegriffen werden. Dies kann sowohl mit weitmaschigen Mesh-Transplantaten (1:6) bzw. der in diesem Zusammenhang sehr interessanten Meek-Technik erfolgen. Die Vorteile der Meek-Technik sind hierbei die Möglichkeit,

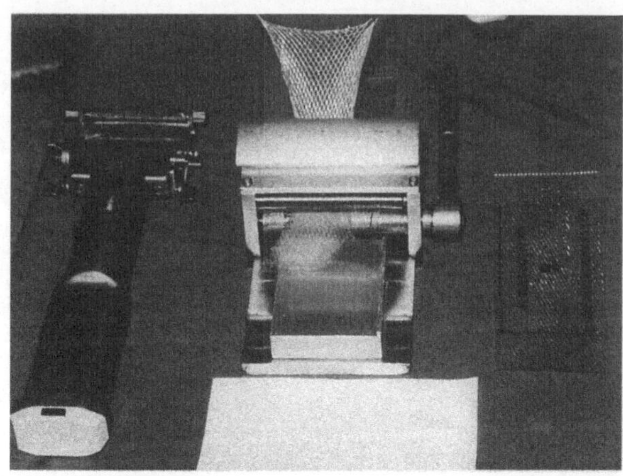

Abb. 7. Instrumente zur Herstellung eines Maschentransplantates (Meshgraft)

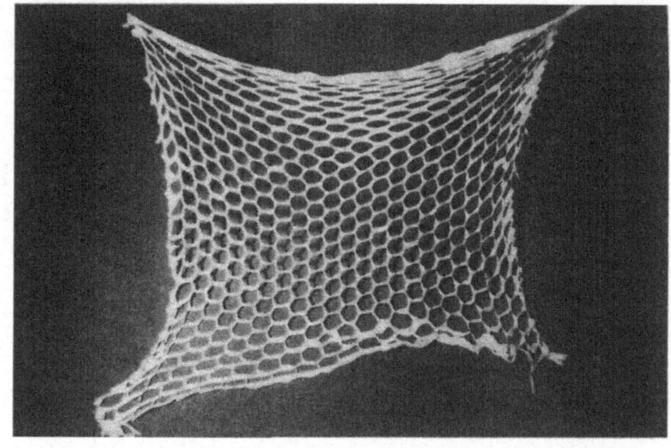

Abb. 8. Maschentransplantat 1:3 expandiert. Die klinisch erreichbare Expansion entspricht aber nur ca. 75% der auf der Schablone angegebenen

auch kleinere, für Mesh-Transplantate ungeeignete Spenderareale zu verwenden sowie die tatsächlich erzielbare Expansion von 1:4, 1:6 bzw. 1:9 (Abb. 9 und 10).

Die verbliebenen Lücken zwischen den Eigenhauttransplantaten bei diesen hohen Expansionsraten sind jedoch so groß, daß es zu einer Austrocknung bzw. Superinfektion des Wundgrundes käme, bevor eine Epithelisierung stattfinden könnte. Aus diesem Grunde werden sowohl weitmaschige Mesh-Transplantate als auch die Meek-Transplantate (nach Tag 5) mit glycerolkonservierter Fremdhaut im Sinne der Sandwich-Technik nach Alexander übertransplantiert. Unter dem Barriereschutz der Fremdhautauflage kommt es nun zu einer schrittweisen Epithelisierung des Wundgrundes und damit zu einer schrittweisen Ablösung der Fremdhaut. Diese Mischhaut-Techniken machen sich auch andere, in Europa weniger etablierte Verfahren wie die „Chinesische Methode“ oder die „Microskin-Methode“ nach Lai zunutze.

Prinzipiell muß angemerkt werden, daß mit höheren Expansionsraten, ungeachtet der verwendeten Methode, schlechtere Endergebnisse bezüglich der ästhetischen und funktionellen Narbenbildung zu erwarten sind.

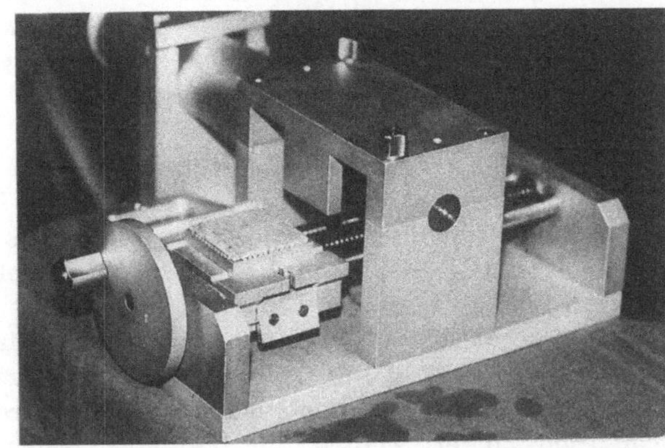

Abb. 9. Neues Meek-Dermatom, mit dem ebenfalls eine Expansion abgenommener Spalthaut erreicht wird. Im Gegensatz zu den Meshgraft-Schablonen werden mit dieser Methode kleine Quadrate geschnitten, die auf einer speziellen Folie fixiert werden

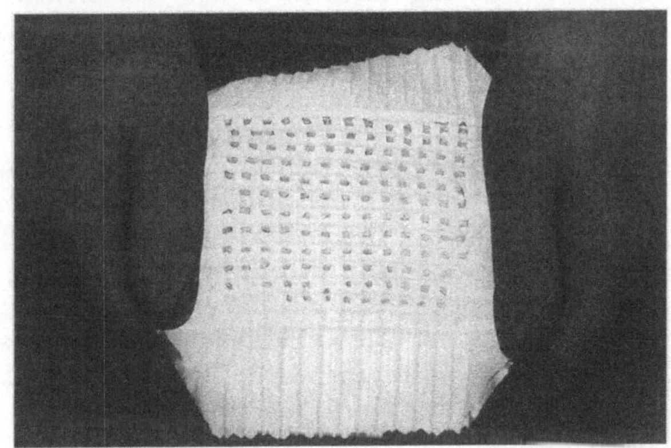

Abb. 10. Fertiges Meek-Transplantat. Die flexible Folie erlaubt das sichere Aufbringen der Hautinseln und schützt gleichzeitig gegen Verrutschen

Kulturhaut. Nach den grundlegenden Arbeiten von Rheinwald und Green hat sich das Verfahren der Kulturhauttransplantation inzwischen im klinischen Alltag etabliert. Dabei lassen sich mit autologen Keratinozytentransplantaten auf tangential exzidierten Wunden mit noch verbliebenen Dermisresten sehr gute Ergebnisse erzielen. Große Schwierigkeiten bereitet dagegen die Transplantation auf epifaszial exzidiertem Wundgrund. Hier kann die alleinige Transplantation der Keratinozyten-Sheets keinen dauerhaften, mechanisch stabilen Wundverschluß herbeiführen. Bessere Ergebnisse verspricht hier die von Cuono beschriebene Technik. Dabei werden zunächst die für die spätere Keratinozytentransplantation vorgesehenen Areale mit kryokonservierter Fremdhaut transplantiert. Nach Einwachsen dieser Fremdhaut, was ein sehr aufwendiges Operations- und Verbandsprotokoll voraussetzt, werden zum Zeitpunkt der Keratinozytentransplantation das Epithel dieser Fremdhaut abgenommen und die Keratinozyten-Sheets auf den verbliebenen Fremddermisrest, der partiell inkorporiert wird, transplantiert. Mit dieser Technik konnten im eigenen Krankengut schon großflächig verbrannte Patienten mit epi-faszialen Exzisionen dauerhaft stabil gedeckt werden. Aufgrund der komplexen, komplikationsanfälligen Technik sowie der nach wie vor eminent hohen Kosten des Verfahrens wird die Indikation zur Kulturhauttransplantation auf Verbrennungen von 60% der Körperoberfläche beschränkt.

Dermisersatz. Seit kurzem steht in Deutschland ein neues Produkt (Integra®) mit zwei interessanten Anwendungsmöglichkeiten zur Verfügung: Einerseits kann die aus einer Silikonschicht sowie einer Matrix aus Rinderkollagen und Chondroitin-6-sulfat aus Haifischknorpel bestehende Folie exzidierte Brandwunden bis zu 6 Wochen temporär abdecken. Andererseits sind bereits nach 16 Tagen patienteneigene Fibroblasten in diese künstliche Matrix eingewachsen und beginnen in dieser Zeit mit dem Aufbau einer extrazellulären Dermisstruktur. Nach Abziehen der Silikonfolie kann auf diese „Neodermis" sehr dünne Spalthaut transplantiert werden. Die sehr guten eigenen Ergebnisse lassen diese Methode für die Behandlung von tief exzidierten Brandwunden für die Zukunft als äußerst günstig erscheinen. Die sehr hohen Materialkosten lassen sich jedoch zur Zeit sicher nicht regelhaft in den Pflegesätzen der deutschen Verbrennungszentren unterbringen.

Spalthautentnahme/Spenderheilung. Aus der oben beschriebenen Tatsache, daß die autologe Spalthauttransplantation zur Zeit in der Verbrennungstherapie unverzichtbar ist, erklärt sich die Bedeutung einer optimalen Versorgung der Spalthautentnahmestellen. Besonders bei Patienten, deren Spenderareale zwei- oder dreimal zur endgültigen autologen Deckung abgenommen werden müssen, stellt die Spenderheilung einen limitierenden Zeitfaktor bis zum definitiven Wundverschluß dar. Verschiedenste Techniken des Wundverbandes mit dem Ziel einer schnelleren Spenderheilung sind beschrieben. Von besonderer Bedeutung ist die Tatsache, daß durch systemische Wachstumshormonanwendung eine im Schnitt um 2 Tage beschleunigte Spenderabheilung nachgewiesen werden konnte.

Komplexere Deckungsverfahren wie freie oder mikrovaskulär angeschlossene Muskel- oder Hautmuskellappen sind nur bei extrem tiefen Verbrennungen mit freiliegenden Knochen, Sehnen oder Gelenken in der Frühphase indiziert (Tabelle 6). Besonders bei Elektrounfällen bzw. Kontaktverbrennungen findet sich diese Situation jedoch öfter. Dann sollte frühzeitig eine Deckung der gefährdeten

Tabelle 6. Freiliegende Strukturen wie Nerven, Gefäße, Knochen und freiliegende Gelenke bedürfen der Deckung mit durchblutetem Gewebe in Form von lokalen bzw. freien Lappenplastiken

Wundbehandlung – Indikation Lappenplastiken
• Umschriebene tiefgradig verbrannte Bezirke • Freiliegende Strukturen: – Nerven – Gefäße – Sehnen – Knochen – Gelenke

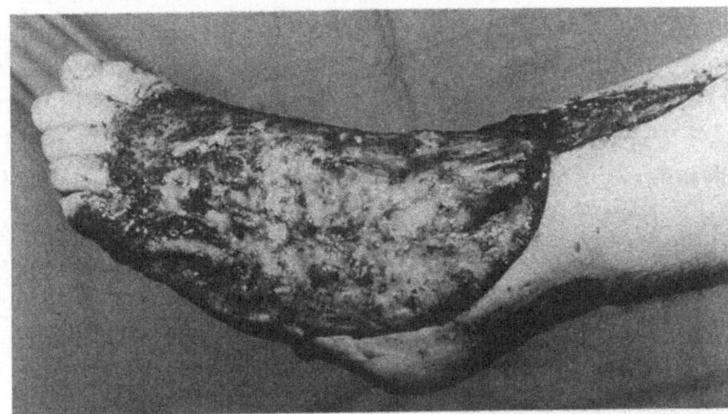

Abb. 11. Tiefer Hautweichteildefekt von Fußrücken und Vorfuß nach Kontaktverbrennung

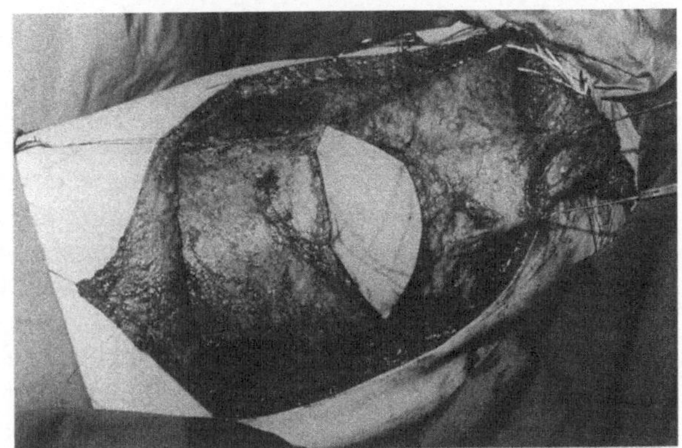

Abb. 12. Heben einer Latissimus dorsi-Muskellappenplastik zum freien mikrovaskulären Gewebetransfer

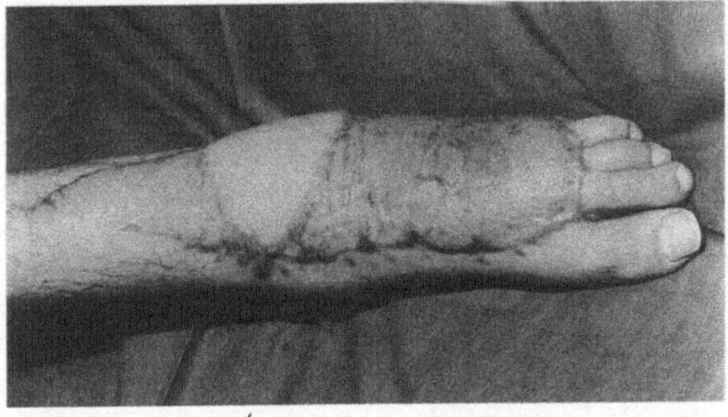

Abb. 13. Stabile Weichteildeckung mit reizlos eingeheilter Lappenplastik

Strukturen mit gut durchblutetem Gewebe erfolgen. Diese Verfahren verlangen gerade unter den erschwerten lokalen Verhältnissen bei schweren Verbrennungen genügend Erfahrung und die Beherrschung eines breiten plastisch-chirurgischen Spektrums, um dem Patienten die jeweils optimale Lösung für seine spezielle Situation anbieten zu können (Abb. 11–13).

Nur eine erfolgreiche chirurgische Therapie kann die Überlebensrate schwer verbrannter Patienten deutlich steigern. Dies liegt zum einen an der Verhinderung einer generalisierten Infektion durch die Entfernung aller avitalen, infektionsgefährdeten Gewebe und einer stabilen Deckung der exzidierten Flächen, zum anderen kommt der Patient erst nach endgültiger Wundheilung in das Stadium der Erholung (anaboles Stadium), d.h. es kommt zu Gewichtszunahme und Wiederaufbau der Muskulatur. Damit ist das labile Gleichgewicht beendet, in dem sich der schwerbrandverletzte Patient über lange Zeit befand. In diesem Stadium genügen oft kleine Infektionsschübe, um die Reserven der Patienten zu erschöpfen und sie in ein vital bedrohliches SIRS bzw. eine Sepsis abrutschen zu lassen. Die Wichtigkeit einer konsequenten chirurgischen Strategie kann daher nicht genügend betont werden.

Rehabilitation

„Die Rehabilitation des Verletzten beginnt mit der Erstversorgung an der Unfallstelle." Dieser Satz hat nirgends so viel Bedeutung wie für den Brandverletzten. Ein strukturiertes Behandlungskonzept, beginnend mit der adäquaten Erstbehandlung, geht fließend in eine frühzeitige physiotherapeutische Behandlung über. Hierzu gehören die passive Bewegung aller Gelenke vom 1. posttraumatischen Tag an, die frühstmögliche Mobilisation aller transplantierten Areale ab dem 5. postop. Tag, die Atemgymnastik bei nicht beatmeten Patienten bzw. die unterstützende Atemtherapie bei beatmeten sowie die aktive Übungsbehandlung bei wachen, kooperativen Patienten.

Wenn der Patient mobilisiert werden kann, gehören Gehtraining und erste ergotherapeutische Übungen zum Rehabilitationsprogramm, um den Patienten langsam wieder an die Rückkehr in das normale Leben zu gewöhnen. Zunehmend wird dann auch die tägliche Versorgung dem Patienten selbst aufgetragen. Nach stabiler Einheilung der Transplantate muß frühzeitig eine Versorgung mit Kompressionsbandagen erfolgen, um die weitere Narbenbildung günstig zu beeinflussen und die Entstehung hypertropher Narbenareale zu reduzieren.

Die psychische Rehabilitation ist ebenfalls integraler Teil der stationären Behandlung. Viele Patienten durchleben immer wieder Alpträume, in denen das Unfallereignis eine zentrale Rolle spielt. Häufig geschieht dies in der Aufwachphase nach längerer Beatmungstherapie und imponiert klinisch als Durchgangssyndrom. Auch in der Periode nach einer längeren Beatmung oder Intensivbehandlung bedürfen viele Patienten der psychologischen Unterstützung, da erst jetzt Isolationsängste, Angst vor Verstümmelung oder die Fragen der Umgebungsakzeptanz auftreten.

Die rekonstruktive Chirurgie ist ein wesentlicher Bestandteil der Sekundärbehandlung und beinhaltet korrigierende Eingriffe bei Kontrakturen sowie ästhetisch und funktionell verbessernde Operationen. Durch die häufig schwierigen lokalen Bedingungen mit geringer Verfügbarkeit gesunden regionalen Gewebes, erheblichen Kontrakturen, Einsteifung von Gelenken und einer reduzierten Gefäßversorgung ist hier das ganze Spektrum der Plastischen Chirurgie inklusive mikrochirurgischer Rekonstruktionsverfahren (zum Beispiel Lappenplastiken, Zehentransfer usw.) gefordert.

Kosten

Die Verbrennungsbehandlung gehört zu den kostenintensivsten Behandlungsformen der heutigen Medizin. Dabei benötigen die deutschen Verbrennungszentren Tagessätze zwischen DM 5000 und 6500, um eine dem heutigen Kenntnisstand entsprechende Versorgung durchzuführen. Bei einer durchschnittlichen Verweildauer von ca. 24 Tagen kostet die Primärbehandlung wegen einer schweren Verbrennung etwa DM 120 000 bis 150 000. Diese Summe steigt bei ausgedehnten Verbrennungen, Kulturhautbehandlung, langer Beatmungszeit oder Auftreten von Komplikationen auf ein Mehrfaches. In die Kostenrechnung müssen aber auch die Folgekosten einbezogen werden. Häufig sind mehrere Sekundäreingriffe mit Krankenhausaufenthalt nötig, die Patienten sind oft viele Monate arbeitsunfähig und vielfach nicht mehr in der Lage, ihrem alten Beruf nachzugehen. Inklusive der krankengymnastischen Nachbehandlung, Umschulungsmaßnahmen, Krankengeld etc. können sich so die Kosten der Primärbehandlung leicht verdoppeln bis vervielfachen. Angesichts des wachsenden Kostendruckes muß eine modern ausgerichtete Behandlungsstrategie auch auf Kostensenkung ausgerichtet sein.

Dies wird am ehesten durch Behandlung in hochspezialisierten, personell gut ausgestatteten Spezialabteilungen erreicht. Nur durch konsequente Operations- und Nachbehandlungskonzepte können septische Komplikationen, die Entwicklung von Kontrakturen bzw. schwerwiegenden funktionellen Einbußen des Patienten erheblich vermindert werden. Der stationäre Intensivaufenthalt kann ebenfalls hierdurch deutlich verkürzt und dadurch die Kosten signifikant gesenkt werden. Gleiches trifft auf Physio- und Ergotherapie zu. Eine konsequente Rehabilitation vermeidet nicht nur eine Vielzahl von sekundären Funktionseinbußen, sondern erlaubt auch eine frühere Reintegration des Patienten in sein soziales und berufliches Umfeld.

Perspektiven

Vielversprechende Fortschritte sind in den kommenden Jahren vor allem auf dem Gebiet der Immunologie und der Hautzüchtung zu erwarten. Bei der Züchtung autologer Kulturhaut ist das Ziel der „Composite-grafts", d.h. die Verbindung von Epithelzellkulturen auf einer dermisähnlichen, von Fibroblasten durchwachsenen Kollagenmatrix, in Sichtweite gerückt. Ziel dieser Entwicklung sollte die rasche und großflächige Verfügbarkeit einer der menschlichen Haut ähnlichen Kulturhaut mit evtl. sogar vorhandenen Hautanhangsgebilden sein. Auf dem Gebiet der Gentechnologie ist mit weiteren Verbesserungen zum Einsatz von stimulierenden epithelialen Wachstumsfaktoren zu rechnen.

Die Stärkung des körpereigenen Immunsystems durch spezifische und unspezifische Modulatoren und die gezielte immunologische Therapie der Sepsis bzw. der Unterbrechung des mediatorinduzierten „Systemic Inflammatory Response Syndroms" werden möglicherweise die Prognose schwerbrandverletzter Patienten verbessern. Auch von weiter optimierten Ernährungskonzepten („Immunonutrition") und der Ausschaltung intestinaler bakterieller Translokationsphänomene ist in diesem Zusammenhang eine Verbesserung zu erwarten.

Zusammenfassung

Ausgedehnte Verbrennungen mit großflächigen Zerstörungen der Haut, ggf. in Kombination mit Inhalationsschäden, stellen eine der schwersten möglichen Traumaformen dar. Nur ein komplexes Therapiekonzept, das die notfallmäßige Schocktherapie, das gesamte Spektrum der chirurgischen Intensivtherapie sowie differenzierte Techniken der Wundbehandlung einschließlich plastisch-chirurgischer Rekonstruktionen beinhaltet, kann die Grundlage einer erfolgversprechenden Behandlung dieser schwerstverletzten Patienten bilden.

Pathophysiologisch kommt es nach ausgedehnten thermischen Schädigungen zu einer maximalen „trauma response" mit der Aktivierung einer Vielzahl immunologisch und hämodynamisch wirksamer Mediator-Systeme. Dies führt nicht nur im Bereich der Brandwunden, sondern auch generalisiert zu einer ausgedehnten Ödembildung, deren Folge eine ausgeprägte Hypovolämie darstellt. Die Behandlung des sogenannten Verbrennungsschocks stellt daher die wichtigste Initialmaßnahme dar. Im weiteren Verlauf kommt es zu einer generalisierten Entzündungsreaktion des Körpers (SIRS = Systemic Inflammatory Response Syndrome) mit mehr oder minder stark ausgeprägten Organdysfunktionen, die bei inadäquater Primärtherapie im Multiorganversagen enden können.

Die konsequente chirurgische Therapie mit frühestmöglicher Entfernung der Nekrosen sowie der möglichst rasche Wundverschluß gehen mit der intensivmedizinischen Betreuung im Schwerbrandverletztenzentrum Hand in Hand. Hier sind vor allem die Schaffung einer den Organbedürfnissen angepaßten Hämodynamik sowie die Stützung bzw. der Ersatz verminderter Organfunktionen zu nennen. Der enteralen Frühernährung sowie adjuvanten Therapien kommt ebenfalls ein wichtiger Stellenwert zu.

Die Anwendung dieser modernen Konzepte konnte die „overall" Letalität auf 15–20 % senken. Dennoch stellt das Multiorganversagen im Rahmen des SIRS bzw. einer bakteriellen Sepsis die häufigste Todesursache der Schwerbrandverletzten dar.

Nachdem neue Verfahren zur ausgedehnten Expansion der verbliebenen Eigenhaut sowie Kulturhautverfahren in die klinische Routinetherapie integriert werden konnten, stellt die Forschung in Richtung Dermisersatz bzw. die kulturelle Herstellung sogenannter Composite-skin-grafts die maßgebliche Herausforderung für die Zukunft dar. Ein weiterer wichtiger Aspekt ist die detailliertere Aufklärung der immunologischen Reaktionen, um Wege zur Beeinflussung der überschießenden autoaggressiven immunologischen Primärantwort zu finden.

Literatur

1. Germann G, Hartmann B (1996) Thermische und chemische Verletzungen. In: Durst J (Hrsg) Traumatologische Praxis. Schattauer, Stuttgart New York
2. Germann G, Steinau HU (1993) Aktuelle Aspekte der Verbrennungsbehandlung. Zentralblatt Chir 118 : 290–302
3. Herndon DN (1996): Total Burn Care. Saunders, London
4. Germann G,Raff TH (1995) Fremdhauttransplantation bei Schwerbrandverletzten. Prinzipien, Indikationen und Möglichkeiten. Chirurg 66 : 260–270

Wesen und Bedeutung der Infektionen und der Infektionsverhütung in der Unfallchirurgie

M. Hansis

Problemstellung

Postoperative bzw. posttraumatische Wundinfektionen nehmen zwar nur den zweiten Rang in der Häufigkeit nosokomialer Infektionen ein [7], sie sind jedoch in ihrer Auswirkung auf Patient und Arzt weit bedeutsamer als z.B. Harnwegsinfektionen: Für den Patienten führen sie oft zu einer dramatischen Verlängerung der Behandlungsdauer mit häufigen und langen stationären Aufenthaltszeiten, mit vermehrten operativen Eingriffen, mit zahlreichen flankierenden Maßnahmen (z.B. unzähligen Verbandswechseln und Antibiotikaapplikationen) und schließlich in der Regel zu einer nicht selten drastischen Verschlechterung des Ausheilungsergebnisses bezüglich Funktion, Schmerzarmut und äußerem Aspekt der Extremität. Für den behandelnden Arzt sind perioperative Infektionen an Knochen, Weichteilen und Gelenken die nachhaltigste und schwerste Komplikation – zumal sie noch am ehesten (mehr als zum Beispiel Harnwegsinfektionen oder auch postoperative Thrombosen) unmittelbar seiner Behandlung zuzurechnen und im Einzelfall sogar als vermeidbar anzusehen sind. Mitbedingt hierdurch kommt es gerne von ärztlicher Seite zur Verzögerung der Diagnosestellung „postoperative Infektion", zu beschönigenden Benennungen derselben (geringfügige Rötung, oberflächliche Wunddehiszenz, trüb-eitrige Sekretion) und nicht selten zu einer nicht ausreichend konsequenten Therapie derselben. Dies hat zur Folge, daß (nach einer eigenen Untersuchung) unter den zu Arzthaftpflichtverfahren führenden Diagnosen und Problemen die posttraumatische/postoperative Infektion die Spitzenposition einnimmt (in rund einem Drittel der Fälle) und daß in diesen Fällen den behandelnden Ärzten in rund der Hälfte der Fälle der Vorwurf eines Behandlungsfehlers zu machen ist. Dies geschieht kaum wegen des Eintretens der Infektion per se, sondern fast ausschließlich wegen einer verzögerten Diagnostik oder nicht ausreichend konsequenten Therapie. Für die Allgemeinheit der Versicherten ergeben sich Konsequenzen in Form von materiellen und nichtmateriellen „Kosten" durch eingetretene Infektionen einerseits und durch die Bemühungen zur Infektionsvermeidung andererseits.

Die Besonderheit der posttraumatischen/postoperativen Infektion an Knochen, Gelenken und Weichteilen liegt zum einen in der ständigen Ambivalenz, in dem immanenten Mixtum aus ärztlicherseits beeinflußbaren und nicht-beeinflußbaren Faktoren, in der stetigen Spannung, welche sich aus der Frage der prinzipiellen oder partiellen Vermeidbarkeit ergibt und zum anderen in der Multikausalität der Entstehung und ergo auch der Therapie und Prophylaxe, welche eine theoretisch saubere Aufarbeitung ausgesprochen schwierig macht. Keine andere postoperative Komplikation erscheint gleichermaßen so gravierend, so häufig und so über weite Strecken vermeidbar und damit für den Behandler so inkriminierend wie die postoperative Wundinfektion.

Historisches

Über viele Jahrhunderte galt die Eiterabsonderung aus Verletzungswunden als ein Zeichen der normalen Wundheilung. Infektionsraten von nahe 100% nach offenen Verletzungen oder Schußbrüchen waren selbstverständlich, offene Unterschenkelfrakturen gingen mit Letalitätsraten von über 50% einher, operative Behandlungsmaßnahmen limitierten sich nicht nur durch die bis vor 150 Jahren begrenzten Anästhesiemöglichkeiten, sondern insbesondere auch durch die mit Operationen regelmäßig einhergehenden Infektionen. Noch zu Zeiten des deutsch-französischen Krieges 1870/71 ging bei Schußbruchverletzungen eine größere Gefahr von deren chirurgischer Behandlung als von der eigentlichen Verletzung aus. Erst die Entdeckung der „Mikroben" als Ursachen von Infektionen (Koch/Pasteur), die Einführung des antiseptischen Prinzips (Lister), die Einführung der chirurgischen Händedesinfektionen (Semmelweis) sowie die Einführung steriler Instrumentarien und Operationsbekleidung – jeweils in der zweiten Hälfte des vergangenen Jahrhunderts – brachten hier eine entscheidende Wendung. Der Erfolg der Reduktion des bakteriellen Inokulums bei der Infektprophylaxe ist als historischer Grund anzusehen für die noch heute häufig anzutreffende Vorstellung, die wesentliche Ursache der Infektion seien Bakterien.

Die Etablierung der modernen operativen Knochenbruchbehandlung nach 1950 konnte zwar einerseits die Chancen der Ausheilung einer bereits eingetretenen Infektion sowie die Chancen der Heilung von offenen Frakturen deutlich verbessern, andererseits kam es zu einem zunehmend neuen Typus von Infektionen an Knochen, Gelenken und Weichteilen, nämlich der postoperativen Infektion. Diese zeichnete sich bei zunehmend besseren Hygienebedingungen und gleichzeitig zunehmend invasiveren Operationstechniken und insbesondere unter der Ägide der anatomischen Rekonstruktion von Frakturen durch ein verändertes Erscheinungsbild des infizierten lokalen Situs aus: Im Vordergrund standen immer weniger dramatische Eiteransammlungen; beherrscht wurden die eingetretenen Infektionen immer mehr von der pathophysiologischen Bedeutung des avitalen Gewebes. Nicht mehr die massive Keimeinschleppung war vor rund 10 Jahren das vorherrschende Problem, sondern das „totoperierte Gewebe". Kennzeichnend hierfür war ein zunehmender Vormarsch von Infektionen, welche durch Staphylococcus epidermidis (und andere koagulase-negative Staphylokokken) ausgelöst waren: Keime also, welche sich nur dann halten können und welche nur dann „pathogen werden können", wenn sie auf einen erheblich geschädigten Wundgrund treffen. Nicht etwa die biologische Neuorientierung dieser Keimgruppe war die Ursache für deren zunehmende Pathogenität, sondern die durch iatrogene Maßnahmen zunehmend hierfür ideal vorbereiteten Weichteil- und Knochenlager.

Einen entscheidenden Umschwung brachte hier mit Ende der 80er Jahre die Etablierung „biologischer Osteosynthesen", d.h. die Ablösung des Prinzips der

Wiederherstellung der anatomischen Form durch das Prinzip der Erhaltung der Vitalität des Knochens und der Weichteile. Durch die entsprechenden Techniken (ungebohrte Marknagelung, überbrückende Plattenosteosynthese, Fixateur externe-Stabilisierung, mehrzeitige Verfahrenstechniken) konnten nunmehr die lokalen Wirtsbedingungen so optimiert werden, daß die Infektionsraten bei offenen Frakturen von rund 10–20% der 70er und 80er Jahre auf nunmehr rund 5–7%, und die Infektionsraten von ca. 5% bei aseptischen Eingriffen auf nunmehr rund 2–3% reduziert wurden.

Sowohl die Optimierung der lokalen Wirtsverhältnisse durch eine adäquate Operationstechnik, als auch die optimal geringe perioperative Keimeinschleppung durch hervorragende bauliche und technische sowie verhaltensnormierte Hygienebedingungen haben jetzt in der zweiten Hälfte der 90er Jahre offenbar ihr jeweiliges Optimum erreicht. Weitere Optimierungen durch eine Verbesserung jeweils eines dieser Einflußfaktoren sind kaum mehr vorstellbar; will man die Infektionsraten noch weiter senken, werden nur noch simultane, d.h. multikausale bzw. mehrdirektionale Präventionsmaßnahmen einen Erfolg haben können.

Heutiger Stand

Pathophysiologie der Infektentstehung

Postoperative/posttraumatische Infektionen an Knochen, Weichteilen oder Gelenken entstehen als Folge einer örtlichen bzw. systemischen Abwehrschwäche einerseits und einer örtlichen Keimeinschleppung andererseits (Tabelle 1). Wenn die Keimeinschleppung ausreichend massiv und die Infektabwehr ausreichend gestört ist, dann kommt es zum Zusammenbruch letzterer und zur hemmungslosen Keimvermehrung. Die Korrelation zwischen bakterieller Inokulation auf der einen und örtlicher Wirtsschädigung auf der anderen Seite muß man sich wohl vorstellen wie in Abb. 1 skizziert: Ab einer bestimmten Größe beider Parameter wird zwangsläufig die Grenze zur „Infektion“ überschritten. Diese Grenze variiert wahrscheinlich in Abhängigkeit von der Lokalisation bzw. in Abhängigkeit von der systemischen Infektabwehr. Die quantitativen Parameter der beiden

Tabelle 1. Gesetzmäßigkeiten der Infektentstehung

Leithypothesen
• Jede Wunde kompensiert ein gewisses Maß an Keimbesiedlung und örtlichem Wirtsschaden, bevor es zur Dekompensation (ungehemmte Keimvermehrung) kommt
• Die Wundkeimbesiedlung ist gleichermaßen ein Produkt des Invasionsdruckes („Keimangebot“) und der Wundgrundbedingung („Keimakzeptanz“)

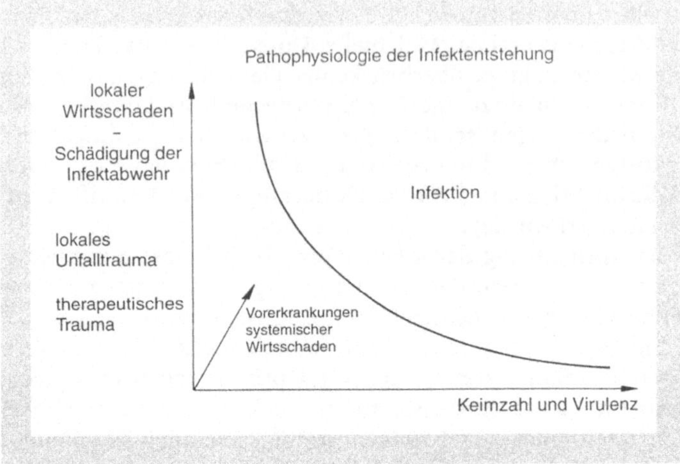

Abb. 1. Gedachte Beziehung zwischen lokalem Wirtsschaden und Keimbesiedlung: Wenn beide Faktoren eine gewisse Größe erreichet haben, kommt es zum Überschreiten der Grenze zwischen Kontamination und Infektion – zur ungehemmten Keimvermehrung

Variablen (Abszisse und Ordinate) sind nicht bekannt; ebenso wenig ist bekannt, inwieweit es sich bei der Grenze zwischen Kontamination und Infektion um einen abrupten oder einen fließenden Übergang handelt. Es ist durchaus vorstellbar, daß sich aus einem minimalen Inokulum im Rahmen des Zusammenbruches der Infektabwehr explosionsartig eine um viele Zehnerpotenzen höhere Keimbesiedlung entwickelt; letztlich gezeigt wurde jedoch dieser „Kippeffekt" noch nie.

Sicher oder wahrscheinlich haben folgende systemische Faktoren Einfluß auf die postoperative Infektentstehung: Unterernährung, Alter über 65 Jahre, Dauer des präoperativen Hospitalaufenthalts, Diabetes mellitus, Adipositas, Immunitätslage, Nikotinabusus. Zum Teil ist es schwierig, hierbei Einflußkriterien im engen Sinne abzugrenzen von Epi-Phänomenen: Die Dauer des präoperativen Aufenthalts kann einen eigenen Einfluß auf die Infektrate nehmen; ebenso können andere zugrundeliegende Umstände die eigentlichen Teil-Ursachen der erhöhten Infektanfälligkeit sein (schwerere Grund- oder Nebenerkrankung, welche eine längere präoperative Hospitalisation nötig macht) [3].

Unumstritten ist die prinzipielle Bedeutung einer Kontamination von Wunden mit einer ausreichenden Anzahl pathogener Mikroorganismen für die Genese postoperativer Infektionen. Unter Laminar air flow-Bedingungen sind 8,8% aller aseptischen Operationswunden kontaminiert [5], im konventionellen Operationssaal nachweisbar 32%. Die Rate nachweisbarer Kontaminationen bei offenen Verletzungen liegt bei 84%. Dennoch liegen die Gesamtraten manifester Infektionen bei nur 1 bzw. 2,4 bzw. 12,7%. Bei offenen Verletzungen ist das Primärinokulum in der Regel nicht identisch mit demjenigen Keim, welcher später eine manifeste Infektion verursacht. Bei ca. 90% kommt es bis zum 10. postoperativen Tag zum Keimwechsel mit Überwiegen der hospitaltypischen Flora. Das initiale Keimspektrum ist im wesentlichen fakultativ-pathogen und stimmt in der Regel nicht mit dem Keim späterer manifester Infektionen überein.

Die Vorstellung ist etabliert, daß besonders „pathogene" Keime besonders schwerwiegende Infektionen verursachen und weniger pathogene Keime zu weniger dramatischen Infektionen führen. Dies mag in Grenzen zutreffen. Andererseits läßt sich nachweisen, daß in der Tat auch umgekehrt der Wundgrund die Art des Keiminokulums determinieren kann: Eine kontinuierliche Analyse der Keimbesiedlung an infizierten und nicht-infizierten Wunden über 9 Jahre (n = 4339 Wundabstriche) [5] ergab langfristig unterschiedliche Besiedlungsformen für frische bzw. chronische Infekte. Wunden an Händen wiesen überdurchschnittlich häufig eine Besiedlung mit betahämolysierenden Streptokokken auf, Infekte an Endoprothesen vermehrt koagulase-negative Staphylokokken (v.a. S. epidermidis). Anaerobier und Mischinfektionen werden vermehrt bei chronischen oder bei verspätet revidierten Infekten gesehen. Die variable Pathogenität koagulase-negativer Staphylolokken (v.a. S. epidermidis) läßt sich nicht allein durch bakterienseitige Eigenschaften erklären; vielmehr ist davon auszugehen, daß sich offenbar die Pathogenität von S. epidermidis auch aus dem Wundgrund determiniert.

Wirtsschaden

Eine prospektive Untersuchung zeigt, daß 51 von 74 posttraumatischen Infektionen (nach aseptischen sowie nach kontaminierten Eingriffen) vermutlich vorrangig auf dem Boden eines übermäßigen Wirtsschadens entstanden sind. Umgekehrt war nur bei 13 von 74 Eingriffen innerhalb von sechs Jahren davon auszugehen, daß tatsächlich „hygienische Probleme" im Vordergrund einer Infektentstehung standen [5]. Schlecht durchblutete Wunden, Wunden mit großen avitalen Arealen oder mit Regionen eines Verhaltes können nicht keimfrei gemacht werden; ihre Keimbesiedlung kann allenfalls vorübergehened artifiziell reduziert werden, sie werden (und müssen) sich jedoch obligat stets neu besiedeln. Das Phänomen frustraner Hygienemaßnahmen oder der frustranen systemischen oder lokalen antibiotischen Behandlung bei insuffizienter chirurgischer Therapie ist hinreichend bekannt und wurde mehrfach dokumentiert. Andererseits kann die Reduktion des Wirtsschadens auch unter ungünstigen Bedingungen die Infektrate deutlich senken, wie seit der Einführung der biologischen Osteosyntheseverfahren, der zwei- oder mehrzeitigen Verfahren bei komplexen Verletzungen, der initial offenen Wundbehandlung bei offenen Frakturen, der präliminaren Fixateur externe-Stabilisierung mit oder ohne sekundäre innere Osteosynthese in den vergangenen Jahren deutlich wurde. Darüberhinaus erhöhen allergische Reaktionen möglicherweise die Wahrscheinlichkeit von Infektionen [1].

Infektionsraten

Unter den Instrumentarien zur Qualitätssicherung in der Unfallchirurgie nimmt die Infektionsstatistik eine zentrale Rolle ein. Gerne werden deren Ergebnisse auf die Mitteilung der Infektionsraten verkürzt. Es wurde mehrfach darauf hingewiesen, wie problematisch und unsicher deren Zustandekommen ist und wie zurückhaltend deswegen die entsprechenden unkommentierten Werte im interhospitalen Vergleich gewichtet werden sollen. Darüberhinaus können ältere Zusammenstellungen von zu erwartenden Infektionsraten in der Unfallchirurgie wegen der Änderung der zugrundeliegenden Operationstechniken nicht mehr aktuell sein. Eine Zusammenstellung von Infektionsraten, welche in den vergangenen 6 Jahren im deutschsprachigen traumatologischen Schrifttum (n = 71) mitgeteilt wurden, zeigt für Eingriffe in anatomisch problematischen und unproblematischen Regionen sowie für Eingriffe im kontaminierten wie im nichtkontaminierten Gebiet (bezogen auf Kollektivgruppen der letzten 10 Jahre) überwiegend gleichermaßen Infektionsraten von maximal 2–3%, für offene Frakturen bei einzelnen Autoren bis 10%. Vor allem der Unterschied zwischen offenen und geschlossenen Verletzungen scheint – adäquate Operationstechnik vorausgesetzt – zunehmend nachrangig zu werden. Außerdem kann gezeigt werden, daß ein Rückschluß von Infektionsraten einzelner Operationen auf die allgemeine Gefährdung nicht möglich ist und umgekehrt. Es wird empfohlen, eine einheitliche Definition der postoperativen Wundinfektion zu verwenden, auf die Unterscheidung zwischen oberflächlicher und tiefer Infektion zu verzichten und bei allen Angaben zur Infektionsrate stets klar zu deklarieren, ob es sich um die Infektionsgefährdung in bezug auf einen spezifischen Eingriff oder um eine allgemeine Angabe handelt.

Scoring von Infektionen

Es besteht das Bedürfnis, für posttraumatische/postoperative Infektionen an Knochen bzw. Weichteilen über konsensfähige, leicht anwendbare und allgemein verständliche Meßsysteme zu verfügen, welche die Kommunikation über den Infekt in seinen verschiedenen Stadien erleichtern. Hierbei kann es nicht „den Infekt-Score" schlechthin geben – genausowenig wie die TNM-Klassifikation gleichermaßen und alleine Auskunft gibt über die Karzinogenese, den einzuschlagenden therapeutischen Pfad und die Prognose eines Tumors. Die TNM-Klassifikation erlaubt vielmehr eine vereinheitlichte Verständigung über diagnostische und therapeutische Wege, Erfolgsbeurteilung u.ä., jedoch nur soweit, als sich diese Fragen auf das Tumor-Staging beziehen lassen. Bei der prophylaktischen und therapeutischen Führung von Knochen- und Weichteilinfektionen lassen sich vier Bereiche ausmachen,welche nach einer Vereinheitlichung der Prozeduren und gleichermaßen nach einem Staging verlangen: Pathogenese (Infektvermeidung), Diagnostik, Therapie und Verlaufsbeurteilung/Erfolgskontrolle. Für keinen dieser Bereiche ist ein Scoringsystem fest etabliert: Die Kenntnisse zur Pathogenese sind noch zu wenig strukturiert, um sie in einen Score einbauen zu können, zur Diagnostik und zur Therapie gibt es zwar allgemein geübte Prozeduren, jedoch ohne eine klare Standardisierung. Ein Score zur Verlaufsbeurteilung und Bewertung des Akuitätszustandes befindet sich derzeit in Entwicklung.

Infektionstherapie

Die Therapie akuter oder chronischer Infekte an Weichteilen, Knochen oder Gelenken ist überwiegend unabhängig von der Lokalisation der Erkrankung; sie läßt sich (für die drei genannten Bereiche getrennt) in wenigen einheitlichen Prinzipien beschreiben. Ihr Ziel ist es, einen Ausweg aus dem Circulus vitiosus „eitrige Sekretion mit Verhalt - sekundäre Gewebedestruktion“ zu finden. Teilziele der Therapie sind mithin:

- Beseitigung bzw. Eröffnung eines eitrigen Verhaltes,
- Nekrektomie,
- Wiederherstellung bzw. Erhalt einer knöchernen Kontinuität/Stabilität bzw. eines intakten Weichteilmantels,
- bei Gelenkinfekten zusätzlich Wiederherstellung bzw. Erhalt einer Gelenkfunktion.

Die schrittweise Minimierung der örtlichen Keimbesiedlung ist in der Regel kein eigenständiges Ziel; sie geht mit der chirurgischen Sanierung Hand in Hand, kann ihr gelegentlich vorausgehen, gelegentlich folgen. Damit ist als weiteres Teilziel lediglich zu formulieren:

- Vermeidung einer bakteriellen phlegmonösen bzw. septischen Aussaat.

Die einzelnen Behandlungsschritte sind (getrennt für Knochen und Weichteile) jeweils aktuell zu wählen und zu kombinieren nach zwei Gesichtspunkten: Nach dem momentan vorherrschenden Problem sowie nach der momentanen Akuität des Infektes. Keinesfalls werden jedoch stets sämtliche theoretisch zur Verfügung stehenden Maßnahmen in blinder Polypragmasie abgespult. Die Wahl und die Kombination der jeweils anstehenden Behandlungsmaßnahmen kann sich an Tabelle 2 orientieren.

Tabelle 2. Synopsis der Therapiemaßnahmen bei manifesten Infektionen an Knochen, Weichteilen und Gelenken

pathogenetisch führendes Prinzip	Erscheinungsformen	Therapie
Nekrose	Weichteilnekrose	großzügige Exzision
	Knöcherner Sequester	Entfernung
	Eitrige Synovitis	Synovektomie
eitriger Verhalt	Weichteilabszeß	Eröffnung
	Totenlade	Eröffnung, Drainage
	Gelenkempyem	Eröffnung, Saug-, Spül-Drainage
Defekt	Weichteil-Defekt	Spalthaut, Schwenklappen, freier Lappen
	Knöcherner Defekt	Spongiosaplastik, Segmenttransport
	Gelenkdestruktion	Arthrodese
Instabilität	Instabile oder fehlende Osteosynthese	bevorzugt Fixateur externe
übermäßige bakterielle Besiedlung	Bakteriämie	systemische antib. Therapie
	Phlegmone	systemische und lokale antib. Therapie
	Lokale massive Keimbesiedlung	lokale antib. Therapie

Nekrotisierende Weichteilinfektionen

Der Begriff „nekrotisierende Weichteilinfektionen“ faßt eine Reihe unterschiedlicher klinischer Krankheitsbilder zusammen, deren gemeinsames Merkmal die Rasanz der Progession mit vitaler Bedrohung ist. Der Gasbrand (Clostridienmyonekrose) ist ein eigenständiges Krankheitsbild, bei dem es nach Besiedlung mit Clostridium perfringens (oder einer entsprechenden Mischflora) zur rasch fortschreitenden toxischen Myolyse und zu gleichzeitiger systemischer Beteiligung kommt. Eine (Misch-)Infektion mit Clostridium perfringens ist nicht gleichbedeutend und automatisch gleichzusetzen mit einer Gasbranderkrankung! Lokal führend ist eine sich über Stunden entwickelnde und rasch nach körpernah ausbreitende nekrotisierende Entzündung mit Einbeziehung aller Weichteilstrukturen, typischer süßlicher Geruch, livide Verfärbung der Haut. Systemisch sind die Patienten binnen Stunden in einem miserablen und alsbald intensivpflichtigen und lebensbedrohlichen Allgemeinzustand. Die nekrotisierende Fasciitis ist eine sich rasch in den Weichteilen ausbreitende phlegmonöse Infektion, hervorgerufen in der Regel durch Streptokokken (häufig in Form einer Mischbesiedlung, auch mit Anaerobiern), oftmals nach Bagatellverletzungen. Das Krankheitsbild ist sehr selten und verlangt entschlossenes Handeln. Ohne radikale lokale Behandlung ist das Krankheitsbild zwar nicht unmittelbar vital bedrohlich, es schreitet jedoch örtlich dramatisch fort und kann über kurze Zeit (wenige Tage) zur Einschmelzung ganzer Muskelgruppen und zum Gliedmaßenverlust führen. Leitsymptom der nekrotisierenden Fasciitis ist die Diskrepanz zwischen einem lokal zwar erkennbaren, jedoch wenig ausgeprägten Infekt und schweren systemischen Infektionszeichen. Spezifische diagnostische Hilfsmittel existieren bislang nicht. Die lokale Behandlung strebt alsbald eine radikale Eröffnung und Nekrektomie der betroffenen Areale an.

Infektionsprophylaxe

Perioperative Infektionsprophylaxe wird nicht selten gedanklich verkürzt auf die Einhaltung von Desinfektionszeiten im OP, auf die Einrichtung und den Aufbau moderner Schleusen- und Lüftungssysteme sowie eventuell auf die prophylaktische Anwendung von Antibiotika. Perioperative Infektionsprophylaxe ist jedoch weit mehr; sie schließt zahllose technische Vorkehrungen ebenso ein wie ein ganzes Bündel von Verhaltensnormen und schließlich ein gut funktionierendes System der Fehlererkennung und Fehlerbeseitigung. Perioperative Infektionsprophylaxe repräsentiert damit geradezu beispielhaft zeitgemäßes Qualitätsmanagement in all seinen Schattierungen [4].

Richtiges infektionsprophylaktisches Verhalten hat (abgesehen von einer niedrigen Infektionsrate) keine positiven Auswirkungen auf die Mitarbeiterinnen und Mitarbeiter; punktuelles Fehlverhalten ist auf der anderen Seite mit negativen Folgen nicht oder nur lose assoziiert. Damit sind die verhaltenssteuernden Zugriffsmöglichkeiten äußerst begrenzt. Darüber hinaus tragen zur perioperativen Infektionsprophylaxe zahlreiche Fachdisziplinen und zahlreiche Hierarchiestufen bei. Beides zusammen fördert die Neigung, im Negativfalle Fehler anderenorts zu suchen (externale Kausalattribution). Auf diese Weise wird die „perioperative

Infektionsprophylaxe" ein sehr komplexes, kompliziertes und schwer zu durchschauendes, mithin auch störanfälliges Konstrukt. Adäquate Sicherheit für Patienten und Mitarbeiter kann es hierbei nur dann geben, wenn dieses „Gesamtgebäude" in seiner Komplexität allen Mitarbeitern bekannt ist, wenn ausreichende Sicherheitsmargen eingebaut sind und wenn schließlich punktuelle Änderungen soweit als möglich unterbleiben.

Nonkontamination im OP

Die Techniken der Nonkontamination im OP sind über Jahrzehnte entwickelt; sie sind traditionell weitergegebenes und als bekannt vorauszusetzendes Allgemeingut: Präoperative adäquate Desinfektion von Händen und Patientenhaut, ausschließliche Verwendung sterilen Instrumentariums, korrekte großflächige Wundabdeckung, ausreichende Sicherheitsabstände. Zur Verminderung des Luftkeimeintrages tragen die Anwesenheit möglichst weniger Personen im OP, das Schließen aller Türen und die Begrenzung des Sprechens bei. Ob tatsächlich die zunehmende Reduktion der Luftkeimzahl einen nachweisbaren Beitrag zur Reduktion der Wundinfektionsrate leistet, muß angezweifelt werden: Die Studien von Lidwell sind nicht ohne untersuchungsimmanente Probleme. Darüber hinaus haben sie (wenn überhaupt) nur eine Gültigkeit für aseptische hüftgelenksnahe/kniegelenksnahe operative Eingriffe; inwieweit sie auf kontaminierte Eingriffe oder auf Eingriffe anderer Disziplinen in ihrem Ergebnis übertragbar sind, ist offen. In zahlreichen Studien sollte gezeigt werden, daß die Verwendung von sterilen Abdeckmaterialien und steriler Kleidung aus Einwegmaterial bzw. ausgerüsteter Baumwolle hinsichtlich der Luftkeimbelastung und eventuell auch hinsichtlich der manifesten Infektionsrate günstig sei. Auch hier steht der definitive Nachweis der Übertragbarkeit auf kontaminierte Eingriffe bzw. Eingriffe anderer Disziplinen aus. Die Frage, inwieweit die rein baulichen Bedingungen einer Operationsabteilung einen nachweisbaren Einfluß auf die Infektionsrate haben, kann nur mit äußerster Zurückhaltung beantwortet werden: Früher war es eine Selbstverständlichkeit, Eingriffe der Gruppe C (Operationen bei manifesten Infektionen) nicht nur in anderen Operationssälen/Operationseinheiten, sondern sogar in anderen Operationsabteilungen durchzuführen als Eingriffe der Gruppe A (aseptische Eingriffe) und B (kontaminierte Eingriffe). Dies wurde mittlerweile verlassen. Die Richtlinie des Robert-Koch-Instituts schreibt vor, daß die entsprechenden Patientenwege und Funktionsabläufe getrennt werden müssen. – Im übrigen konnten wir in einer eigenen Untersuchung zeigen, daß sich auch durch einen Umzug von einem alten OP-Trakt (in dem die einschlägigen baulichen Vorschriften allenfalls marginal erfüllt waren) in einen hochmodernen und den äußeren Ansprüchen in jeder Hinsicht genügenden Operationstrakt weder die Keimbelastung der OP-Luft noch der Flächen ändert und daß sich darüber hinaus die Infektionsrate in den beiden beteiligten Disziplinen (Viszeral-/Gefäß-/Thoraxchirurgie bzw. Unfallchirurgie) nicht geändert hat. Auch hier müßte der Realitätsbezug der baulichen Vorschriften in Korrelation zu den Anforderungen an das Hygieneverhalten bzw. die OP-Technik laufend überprüft werden.

Hygieneverhalten

Wie bereits ausgeführt, wird hygienisch richtiges Verhalten nicht erkennbar belohnt, hygienisch falsches Verhalten in der Regel nicht erkennbar bestraft. Langfristig gutes Hygieneverhalten gründet sich damit ausschließlich auf Übung und Gewohnheit sowie auf Vernunft und Einsicht. Jeder, der in der Pflicht ist, das Hygieneverhalten von Mitarbeiterinnen/Mitarbeitern zu überwachen bzw. zu optimieren, muß sich dieser seiner dramatisch schwachen Position bewußt sein und sich hierauf einstellen. Der Hygiene-Verhaltenskodex wird von den Mitarbeiterinnen/Mitarbeitern überhaupt nur dann akzeptiert, wenn seine Einzelbestandteile dem gesunden Menschenverstand zugänglich und logisch sind und wenn keine Verhaltensweisen abverlangt werden, welche schlechterdings nicht oder kaum erfüllbar sind.

Operationstechnik

Die Einführung der biologischen Osteosyntheseverfahren, der zwei- oder mehrzeitigen Verfahren bei komplexen Verletzungen, der initial offenen Wundbehandlung bei offenen Frakturen, eines sorgfältigen Wunddebridements, der präliminaren Fixateur externe-Stabilisierung mit oder ohne sekundäre innere Osteosynthese haben in den vergangenen Jahren weit mehr zur perioperativen Infektionsprophylaxe beigetragen, als jede noch so ausgeklügelte bauliche oder sonstige Hygienemaßnahme [6].

Infektionsüberwachung

Es gibt (zumindest in der Unfallchirurgie) zur Zeit kein technisches Hilfsmittel, welches mit befriedigender Sensitivität und Spezifität die Diagnose des postoperativen Frühinfektes erleichtern würde. Das sicherste Diagnostikum ist nach wie vor die tägliche Beobachtung der Wunde möglichst immer durch dieselbe Person und obligat ausschließlich durch die Ärztin bzw. den Arzt. Allein zum Beispiel die Persistenz des intrakutanen Ödems (und davon abhängig der fehlende Rückgang der postoperativen Rötung und Schmerzen) kann einen beginnenden Frühinfekt signalisieren. Es ist äußerst gefährlich, hier auf die „groben“ Zeichen (z. B. Fieber oder Laborveränderungen) zu warten. Eine Infektion ist immer dann als manifest anzusehen, wenn mindestens eines der klassischen klinischen Infektionszeichen neu auftritt zusammen mit einem positiven bakteriologischen Befund und der Zustand behandlungsbedürftig ist (Tabelle 3). Ein fehlender Keimnachweis schließt jedoch eine Infektion ebenso wenig definitiv aus, wie ein positiver Keimnachweis eine Infektion a priori beweist (DD: Kontamination!).

Bestandteil der Infektionsüberwachung ist auch das Führen einer richtigen Infektionsstatistik. Diese (scheinbar so simple) Tätigkeit hat zahlreiche Fallstricke und Fehlermöglichkeiten: die vollständige Erfassung des Verdachtsfalls, die richtige Diagnose der „Infektion“ (hier insbesondere die korrekte Unterscheidung zur Kontamination), die korrekte Ermittlung der Vergleichszahl („Nenner“ der Infektionsquote) und die adäquate Bewertung eingetretener Infektionen bei der retrospektiven Einzelfallanalyse.

Tabelle 3. „Wundinfektion": Diagnose und Definition

Diagnostik der Wundinfektion
• Klinische Zeichen: Rötung, Schwellung, Schmerzen, Überwärmung, Sekretion • Bakteriologie • Temperaturerhöhung • Labor: BSG, Leukocyten, CRP, Gewebshormone (z. B. PNM-Elastase) • Bildgebende Techniken: Standard-Röntgen, Sonographie, Leukocytenszintigraphie
Definition der Wundinfektion
„Auftreten mindestens eines klinischen Infektzeichens mit Keimnachweis und spezifischer Behandlungsbedürftigkeit." • Fehlender Keimnachweis: Kein definitives Ausschlußkriterium (alternativ: Neu-Auftreten von $^{3}/_{5}$ klinischer Infektzeichen) • Positiver Keimnachweis: Kein definitives Einschlußkriterium

Mitarbeiterschutz

Traditionell kreisen alle Überlegungen der perioperativen Infektionsprophylaxe zunächst um die Vermeidung nosokomialer Infektionen bei Patientinnen und Patienten. Der Schutz der Mitarbeiterinnen und Mitarbeiter vor berufsbedingten Infektionen (berufsbedingtes Panaritium, Hepatitis B und C sowie HIV-Infektion) hat jedoch einen mindestens ebenso hohen Stellenwert. In diesem Lichte sind zahlreiche Diskussionen um die mögliche Verzichtbarkeit einzelner Hygienemaßnahmen neu zu sehen und zu gewichten: Auch wenn nachgewiesen wurde, daß bezüglich des Patientenschutzes die Gesichtsmaske bzw. ein durchgehendes Tragen von wasserundurchlässiger OP-Kleidung verzichtbar sei, nötigen blutverspritzte Brillen und Gesichtsmasken, blutübergossene Op-Schuhe mit verschmutzten Socken bzw. OP-Kittel,welche bis zur Unterwäsche des Operateurs blutdurchfeuchtet sind, zu der Feststellung, daß unter dem Aspekt des Mitarbeiterschutzes keineswegs auf Haube, Gesichtsmaske, Schutzbrille, dichte Schuhe und flüssigkeitsundurchlässige Sterilkleidung verzichtet werden kann. Völlig unverständlich ist es, wenn Mitarbeiterinnen und Mitarbeiter mit bloßen Händen Verbände, Gipse oder andere sekretdurchtränkte Externa entfernen; unsterile Handschuhe „aus der großen Box" sollten zu den meist benutzten Gegenständen im Alltag auf Station und im OP gehören. Die Verletzungsgefahr für Mitarbeiterinnen und Mitarbeiter im operativen Bereich ist in der Traumatologie und Orthopädie besonders hoch, ebenso die Kontaminationsgefahr. Die Kontamination kann hierbei teilweise durch technische Maßnahmen verhütet werden, die Verletzungsgefahr läßt sich fast nur durch sorgfältiges, gekonntes handling reduzieren.

Tabelle 4. Systemische antibiotische Prophylaxe und Therapie

Routinemäßige systemische Antibiotikaprophylase
Indikationen • Endoprothesen/Endoprothesenwechsel • Offene Frakturen II° und III° • Aseptischer Eingriff nach (kontaminiertem) Voreingriff • Besonders großer örtlicher Wirtsschaden/operativer Eingriff • Besonders gestörte systemische Infektabwehr • Verlängerter präoperativer stationärer Aufenthalt
Präparatewahl • Nach hausintern bekanntem Keimspektrum
Durchführung • Beginn mit Narkoseeinleitung, maximal zwei Dosen
Begleitende systemische Antibiotikatherapie bei der Infektbehandlung
Indikationen • Frischer posttraumatischer/postoperativer Infekt • Verhinderung oder Bekämpfung einer phlegmonösen, lymphogenen oder hämatogenen Keimausbreitung
Präparatewahl • Nach individuell oder hausintern bekanntem Keimspektrum
Dauer • Wenige Tage

Routinemäßige antibiotische Prophylaxe

Die Indikationsliste zur routinemäßigen antibiotischen Prophylaxe in der Unfallchirurgie (Tabelle 4) geht für die ersten beiden Positionen auf ältere Studien zurück, für die letzteren vier Positionen lediglich auf theoretische Überlegungen. Ob die Indikation „Endoprothese“ noch gehalten werden kann, ist nicht sicher; überzeugende Studien, welche nachweisen würden, daß eine Infektionsrate von ca. 1% (ohne antibiotische Prophylaxe) mit einer solchen weiter gesenkt werden könnte, existieren nicht. Ähnliches gilt für die Indikation „offene Frakturen“: Die diesbezüglichen Studien legen operative Behandlungstechniken zugrunde, wie sie heute nicht mehr üblich sind. Ob bei den heute geübten Verfahren zur Behandlung offener Frakturen durch eine routinemäßige Prophylaxe die Infektionsraten weiter gesenkt werden können, ist noch nicht überprüft. Dasselbe gilt für eine neuere Untersuchung zur routinemäßigen Prophylaxe bei geschlossenen Frakturen; auch hier sind die geübten operativen Prozeduren nicht ohne weiteres mit den hiesigen Verhältnissen vergleichbar [2]. Die anderen vier genannten Indikationsbereiche entspringen theoretischen Überlegungen; sie sind weder in der Vergangenheit noch jetzt valide bewiesen. Es ist darauf zu achten, daß insbesondere die Indikationsgruppe „besonders großer operativer Eingriff" bzw. „besonders gestörte systemische Infektabwehr" nicht zu einer uferlosen Ausweitung der Indikation und damit zu einer Behandlung „nach dem Gefühl aus dem Bauch" verleitet.

Durchführungstechnik und Präparatwahl stehen nicht zur Diskussion: Die antibiotische Prophylaxe beginnt mit Narkoseeinleitung und umfaßt maximal zwei Dosen. Die Präparatwahl richtet sich nach dem hausinternen Spektrum. Bei offenen Frakturen spielen die am Unfallort in die Wunde eingebrachten Keime in aller Regel für die spätere Infektentstehung keine Rolle, so daß sich auch hier die Präparatwahl nach den hauseigenen Problemkeimen richten kann.

Ökonomische Bedingungen und soziale Folgen für den einzelnen und die Gemeinschaft

Eingetretene postoperative/posttraumatische Infektionen an Knochen, Weichteilen und Gelenken belasten die Gemeinschaft der Versicherten durch eine Verlängerung der Behandlungsdauer und damit durch Vermehrung der Behandlungskosten, gleichzeitig durch indirekte Krankheitskosten (Arbeitsunfähigkeitszeit, vermindertes Lohnsteueraufkommen) sowie sekundär notwendige Leistungen der Versicherungsträger. Grobe Kalkulationen gehen von Mindest-Zusatzkosten posttraumatischer Infektionen von 100 000,– DM pro Fall aus. Nicht weniger dramatisch sind die materiellen und immateriellen Kosten der Bemühungen um eine Infektionsprophylaxe: Der Aufwand, welchen Lister und Semmelweis treiben mußten, um die Infektionshäufigkeit auf unter die Hälfte des Ausgangswertes zu reduzieren, war minimal. Wenn heute die durchschnittliche postoperative Infektionsrate nach aseptischen Eingriffen am Knochen von größenordnungsmäßig 2% auf größenordnungsmäßig 1% reduziert werden sollte, dann müßten – so dies überhaupt erreichbar sein solle – mutmaßlich folgende Maßnahmen summiert ergriffen werden: Umfassende Einführung von Laminar air flow-Techniken anstelle konventioneller Belüftung, umfassende Einführung wasserundurchlässiger Steril- und Abdeckmaterialien, umfassende und lückenlose perioperative Antibiotikaprophylaxe, ausschließliche Verwendung von Titan-Implantaten, operative Versorgung von Frakturen zum jeweils idealen biologisch vorgegebenen Zeitpunkt unabhängig von jedweden äußeren logistischen Bedingungen, Durchführung aller operativen Eingriffe an Knochen, Gelenken und Weichteilen ausschließlich von extrem erfahrenen Operateuren. Allein diese kursorische Übersicht zeigt, wie exponentiell der Aufwand für eine weitere, auch nur geringfügige Reduktion der Infektionsrate steigen würde, geht man von den heutigen sehr günstigen Bedingungen aus. Dieser Aufwand wäre darüber hinaus nicht nur ein finanzieller, er wäre auch ein personeller und schließlich ein ökologischer; Energie- und Wasserverbrauch und Müllproduktion würden ins Unermeßliche steigen.

Offene Fragen und zukünftige Entwicklung

In der Ära von Semmelweis und Lister bestand „die Infektionsprophylaxe" in der Anwendung von Karbol bzw. der Händedesinfektion, zum Ende des Zweiten Weltkriegs in der Antibiotikaanwendung. Im Laufe der 70er Jahre erlebte die Infektionstherapie einen ungeahnten Aufschwung durch die Osteosynthese, Anfang der 80er Jahre die Infektionsprophylaxe durch verbesserte raumlufttechnische Anlagen und gegen Ende der 80er Jahre durch eine Verbesserung der sterilen Kleidungs- und Abdeckmaterialien sowie die Verbreitung der „biologischen Osteosynthese". Die Möglichkeiten monokausaler Prophylaxe- und Therapiemaßnahmen sind jedoch offenbar nun ausgeschöpft, Verbesserungen in Einzelsektoren werden auch bei extremen Anstrengungen mutmaßlich keinen Effekt mehr auf die Vermeidung von Infektionen bzw. auf die bessere Infekttherapie haben. Weit im Vordergrund steht jetzt und in den nächsten Jahren die multikausale Betrachtung, die gedankliche Vernetzung verschiedener pathogenetischer Einflußfaktoren bzw. Präventionsstrategien oder therapeutischer Maßnahmen. Akzeptiert man, daß gleichermaßen mitgebrachte systemische, akzidentelle lokale und iatrogene lokale Wirtsfaktoren sowie die akzidentelle und die iatrogene Keimbesiedlung einen gemeinsamen Einfluß auf die Infektionsentstehung haben, dann können weitere Optimierungen in diesem System nur dann gelingen, wenn in Zukunft nicht mehr nur lineare Kenntnisse der einzelnen Faktoren vorliegen, sondern wenn exaktes Wissen darüber verfügbar ist, welche relative Bedeutung die einzelnen infektfördernden Faktoren in gegenseitiger Gewichtung haben. Dies bedeutet, daß in Zukunft zum Beispiel nicht mehr nur die Einflußgröße der intraoperativen Keimeinsaat zu betrachten sein wird, sondern vielmehr die Bedeutung der intraoperativen Keimeinsaat in Abhängigkeit von der präoperativen Keimbesiedlung, einer etwaigen Grunderkrankung oder der verwendeten Operationstechnik. Derartiges Wissen über die relative Bedeutung einzelner infektprädisponierender Faktoren und insbesondere über deren quantitative Abhängigkeit voneinander ist bislang nur in Ansätzen vorhanden. Vergleichbares gilt für die relative Wertigkeit einzelner Maßnahmen in der Infekttherapie. – Hier (wie in vielen anderen Bereichen der Medizin) wird also in Zukunft lineares Denken von vernetztem Denken, von Überlegungen zu multidirektionalen Interdependenzen abgelöst werden. Fortschritte in der Prophylaxe und Therapie der posttraumatischen Infektion an Knochen, Weichteilen und Gelenken werden damit nicht nur einen exponentiell zunehmenden finanziellen, sondern gleichermaßen einen exponentiell zunehmenden mentalen Aufwand notwendig machen.

Zusammenfassung

Posttraumatische und postoperative Infektionen an Knochen, Weichteilen und Gelenken rechnen – gemessen an ihrer Häufigkeit und ihrem Einfluß auf die Morbidität – zu den wichtigsten Komplikationen in der Unfallchirurgie. Für ihre Genese stand über lange Zeit die Keiminokulation (anläßlich des Unfalls oder anläßlich der Operation) im Vordergrund. Mit Etablierung der Osteosynthese kam es zu neuen Formen der Infektion mit minimalem Inokulum und maximaler lokaler

Schädigung. Die aktuellen Denkmodelle zur Pathophysiologie der Infektentstehung berücksichtigen beide Einflußgrößen und ihre Wechselwirkung. Dementsprechend müssen sich auch die Infektprophylaxe und die Infekttherapie von der monokausalen Betrachtungsweise lösen und lernen, das jeweils aktuell führende infektfördernde Agens zu identifizieren und zu bearbeiten. Dies gilt in besonderer Weise auch hinsichtlich der ökonomischen, ökologischen und sozialen Folgen: Weitere Optimierungen der Prophylaxe und der Therapie von posttraumatischen Infektionen sind nur noch denkbar (und bezahlbar), wenn das Netzwerk der infektprädisponierenden Faktoren gedanklich aufgearbeitet und zur Grundlage der Behandlung gemacht wird.

Literatur

1. Arens St, Schlegel U, Printzen G, Perren SM, Hansis M (1996) Influence of material for fracture fixation implants on local infection. Experimental study of steel vs titanium DCP in rabbits. J Bone Joint Surg (Br) 78:647–651
2. Boxma H, Broekhuizen T, Patka P, Oosting H (1996) Randomised controlled trial of single-dode antibiotic prophylaxis in surgical treatment of clodes fractures: the Dutch Trauma Trial. The Lancet 347:1133–1137
3. Cruse PJE, Foord (1973) A Five Year Prospective Study Of 23649 Surgical Wounds. Arch Surg 107:161–171.
4. Hansis M (1996) Was ist perioperative Infektionsprophylaxe? Übersicht am Beispiel der Unfallchirurgie. Chirurg 67:1123–1128
5. Hansis M, Arens St (1996) Pathophysiologie der postoperativen Infektentstehung an Knochen und Weichteilen. akt traumatol 26:183–191
6. Nast-Kolb D, Betz A, Schweiberer L (1991) Der Wandel der Unfallchirurgie der letzten 10 Jahre – ein Beitrag zur Infektionsprophylaxe. Chirurg 62:846
7. Rüden H, Daschner F, Schumacher M (1995) Nosokomiale Infektionen in Deutschland – Erfassung und Prävention (NIDEP-Studie). Schriftenreihe des BMG, 56

KAPITEL 33

Physikalische Therapie und medizinische Rehabilitation

D. Wolter, M. E. Wenzl und M. Neikes

Einleitung und historischer Überblick

Die Behandlung Unfallverletzter, sowohl operativ als auch konservativ, ist heutzutage ohne die Physiotherapie nicht mehr vorstellbar.

Die Wiederherstellung der Funktion einer verletzten Extremität oder Körperregion ist Hauptziel jeder Behandlung von verletzten Strukturen und nicht von ungefähr haben die Gründer der AO den Satz „Leben ist Bewegung, Bewegung ist Leben" dem *Manual der Osteosynthese* vorangestellt. Eine ausreichend stabile Osteosynthese ermöglicht eine aktive schmerzfreie Bewegungstherapie aller Muskeln und Gelenke. Die Väter der Osteosynthese, Wutzer und B. v. Langenbeck (Fixateur externe) [11], Hansmann (Knochenplatte), Küntscher (Marknagel) und in neuerer Zeit Ilisarow (Ringfixateur), um nur die wichtigsten zu nennen, sahen als Ziel ihrer operativen Methode die rasche Rückgewinnung verlorener Funktionen. Nur diese rasche Funktionsaufnahme wirkt der fortschreitenden Atrophie von neurologischen Regelkreisen, Muskeln, Sehnen, Faszien, Knorpeln und Knochenstrukturen, welche nach Verletzungen zu beobachten ist, entgegen.

Heilgymnastik, Bewegungstherapie, Krankengymnastik bzw. die gesamte physikalische Therapie sind keine Erfindung der Neuzeit. Herodicos, der Lehrer Hippokrates', und auch Hippokrates selbst haben körperliche Übungen zur Behandlung von Krankheiten eingesetzt. Herodicos, der von Geburt an eine schwache Konstitution aufwies, kam auf den Gedanken, sich durch Übungen zu kräftigen. Der Erfolg gab ihm recht – er erreichte ein sehr hohes Alter [15].

Zur Zeit der Römer war es der griechische Arzt Asklepiades, der die medizinische Gymnastik in Rom einführte und die Handgriffe der Massage beschrieb. So zieht sich bis in das 17. Jahrhundert ein roter Faden der Massagen, der Gymnastik, der Badetherapien und der praktischen Übungen als Heil- und Stärkungsmittel durch die Literatur. In ihrer Bedeutung wieder entdeckt, schreibt der Universitätsprofessor Friedrich Hoffmann (1660–1742) aus Halle: Der Einfluß der Bewegung ist so groß, daß man sie über die besten Medikamente zur Verhütung von Krankheiten stellen muß.

1830 schuf der schwedische Fechtmeister Per Hendrik Ling (1776–1839) das erste Institut für medizinische, pädagogische, militärische und ästhetische Gymnastik. 1895 veröffentlichte Lukas Championniere (1873–1913), ein Chirurg aus der Schule von Ambroise Paré, eine Abhandlung über Frakturen mit dem Titel *Bewegung ist Leben*. Er befürwortete Bewegung zur Vermeidung der Bildung eines Ödems und zur Beschleunigung der Heilung.

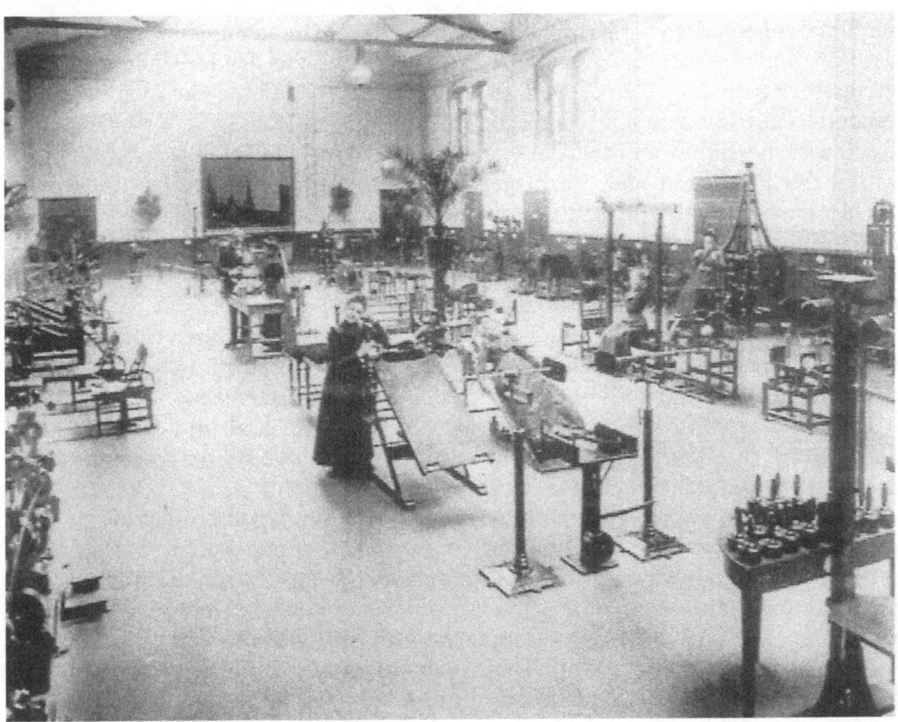

Abb. 1. Medico-mechanische Zander-Anstalt, Saalansicht (1912). (Aus Weigmann 1990 [17])

Zwischen 1823 und 1841 waren in Deutschland 31 sog. orthopädische Heilanstalten entstanden, in denen die Physiotherapie durchgeführt wurde. Die Möglichkeiten, gymnastische Behandlungen auch ohne unmittelbare Wirkung des Arztes durchzuführen, schuf wiederum ein Schwede: Gustav W. Zander (Stockholm 1835–1920). Er konstruierte nach wissenschaftlichen Prinzipien sog. Pendelapparate. Diese wurden vom Patienten selbst in Gang gesetzt, so daß sowohl aktive als auch passive Gymnastik kombiniert werden konnte. Diese Zander-Apparate verbreiteten sich in Deutschland rasch und wurden vielfach auch zur Nachbehandlung Unfallverletzter eingesetzt.

Die größte Zander-Anstalt befand sich in Aachen (Abb. 1). Nach Gründung 1894 wurde sie 1913 von dem berühmten Orthopäden und Chirurgen Friedrich Pauwels übernommen und bis zum 1. Weltkrieg geleitet [17].

Die Berufsgenossenschaften erkannten sehr bald die entscheidende Rolle der Rehabilitation. Dem wurde bereits 1890 durch die Gründung eines ausschließlich von der Bergbau-Berufsgenossenschaft getragenen Unfallkrankenhauses in Bochum (Bergmannsheil) Rechnung getragen [18].

Wie Ledderhose 11 Jahre später bei der Einweihung des Straßburger Unfallkrankenhauses ausführte, waren „viele Verletzte, die wir bei der Entlassung unter der Rubrik „geheilt“ eingetragen hatten, noch wochen- und monatelang unfähig geblieben, die Arbeit wieder aufzunehmen und zwar hauptsächlich wegen gewisser Unfallfolgen, die von ärztlicher Seite bis dahin nicht genügend beachtet wurden: Schwellungszustände, Abmagerung und Schwäche der Muskulatur, Bewegungsstörungen der Gelenke. Daß gerade diese Folgezustände nach Verletzungen besonders günstig durch physikalische Hülfsmittel, wie Massagen, Elektrizität und Gymnastik beeinflußt werden, das war, wenn auch noch nicht lange, bekannt" [18].

Das Heilverfahren der Berufsgenossenschaften führte bereits im frühen 20. Jahrhundert zu der Erkenntnis, daß es nicht auf eine anatomische, sondern auf eine funktionelle Heilung ankommt, weshalb von seiten der Berufsgenossenschaften der Rehabilitation und Hilfsmittelversorgung früh ein zentraler Stellenwert in der Behandlung Unfallverletzter eingeräumt wurde.

Auch im weiteren Verlauf waren die Berufsgenossenschaftlichen Unfallkliniken ein Motor zur Weiterentwicklung der physikalischen Therapie und Rehabilitation, u. a. auch durch die Gründung von speziellen Querschnittzentren.

Parallel dazu wurden um die Jahrhundertwende in Kiel und Dresden erste Schulen zur Ausbildung von Heilgymnastinnen gegründet. Diesen folgten weitere, u. a. auch die bedeutende Schule Franz Schedes in Leipzig.

Hinzu kamen später noch weitere Zweige, wie die Ergotherapie, die offiziell 1954 in die Nachbehandlung Unfallverletzter aufgenommen wurde. Ihren historischen Ursprung hat sie in der Arbeitstherapie für psychisch kranke Patienten. 1917 fand das erste Jahrestreffen der Occupational Therapists in New York statt. 1953 wurde die erste Schule für Ergotherapie am Annastift in Hannover gegründet.

Inzwischen sind die Physiotherapie, Balneotherapie, Ergotherapie und physikalische Therapie ein unverzichtbarer und ganz integraler Bestandteil der unfallchirurgischen Therapie geworden [1–7, 10].

Der heutige Stand der medizinischen Rehabilitation

Zwischen Therapeuten und Therapeutinnen in der gesamten Physiotherapie einerseits und den behandelnden Unfallchirurgen andererseits besteht eine enge interdisziplinäre Zusammenarbeit im Team. Entscheidend ist, daß zum frühestmöglichen Zeitpunkt in diesem Team ein umfassendes Therapiekonzept unter Einbeziehung sämtlicher oben angesprochener Bereiche der medizinischen Rehabilitation erstellt wird. Neben der funktionellen Nachbehandlung auf physischem Gebiet darf dabei auch gerade bei schweren Verletzungen, die den Unfallverletzten zur radikalen Änderung seines bisherigen Lebens zwingen, oder bei chronischen Schmerzsyndromen die psychische Seite in der medizinischen Rehabilitation nicht vernachlässigt werden. Hier müssen ggf. auch Psychologen und Schmerztherapeuten in das Team mit aufgenommen werden. Frühzeitig muß auch dem Unfallverletzten vermittelt werden, daß das alleinige „Sich-behandeln-lassen" nicht ausreichend ist, sondern daß vielmehr die aktive Mitarbeit des Unfallverletzten an der Verwirklichung des Therapiekonzeptes entscheidend ist.

Am Anfang des Nachbehandlungskonzeptes Unfallverletzter steht die Krankengymnastik, deren Name mittlerweile in Angleichung an die Europäischen Richtlinien in Physiotherapie geändert wurde. Später treten dann ggf. die physikalische Therapie, die Balneotherapie, die Sporttherapie, die Ergotherapie und Gehschule sowie die Musiktherapie u. a. hinzu.

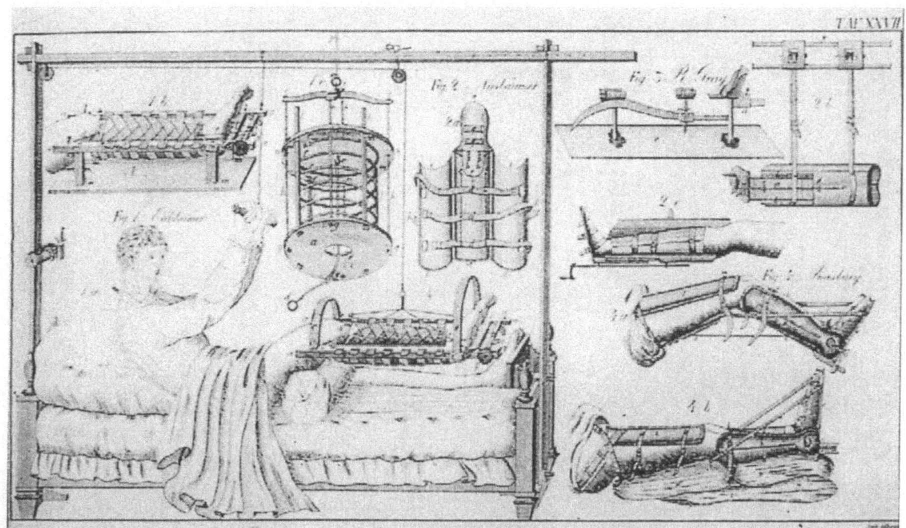

Abb. 2. Lagerungsschienen und Hilfsmittel aus dem 19. Jahrhundert. (Aus Richter 1928 [11])

Physiotherapie

Der Beginn der Physiotherapie ist gerade bei Schwerverletzten unmittelbar nach Aufnahme der Patienten erforderlich. Abhängig vom Verletzungsmuster, dem Gesamtzustand des Unfallverletzten und evtl. zu planender operativer Eingriffe müssen von Beginn an prophylaktische Maßnahmen zur Vermeidung von Dekubitalulzera, Pneumonien, Thrombosen und Kontrakturen unternommen werden. Hierzu werden die Unfallverletzten, um ein Aufliegen an besonders exponierten Körperstellen zu vermeiden, zur Erlernung von Lagewechseln angehalten. Des weiteren wird, ggf. auch zur präoperativen Verbesserung der Lungenfunktion, Atemgymnastik mit oder ohne Totraumvergrößerung eingesetzt. Die Thromboseprophylaxe auf physikalischem Gebiet wird durch aktive und passive Bewegungen nicht verletzter Extremitäten und damit durch Aktivierung der Muskelpumpe verwirklicht. Eine konsequente Lagerung sowohl verletzter als auch nicht verletzter Extremitäten, ggf. auf Schienen oder ähnlichen Hilfsmitten, sowie auch hier wieder aktive oder passive Bewegungen unter Anleitung der Therapeuten, helfen Kontrakturen zu vermeiden [13]. Auch diese Schienenlagerung ist nichts Neues, wie die Abb. 2 von 1828 zeigt [11].

Die beste Prophylaxe stellt jedoch die frühestmögliche Mobilisierung der Unfallverletzten aus dem Bett heraus, im Gehwagen oder an Unterarmgehstützen und ggf. auch im Rollstuhl dar.

Nach Verletzungen im Extremitäten- und Wirbelsäulenbereich stellen die Erhaltung oder das Wiedererreichen einer möglichst optimalen Gelenkfunktion sowie möglichst guter Muskelkraft und das Erreichen physiologisch gut koordinierter Bewegungsabläufe das Ziel der Physiotherapie dar. Bei verbliebenen Funktionsverlusten müssen kompensatorische Bewegungsmuster erlernt werden. Hierzu werden passive Dehnungstechniken (Abb. 3), Entspannungstechniken,

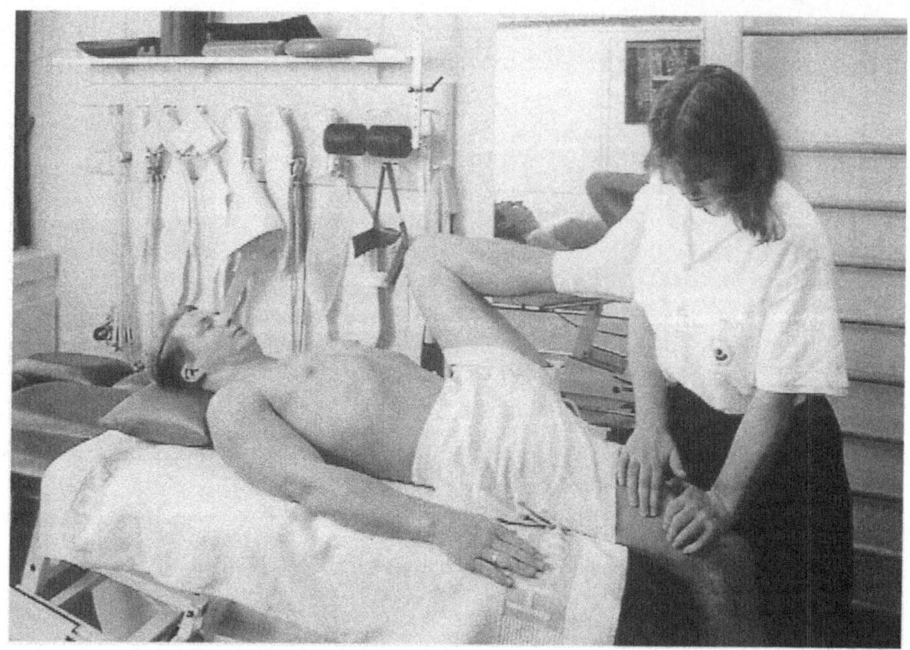

Abb. 3. Dehnungsübungen mit Physiotherapeutin

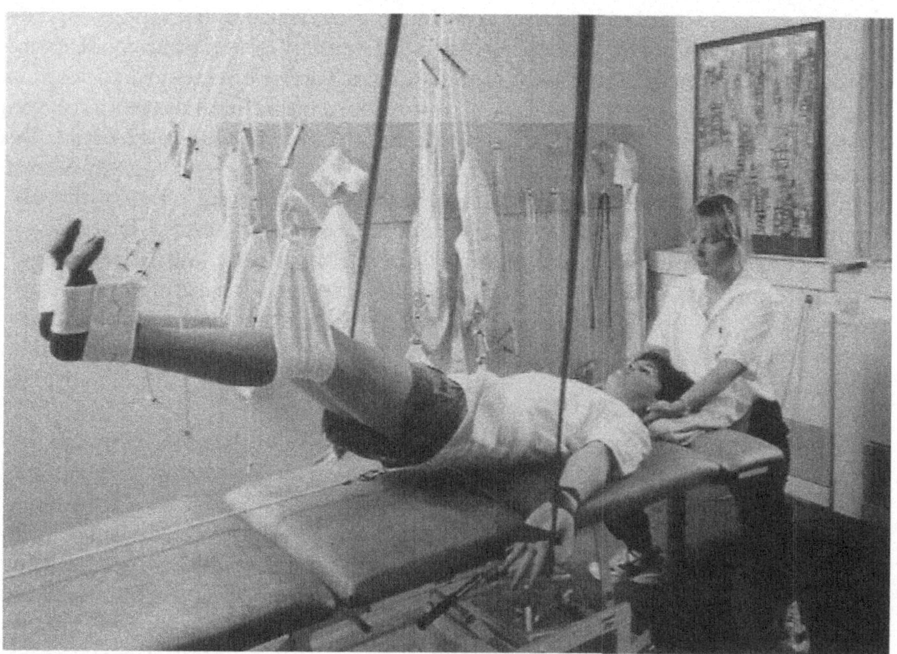

Abb. 4. Therapie im Schlingentisch

Traktionsbehandlung durch den Therapeuten und Schlingentischbehandlung (Abb. 4) einerseits, Motorschienenbehandlung zur passiven Durchbewegung der verletzten Extremitäten andererseits (CPM = Continuous Passive Movement) eingesetzt. Sobald eine ausreichende Belastbarkeit gegeben ist, kommen dann aktive Übungen hinzu, die neben einer Verbesserung der Gelenkfunktion auch die Muskelkraft stärken. Begonnen werden kann hier mit isometrischen Anspannungsübungen, evtl. unterstützt durch externe Muskelstimulation. Zu diesem Zeitpunkt kann dann auch das Bewegungsbad, das eine dosierte Teilbelastung abhängig von der Wasserhöhe gestattet, zum Einsatz kommen. Zur Stärkung der Muskelkraft kommt der Erlernung von Komplexbewegungstechniken durch PNF (propriozeptive neuromuskuläre Fazilitation) entscheidende Bedeutung zu [16].

Die Tatsache, daß Muskulatur nicht nur als Organ anzusehen ist, welches Kraft entwickelt, sondern auch als ein Organ, welches axiale Last überträgt, hat zu einer Neubewertung geführt. Der Aufbau der Muskulatur nach Verletzungen dient somit nicht nur dazu, die Funktion der Extremität rasch zurückzugewinnen, sondern auch dazu, die axiale Belastung der Fraktur zu vermindern. Eine gut tonisierte und ausgebildete Muskulatur überträgt mehr axiale Last und führt somit zu einer Verminderung der Lasteinwirkung auf den verletzten Bereich [19].

Gehschule

Die ersten Schritte nach Verletzungen der unteren Extremitäten werden durch die Physiotherapeuten eingeleitet. Sofern vorhanden, kann die weitere Vermittlung eines korrekten Gangbildes – sowohl mit als auch ohne Gehhilfen – durch die Gehschule vermittelt werden. Der Gehschule, die aus einem Team von Ärzten, Orthopädiemechanikern und Therapeuten besteht, obliegt einerseits die Hilfsmittelversorgung mit Prothesen, Orthesen, speziell zugerichtetem Schuhwerk, Gehhilfen und Rollstühlen, sowie andererseits die Unterweisung der Unfallverletzten im Gebrauch dieser Hilfsmittel. Hierzu wird eine große Gehbahn mit Spiegeln zur Selbstkontrolle und ein Laufband mit unterschiedlichen Geschwindigkeiten, evtl. auch mit angeschlossenem PC, zur Kontrolle und Dokumentation sowie zur genauen Ganganalyse benötigt. Äußerst hilfreich ist es auch, wenn Außenanlagen zum Erlernen der Fortbewegung im Sand oder auf der Wiese sowie bei Steigungs- und Gefällstrecken vorhanden sind [3, 8, 10].

Physikalische Therapie

Unter der Physikalischen Therapie verstehen wir die klassische Massage, die Bindegewebemassage sowie die manuelle Lymphdrainage. Hinzu kommen Parafangopackungen, Stangerbäder, Reizstrombehandlungen und die Iontophorese. Die Indikation für die klassische Massage stellen in erster Linie die Muskelverspannungen dar, aber auch narbige Verhärtungen und Verklebungen der Gleitschichten sowie Weichteilschmerzen und Durchblutungsstörungen. Bei der Bindegewebemassage wird versucht, durch eine segmentale manuelle mechanische Reizung der Haut eine günstige Beeinflussung gestörter Organfunktionen herbeizuführen. Darüber hinaus sind vielfältige posttraumatische Zustände mit dieser Massageform therapierbar [1, 3, 7, 9, 10].

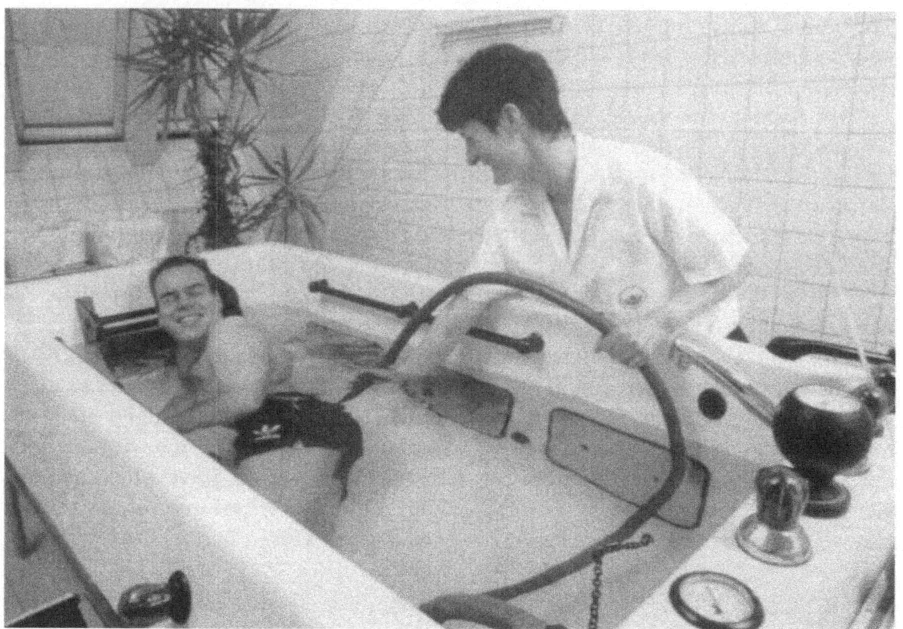

Abb. 5. Therapie im Stangerbad

Die manuelle Lymphdrainage hat ihren Einsatzbereich bei den Lymphödemen verschiedener Ursachen, wie beispielsweise dem posttraumatischen, postinfektiösen oder postoperativen Ödem.

Hinzu kommt die Unterwassermassage, welche eine günstige Beeinflussung muskulärer Verspannungen, narbiger Veränderungen sowie uncharakteristische skelettaler und muskulärer Schmerzzustände zum Ziel hat.

Eine ähnliche Indikation findet sich für das Stanger- bzw. Vierzellenbad (Abb. 5). Reizstrombehandlungen werden bei Nervenläsionen, Durchblutungsstörungen und zur Vermeidung von Muskelatrophien eingesetzt.

Kneippsche Verfahren, Parafangopackungen, Paraffinkneten sind ebenfalls wichtige Therapieformen im Bereich der physikalischen Maßnahmen.

Sporttherapie

Ist die Gelenkfunktion erreicht, aber die Muskelkraft und -ausdauer noch nicht zufriedenstellend, und hat die Atrophie auch zu einer Schwächung des Kreislaufsystems geführt, dann kommt die Sporttherapie als wichtige physiotherapeutische Maßnahme zu ihrer Anwendung (Abb. 6). Neben einer Verbesserung von Kraft und Ausdauer führt das Trainingsprogramm auch zu einer sozialen Integration und zur Förderung der Akzeptanz verbliebener Unfallschäden in der Gruppe. Die allgemeine Stärkung des muskuloskelettalen Systems geht regelhaft mit einer besseren physischen Konstitution des Patienten einher. Die aus der

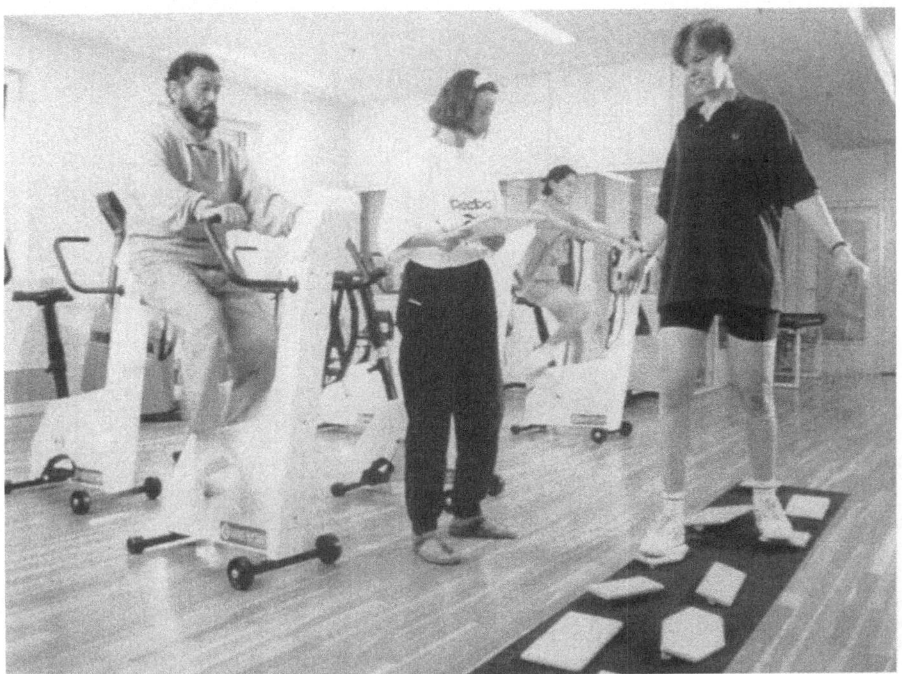

Abb. 6. Sporttherapie mit Koordinationstraining beim Gang auf Kippbrettchen sowie Ausdauertraining am Fahrradergometer

Sportmedizin in die Sporttherapie eingeflossenen Erkenntnisse aus dem Leistungssport haben zu einer wesentlichen Verbesserung dieser Therapieform geführt. Isokinetische Systeme zur Diagnostik, aber auch zur Therapie sind heute unverzichtbar. Unterstützt werden diese Maßnahmen durch Sportspiele, wie Badminton, Tischtennis, Kegeln, Rollstuhlsport, Bogenschießen, Golfspielen u.a.. Durch das gezielte Training unverletzter Areale kann eine verbesserte Vaskularisation und Tonisierung der verletzten Region über einen kontralateralen Reflex erreicht werden [14, 15].

Mit Hilfe der isokinetischen Systeme (Abb. 7) kann ein computergesteuertes individuelles Trainingsprogramm erstellt und der Trainingsverlauf durch Zwischentests dokumentiert werden. Somit hat man zum ersten Mal die Möglichkeit, reproduzierbar Kraftdefizite, Ausdauerparameter, Maximalkraft, Störungen der Kraftverlaufskurven und muskuläre Dysbalancen zu erkennen und in ihrer Veränderung festzuhalten.

Zur Sporttherapie gehört auch das therapeutische Schwimmen, welches gerade zur Erlangung der Gelenkbeweglichkeit in vielen Fällen unverzichtbar ist.

Ergotherapie

Ziele der Ergotherapie sind, realitätsnah Funktionen zu trainieren, Verrichtungen des täglichen Lebens zu erlernen, die Selbständigkeit wiederzuerlangen und die

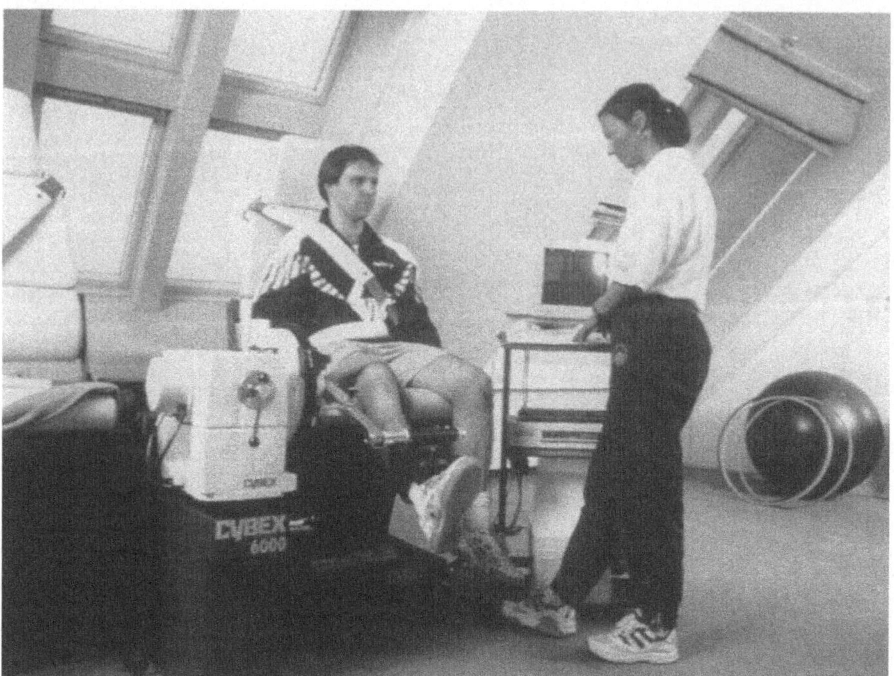

Abb. 7. Isokinetisches Training am Cybex-Gerät

eigene Aktivität anzuregen. Zusammen mit den anderen Disziplinen ist die Ergotherapie weiterhin bemüht, Funktionsverluste zu beseitigen und die Wiedererlangung geistiger Funktionen zu unterstützen. Sie widmet sich der umfassenden Hilfsmittelversorgung und -beratung, so auch der Beratung in speziellen Wohnraumfragen, und gibt Hilfen bei der Wiedereingliederung in die Gesellschaft nach Langzeiterkrankung [3].

Umgesetzt werden diese Ziele mit einem breiten Spektrum an Ergotherapiemöglichkeiten allgemeiner Art, aber auch berufsspezifisch, wie beispielsweise Mauern, Hämmern und Anstreichen als Vorbereitung für die berufliche Wiedereingliederung. Spezielle Maßnahmen in der Ergotherapie führen zur Wahrnehmungsverbesserung, zur Verbesserung der reflektorischen Stell- und Gleichgewichtsreaktionen mit Hilfe der Bobath- und Vojta-Therapie sowie durch PNF. Durch funktionelle Übungsbehandlung, durch Selbsthilfetraining, Hilfsmittelversorgung, Schienenversorgung, durch neurologische Ganzheitsbehandlung und Umwelttraining (Übung zur Bewegung im Gelände, in der Stadt, Tätigen von Einkäufen usw.) wird der Patient im Rahmen der Ergotherapie in die Lage versetzt, zukünftige Alltagsaufgaben wieder zu bewältigen (Abb. 8).

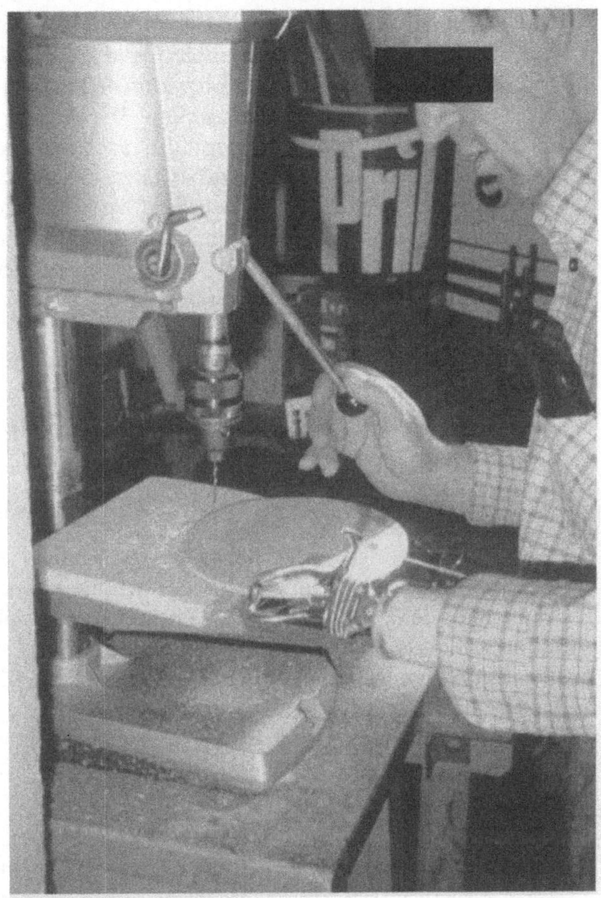

Abb. 8. Ergotherapeutisches berufsspezifisches Training nach Anpassung einer myoelektrischen Unterarmprothese

Weitere Aspekte der medizinischen Rehabilitation

Die Physiotherapie als entscheidende Maßnahme zur raschen Wiedererlangung eines möglichst hohen Funktionszustandes ist von allergrößter Bedeutung. Der frühestmögliche Einsatz verhindert nicht nur drohende Komplikationen, sondern beschleunigt Heilungsvorgänge und unterstützt die physische und geistige Rehabilitation des Patienten. Diese uralten Erkenntnisse der Bedeutung der Funktion zur Heilungsunterstützung nicht nur auf muskuloskelettalem Gebiet, sondern auch als wichtige Maßnahme zur psychischen Verarbeitung von Traumafolgen wird in ihrer Bedeutung heute noch nicht in allen Bereichen und in allen therapeutischen Einrichtungen ausreichend berücksichtigt. Schrittmacher sind auch hier die Berufsgenossenschaften, die in den letzten Jahren die „Erweitere Ambulante Physiotherapie" (EAP) ins Leben riefen. Durch diese Maßnahme wird eine wichtige Lücke in der bislang bestehenden Versorgungskette im Sinne der qualifizierten ambulanten Nach- und Weiterbehandlung in Wohnortnähe geschlossen.

Betrachtet man die Nachbehandlungsschemata Unfallverletzter über die letzten Jahrzehnte, so ist insgesamt ein starker Trend zur frühfunktionellen Nachbehandlung, d.h. zum rascheren Einsatz physiotherapeutischer Maßnahmen im Bereich der verletzten Extremitäten festzustellen. Die Auswirkungen dieses frühen Einsatzes der Physiotherapie – und somit die rasche Wiedererlangung der Funktion – auf sozioökonomischem Gebiet sind evident. Der Unfallverletzte kann rascher an den Arbeitsplatz zurückgeführt werden, Verletztengeld- und Rentenzahlungen fallen in aller Regel niedriger aus, und auch die psychische Belastung, der viele Unfallverletzte durch langen Krankenstand und damit Entziehung auch der sozialen Ansprache am Arbeitsplatz ausgesetzt sind, lassen sich durch diese frühfunktionelle Therapie reduzieren.

Es ist zu hoffen, daß in der Zukunft die Bedeutung der Physiotherapie als wichtige, auch kostensparende Maßnahme in noch stärkerem Maße auch außerhalb der gesetzlichen Unfallversicherung erkannt und umgesetzt wird.

Zusammenfassung

Die Physiotherapie ist in der Behandlung Unfallverletzter unverzichtbar. Basierend auf einem historischen Abriß der Krankengymnastik und physikalischen Therapie wird der heutige Stand der Physiotherapie, physikalischen Therapie, Ergotherapie, Balneotherapie und Sporttherapie dargestellt. Durch den Trend zur frühfunktionellen Nachbehandlung können mit Hilfe der Physiotherapie die Behandlungsergebnisse deutlich verbessert werden – bei verkürzten Arbeitsunfähigkeits- und Therapiezeiten.

Literatur

1. Drexel H, Hildebrandt G, Schlegel KF, Weinmann G (1990) Physikalische Therapie, Bd 1: Physiologische Grundlagen, Thermotherapie und Hydrotherapie, Balneologie und medizinische Klimatologie. Hippokrates, Stuttgart
2. Drexel H, Hildebrandt G, Schlegel KF, Weinmann (1990) Physikalische Therapie, Bd 2: Krankengymnastik und Bewegungstherapie. Hippokrates, Stuttgart
3. Drexel H, Hildebrandt G, Schlegel KF, Weinmann G (1990) Physikalische Therapie, Bd 3: Massage, orthopädische Technik, Beschäftigungstherapie. Hippokrates, Stuttgart
4. Drexel H, Hildebrandt G, Schlegel KF, Weinmann G (1993) Physikalische Therapie, Bd 4: Elektro- und Lichttherapie. Hippokrates, Stuttgart
5. Gillmann H (1981) Physikalische Therapie – Grundlagen und Wirkungsweisen. Thieme, Stuttgart
6. Goldschneider A, Jacob P (1901) Handbuch der Physikalischen Therapie. Thieme, Stuttgart
7. Grober J, Stüve FE (1966–1971) Handbuch der Physikalischen Therapie (4 Bde). Fischer, Stuttgart
8. Hackenbroch M sen (1982) Zur Entwicklung der Orthopädie. In: Witt, Rettig, Schlegel (Hrsg) Lehrbuch der Orthopädie. Thieme, Stuttgart
9. Kaiser JH (1990) Kneipp'sche Hydrotherapie – Allgemeine und spezielle Balneotherapie. Kneipp-Verlag, Bad Wörishofen
10. List M (1996) Physiotherapeutische Behandlungen in der Traumatologie. Springer, Berlin Heidelberg New York Tokyo
11. Nieländer KH, Wolter D (1995) Wutzer CG und Langenbeck B v. Die Pioniere des Fixateur externe. In: Wolter D, Hansis M, Havemann D (Hrsg) Externe und interne Fixateursysteme. Springer 1995

12. Richter AL (1828) 40 Lithographierte Tafeln mit Erklärungen und Erläuterungen derselben zu dem theoretisch-praktischen Handbuche der Lehre von den Brüchen und Verrenkungen der Knochen. Theodor Christ. Friedr. Enslin-Verlag, Berlin
13. Schmidt KL, Drexel H (1995) Lehrbuch der Physikalischen Medizin und Rehabilitation. Fischer, Stuttgart
14. Scheibe J (1994) Sport als Therapie: Konzept für die stationäre und ambulante Heilbehandlung. Ullstein, Berlin
15. Toellner R (1986) Illustrierte Geschichte der Medizin. Andreas, Salzburg
16. Voss DE (1988) Propriozeptive Neuromuskuläre Fazilitation. Fischer, Stuttgart
17. Weigmann R-M (1990) Friedrich Pauwels – Leben und Werk. Dissertation, RWTH Aachen
18. Wickenhagen E (1980) Geschichte der gewerblichen Unfallversicherung. Oldenburg, München Wien
19. Wolter D, Schmidt HGK, Seide K (1998) Der Einfluß der „Weichteilsäule" auf die Belastung der Wirbelsäule. Internationales Symposium: Berufsbedingte Wirbelsäulenerkrankungen – März 1997 – Hamburg. Springer, Berlin Heidelberg New York Tokyo

Teil IV
Weiterbildung
Krankenhausstruktur
zukünftige Entwicklung

Das Berufsbild des Unfallchirurgen, seine Weiterbildung und Fortbildung

A. Ekkernkamp

Einleitung

Das Berufsbild des Unfallchirurgen ist unzweideutig aus der historischen Entwicklung der Chirurgie heraus definiert „die Beschäftigung mit dem verletzten Menschen“. Die Entwicklung des Gebietes Chirurgie in den letzten 100 Jahren in seiner Vielfältigkeit und in seinen Schwerpunktbildungen hat dazu geführt, daß die eigentliche Bedeutung dieser Tätigkeit periodenweise unterschätzt oder mißverstanden worden ist. Aufgrund gesellschaftlicher Veränderungen muß eine Neuorientierung in der Definition des Berufsbildes Unfallchirurgie stattfinden. Nicht vermeintliche Bedürfnisse der Unfallchirurgie selbst, sondern ihre Bedeutung für den kranken und verletzten Menschen sind Maßstab der Beurteilung und der Existenz dieses chirurgischen Schwerpunktes.

Verhütung von Unfällen durch Analyse der technischen Bedingungen chirurgischer Verletzungen, Beseitigung oder mindestens Linderung der Unfallfolgen und Verbesserung der Behandlung Unfallverletzter im Hinblick auf ihre Risiken und Effizienz bestimmen das Berufsbild.

Die Aufgabe der Unfallchirurgie

Vor 125 Jahren wurde der erste Kongreß der Deutschen Gesellschaft für Chirurgie mit einem Referat des Chirurgen Richard von Volkmann über vergleichende Statistik analoger Kriegs- und Friedensverletzungen eröffnet. Seine Beobachtungen über die Prognose von Verletzungen haben heute noch unverändert Gültigkeit.

Die rasch sich ausdehnende Entwicklung der Chirurgie führte dazu, daß sich Schwerpunkte bildeten, die sich zunehmend von dieser chirurgischen Basis entfernten. Eine Spezialisierung nachwachsender Chirurgen in neue Richtungen der Bauch-, Gefäß- und Thoraxchirurgie überholte die Entwicklung in der meist konservativen Unfallbehandlung zunehmend.

Es ist das bleibende Verdienst von Lorenz Böhler (1885–1973), Organisationsstrukturen entwickelt und praktiziert und Behandlungsergebnisse einer großen Zahl vergleichbarer Fälle erstmals veröffentlicht und anhand deren ein unfallchirurgisches Berufsbild definiert zu haben: „Unfallchirurgen müssen auch die Allgemeine Chirurgie beherrschen, da durch einen Unfall manchmal nicht nur Weichteile und Knochen, sondern auch innere Organe verletzt werden.“ Auch Heinrich Bürkle de la Camp (1895–1974), Chefarzt am Bergmannsheil in Bochum, dem ältesten Unfallkrankenhaus der Welt, forderte: „Nur wer die Allgemeine Chirurgie beherrscht, ist auch in der Lage, Unfallverletzungen umfassend zu behandeln."

Diese beiden Aussagen machen deutlich, daß Unfallchirurgen Chirurgen sind, die sich speziell mit Unfallverletzungen befassen. Der Unfallchirurg ist somit nicht ein Organspezialist, sondern „der Fachmann für das Trauma" (Weller). Dieses Berufsbild verpflichtet, die Unfallmedizin ganzheitlich zu sehen. Es umfaßt die präklinische Versorgung durch Notfall- und Rettungsmedizin, beinhaltet die unfallchirurgische Intensivmedizin und verfügt über die Kompetenz, neben Extremitätenverletzungen auch Verletzungen der Körperhöhlen und deren Organe erkennen und versorgen zu können. Die Rehabilitation der Verletzten und die Begutachtung der verbliebenen Folgen sind integrierte Aufgaben.

Dies zeigt das weite Spektrum der Unfallchirurgie und verdeutlicht, wie gefährlich es wäre, würde ein Unfallchirurg sich ausschließlich auf die Behandlung frischer Knochenbrüche beschränken. Aktuell nimmt dazu die Deutsche Gesellschaft für Unfallchirurgie in ihrem 1997 herausgegebenen *Strukturpapier* definierend Stellung:

Die Unfallchirurgie in Deutschland beschäftigt sich mit der Unfallprävention, der Unfallrettung, der Erkennung und operativen sowie konservativen Behandlung aller Verletzungen und deren Folgen bei Patienten aller Altersstufen.

Die Unfallchirurgie führt wiederherstellende, korrigierende und plastische Eingriffe aus und behandelt Erkrankungen des Skelettsystems und der Weichteile.

Der Unfallchirurgie obliegt die gebietsbezogene intensivmedizinische Betreuung, die Nachsorge und die Rehabilitation ihrer Patienten, die Qualitätssicherung sowie die Sicherstellung der begleitenden klinischen und grundlagenorientierten Forschung.

Weiterbildung

Die geltende Weiterbildungsordnung gründet sich in der Chirurgie auf vier gleichrangige chirurgische Schwerpunkte: Gefäß-, Thorax-, Unfall- und Viszeralchirurgie. Jeder dieser Schwerpunkte befaßt sich nicht mehr ausschließlich mit einer Teilmenge des Gesamtgebietes, vielmehr umfaßt er sowohl im Gebiet enthaltene als auch exkludierte Inhalte. Dies führt zu wesentlichen, häufig noch nicht berücksichtigten Konsequenzen:

- Der Chirurg, also der „Basischirurg" ohne Schwerpunktbezeichnung, verfügt nicht mehr über sämtliche Kenntnisse und Fertigkeiten des früheren Teilgebiets-(Unfall-)chirurgen und darf sich daher nur noch mit einer inhaltlich einfachen Teilmenge des Schwerpunktes befassen. Hieraus resultieren Exklusivzuständigkeiten des Schwerpunkt-Unfallchirurgen.
- Die veränderte Bewertung des Schwerpunktes definiert die „Basischirurgie" als sich überschneidende Inhalte der Schwerpunkte.

Im Hinblick auf die Weiterbildung bedeutet dies, daß mehrere Schwerpunktchirurgen zusammen verantwortlich sind für die fünfjährige Weiterbildung zum (Basis-)Chirurgen, an die sich eine dreijährige Weiterbildung im Schwerpunkt anschließt. Eine leitende Stellung am Krankenhaus ohne Schwerpunktbezeichnung ist daher künftig undenkbar.

Welche Leistungen darf ein Unfallchirurg erbringen ?

Widerstreitende Gebietsinteressen, Berufspolitik und Wirtschaftlichkeitsprobleme haben dazu geführt, daß immer wieder versucht wurde, neue Gebiete zu etablieren, die auch Teile des jetzigen Schwerpunktes Unfallchirurgie abdecken. Dies ist nicht durchgängig gelungen; als gesetzliche Institution hat jedoch der Deutsche Ärztetag, dem Konsens verpflichtet, eine Vielzahl von Zertifizierungen eingeführt, ohne die ein Unfallchirurg heute seine Aufgaben nicht vollständig erfüllen kann. Diese Totalkompetenz bezieht sich nicht nur auf den Fachkundenachweis in rechtlicher Hinsicht, sondern auch auf das Liquidationsrecht. Ohne Notfall- und Intensivmedizin entfallen die gesamte präklinische Versorgung, die Schockbehandlung und die Intensivtherapie; die Versorgung von Handverletzungen bedarf eines gesonderten Nachweises, wie ein solcher ebenso für Laboratoriumsmedizin und Schmerztherapie notwendig ist. Für die Rehabilitation und Nachbehandlung sind belegte Kenntnisse in Physikalischer Therapie ebenso erforderlich wie das Dokumentieren von Kenntnissen und Erfahrungen in der Sonographie. Allein um eine Röntgenuntersuchung anordnen zu können, ist der Sach- und Fachkundenachweis des Strahlenschutzes gesetzlich vorgeschrieben, der Unfallchirurg hat sich an die Richtlinien zum ambulanten Operieren zu halten ebenso wie an die Vorgaben zur Durchführung endoskopischer Maßnahmen. Letztendlich wirken auch die Ausführungsbestimmungen des neuen SGB VII durch Verordnungen zur Behandlung Arbeitsunfallverletzter auf den Unfallchirurgen unmittelbar ein.

Diese Entwicklung läßt deutlich erkennen, daß die ausschließliche Schwerpunktbezeichnung „Unfallchirurgie" in rechtlicher Hinsicht eine Einengung des Berufsbildes bedeutet. Der Unfallchirurg, der – aus welchen Gründen auch immer – die notwendigen Sach- und Fachkundenachweise nicht besitzt, reduziert seine Aufgaben erheblich.

Interessenvertretung

Die Novellierung der Musterweiterbildungsordnung von 1992 und die noch andauernde Umsetzung in den einzelnen Landesärztekammern hat zu einschneidenden Veränderungen innerhalb der Fachgesellschaften und Berufsverbände geführt. Kinderchirurgen, Plastische Chirurgen und Herzchirurgen haben sich verselbständigt und sind jetzt für die Weiterbildung ihres Nachwuchses selbst zuständig. Die wissenschaftlichen Vertretungen der früheren Teilgebiete unterliegen nun als Schwerpunktrepräsentanten neuen Anforderungen.

Die bisherige originäre wissenschaftliche Vertretung der gesamten Chirurgie, die Deutsche Gesellschaft für Chirurgie, muß jetzt einen neuen Operationsmodus mit den Repräsentanten der neuen Nachbargebiete finden. Wesentlicher Ausfluß dieser Entwicklung ist die Gründung einer wissenschaftlichen Fachgesellschaft für Viszeralchirurgie. Die dauerhaften Konsequenzen für die Muttergesellschaft und die Jahrestagung der Deutschen Gesellschaft für Chirurgie bleiben abzuwarten.

Die Bedürfnisse der Konzentration, wie sie nun von viszeralchirurgischer Seite dokumentiert sind, hat die Unfallchirurgie bereits hinter sich. Vor wenigen Jahren wurde die interdisziplinäre Gesellschaft für Unfallheilkunde in Deutsche Gesellschaft für Unfallchirurgie umbenannt, um die Interessenlage nach innen und außen zu verdeutlichen. Damit ist die Deutsche Gesellschaft für Unfallchirurgie (DGU) die wissenschaftliche Schwerpunktgesellschaft, deren Struktur auf die Bedürfnisse aller Chirurgen, seien sie in Weiterbildung, in der Praxis, am Krankenhaus oder an der Universität tätig, abstellt. Dennoch hat der wissenschaftliche Anspruch der DGU die berufspolitischen Aktivitäten derartig überstrahlt, daß – in ökonomisch angespannter Zeit – Defizite beklagt wurden. Berufspolitik muß zunehmend auch Aufgabe einer wissenschaftlichen Fachgesellschaft sein, sie kann sich dieser Anforderung nicht entziehen.

Auf der anderen Seite müssen die erheblichen berufspolitischen Bedürfnisse der Unfallchirurgen auch außerhalb der wissenschaftlichen Gesellschaft klar erkennbar fokussiert werden, wozu neue Organisationsformen entweder innerhalb oder außerhalb der bisher zuständigen Verbände gefunden werden müssen.

Wesentlich daran ist aber, daß nicht allzuviele Zungen die Öffentlichkeit verwirren, sondern im Rahmen einer internen Diskussion über die zukünftige Entwicklung ein Grundkonsens gefunden wird, der dann gemeinsam nach außen vertreten werden kann.

Unfallchirurgie an den Hochschulen

Nach Abschaffung der formalen und inhaltlichen Definition „Unfallchirurgie ist Teilgebiet der Chirurgie“ in den Weiterbildungsordnungen der Ärztekammern und damit in den Heilberufsgesetzen der Bundesländer müssen diese als Träger der Landesuniversitäten ihre Strukturen anpassen. Auch die traditionsreiche „Chirurgische Klinik und Poliklinik“ einer Universität bedarf der Gliederung. Dies gilt für die neuen, jetzt gleichberechtigten Gebiete ebenso wie für die Schwerpunkte, deren über das Fach Chirurgie hinausgehender Lehrinhalt nicht mehr von dem imaginären, im Berufsrecht gar nicht vorgesehenen „Allgemeinchirurgen“, schon gar nicht von dem Viszeralchirurgen vermittelt werden kann. Allein hieraus ergibt sich die Einrichtung gleichberechtigter und gleichrangiger, mit Personal- und Finanzhoheit ausgestatteter Abteilungen und Kliniken, die jedoch strukturell in einem Zentrum zusammengefaßt werden. Dies ist notwendig, um die Schwächung gesamtchirurgischer Interessen innerhalb der Fakultät zu verhindern; auch die Wahl eines geschäftsführenden Direktors der Chirurgischen Klinik kann diese Zusammenfassung vermitteln. Darüber hinaus ist eine Zentrumskonferenz zur Koordination der studentischen Lehre und der ärztlichen Weiterbildung erforderlich, da neben Wissenschaftlern und kompetenten Schwerpunktchirurgen auch „Basischirurgen“ und praktische Ärzte mit chirurgischen Kenntnissen heranzubilden sind.

Unfallchirurgie und Berufsgenossenschaften

Aus den gesetzlichen Anforderungen des SGB VII ziehen die Träger der gesetzlichen Unfallversicherung zahlreiche Konsequenzen zur Bewahrung der Versorgungsqualität ihrer Versicherten. Die Anforderungen an die Behandlung „mit allen geeigneten Mitteln unter Berücksichtigung des medizinischen Fortschrittes" werden ernst genommen, aber auch ökonomische Grenzen finden zunehmend Beachtung.

Die Bindung der Bestellung zum Durchgangsarzt an den Besitz der Schwerpunktqualifikation „Unfallchirurg" bestätigt das Vertrauen der gesetzlichen Unfallversicherung in die Kompetenz. Prävention, Behandlung Unfallverletzter, Rehabilitation und Begutachtung werden künftig grundsätzlich in den Händen von Unfallchirurgen liegen.

Fortbildung

Die Übergänge zwischen Weiter- und Fortbildung sind fließend. Die Erlangung von speziellen Qualifikationen ist nur durch eine Mischung aus traditioneller Weiterbildung unter Leitung eines befugten Arztes und durch Ableistung von Fortbildungskursen möglich, wie dies beispielsweise für die Physikalische Therapie, Schmerztherapie, Rettungsmedizin oder für den Leitenden Notarzt gilt.

Dieser Verpflichtung dürfen sich weiter- und fortbildende Unfallchirurgen nicht entziehen, wenn sie ihrem Nachwuchs nicht schaden wollen.

Die Fortbildung des Unfallchirurgen stellt sich nicht als besonderes Problem dar. Die kritischen Stimmen aus dem Kreis der Gesundheitsministerkonferenz und der Arbeitsgemeinschaft der leitenden Medizinalbeamten des Bundes und der Länder hinsichtlich der mangelhaften Fortbildung der Ärzteschaft trifft Unfallchirurgen nur in sehr eingeschränktem Maße. Die seit Jahrzehnten beeindruckenden Teilnehmerzahlen an den Kursen der Arbeitsgemeinschaft für Osteosynthesefragen (AO), der hohe Zuspruch bei den Jahrestagungen der wissenschaftlichen Gesellschaften, eine fast hundertprozentige Präsenz aller Durchgangsärzte an den Unfallmedizinischen Tagungen der Landesverbände der gewerblichen Berufsgenossenschaften sind eindeutige Belege für den Fortbildungsdrang der Unfallchirurgen.

Angesichts des Hochrisikobereiches, der Notwendigkeit, rasch umfassende Entscheidungen zu treffen, aber auch wegen der permanenten forensischen Kritik stehen Unfallchirurgen untereinander in ständigem Dialog. Die Zahl hervorragend besuchter Fortbildungsangebote ist nicht nur deshalb unüberschaubar groß geworden. Den Regularien der Berufsordnung und dem Wunsch der Exekutive folgend, wird eine Fortbildungszertifizierung einzuführen sein. Vorstand der Bundesärztekammer und Deutscher Senat für ärztliche Fortbildung erarbeiten gegenwärtig ein Ärztekammer- oder Fortbildungsdiplom. Dies wird zusätzlich die hohe Fortbildungsmotivation der Unfallchirurgen dokumentieren.

Kritik

Inhaltlich ergeben sich die Grenzen des eingangs definierten Berufsbildes „Unfallchirurg" aus dem Können und der Erfahrung des Leitenden Arztes. Hat dieser seine Weiterbildung in einer Klinik mit umfassendem Anspruch und festen Zuordnungen absolviert, so wird er zukünftig seinen Mitarbeitern die Möglichkeit geben können, den gesamten definierten Rahmen auszufüllen. Erfolgt die Weiterbildung dagegen in einer auf akute Extremitätentraumen beschränkten Abteilung mit wenigen schwerverletzten Patienten und eingeschränkten Hospitationsmöglichkeiten auf Notarztwagen und Intensivstation, werden Patienten mit Verbrennungen und Handverletzungen von Plastischen Chirurgen versorgt, erfolgt die Rehabilitation durch einen Facharzt für Physiotherapie und geschieht die Stabilisierung von Wirbelkörperfrakturen ausschließlich durch Neurochirurgen oder Orthopäden, ist die Zukunft solcher „Unfallchirurgen" düster.

Dieses unterschiedliche Leistungsspektrum kann derzeit in der Weiterbildungsordnung nicht dargestellt werden, es wird jedoch in naher Zukunft durch die Umsetzung des SGB VII reflektiert werden.

Auch die Diskussionen über die Zusammenführung von Orthopädie und Unfallchirurgie zum angeblich international gesellschaftsfähigen „Orthopädischen Chirurgen" müssen vor dem Hintergrund des Berufsbildes gesehen werden. Der bewußte Verzicht auf Notfall- und Intensivmedizin und auf das über die Extremitäten hinausgehende Verletzungsspektrum ist mit der Anerkennung als Durchgangsarzt nicht vereinbar und gefährdet langfristig die Existenz der niedergelassenen Unfallchirurgen. Zudem ist die derzeitige Weiterbildung der Orthopäden mit nur einem Pflichtjahr Chirurgie zur Erfüllung traumatologischer Anforderungen ungeeignet, wie auch dem Unfallchirurgen für mindestens zwei weitere Generationen die traditionellen Aufgaben der deutschen Orthopädie mit den Schwerpunkten Skoliose, Hüftdysplasie, kindliche Mißbildungen, Heil- und Hilfsmittelversorgung etc. fremd bleiben werden.

Ausblick

Das existente, wenn auch nicht flächendeckend umgesetzte Berufsbild „Fachmann für das Trauma" bedarf der breiten Diskussion innerhalb der unfallchirurgischen berufspolitischen Gruppierungen. Die Klage über Fremdbestimmung ist verfehlt; denn weder Bundesärztekammer noch die Vertreter anderer Schwerpunkte oder Fachgebiete des operativen Bereiches wollen und können einschneidende Veränderungen unseres Berufsbildes bewirken, wenn dies nur innerhalb der eigenen Gruppe konsensfähig ist.

Die Klage der übergeordneten Weiterbildungsgremien über divergierende Aussagen unfallchirurgischer Ansprechpartner, die Dialoge selbsternannter unfallchirurgischer Repräsentanten mit anderen Gruppen sind häufig kontraproduktiv, zumindest aber so lange verfrüht, wie ein tragfähiger Kompromiß über die Zukunft der Unfallchirurgie intern nicht existiert.

Existenzängste, ökonomische Erwägungen oder zunehmende Inkompetenz sind schlechte Ratgeber für Zukunftsentscheidungen.

Hinsichtlich Ausfüllung der Weiterbildungsordnung bedarf es unfallchirurgischen Sachverstandes und Einsatzes. Zertifizierungsepidemien müssen gestoppt werden. Zur Erlangung der Nachweise für Chirurgie, Unfallchirurgie, Handchirurgie, Physikalische Therapie, Chirurgische Intensivmedizin etc. benötigt ein Berufsanfänger inzwischen die inakzeptable Weiterbildungszeit von 15 Jahren.

Die Fortbildung muß nationale Grenzen überschreiten dürfen, die Institutionalisierung internationaler Fachkongresse ist begrüßenswert. Die Fortbildung darf nicht als lästige Verpflichtung, sondern muß als wesentlicher Bestandteil der Berufsbildstabilisierung angesehen werden.

Fazit

Um das Berufsbild „Unfallchirurg“ in dem von der Deutschen Gesellschaft für Unfallchirurgie definierten Umfange zu erfüllen, sind Einsatzfreude, Fleiß, Mut, Selbstkritik und Pflichtbewußtsein notwendig. Die Pflege dieser chirurgischen Traditionen muß gefördert werden, um durch permanente Anpassung an die veränderten Bedingungen zugunsten der verletzten Unfallopfer jederzeit erfolgreich und kompetent bleiben zu können.

Zusammenfassung

Der Unfallchirurg ist nicht Organspezialist, sondern Fachmann für das Trauma. Die Traumatologie hat sich als Schwerpunkt der Chirurgie mit breitem Aufgabenspektrum und Einsatz moderner Techniken bewährt und etabliert. Interessante Tätigkeiten und meßbare Behandlungserfolge bei unfallverletzten Patienten motivieren den Nachwuchs.

Die berufspolitischen Gefahren einer Aufgabe des Faches zugunsten der Orthopädie, eine Zersplitterung der Interessenvertretung der Unfallchirurgen und die Atomisierung der Gesamtchirurgie mit einer Zertifizierungsvielfalt sind erkannt und werden die Unfallchirurgie als Entität nicht schwächen.

KAPITEL 35

Unfallchirurgische Krankenhausstruktur in Deutschland

T. Mischkowsky

Einleitung

Der 75jährige Geburtstag der Deutschen Gesellschaft für Unfallchirurgie (DGU) ist ein willkommener und angemessener Anlaß zu überprüfen, welche strukturellen Voraussetzungen zur Versorgung unfallverletzter Patienten an deutschen Kliniken bestehen.

Das von der Deutschen Gesellschaft für Unfallchirurgie im Jahre 1997 herausgegebene Strukturpapier stellt seinem Wesen nach einen Anforderungskatalog dar, also eine Schilderung idealtypischer Bedingungen.

Die tatsächliche Krankenhausstruktur zur unfallchirurgischen Versorgung ist wesentlich verschieden von diesem Anforderungskatalog und ausgesprochen schwierig zu erfassen. Die völlig unklare Datenlage ist begründet durch die föderale Struktur der Bundesrepublik Deutschland mit einem hohen Verantwortungsgrad in der Gesundheitsversorgung bei den Ländern und Kommunen, durch die außerordentliche Verschiedenheit der Krankenhausträger (Länder, Städte, Kreise und Gemeinden, freigemeinnützige Träger, Berufsgenossenschaften), die in den letzten Jahren noch zusätzlich kompliziert wird durch Zweckverbände, gemeinnützige GmbH und andere Betriebsformen. Diese verschiedenen Krankenhausstrukturen haben wiederum unterschiedliche Versorgungsaufträge, z. T. auch differente wirtschaftliche Zielvorstellungen. Es handelt sich bei den Kliniken also um ein außerordentlich inhomogenes Kollektiv.

Zusätzlich wird die Datenerfassung und -bewertung dadurch erschwert, daß die Unfallchirurgie weder in Ministerien, statistischen Jahrbüchern, noch in Krankenhausbedarfsplänen und vergleichbaren Planungsunterlagen als Entität geführt wird. Sie wird im allgemeinen in und mit dem Gesamtgebiet Chirurgie abgehandelt. Eine realistische Beschreibung des unfallchirurgischen Leistungsangebotes steht daher nicht zur Verfügung.

Die Deutsche Gesellschaft für Unfallchirurgie hat als klassische wissenschaftliche Gesellschaft ohne Pflichtmitgliedschaft für alle Unfallchirurgen keinen zwingend flächendeckenden Informationshintergrund. Sie ist darüber hinaus als wissenschaftliche Gesellschaft nicht originär mit berufspolitischen Aspekten befaßt.

Dagegen verfolgt der Verband Leitender Unfallchirurgen (VLU) als berufspolitische Vereinigung originär berufspolitische Zielsetzungen und ist seit 9 Jahren neben anderen Aktivitäten mit der Erfassung und Auswertung nachprüfbarer Daten aus unfallchirurgischen Kliniken und der Gesundheitsversorgung insgesamt befaßt. Die Relevanz dieser Daten wird dadurch dokumentiert, daß

1996 nahezu 80% der unfallchirurgischen Chefärzte in Deutschland Mitglieder des VLU waren.

Unbestritten ist die Notwendigkeit einer ausreichenden Informations- und Datenlage, um die Leistungsfähigkeit der Unfallchirurgie, daneben jedoch auch ihre volkswirtschaftliche Bedeutung und ihre betriebswirtschaftliche Bedeutung für die Krankenhäuser erkennbar zu machen.

Eine zu Beginn des Jahres 1997 durchgeführte Umfrage bei Krankenhauschirurgen, die in eigener Verantwortung Unfallchirurgie betreiben, wurde von DGU und VLU in gemeinsamer Verantwortung durchgeführt. Diese Umfrage ist wesentliche Grundlage dieser neueren Daten; außerdem liegt eine große Anzahl von älteren Umfragen des VLU, besonders zum Vergleich eine solche aus dem Jahre 1991 vor.

Daneben standen Auskünfte aus den folgenden, allgemein zugänglichen Quellen zur Verfügung: Krankenhauspläne, Angaben des Statistischen Jahrbuches für das Vereinte Deutschland, die Vektor-Studie sowie Angaben aus dem Band „Deutsche Chirurgie", die, von Kinzl und Arant ausgewertet, für diese Zusammenstellung herangezogen wurden.

Strukturdaten

Die Entwicklung der Unfallchirurgie zu einem gewichtigen Schwerpunkt der Chirurgie hat sich den letzten 40 Jahren unaufhaltsam vollzogen. Während zunächst die Unfallchirurgie in Berufsgenossenschaftlichen Unfallkliniken vorangetrieben wurde, hat sie – besonders in den letzten 20 Jahren – zunehmend Verbreitung auch an Universitäten und kommunalen Krankenhäusern erfahren.

In der Bundesrepublik Deutschland werden in fast 1300 Krankenhäusern chirurgische Abteilungen vorgehalten. Etwa ein Viertel dieser Krankenhausbetten entfällt auf chirurgische Abteilungen, die derzeit noch zu 78% unstrukturiert, d.h. ohne Spezialisierung auf die chirurgischen Schwerpunkte sind. 22% sind strukturiert, gegenwärtig existieren 269 selbständig geleitete unfallchirurgische Abteilungen.

Während in ungegliederten chirurgischen Abteilungen insgesamt 75500 Betten zur Verfügung stehen, verfügt in gegliederten Abteilungen die Viszeralchirurgie über 23000 Betten, die Unfallchirurgie dagegen über 19850 Betten zur Krankenversorgung. Außer dem Chefarzt stehen in ungegliederten Abteilungen 8,9 Ärzte zur Verfügung (Gesamtzahl 8872), für die Versorgung der Patienten in gegliederten Viszeralchirurgischen Abteilungen 6,7, ohne Berücksichtigung des Chefarztes (Gesamtzahl 3599). In gegliederten unfallchirurgischen Abteilungen sind neben den Chefärzten insgesamt 2825 Ärzte beschäftigt, so daß ein Arzt 7,4 Betten betreut. Die Anzahl der Ärzte, bezogen auf die Zahl der Betten, ist in Berufsgenossenschaftlichen Unfallkliniken, aber auch in Universitätskliniken, nicht wesentlich different vom Durchschnitt. Die Zahlen für die Universitäten sind jedoch wegen der Verschiedenheit der Strukturen kaum verwertbar.

Die Größe einer unfallchirurgischen Abteilung schwankt zwischen 50 und 140 Betten, im Mittel 77. Eine besondere Stellung nehmen naturgemäß die Berufsgenossenschaftlichen Unfallkliniken ein, die im Mittel 300 Betten versorgen. Die

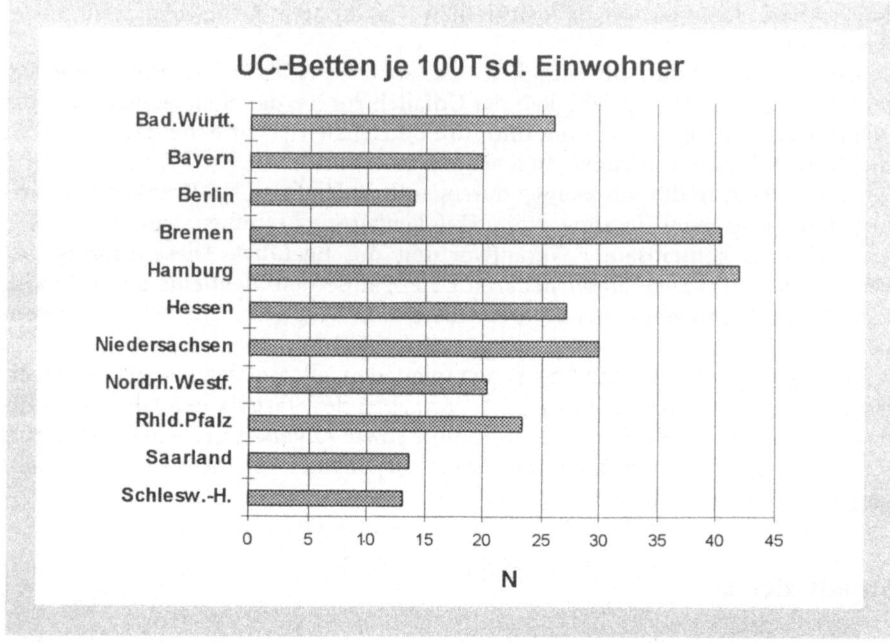

Abb. 1. Verteilung der Bettenzahl spezieller unfallchirurgischer Abteilungen im Verhältnis zur Bevölkerungsdichte

Gesamtzahl der Betten in Berufsgenossenschaftlichen Unfallkliniken beträgt ca. 2100.

Innerhalb der alten Bundesländer schwankt die Vorhaltung von Betten in speziellen unfallchirurgischen Abteilungen zwischen 16 und 24% aller chirurgischen Abteilungen. Dieser Unterschied wird dann besonders deutlich, wenn man die Bevölkerungsdichte berücksichtigt (Abb. 1); dabei liegen die Stadtstaaten sehr deutlich vor den Flächenstaaten. Verläßliche Angaben für die neuen Bundesländer liegen wegen der dort raschen Strukturänderungen nicht vor.

In den letzten 10 Jahren hat die Patientenzahl in unfallchirurgischen Abteilungen bis zum Inkrafttreten des Gesundheitsstrukturgesetzes kontinuierlich zugenommen, während die Verweilzeit im Mittel auf inzwischen 8 Tage abgesunken ist. Die Abnahme von Patientenzahlen im Jahr 1994 war vermutlich Folge des Gesundheitstrukturgesetzes mit einer gewissen Verunsicherung der Patienten, aber auch Folge einer erheblichen Zunahme ambulanter Operationen.

Die Verweilzeit scheint inzwischen auf einem stabilen Niveau angekommen und durch konventionelle Maßnahmen nicht weiter zu senken zu sein (Abb. 2). Dieser Trend, der insgesamt in der Chirurgie zu beobachten ist, hat in unfallchirurgischen Abteilungen besonders früh eingesetzt und war dort auch sehr ausgeprägt.

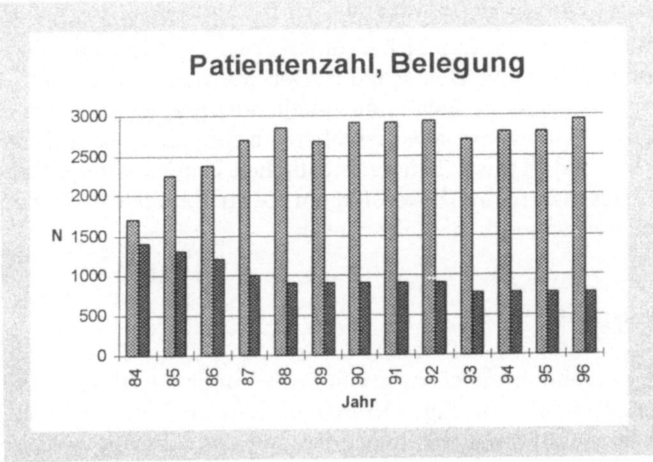

Abb. 2. Anzahl der Patienten und Verweildauer in unfallchirurgischen Abteilungen der Jahre 1984–1996

Universität

In der Bundesrepublik Deutschland wurde mit der Berufung von Harald Tscherne 1970 der erste Lehrstuhl für Unfallchirurgie an der Medizinischen Hochschule Hannover errichtet. Die für Deutschland und die damalige Krankenhausstruktur revolutionäre Organisation der Medizinischen Hochschule als ein Departmentsystem hat der Unfallchirurgie die Freiheit gegeben, die sie braucht, um sich zu entwickeln. Bis heute sind an den 39 Universitäten Deutschlands 20 C4-Lehrstühle für Unfallchirurgie eingerichtet; daneben bestehen zur Zeit 11 selbstständige Abteilungen für Unfallchirurgie, die von C3-Professoren geleitet werden. Weitere 7 unselbstständige Einheiten für Unfallchirurgie werden von C3-Professoren geleitet.

Beschämend ist die Tatsache, daß der Freistaat Bayern noch keinen C4-Lehrstuhl für Unfallchirurgie eingerichtet hat und daß von seinen 5 Universitätskliniken bisher nur 3 mit kleinen unfallchirurgischen Kliniken ausgestattet sind. Die Innenstadtklinik der Universität München wird von einem Unfallchirurgen geleitet, es handelt sich jedoch nicht um eine klassische C4-Abteilung für Unfallchirurgie.

Neben den Kliniken und Abteilungen an Universitäten, die eine angemessene Bettenzahl von 80 bis 120 Betten vorweisen, gibt es kleinste Abteilungen mit 28 oder 30 Betten. Eine universitäre Patientenversorgung, Forschung auf internationalem Niveau, das Angebot an Aus-, Weiter- und Fortbildung ist aber direkt abhängig von den zur Verfügung stehenden Mitteln. Um die Spitzenstellung der deutschen Unfallchirurgie auf universitärem Sektor zu halten und weiter auszubauen, gilt es daher, alle Universitätskliniken mit unfallchirurgischen Lehrstühlen auszustatten und diesen Lehrstühlen auch die entsprechenden Ressourcen zuzuweisen. Dieses wäre auch unter dem derzeitigen Kostendruck durch Strukturveränderungen an den Universitäten möglich.

Die wissenschaftliche Kompetenz und das enorme Leistungspotential der deutschen Unfallchirurgie ist ein bisher unterschätzter Wirtschaftsfaktor für den Standort Bundesrepublik Deutschland. Der weltweite Export von modernem unfallchirurgischen „know how" und unfallchirurgischer Technik, der seit fast 2 Jahrzehnten erfolgreich beinahe ausschließlich aufgrund persönlicher Initiativen betrieben wird, bedarf zusätzlich der staatlichen Unterstützung. Der Aspekt des Wissensexportes muß in der Diskussion um die Strukturreform an den deutschen Universitäten eine wesentliche Rolle spielen.

Leistungsangebot

Das Leistungsangebot unfallchirurgischer Abteilungen wird bestimmt durch den Versorgungsauftrag des jeweiligen Krankenhauses sowie durch dessen personelle und materielle Ausstattung. Im folgenden soll das Leistungsspektrum anhand einiger exemplarischer Verletzungen bzw. Verletzungsfolgen geschildert werden.

Alle unfallchirurgischen Abteilungen versorgen Verletzungen des Brustkorbes durch Thoraxdrainage, dagegen werden nur in etwa $^2/_3$ der Abteilungen Thorakotomien durchgeführt, im Mittel 5 im Jahr. 60% der unfallchirurgischen Abteilungen führen Schädeltrepanationen durch. Bei diesen Abteilungen werden im Mittel im Jahr 8 osteoklastische Trepanationen durchgeführt sowie zusätzlich 6 Hirndrucksonden angelegt.

66% der unfallchirurgischen Abteilungen führen keine operative Versorgung von Halswirbelsäulenverletzungen durch. Diejenigen Kliniken, die über die Möglichkeit der operativen Behandlung verfügen, versorgen im Jahr im Mittel 9 Patienten, davon 4 mit neurologischen Ausfällen. An der Brust- und Lendenwirbelsäule ergibt sich ein ähnliches Bild, hier wird die operative Behandlung jedoch an knapp 60% der Abteilungen durchgeführt. In diesen Abteilungen werden im Jahr knapp 20 Patienten an Brust- oder Lendenwirbelsäule operiert.

Die Laparotomie wegen Verletzung wird bei 39% der Verletzten von Unfallchirurgen, bei 38% von Unfallchirurgen gemeinsam mit Viszeralchirurgen und bei 23% von Viszeralchirurgen ausgeführt.

Die Endoprothetik des Hüftgelenkes wegen Frakturen gehört in allen unfallchirurgischen Abteilungen in Deutschland zum Standard. Dieses gilt – mit ganz wenigen Ausnahmen – ebenfalls für die Hüftendoprothetik aus anderer Indikation. Dabei beträgt die Anzahl von Hüftendoprothesen im Mittel etwa 53/Jahr mit einer Gesamtzahl von 13150 Hüftprothesen wegen Fraktur. Die Zahl der Hüftprothesen wegen anderer Indikationen beträgt im Mittel 66/Jahr mit einer Gesamtzahl von über 15000 Hüftendoprothesen durch unfallchirurgische Abteilungen aus nicht ausschließlich traumatologischer Indikation. Diese Zahlen stimmen weitgehend mit der Vektor-Studie überein, die zu dem Ergebnis kommt, daß 39,1% der Hüftendoprothesen durch Orthopäden, 31,6% durch Chirurgen ohne Schwerpunkt Unfallchirurgie (in 78% der chirurgischen Abteilungen) und 29,4% durch Unfallchirurgen (in 22% der chirurgischen Abteilungen) implantiert werden.

Weiterbildung

66% der unfallchirurgischen Abteilungen haben eine volle Weiterbildungsbefugnis im Schwerpunkt, 10% keine, die übrigen eine Befugnis für ein Jahr. Die Weiterbildungsbefugnis von Unfallchirurgen und Viszeralchirurgen im Gebiet Chirurgie ist je nach Abteilungsgröße und Leistungsspektrum außerordentlich verschieden. Bei der Hälfte der unfallchirurgischen Abteilungen ist die Weiterbildungszeit zum Chirurgen auf Unfallchirurgie und Viszeralchirurgie zu gleichen Teilen verteilt, richtet sich aber im einzelnen nach dem Weiterbildungsstand. Bei weiteren 20% wird die Weiterbildung zum Chirurgen gleichmäßig zwischen Unfall- und Viszeralchirurgie aufgeteilt, daneben sind hier jedoch für Gefäßchirurgie und andere Schwerpunkte weitere Weiterbildungszeiten reserviert. Ohne Weiterbildungsbefugnis im Gebiet Chirurgie sind nur vereinzelte unfallchirurgische Abteilungen.

Während 54% der unfallchirurgischen Chefärzte überwiegend in Universitätskliniken weitergebildet worden waren, entstammten 15% Berufsgenossenschaftlichen Unfallkliniken und 25% kommunalen Krankenhäusern.

Qualitätssicherung

Die Notwendigkeit der externen Qualitätssicherung ist in der Unfallchirurgie evident und bereits in der Struktur der gesetzlichen Unfallversicherung vorgegeben. Ergebnisse unfallchirugischer Behandlung sind in einem hohen Maße durch die Qualität der Versorgung beeinflußbar, im Ergebnis meß- und damit nachprüfbar. Sie müssen sich reproduzierbar vergleichend analysieren lassen.

Der VLU hält die externe Qualitätssicherung in eigener ärztlicher Hand seit seiner Gründung für eine seiner wichtigsten Aufgaben. 15% der deutschen Unfallchirurgen nehmen an den Qualitätsicherungsprogrammen des VLU teil, weitere 60% sind bereit, sich in Zukunft an diesem Projekt zu beteiligen.

Die Maßnahmen des VLU zur externen Qualitätssicherung sind bereits von 2 Landesärztekammern anerkannt und werden dort in absehbarer Zeit die sehr viel weniger aussagekräftigen Qualitätssicherungsmaßnahmen über Tracer-Diagnosen ersetzen. Die Qualitätssicherungprogramme des VLU ermöglichen darüber hinaus sehr effektiv die wissenschaftliche Auswertung der erfaßten Daten auch für die dokumentierende Klinik.

Veränderte Anforderungen für die nähere Zukunft

Die Zukunft der Versorgung von Unfallverletzten wird durch mehrere Faktoren, auf die Ärzte nur teilweise einwirken können, beeinflußt.

Die unübersehbare und für lange Zeit zu prognostizierende Verknappung der Mittel wird Anpassungsvorgänge bewirken, die sich durchaus auch auf die Qualität unfallchirurgischer Versorgung auswirken könnten. Währenddessen wird der Wissenszuwachs unverändert fortschreiten; die Wissensvermittlung wird sich notwendigerweise neue Bahnen suchen müssen, um zu vermeiden, daß die Qua-

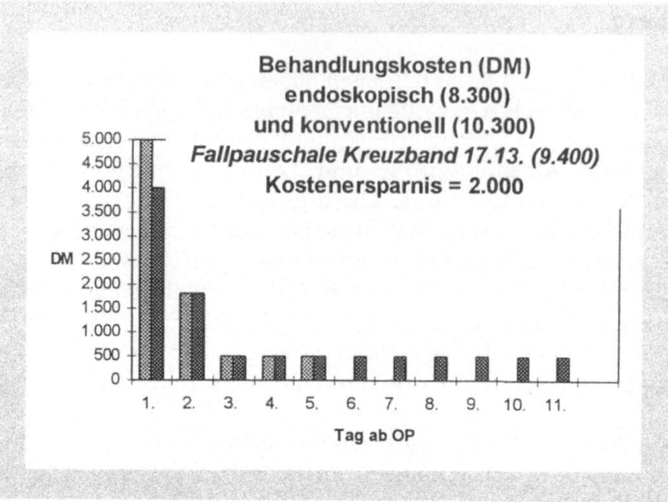

Abb. 3. Beispiel einer Fallkostenpauschale (Kreuzbandoperation) mit Vergleich unterschiedlicher Behandlungsformen

lität der Versorgung tatsächlich abnimmt. Dieses zu vermeiden ist nur möglich durch Spezialisierung und Konzentrierung.

So ist am Beispiel einer Fallkostenpauschale (Abb. 3) erkennbar, daß der Kostenrahmen dieser Pauschale – hier am Beispiel einer Kreuzbandoperation – nur eingehalten werden kann, wenn moderne Behandlungsformen, wie arthroskopische Operationen, angewandt werden. Dieses gilt zunehmend für einen erheblichen Teil der unfallchirurgischen Techniken, sowohl am Kniegelenk als auch an der Schulter und anderen Gelenken wie in der Zukunft auch an der Wirbelsäule.

Die Notwendigkeit der Spezialisierung wird aber besonders dann deutlich, wenn bedacht wird, daß postoperative Komplikationen die Behandlungskosten sehr deutlich steigern. Dieses ist dargestellt am Fall einer Hüftendoprothese wegen Schenkelhalsfraktur mit oder ohne Komplikation. Die Zusatzkosten bei einer Komplikation (hier gezeigt am Beispiel eines operationspflichtigen Hämatoms) sprengen die Kalkulationsgrundlage (Abb. 4) des Krankenhauses und machen dadurch die Behandlung wirtschaftlich unattraktiv, auf Dauer oder in großer Zahl untragbar.

Mehr als $^2/_3$ der Krankenhäuser mit unfallchirurgischen Abteilungen arbeiten bereits 1996 als Eigenbetrieb oder GmbH. Sie werden damit in der Regel wirtschaftlich kompetenter und entscheidungsfähiger geführt als traditionelle Regiebetriebe. Es ist daher mit ganz großer Sicherheit zu erwarten, daß die Träger – aus Gründen sowohl der Wirtschaftlichkeit als auch der Versorgungsqualität – die Behandlung Unfallverletzter zunehmend in die Hände von Spezialisten legen müssen. Von diesen wird – offensichtlich zu Recht – erwartet, daß sie mit aufwendigeren Technologien komplikationsärmer die besseren medizinischen und betriebswirtschaftlichen Ergebnisse erreichen.

Der zu erwartende, immer stärker werdende Druck aus knapper werdenden Mitteln auf die Gesundheitsversorgung insgesamt macht diese Gesichtspunkte für die Zukunft außerordentlich wichtig.

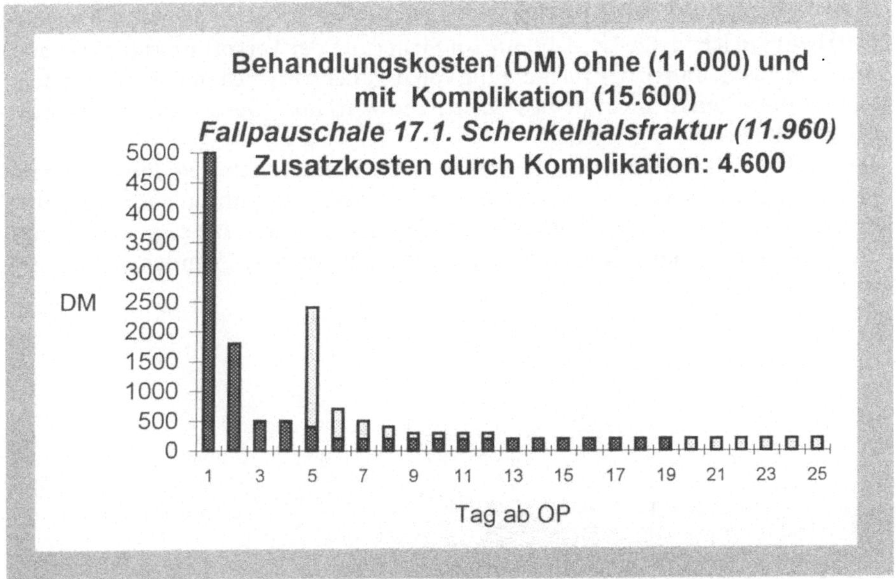

Abb. 4. Beispiel einer Fallkostenpauschale (Schenkelhalsfraktur) mit Zusatzkosten durch Komplikationen

Dazu kommt ein immer höherer Anspruch der Patienten an das Niveau der Aufklärung, wozu in Zukunft ganz sicher auch die Schilderung der Komplikationsraten zählt. Zusätzlich wird die externe Qualitätssicherung gesetzlich eingefordert. Auch diese unübersehbaren Tendenzen führen dazu, daß die Unfallchirurgie auch in der Breite immer mehr von Chirurgen mit Schwerpunktqualifikation „Unfallchirurgie" und nicht von allgemein weitergebildeten Chirurgen durchgeführt werden wird.

Entwicklung der unfallchirurgischen Krankenhausstruktur in der Zukunft

Mit dem Strukturpapier der DGU (S. 615 ff.) sind die wesentlichen Anforderungen an unfallchirurgische Abteilungen für die Zukunft beschrieben. Im SGB VII wird die Zulassung zum Schwerverletztenverfahren bei Arbeitsunfällen für die Zukunft vom Vorhandensein selbständiger unfallchirurgischer Abteilungen abhängig gemacht.

Um dem hohen Standard in der Unfallchirurgie und den für die Zukunft noch höheren Ansprüchen zu genügen, ist selbstverständlich eine Intensivierung der Lehre an den Universitäten notwendig. Diese kann kompetent nur von Lehrstühlen für Unfallchirurgie angeboten werden.

Die flächendeckende traumatologische Versorgung durch Kliniken der Maximalversorgung und unfallchirurgische Schwerpunktkliniken ist weit fortgeschritten; ihre Verzahnung mit kleineren unfallchirurgischen Abteilungen ist notwendig. Die dafür notwendige EDV-Vernetzung von unfallchirurgischen Abteilungen über Datenautobahnen zur bedarfsgerechten Versorgung unfallverletzter Patienten ist bereits in die Wege geleitet und wird in den nächsten Jahren stürmische Fortschritte machen. Sie ist nicht nur zur Sicherung der Versorgungsqualität, sondern auch aus Gründen der Ausnutzung von unfallchirurgischen Ressourcen dringend geboten. Unfallchirurgie in Deutschland wird noch besser und dabei volkswirtschaftlich effektiver werden.

Es finden sich jedoch in der Bundesrepublik immer noch Regionen, in denen eine ausreichend spezialisierte unfallchirurgische Versorgung nicht vorgehalten wird. Diese Lücken müssen dringlich in den nächsten Jahren aus zwingenden ärztlichen, volkswirtschaftlichen und betriebswirtschaftlichen Gründen geschlossen werden.

KAPITEL 36

Zukünftige Entwicklungen in der Unfallchirurgie

N. P. Haas und R. Hoffmann

Gegenwärtige Bedingungen

Die Unfallchirurgie hat in den letzten fünfzig Jahren eine immense Evolution durchlaufen. Der Weg von der vielerorts stiefmütterlich besetzten und teilweise als Strafplatz gewerteten Frakturstation eines Krankenhauses zur eigenständigen, völlig unabhängigen Unfallchirurgischen Abteilung spiegelt diesen Wandel wider. Dies schlägt sich auch in den Behandlungsmethoden und Ergebnissen nieder: Von der Gipsbehandlung bis noch in die 60er Jahre über rasch wechselnde, meist großdimensionierte Implantate, die bis in die achtziger Jahre über teilweise weichteiltraumatisierende Zugänge eingebracht wurden, zu neuesten High-Tech-Implantaten, die zunehmend in minimal-invasiven Versorgungstechniken appliziert werden. Die Erwartungshaltung der Patienten und der Gesellschaft an die Möglichkeiten und die Leistungsfähigkeit der Unfallchirurgie ist entsprechend und manchmal überproportional mitgestiegen. Schicksalsbedingte Restschäden werden nicht mehr toleriert und die restitutio ad integrum häufig unter Einsatz aller juristischen und sonstigen Hilfsmittel eingefordert. Zudem steht die Unfallchirurgie wie die gesamte Medizin im Spannungsfeld des Wechsels der Paradigmen von Politik, Ökonomie, Rechtsprechung, Wissenschaft, Altersstruktur der Bevölkerung sowie der Globalisierung von Informations- und Netzwerkstrukturen. Diesem Konglomerat von Interaktionen und Herausforderungen muß sich auch die Unfallchirurgie täglich stellen, um das Gegenwärtige zu bewältigen und die Zukunft zu planen.

Die Entwicklungen werden immer rasanter, der Wechsel erfolgt immer rascher, die Halbwertszeit wird immer kürzer. Flexibilität und Anpassungsfähigkeit gewinnen zunehmend an Bedeutung. Der Druck der Entwicklungen der Mikroelektronik und der Computertechnik auch auf die Chirurgie wird immer größer. Im Bereich der minimal-invasiven Chirurgie (MIC) werden durch den Einsatz von Minirobotern, perkutaner Mikrosondentechnik und radiologisch assistierten minimal invasiven Verfahren ganze, klassische Operationsfelder wegfallen. Auch die Unfallchirurgie muß hier Sorge tragen, daß sie bei der Indikationsstellung und Therapie ihren Platz nicht an Dritte wie Medizintechniker und Radiologen verliert. Ständige Fortschritte der Gentechnologie werden sowohl in der Prävention als auch in der Therapie weite Bereiche der Chirurgie, wie die Tumorchirurgie, die Transplantationschirurgie und die Herz- und Gefäßchirurgie, zukünftig beeinflussen. Die Unfallchirurgie wird vor dem Hintergrund dieser Entwicklungen von den chirurgischen Disziplinen nach heutiger Einschätzung wohl als letzte zur Disposition stehen. Eine völlig unfallfreie Welt wird es vielleicht einmal geben, wenn Organkrankheiten und andere Leiden bereits weit hinter uns liegen. Derzeit ereignet sich jedoch in Deutschland noch jede Sekunde ein Unfall. Alle fünfzehn Sekunden wird im Durchschnitt eine Person bei einem Verkehrsunfall verletzt. Jede dritte Person davon muß stationär behandelt werden. Pro Jahr werden mehr als 500.000 Menschen im Straßenverkehr verletzt, und das obwohl, bedingt durch technischen Fortschritt und nicht zuletzt durch das Forschungsengagement der Unfallchirurgie, ganze Verletzungsbereiche beseitigt oder in ihrer Schwere gemildert werden konnten. Hier sind vor allem Sicherheitsgurte, Seitenaufprallschutz, ABS, Knautschzonen, Airbags und Schutzhelme sowie verletzungsverhütende Maßnahmen an Fahrzeugen zu nennen. Gleichzeitig ist demgegenüber eine Zunahme der Unfälle in Freizeit und Sport zu verzeichnen. Zusammen mit den häuslichen und Schulunfällen summieren sie sich zu über 5 Millionen Verletzungsfällen pro Jahr. Noch unzureichend berücksichtigt wird derzeit die sich wandelnde Struktur der Alterspyramide mit einer Zunahme der geriatrischen Patienten und den speziellen Problemen der operativen Frakturversorgung bei Osteoporose und pathologischen Frakturen. In all diesen Gebieten ist zukünftig noch erhebliche Arbeit sowohl in Forschung und Entwicklung als auch im präventiven und therapeutischen Bereich zu leisten.

Entwicklungen in der Diagnostik und der Operationsplanung

Bei der Beurteilung von Weichteiltraumen werden sich vermehrt Techniken etablieren, die die Gewebedurchblutung und damit die Gewebevitalität direkt nachweisen können (Laserdoppler, intravitale pO_2-Messung, hochauflösende Ultraschallsonden, Magnetresonanztomographie [MRT]). In der Diagnostik ligamentärer Verletzungen werden hochauflösende MRT-Geräte unter Einsatz in Entwicklung befindlicher neuer Kontrastmittel verfeinerte Diagnostikmöglichkeiten bieten, in der Diagnostik komplexer Gelenkfrakturen spielen schon jetzt computertomographische Röntgenuntersuchungen mit mehrdimensionaler Rekonstruktion der gewonnenen Daten eine immer bedeutendere Rolle. Die digitale Röntgenbilderstellung und Archivierung bietet neue Möglichkeiten der computerunterstützten Bildbearbeitung, Bildtransmission über Netzwerke sowie eine vereinfachte Planung komplexer Operationsverfahren (z. B. Korrekturosteotomien).

Entwicklungen der Implantate

In der Implantatentwicklung spiegelt sich eine zunehmende Abkehr von „klassischen" Osteosynthesekonzepten wider. Die anatomische Rekonstruktion wird nur noch im Bereich der Gelenkflächen gefordert. Metaphysär und an den Röhrenknochen genügt eine Wiederherstellung von Achse, Länge und Rotation. Eine anatomische Reposition intermediärer Fragmente gilt als nicht mehr erforderlich. Indirekte Repositionstechniken gewinnen an Bedeutung. Großflächige chirurgische Zugänge werden zugunsten limitierter und weichteilschonender Zugänge aufgegeben. Die Implantatdimensionierung wird kleiner. Der direkte Implantat-

Knochenkontakt wird zugunsten der Schonung der periostalen Knochendurchblutung zunehmend verlassen. Hierzu wurden interne Plattenfixationssysteme mit punktförmigem Knochenkontakt und winkelstabilen Schrauben zunächst für die Kleinfragmentosteosynthese entwickelt. Weiterentwicklungen dieser Implantate im Großfragmentbereich erlauben die perkutane Applikation über Minimalzugänge mittels spezieller Zielbügel. Die Implantatfixierung mit den winkelstabilen, monokortikalen Schrauben erfolgt ebenfalls perkutan über Stichinzisionen unter Anwendung des Zielbügels. Diese Implantate befinden sich für das distale Femur in klinischer Erprobung und werden derzeit für die metaphysären Bereiche des Unterschenkels zusammen mit neuen, indirekten Repositionshilfen entwickelt. Winkelstabile interne Plattenfixationssysteme werden auch bei fortgeschrittener Osteoporose und pathologischen Frakturen eine zunehmende Rolle spielen.

Bei der Osteosynthese der langen Röhrenknochen haben sich die intramedullären Kraftträger als überlegenes Implantatkonzept an der unteren Extremität bewährt. Problematisch ist ihre Anwendung noch am Ober- und Unterarm. Hierfür befinden sich verbesserte Implantate in der Entwicklung. Für den Oberarmschaft steht bald ein flexibler Marknagel, der sich in klinischer Erprobung befindet, zur Verfügung. Der segmental aufgebaute Nagel läßt sich nach der Implantation durch ein integriertes Spannsystem versteifen und konventionell mit Verriegelungsschrauben oder durch systemeingebaute Ausklinkdrähte verriegeln. Die Nagelflexibilität bietet Vorteile bei der Nagelimplantation sowie eine freiere Wahl des Nageleintrittspunktes (Umgehung der Rotatorenmanschette). Vergleichbare Implantate für den Oberschenkelschaft und den Unterschenkel stehen in der Entwicklung.

Bei den biodegradierbaren Implantaten konzentriert sich die Entwicklung auf die Polylaktidpolymere und -copolymere. Frakturstifte zur Stabilisierung apikaler und osteochondraler Frakturen werden hier bereits erfolgreich eingesetzt. Implantate zur Versorgung metaphysärer Frakturen befinden sich in der Entwicklung. Für die Stabilisierung von Frakturen langer Röhrenknochen waren die Entwicklungen biodegradierbarer Implantate bisher erfolglos. Hervorragende Einsatzmöglichkeiten zeichnen sich dagegen in der Sporttraumatologie ab. Hier bewähren sich biodegradierbare Interferenzschrauben bereits in der Kreuzbandchirurgie. Auch als Verankerungssysteme in der Schulter- und Bandchirurgie spielen Polylaktidimplantate eine immer wichtigere Rolle.

Entwicklung minimal-invasiver Techniken (MIC)

Arthroskopische Operationen am Kniegelenk (Meniskus-, Kreuzbandchirurgie) sind heute klassische Beispiele minimal-invasiver unfallchirurgischer Techniken. Arthroskopische Weichteiloperationen werden heute zunehmend auch an anderen großen Gelenken (Schulter, Ellenbogen, Hand, oberes Sprunggelenk) vielerorts schon routinemäßig durchgeführt. Neuere Entwicklungen setzen die Arthroskopie auch für minimal-invasive, hauptsächlich perkutan durchgeführte Gelenkosteosynthesen, vornehmlich am Tibiakopf, ein. Der Endpunkt der Entwicklungsmöglichkeiten ist noch nicht erreicht. Auch arthroskopische Operationen am unteren Sprunggelenk zeigen erste gute Erfolge. Besonders in der Kontrolle der Gelenkflächenreposition bei Osteosynthesen und bei arthroskopisch assistierten Osteosynthesen der Gelenke sind für die Zukunft noch entscheidende Fortschritte zu erwarten.

In der Frakturfixation des Unterschenkels bei osteoporotischem Knochen oder bei metaphysären Frakturen mit schwerem Weichteilschaden bewährt sich zunehmend der Ringfixateur in seiner Composite-Konfiguration als Kombination mit dem Rohrspanner. Dieses Verfahren kombiniert die Vorteile einer minimalen Invasivität mit maximaler biomechanischer Festigkeit, was gerade bei geriatrischen und Problempatienten eine sofortige Vollbelastung ermöglicht. Zukünftige Entwicklungen werden diese Methode durch leichtere und voll strahlendurchlässige Werkstoffe noch attraktiver machen. Der Ringfixateur eignet sich auch hervorragend zur Knochen- und Weichteilrekonstruktion durch kontinuierlichen Gewebetransport. Bei dessen Anwendung werden ausgedehnte plastische Operationen mit freiem Muskel- und Knochentransfer künftig seltener erforderlich sein. Ein Gewebetransport kann vor allem im Bereich der langen Röhrenknochen in Zukunft möglicherweise auch durch computergesteuerte vollimplantierbare Implantate realisiert werden. Entsprechende Marknagelsysteme stehen in der Entwicklung und ersten klinischen Erprobung.

In der Wirbelsäulenchirurgie werden bei der Frakturversorgung endoskopisch unterstützte Verfahren in Zukunft an Bedeutung gewinnen. An der Brustwirbelsäule werden bereits thorakoskopisch ventrale Spaninterpositionen und Instrumentierungen durchgeführt. Die dorsale Plazierung von Pedikelschrauben an der Wirbelsäule wird durch computergestützte und auf computertomographischen Analysen basierende Monitorsysteme erleichtert werden.

In der Becken- und Azetabulumchirurgie wird die perkutane Implantatapplikation oder die interne Osteosynthese durch Minimalzugänge an Bedeutung gewinnen. Die exakte Frakturreposition und Implantatplazierung kann hierbei über hochauflösende und schnell- rechnende Computertomographen kontrolliert und gesteuert werden, wobei 3-D-Softwareprogramme eine entscheidende Rolle spielen werden.

Entwicklungen in der Intensivtherapie

In der Intensivtherapie des Polytrauma besteht zunehmend der Trend, den „fatal outcome“, bedingt durch Organversagen, mit Hilfe organspezifischer Therapieansätze zu senken. Wesentlich ist die suffiziente periphere Sauerstoffversorgung durch Aufrechterhaltung von Perfusionsdruck und O2-Sättigung. Gleichzeitig wird eine möglichst frühzeitige Beendigung der maschinellen Beatmung der Patienten angestrebt. Zur Abwendung des drohenden ARDS ist neben hochsteriler Arbeitsweise an Beatmungsgeräten und Zugängen die Vermeidung einer Überwässerung des Patienten entscheidend. Hier erfolgt zunehmend eine eindeutige Abkehr von der vielerorts noch geübten ‚Überinfusion‘ mit kristallinen Infusionslösungen zugunsten von dosiert eingesetzten Plasmaersatzstoffen. Es wird dabei eine klare Priorität zugunsten der Lungenfunktion gegenüber der Nierenfunktion gesetzt. Letztere sollte jedoch möglichst auch durch ein dosiertes Volumenangebot und Schleifendiuretika aufrecht erhalten werden. Bei drohendem oder manifestem Nierenversagen darf der frühzeitge Einsatz einer kontinuierlichen Hämofiltration nicht gescheut werden. Die möglichst frühzeitige enterale Ernährung über den Darmtrakt ist unbedingt anzustreben. Hier zeigt sich, daß ein ausreichendes enterales Kalorienangebot besonders auch zur Aufrechterhaltung der immunologischen Darmwandfunktion unentbehrlich ist und der Entwicklung einer Sepsis vorzubeugen hilft. Infektionen müssen durch zuverlässig steriles Arbeiten bekämpft werden. Antibiotika sind restriktiv-kritisch und nach mikrobiologischer Austestung gezielt einzusetzen, um die Entwicklung multiresistenter Keime nach Möglichkeit zu unterbinden.

Bei manifestem ARDS werden in Zukunft die extrakorporale Zirkulation und die NO-Inhalation eine immer wichtigere Rolle spielen. Zunehmend ins Augenmerk rückt auch die ‚Critical Care Polyneuropathie' bei Langzeit-Intensivpatienten. Die Ursachen für diese in unterschiedlicher Expression bei fast allen Langzeit-Intensivpatienten nachweisbare Polyneuropathie sind noch weitgehend unklar. Angeschuldigt werden Faktoren wie Sepsis oder der septische Schock, aber zunehmend besonders auch Konservierungstoffe in den Katecholaminpräparaten (z.B. Natriumsulfid). Hier besteht für die Zukunft noch großer Verständnis- und Forschungsbedarf.

Entwicklungen in der Weiterbehandlung und in der Rehabilitation

Eine flächendeckende Versorgung in Rehabilitationseinrichtungen muß gerade bei zunehmenden ökonomischen Zwängen aufrechterhalten werden, wenn dadurch der Erfolg der chirurgischen Wiederherstellung vollendet oder gesichert werden kann. Auch physikalische Maßnahmen und Rehabilitationsverfahren werden sich aber immer stärker an ihrer wissenschaftlich, in Studien nachgewiesenen Effizienz messen lassen müssen. Maßnahmen, die nachweislich ineffektiv sind, müssen aufgegeben, andere, die zum Ausbau funktioneller Leistungen erforderlich sind, müssen gefördert werden. Gleichzeitig stellt die steigende Zahl alter und geriatrischer Patienten neue Anforderungen an die Struktur der stationären unfallchirurgischen Krankenversorgung. Lange stationäre Liegezeiten, bedingt durch verzögerte Mobilisierbarkeit, aufwendige Nachbehandlung und Rehabilitation sind unter dem Aspekt von Budgetierungen und Fallkostenpauschalen für die Akutkrankenhäuser finanziell nicht mehr umzusetzen. Hierfür müssen neue Lösungsmodelle erarbeitet werden. Kostengünstigere stationäre Einrichtungen zur frühpostoperativen Betreuung und Rehabilitation gerade dieser Patienten müssen dringend eingerichtet werden.

Entwicklungen in der Grundlagenforschung

In der unfallchirurgischen Grundlagenforschung zeichnet sich zunehmend eine Betonung der biologischen gegenüber den mechanischen Forschungsinhalten ab. Molekularbiologie und Gentechnologie werden auch hier wie bereits in anderen chirugischen Bereichen eine immer wichtigere Rolle spielen. Dies verdeutlicht sich z. B. schon auf dem Gebiet der Frakturheilung. Zu dem bekannten historischen Algorithmus der Frakturheilung sind Modelle der Regulation von Mitoseaktivität, Migration, Transformierung, Differenzierung und Syntheseaktivität der beteiligten Zellen getreten. Als bekannte lokal regulierende Substanzen werden die immunmodulierenden Zytokine (z. B. Interleukin-1, Interleukin-6) und eine Gruppe von Signalpeptiden (Wachstumsfaktoren) unterschieden. Von letzteren wird angenommen, daß sie eine führende Rolle bei der Regulation der Frakturheilung spielen. Derzeit werden bereits Multicenter-Phase-III-Studien mit dem Bone Morphogenetic Protein (BMP) durchgeführt. Auch andere Wachstumsfaktoren (z. B. Transforming Growth Factor-beta, Platelet-derived Growth Factor, Fibroblast Growth Factor, Insulin-like Growth Factor I) lassen in ihrer human rekombinanten Form bei lokaler Applikation in Zukunft neue Therapieansätze zur Behandlung offener Frakturen und Frakturheilungsstörungen erwarten. Neueste Studien zeigen, daß auch mit dem Einsatz übergeordneter Steuerhormone (Wachstumshormon) eine Beschleunigung der knöchernen Regeneratkonsolidierung erzielbar sein wird. Hier sind für die Zukunft weitere innovative Therapieansätze zur medikamentösen Unterstützung der Frakturheilung zu erwarten.

Auch in der Bandheilung spielen molekularbiologische und gentechnologische Forschungen eine immer wichtigere Rolle. Zur Unterstützung des Transplantatremodelings nach Kreuzbandersatz wurden hier bereits erste vielversprechende Untersuchungen durchgeführt.

Die Entwicklung von Knochenersatzstoffen konzentriert sich zunehmend auf Hydroxylapatitkeramiken und injizierbare Calciumphosphat-Zemente. Diese Stoffe können teilweise mit o.g. Wachstumsfaktoren kombiniert werden und stellen aussichtsreiche Alternativen zu Spongiosatransplantaten dar, die durch Donor-site-Morbidität (autogene Transplantate) oder Viruskontamination (HIV – heterogene Transplantate) belastet sind.

Entwicklungen in der klinischen Forschung und der Dokumentation

In der klinischen Forschung und Dokumentation eröffnen sich durch die immer leistungsfähiger werdenden Rechnersysteme und Netzwerke neue Dimensionen der Datensammlung, -archivierung und -auswertung. Eine konsequente prospektive Datendokumentation ist zukünftig bei sichergestelltem Datenschutz unverzichtbar. Retrospektive Datenanalysen gehören der Vergangenheit an. Relevante klinische Fragestellungen müssen vermehrt in randomisierten, prospektiven Studien beantwortet werden, in denen bewährte gegen neue und vielleicht bessere Therapieverfahren verglichen werden. Hier spielt die Frage der ethischen Vertretbarkeit derartiger Untersuchungen auch vor dem Hintergrund einer immer kritischer werdenden Öffentlichkeit eine bedeutende Rolle. Auch die Durchführung gut entworfener und geleiteter Multicenter-Studien wird immer wichtiger, besonders bei Fragestellungen, bei denen nur große und repräsentative Patientenkollektive zur Klärung beitragen können. Die z. B. von den verschiedenen Arbeitsgemeinschaften der Deutschen Gesellschaft für Unfallchirurgie derzeit durchgeführten Multicenter-Studien können hier als modellhaft angesehen werden.

Entwicklungen der Aus- und Weiterbildung

Die Patientenversorgung in Deutschland muß auch in Zukunft auf Facharztniveau sichergestellt werden. Hierzu ist es unabdingbar, daß

- nicht durch Regelementierungen und Budgetierungen immer mehr Abteilungen lahmgelegt oder in ihrer Arbeit erheblich behindert,
- nicht für die Ausbildung wichtige Bereiche völlig aus der Klinik in den privaten ambulanten Bereich ohne konsequente Qualitätskontrolle verlagert,
- nicht immer mehr Weiterbildungsstellen in AIP-Stellen umgewandelt werden,
- nicht Arbeitsverträge auch über die Facharztanerkennung hinaus nicht verlängert werden können und
- nicht Gesetze installiert werden, die bei Einhaltung der Rechtsnorm die Weiterbildungszeit ins Unendliche verlängern.

Ausblick

Insgesamt braucht die Unfallchirurgie in Deutschland auch vor dem Hintergrund eines zusammenwachsenden Europas und einer stetigen Globalisierung eine neue Generation von motivierten Teams, die neugierig und engagiert die Herausforderungen der Zukunft begreift und als Chance versteht. Die Forschungspolitik der Bundesrepublik Deutschland setzt für unser Fach einen beträchtlichen Einstellungswandel bei den Entscheidungsträgern, speziell den Politikern, voraus, damit wir nicht in naher Zukunft in die Zweitklassigkeit und zum Entwicklungsland abgleiten. So werden weite Bereiche der Forschung behindert oder gefährdet durch Tierschutzgesetze mit Restriktionen und Reglementierungen, die im unkontrollierten Haus-, Nutz- und Jagdtierbereich kein Beispiel finden. Wenn wir aus ethischen Gründen experimentelle Forschung am Menschen zurecht ablehnen, zugleich aber neue Therapiewege eröffnen sollen, dann können wir auf kontrollierte Tierversuche noch nicht verzichten. Nur eine verschwindend kleine Minderheit der Fragestellungen ist derzeit bereits anhand von Zellkulturen oder Computersimulationen beantwortbar. Die Forschung war in unserem Land immer ein wichtiger Wegbereiter für Arbeitsplätze! Große Zukunftschancen, wie sie in der Gentechnologie liegen, dürfen nicht zerredet und auch nicht durch abwegige Forderungen und Einwände zunichte gemacht werden. Eine vernunftgeprägte Risikobereitschaft aller Beteiligten ist nötig. Bei knapper werdenden öffentlichen Mitteln ist eine enge Kooperation universitärer Forschung mit der Industrie künftig mehr als lebenswichtig für den Forschungsstandort Deutschland. Scheinjuridischen Vorwürfen muß durch eine künftig verbesserte Transparenz der Kooperation zwischen Industrie und Forschung konsequent entgegengetreten werden. Nutzbringende Forschungsinnovationen müssen mutig und ohne zeitraubende und demotivierende Prüfungs- und Genehmigungsverfahren bei aller gebotenen Vorsicht und Fürsorge frühzeitig im klinischen Alltag umgesetzt werden können.

Zusammenfassung

Die Entwicklungen in der Unfallchirurgie werden zunehmend von Hochtechnologie geprägt sein. Minimal-invasive Verfahren und computerassistierte Operationsmethoden werden an Bedeutung gewinnen. Gentechnologie und die Applikation von Wachstumsfaktoren werden eine immer größere Rolle in der Fraktur- und Bandheilung erlangen. Die Verschiebung der Alterspyramide, wachsender finanzieller Druck und Arbeitszeitschutzgesetz stellen die Abteilungen vor besondere Probleme.

Empfehlungen zur Struktur, Organisation und Ausstattung der präklinischen und klinischen Patientenversorgung an Unfallchirurgischen Abteilungen in Krankenhäusern der Bundesrepublik Deutschland

Herausgegeben vom Präsidium der Deutschen Gesellschaft für Unfallchirurgie

DGU – Mitteilungen und Nachrichten **35/1997**

Präambel

Veränderungen in Strukturen, ökonomischen und anderen Bedingungen des deutschen Gesundheitssystems erfordern auch eine aktuelle Standortbestimmung der Unfallchirurgie. Diese dient einerseits der Versorgung Unfallverletzter, andererseits der Erhaltung, Fortentwicklung und Sicherung ihrer international anerkannt hohen Qualität.

Das Präsidium der Deutschen Gesellschaft für Unfallchirurgie gibt hierzu Empfehlungen heraus, die die Aufgabenstellung der Unfallchirurgie definieren und die Anforderungsprofile für die Krankenhäuser festlegen.

Die flächendeckende Sicherstellung der bestmöglichen Behandlung Unfallverletzter sowie der Patienten mit Erkrankungen des Weichteil- und Skelettsystems setzt ein System leistungsfähiger selbständiger Unfallchirurgischer Abteilungen, gegliedert und organisiert entsprechend dem jeweiligen Versorgungsauftrag, sowie die Möglichkeit des raschen und schonenden Verletztentransports in die geeignete Abteilung voraus. Nur solchermaßen können auch Wirtschaftlichkeit und Effektivität gewahrt und gesteigert, Fehlschläge hintangehalten, unnötige Kosten, auch Folgekosten vermieden sowie Aus-, Weiter- und Fortbildung auf lange Sicht wirksam vermittelt werden.

An den Universitäten sind innovative Forschung und Ausbau der Lehre im Verbund mit maximaler Krankenversorgung unabdingbar für die Weiterentwicklung der Unfallchirurgie.

Die Deutsche Gesellschaft für Unfallchirurgie übergibt diese Empfehlungen der Öffentlichkeit, insbesondere Ministerien, Behörden, Fakultäten, Krankenhausträgern, Ämtern, Institutionen, Verbänden etc., um Einsichten und Orientierungen in dieses für alle Gruppen der Bevölkerung aktuell wichtige Fach der medizinischen Versorgung zu vermitteln. Unfälle betreffen Menschen jeden Alters, fast immer Gesunde. Ihre Versorgung und Wiederherstellung ist eine humanitäre Aufgabe höchsten Ranges.

Die Unfallchirurgie in Deutschland beschäftigt sich mit der Unfallprävention, der Unfallrettung, der Erkennung und operativen sowie konservativen Behandlung aller Verletzungen und deren Folgen bei Patienten aller Altersstufen.

* Alle Amts-, Status- und Funktionsbezeichnungen in diesen Empfehlungen, die sich geschlechtsspezifisch verstehen lassen, gelten sowohl in der männlichen als auch in der weiblichen Form.

Die Unfallchirurgie führt wiederherstellende, korrigierende und plastische Eingriffe aus und behandelt Erkrankungen des Skelettsystems und der Weichteile.

Der Unfallchirurgie obliegt die gebietsbezogene intensivmedizinische Betreuung, die Nachsorge und die Rehabilitation ihrer Patienten, die Qualitätssicherung sowie die Sicherstellung der begleitenden klinischen und grundlagenorientierten Forschung.

Inhalt

I. Struktur der präklinischen und klinischen Versorgung Unfallverletzter
II. Anforderungen an die Qualifikation, Ausstattung und Organisation der präklinischen Notfallrettung
III. Eignungskriterien für ein Krankenhaus zur Behandlung von Unfallverletzten
IV. Struktur der Notaufnahme
V. Intensivtherapie
VI. Dokumentation und Qualitätssicherung

Anhang 1
Anforderungen an Krankenhäuser zur Behandlung von Unfallverletzten

Anhang 2
Qualifikation des in der Unfallrettung und -behandlung eingesetzten Personals

Literatur

I. Struktur der präklinischen und klinischen Versorgung Unfallverletzter

In der Bundesrepublik Deutschland existiert ein flächendeckendes Rettungssystem aus boden-, luft- und wassergebundenen Rettungsmitteln. Die DGU besteht auf einer Sicherung dieses erworbenen, international als vorbildlich anerkannten Bestandes und setzt sich für die Qualitätssicherung insbesondere der Unfallrettung ein. Sie gibt Hilfestellung bei der gesundheitspolitischen Planung der Unfallversorgung.

Ein bundesweites Alarmierungssystem muß von jedem Bürger aktiviert werden können. Die bundeseinheitliche Notrufnummer ist eine noch offene Forderung. Die Notfallmeldung läuft bei Rettungsleitstellen ein, die durch qualifiziertes Fachpersonal und Meldebildkataloge eine Alarmierung des geeigneten Rettungsmittels veranlassen.

Die Aufgabe der DGU besteht hier in einer breiten Öffentlichkeitsarbeit, besonders hinsichtlich der Unfallprävention und der Unterweisung der Bevölkerung in Erster Hilfe und Notfallrettung.

Darüber hinaus gilt ihr besonderes Augenmerk der Ausbildung von Rettungssanitätern, Rettungsassistenten, Notärzten, Leitenden Notärzten und Ärztlichen Leitern im Rettungsdienst. Die Erarbeitung und Überprüfung von Leitlinien für die Notfallrettung gehört zu den originären Aufgaben der DGU als wissenschaftliche Fachgesellschaft.

Die Entscheidung über das primär vom Rettungsteam auszuwählende Krankenhaus hängt ab von der schnellstmöglichen Erreichbarkeit und den dort vorgehaltenen diagnostischen und therapeutischen Mitteln. Dabei ist die Kenntnis und Berücksichtigung der von der DGU geforderten Mindestausstattung von Krankenhäusern entscheidend.

Die stationäre Versorgung von Unfallverletzten erfolgt in Krankenhäusern mit unterschiedlichem Leistungsspektrum, denen eine Versorgungspflicht obliegt. Die personelle Ausstattung und Bettenkapazität muß stets die 24-Stundenbereitschaft und die Bettenvorhaltung für Notfälle berücksichtigen.

Die Notversorgung eines Unfallverletzten muß in jedem dieser Krankenhäuser durchgeführt werden können, unabhängig vom Krankenhaus der definitiven stationären Aufnahme und Versorgung. Dies setzt auch ein leistungsfähiges Sekundärtransportsystem voraus.

Die Unfallnachsorge und die Betreuung von Patienten mit Erkrankungen des Stütz- und Bewegungapparates beinhaltet die stationäre und ambulante Weiterbehandlung einschließlich der Überwachung des berufsgenossenschaftlichen Heilverfahrens und der Begutachtung.

II. Anforderungen an die Qualifikation, Ausstattung und Organisation der präklinischen Notfallrettung

Die flächendeckende Notfallrettung muß auch unter Berücksichtigung zeitlicher und ökonomischer Beschränkungen sichergestellt sein. Die Breitenausbildung der Bevölkerung in Erster Hilfe bedarf einer gesellschaftlichen Aufwertung und sollte auch Bestandteil der Lehrpläne allgemeinbildender Schulen sein.

Die flächendeckende Alarmierungsmöglichkeit einschließlich Einrichtung einer bundeseinheitlichen, gebührenfrei wählbaren Notrufnummer und die Vorhaltung von Notrufsystemen und Notrufsäulen an Verkehrswegen und in Freizeitregionen muß sichergestellt sein.

Den regionalen Leitstellen müssen verbindliche Alarmierungskataloge vorliegen, deren Inhalte fester Bestandteil der Schulung von Mitarbeitern der Leitstellen, der Polizei und aller Rettungsorganisationen sind. Die DGU wirkt an der Erstellung der Alarmierungskataloge und der wissenschaftlichen Auswertung ihrer Effektivität mit. Dies gilt auch für die Erstellung von Einsatzplänen für den Massenanfall von verletzten Personen und für den Katastrophenfall.

Die in der Rettung eingesetzten Fahrzeuge entsprechen in ihrer Ausstattung DIN-Normen, die unter Mitwirkung der DGU regelmäßig überarbeitet werden.

Die Ausbildung des im Rettungsdienst eingesetzten Personals richtet sich einerseits nach dem geltenden Rettungsassistentengesetz (RettAssG) andererseits nach den Empfehlungen der Bundesärztekammer zum „Arzt im Rettungsdienst". Darüber hinaus ist die Fortbildung der Notärzte für die Notfallrettung entsprechend den Empfehlungen der AG Notfallmedizin der DGU/CAIN durchzuführen.

Unfallrettung und Notfallmedizin müssen von Unfallchirurgen in allen Abschnitten des Medizinstudiums gelehrt und im akademischen Curriculum und der ÄAppO verankert werden.

Die Weiterbildung zum „Arzt im Rettungsdienst" ist für alle Unfallchirurgen anzustreben.

III. Eignungskriterien für ein Krankenhaus zur Behandlung von Unfallverletzten

Die Eignung der Krankenhäuser wird durch ihre personelle, materielle und strukturelle Ausstattung definiert (Siehe Anhang 1 und Anhang 2).

Zielsetzungen sind:

- die richtige präklinische Auswahl des für die Notfallversorgung geeigneten, nächstgelegenen Krankenhauses zu ermöglichen,
- die definitive Behandlung des Unfallverletzten nach der Notversorgung in dem seiner Verletzungsschwere und -muster entsprechenden Krankenhaus zu sichern,
- die Anforderungen an ärztliches und nichtärztliches Personal sowie an die strukturelle, räumliche und apparative Ausstattung zu definieren.

Kriterien für die Zuordnung der Krankenhäuser

- Fachliche Qualifikation des Leiters
- Fachliche und organisatorische Autonomie
- Ausstattungsmerkmale
- Leistungsprofil

Krankenhaus der Grund- und Regelversorgung

- mit Anspruch auf die Versorgung Unfallverletzter

Fachliche Qualifikation des Leiters:
Facharzt für Chirurgie mit Schwerpunkt Unfallchirurgie. Stellvertreter: Facharzt für Chirurgie

Fachliche und organisatorische Autonomie:
selbständige Abteilung für Chirurgie

Ausstattungsmerkmale:
Anforderungsprofil: Anhang 1, Seite 621 ff.

Leistungsprofil:
24 Std. Operationsbereitschaft Chirurgie

Krankenhaus der Schwerpunktversorgung

Fachliche Qualifikation des Leiters:
Facharzt für Chirurgie mit Schwerpunkt Unfallchirurgie. Stellvertreter: Facharzt für Chirurgie mit Schwerpunkt Unfallchirurgie

Fachliche und organisatorische Autonomie:
selbständige Abteilung für Unfallchirurgie mit eigenem Budget und autonomer Dienstgestaltung

Ausstattungsmerkmale:
Anforderungsprofil: Anhang 1, Seite 621 ff.

Leistungsprofil:
24 Std. Operationsbereitschaft Unfallchirurgie, Leitung Notaufnahme/Rettungsstelle, Zugriff auf eigene intensivmedizinische Betten, Anbindung an das präklinische Rettungssystem

Krankenhaus der Maximalversorgung

Fachliche Qualifikation des Leiters:
Facharzt für Chirurgie mit Schwerpunkt Unfallchirurgie und Habilitation oder gleichwertiger Qualifikation. Stellvertreter: Facharzt für Chirurgie mit Schwerpunkt Unfallchirurgie

Fachliche und organisatorische Autonomie:
selbständige Abteilung für Unfallchirurgie mit eigenem Budget und autonomer Dienstgestaltung

Ausstattungsmerkmale:
Anforderungsprofil: Anhang 1, Seite 621 ff.

Leistungsprofil:
Maximalversorgung mit interdisziplinärem 24-Std.-Bereitschaftsdienst von Fachärzten, zentrale Notaufnahme/Rettungsstelle mit Schockraum, Not-OPs, Intensivstation, Unfallchirurgische Leitung der Unfallversorgung und maßgebliche Beteiligung an der präklinischen Notfallrettung (Rettungshubschrauber/Notarztwagen), Klinische Forschung

Universitätsklinik – zusätzliches Anforderungsprofil –

Fachliche Qualifikation des Leiters:
Habilitation und Lehrbefugnis (C4-Professur),

Leistungsprofil:
Lehre (einschließlich Poliklinik), Forschung

IV. Struktur der Notaufnahme

Zur Qualitätssicherung der Erstbehandlung Unfallverletzter fordert die DGU eine Mindestausstattung und ein Mindestmaß an organisatorischen Voraussetzungen für die Notaufnahme der unter III. genannten Krankenhäuser.

Gefordert werden:

- chirurgische Notaufnahme mit 24 h Aufnahmebereitschaft für Unfallpatienten. Schock-Trauma-Team mit definierter Hierarchie. Ausreichende Zahl und Qualifikation des beteiligten Fachpersonals. Interdisziplinäre Kooperationspläne mit Spezialabteilungen/Speziallisten.
- Systematische, durch Algorithmen unterstütze Versorgung Unfallverletzter.
- Dokumentation der präklinischen und klinischen Erstversorgung (DGU-Traumaregister).

V. Intensivtherapie

Die fachbezogene Intensivmedizin ist Aufgabe der Unfallchirurgie. Zur Sicherung der Qualität in der Behandlung Schwerunfallverletzter fordert die DGU die ausgewiesene ausreichende Qualifikation der Ärztlichen Leitung der Intensivtherapie sowie die entsprechende Qualifikation des Pflegedienstes, der Physiotherapeuten und weiterer Mitarbeiter.

Für die ärztlichen Mitarbeiter ist die Erlangung der Zusatzbezeichnung „Spezielle chirurgische Intensivmedizin" anzustreben.

Mindestleistungsprofil und die Ausstattung der Intensivstation sollen sich an den Leitlinien der Society for Critical Care Medicine orientieren.

VI. Dokumentation und Qualitätssicherung

Zur Qualitätssicherung und zur Sicherung der klinischen Forschung fordert die DGU die Erfassung und Dokumentation von präklinischen und klinischen Daten der Behandlungsverläufe und -ergebnisse unfallchirurgischer Patienten.

Befunde, Diagnosen und Verletzungsmuster werden standardisiert erfaßt (AIS, ISS, PTS, AO-Klassifikation, Diagnose- und Therapieschlüssel). Die Daten – in vergleichbaren Nachuntersuchungen und Qualitätssicherungsprogrammen – müssen auch für ein Traumaregister verfügbar gemacht werden. Die Nachuntersuchung der Patienten unter Verwendung verbindlicher Scores und unter Einhaltung festgelegter Nachuntersuchungsintervalle ist unverzichtbarer Bestandteil der Qualitätssicherung. Dafür ist eine vernetzte EDV mit Fachpersonal Voraussetzung.

Anhang 1:

Anforderungen an Krankenhäuser zur Behandlung von Unfallverletzten

Anforderungskriterien W: Wünschenswert, U: Unbedingt erforderlich, U*: bei nicht universitären Krankenhäusern wünschenswert	Krankenhaus der Maximalversorgung	Krankenhaus der Schwerpunktversorgung	Krankenhaus der Grund- und Regelversorgung
Krankenhausorganisation			
Selbständige Unfallchirurgische Abteilung	U	U	–
Zentrale Notaufnahme	U	U	W
Unfallchirurgische Leitung der Notaufnahme	U	U	–
Krankenhausabteilungen			
a) Chirurgie	U	U	U
b) Neurochirurgie	U	W	–
c) Anästhesie	U	U	U
d) Radiologie	U	U	–
Klinische Kapazitäten			
24 Stunden Hausdienst durch:			
a) Unfallchirurgie	U	U	W
b) Viszeralchirurgie	U	U	W
c) Chirurgie (nicht strukturiert)	–	–	U
d) Neurochirurgie	U	–	–
e) Herzchirurgie	U*	–	–
f) Anästhesie	U	U	U
g) Röntgendiagnostik (CT)	U	U	W
Notfallbereitschaft			
a) Mund-/Kiefer-/Gesichtschirurgie	U	W	–
b) Augenheilkunde	U	W	–
c) Gynäkologie	U	W	–
d) Urologie	U	W	–
e) Kinderheilkunde	U*	W	–
f) HNO	U	W	–
g) Kardiologie	U	W	–
h) Replantation	U	–	–
i) Dialyse	U	W	–
j) Mikrobiologie	U	–	–

	Max	SP	GR
Strukturelle Voraussetzungen und apparative Ausstattung			
Notfallaufnahme			
24 Stunden Dienst für Pflegepersonal der Notaufnahme, MTA Röntgen, MTA Labor, MTA Transfusionsmedizin	U	U	W
Hubschrauberlandeplatz			
24 Stunden Betrieb	U	–	–
Tagesbetrieb	–	U	U
Atemwegsicherung und Beatmung Pulsoxymetrie, Absauganlage, EKG-Monitor, Defibrillator, venöse und arterielle Katheter, Infusionsgerät,	U	U	U
Invasive Druckmessung	U	U	W
Not-OP-Sets			
Kraniotomie	U	U	U
Tracheotomie	U	U	U
Thorakotomie	U	U	W
Bülau-Drainage	U	U	U
Endoskopie	U	U	W
Schwerstverbrannten-Erstversorgung	U	U	W
Notfallmedikamente	U	U	U
Bildgebende Diagnostik			
konventionelle Rö-Diagnostik	U	U	U
Bildverstärker	U	U	U
Angiographie	U	U	W
CT	U	U	–
MRT	U	W	–
Ultraschallgerät, Gefäßdoppler	U	U	U
Schienen- und Extensionssysteme	U	U	U
Temperiersysteme			
für Patienten	U	U	W
für Infusionen und Blut	U	U	W
Ambulanz/Poliklinik			
OP-Bereich			
Pflegepersonal Chir./Anästh. mit 24 Stunden Hausdienst	U	U	U
OP Ausstattung			
Herz-Lungen-Maschine	U*	–	–
OP Mikroskop	U	–	–

	Max	SP	GR
Temperiersystem			
für Patienten	U	U	W
für Infusionen und Blut	U	U	W
Cell-Saver	U	U	W
Röntgen – Bildverstärker	U	U	U
Unfallchirurg. Instrumentarium	U	U	U
Gewebebank	U	U	W
Aufwachraum/Intermediate Care			
24 Stunden Dienst	U	U	U
Intrakranielle Druckmessung	U	W	–
Intensivstation			
Leitung/Überwachung durch Unfallchirurgen	U	U	W
24 Stunden ärztliche Dienstbereitschaft durch Unfallchirurgen mit spezieller Weiterbildung in Chirurgischer Intensivmedizin	U	U	W
Intrakranielle Druckmessung	U	U	–
Blutbank	U	W	–
Forensische Analytik	U	W	–
Rehabilitation			
Physiotherapie und Frührehabilitation	U	U	U
Sozialdienst	U	U	U
Begutachtung	U	U	U
Qualitätssicherung			
Qualitätssicherungsprogramme incl. Rettungsdienstdokumentation	U	U	U
Traumaregister (Dokumentation)	U	U	U
Personal (Dokumentationsassistent., Statistiker)	U	U	–
Nachuntersuchung	U	U	–
Forschung			
Ausgewiesene personelle und apparative Struktur	U*	–	–
Publikationen (peer reviewed journals)	U*	–	–
Begutachtete Drittmitteleinwerbung	U*	–	–
Lehre, Aus- und Weiterbildung			
Studentische Ausbildung	U	W	–
Ärztliche Weiterbildung (Unfallchirurgie)	U	U	–
Externes ärztliches Fortbildungsangebot	U	W	W
Pflegepersonal	U	W	W
Rettungsdienstpersonal	U	W	–
Sonst. medizinische Hilfsberufe	U	W	–

Anhang 2:

Qualifikation des in der Unfallrettung und -behandlung eingesetzten Personals

Qualifikation des ärztlichen Leiters einer selbständigen Unfallchirurgischen Abteilung

Krankenhaus der Maximalversorgung:

universitär:
Universitätsprofessor C4 für Unfallchirurgie
Facharzt für Chirurgie mit Schwerpunkt Unfallchirurgie,
Anerkennung als D-Arzt

nicht universitär:
Chefarzt/Ärztlicher Leiter habilitiert
Facharzt für Chirurgie mit Schwerpunkt Unfallchirurgie,
Anerkennung als D-Arzt

Krankenhaus der Schwerpunktversorgung:

Facharzt für Chirurgie mit Schwerpunkt Unfallchirurgie
Anerkennung als D-Arzt

Bei einem akademischen Lehrkrankenhaus ist die Lehrbefugnis des Leiters der Unfallchirurgie wünschenswert

Krankenhaus der Grund- und Regelversorgung

Wenn eine selbständige Abt. Unfallchirurgie besteht:
Facharzt für Chirurgie mit Schwerpunkt Unfallchirurgie

Unbeschadet der originären Zugehörigkeit der im folgenden aufgeführten Zusatzbezeichnungen und Fachkundenachweise zur Unfallchirurgie empfiehlt es sich, entsprechend den gültigen Fortschreibungen der Weiterbildungsordnungen, den Erwerb der Bezeichnungen

Handchirurgie, Spezielle Chirurgische Intensivmedizin, Physikalische Therapie, Schmerztherapie, Fachkunde Laboruntersuchung, Fachkunde Rettungsmedizin und die Qualifikation zum Leitenden Notarzt

für ärztliche Leiter selbständiger Unfallchirurgischer Abteilungen sowie deren Vertreter anzustreben.

Qualifikation der nachgeordneten ärztlichen Funktionsleiter von Einzelbereichen

Ambulanz/Poliklinik-Oberarzt (D-Arzt-Vertreter)

Facharzt für Chirurgie mit Schwerpunkt Unfallchirurgie, Anerkennung als D-Arzt-Vertreter (Weiterbildungsnachweis Physikalische Therapie, Handchirurgie)

Oberarzt-Dienstgruppe
Facharzt für Chirurgie mit Schwerpunkt Unfallchirurgie

Leiter Notaufnahme
Facharzt für Chirurgie mit Schwerpunkt Unfallchirurgie, Leitender Notarzt nach BÄK-Richtlinien

Leiter Intensivstation
Facharzt für Chirurgie mit Schwerpunkt Unfallchirurgie, Fachkunde Spez. Chir. Intensivmedizin

Leiter Rettungsdienst
Facharzt für Chirurgie mit Schwerpunkt Unfallchirurgie, Leitender Notarzt nach BÄK-Richtlinien, Qualifikation zum Ärztlichen Leiter im Rettungsdienst

Qualifikation des nichtärztlichen Personals und Organisationsform der Arbeitsbereiche in selbständigen Unfallchirurgischen Abteilungen

Pflegedienst

Leitung
Eigenständige Pflegedienstleitung für Unfallchirurgie

Operationsbereich

Fachlich eigenständige Leitungsfunktion und unfallchirurgisch weitergebildetes OP-Pflegepersonal

Normalstation
Leitungsfunktion, Fortbildungsfrequenz, Pflegestandards etc.

Intensivstation
Leitungsfunktion durch weitergebildete Fachpflegekraft
Fachpflegekräfte für Intensivmedizin
Weiter- und Fortbildungsnachweise
Innerbetriebliches Fortbildungsangebot
Sonst. Funktionen (Hygiene, Arbeitsanleitung, Supervision, Physikalische Therapie etc.)

Notaufnahme/Ambulanzen/Rettungsstelle
eigenständige Leitung, der Unfallchirurgie zugeordnet
Weiter- und Fortbildungsnachweise
Eigenständige, der Unfallchirurgie zugeordnete Verwaltungskräfte

Hygiene
Pflegefachkraft
Fortbildung
Eigener organisierter Bereich, Aufsichtsfunktion
Erarbeitung von Leitlinien

Physiotherapie und medizinische Rehabilitation
eigenständige Leitung, der Unfallchirurgie zugeordnet
Weiterbildungsangebot
Fortbildungsnachweise und -frequenz

Technische Assistenten
Berufsqualifikation

Dokumentation
EDV-Dokumentations-Assistent

Sekretariat
Berufsqualifikation

Literatur

1. Memorandum zur Unfallchirurgie. DGU-Mitteilungen und Nachrichten 21/1990, S. 24–25, Demeter-Verlag Gräfelfing (1990)
2. Memorandum zur Unfallchirurgie. DGU-Mitteilungen und Nachrichten 27/1993, S. 33–34, Demeter-Verlag Gräfelfing (1993)
3. Probst J (1994) Empfehlungen zur Gliederung der Weiterbildungsbefugnis Unfallchirurgie. DGU-Mitteilungen und Nachrichten 30/1994, Demeter-Verlag Gräfelfing
4. Anforderungen der Gesetzlichen Unfallversicherungsträger für die Zulassung von Krankenhäusern zur Behandlung Schwerunfallverletzter. Hauptverband der Gewerblichen Berufsgenossenschaften (1994)
5. American College of Surgeons – Committee on Trauma – Resources for optimal Care of the Injured Patient, Chicago (Illinois) USA (1993)
6. Society of Critical Care Medicine – Guidelines Committee. – Recommendations of ICU Admission and Discharge Criteria. – Guidelines for standards of care of patients on mechanical ventilatory support. – Guidelines for the car of patients with hemodynamic instability associated with sepsis. Anheim (California), USA, 1995
7. „Mitteilungen und Nachrichten" der Deutschen Gesellschaft für Unfallchirurgie, laufend seit 1979, Demeter Verlag, Gräfelfing (bis 1995) bzw. Balingen (seit 1995)

Namenverzeichnis

A
Abu-l-Quasim 475
Achill 474
Aitken, A. P. 272
Allgöwer 91, 137
Anderson 481
Annersten 397
Anschütz, W. 33
Antistius 195
Arnold 116
Ascherl 397
Axhausen, G. 364, 396
Axhausen, W. 396

B
Bandi, W. 137
Bardeleben, A. v. 12
Bardenheuer, B. 14
Barth 397
Becker, L. 201
Bergmann, v. Ernst 4, 12, 481
Bèzes 482
Bier, August 3, 300
Billingham 405
Bismarck, O. v. 197
Böhler, J. 456, 528
Böhler, Lorenz 26, 129, 135 f, 151, 271, 482, 591
Bonnin 481
Brace 133
Brooks 517
Brunn, v. W. 8
Bruns, v. P. 12
Brunschwig, Hieronymus 4
Buchholz 408
Bum 17
Bürkle de la Camp, Heinrich 18, 23, 591
Burwell 405
Bush 397
Buuck 399

C
Camille, Roy 512, 518
Cäsar 195
Celsus 4
Championniere, Lukas 576
Charnley, John 367, 425
Christ, S. 21
Clark 482
Coltart 481
Condorcet, A. 88
Cooper 481 f
Cotta, H. 38
Curtis 397
Cushing, Harvey 337

D
da Vinci, Leonardo 474
Danis, Robert 136
de Taranta, Valesco 536
Denis 512
Dieffenbach, Johann Friedrich 6 f, 12, 16
Dumstrey 17

E
Ehrlich 397
Esmarch, v. F. 11

F
Fischer, A.W. 33
Fischer, Georg 5
Fritzsche, Robert Arnold 109

G
Galen 475
Gallie 517
Garber 397
Garrel, v. 407
Gersdorff, v. Hans 4
Gluck, Themistokles 363
Goethe, Johann Wolfgang v. 474
Goetze, O. 45
Goldhaber 397
Gowland 405
Grashey, L. 26
Grashey, Rudolf 9
Gurlt, Ernst 5, 12
Guttmann, Ludwig 26, 523, 525

H
Hadrian 195
Hansmann, Carl 14, 135

Harris 272
Hebra, Ferdinand v. 537
Heinz 494
Heister 4, 456
Helferich, H. 14
Heller, H. 9
Hempel, K. 48
Hierholzer, G. 39, 142
Hippokrates 128, 456, 475, 523
Hoffa, A. 8, 16
Hoffmann, Raoul 27, 35
Holdsworth 512
Homer 219
Hörnig, Paul 29
Horntrich, J. 21
Hübner, A. 18
Hudson, Robert P. 110
Huggler, A. 366

I
Inclan 397
Iselin, Marc 353
Izant 272

J
Janzekovic 551
Jaspers, Karl 92
Judet 365, 482
Junghanns, Herbert 9, 37, 221

K
Kaufmann, C. 16, 45
Kirschner, M. 27
Knaepler 407
Koch, R. 8
König, Franz 12
König, Fritz 15, 135, 363
Koslowski, L. 141
Kränlein 337
Krauß, Hermann 135
Kumatsu 426
Kümmell, H. 8
Kuner, E. H. 52
Küntscher, Gerhard 33, 129, 136, 304
Kurz, W. 51

L
Laer, V. 273
Lambotte, Albin 14, 35, 136, 475
Lane, A. L. 14, 475
Langenbeck, v. Bernhard 12 f, 35
Larrey, J. D. 220
Lauterbach, H. 30
Leriche 482
Letournel 447
Levander 397
Lexer, Erich 22, 364, 396, 456
Ling, Per Hendrik 576
Liniger, Hans 45
Lister, Joseph 8, 537
Llyod-Robert 405
Lob, Alfons 9, 36
Löbker 9
Louis 512

M
Magerl 512, 516 f
Magna 220
Magnus, Georg 18, 26, 135, 511
Malgaigne, J. F. 10
Mathysen, A. 12
Matti, Hermann 136, 272, 396
Maurer, Georg 30
Mc Affee 512
McKee 366
Mederer, Matthäus 195
Merle d'Aubigne 482
Moore 365
Morris 473
Morus, Thomas 89
Müller, Maurice E. 34, 136, 366

N
Nakanishi 407
Neer, Charles 305, 374
Nußbaum, N. v. 12

O
O'Brien 426
Oberdalhoff 397
Oken, L. 15
Osler, William 90

P
Pannike, A. 48
Paré, Ambroise 4, 456, 536
Pauwels, F. 26
Pennal 441
Pfeil-Schneider 15
Phemister 33
Pirogoff, N. I. 10
Pohl, E. 33, 304
Poppe, H. 9
Pott 482
Probst, J. 30, 38, 48
Prometheus 292

R
Rahn 408
Redwitz, v. Erich 135
Rehn, J. 18
Reichardt, M. 27
Renn, Ludwig 15
Rettig, H. 272
Reverdin, Jacques Louis 537
Richter, Gottlieb 6

Riedinger 17
Roser, W. 12
Rudolph, J. 39

S
Salter 272
Schenk, E. 51
Scheuch, E. K. 94
Schindler 17
Schmieden, V. 26, 37
Schmit-Neuerburg, KP 51
Schmorl, G. 9
Schneider, R. 35, 136
Schwarz, Walther 29
Schweiberer, L. 18
Schweikert 141
Seemen, Hans v. 23, 349
Segmüller 397
Semmelweiß, Ignaz 8
Senn 408
Shiers 372
Sivash, K. M. 366
Smith, Edwin 109
Smith-Petersen, Marius Nygaard 136, 365
Sneve, Haldor 537
Steinmann, F. 14
Stromeyer, Georg Friedrich Louis 11, 16
Sudeck, P. 10
Syme, James 481, 537

T
Tabouis 351
Tagliacocci 351
Tamai 426
Taylor 426
Theodor Billroth 6
Thiem, Carl 16 f, 21, 45, 200 f
Thiersch, Karl 12, 352, 537
Thompson 365
Tönnis, W. 27
Tscherne, Harald 18, 38, 601

U
Urist, M. 397

V
Verdan, Claude 350
Vesal, Andreas 4
Volkmann, Richard v. 10, 591

W
Wachsmuth, Werner 135
Walldius 372
Walter, V. 395
Watson-Farrar 366
Weller, S. 37, 140
Welz, K. 51
Willenegger, Hans 137
Witt, A. N. 18
Wutzer, C. W. 13

Y
Young 372

Z
Zander, Gustav 199
Zeis 349
zur Verth, M. 18

Sachverzeichnis

A

Abrieb 364, 378
ABS 596
Achillessehne 474, 480, 495
Achillessehnendegeneration 330
Achillessehnenruptur 329
Achilletomie 11
Adäquanzlehre 206
Adduktorenschmerz 324
Airbag 156, 474
Airbag-System 163
Akutbehandlung 529
Akutkrankenhaus 264
Akutperiode 224
Alarmierungsplan 266
Algorithmus 224, 297
Alkohol im Verkehr 29
Allergie 356
Allgemeine Unfallversicherungsanstalt 171
Allgemeine Unfallversicherungsbedingungen (AUB) 206
Altern 298
Alterskrankheiten 300 f
Altersosteoporose 299 f
Altersstruktur 67
Altersversorgung 198
Alterverteilung 298
Ambulanz, fliegende 10
American College of Surgeons 221
Amputation 4, 11, 29, 233, 425, 455
- subtotale 461
- traumatische 291
Amputationsverletzung 289
Amtshaftung 209
Anästhesie 97, 151
Anilinarbeiter 15
Anoxämiezeit 461
Ansatzausriß 321
Anschnallpflicht 294
Antigenität 398
Antikörper, monoklonale 549
Antioxidantien 347
Antiseptik 8, 11
AO-International
- Gründungszweck 142
- Mitglieder 142
AOK-Bundesverband 171
Approbationsordnung 195
Arachnoidonsäuremetabolismus 347
Arbeits- und Wegeunfall 66
Arbeitsgemeinschaft (AG) 136, 174
- Arthroskopie 179
- Becken 179
- EDV-und Qualitätskontrolle 179
- Kindertraumatologie 51
- Laserchirurgie 182
- Notfall- und Intensivmedizin 179
- Polytrauma 179
- Sporttraumatologie 182
- Ultaschall 182
- Wirbelsäule 182
- Wunde, Wundheilung 182
Arbeitsunfähigkeit 198, 203, 480
Arbeitsunfall 197, 203, 205
ARDS 238, 541
Arthrose 315
Arthroskopie 52, 114
Artzhaftungsrecht 202
Arzt 197
Arzt für Rettungsmedizin 74
Arzt im Rettungsdienst 618
Ärzteordnung 196
Ärzteverein 15
Arzthaftpflichtverfahren 561
Aseptik 8, 12, 152, 352
Asklepiades 576
Ateminsuffizienz 225
Äthylenoxid 402
Atmung 549
Atomunfall 258
Attest 204
Auftrag
- berufsgenossenschaftlicher 186
- gesetzlicher 186
Aufwachversuch 346
Augenverletzung 231
Ausbildung 194
Ausbildungsproblem 77
Autoklavieren 403
AWMF 122

Azetabulumfraktur
- Diagnostik 447 f
- Klassifikation 447 f
- Therapie 448

B
Bagatellverletzung 200
Bakterientoxin 549
Bandscheibenschaden 30
Bandverletzung 314
Barbiturat 345
Barbituratgabe 341
Baseballfinger 317
Basischirurgie 592
Basisdokumentation 121
Bauchtrauma 274
Bauchwandbruch 20
Beatmung 340
Beckenersatz, halbseitiger 430
Beckenringfraktur 439 ff
- Diagnostik 441 f
- Klassifikation 439 ff
- Therapie 443 ff
- Weichteiltrauma 442
Beckenschwebe 443
Beckenverletzung 28, 238, 276
Beckenzwinge 229
Begutachtung 191, 206
Begutachtungsgrundlagen 200
Begutachtungspraxis 200
Behandlung
- Auswahl 113
- funktionelle 151, 318
- präklinische 74
Behandlungsfehler 188, 561
Behandlungskosten 291, 495
Belastungsaufnahme 486
Beningne Knochentumor 428
Bergbau-Berufsgenossenschaft 32
Bergmannsheil 32, 145
Berstungsbruch 519
Berufsbild 591
Berufsgenossenschaft 9, 198, 595
Berufskrankheit 15, 205
Berufsordnung 196
Berufspolitik 593
Beschwerdeverfahren 190
Betreuung, psychosoziale 248
Betriebswirtschaftslehre 101
Bettenbelegung 298
Beugesehne 459
Beugesehnenplastik 459 f
Bewegungssegment 516
Bewertungssystem 122
Bewußtseinslage 340
Biodegradation 376
Biokompatibilität 392
Biomaterial 389
Biomechanik 512
Bizepssehnenruptur 328
Blase, neurogene 530
Blasengeschwulst 15
Blasenruptur 442
Blutdruckdepression 528
Blutleere 11
Blutversorgung 285
Blutvolumenverlust 275
BMBF 171
BMP 403
BMP-2 414
BMP-7 414
Bobath-Therapie 529
Bohrloch 342
Bombenattentat 258
Bone Morphogenetic Protein (BMP) 612
Bone Morphologic Protein 397
Brace 133
Bradykardie 341
Brandenburg 63
Brandverletzter 151
Brandwunde 539, 550 ff
- konservative Behandlung 550
- operative Behandlung 551 f
Breitensport 334
Brenneisen 3
Bruttosozialprodukt 83, 210
Bundesanstalt für Arbeit 210
Bundesseuchengesetz 205, 208
Bundessozialgericht 203
Bundesversorgungsgesetz 205

C
Calcaneusfraktur 17
Callusdistraktion 504
Carolina 196
Chemotherapie 425
Chirurgia Magna 219
Chirurgie 16, 194
- experimentelle 166
- orthopädische 11
Chondrosarkom 429
Composite-graft 559
Computersimulation 167, 613
Computertechnologie 358
Computertomographie (CT) 52, 230, 342, 515, 527
Condylus lateralis Fraktur 280, 288
Condylus radialis Fraktur 287
Cortison-Instillation 289
CPM = Continuous Passive Movement 581
Creutzfeldt-Jakob-Erkrankung 399
Cytokin 539

D
Dauerbelastung 315
Dauerfestigkeit 392

Dauerzugbehandlung 14
Daumenverlust 470
Debridement 241
Decollement 240
demineralisierter Knochenmatrix (DKM) 407
Densfraktur 516
Dens-Verschraubung 528
Deratom 352
Dermisersatz 556
Desinfektion
- chemische 402
- thermische 402
Detentionsnagel 34
Deutsche Forschungsgemeinschaft 77, 168
Deutsche Gesellschaft für Chirurgie 18
Deutsche Gesellschaft für Katastrophenmedizin 265
Deutsche Gesellschaft für Unfallchirurgie 45, 265
Deutsche Gesellschaft für Unfallheilkunde 220
Deutsche Krankenhausgesellschaft (DKG) 120
Deutscher Fußballbund 313
Deutscher Tennisbund 313
Deutscher Turnerbund 313
DFG-Forschergruppe 172
DGU Traumaregister 278
Diagnose 318
Disstraktor 241
Diuretika 341
Dokumentation 149, 620
Dominique Larrey 10
Doppleruntersuchung, transkranielle 344
Drahtnaht 23
Drehfehler 499
Dreilamellennagel 136
Drittmittel 169
Druck, intrakranieller 338
Druckgeschwür 529, 531
Druckplattenosteosynthese 131
Druckscheibenprothese 371
3-D-Softwareprogramm 610
Dünndarmruptur 232
Dupuytren 475
Durchblutung 130
Durchgangsarzt 595
Durchgangsarztverfahren (DAV) 31, 153, 314

E
EFORT 314
Eigenbluttransfusion 11
Einsatzleitung, technische 259
Elektroenzephalographie (EEG) 344
Elektrostimulation 532
Element, finitives 378
Elfenbeingelenkimplantation 363
Ellenbogengelenksfraktur 306
Ellenbogengelenkverrenkung 333
Empfehlung 122
Endoprothese, zementfreie 381
Endoprothetik 602
Entwicklung 147
Epidemiologie 334
Epiphysenfuge 287
Epiphysenschluß 279
Erdbebenkatastrophe 258
Ergebnisqualität 121
Ergotherapie 578, 583
Ersatzplastik 321
Erstbehandlung 27, 526
Erstversorgung 273
Erweiterte Ambulante Physiotherapie (EAP) 585
Erwerbsfähigkeit, Minderung 482
Erwerbstätige 144
ESSKA 314
Ewing-Sarkom 429
Experte 93

F
Fachabteilung 16
Facharztniveau 613
Fachkundenachweis 581
Fahrzeugbestand 63
Fahrzeugleistung 63
Fahrzeugsicherheit 156
Faktor
- knochenwachstumfördender 407
- osteoinduktiver 397
Fallkostenpauschale 604
Fallpauschale 75
Fasciitis, nekrotisierende 568
Fasziotomie 234, 241
FDA 357
Femur Tumorprothesen, proximal 432
Femurbruch 20
Femurfraktur 287
- distale 300f
- Schaft 300f
Femurmarknagelung (UFN) 241
Femurschaftfraktur 238, 279
Fersenbeinbruch 473
- beidseitig 483ff
Festigkeitsverlust 407
Fixateur 240
Fixateur externe 13, 283, 444
- Stabilisierung 276
- Versorgung 170
Flugzeugunglück 258
Folgen, ökonomische 170
Förderquote 168
Formel von Wallace 542
Forschung 77
- klinische 167
- professionelle 166
- unfallchirurgische 165ff

Forschungslabor 166
Forschungsorganisation 166
Fortbildung 595
Fortbildungsdiplom 595
Fortschrittsgläubigkeit 89
Fragmentkontakt 130
Fragmentstabilität 131
Fraktur 71, 274, 331
- pathologische 289, 305
- - Diagnostik 423f
- - Häufigkeiten 423
- - Historie 425f
- - Therapie 427
- - Therapiewahlparameter 426
- - Therapieziel 424
- pertrochantäre 121, 304
- subtrochantär 304
Frakturbehandlung 278
Frakturheilung 300
Frakturkrankheit 151
Frakturlokalisation 279
Frakturversorgung 233
Frakturverteilung 302
Fremdhaut 553
Friedenschirurgie 11
Frontalanprall 162
Frontalkollision 156, 160
Frühnekrektomie 551
Funktionsverbesserung 529
Fußchirurgie
- Behandlungskonzepte 477
- Komplikationen 473
- Richtlinien A 475
Fußfraktur 249, 487f
Fußrekonstruktion
- Knochen 489ff
- Weichteile 489ff
Fußtrauma, komplexes 486

G
Gammanagel 304
Gangliosid 527
Gasbrand 568
Gefälligkeitsatteste 203
Gefäßläsion 233
Gefäßrekonstruktion 241
Gefäßverletzung 17
Gefriertrocknung 398
Gehirnkontusion 338
Gehschule 581
Gelenkeinsteifung 12
Gelenkendoprothetik 356
Gelenkersatz, Komplikation 386
Gelenkknorpel 300
Gelenkkörper, freier 326
Gelenkpaarung 390
Gelenkrekonstruktion 244, 480
Gelenktransplantation 23, 294
Gelenkversteifung 17
Gentechnik 335, 415
Geradschaftsprothese 369
Gericht 206
Gesamtbettenzahl 71
Gesamtverletzungsschwere (PTS) 233
Gesamtzahl 144
Geschwulst 20
Gesichtsfraktur 160
Gesundheitsministerkonferenz 595
Gesundheitsstrukturgesetz 75, 83
Gewebebank 398
Gewebe-pO_2-Messung ($ptiO_2$) 344
Giftgaskatastrophe 258
Gipsverband 12, 17, 133
giving-way 322
Glasgow Coma Scale (GCS) 230, 340
Gleitlaschenschraubsystem, dynamisches 304
Gliedertaxe 206
Gliedmaßenamputation 3
Globalbehandlung 147
Globalversorgung 145
Glukokortikoid 527
Golferellenbogen 324
GOTS 314
Granulome, partikelinduziert 389
Gremienfragen 174
Großschadensereignis 255
Grundlagenforschung 149, 611
Gründungsversammlung 25
Gußwerkstoff 376
Gutachtenkommission 207f, 209
Gutachterkommission 188, 203

H
Habilitation 165
Häftlingshilfegesetz 205
Haftpflichtversicherung 206
Haftung, zivilrechtliche 209
Haglundferse 324
Halo-Fixateur 307
Halswirbelsäule 519
Halswirbelsäulenverletzung 602
Hämatothorax 227, 240
Handflächenregal 544
Handskelett
- Amputationshöhen 462
- Behandlungsziel 457f
- Brüche 457f
- Fixateur externe 458
- Osteosynthese 458
- Verrenkung 457f
Handverletzung 316
Harnröhrenstriktur 450
Harnwegskomplikation 531
Hauptverwaltungsbeamter 259
Hautersatz, synthetischer 237

Hefte zur Unfallheilkunde 18
Heilberufsgesetz 207
Heilverfahren, berufsgenossenschaftliches 30, 186
Hemilaminektomie 240
Hepatitis B 399
Hepatitis C 399
Herrschaftswissen 100
Herzbeutelpunktion 10
Herzbeuteltamponade 225
Herz-Kreislauf-Erkrankung 70
Herznaht 15
Herzzeitvolumen 540
Hirnödem 341
Hirnprotektion 347
Hirnverletzung 160, 230
HIV 399
HIV-Infektion 355
Hochschullehrer 45
Hospitalismus 270
Hüftendoprothese 368
Hüftgelenkoperation 9
Hüftkopfprothese 368
Hüftkopftransplantat 413
Hüftprothese
- isoelastische 371
- Titan 376
- Werkstoffpaarungen 376
- zementfrei 370, 387, 389
- zementiert 387
Hüftprothese, isoelastische 371
Hüftschraube, dynamische 304
Humerusfraktur 305
- Schaft 112
- supracondyläre 286 f
Humerusnagel (UHN) 306
Hybridverfahren 383, 386
Hydroxylapatit 386, 409
Hydroxylapatitkeramik 386
Hygieneverhalten 570
Hypertension 341
Hyperventilation 341, 345
Hypothermie, milde 345

I
ICP-Anstieg 345
ICP-Meßsonde 342
Ilizarov-Technik 52
Immunsystem 541
Impact Factor 169
Impingement 325
Implantat 356
- biodegradables 170
- biodegradierbares 609
Implantatanzahl 76
Implantatentwicklung 608 f
Individualindikation 111
Individualprothese 371
Individualsituation 113
Infektentstehung 563 f
Infektionsgefahr 14
Infektionsprophylaxe 568
Infektionsrate 565
Infektionsstatistik 565
Infektionstherapie 566 f
Infektionsüberwachung 570
Infrastruktur 243
Infusionspyelographie 229
Inhalationstrauma 547, 549
Injury-Severity Score (ISS) 277, 309
Innensäge 34
Insassenzelle 163
Insertionstendopathien 323
Intelligenz 104
- emotionale
- intrapersonelle
Intensivtherapie 221, 610, 620
Interdisziplinarität 174
- Folgen 98
- Mängel 98
- Versäumnisse 98
Interleukinantagonist 549
International Society for Fracture Repair (ISFR) 169
intrakranielle Läsionen 230
intrakranieller Druck (ICP) 231
Intubation 341
Invalidität 206
Invaliditätsleistung 206
Invaliditätsversicherung 200
Ischämiedauer 290
Ischämiezeit 233
Isokinetik 199
Isolation 257
ISS 75
IZKF 172

J
Judikatur 82
Jumpers knee 323

K
Kalziumantagonisten 347
Kampf um Troja 146
Kapazität, osteoinduktive 407
Kapselbandverletzung 318
Karenzzeit 17
Karzinom 70
Katastrophe 255 ff
Katastrophenangst 262
Katastrophenbekämpfung 255
Katastrophenhilfe 255 ff
Katastrophenschutz 255 ff
Katastrophenschutzgesetz 259
Katastrophenschutzplan 258
Keimwechsel 565

Keramik 377
- bovine 410
- coraline 409
- Hüftköpfe 377
- Pfanne 377
- synthetische 410 f
- Trikalziumphosphat 411
Kernkraftwerk 255
Kernspintomographie 9, 52, 325, 527
Kindertraumatologie 268
Kinderunfall 73
Kinin 539
Klassifikation 111, 439, 512, 527
- des Weichteilschadens 233
Klinomobils 29
Knautschzone 156
Kniebandverletzung 319 f
Knieoberflächenprothese 373 f
Knieprothese 372
Kniescheibenbruch 20
Knöchelbänderriß 494
Knochen
- Desinfektion 402
- Sterilisation 402
Knochenbank, Richtlinien 399 ff
Knochenbruchbehandlung 12
- konservativ-funktionelle 132
- konservativ-immobilisierende 133
- operative 133
Knochenbruchheilung 129 ff
- direkte 130
- indirekte 129
- Stimulation 132
Knochenersatz
- allogener 397 ff
- Auswahl 394
- autogener 395 ff
- Idealeigenschaften 395
- Keramik 408
- Material 395
- ökonomische Aspekte 412
- xenogener 394
Knochenersatzstoff 294
Knochenmatrix, demineralisiert 408
Knochenspan 23, 33, 482
Knochenspende 401
Knochensporn 324
Knochenstruktur 378
Knochentransplantat, Erkrankungsrisiko 398
Knochentuberkulose 199
Knochentumor 424
Knochenverletzung 314
Knochenzement 305, 364, 380, 432
Knochenzystem, juvenile 289
Knorpel-Knochenfragment 170
Knorpel-Knochen-Transplantation 364
Knorpelregeneration 335
Knorpelzüchtung 334
Kobalt-Chrom-Molybdänlegierung 376
Kollegialität 196
Kollisionstypen 159
Kommission 184
Kommunikation 174
Kommunikationskonzept 174
Kompartmentdruck 234
Kompartmentsyndrom 234 f
Kompetenz 100
Kompetenzzentren 171 f
Komplextrauma 442
Komplikation 152, 276, 473, 520
- Auslockerung 387
- Verknöcherung 387
Komplikationserfassung 118
Komplikationsrate 395, 407
Kompressionsosteosynthese 130
Kompressionsplattenosteosynthese 285
Kompressionsschraube, dynamische 305
Kongreß
- Aufbau 175
- Gestaltung 1
- Struktur 174 f
- wissenschaftlicher 174
Konsiliaruntersuchung 98
Kongreß-Struktur 174
Kontamination, atomare 264
Kontraktur 531
Kontrakturprophylake 529
Kooperation 95
Kopfverletzung 28
Korbhenkelriß 320
Körperhöhlenverletzung 12
Korrektureingriffe, sekundäre 468
Korrekturmöglichkeit 278
Korrekturosteotomie 288, 498 ff
- Indikation 498 ff
- Planung 501 ff
- Durchführung, technische 506 ff
- Voraussetzung, technische 506 ff
Kortikalisschraube 35
Kosten 83, 114, 217, 245
Kosten-/Nutzenverhältnis 245
Kosteneinsparung 171
Kraniotomie 342
Krankenhaus
- Grund- und Regelversorgung 618
- Infrastrukturrichtlinien 222
- Maximalversorgung 619
- Schwerpunktversorgung 619
Krankenhausbau 12
Krankenhausbett 599
Krankenhausstruktur 605
Krankenkasse 119
Krankenversicherung (GKV) 120
- gesetzliche 210
Krankenversicherungsgesetz 198
Krankheitsverständnis 199

Kreislauffunktionsstörung 225
Kreuzbandriß 319 ff
Kriechverhalten 378
Kriegschirurgie 11
Kriegsopferfürsorge 210
Kriegsverletzungen 4
Kulturhauttransplantation 555 f
Kühlung 528
Kunstglieder 4
Kyphosierung 498

L
Laktatdifferenzbestimmung, ateriobulbus-
venöse 344
Laminar air flow 564
Laminektomie 519, 528
Landesärztekammer 120
Landessozialgericht 203
Längenunterschied 499
Längenwachstumsstimulation 286
Langschaftsprothese 369
Laparotomie 228, 602
Lappenplastik 531, 556 f
- mikrovaskuläre 482
Laserchirurgie 358
Läsion, tumorähnliche 428
Latissimus dorsi-Lappen 243
Läuferknie 323
Lebensqualität 122
Leberverletzung 228
Lehrstuhl
Lehrstuhl 39
- sportmedizinischer 314
- unfallchirurgischer 46 f
Leichtverletzte 63
Leistungsangebot 602
Leistungsbegrenzung 83
Leitbild 3
Leitlinie 122 ff, 273
Leukozytensticking 540
Lewukotriene 539
Lexer-Prügel 396
Lipidperoxydation 523
Liquordrainage 344
Lokomotionstraining 530
Lösung, kristalline 275
Lucas-Championnière 20
Luftkeimzahl 569
Lunatumluxation 20
Lund-Browder-Chart 545
Luxation 331
Lymphdrainage 582

M
Macewen 397
Magnet Resonance Imaging (MRI) 337
Magnetresonanztomographie (MRT) 515, 608
Magnetwelle 132
Makroamputation 461
Makroporen 386
Makroporosität 408
Makroreplantation 461
Malgaigne 439
Marknagelung 33
Marknagelung 27, 30
Markraum 34
Markraumschienung 283
Massenblutung 225, 227 f
Massenunfall 255
Maximalversorgung 35
Meck-Transplantate 554 f
Mediastinalverbreiterung 227
Medikamentenpumpe 530
Medizinalordnung 197
Medizinische Schule 201
Memorandum 39 ff
Meniskusnaht 333
Meniskusverletzung 20
Meshgraftplastik 554
Meshrate 356
Mesh-Transplantat 554 f
Metabolismus 541
Mikrobewegung 131
Mikrochirurgie 294, 352 f, 456
Mikroreplantation 461
Militärarzneischule 195
Milzverletzung 228
Minderung der Erwerbsfähigkeit (MdE) 201
minimal-invasiv 480
minimal-invasive Chirurgie (MIC) 607
Mißhandlung 289
Mitarbeiterschutz 571
Mitoseaktivität 612
Mittelgesichtsverletzung 231
Mittelhirnsyndrom 342
Molekularbiologie 167
Monatsschrift für Unfallheilkunde 16, 18
Monitoring 338
Monteggiafraktur 243
Morbidität 273
Motivation 100
Motorik 340
MTOS-Studie 75
Muskelatrophie 300
Muskelprellung 327
Muskelriß 328
Muskelverletzung 326
Muskelzerrung 328
Musterweiterbildungsordnung 48, 593

N
Nagelextension 14
Nagelung 27, 235, 238
Nahtmaterial 354
Narbenkeloide 358
Narkose 8

NASCIS II Studie 527
National Institute of Health (NIH) 168
Nekrektomie 567
Nekrose, avaskuläre 305
Nervenkontinuität 459f
Nervenleitungsgeschwindigkeit 299
Neuner Regel 543f
Neurorehabilitation 338
Neurotraumatologie 337
Niereninsuffizienz 532
Nonkontamination 569
Notarzt 260
Notarztwesen 527
Notaufnahme 620
Notfallalgorithmus 229
Notfallrettung 617

O
Oberarmkopffraktur 305
Oberflächenstrukturierung 386
Oberkörperhochlagerung 341
Oberschenkelschaftfraktur 281
Ödembildung 338, 539
Ökonomie 245
Operabilitätskriterien 243
Operation, ambulante 121
Operationsmikroskop 353
Operationsprioritäten 230
- Primärperiode 231
Operationstaktik 230
Operationstechnik 8, 570
Opferentschädigungsgesetz 205
Opioid-Rezeptorantagonisten 347
OPSI-Syndrom 276
Organversagen, multiples 221, 250
Orthese 480
Orthopaedic Research Society (ORS) 169
Orthopaedic Surgeon 93
Osmotherapeutika 341
Osmotherapie 344
Osteitis 434
Osteoinduktion 411
Osteokonduktion 397
Osteomyelitis 482
Osteoporose 423
Osteosarkom 425, 429
Osteosynthese 14f
- ausreichend stabil 588
- biologische 169, 250, 562
- direkte 134
- indirekte 134
- minimal invasive 237
Osteosyntheseplatte 14
Osteotaxis 27

P
Papyrus Smith 3, 523
Parkland-Formel 547
Patient
- geriatrischer 297
- polytraumatisierter 52
Patientenaufklärung 82
Peritendinitis 330
Peritoneallavage 276
per-priman-Heilung 34
Persönlichkeitsrecht 208
Pfahlanprall 159
Pfanne 383
Pflegefähigkeit 140
PhD 172
Phemister-Span 396
Physio- und Sporttherapie 199
Physiotherapie 579
Plastische Chirurgie 6, 8
Plastische und Wiederherstellungschirurgie 349
Plattenosteosdynthese 280, 285
PNF 581
PNF, Vojta 529
Pockenimpfung 15
Polyethylen 364
Polyethylen (UHMWPE) 377
Polyethylenpfanne 383
Polymethylmetaccrylat (PMMA) 377
Polytrauma 96, 220
- geriatrisch 308f
- Register 277
- Versorgung 221
Porengröße 408
Poreninterkonnektion 408
Positron Emission Tomographie (PET) 337
postoperative Phase 309
Potenz, osteoinduktive 403
Prävention 73, 494f
Präventivmaßnahme 269
Pressfit 381
Pressfit-Verankerung 321
Primärperiode 230
Probalisierung 101f
Produktionsverlust 144
Profession 90f
Profisport 334
Programmausschuß 174
Prometheus 292
Prophylaxe, antibiotische 572
Propriozeption 299
Prostaglandine 539
Prostaglandine B2 539
Proteasenblocker 549
Prothesenauslockerung 387
Prothesenschaft 380
Prothesenverankerung 382
Prothesenwechseloperation 381
Prozeßqualität 121
Prüfgremium 191
Prüfverfahren 190f

Pseudarthrose 12, 23
Pupille 340

Q
Qualifikation 612 f
Qualitätskontrolle 110, 121, 149, 196
Qualitätssicherung 102, 116 ff, 149, 153, 187, 603, 620
Qualitätssteigerung 176 f
Qualitätssteuerung 176
Querfraktur, diaphysär 287
Querschnittlähmung
- Epidemiologie der 524
- Erstbehandlung 526
- Funktionsverbeserung 529
- Pathophysiologie 523
- Reintegration 532
- Sofortmaßnahme 527 f
- Spezialzentren 524 ff
- Zusatzverletzung 528
Querschnittsläsion 511
Querschnittzentren 524

R
Radialislappen 243
Radikalfänger 347
Radiusfraktur, distale 306
Rasanztrauma 486
Rechtsprechung 360
Reflex-Dystrophie 10, 306
Refraktur 283
regional zerebraler Blutfluß (rCBF) 343
Rehabilitation 199, 247, 295, 558, 611
Rehabilitationsperiode 244
Rehabilitationszentrum 248
Reichshaftpflichtgesetz 197
Reichsversicherungsordnung 31
Reinraum 386
Reinraumtechnik 367
Reintegration 450, 532
Reintitan 386
Reluxationsrate 333
Rentenausschuß 206
Rentenleistung 199
Rentensatz 202
Rentenversicherung 200
Rentenzahlung 67
Reperfusionsschaden 233
Replantation 290
- Definition 290
- Erstversorgungsstrategie 465 f
- Indikationschema 465
- Indikationsstellung 464
- Operationstechnik 467
Replantationschirurgie 294
Replantationszentren 456
- Deutschland 463
Reruptur 330
Respirationsstörungen 225
Rettung 257
Rettungsdienst 259
Rettungshubschrauber 245, 263
Rettungsleitstelle 260
Rettungssystem 12
Rettungswesen 20, 245
Revaskularisation 461
Rhesusinkompatibilität 399
Rippenfraktur 9, 307
Risikoanalyse 118
Robo Doc System 359
Röhrenknochen 285
Rollstuhlfahrer 532
Röntgenbestrahlung 387
Röntgendiagnostik 9
Röntgensche Strahlen 8
Rotation 499
Rotorenmanschette 325
Rückenmarkkompression 232
Rückenmarksverletzter 151
Rückhaltevorrichtung 294
Ruhigstellung 17

S
Sachverständige 18, 193, 198, 200, 204 f, 207
Sachverständigenhaftung 209
Sachverständigenpflicht 208
Sanitätseinsatzleitung 259
Sanitätswesen 11
Sättigung, gemischt venöse 344
Sauerstoffradikal 523, 541
Sauerstoffzufuhr, hyperbare 528
Schädelfraktur 342
Schädel-Hirn-Trauma (SHT) 225, 238, 293, 337
- Pathophysiologie 338
Schädel-Hirnverletzter 151
Schädel-Hirn-Verletzung 274
Schadensersatzpflicht 209
Schadensraum 257
Schalenprothesen 167
Scharfrichter 194
Scharnier-Endoprothesen 372
Schenkelhalsbruch 20, 367
Schenkelhalsfraktur 121, 300, 303, 593
Schienbeinsyndrom 324
Schienung, intramedulläre 304
Schlichtungsstelle 188, 207, 209
Schlittenprothese 373
Schlottergelenk 20
Schlüsselbein, Bruch 200
Schlüssellochtechnik 329
Schock 225
- spinaler 528
- Therapie 151
Schockraumdiagnostik 275
Schönheitschirurgie 349
Schraube 13

Schraubpfanne 385
Schülerunfallversicherung 270 f
Schultergelenksverrenkung 292, 331
Schulterprothese 374
Schulterverrenkung 332
Schußfraktur 11
Schütteltrauma 289 f
Schweigepflicht 208 f
Schwerbehinderter 205
Schwerbrandverletzter 546
Schwerpunktsabteilung 151
Schwerverletzter 63, 147, 160
Scores 122, 242, 545
Scoring 566
Scoring-Bogen 177
second look 243
second look-Operation 229
second opinion 114
Sehentransplantation 469
Sehneninterposition 459
Sehnenriß 328
Sehnenteilnekrose 330
Seitanprall 162
Seitenaufprallschutz 608
Seitenkollision 156
Sektion 183
- Heilkunde 16
- Kindertraumatologie 294
Sekundärinsult 338, 343
Sekundärperiode 242
Sekundärschaden 527
Selbstheilung 480
Selbstmordrate 302
Sepsis 523
SFB 172
SGB VII 120
Shin Splints 324, 331
Sicherheitserziehung 269
Sicherheitsgurt 156, 232, 249, 474
Sicherstellungsauftrag 265
Silikon 357
Silikonexpander 356
Simulantentum 200
Single Photon Emission Computed Tomographie (SPECT) 337
Skidaumen 316
Skipunkt 318
Sofortoperation 303
Sofortversorgung 11
Soldatenversorgungsgesetz 205
somatosensorische evozierte Potentiale (SEP) 344
Sonographie 52, 233
soziale Sicherung 200, 202
Sozialgericht 203
Sozialgesetzbuch 204, 208
Sozialgesetzbuch V 116
Sozialgesetzbuch VII 31, 189
Sozialleistungsträger 205
Sozialpolitik 200
Sozialrecht 203, 206
Spalthautentnahme 556
Spanabstützung 518
Spannungspneumothorax 225
Spastik 530
Spätkomplikation 250
Spezialisierung 45, 88 ff, 99, 147, 218, 604
Spezialisten 99
Spezialzentrum 52
Spinalkanal, Dekompression 528
Spondylodese 240, 528
Spondylolisthese 315
Spongiosaplastik 521
Spongiosatransplantat, autogenes 396
Spontankorrektur 295
Sport, bezahlter 333
Sportärztekongreß 313
Sportfähigkeit 482
Sportinvalidität 334
Sportmedizin 314
Sportschaden 312
Sporttherapie 582
Sporttraumatologie 312
Sportunfall, Häufigkeit 313
Sportvereinigung 313
Sportverletzung 73, 312 ff
Sportverletzungsrisiko 313
Springerknie 323
Sprungbein-Bruch 481
- Behandlungsrichtlinien 481 f
Sprunggelenk
- Bandverletzung 325 f
- offener Verenkungsbruch 332
Stack'sche Schiene 318
Stahlschraube 13
Standard 122
Staphylococcus epidermidis 562
Sterbebegleitung 86
Sterilisation
- Bestrahlung 403
- chemische 403
- thermische 403
Stimulation 280
Stoßwelle 132
Stoßwellentherapie 331
Strafprozeßordnung 196
Straßenverkehrsunfälle 268
Strecksehnenabriß 317
Strecksehnenriß 460
Streckverband 133
Streßfraktur 289, 331
Strukturqualität 121
Studie 480
Stumpfproblem 20
Sturmflutkatastrophe 258
Supinationstrauma 325

Symphysenruptur 238
Synovialektomie 358
System, isokinetisches 583

T
Tamponade 229
Tätigkeit, betriebliche 201
Technologie, neue 168
Tendinose 330
Tennisellenbogen 324
Tertiärperiode 243
Tetanus 482
Therapie
- funktionelle 151
- physikalische 17, 181
Therapiebegrenzung 85
Therapieprinzip 113
Therapiestufenschema 345
Thorakotomie 227
Thoraxtrauma 227, 238, 274
Tibiamarknagelung (UTN) 241
Tiefkühlkonservierung 397
Tierversuch 601
Titan 52
Titanimplantat 481
Titanlegierung 376
Todesursache 27, 69 f, 346
TOMA 407
Totalamputation 461
Tracerdiagnose 120
Tracheotomie 4
Transplantateinheilung 396
Transplantationschirurgie 23, 355
Transplantatkonservierung 398
Transplantatlager 394
Transportfähigkeit 263
Trauma, psychisches 273
Trauma-Team 96
Trauma-Zeitfaktor 218
Traumazentren 78, 218, 527
Trepanation 3
Triageklassifizierung 259
TRISS 277
Tuberkulose 20
Tumornekrosefaktor 541
Tumorresektion 425
Typ-1-Kollagen 408

U
Überanstrengung 20
Überlastungsschäden 314 f
Ultraschall 132
Ultraschalluntersuchung 480
Umfangsmessung 201
Umschulung 248
Unfallchirurg 74
Unfallchirurgie 147, 334
- allgemeine 124
- spezielle 124
Unfallfolge 293, 455
Unfallgesetzgebung 198
Unfallheilkunde 21, 36 ff
Unfallkrankenhaus 27
Unfallneurose 20, 200
Unfallort, Sofortmaßnahme 527
Unfallprävention 156, 249
Unfallquote 66
Unfallschäden
- neurologische 274
- physische 274
- psychische 274
Unfallursache 299, 301
Unfallverhütung 31, 66
Unfallversicherung 200
- gesetzliche 9, 30, 198, 202, 205
- - geschichtliche Entwicklung 186
- - Kosten 144
Unfallversicherungsträger 206
Unfallzusammenhang 21
Universität 195, 594, 601
Universitätsklinik 172, 619
Unterhaltsbeihilfegesetz 205
Unterschenkelfraktur 199, 307
- offene 170, 284, 562
Unterwassermassage 582
Utilitarismus 85
Utopie 88 f, 93

V
Vakuummatratze 260
Valetudinarium 3
Valgusdeformität 282
Ventrikelkatheder 343
Verband Deutscher Rentenversicherungsträger 248
Verband Leitender Unfallchirurgen (VLU) 598
Verbandplatz 263
Verbandplatz 263 f
Verbrennung
- drittgradige 542
- erstgradige 542
- intensiv medizinische Behandlung 447
- klinische Initialmaßnahmen 546
- präklinische Behandlung 546
- viertgradige 542
- zweitgradige 542
Verbrennungsindex 545
Verbrennungsmedizin 355, 538
Verbrennungstiefe 542
Verbrennungstrauma 539
Verbrennungszentren 538
Verbundosteosynthese 306, 432
Verkehrserziehung 294
Verkehrssicherheit 156
Verkehrssicherheitspolitik, europäische 269

Verkehrstote 63, 156
Verkehrsunfall
- gesamtwirtschaftliche Kosten 217
- jährliche Krankenhauskosten 217
- Kinder 268
- Prävention 273
Verkehrsunfallbeteiligung, Kinder 269
Verkehrsunfallforschung 73
Verletzung, vizerale 232
Verletzungsartenverfahren (VAV) 120, 153, 246
Verletzungsfolge 202
Verletzungsfolgekosten 246
Verletzungshäufigkeit
- Körperregionen 160
- Verletzung, allgemein 161
Verletzungsmechanik 158
Verletzungsprophylaxe 158, 316
Verletzungsrisiko 316
Verletzungsschweregrade 157 f
Verriegelungsmarknagel 34
Verschiebeplastik 243
Verschleißprophylaxe 334
Versicherung, private 202, 206
Versicherungsschutz, allgemein 197
Versorgungskette 219, 251
Versorgungsstruktur 71
Verweilzeit 600
Verwundetentransport 12
Viruskontamination 612
Viszeralchirurgie 48
Vitalorganfunktion 299
Vitalparameter 260
Vojta-Therapie 584
Volkmannsche Kontraktur 10
Volumensubstitution 226
Vorbildung 16
Vortragsauswahl 174
- Anmeldungen 177 f

W
Wachstumsfaktor 612
Wachstumsfuge 272, 280
Wachstumsstörung 282
Waldbrandkatastrophe 258
Wegeunfall 144
Weichteilinfektion, nekrotisierende 568
Weichteilschaden 234, 459
Weichteilverknöcherung 531
Weichteilverletzung 243
- Management 237
Weiterbildung 120, 592, 603, 618
Weiterbildungsordnung 48
Werferschulter 325
Wertvorstellung, ethische 80
WHO 273
Wibelsäulenerkrankung 206
Wiederherstellung 257
Wiederherstellungschirurgie 349
- septische 152
Wiederherstellungsphase 22, 257
Winkelimplantat 304
Wirbelbruch 300
Wirbelfraktur 275, 307
Wirbelsäulenverletzung
- Behandlung 240
- - konservative 515
- - Operationsindikation 515
- - operative 515
- Diagnostik 514 f
- Komplikationen 520
- konservative Therapie 515
- Operationsprinzip 516
- operative Behandlung 515
- Verletzungstypen 513
Wirtsschaden 565
wissenschaftliche Vereinigung 15
Wissenschaftsrat 166
Wundarzneikunst 6
Wundarzt 194 ff
Wundbehandlung 550
Wundinfektion 5, 8, 561
Wundverschluß 552

Z
Zellbiologie 167
Zellkultur 613
Zementiertechnik 369
Zementqualität 377
Zentraleuropäischer Unfallkongreß 38
Zentralstelle für Unfallverhütung 31
Zentren, interdisziplinäre 167
zerebrale metabolische Sauerstoffrate ($CMRO_2$) 343
zerebraler Perfusionsdruck (CPP) 341
Zertifizierung 593
Zeugen, sachverständige 204
Zirkulation, extrakorporale 611
Zivildienstgesetz 205
Zivilprozeß 208
ZPO 207
Zufallswundendversorgung 28
Zusammenarbeit, interdisziplinäre 93
Zusatzgutachten 207
Zusatzverletzung 528
Zweitmeinung 124 f
Zwerchfellruptur 232
Zytokin 612